Christian Reumschüssel-Wienert
Psychiatriereform in der Bundesrepublik Deutschland

Histoire | Band 171

Christian Reumschüssel-Wienert, geb. 1952, ist seit vielen Jahren im Vorstand der Deutschen Gesellschaft für soziale Psychiatrie und gegenwärtig im Aufbau des »Berliner Archiv für Sozialpsychiatrie« engagiert.

Christian Reumschüssel-Wienert

Psychiatriereform in der Bundesrepublik Deutschland

Eine Chronik der Sozialpsychiatrie und ihres Verbandes - der DGSP

[transcript]

Bibliografische Information der Deutschen Nationalbibliothek
Die Deutsche Nationalbibliothek verzeichnet diese Publikation in der Deutschen Nationalbibliografie; detaillierte bibliografische Daten sind im Internet über http://dnb.d-nb.de abrufbar.

Umschlaggestaltung: Maria Arndt, Bielefeld
Druck: Majuskel Medienproduktion GmbH, Wetzlar
Print-ISBN 978-3-8376-5813-2
PDF-ISBN 978-3-8394-5813-6
https://doi.org/10.14361/9783839458136
Buchreihen-ISSN: 2702-9409
Buchreihen-eISSN: 2702-9417

Gedruckt auf alterungsbeständigem Papier mit chlorfrei gebleichtem Zellstoff.
Besuchen Sie uns im Internet: *https://www.transcript-verlag.de*
Unsere aktuelle Vorschau finden Sie unter *www.transcript-verlag.de/vorschau-download*

Inhalt

1. Vorbemerkung ... 9

2. Erste Sozialpsychiatrie in der Nachkriegszeit ... 13
2.1 Westdeutschland nach dem Weltkrieg – vom Kalten Krieg nach 68 ... 13
2.2 Sozial- und Gesundheitspolitik in der Nachkriegszeit ... 18
2.3 Die westdeutsche Psychiatrie nach dem Krieg ... 21
2.4 Die Gründung der DGSP ... 29

3. Reformära und Krise der 1970er-Jahre ... 35
3.1 Die BRD wird modern und wagt Demokratie ... 35
3.2 Sozial-, Behinderten- und Gesundheitspolitik ... 40
3.3 Reformdiskurs und Politik in der Psychiatrie ... 51
3.3.1 Der öffentliche Diskurs ... 52
3.3.2 Der wissenschaftliche Diskurs ... 55
3.3.3 Entwicklungen in der psychiatrischen Landschaft ... 68
3.3.4 Der Weg zur Enquête und Modellprogramm ... 73
3.3.5 Der Zwischenbericht ... 76
3.3.6 Die Enquête und ihre Kritik ... 78
3.4 Die DGSP in den 1970er-Jahren ... 90
3.4.1 Die Denkschrift zum Holocaust ... 100
3.4.2 Aktivitäten zur Enquête und Doppelstrategie ... 102
3.4.3 Der Weg zum Auflösungsbeschluss und Sternmarsch ... 105
3.4.4 Die Neue Einfachheit in der Psychiatrie ... 107
3.4.5 Positionen der DGSP am Ende des Jahrzehnts ... 110
3.4.6 Resümee ... 112

4. Die 1980er-Jahre – Ende der Reformen? ... 113
4.1 Sozioökonomischer und kultureller Wandel im Neoliberalismus ... 113
4.2 Sozial-, Behinderten- und Gesundheitspolitik ... 119
4.3 Die 1980er-Jahre der Psychiatrie: Modelle und Diskurs ... 126
4.3.1 Das große Modellprogramm ... 126

4.3.2 Sozialpsychiatrie neben dem großen Modellprogramm 134
4.3.3 Enquête 2.0 oder: Die Empfehlungen der Expertenkommission 139
4.4 Die DGSP in den 1980er-Jahren 143
4.5 Psychiatriereform in Deutschland – ein erstes Resümee 168
4.6 Die DGSP in den ersten 20 Jahren 174

5. Zeitenwende – Die 1990er-Jahre 177
5.1 Das geeinte Deutschland in einer turbulenten Welt 177
5.2 Aspekte der Sozial- und Gesundheitspolitik in den 1990er-Jahren 185
5.3 Diskurs und Politik im Behindertenbereich und Psychiatrie 197
5.4 Die DGSP in den 1990er-Jahren 215
5.5 Resümee zur Jahrtausendwende 228

6. Herausforderungen des neuen Jahrtausends 231
6.1 Digitalisierung und ihre Krise – Agenda 2010 231
6.2 Resümee und sozialpolitischer Diskurs 242
6.3 Psychiatriepolitik und sozialpsychiatrische Diskussionen 245
6.4 Die DGSP zu Beginn des Jahrtausends 266
6.5 Resümee 291

7. Flüchtlinge und Klimawandel: 2010 – 2020 297
7.1 Weltpolitische Rahmenbedingungen 297
7.2 Sozial- und Gesundheitspolitik 302
7.3 Die DGSP in jüngster Zeit 319
7.4 Die letzten 10 Jahre – Krisen ohne Ende 339

8. Zusammenfassung 343

9. Literatur 351

Abbildungs- und Tabellenverzeichnis 453

Abkürzungsverzeichnis 455

»Eine Geschichte haben wir nicht, weil es Vergangenes gibt, sondern weil wir selbst dort beginnen, wo wir nie waren, und dorthin gehen, wo wir nie sein werden.« (Waldenfels 2016, S. 81.)

1. Vorbemerkung

Meine erste Berührung mit der Psychiatrie hatte ich circa 1961. Unsere Familie ist Ende 1960 – da war ich 8 Jahre alt – von Bad-Harzburg nach Hamburg in das Haus meiner Großeltern gezogen. Meine Großmutter, die ich kaum kannte, lebte zu der Zeit schon im psychiatrischen Krankenhaus Langenhorn, dem späteren Krankenhaus Ochsenzoll, heute Asklepios Klinik Nord-Ochsenzoll, in dem sie auch kurze Zeit später starb. Inwieweit dies meine spätere berufliche Orientierung beeinflusste, vermag ich nicht zu beurteilen. Die zweite, eher theoretische Berührung mit der Psychiatrie hatte ich 1973 in meinem ersten Studium, wo ich an der Hochschule für Wirtschaft und Politik (HWP) das Soziologieseminar »Abweichendes Verhalten und soziale Kontrolle« bei Stefan Mitzlaff, der in der Sozialpsychiatrie später kein Unbekannter wurde, belegte. Das hat mir besonders mit Stefan unglaublich viel Spaß bereitet und mir meine erste Prägung verpasst. Nach Abschluss dieses Studiums und einem Jahr »Gammeln«, das ich durch lange Reisen auflockerte, begann ich, an der Universität Hamburg Soziologie zu studieren. Auch hier waren die Schwerpunkte abweichendes Verhalten und Behindertensoziologie bei Peter Runde. Das war eine wunderbare Zeit. Ich war zwar noch etwas hippiemäßig drauf, aber auch sehr politisch und sehr engagiert in der studentischen Vertretung (Fachschaftsrat, Institutsrat, Studienreformkommission); allerdings nie in einem Verband. Nebenbei studierte ich Volkswirtschaft (Schwerpunkt: Sozialpolitik), Psychologie (Schwerpunkt: Arbeitswissenschaft) und Ethnologie (Schwerpunkte: Ethnomedizin und -psychiatrie, Polynesien). Das war für mich, neben dem Fachlichen, für zwei Dinge von Bedeutung. Aufgrund einer langen Krankheit unseres Soziologieprofessors haben wir ein mehrsemestriges Seminar zur Behindertensoziologie mit einer kleinen Gruppe von Student*innen selbst organisiert. Begleitet wurden wir von dem Assistenten Rolf G. Heinze, der später ein führender sozialwissenschaftlicher Experte für Sozialpolitik werden sollte. In diesem Rahmen haben wir 1978 eine praktische Berufsfelderkundung für Soziologen organisiert. Student*innen sollten Institutionen ausfindig machen, in denen sie ein Praktikum absolvieren wollten. Meine Wahl fiel auf das »Gemeindepsychiatrische Zentrum Eppendorf-Eimsbüttel« (GPZE). Das war eine der ersten sozialpsychiatrischen Einrichtungen in Westdeutschland, 1975 gegründet von Klaus Dörner, Charlotte Köttgen, Ursula Plog, Manfred Zaumseil und anderen, bestehend aus einer Kontakt- und Beratungsstelle, Tagesstätte und Übergangswohnheim, an die eine

Werkstatt für behinderte Menschen angeschlossen war. Hier sollte ich für 8 Wochen ein Praktikum in der Tagesstätte absolvieren. Das habe ich auch getan, und aus den 8 Wochen wurde ein Jahr, in dem ich Urlaubsvertretungen, Freizeitbegleitung (bezahlt) machte und den Status des »Hausfreundes« hatte. 1984 ereilte mich der Zivildienst, den ich wieder im GPZE absolvierte, diesmal in der Auszugsgruppe. Auch diese 18 Monate waren eine aufregende Erfahrung, die mich mit vielen Aspekten psychosozialer Begleitung, inklusive akuter Krisenintervention, vertraut machte. Nach dem Zivildienst gründeten Thomas Bock und andere, darunter ich, einen kleinen Trägerverein, der im ambulanten betreuten Wohnen tätig war. Darüber hinaus wurde ich in der Hamburgischen Gesellschaft für Sozialen Psychiatrie (HGSP) aktiv. Zwischendurch bin ich Ende der 1970er-Jahre für mehrere Monate in Polynesien (Königreich Tonga) gewesen, wo ich meiner damaligen Freundin im Rahmen einer ethnologischen teilnehmenden Beobachtung (auch: »Going native«) assistierte. Nebenbei studierte ich irgendwie noch. Für meine Diplomarbeit habe ich 1984 im Rahmen des »großen Modellprogramms Psychiatrie« im Sektor Hamburg Eilbek eine psychosoziale Kontaktstelle beforscht. Im Rahmen einer Evaluation habe ich mit Methoden der teilnehmenden Beobachtung und Netzwerkanalyse das Ziel der »Integration« des »offenen Treffs« evaluiert sowie im Rahmen einer Inhaltsanalyse die »professionellen Haltung« der Mitarbeiter*innen. Das wurde meine Diplomarbeit. Leider ist die Arbeit nie veröffentlicht worden.[1]

Nachdem ich nun nach 20 Semestern Zweitstudium 1988 endlich mein Diplom als Soziologe in der Tasche hatte, habe ich zunächst die Branche gewechselt. In einer Beratungsfirma habe ich vor allem an einer Untersuchung zur »sozial verträglichen Technikgestaltung« innovativer computergestützter internationaler Logistikketten im multimodalen Containerverkehr (ISETC) teilgenommen, aber auch an logistischen oder regionalökonomischen Untersuchungen. Nebenbei blieb ich im Vorstand der HGSP ehrenamtlich der Sozialpsychiatrie verbunden. 1992 wechselte ich wieder zurück – nicht »in«, sondern »an« die Psychiatrie. Zunächst im Rahmen eines »Projektteams für Finanzierung und Planung« der AG-Rehabilitation in Hamburg, in dem wir erfolglos versuchten, das Betreute Wohnen als medizinische Rehabilitation der Sozialversicherungsträger zu etablieren.[2] Auch andere Beratungsleistungen zählten zu unseren Aufgaben. Danach war ich selbstständig tätig und habe, auch im Rahmen einer eigenen Firma, Beratungen für Gebietskörperschaften, Psychiatriepläne und Finanzierungssysteme für Länder, vor allem in Thüringen und Bremen, auch in Mecklenburg-Vorpommern sowie Fortbildungen zum personenzentrierten Ansatz und IPRP der APK durchgeführt. In diesen Jahren fing auch mein ehrenamtliches Engagement für die DGSP an, in der ich seitdem in wechselnden Funktionen im Vorstand und in Fachausschüssen tätig bin. 2005 wechselte ich wieder »in« die Gemeindepsychiatrie. In Berlin nahm ich eine Stelle als Fachbereichsleiter eines Unternehmens (VIA-Verbund) für ambulante sozialpsychiatrische Leistungen der Eingliederungshilfe an (damals circa 150 Mitarbeiter*innen und 500 Klient*innen). Seitdem bin ich in der Berliner Gesellschaft für Soziale Psychiatrie (BGSP) aktiv. 2011 kam dann der vorletzte Wechsel. Ich ging als Referent für Sozialpsychiatrie und queere Lebensweisen zum Paritätischen Wohlfahrtsverband in Berlin

1 Reumschüssel 1988. Auf Anfrage kann ich die Arbeit als *.pdf-file zur Verfügung stellen.

2 Haase et al. 1993.

(und wieder »an« die Psychiatrie), in dem ich als Lobbyist die Interessen der außerklinischen Gemeindepsychiatrie gegenüber Politik und Leistungsträger vertrat sowie versuchte, die Entwicklung der Mitgliedsorganisationen fachlich zu beeinflussen. Seit Ende 2018 bin ich nun Rentner und habe Zeit…

Das anstehende 50-jährige Jubiläum der DGSP, der ich nun viele Jahre verbunden bin, hat Ende 2018 den Ausschlag für diese Studie gegeben. Ich hatte Zeit und Lust, eine Chronik der DGSP zu verfassen und so einen Beitrag zur Aufarbeitung und Reflexion des Verbandes, in dem ich meine Heimat gefunden hatte, zu leisten. Für mich selbst war dies eine Maßnahme, in der ich im Rentnerdasein eine ebenso sinnstiftende Tätigkeit sah, wie auch eine Maßnahme zur Tagesstrukturierung finden konnte. Das war meistens Spaß, aber manchmal auch echte Quälerei. Ich hatte immer vor, die Geschichte der DGSP nicht nur als eine Abfolge von Ereignissen zu schreiben, sondern auch vor dem Hintergrund gesellschaftlich-kultureller, mithin sozialpsychologischer Prozesse und – vor allem – sozialpolitischer Prozesse und Entwicklungen. Dafür bin ich immer noch leidenschaftlicher Soziologe. Dazu kam dann die Entwicklung in der Sozialpsychiatrie. Während der Beschäftigung mit der Geschichte sind mir einige Dinge aufgefallen:

In den sozial- oder gesundheitspolitischen Wissenschaften, die sich mit der Entwicklung des Sozialstaates in der Bundesrepublik Deutschland befassen, genießt die Entwicklung der Sozialpsychiatrie nach dem Zweiten Weltkrieg eine weniger als randständige Bedeutung. Abgesehen von den Veröffentlichungen von Franz-Werner Kersting oder – vor allem – Wilhelm Rudloff kommt die Sozial-, Gemeinde- oder auch naturwissenschaftliche Psychiatrie nicht vor.

In den Veröffentlichungen, die sich mit Psychiatriegeschichte beschäftigen, hört die Geschichtsschreibung – mit Ausnahme des Buches von Heiner Kunze: »Psychisch krank in Deutschland«[3] – in der Regel mit dem Beginn des »großen Modellprogrammes« 1980 auf. Das ist immerhin 40 Jahre her. Meine Arbeit beschreibt die Entwicklungen bis zur Gegenwart 2020. Darüber hinaus beschreiben die Veröffentlichungen, die sich mit der Entwicklung der Sozial- oder Gemeindepsychiatrie beschäftigen, diese nur innerhalb ihrer »institutionellen Brillen«, nämlich entweder der medizinisch-klinischen Brille oder der außerklinisch-komplementären Brille. Auch hier ist das oben genannte Buch von Heiner Kunze eine Ausnahme. Das ergänze ich, indem ich Aspekte des Diskurses in der Behindertenpolitik berücksichtige – denn gerade die schwer und langfristig erkrankten Menschen gelten als seelisch »behinderte« Menschen – um eine »Vollständigkeit der Wahrnehmung« zumindest anzuregen.

In der wissenschaftlichen sozialpsychiatrischen Literatur werden zumeist sozialwissenschaftliche Ansätze aus der Kultursoziologie oder auch Sozialpsychologie und Gemeindepsychologie kaum wahrgenommen. Eine äußerst wichtige Ausnahme ist der unermüdliche Heiner Keupp. Auch hier versuche ich, einige Aspekte in die Studie zu integrieren.

Dies bedeutet: Die vorliegende Studie stellt den Versuch dar, die Chronik der DGSP nicht nur in die Entwicklung der Sozialpsychiatrie in Deutschland einzuordnen, sondern auch in die jeweilige sozio-ökonomische und kulturelle Entwicklung (West-)Deutschlands, insbesondere in die Entwicklung des deutschen Sozialstaates,

3 Kunze 2015.

des Gesundheitssystems und der Psychiatrie- und Behindertenpolitik. Dies muss fragmentarisch sein; näheres bleibt hoffentlich späteren systematischen Bearbeitungen in unterschiedlichen Bereichen überlassen. Ich gehe mit Franz-Xaver Kaufmann davon aus, dass Sozialpolitik nicht nur als ein Machtkampf unterschiedlicher Interessen zu verstehen ist, sondern auch als Konflikt um Leitbilder, Wertgehalte und Ideen. Der Sozialstaat ist mehr als nur ein Komplex diverser Sozialprogramme, die der einen oder anderen Interessengruppe dienen. Sozialstaat ist ein »normatives Projekt«.[4] Sozialpolitik ist damit auch von (Ordnungs-)Vorstellungen abhängig, die aus anderen gesellschaftlichen Bereichen stammen.[5]

Viele Entwicklungen und Prozesse können nur angedeutet werden. Andere Bereiche, die wichtig sein könnten, fehlen fast gänzlich. Dies gilt etwa für die Entwicklung der naturwissenschaftlich-medizinischen Psychiatrie oder der Psychologie/Psychotherapie sowie der die Pflege oder die Sozialarbeit.

Für eine kritische und Mut machende Begleitung bedanke ich mich bei: Edith Köhler, Hilde Schädle-Deininger, Felicitas Söhner, Burkhart Brückner, Jens Clausen, Heiner Keupp, Michael Konrad, Thomas R. Müller, Klaus Obert, Niels Pörksen, Matthias Rosemann und Dyrk Zedlick. Ich habe alle guten Ratschläge gelesen, die meisten auch befolgt und Hinweise eingearbeitet. Die Verantwortung für den Text übernehme ich selbstverständlich selbst.

Einen besonderen Dank für kontinuierliche, freundschaftliche und professionelle psychosoziale Bezugsbegleitung verdienen Ilse Eichenbrenner und Holger Kühne vom »Berliner Archiv für Sozialpsychiatrie«.[6]

Berlin im Dezember 2020
CRW

4 Kaufmann 2015, S. 50.

5 Achinger 1958.

6 https://bgsp-ev.de

2. Erste Sozialpsychiatrie in der Nachkriegszeit

2.1 Westdeutschland nach dem Weltkrieg – vom Kalten Krieg nach 68

Die Folgen des verschuldeten Zweiten Weltkrieges waren für Deutschland selbst desaströs. Viele Städte und Landschaften waren zum Teil völlig zerstört und mussten nach der Befreiung von der Naziherrschaft wiederaufgebaut werden – inklusive der notwendigen Infrastruktur. Mehr als 9 Mio. Kriegstote – sowohl Soldaten als auch Zivilbevölkerung – waren zu verzeichnen, wobei die Jahrgänge der jungen Männer, die zwischen 1910 und 1925 geboren waren, um bis zu 40% dezimiert wurden. Dazu kam, dass Mio. von Wehrmachtssoldaten demobilisiert werden mussten, bzw. schon in den ersten Jahren aus der Gefangenschaft der Westalliierten entlassen wurden. Circa 9 Mio. Evakuierte mussten wieder nach Hause gebracht werden und weitere circa 10 – 12 Mio. Flüchtlinge und Vertriebene aus den ostdeutschen Gebieten waren in den 3 Westzonen der französischen, englischen und amerikanischen Alliierten bei den dortigen Einwohner*innen nicht überall willkommen. Ebenso viele sog. »Displaced Persons«, also Zwangsarbeiter*innen, ehemalige Kriegsgefangene, KZ-Häftlinge oder auch »Hilfswillige« der deutschen Wehrmacht irrten durch das Land und mussten in ihre Heimatländer repatriiert werden. Circa 4 Mio. Wohnungen waren durch Bomben und Granaten vernichtet, insbesondere in den großen Industriestädten und -revieren. Darüber hinaus musste die Bevölkerung, die aufgrund der Ausplünderung der besetzten Gebiete in den Kriegsjahren wenig unter Versorgungsmängeln gelitten hatten nun in den ersten zwei Nachkriegsjahren »hungern und frieren«.[1] Die ersten Jahre nach dem Krieg waren, wie Keith Lowe schreibt, »wilde Jahre«.[2] Dennoch ging es weiter...

Dem heißen Krieg folgte der Kalte Krieg, der die nächsten Jahrzehnte in beiden Teilen Deutschlands prägen sollte. Die Westmächte setzten die Rahmenbedingungen, dass die Westzonen sich entsprechend des kapitalistischen Weges westlicher Demokratien entwickelten, welches insbesondere von den deutschen Parteien der konservativen Mitte kräftig unterstützt wurde. Festgeschrieben wurde die »Westbindung« durch die

---

1 Tooze 2007, S. 770-778; Mazower 2009; Wehler 2010b, S. 941-954.

2 Lowe 2015.

Währungsreform 1948, die Gründung der »Bundesrepublik Deutschland« 1949, umgehend beantwortet durch die Gründung der Deutschen Demokratischen Republik, sowie durch die Gründung der Montanunion 1952, die 1957 in die »Europäische Wirtschaftsgemeinschaft« mündete. 1954 erfolgten die Wiederbewaffnung Deutschlands und der Beitritt zur NATO gegen heftigen Widerstand der Sozialdemokratie und Gewerkschaften. »Der Bundeskanzler (Adenauer) hatte sein vordringlichstes, seit 1949 zäh und beharrlich verfolgtes Ziel erreicht: den Aufstieg der Bundesrepublik zu einer gleichberechtigten Macht im Verbund des freien Westens«.[3]

Ganz sicher gehörte zur Festigung des »Westbindung« auch die entsprechende Wirtschafts- und Sozialpolitik, die in der spezifischen Gestalt des deutschen Sozialstaates seinen Ausdruck fand. Eine eigenständige Wirtschaftspolitik ist nach 1949 eng verbunden mit Ludwig Ehrhard, der auf der Grundlage der sog. »Freiburger Schule« (Röpke) eine ordoliberale Wirtschaftspolitik verfolgte, verbunden mit einem »starken Staat«, der seine Stärken als »Wettbewerbshüter«[4] entfaltete. Der spezifisch deutsche Sozialstaat entwickelte sich erst in den späten 1950er-Jahren im Rahmen des sog. Wirtschaftswunders. Mit dem massiv geförderten Wiederaufbau von Industrie, Infrastruktur und Wohnungen, dem Marshallplan, der Aufhebung des Exportverbotes, der Einbindung in die Europäische Wirtschaftsgemeinschaft (EWG) und dem Wirtschaftsboom, den das amerikanische Engagement im Koreakrieg ab 1951 auslöste sowie insgesamt einer keynesianistischen Politik, die Investitionen und privaten Massenkonsum massiv förderte, florierte die Wirtschaft.

Die westdeutsche Gesellschaft entwickelte sich ab den 1950er-Jahren zu einer freiheitlich-demokratischen Gesellschaft, die Prioritäten im alltäglichen Leben wurden in einer Hinwendung zum Massenkonsum gesehen. Irgendwie waren alle froh, »noch einmal davongekommen« zu sein, jetzt am Wiederaufbau teilhaben zu können und sich die ersten Urlaube in Italien mit dem eigenen Volkswagen leisten zu können. Obwohl die Einkommensunterschiede nach wie vor immens waren, konnten sich auch die Arbeiter nun zu einer »nivellierten Mittelstandsgesellschaft« (Schelsky, Ehrhard) zählen. Man nahm »Abschied vom Proletariat« und »von nun an rückte die Figur des selbstbewussten Industriebürgers immer mehr an die Stelle, die in der politischen Imagination bis 1945 der klassenbewusste Industriearbeiter innegehabt hatte«.[5] Aber es blieben konservative Vorstellungen und »Klassenschranken« erhalten, z.B. in der Familienpolitik, der Diskriminierung von Frauen oder Minderheiten, in der Bildungspolitik etc.[6] Dies zeigte sich unter anderem auch in dem mäßigen Interesse der deutschen Öffentlichkeit nicht nur an den Nürnberger Prozessen, sondern auch an den in den 1960er-Jahre beginnenden Ausschwitz-Prozessen und anderen Prozessen gegenüber Nazi-Verbrechern.

Dem Bild von der »nivellierten Mittelstandsgesellschaft« bzw. von der »Konsumgesellschaft« der Nachkriegszeit entspricht ein Sozialcharakter, der mit Keupp bzw. Riessmann in der Entwicklungsschwelle zwischen »innengeleiteten« bzw. »autoritärem« Charakter und einem »außengeleiteten Charakter« zu verorten ist. Das Leben

3 Winkler 2010.

4 Abelshauser 2011, S. 190.

5 Raphael 2019, S. 105.

6 Wehler 2010a.

ist (noch) weitgehend geprägt von traditionellen sowie materiellen Werten, denen sich das Individuum selbst-kontrolliert weitgehend anpasst[7] und innerhalb der zunehmend wettbewerbsorientierten Gesellschaft als »Homo ökonomikus« agiert.[8] Allerdings bildete sich auch eine sog. »skeptische Generation« heraus (Schelsky), also Menschen, die den Krieg meist nicht aktiv mitgemacht hatten, die sich nicht zufrieden mit den neuen Verhältnissen in Westdeutschland arrangierten und die z.B. die Auseinandersetzung mit der Nazidiktatur immer wieder zu betreiben versuchten.[9] Sie bereiteten unter anderem auch die Veränderungen vor, die dann Ende der 1960er-Jahre in die Studentenproteste, die sog. 68er kulminieren sollte. Paradigmatisch mag hierzu die Wiedereröffnung des Frankfurter Instituts für Sozialforschung durch Adorno, Bloch, Horkheimer, Pollock und Fromm stehen, die nicht nur wesentlichen Anteil an der »Rückkehr« der Psychoanalyse nach Deutschland hatten, sondern auch für die Entwicklung einer »kritischen Theorie« sowie arbeitnehmerorientierten Sozialforschung.

Mitte der 1960 Jahre zeigte sich, dass die konservativ geführte Regierung an ihre Grenzen stieß. 1963 übernahm Ludwig Ehrhard die Kanzlerschaft von Adenauer, konnte jedoch nicht verhindern, dass die BRD in eine Wirtschaftskrise schlidderte[10] und 1966 von Kiesinger als Kanzler einer Großen Koalition aus CDU/CSU und SPD abgelöst wurde. Angesichts der Krise ging die Große Koalition in einen neuen Politikstil über. Mit dem Stabilitätsgesetz wurden der Bundesregierung neue konjunkturpolitische Steuerungsmöglichkeiten gegeben mit dem Ziel zielgerichteter, rationaler Planbarkeit politischer Maßnahmen. Ein Mittel hierzu bestand im sog. »Neokorporatismus«, d.h., in der gezielten Einbeziehung mächtiger gesellschaftlicher Akteure (Verbände) in den politischen Entscheidungsprozess, in dem der Staat als ein Akteur unter anderen fungierte.[11] Hiervon erhoffte man sich u.a. im Vorfeld politischer (gesetzgeberischer) Maßnahmen und Entscheidungen nicht nur einen Konsens, sondern auch weniger Schwierigkeiten bei der Implementation derselben. Prominentes Beispiel ist die durch den damaligen Wirtschaftsminister Schiller initiierte »Konzertierte Aktion«, in der sich vor allem Arbeitgeber- und Arbeitnehmerorganisationen (Sozialpartner) verständigten und die zunächst recht erfolgreich arbeitete.[12] »Reformpolitische Aktivitäten wie die Gesetze zur Berufsbildung und Städtebauförderung führten zu einer steigenden Anzahl korporativ besetzter Gremien, allein auf Bundesebene auf über 300. Die ›Konzertierte Aktion im Gesundheitswesen‹ ab 1977 war ein weiteres korporatives Großprojekt«.[13] Auch die Bundesarbeitsgemeinschaft für Rehabilitation (BAR) gehört zur derartigen Politikform.

---

7 Keupp 2008.

8 Vgl. die äußerst instruktiven Ausführungen von Foucault zur »Gouvernementalität«, Foucault 2014b, 2014a.

9 Kersting ist der Ansicht, dass die Väter der Psychiatriereform, also Häfner, Kisker, Schrenk und andere zu dieser Generation gehörten, Kersting 2004, S. 268. Auch die darauffolgende Generation, wie Dörner, Plog, Bauer, Pörksen, Kunze u.a. gehörten nicht zur sog. 68er-Generation, sondern eher zur Generation der 58er, Pross 2016, S. 156.

10 Abelshauser 2011, S. 295-296.

11 Vgl.: Alemann und Heinze 1981; Heinze 1981; Backhaus-Maul 2000.

12 1977 kam die »Konzertierte Aktion« im Verlauf der Mitbestimmungsdebatte zum Erliegen.

13 Weßels 2000, S. 7.

Auch die westdeutsche Gesellschaft veränderte sich.[14] Der »American Way of Life« schwappte herüber und brachte zunächst nicht nur die Rock-›n‹ Roll-Musik, sondern auch eine Enttraditionalisierung der Lebensverhältnisse, die »Jugendkultur« und nicht zuletzt Hippiebewegung und Studentenproteste. Darüber hinaus wurde die BRD von einigen anderen Krisen und Skandalen erschüttert, wie z.B. die »Spiegel Affäre« oder die Auseinandersetzungen um die Notstandsgesetze. Insgesamt zeigte sich, dass »der Muff von 1000 Jahren« nicht nur »unter den Talaren«[15] steckte, sondern großflächig in der gesamten Gesellschaft verteilt war. Der Historiker Wehler nennt für die Entstehung der 68er Bewegung[16] folgende Gründe:[17]

1. Die Identifizierung insbesondere mit dem internationalen Protest gegen den Vietnamkrieg der USA sowie mit den Befreiungsbewegungen in Vietnam und anderen Ländern im Zusammenhang einer dezidierten Kritik des westlich-kapitalistischen Imperialismus.
2. Der Kampf gegen die »Notstandsgesetze«, die sich mit der Vorstellung verband, dass hiermit ein Ende der Demokratie eingeläutet wurde. Verbunden hiermit war eine Einschätzung, dass der Faschismus in der BRD wieder Fuß fassen würde.[18] Der Umgang mit Naziverbrechern bzw. »Parteimitgliedern« und Verschweigung/Verdrängung der jungen Geschichte, die Berichterstattung der Springer-Presse (Bild-Zeitung) sowie der Tod von Benno Ohnesorg bei dem Schah Besuch im Juni 1967 durch brutale Polizeieinsätze, schienen diesen Thesen recht zu geben, die danach sich jedoch in »Theorien« eines »faschistoiden Systems« oder andere Theorien der »Faschisierung« verstiegen und wenig mit (selbst-)reflexiver Aufklärung zu tun hatten.[19]
3. Der Streit um die sog. Bildungskatastrophe. Dies meinte nicht nur die überkommenden hierarchischen Strukturen der Ordinarien-Universität, sondern bezog sich auch auf die von Ralph Dahrendorf angestoßene Diskussion um den »Bildungsnotstand«, in der offenkundig wurde, dass das westdeutsche Erziehungs- und Bildungssystem modernen Herausforderungen nicht gerecht wird.[20]

---

14 Ich kann an dieser Stelle nicht auf die gravierenden Veränderungen in der DDR eingehen. Dies bezieht sich auch auf mögliche Wechselwirkungen, die sich durch den Austausch von Achim Thom und Klaus-Peter Kisker sowie die »Rodewischer Thesen« ergaben. Diesen Hinweis verdanke ich Felicitas Söhner.

15 Die Jurastudenten Gert Hinnerk Bellmer und Detlev Albers trugen bei der Feier zum Rektoratswechsel der Universität Hamburg beim Einzug der Professoren ins Audimax ein Transparent vorweg, auf dem geschrieben stand: »Unter den Talaren Muff von 1000 Jahren«.

16 Die im Übrigen eine erste globalisierte »Alternativ« Bewegung war und von den USA über Südamerika, Westeuropa, einigen Ländern Osteuropas (Tschechoslowakei) bis hin nach Japan reichte.

17 Wehler 2010a, S. 13-314.

18 Die NPD war in erste Parlamente eingezogen.

19 Zum ambivalenten Verhältnis der 68er zu den Naziverbrechen, vgl. vor allem: Aly 2008; Pross 2016, S. 157-165.

20 Dahrendorf 1965.

Den Höhepunkt erreichte die Studentenbewegung nach dem Attentat auf Rudi Dutschke 1968, der zu einer erheblichen Radikalisierung beitrug. Die innere ideologische Zerstrittenheit der Studentenbewegung führte dazu, dass sich der SDS 1970 auflöste und sich in diverse, oft sozialistisch/kommunistische Richtungen zerfaserte und radikalisierte. Andere wandten sich der demokratischen Entwicklung Westdeutschlands im Rahmen demokratischer Parteien und legaler Mittel zu.

Heute kommen viele Autoren zu der Einschätzung, dass die 68er Studentenbewegung eher die Nutznießer eines bereits reformierten Zeitgeistes waren und glücklicherweise keine durchschlagenden politischen Erfolge hatten.[21] Dennoch zeigte sich, dass die Studentenbewegung einiges bewirkt hat. Klaus Hartung schreibt hierzu: »Die größten Wirkungen von »68« sind jedoch auf den Feldern Verhaltensnormen, Lebensformen, Bildung und Sozialpolitik zu suchen. [...] Ein nachhaltiger Erfolg im weitesten Sinne war es vielmehr, dass »68er« und die »Nach-68er«-Generationen das Selbstverständnis der staatlichen Institutionen entscheidend prägten. Die bessere Welt, die die »68er« vertraten, gewährleistete auch die Verbesserung des Menschen. Es entstand jenes undurchsichtige Mixtum compositum aus alternativer Kultur und Sozialstaat: Der Staat sollte nicht nur Sekundärtugenden erzwingen, sondern Kreativität freisetzen, jugendliche Delinquenten waren immer therapierbar, die Angebote sollten niedrigschwellig sein, die Einzelfallgerechtigkeit musste hergestellt werden, Eltern versagten nicht, sondern brauchten finanzielle Zuwendungen, Schulschwänzen muss nicht verhindert, sondern therapiert werden«.[22] Auch die Frauenbewegung begann sich schnell und aktiv zu formieren – zunächst gegen die (eigenen) Männer, die in der Studentenbewegung aktive Funktionäre waren. Für Oskar Negt sind die wesentlichen Erfolge auf dem »Gebiet der Erziehung und Bildung, wie vor allem aber die entscheidende Neubewertung von Teilhabe und Demokratie«[23] zu sehen. Hubert Kleinert resümiert: »Geblieben sind die Fundamentalliberalisierung des Alltagslebens und eine Verschiebung von hegemonialen Deutungsmustern von Geschichte und Gesellschaft. Das gilt vor allem für die Interpretation deutscher Geschichte und den kritischen Blick auf Amerika«. Und betont (selbst-)kritisch, dass diese Liberalisierung widersprüchliche Folgen hatte: »Freilich hat die Rebellion gegen Tradition und bürgerliche Pflichtethik ungewollt auch den Boden bereitet für die inzwischen ausgreifende Kraft einer entgrenzten Ökonomie, die weder durch die Kraft sicherer kultureller Sinnbestände noch durch politische Macht Grenzen gesetzt werden. Hier liegt die eigenartigste Paradoxie von 1968«.[24]

---

21 Vgl. insbesondere: Kersting 2004; Aly 2008, Aly o.J; Pross 2016.

22 Hartung 2008, S. 103.

23 Negt 2008, S. 6.

24 Kleinert 2008, S. 15 Diese Paradoxie wird dezidiert ausgearbeitet durch Boltanski und Chiapello, deren These es ist, dass viele Aspekte der damalige sog. »Künstlerkritik« am Kapitalismus und demokratische Forderungen (Nach Selbstverwirklichung, Authentizität etc.) mittlerweile durch die Entwicklung in das Gegenteil verkehrt wurden und als »Anforderungen« an Individuen durch den sich wandelnden Kapitalismus an die Individuen herangetragen werden, Boltanski und Chiapello 2003.

2.2 Sozial- und Gesundheitspolitik in der Nachkriegszeit

Die Sozialpolitik im Nachkriegs-Westdeutschland war in den ersten Jahren der Besatzung improvisiert und bezog sich nach Gründung der BRD zunächst auf Maßnahmen der Nothilfe. Die bedeutsamen Sozialgesetze bezogen sich zunächst auf Kriegsopferversorgung (aus naheliegenden Gründen), auf den sog. »Lastenausgleich« (zur Integration der Vertriebenen) sowie auf den Wohnungsbau. Trotz einiger Versuche, das traditionelle Sozialversicherungssystem Bismarck'scher (und Weimarer) Prägung grundsätzlich zu reformieren, ging es darum, das alte Gefüge der Sozialversicherungen wiederherzustellen, »und zwar in doppelter Abgrenzung einerseits von neuen Konzeptionen des britisch-skandinavischen Welfarestate (mit allgemeiner Staatsbürger-Grundrente und einem überwiegend steuerfinanzierten nationalen Gesundheitsdienst), andererseits von einem um die kommunale Fürsorge zentrierten Modell sozialer Sicherung, »das sich auf die »wirklich Bedürftigen« zu konzentrieren und diese mittels Bedürftigkeitsprüfung herauszufinden versucht)«.[25] Eine entscheidende Wende vollzog sich jedoch durch die Rentenreform 1957/58, als sich zeigte, dass auch im Rahmen des Wirtschaftswunders die Armut im Land nicht beseitigt wurde. Durch diese Reform wurden nicht nur die Altersrenten zum Teil um über 60% angehoben, sondern sie wurden »dynamisiert«, d.h. an die Entwicklung der Löhne und Gehälter angepasst. Die Altersrente lag bei circa 60% des Bruttoeinkommens (!). Dieses Prinzip wurde auch auf andere Sozialleistungen ausgeweitet. Damit war ein für den deutschen Sozialstaat lange Jahre leitendes Prinzip der »Statussicherung« im Rahmen einer informellen »Großen Koalition« der beiden Volksparteien implementiert.

Der spezifisch deutsche Sozialstaat gewann in den 1950 Jahren seine auch heute noch gültigen Konturen.[26] Er bezieht sich – auf der Basis des Föderalismus – nicht nur Einkommenspolitik (Renten, Sozialhilfe) und Gesundheitsversorgung, sondern auch auf andere Bereiche der sozialen Sicherung, wie Wohnungsbau, Arbeitsbeziehungen, Infrastruktur, Familien- und Jugendpolitik sowie Wissenschafts- und Bildungspolitik. Damit sollte der Sozialstaat nicht nur individuelle Lebensrisiken ausgleichen, sondern auch für soziale Gerechtigkeit in der Frage von Einkommen und Lebenschancen sorgen. Dies auf der Basis von »Selbstverwaltung« und »Sozialpartnerschaft« sowie auf der Grundlage einer kapitalistisch-wettbewerbsorientierten Wirtschaft mit stetigem Wachstum, einem »Normal-Arbeitsverhältnis« sowie einer »Normalfamilie« mit geschlechtsspezifischer Arbeitsteilung.[27]

Allerdings: »Bevölkerungsgruppen, die keinen Zugang zur Lohnarbeit finden oder aus ihr dauerhaft ausgeschlossen werden, erhalten tendenziell nur wenig Beachtung. Die Sozialversicherung (...) verweist sie traditionell auf die einzelfallbezogenen Fürsorgeleistungen der Sozialhilfe. (...) Es werden kaum systematische Strategien zu ihrer Eingliederung entwickelt und die Antwort auf ihre Probleme besteht im Wesentlichen in

25 Hockerts 2012b, S. 141 Letzteres blieb allerdings in Form der »Sozialhilfe« im Rahmen des »Subsidiaritätsprinzips« erhalten – mit den bekannten negativen Folgen für Menschen mit Behinderungen, die bis heute einem eher kommunal orientierten Prinzip subsidiärer Fürsorge unterliegen.

26 Vgl. im Überblick: Schulz 2005.

27 Alber 1989; Frerich und Frey 1993; Hockerts 2012b;

der Zahlung von Geldleistungen für ihren Lebensunterhalt«.[28] Hinzuzufügen wäre: Unterbringung! Aber auch hier tat sich ein wenig. In der Behindertenfürsorge galt nach wie vor die überkommene »Reichsverordnung über die Fürsorgepflicht von 1924. Im Jahr 1956 erließ der Bund das Körperbehindertengesetz, welches in seinem § 1 Körperbehinderung als »dauernde wesentliche Beeinträchtigung der Erwerbsfähigkeit« definiert. Die Vorschriften hinsichtlich der Leistungen waren ansonsten recht allgemein gehalten, folgten dem Grundsatz der Individualisierung und ließen den Trägern der Fürsorge (Länder und Kommunen) erhebliche Spielräume.[29]

1961 wurde hieraus, zusammen mit dem Tuberkulosehilfegesetz, das Bundessozialhilfegesetz, welches das alte Fürsorgerecht ablöste und den Personenkreis auf Hörbehinderte, Blinde, Sprachbehinderte und geistig Behinderte ausdehnte. Darüber hinaus wurde ein individueller Rechtsanspruch im Gesetz verankert mit dem Ziel »dem Empfänger die Führung eines Lebens zu ermöglichen, das der Würde des Menschen entspricht (so der § 1), neue Hilfearten eingeführt und der Leistungskatalog präzisiert. Allerdings wurden die Einkommensgrenzen im Vergleich zum Status quo ante herabgesetzt, was die reale Situation der Betroffenen trotz Rechtsanspruch verschlechterte.[30] Auch das aus der katholischen Soziallehre entlehnte Subsidiaritätsprinzip wurde trotz Protesten aus der Sozialdemokratie und Gewerkschaften als Grundsatz verankert. Die 1964 erlassene Eingliederungshilfeverordnung konkretisierte den Personenkreis sowie die Leistungen (§ 39 BSHG). Die psychisch kranken bzw. »seelisch behinderten« Menschen, wie sie später genannt wurden, blieben im Gesetz außen vor und in den alten Anstalten unter altem Fürsorgerecht sowie dem sog. »Halbierungserlass« des Nazi-Regimes, der vom Bundessozialgericht 1959 und 1964 ausdrücklich als geltendes Recht bestätigt wurde.[31]

Dies änderte sich durch das 2. BSHG – Änderungsgesetz vom 31. August 1969, in dem erneut Leistungsverbesserungen, die insbesondere die Eingliederung behinderter Menschen ins Erwerbsleben betrafen, aber auch den Kreis der Leistungsberechtigten ausweiteten. Menschen mit einer seelischen Behinderung hatten nun auch Ansprüche auf Leistungen zur »Eingliederung in die Gemeinschaft« nach dem BSHG. Diese BSHG-Novelle hat eine ganz entscheidende Funktion für die Psychiatriereform, die bis heute fortwirkt. Nicht nur, dass seelisch Behinderte (zwar subsidiär) in den Kreis der Anspruchsberechtigten inkludiert wurden, sondern auch und vor allem, dass hierdurch die rechtlich-strukturellen Grundlagen geschaffen wurden, in den Bundesländern ein bis heute wachsendes außerklinisch-komplementäres Hilfesystem aufgebaut wurde, das den Kernbereich der Gemeindepsychiatrie darstellt.[32]

Die informelle »Große Koalition« hat in der Sozialpolitik einiges verändert. Die Bundesregierung beauftrage 1964 eine Expertenkommission mit einer Bestandsaufnahme und »Durchleuchtung« des Systems der sozialen Sicherung in Deutschland und

28 Ebert 2012, S. 77.

29 Frerich und Frey 1993, S. 81.

30 Ebd. S. 77

31 Schepker 2017, S. 490.

32 Auf die Probleme, die hiermit verbunden waren und noch immer sind, wird später eingegangen.

diese legte 1966 eine »Sozialenquête« vor.[33] Die in sich uneinige Kommission listete neben einer Bestandserhebung eine Reihe von Problemen insbesondere in der gesetzlichen Krankenversicherung auf, auf die hier nicht eingegangen werden kann. Sie kam weiterhin zu dem Ergebnis, dass wesentliche Probleme in der Rehabilitation vorhanden sind, besonders in der koordinierten Zusammenarbeit der Rehabilitationsträger und schlug deshalb eine »Bundesanstalt für Rehabilitation« vor, die jedoch verworfen wurde. Insgesamt kommt sie zu dem Ergebnis, dass das gegliederte System der sozialen Sicherheit sich bewährt habe und nicht anzutasten sei.[34] Aber dennoch wurde ein Wandel eingeleitet. Die Bedeutung der Sozialenquête fassen Vincenti und Behrend so zusammen: »Insofern kann die Sozialenquête als Auftakt zu einem gewissen Stilwandel in der Sozialpolitik aufgefasst werden, der sich auch nach Ende der Großen Koalition fortsetzte. Gemeinsam mit der mittelfristigen Finanzplanung, dem Sozialbudget, der Konzertierten Aktion und dem Sachverständigenrat zur Begutachtung der gesamtwirtschaftlichen Entwicklung ist die Enquête erster Ausdruck einer zunehmend ökonomisch geprägten Akzentuierung der Sozialpolitik gewesen.[35]

1968 wurde die »Bundesarbeitsgemeinschaft für Rehabilitation« (BAR) anstelle einer Bundesanstalt und in der Nachfolge des ineffektiven »Deutschen Ausschuss für die Eingliederung Behinderter in Arbeit, Beruf und Gesellschaft« auf Initiative der Sozialpartner gegründet. Dieses Gremium »korporierter Akteure« sollte in vielen Fragen der medizinischen und beruflichen Rehabilitation sich als der kompetente Ansprechpartner erweisen, aber: »Ganz zweifellos hatten in ihren Reihen die Sozialversicherungsträger das Sagen«.[36] Das war nicht unbedingt günstig für die Psychiatrie, denn zum einen hatten die Träger der Eingliederungshilfe wenig Mitsprachemöglichkeiten, da sie nicht als vollwertige Rehabilitationsträger angesehen wurden, und zum anderen standen die Sozialversicherungen dem Thema Psychiatrie skeptisch bis ablehnend gegenüber.

Versuche, das zergliederte Gesundheits- bzw. Krankenkassenrecht zu reformieren, z.B. durch den Arbeitsminister Blank 1955, scheiterten an vielfältigen divergierenden Einsprüchen, sodass derartige Versuche seit den 1960er-Jahren für lange Zeit nicht mehr unternommen wurden. Im Gegenteil: Durch das Gesetz über das Kassenarztrecht 1955 wurde die Situation der 1930er bzw. 1940er-Jahre festgeschrieben und es »vollzog sich eine klare Trennung zwischen dem ambulanten und dem stationären Sektor insoweit, als den niedergelassenen Ärzten das Ambulanzmonopol zuerkannt wurde«.[37] Über die Empfehlungen aus der Sozialenquête konnte keine Einigung erzielt werden.

33 Achinger et al. 1966.

34 Frerich und Frey 1993, S. 30.

35 Vincenti und Behringer 2006, S. 499.

36 Rudloff 2006, S. 567.

37 Rosewitz und Webber 1990, S. 90; Durch diese Regelungen wurde die strukturelle Bedingung für eine langjährige Feindschaft zwischen der meist institutionell verankerten Sozialpsychiatrie und den in »freier Praxis« operierenden (Fach-)Ärzten geschaffen, die sicher auch ideologisch bedingt war. Der Aufsatz von Erich Wulff: »Der Arzt und das Geld« (Wulff 1971a) trug hierzu nicht wenig bei.

2.3 Die westdeutsche Psychiatrie nach dem Krieg

Die Psychiatrie, d.h., im Wesentlichen die psychiatrischen Anstalten, war nach dem Krieg in einem furchtbaren Zustand, waren sie doch während der Nazi Herrschaft zu Mordanstalten geworden oder dienten anderen Zwecken als Lazarett oder mehr. In ihnen lebten – unter erbärmlichsten Bedingungen – auch nach dem Krieg »ehemalige Zwangsarbeiter und Kriegsgefangene, verwundete Soldaten, Obdachlose, Alte, körperlich Kranke (...) – Menschen, die keine psychiatrische Versorgung brauchten und für die erst wieder eigene Orte gefunden werden mussten.[38] Für die deutsche Psychiatrie der Nachkriegszeit galt, folgt man Karl Beine: »Die personelle Kontinuität war ungebrochen. Von wenigen Ausnahmen abgesehen betrieben dieselben Ordinarien und Chefärzte unter der Flagge der freiheitlich-demokratischen Grundordnung nach 1945 dieselbe Psychiatrie wie zuvor für Führer, Volk und Vaterland. Mit einer Ausnahme: Die Krankenmorde waren gestoppt«[39]. Das Sterben aber nicht! Cornelia Brink schreibt: »Das Massensterben in den Anstalten endete nicht am 8. Mai 1945; im Gegenteil erreichte die Sterblichkeit in diesem Jahr in fast allen deutschen Anstalten mit Sterberaten bis zu 50% ihren Höhepunkt«.[40] Heinz Faulstich beschreibt, dass die Situation in der Anstalt Altscherbitz im Jahre 1947 mit 887 Toten besonders schrecklich war und die Todeszahlen die von 1943 noch übertraf. Darüber hinaus forderte noch 1950 der Münsteraner Landesverwaltungsrat für die Gütersloher Klinik drastische Erhöhung der Belegungsdichte, Reduzierung des Pflegepersonals und Verbilligung der Ernährung.[41]

Die psychiatrische Versorgung war auch bis zum Beginn der Reform in der Folge der Psychiatrie-Enquête dem »Anstaltsparadigma« der »Heil- und Pflegeanstalt« verhaftet, obwohl, wie Brink meint, in dieser Zeit das Anstaltsmodell mit geringem Aufwand aufgegeben werden konnte.[42] Außerhalb der Anstalten, die bald »Landeskrankenhäuser« genannt wurden, gab es kaum Möglichkeiten der (fachärztlichen) Behandlung oder andere Pflege- bzw. Hilfemöglichkeiten.[43] Der sog. »Halbierungserlass« Adolf Hitlers vom 5.11.1942 sorgte nach wie vor dafür, dass längerfristig erkrankte Menschen aus der Krankenversicherung ausgegrenzt wurden und der Fürsorge bzw. später der Sozialhilfe mit steigenden Anteilen zugeordnet wurden und eine Kostenabwälzung durch »Heranziehung« der betroffenen Familien zur Folge hatte. Eine Zwei-Klassen-Psychiatrie wurde nach dem Krieg weitergeführt. Erst 1981 wurde der Halbierungserlass formal im Rahmen eines »Gesetz zur Änderung des Krankenhausfinanzierungsgesetzes« aufgehoben. Da stand jedoch schon der Sozialhilfeträger als Kostenträger für Heime zur Verfügung. Bis weit in die 1970er-Jahre bestand also die alte Anstaltspsychiatrie nahezu mit allen ihren Unzulänglichkeiten und Missständen praktisch unverändert fort. Schott und Tölle fahren fort: »1970 noch hatte kaum ein Krankenhaus-Patient ein eigenes Schrankfach,

38 Brink 2010, S. 361.

39 Beine 2015, S. 13 Vgl. auch Seidel 2000.

40 Brink 2010, S. 362.

41 Faulstich 2003, S. 26., 29

42 Brink 2010, S. 361.

43 Mit weiteren Nachweisen: Kunze 2001, S. 106

viele hatten keine eigene Kleidung, die meisten waren in großen Schlafsälen untergebracht (mit einer Nasszelle für alle). Die Zwangsmaßnahmen waren zwar zurückgegangen, aber immer noch waren Zwangsinjektionen, Festschnallen am Bett, Netz über dem Bett und Isolierzelle an der Tagesordnung. Die Mehrzahl der Hospitalisierten blieb länger als zwei Jahre im Krankenhaus.[44] Neben der reinen Verwahrung beschränkte sich eine »Behandlung« im Wesentlichen auf die Insulin-Koma Therapie, den Kardiazol-Schock sowie auf die Elektrokrampftherapie. Erst ab den 1950er-Jahren kamen neue Medikamente auf den Markt, die eine »Psychopharmaka-Therapie« ermöglichten. Im Vordergrund standen hier Chlorpromazin und Lithium, die erlaubten, dass Patient*innen nun auch nach kürzeren Verweildauern entlassen werden konnten.[45] Einige behaupten, dass durch diese Behandlungsformen auch Voraussetzungen für die Versorgung durch »extramurale« Dienste und Einrichtungen geschaffen wurden.[46] Eine psychotherapeutische Therapie kam praktisch nicht vor; eine diesbezügliche Ausbildung von Psychiater*innen musste »im Geheimen« stattfinden.[47]

Eine größere, systematische Aufarbeitung der Medizin bzw. der Psychiatrie im Nationalsozialismus ist in der Nachkriegszeit nicht passiert. Besonders erwähnt werden müssen in diesem Zusammenhang die Bücher von Gerhard Schmidt sowie Alexander Mitscherlich und Fred Mielke[48]. Schmidt referierte über die Nazi-Gräuel bereits 1945 im Bayerischen Rundfunk, konnte aber sein Buch erst 1965 veröffentlichen. Das Buch von Mitscherlich und Mielke, welches eine Aufarbeitung der Nürnberger Ärzteprozesse beinhaltete, erschien als »Das Diktat der Menschenverachtung« bereits 1947, wurde jedoch erst 1960 breit veröffentlicht.[49] Auch die »Denkschrift« von Heinz Häfner/Klaus-Peter Kisker/und Walter Ritter von Bayer (s.u.) von 1965 geht auf die »Vernichtung lebensunwerten Lebens ein«. Zu weiteren Psychiatern, die bereits in den 1950er 1960er-Jahren auf die Verbrechen der Psychiatrie aufmerksam machten, gehörten neben den oben genannten: Martin Schrenk (Emmendingen), Manfred van der Beeck (Westfalen) sowie Walter Schulte (Tübingen/Gütersloh).[50] Resümierend schreibt Heinrich Kunze: »... die Aufarbeitung der Verbrechen in der Psychiatrie (und Medizin) unter dem Einfluss der Siegermächte (wich) nach einem kurzen Zeitfenster dann in den Nachkriegsjahren schnell der Tabuisierung, einer ›Verdrängung‹ [wich], die erst in den 1980er-Jahren überwunden wurde«.[51] Allerdings gab es insbesondere in Heidelberg eine Rückbesinnung auf die Traditionen, die durch die »anthropologische Psychiatrie« begründet wurde, eine philosophische Richtung, die sich vor allem auf daseinsanalytische, phänomenologische und existenzphilosophische Denkansätze bezog, und auf die sich viele der ersten Reformpsychiater*innen bezogen haben.[52] Diese Ansätze haben, wie Dör-

---

44 Schott und Tölle 2006, S. 300-304.

45 Clausen et al. 1997; Shorter 1999, S. 370-392; Schott und Tölle 2006, S. 400-495

46 Häfner 2001, S. 85 Vgl. im Überblick: Söhner 2020, S. 97.

47 Kunze 2012, S. 142 Im Überblick: Söhner 2020, S. 106.

48 Schmidt 2012; Mitscherlich und Mielke 2012.

49 Vgl. mit weiteren Hinweisen: Kunze 2012, S. 141; Eine umfängliche Dokumentation der Nürnberger Ärzteprozesse findet sich in Ebbinghaus und Dörner 2002.

50 Vgl. mit weiteren Hinweisen: Kersting 2004.

51 Kunze 2012, S. 141.

52 Thoma 2015; Söhner et al. 2017.

ner schreibt, »die späteren Reform- und Entwicklungsschritte denkerisch ermöglicht, weshalb der Historiker Kersting für sie den Begriff »Reform vor der Reform« geprägt hat«.[53]

Dieselben eben genannten Psychiater sowie Heinz Häfner (Heidelberg) Caspar Kulenkampff (Frankfurt/Lübeck/Köln), Gregor Bosch (Frankfurt/Berlin) und Joachim-Ernst Meyer (Göttingen) können als die Väter der Sozialpsychiatrie Westdeutschlands gelten. Sie machten sich schon lange vor den sog. 68ern auf den langen Marsch durch die Institutionen. Ein wichtiges Gremium war in diesem Zusammenhang der »Aktionsausschuss zur Verbesserung der Hilfe für psychisch Kranke«, ein Zusammenschluss des »Deutschen Vereins für öffentliche und private Fürsorge« und der »Deutschen Zentrale für Volksgesundheitspflege«, dem 1964 erste Reformempfehlungen vorgelegt wurden.[54]

Und nicht nur das: Sie veränderten die Institutionen, die in ihrem Verantwortungsbereich lagen. Darüber hinaus scharrten sie einen Kreis von jungen Assistenzärzt*innen und Student*innen um sich, denen eines gemein war. Sie wollten die unmenschlichen Bedingungen in der Psychiatrie verändern. Hierzu gehören, um nur einige[55] zu nennen: Manfred Bauer, Michael von Cranach, Klaus Dörner; Asmus Finzen, Christiane Haerlin, Peter Kruckenberg, Heinrich Kunze, Ursula Plog, Niels Pörksen, Maria Rave-Schwank, Hilde Schädle-Deininger, Christa Widmaier-Berthold und Erich Wulff. Ihnen kam zu Gute, dass sie während ihres Studiums oder kurz darauf Auslandserfahrungen machen konnten, wo sie insbesondere in den USA die Reformen der Kennedy Ära oder auch die Reformen in England, insbesondere im »Maudsley Hospital« mit seinen therapeutischen Gemeinschaften machen konnten. Zum Teil spielten jedoch auch Erfahrungen aus der UdSSR, den Niederlanden und Frankreich eine Rolle.[56]

So entstanden auch in Deutschland in den frühen 1960er-Jahren erste sozialpsychiatrische Abteilungen, Tages- und Nachkliniken, erste außerklinische Übergangswohnheime, rehabilitative Werkstätten bzw. Arbeitsmöglichkeiten sowie Wohngruppen und psychotherapeutische Möglichkeiten.[57] Z.B. in:

Heidelberg	Öffnung geschlossener Stationen, Tag- und Nachtklinik, Übergangsheim, Rehabilitations- und Nachsorgeprogramme, Patientenklub, Werkstatt für chronisch Kranke.
Frankfurt a.M.	Tagesklinik für chronisch Kranke, Übergangsheim.
Hannover	Organisation der Sektorversorgung mit regionaler Versorgungsverpflichtung durch MHH.

53 Dörner 2017 (1978), S. 707.

54 Vgl. mit weiteren Verweisen: Rüther 1971; Rudloff 2012, S. 103; Söhner 2020, S. 21.

55 In alphabetischer Reihenfolge mit Entschuldigung bei allen, die hier nicht genannt sind.

56 Söhner et al. 2015; Söhner 2020, S. 38.

57 Ursula Plog und Klaus Dörner haben diese Einrichtungen 1968 bereist und hierüber einen Bericht verfasst, der zunächst nur als Manuskript in der »Szene« geisterte und erst 1999 veröffentlicht wurde: Dörner und Plog 1999.

Vor allem Hannover, welches sich zu einem »Mekka der modernen Sozialpsychiatrie«[58] entwickelte, nachdem Klaus-Peter Kisker mit dem Oberarzt Erich Wulff dort die Leitung übernommen hatte, aber auch andere Orten wie Mönchengladbach bei Alexander Veltin oder Bad-Driburg bei Hanns Philipzen wurden begehrte Orte der Ausbildung für unterschiedlichste Berufsgruppen.[59] Darüber hinaus gingen die frühen Protagonisten an die Öffentlichkeit zwar zunächst mit mäßigem Erfolg, der sich jedoch langsam und beharrlich ausbauen ließ. So war z.B. Kisker an der Entwicklung der »Rodewischer Thesen« in der DDR (1963) beteiligt, die eine gemeindepsychiatrische und rehabilitativ ausgerichtete Ausrichtung der Psychiatrie forderten. 1964 hatte der »Aktionsausschuss zur Verbesserung der Hilfen für psychisch Kranke« seine Reformvorstellungen in die Politik verbreitet.[60] Ebenfalls 1964 hatten Häfner, Kisker und v. Bayer ein Gespräch mit der damaligen Bundesministerin für Gesundheit Elisabeth Schwarzhaupt. Sie betonte die Nicht-Zuständigkeit des Bundes für die Gesundheitspolitik, gab jedoch eine Zusage für die Einrichtung eines zentralen Forschungsinstituts.[61]

Eine große Bedeutung hat die »Denkschrift«, die Häfner, Kisker und v. Bayer 1965 unter der Überschrift »Dringliche Reformen in der psychiatrischen Krankenversorgung der Bundesrepublik« verfasste.[62] Der erste Satz dieser Denkschrift lautete: »Die derzeitige psychiatrische Krankenversorgung in der Bundesrepublik – ein nationaler Notstand«. Häfner führt in diesem Zusammenhang weiter aus: »Mein ehemaliger Chef, Prof. Walter von Baeyer und mein Kollege Karl Peter Kisker unterzeichneten mit, um der von einem unbekannten Privatdozenten vertretenen Sache Gewicht zu verleihen. Die Denkschrift enthielt Hinweise auf Missstände in der Versorgung psychisch Kranker, die Anregung einer Psychiatriereform und Beispiele aus dem Ausland. Aus der ebenfalls darin enthaltenen Empfehlung, ein nationales Modellinstitut zu errichten, ist nach 10 Jahren das Zentralinstitut für seelische Gesundheit hervorgegangen«.[63] 1965 sprachen Häfner, Kulenkampff, Bosch und andere bei der Hauptausschussitzung des »Deutschen Vereins für öffentliche und private Fürsorge« (DV) in Kiel vor unter dem Titel »Die Verantwortung der Gesellschaft für ihre psychisch Kranken«, in der sie auch hier auf die gravierenden Missstände hinwiesen und Reformen einforderten. Daneben ging jedoch auch der Austausch und die Vernetzung in der einschlägigen »Szene« – wie man heute sagen würde – weiter und verbreiterte sich zunehmen auch über akademisch-klinische Kreise hinaus.[64] Darüber hinaus gewann das Thema Psychiatrie nicht nur im

58 Machleidt 2010.

59 In den 1970er-Jahren wurden auch andere Landeskrankenhäuser, die von DGSP-Mitgliedern geleitet wurden, zu bedeutenden Orten sozialpsychiatrischer Fort- und Weiterbildung. Zu nennen sind hier vor allem: Wunstorf (Finzen), Rheydt (Seidel), Gütersloh (Dörner), Karlsruhe (Rave-Schwank), Kaufbeuren (von Cranach), Lengerich (Crome), Bremen (Kruckenberg) und Häcklingen (Pörksen).

60 Rüther 1971; Brink 2010, S. 422-423.

61 Häfner 2016.

62 Häfner et al. 1965.

63 Häfner 2016, S. 128.

64 Eine Netzwerkkarte findet sich in: Söhner 2020, S. 81 Insbesondere Hannover und Heidelberg hatten darüber hinaus auch für nicht-ärztliche Berufsgruppen eine Bedeutung, da dort berufsgruppenübergreifende sozialpsychiatrische Fortbildungen angeboten wurden. (Mitteilung von Matthias Rosemann)

Gefolge der Studentenbewegung mediales öffentliches Interesse, vor allem durch den Bericht von Frank Fischer, der – als Lehrer – die unglaublich schrecklichen Zustände in der Psychiatrie in einem viel beachteten Buch veröffentliche[65] und damit Medien, Politik und Öffentlichkeit aufschreckte. Das Buch gilt allgemein als die Initialzündung der deutschen Psychiatriereform.

Zahlreiche Zusammenkünfte, Tagungen und Kongresse wurden veranstaltet,[66] auf denen die jungen, sozialpsychiatrisch orientierten Ärztinnen und Ärzte und zunehmend auch andere Berufsgruppen wie Krankenschwestern und -Pfleger, Sozialarbeiter*innen, Ergo- und Beschäftigungstherapeut*innen sowie auch Psycholog*innen und Psychotherapeut*innen teilnahmen. Die Themen waren naheliegend: Die gesellschaftliche Verantwortung für psychisch kranke Menschen, epidemiologische Fragen, Versorgungsmodelle und Einrichtungstypen sowie Fragen der Prävention, Intervention und Rehabilitation zu erörtern. Daneben wurden Fragen der Stigmatisierung und Öffentlichkeitsarbeit diskutiert sowie erste Psychisch-Kranken-Gesetze vorgestellt und die Forderung nach einer »Zentralstelle für seelische Gesundheit« erhoben. Wichtige Zusammenkünfte waren insbesondere

- Eine Tagung im November 1968 in der evangelischen Akademie Rheinland-Westfalen in Mühlheim unter dem Thema »Psychiatrie in der Gesellschaft«.[67]
- Ein Kongress zur Sozialpsychiatrie in Homburg 1969.[68]
- Der sozialpsychiatrische Kongress »Rückkehr der psychisch Kranken in die Gesellschaft« am 3./4. April 1970 in der psychiatrischen Klinik der Universität Hamburg (UKE).

Auf letzterer Tagung wurden Fragen diskutiert, die sich mit dem Verhältnis von Psychiatrie und Gesellschaft auseinandersetzten, wie die Frage von »Arbeit«, die Frage von sozialer Selektion und Herrschaftsverhältnissen, aber auch der Fragen von Verwahrung und Rehabilitation sowie gemeindepsychiatrischer Versorgungssysteme, die förderlich für die »Rückkehr« der psychisch Leidenden (Dörner). Die Tagungsdokumentation wurde als Buch veröffentlicht.[69] Bedeutsam erscheint insbesondere, dass Dörner eine verbindliche Definition des Begriffes »Sozialpsychiatrie« in der Einleitung der Tagungsdokumentation gibt:

»Psychiatrie ist soziale Psychiatrie oder sie ist keine Psychiatrie. So ist der Begriff Sozialpsychiatrie nur als kritischer Begriff sinnvoll, als Protest gegen eine Psychiatrie, die ihrem Anspruch, den Bedürfnissen der psychisch Leidenden gerecht zu werden. An diesem Anspruch aber orientiert sich diejenige Sozialpsychiatrie, die diesen Namen verdient.«

Hiernach bestimmt Dörner Sozialpsychiatrie:

---

65 Fischer 1969.

66 Zusammenfassend bei Söhner 2020, S. 28. Mittlerweile liegen im »Berliner Archiv für Sozialpsychiatrie« eine Reihe von Protokollen und Vortragsmanuskripten vor.

67 Anders und Kulenkampff 1968.

68 Schüffel 1969.

69 Dörner und Plog 1972.

1. Sozialpsychiatrie ist vor allem orientiert an der Chancengleichheit aller Angehörigen einer Gesellschaft, d.h. an der objektiv bedarfsgerechten und subjektiv bedürfnisgerechten Hilfe für alle psychisch Leidenden.
2. Sozialpsychiatrie kann sich auf den noch vorherrschenden Krankheitsbegriff nicht mehr stützen. […], dass dieses Krankheitskonzept selbst ein sozialer Steuerungsmechanismus ist im Dienst der gesellschaftlichen Integration, und muss Ausgangspunkt von Forschung sein.
3. Sozialpsychiatrie kann sich nicht auf »Diagnosen« stützen, sondern hat den Akt des Diagnostizierens selbst als soziales Verhalten zu sehen.
4. Sozialpsychiatrie behauptet nicht – im Gegensatz zu dem wohl verbreitetsten Vorwurf gegen sie – die soziale Verursachung allen Leidens. […] Sozialpsychiatrie berücksichtigt jedoch die gesamt Bedingungskonstellation eines Leidens.
5. Sozialpsychiatrie kann ihr Hilfsangebot und ihr therapeutisches Vorgehen nicht mehr auf dem Zwang aufbauen, […]. Grundlage sozialpsychiatrischer Hilfe ist vielmehr die Solidarität der psychisch Leidenden untereinander und mit dem therapeutischen Team.
6. Sozialpsychiatrie geht daher in ihrer Praxis und zur Aufhebung der Instanzen-Zerstückelung der Patienten institutionell von der »therapeutischen Kette« aus.
7. Sozialpsychiatrie wirkt praktisch durch das »therapeutische Team«.
8. Sozialpsychiatrie ist an der Rehabilitation der Einzelnen ebenso wie an der Prävention für alle orientiert.
9. Sozialpsychiatrie stellt als empirische Wissenschaft, als therapeutische Praxis und als soziale Bewegung den Versuch der Rückbesinnung auf und der Integration der psychisch Leidenden in ihre soziale Realität dar, nachdem namentlich in den früh- und hochkapitalistischen Gesellschaften ihre soziale Ausgrenzung betrieben worden war.[70]

Die Tagung entfaltete eine Strahlkraft, die für die Sozialpsychiatrie im Allgemeinen, nämlich für die Verbreiterung der »Idee« und Konzept und für die DGSP im Besonderen, nämlich für die Organisation von Personen und Interessen von Bedeutung war. Dörner schreibt hierzu: »Im Anschluss an die Veranstaltung vereinbarten circa 10 psychiatrisch Tätige, in Kontakt zu bleiben und sich in regelmäßigen Abständen zum theoretischen und praktischen Erfahrungsaustausch zu treffen. Die Tagungen des bald genannten »Mannheimer Kreis« hatten für die Geburt der DGSP eine große Bedeutung, denn hier trafen sich nicht nur Ärzt*innen, sondern auch gleichgesinnte Sozialarbeiter*innen, Pflegekräfte, Student*innen und andere interessierte Leute, die gemeinsam über das gesellschaftliche Problem Psychiatrie diskutierten, über Sozialpsychiatrie und ihre möglichen Organisationsformen und notwendigen Einrichtungen sowie über Handlungsmöglichkeiten und therapeutische Handlungskonzepte. Das erste Treffen fand Ende Mai 1970 in der Gemeindepsychiatrie in Mannheim statt (circa 50 Teilnehmer); die 39 Teilnehmer*innen auf der Liste repräsentieren ein »Who is Who« der engagierten Psychiatriereformer*innen und man redete sich brav mit Herr, Frau oder

70 Dörner 1972b, S. 8-14.

Fräulein an.[71] Das zweite Treffen im November 1970[72] fand in der sozialpsychiatrischen Klinik Hannover (100 Teilnehmer), das dritte im April 1971 im Klinikum Berlin-Steglitz (über 200 Teilnehmer) und das vierte Ende Oktober 1971 in Tübingen«.[73] Diese Treffen des Mannheimer Kreises erhielten bald mit mehr als 1000 Teilnehmer*innen eine gewisse mythische Berühmtheit und das aus mehreren Gründen:

Es zeigte sich, dass Tagungen auch ohne Sponsoren »selbstorganisiert« durchgeführt werden konnten. Diese Tagungen durchbrachen die Schranken zwischen akademischen und nicht-akademischen Berufsgruppen und seitdem ist das Konzept des »multidisziplinären Teams« aus der Sozialpsychiatrie nicht mehr wegzudenken. Die Tagungen dienten der (z.T. heftigen) Diskussion und Verbreiterung sozialpsychiatrischer Konzepte und Erfahrungen. Und nicht zuletzt: Die Tagungsfeten hatten einen legendären Ruf. Es wurde bis zu Erschöpfung getanzt und der Team-Gedanke wurde ebenso praktisch wie intensiv in die Praxis umgesetzt – gerne auch dyadisch.

Im Oktober 1970 fand im Deutschen Bundestag ein Hearing zur Situation der Psychiatrie in Deutschland statt,[74] das durch den Abgeordneten Walter Picard nach einer Reise durch die psychiatrischen Anstalten Nordrhein-Westfalens angeregt wurde. Im selben Monat, kurz danach, fand eine beachtete Tagung unter dem Titel »Der psychisch Kranke und die Gesellschaft« in der evangelischen Akademie Loccum statt.[75] Nach dem Vortrag von Frank Fischer wurde das Programm umgeschmissen, es wurde in Arbeitsgruppen diskutiert und zum Schluss eine Resolution der 132 Teilnehmer*innen an den Deutschen Bundestag adressiert. In dieser »Loccumer Resolution« wurde vor allem der Entwurf eines umfassenden Konzeptes bedarfsgerechter psychiatrischer Versorgung mit den Voraussetzungen gefordert:

- Gemeindenahe psychiatrische Einrichtungen mit Möglichkeiten stationärer, teilstationärer, ambulanter und extramuraler Versorgung,
- Funktionale Zusammenfassung präventiver, therapeutischer und nachsorgender Dienste und Koordination aller Aufgaben und Akteure,
- Qualifizierte sozialpsychiatrische Ausbildung aller Berufsgruppen.
- Schaffung von Modelleinrichtungen, sowie auch
- Sog. »Gemeindenahe Zentren« Einrichtung von Fachabteilungen an allgemeinen Krankenhäusern, die auch ambulant arbeiten können.
- »Gleichzeitig ist die Entflechtung und Umstrukturierung der psychiatrischen Landeskrankenhäuser mit allem Nachdruck und allen Mitteln zu fördern.

Nicht nur die Inhalte dieser Resolution, die auch für die Psychiatrie-Enquête eine große Bedeutung hatte, sondern auch die Tatsache, dass die unterschiedlichen Fraktionen in der Psychiatrie einen Konsens finden konnte, war für Finzen bedeutsam, denn dies

71 Mannheimer Kreis 1970.

72 Bauer (1995) datiert das Treffen auf den 15./17. Oktober, was jedoch aufgrund der Vorkommnisse auf dem DGPN Kongress nicht stimmen kann.

73 Dörner 1972b, S. 18.

74 Deutscher Bundestag 1970.

75 Lauter und Meyer 1971.

präformierte, dass teilweise dieselben Menschen in der Lage waren, in den Expertengruppen der Enquête zu Ergebnissen zu kommen.[76] Die Idee und Forderung nach einer »Psychiatrie-Enquête« nahm langsam Gestalt an.

Politologisch/soziologisch gesehen haben diese Aktivitäten, die öffentliche Diskussion des Themas Psychiatrie,[77] die Durchführung von Tagungen und anderen Veranstaltungen, sowie die Kontakte zur Politik und Verwaltung, den Zweck gehabt, eine sog. »Issue Aerea« bzw. Politikfeld[78] zu konstituieren, also ein »Netzwerk von Kommunikationen«, in dem das Thema »Psychiatrie« nicht nur thematisiert werden kann, sondern auch »Politikfähigkeit« erlangt und Entscheidungen herbeigeführt werden können. Hierbei ging es auch darum, dass in diesem Feld Organisationen beeinflusst oder gebildet werden, die als gewichtige Akteure fungieren und die die Interessen der Reformpsychiater*innen erfolgreich durch- und umsetzen. Hier hatte die »Sozialpsychiatrische Bewegung« im Gegensatz zum Bereich der »Behinderungen« einiges aufzuholen. Im Bereich der behinderten Menschen hatte ein solches Politikfeld bzw. ein »Policy Netzwerk«[79] bereits eine Tradition, die im Zusammenhang mit den Weltkriegen steht. Mit dem »Reichsbund« sowie dem »VdK« (Verband der Kriegs- und Wehrdienstopfer) bestanden Betroffenenverbände mit fast 2 Mio. Mitgliedern, die enge Verbindungen zu Abgeordneten hatten. Die 1958 gegründete Lebenshilfe entwickelte sich – wie andere auch – von einer »Elterninitiative« zu einem großen Dienstleistungsunternehmen[80] und der 1967 erfolgte Zusammenschluss von vielen Initiativen zur »Bundesarbeitsgemeinschaft Hilfe für Behinderte« (BAGH) trug dazu bei, dass – im Verbund mit Rehabilitationswissenschaftler*innen – dieses Politikfeld von mächtigen Akteuren bestückt war.[81] Rudloff führt die relative Machtlosigkeit der sozialpsychiatrischen Bewegung u.a. darauf zurück, dass die Psychiatrie keine entwickelten Betroffenen- und Angehörigenorganisationen, kein ausgebautes Netz von Wissenschaftler*innen und keine Verbindungen zu Politiker*innen in Bund und Ländern bzw. zu den ministeriellen Apparaten hatte.[82] In der Sozialpsychiatrie gab es derartiges (noch) nicht und das hatte einige Gründe:

- Die sozialpsychiatrisch engagierten Ärztinnen und Ärzte sowie die anderen Berufsgruppen, die in zunehmender Anzahl hinzukamen, stellten eine Minderheit in einem Berufsfeld dar, welches konservativ strukturiert war. Die psychiatrischen Fachverbände, wie DGPN standen dem sozialpsychiatrischen Gedankengut sehr skeptisch gegenüber. Auch die Multiprofessionalität trug dazu bei, dass viel Themen- und Problembereiche eben von unterschiedlichen Seiten betrachtet wurde, aber keine »Vollständigkeit der Wahrnehmung«[83] das Ergebnis war.

76 Finzen o.J.
77 Vgl. besonders: Brink 2010, S. 461-468.
78 Windhoff-Héritier 1985; Czada und Windhoff-Héritier 1991; Blum und Schubert 2009; Rudloff 2012.
79 Mayntz 1993; Mayntz und Scharpf 1995.
80 Itzwerth 1979; Stoll 2014.
81 Rudloff 2003, 2006, 2010.
82 Rudloff 2010.
83 Um hier mal ein Wort von Dörner und Plog zu persiflieren.

- Darüber hinaus muss man annehmen, dass die konservative Psychiatrie aufgrund ihrer Verstrickungen in die nationalsozialistischen Gewalttaten kein großes Interesse hatte, öffentlich groß in Erscheinung zu treten.
- Betroffenenverbände gab es nicht, und wenn ja, waren sie strikt antipsychiatrisch ausgerichtet. Angehörigenverbände etc. waren nicht existent.
- Die meisten der jungen sozialpsychiatrisch aktiven Menschen, waren eben noch jung, standen eher links und am Anfang ihrer Karriere und hatten (noch) keine Netzwerke in Verwaltung und Politik,[84] die sie für Ihre Zwecke nutzen konnten.
- Entsprechend wenig »Provider Interests« waren vorhanden, die sich in politisch zu artikulierende und konkret verhandelbare, Forderungen etc. umsetzen lassen«.
- Hinzu kommt, dass das Politikfeld »Psychiatrie« ausgesprochen komplex strukturiert ist, da es sowohl mit dem Bereich »Gesundheitspolitik« als auch »Sozialpolitik« verbunden ist, sich in einzelnen Rechtsbereichen um das Problem der Abgrenzung von »ambulant« und »stationär« kümmern muss und – last not least – mit dem Problem föderal gegliederter Zuständigkeiten von Bund, Ländern und Gemeinden zu kämpfen hat.

Über die Jahre gesehen, war die Sozialpsychiatrie bei den Aktivitäten, Politikfelder zu strukturieren und zu »besetzen« unterschiedlich erfolgreich. Sie hat es jedoch dahin gebracht, dass sie sich organisierte und dass das Thema »Psychiatrie« in den Bund und Ländern in den kommenden Jahren diskutiert und in die politischen Gremien effektiv eingebracht wurde.

2.4 Die Gründung der DGSP

Interessanterweise leistete die damalige Deutsche Gesellschaft für Psychiatrie und Nervenheilkunde (DGPN)[85] eher ungewollt Geburtshilfe für die Gründung der DGSP, und das kam so:

Schon seit einiger Zeit wurde die »Organisationsfrage« in der »Szene« heftig diskutiert. Ziel war es, die Ideen der Sozialpsychiatrie so »politikfähig« zu organisieren, sodass die Forderungen nach einer »Psychiatrie-Enquête« und grundlegenden Reform der psychiatrischen Versorgung effektiv in der Politik verankert und umgesetzt werden konnten. 1970 war die Psychiatrie in Deutschland Thema des deutschen Ärztetages und am 23./24. Oktober 1970 fand in Bad Nauheim der Kongress der DGPN statt, auf dem ein neuer Präsident gewählt werden sollte. Das Weitere schildert Bauer: »Uns Jüngeren passte das gar nicht und in einer Telefonkettenaktion verabredeten wir »massenhaft« der DGPN beizutreten und Kulenkampff zum Präsidenten zu wählen. Unser Ziel war

84 Hierbei gab es eine ganz entscheidende Ausnahme: Der junge Sozialpsychiater Manfred Bauer hatte einen Onkel, Walter Picard, der in der CDU seit langer Zeit Finanzpolitiker und Abgeordneter des Bundestages war. Genau jenem Walter Picard ist es zu verdanken, dass der Bundestag sich mit dem Thema Psychiatrie beschäftigte und die Psychiatrie-Enquête in Auftrag gab.

85 Heute DGPPN (Deutsche Gesellschaft für Psychiatrie, Psychotherapie, Psychosomatik und Nervenheilkunde.

es, innerhalb der DGPN, der psychiatrischen Fachgesellschaft also, eine Sektion »Sozialpsychiatrie« zu etablieren, etwa nach dem Muster des englischen Royal College of Psychiatrists und von dort aus mit sozialpsychiatrischem Gedankengut die Fachgesellschaft zu infiltrieren. Mit Caspar Kulenkampff sollte dies gelingen«.[86] Allerdings ging die Rechnung nicht auf; die Wahl wurde per Gerichtsbeschluss für ungültig erklärt. Aus Sicht der DGPN stellt sich das so dar: »Diese Wahl auf der Mitgliederversammlung, die aufgrund vorher unterschriebener Mitgliederanträge für Reformpsychiater von jungen DGPN-Mitgliedern entsprechend gesteuert worden war, wurde von den älteren Vereinsmitgliedern auf juristischem Wege rückgängig gemacht. In der Konsequenz gründeten die derart Zurückgewiesenen die *Deutsche Gesellschaft für Soziale Psychiatrie* (DGSP)«.[87] Genauer: Die Konsequenzen wurden auf dem 2. Mannheimer Kreis am Abend des 16. November gezogen. Auch hierüber hat Bauer auf seinem Beitrag zum 25-Jährigen Bestehen der DGSP Schönes zu berichten, und zwar wie er mit Jan Gross den Entschluss fasste: «Er (J. Gross) wurde in jener Nacht nicht müde, auf mich einzureden, dass, wenn die sozialpsychiatrische »Bewegung« Bestand haben sollte, sie sich organisieren müsse, sonst, so seine Worte, seien die in ihr enthaltenen Energien nach einigen, vielleicht spektakulären Aktionismen bald verpufft. Er riet dringend zur Gründung eines »Vereins«, ein Gedanke, der auch in den Monaten zuvor da und dort schon hochgekommen war, den niemand jedoch konkret aufgegriffen hatte. Gross und ich schliefen nebeneinander auf dem Fußboden liegend ein, in der Überzeugung, dass die Chance, hier und jetzt einen Verein zu gründen, diesmal nicht verpasst werden dürfte«. Er führt dann weiter aus und zitiert die »Sozialpsychiatrischen« Informationen vom Februar 1971: »Gegen Ende der Plenarsitzung der Tagung für Sozialpsychiatrie versucht Herr Bauer durch das Stimmengewirr zu dringen, um klarzustellen, wer »den Verein« gründen möchte. Nach Namen gefragt zählt er einige Ärzte auf. Da kommt laut und deutlich etwas sarkastisch, scheint mir, aus den hinteren Reihen die Frage: ›Und wo bleibt die Renommierschwester?‹ Eigentlich schade, fand ich. Doch vielleicht notwendig? Hoffen möchte ich es nicht«.[88] Kurz darauf wurde – wiederum auf Anregung von Jan Gross – die Zeitschrift »Sozialpsychiatrischen Informationen«[89] gegründet.

Am 19. Dezember 1970 fand in Hannover die Gründungsversammlung der DGSP statt. Die Satzung der »**Deutschen Gesellschaft für Soziale Psychiatrie in der BRD e. V.**« mit Sitz in Hannover wurde unterzeichnet von:

- Dr. med. Gregor Bosch, Hannover, akademischer Rat
- Dr. med. Klaus Dörner, Hamburg, Assistenzarzt
- Elisabeth Schröder-Jenner, Hannover, Amtsgerichtsrätin
- Rolf Schütz, Berlin, Krankenpfleger

---

86 Bauer 1995, S. 10 Anmerkung von mir (CRW): Dies war eine Taktik, die meines Erachtens eindeutig aus dem 68er-Fundus herkommt, denn derartiger Praktiken haben sich »revolutionäre« 68er in einigen mir bekannten Fällen der sog. »Randgruppenarbeit« befleißigt und so bestehende Vereine etc. im Handstreich übernommen und »umgedreht«.

87 Fehlemann et al. 2017, S. 24.

88 Bauer 1995, S. 10.

89 Mit weiteren Erläuterungen: Elgeti 2019b.

- Dr. med. Jörg Engeland, Hamburg, Assistenzarzt,
- Dr. med. Mark Richartz, Hannover, Assistenzarzt
- Dr. med. Manfred Bauer, Hannover, Assistenzarzt
- Dr. med. Roswitha Huber, Heidelberg, Assistenzärztin
- Rainer Seidel, Berlin, Diplompsychologe.

Die Satzung wurde unter der Nr. 3896 in das Vereinsregister beim Amtsgericht Hannover eingetragen. Der danach gewählte Vorstand der DGSP bestand aus den Mitgliedern:

Geschäftsführender Vorstand:

- Helmtraut Schmidt-Gante, Frankfurt a.M. Sozialarbeiter als 1. Vorsitzende und den Stellvertreter*innen
- Dr. med. Gregor Bosch, Hannover, akademischer Rat als 1. Stellvertreter
- Dr. med. Klaus Dörner, Hamburg, Oberarzt
- Christiane Haerlin, Heidelberg, Werktherapeutin
- Dr. med. Niels Pörksen, Mannheim, Oberarzt
- Elisabeth Schröder-Jenner, Hannover, Amtsgerichtsrätin
- Rolf Schütz, Berlin, Krankenpfleger
- Dr. med. Alexander Veltin, Gütersloh, Landesmedizinaldirektor
- Renate Wienekamp, Hannover, Krankenschwester Schriftführer
- Dr. med. Jörg Engeland, Hamburg, Assistenzarzt

Erweiterter Vorstand:

- Dr. med. Manfred Bauer, Hannover, Assistenzarzt
- Dr. med. Asmus Finzen, Tübingen, Assistenzarzt
- Cornelia Fricke, Hannover, Krankenschwester
- Dr. theol. Peter Fricke, Hannover, Pastor
- Prof. Dr. med. Jan Gross, Hamburg, Ordinarius für Psychiatrie
- Dr. med. Roswita Huber, Heidelberg, Assistenzärztin
- Prof. Dr. med. Dr. phil. Klaus Peter Kisker, Hannover, Ordinarius für Psychiatrie
- Prof. Dr. med. Caspar Kulenkampff, Düsseldorf, Landesrat
- Elisabeth Pfäfflein, Zürich, Beschäftigungstherapeutin
- Dr. med. Mark Richartz, Hannover, Assistenzarzt
- Prof. Dr. rer. Pol. Fritz Sack, Regensburg, Ordinarius für Soziologie
- Rainer Seidel, Berlin, Diplompsychologe
- Dr. med. Herbert Viefhues, Köln, Stadtmedizinaldirektor
- Dr. med. Erich Wulff, Gießen, Privatdozent[90]

Nun gab es also die DGSP und der Vorstand und die Mitglieder konnten daran gehen, die Psychiatriereform in Westdeutschland zu verwirklichen. Die Gründung der DGSP

90 DGSP 1970, 1971.

aus dieser »verunglückten« Lage heraus ist als ein echter Glücksfall zu bewerten, da es nur so möglich war, die Gesellschaft als selbstständige Organisation, und zwar als »multiprofessionellen« Verein aller Mitarbeiter*innen (und Interessierten) zu konstituieren. Eine »Sektion« innerhalb der DGPN hätte dies verhindert und darüber hinaus verhindert, dass die Diskussionen innerhalb der DGSP mit der Offenheit geführt werden konnten und können, wie das üblich war und ist. Nachteilig ist, dass die Gründung der DGSP mit einem verschärften Konflikt begann, der lange Zeit anhielt und die kooperative Politikfähigkeit sozialpsychiatrischer Anliegen beeinträchtigte. Die Frage ist, ob das in einer »Sektion« der DGPN heraus besser möglich wäre? Aber gleichzeitig konnten so auch Positionen der Sozialpsychiatrie eindeutiger formuliert und vertreten werden.

Exkurs? – Die DGSP und die 68er

Die Psychiatriereform hatte nur bedingt mit den 68er zu tun. Wie dargelegt, begannen die Reformbestrebungen weitaus früher und die Protagonisten der ersten beiden Generationen waren nicht nur älter, sondern hatten auch einem anderen »Habitus« (Bourdieu) verhaftet, als dass sie 68er hätten sein könnten. Aber die 68er hatten doch einen gewissen Einfluss auf die Psychiatriereform und Entwicklung der DGSP. Kersting hat an mehreren Stellen auf die Verschränkung von 68 und Psychiatrie hingewiesen und erläutert das Verhältnis anhand dreier Thesen: Er weist zum einen darauf hin, dass im Zuge der Gesellschafts-, Traditionen- und Institutionenkritik eine verstärkte »Sensibilität« für das Soziale, für Menschen und Bürgerrechte entstanden ist, in der das Thema Psychiatrie einen ungeahnten »Nähr- und Resonanzboden« fand. Hierbei spielte zum Zweiten eine Rolle, dass die 68er auch ein internationales mediales Ereignis war, in dem – vermittelt über Printmedien, Rundfunk und Fernsehen – ausländische Erfahrungen und Entwicklungen in Deutschland zur Verfügung standen. Dies gilt nicht nur für die Entwicklungen in der Psychiatrie, sondern auch für die Antipsychiatrie. Protagonisten wie die Engländer Laing und Cooper, die Italiener wie Franco Basaglia oder Agostino Pirella und die amerikanischen Autoren, der Psychoanalytiker Thomas S. Szasz und der Soziologe Thomas J. Scheff wurden bei den 68ern geschätzt und sprachen auch in Deutschland. Zum Dritten trug das allgemeine Klima, das auf Bürgersinn und Demokratisierung setzte, dazu bei, dass »alte Zöpfe« abgeschnitten und Hierarchien abgebaut wurden. Ebenso, wie man öffentlich über Psychiatrie reden konnte, wurden auch in den Krankenhäusern Hierarchien infrage gestellt und durch kollegiale Formen oder auch teamartige Strukturen ersetzt.[91]

Insbesondere die Theorien der »Antipsychiatrie« sowie die radikalen sozialwissenschaftlichen Ansätze, die sich auf die Arbeiten von Foucault, Goffman, Szasz, Scheff und den »Labeling Approach« bezogen, fanden große Resonanz der 68er, die sich auf sog. »Randgruppenarbeit« bezogen und in diesen Randgruppen ein revolutionäres Potenzial sahen. Dies galt eben nicht nur für die Jugendarbeit in der sog. »Heimkampagne«, sondern auch für die Psychiatrie. Außenseiter wurden von der APO als »SSpeerspitze der Revolution« gesehen, die nichts anderes zu verlieren hätten und deshalb auch am

91 Kersting 2001b, 2004.

konsequentesten gegen das System kämpfen würden.[92] Protagonisten der APO, die aus der Jugendarbeit kamen, wie Ulrike Meinhoff und Andreas Baader, sind dann auch als RAF in den terroristischen Untergrund gegangen. Teile des »Sozialistischen Patientenkollektivs« SPK Heidelberg schlossen sich an.[93] Andere Organisationen und Selbsthilfegruppen, wie z.B. das SSK in Köln, die Irrenoffensive in Berlin oder der Aktionskreis 71 in Hamburg schlossen sich teilweise radikaler Kritik an. Dies galt aber auch für Teile der (zukünftig) Professionellen: Zu nennen sind hier beispielsweise die Arbeitsgemeinschaft Sozialpolitischer Arbeitskreise (AG-SPAK) oder die Redaktion der Widersprüche des »Sozialistischen Büros« und auch Teile der jungen DGSP-Mitglieder, die nicht-medizinischen Berufen zugehörig waren. Natürlich gab es in der DGSP »linke«, sozialistisch orientierte Mitglieder mit dem großen Protagonisten Erich Wulff. Diese waren teilweise offen kommunistisch orientiert oder eher auf der Linie der Zeitschrift »Das Argument«, also weit entfernt von antipsychiatrischen Gedanken.

Insgesamt hatte die fortschrittliche sozialpsychiatrische Reformbewegung ein ambivalentes bis ablehnendes Verhältnis zur Antipsychiatrie. Cornelia Brink schreibt hierzu: »Als Befürworter gemeindepsychiatrischer Versorgung und neuer Therapieformen teilten sie die öffentliche Kritik an der traditionellen Psychiatrie und damit an den konservativen Vertretern der eigenen Zunft. Nach außen wie nach innen grenzten sie sich aber auch gegenüber den radikaleren Psychiatriekritikern mit ihren »linksprogressiven, antipsychiatrischen, sozialutopischen und psychogenetischen Ansichten ab«.[94] Finzen spricht in diesem Zusammenhang davon, dass sich Antipsychiatrie und Sozialpsychiatrie wie »Feuer und Wasser« zueinander verhalten; politisch und ideologisch seien sie Feinde.[95] »Was das SPK anbetrifft«, zitiert Christian Pross Maria Rave-Schwank und Klaus Dörner aus seinen Zeitzeugengesprächen, »sind sie der Meinung, dass dieses insgesamt der Psychiatriereform geschadet und deren Gegnern Argumente geliefert habe«.[96] Vielleicht ist hieraus zu erklären, dass in der Geschichte der DGSP erst recht spät, nämlich in den späten 1990er-Jahren, Psychiatrieerfahrene, wie sie nun heißen, zu echten »Trialog«-Partner*innen der DGSP wurden.

Natürlich wurden nicht alle Gedanken und Ansätze der Antipsychiatrie verworfen; die Ansätze der Labeling-Theorie sind immer noch (traumatisierender) Wissensbestand der heute »alten« Sozialpsychiater.[97] Auch viele Beispiele aus der italienischen demokratischen Psychiatrie dienen auch heute noch als Vorbilder oder sorgen für Diskussionsstoff – meist jedoch ausgehend von Vertreter*innen des außerklinischen Bereiches.[98] Der »Auflösungsbeschluss« der DGSP von 1980 wäre sonst nicht erklärbar. Auch andere »Errungenschaften« der 68er haben Eingang in die DGSP gefunden. Das gilt für die Organisation und Durchführung nicht nur der »Mannheimer Kreis«-Tagungen, sondern

92 Brink 2003; Brink 2010, S. 452.

93 Vgl. herzu umfassend: Pross 2016.

94 Brink 2010, S. 457.

95 Finzen 1998, S. 56.

96 Pross 2016, S. 155.

97 Vgl. hierzu: Finzen 2013.

98 Vgl. statt anderer Hartung 1980; Giese 1984.

auch für die Fortbildungen und gegenseitigen Umgang der Mitglieder untereinander – in jeder Hinsicht.

Die Rede des CDU-Abgeordneten Walter Picard vor dem Bundestag am 17.04. 1971 gab den politischen Anstoß zur Psychiatrie-Enquête. Doch dies wird im nächsten Kapitel behandelt.

Rechtzeitig zur Psychiatriereform veröffentlichten die Urväter des Heavy-Metal, die Band »Black Sabbath«, 1970 ihren Super-Hit »**Paranoid**«.

3. Reformära und Krise der 1970er-Jahre

3.1 Die BRD wird modern und wagt Demokratie

Mit der Wahl der sozialliberalen Koalition unter der Kanzlerschaft von Willy Brandt wurde eine Entwicklung forciert, die sich schon in der Großen Koalition ab 1966 andeutete, nämlich eine umfassende Modernisierung der Bundesrepublik Deutschland. Mit dem Slogan »Wir schaffen das moderne Deutschland« ging die SPD in den Wahlkampf, gewann ihn mit der FDP. Willy Brandt versprach in seiner Regierungserklärung »Wir wollen mehr Demokratie wagen«.

Auf der Grundlage des »Stabilitätsgesetz« von 1967 und des kurz vor den Wahlen 1969 verabschiedete »Finanzreformgesetz« wurden die grundlegenden Instrumente und Kompetenzen in der Finanz- und Wirtschaftspolitik sowie der Zusammenarbeit zwischen Bund und Ländern geschaffen, um die umfangreichen Projekte der sozialliberalen Koalition anzugehen.[1] Mit dem Einsetzen des Konjunkturaufschwunges ab 1070 waren hierfür gute Grundlagen gegeben – wenn auch nur für kurze Zeit. Die deutsche Variante dessen, was als »fordistische Produktionsweise« bekannt ist, nämliche eine auf Konsum abzielende nachfrageorientierte, keynesianistische Wirtschaftspolitik, die mit »korporatistischen« Verhandlungsstrukturen verbunden war und auf der Grundlage industrieller Massenproduktion fungierte,[2] steuerte auf ihren Höhepunkt zu.

Großprojekte in der Industrie- und Wirtschaftspolitik wurden initiiert, wie z.B. die betriebliche Mitbestimmung oder »Humanisierung der Arbeitswelt«, die Bildungs- und Hochschulpolitik wurde intensiviert, wobei das BaföG akademische Bildung auch für einkommensschwache Schichten ermöglichte, wie auch der Wohnungsbau und die Infrastrukturpolitik. Ergänzt wurden diese Projekte durch Vorhaben in der Vermögenspolitik. Die Regierung versprach »mehr »Chancengleichheit« für unterprivilegierte Bevölkerungsgruppen sowie gesellschaftliche »Randgruppen« in der Bildungs-, Arbeitsmarkt- und Sozialpolitik. In diesem Zusammenhang und darüber hinaus wurden zahlreiche Vorhaben in der Gesundheits- bzw. Krankenhauspolitik sowie in der Behindertenpolitik bzw. Rehabilitationswesen angeschoben. Die Psychiatrie stellt hier

1 Leisering 2003.

2 Hirsch und Roth 1986; Busch und Land 2012.

nur einen Bereich unter vielen dar[3]. Der Soziologe Wolfgang Streeck bringt die Entwicklung auf den Punkt: »Mit der Regierungsübernahme der sozialliberalen Koalition 1969 waren die Würfel zugunsten dessen gefallen, was die SPD im Wahlkampf als das »moderne Deutschland« zu »schaffen« versprochen hatte. Modernisierung war Ziel und Mittel zugleich, galt weithin als überfällig, und was sie bedeutete, erschien klar: keynesianische »Globalsteuerung« in der Wirtschaftspolitik und »Reformen«, etwa in Schulen und Universitäten, die zusammen aus Deutschland nach der Restauration unter Adenauer und der Stagnation unter Erhard eine »moderne Industriegesellschaft« machen sollten«.[4]

Als außenpolitische Strategie verfolgte die Koalition eine Politik der Anerkennung, die grundlegende Veränderungen besonders im Verhältnis zur DDR sowie den anderen Ostblock Staaten brachte. Im Augst und Dezember wurden mit der UdSSR der Moskauer Vertrag und mit Polen der Warschauer Vertrag geschlossen, die als sog. »Ost-Verträge« 1972 ratifiziert wurden und – vor allem – nach einer erneuten Bundestagswahl im Dezember 1972 durch den Grundlagenvertrag mit der DDR ergänzt wurde.

1973 deuteten sich ernste Schwierigkeiten in der wirtschaftlichen Entwicklung an. In der Folge des »Jom-Kippur-Krieges« boykottierten die OPEC-Staaten die westlichen Staaten, was in Westdeutschland zu dem sog. »Ölpreisschock« führte, der der Bundesrepublik am 25. November 1973 einen autofreien Sonntag bescherte. Jedoch waren die Folgen auch dramatisch: Die Industrieproduktion sank um 7,6 Prozent. Das Bruttosozialprodukt, das 1973 noch um 5,3 Prozent gestiegen war, stagnierte 1974 und fiel 1975 um 1,8 Prozent. Die Arbeitslosigkeit stieg von 273.000 im Jahr 1973 in den kommenden zwei Jahren auf mehr als eine Million Menschen.[5] »Der kurze Traum immerwährender Prosperität« (Burkhard Lutz) begann, an sein Ende zu kommen und dem Trauma der »Stagflation« zu weichen.

Die Affäre um den Kanzlerspion Guillaume führte dann dazu, dass Willy Brandt zurücktreten musste. Helmut Schmidt, im Kabinett Brandt als Superminister (Wirtschaft & Finanzen) tätig, übernahm die Regierung, die angesichts der Krise ihren Schwerpunkt auf die Wirtschafts- und Finanzpolitik verlagerte. Bedeutsam hierbei war die sog. »Sparpolitik« – effektiver Kürzungen sozialer (Geld-)Leistungen. Dennoch konnte die Krise nicht eingedämmt werden, sodass 1976 ein großes Programm zur Wiederbeschäftigung von längerfristig Arbeitslosen eingeführt wird. Hiervon profitiert insbesondere der Dienstleistungsbereich im Rahmen der Ausweitung von Dienstleistungsfunktionen des Sozialstaates.[6] Die nachhaltige Krise des »Modell Deutschlands«, die 1978 zum Teil mit umfangreichen und heftigen Arbeitskämpfen verbunden war, führte zur Zerrüttung der sozialliberalen Koalition, die 1982 zerbrach und durch die christlich – liberale Koalition unter der Führung Helmut Kohls ersetzt wurde. Sie trat an unter dem Signum der »geistig – moralischen Wende«.

Die bundesrepublikanische Gesellschaft und Politik wurden in den 1970er-Jahren mit Phänomenen konfrontiert, die einen nachhaltigen Effekt auf die weitere Entwick-

---

3 Zu den letzteren Punkten vgl. unten.

4 Streeck 2015b, S. 70.

5 Wehler 2010a, S. 60-63; Abelshauser 2011, S. 295-308.

6 Näheres Vgl. unten.

lung haben sollte, mit dem »Terrorismus« sowie mit den sog. »Neuen sozialen Bewegungen«. In der Nachfolge der 68er Bewegung, die sich nach 1969 stark ausdifferenzierte, radikalisierte sich ein Teil und ging als »Rote-Armee-Fraktion« (RAF), bzw. »Baader-Meinhoff-Gruppe« und/oder »Bewegung zweiter Juni« in den Untergrund. Sie hatten enge Verbindungen zu palästinensischen Terroristen, die weltweit mit Terroranschlägen und Flugzeugentführungen für ihre Sache kämpften. 1972 erschütterte ein Terroranschlag der Palästinensergruppe »schwarzer September« die Olympischen Spiele in München, die israelische Sportler ermordeten bzw. als Geisen nahmen. Zunächst werden die Forderungen erfüllt, doch kam es auf dem Münchener Flughafen Fürstenfeldbrück zu einem Feuergefecht zwischen Terroristen und Polizei, bei dem alle Geiseln, fünf Terroristen und ein Polizist um Leben kamen. 1975 wurde der Berliner CDU-Politiker Peter Lorenz entführt, der nach der Erfüllung der Forderungen freigelassen wurde und im gleichen Jahr wurde die deutsche Botschaft in Stockholm gestürmt und gesprengt. Zwei Geiseln wurden erschossen. Nach der Erstürmung wurden die Geiseln festgesetzt, nach Deutschland abgeschoben und verurteilt. 1977 wurden die der Generalbundesanwalt Siegfried Buback und der Bankier Jürgen Ponto ermordet. Höhepunkt war die Entführung und Ermordung des Arbeitgeberpräsidenten Hanns-Martin Schleyer. Unter der Führung des Kanzlers Helmut Schmidt hatte die Bundesregierung den Forderungen nicht nachgegeben. Von radikalen Palästinensern wurde am 13. Oktober 1977 eine Lufthansamaschine gekapert. Auch hier gab die Bundesregierung den Forderungen der Terroristen nicht nach, sondern die neu geschaffene »GSG 9« erstürmte das Flugzeug in Mogadischu und befreite alle Geiseln. Diese Zeit ging als »Deutscher Herbst« bzw. »bleierne Zeit« in die Geschichte der BRD ein.[7]

Insgesamt sind die 1980er-Jahre eine Zeit eines heftigen sozialen Wandels. Der Pop- und Kulturjournalist Jens Balzer bezeichnet diese Zeit als das »entfesselte Jahrzehnt«, welches durch zwei geradezu entgegengesetzte Ereignisse 1969 eingeläutet wurde: Durch die Mondlandung das amerikanischen Apollo 11 Raumschiffes sowie durch Woodstock, das der »Pop-Kultur« zum Durchbruch verhalf.[8] Die Mondlandung lässt sich hierbei als ein Symbol des technologisch induzierten sozialen Wandels sehen, der sich insbesondere durch das Vordringen eines »postfordistischen« Produktionsmodell auszeichnete. Computerisierung, und »Just in time« Produktion, neue (Qualitäts-)Managementmethoden und Globalisierung im Rahmen es zunehmend liberaler werdenden Handels- und Währungssystems ermöglichten eine internationale ausgerichtete »flexible Spezialisierung« der Produktion, die sich schnell auf heterogene und sich wandelnde Kundenpräferenzen einstellen konnte und den Wandel zur »Dienstleistungsgesellschaft« mit vorantrieb.[9] Verbunden hiermit war auch ein tief greifender Wandel und Pluralisierung von Lebensformen, Werten und sozialen Milieus, zum Teil bei relativ stabilen sozialen Ungleichheitsstrukturen.[10] Geradezu paradigmatisch machte sich dieser Prozess bemerkbar an den sich emanzipierenden Frauen, die – zunehmend besser ausgebildet – ihre Rechte auf individuelle Freiheit, Körper, Arbeit und Lohn einfor-

7 Vgl. Aust 1998.

8 Balzer 2019.

9 Vgl. Schimank 2012; Piore und Sabel 1989; Malsch und Seltz 1988; Womack et al. 1991.

10 Wehler 2010a, S. 108-135.

derten und erstritten. Insbesondere Anthony Giddens und Ulrich Beck haben diese Prozesse als Individualisierung und Übergang in eine »Reflexive Moderne«[11] beschrieben. Beck beschreibt den Prozess der Individualisierung, den Giddens »Entbettung« nennt, als Herauslösung aus historisch vorgegebenen Sozialformen und -bindungen im Sinne traditionaler Herrschafts- und Versorgungszusammenhänge, Verlust von traditionellen Sicherheiten im Hinblick auf Handlungswissen, Glauben und leitende Normen und eine neue, auf individueller Entscheidung beruhende, Art der sozialen Einbindung. »Waren früher religiöse Gemeinschaften, Klassenstrukturen und regionale Zugehörigkeiten meist lebenslang prägend, so verlassen oder wechseln individualisierte Menschen die neuen Wahlgemeinschaften, wenn andere Umstände oder Neigungen es nahelegen«.[12] Einher gingen hiermit veränderte Wertorientierungen, die sich als innenorientierte, postmaterielle Werte (Inglehart) äußerten. Das Individuum emanzipiert sich von traditionellen Rollenzuschreibungen, Werten und Anforderungen und strebt zunehmend Autonomie, Unabhängigkeit und Selbstverwirklichung im Rahmen selbst gewählter Lebensformen Und-Stile an.[13] Der Kultursoziologe Gerhard Schulze bezeichnet den großen kulturgeschichtlichen Einschnitt der 2. Hälfte des 20. Jahrhundert: »Vom weltbezogenen Subjekt zur subjektbezogenen Welt«.[14]

Insbesondere in der Nachfolge der 68er sowie den sich anbahnenden Problemen und Auseinandersetzungen um die zunehmend zum Problem werdende Ökologie, des Kalten Krieges, der »Gender Frage« und »bürgerlicher Lebensformen« entwickelten sich die sog. »Neuen sozialen Bewegungen«, wie z.B. die Frauenbewegung, die Friedensbewegung sowie die Ökologiebewegung,[15] die zeigten, dass diese Entwicklungen nicht konfliktfrei verliefen. Auch hier kam es zum Teil zu dramatischen Auseinandersetzungen insbesondere in der Frage der Atomkraftwerke, die sich in Brokdorf und anderswo entluden. Oder – später – in den großen friedensbewegten Demonstrationen zum sog. NATO-Doppelbeschluss«. Aus diesen Bewegungen sowie aus einigen linksgerichteten Splittergruppen (KBW, KB etc.) sollte sich Ender der 1970er-Jahre die neue Partei »DIE GRÜNEN« formieren. Von besonderer Bedeutung für unseren Zusammenhang ist das von Reichardt so genannte »links-alternative« Milieu. Dieses, auf »Authentizität und Gemeinschaft«[16] Bezug nehmende Milieu wandte sich z.T. explizit ab von der expliziten und ausufernden Kapitalismus- und Systemkritik der Studentenbewegung und der nachfolgenden K-Gruppen und setzte angesichts ökologischer Krise und »atomaren Overkill« eher auf »vergleichsweise kleine Lösungsmodelle: Authentizität und Moral, die Dynamik von Basisbewegungen gegen das Establishment, Bewusstseinsveränderung durch wissenschaftliche Aufklärung, Gefühl und Subjektivismus und schließlich alternative Technologien, neue Einfachheit (sic!), Einschränkung und eine Tugend der Bescheidenheit«.[17] Gearbeitet und produziert wurde in eher kleinen, selbstverwalteten

11 Giddens 1992, 1995; Beck 1983, 1986; Beck und Beck-Gernsheim 2015 (1994); Beck et al. 1996.

12 Müller 2012, S. 197.

13 Keupp 2008.

14 Schulze 1993.

15 Vgl.: Raschke 1985; Rucht 1994; Lemke 1999.

16 So der Titel des Buches von Reichardt 2014.

17 Ebd. S. 186

Betrieben – nicht zuletzt im Bereich sozialer und gesundheitlicher Dienstleistungen, in denen man/frau sich im Rahmen sinnstiftender Arbeit auch selbst verwirklichen und persönlich wachsen kann. In einem engen Zusammenhang hierzu wurde in Wohngemeinschaften gewohnt und das soziale Leben fand in zum Teil eng definierten Milieus oder »Szenen« (Kneipen, Bioläden etc.). Der gesamte Lebensstil war auf Selbstverwirklichung, und persönliches Wachstum ausgerichtet, wobei »Authentizität« eine besondere, ambivalente Funktion zukam. »Etwas authentisch zu nennen und von sich behaupten, man verhalte sich authentisch, war eine Machtstrategie, mit der man im linksalternativen Milieu gültige und legitime Verhaltensmuster auswies«.[18] Die Kommunikationsformen waren gekennzeichnet durch endlose Diskussionen, bei denen »Authentizität« oder auch »Betroffenheit« oft eine größere Rolle spielten als theoretisch fundierte Standpunkte oder auch logische Stringenz von Gedankengängen und Argumentationen. Das galt insbesondere auch im öffentlichen Diskurs: »Affektive Betroffenheit wurde zur politischen Währung, Angst zu einem politischen Argument, zur »besonderen Qualität friedenspolitischen Handelns« und diente als persönlicher Selbstreinigungsprozess inmitten einer als stumpf und teilnahmslos wahrgenommenen Außenwelt«.[19] Dieter Rucht charakterisiert die »neuen sozialen Bewegungen« folgendermaßen:

> »(1) In *ideologischer* Hinsicht haben die neuen sozialen Bewegungen ein gebrochenes Verhältnis zum Modernisierungsprozess: Einerseits befürworten sie eine egalitär-demokratische Gesellschaftsordnung mit hohen Partizipationschancen und Möglichkeiten der Selbstentfaltung; andererseits wenden sie sich gegen den Vorrang instrumenteller Vernunft und die damit verbundenen Folgen (extreme funktionale Differenzierung; Externalisierung von Kosten usw.). Entsprechend ambivalent ist auch das Verhältnis der neuen sozialen Bewegungen zum wohlfahrtsstaatlichen Kapitalismus.
> (2) In *organisatorischer* Hinsicht bevorzugen sie dezentrale, hohe Autonomie gewährende Strukturen und tendieren damit zu lockeren Netzwerken anstelle von straffen und hierarchischen Bewegungsorganisationen.
> (3) In *strategischer* Hinsicht orientieren sie sich an einem reformerischen Kurs, der sowohl an strukturellen als auch persönlichen Veränderungen ansetzt und dabei Ziel und Weg, Inhalt und Form möglichst in Einklang zu bringen sucht.
> (4) Den *sozialstrukturellen Kern* der neuen sozialen Bewegungen bilden die neuen Mittelschichten und insbesondere Angehörige des Humandienstleistungssektors. Damit verfügen die Bewegungen über hohe kognitive Ressourcen und nicht unbeträchtliche Einflusschancen in der politischen Öffentlichkeit«.[20]

Darüber hinaus zeichnete sich die linksalternative Szene durch eine deutliche Nähe zu den gerade in diesen Milieus im Entstehen begriffenen neuen Psychotherapiemethoden aus. Galt in der Studentenbewegung noch der Slogan »Das Private ist das Politische«, so wurde nun »das Politische« zunehmend »psychologisiert« und damit privatisiert, dies gilt sowohl für politische Gruppen, die sich z.B. auf Wilhelm Reich beriefen (Marxisten-Reichisten) oder auch für andere Gruppen wie die AAO-Kommunen des Wiener Akti-

18 Ebd. S. 68.

19 Ebd. S. 172 mit weiteren Verweisen.

20 Rucht 1994, S. 154.

onskünstlers Otto Mühl oder die Sanyasins des Gurus Bhagwan, für die individuelle Methoden als auch für gruppenbezogenen Methoden, die im Rahmen von Selbsterfahrungen, feministischer Gruppen oder auch Männergruppen regen Zulauf hatten.[21] Von gesellschaftskritischer Seite wurde dieser Psychoboom kritisiert, hat sich jedoch durchgesetzt.[22] Resümierend schreibt Reichard: »Der Psychoboom war nicht nur Ausdruck des Protests, der Verlorenheit und der Angst, sondern ebenso des Aufstieges des psychosomatischen Selbstmanagements: Mit der Entstehung der therapeutischen Gesellschaft auf psychologischer Ebene korrespondierten die Fitnesswelle, Trimm-dich-Pfade, Yoga und Bodybuilding auf der körperlichen Ebene«.[23] Interessant hierbei ist die Ironie, dass letztlich die »neuen sozialen Bewegungen« oder auch das »linksalternative Milieu« zur Modernisierung der kapitalistischen Gesellschaft Entscheidendes beigetragen haben. Dies gilt sowohl für die Fragen der Authentizität wie auch der Selbstverwirklichung, die durchaus in kritischer Distanz (Künstlerkritik) und Abgrenzung zum »kapitalistischen System« gesehen wurden, jedoch im Laufe der Zeit von diesem absorbiert wurde und nun als Anforderung des »Systems« dem Subjekt abverlangt wird,[24] als auch für die Subjekte, die sich authentisch, einzigartig und unverwechselbar als »Singularität«[25] darstellen.

3.2 Sozial-, Behinderten- und Gesundheitspolitik

Die Zeit zwischen 1969 und 1974 gilt nicht umsonst als die »Blütezeit des Wohlfahrtsstaats«.[26] Die sozialliberale Koalition knüpfte an die Große Koalition an und intensivierte die sozialstaatliche Expansion im bisher nicht bekannten Ausmaß. Leitgedanken waren dabei die Herstellung von Chancengleichheit, insbesondere für Arbeitnehmer*innen und für bisher nicht berücksichtigte Gruppen, wie Frauen, Kinder und Jugendliche sowie Behinderte und andere »Randgruppen«.[27] Rudloff spricht von einem »goldenen Zeitalter des Sozialstaats […] aus dem Geist der Gesellschaftsreform«.[28]

Mit dem Ausbau (nicht nur) des Sozialstaates in den 1970er-Jahren haben die Sozialwissenschaften enorm an Bedeutung gewonnen. Dies hat nicht nur mit der Veränderung von Lebensbedingungen und der damit verbundenen Ausweitung von Dienstleistungen einiges zu tun, sondern auch mit der Verwissenschaftlichung von Politik,[29] Systemkonkurrenz in der Hochzeit des Kalten Krieges[30] und gilt sowohl für die Formulierung und Umsetzung von Sozialpolitik als auch für die Kritik daran. Darüber hinaus: Sozialpolitik war nun nicht mehr darauf ausgerichtet, kompensatorisch auf

21 Reichardt 2014, S. 784 Auch: Bopp 1979.

22 Zusammenfassend: Reumschüssel 1988, S. 32.

23 Reichardt 2014, S. 793.

24 Boltanski und Chiapello 2003.

25 Reckwitz 2017.

26 Hockerts 2012b, S. 144.

27 Rudloff 2003.

28 Rudloff 2003, S. 185.

29 Lengwiler 2010.

30 Link 2018.

Notlagen zu reagieren, sondern darauf, als Gesellschaftspolitik aktiv und vorausschauend zu sein und Lebensverhältnisse bzw. die Modernisierung der Gesellschaft aktiv zu steuern.[31] Wie in anderen Politikfeldern verwissenschaftlichtet sich die Politik auch in diesem Bereich. Die Expertise von Sozialwissenschaftler*innen war durch vermehrte staatliche Planungs-, Steuerungs- und Koordinierungsaufgaben sehr gefragt. In diesem Zusammenhang bekam insbesondere die (sozial-)wissenschaftliche Forschung, Politikberatung und Planung einen großen Stellenwert.[32] Wenngleich die wissenschaftliche Begleitung und Planung nicht immer erfolgreich war, zielte sie doch darauf ab, dass Politik nicht nur ideologisch, sondern rational fundiert war und – nicht zuletzt – anfing, auf sich selbst zu reflektieren. »Die sich nach 1945 stark empirisch ausrichtenden Sozialwissenschaften lieferten Instrumente zur Evaluation des Sozialstaates sowie zur Beobachtung gesellschaftlicher Zusammenhänge«.[33] Darüber hinaus wurden große Forschungsvorhaben initiiert, die die Intentionen der sozialliberalen Koalition nach Demokratisierung und Bürgernähe zum Inhalt hatten und bei denen eine bürgernahe Sozialpolitik auch mit Blick auf die Gemeindepsychiatrie eine Rolle spielte.[34] Leisering fasst die Entwicklung so zusammen: »Seit Mitte der Siebziger-Jahre sind Soziologinnen und Soziologen zu tragenden Akteuren im Sozialstaat geworden, als Politikberater, Auftragsforscher und durch Übernahme beruflicher Positionen in der Sozialverwaltung«.[35] Eine prominente Rolle hierbei spielten sicher unterschiedliche Funktionen und Positionen in der Sozialplanung und Stadtentwicklung.[36] Diese Strategie zeigte sich nicht nur in den immer noch fortgeführten auf Lebensstandardsicherung abzielenden Maßnahmen, wie z.B. die Vermögensbildung oder Rentenentwicklung, sondern vor allem in den immens anwachsenden Dienstleistungen, die nicht nur in der Bildungspolitik und Kinder- und Jugendhilfe, sondern auch im Bereich der Gesundheit, und der sozialen Hilfen für unterschiedliche Bevölkerungsgruppen entstanden sind. Will man »Chancengleichheit« verwirklichen, dann erscheint es notwendig, über eine »Befähigungsstrategie«[37] die Teilhabechancen bisher unterprivilegierter Bevölkerungsteile nicht nur über Bildung, sondern auch über die Entwicklung von »Daseinskompetenzen«[38] in den unterschiedlichsten Bereichen zu verbessern – im Rahmen einer Dienstleistungsstrategie.[39] Deutlich wird hierbei, wie maßgeblich der Sozialstaat an der sich entwickelnden Dienstleistungsgesellschaft beteiligt war. In diesem gesellschaftlichen Zusammenhang bekam der deutsche Sozialstaat neben seiner »Kompensationsfunktion« (Ausgleich von Benachteiligungen und Lebensrisiken) eine neue Funktion – die

---

31 Streeck 2008, 2015b.

32 Seefried 2010.

33 Mit Verweis auf: Lengwiler 2010 Und Raphael 1996: Kramer 2012, S. 212.

34 Vgl.: Kaufmann 1979 Die Ergebnisse dieses großen Forschungsverbundes, die sich z.B. auch auf Koordination und Koordination gemeindepsychiatrischer Hilfen bezog, wurden allerdings durch die Sozialpsychiatrie nicht zur Kenntnis genommen. Da war die Sozialpsychiatrie schon zu sehr »Bewegung« und auf sich selbst fokussiert.

35 Leisering 2001.

36 Werner 2017.

37 Kaufmann 2009.

38 Kaufmann 1997, S. 158.

39 Badura und Gross 1976.

der »Sozialisationsfunktion«.[40] Hiermit wurden – so vor allem die »linke« Sozialstaatskritik – neue Formen der »sozialen Kontrolle« virulent,[41] die sich jedoch nach wie vor an der Durchsetzung kapitalistischer Produktionserfordernisse orientierten aber auch an der Durchsetzung des »bürgerlichen Sozialcharakters« im Rahmen sozialstaatlich organisierter »Normalisierungsstrategien«, die nun die Kritiken an Ökonomisierung und Verrechtlichung[42] ergänzten.[43] Später wurden diese Strategien in Anlehnung an Foucault als »Biopolitik« bezeichnet.[44] Besonders erwähnt werden sollen in dem hier interessierenden Zusammenhang die richtungsweisenden Gesetzgebungen im Bereich der Arbeitsförderung, Rehabilitation Behinderter sowie in anderen Bereichen der Hilfen für behinderte Menschen.[45]

Schon in der Ära Katzer wurde 1969 das Arbeitsförderungsgesetz (AFG) unter anderem dahingehend geändert, als dass nun auch die beruflichen Chancen von Arbeitnehmer*innen verbessert wurden, die auf dem Arbeitsmarkt als benachteiligt oder gefährdet galten – inklusive seelisch behinderter oder von Behinderung bedrohter Menschen.[46]

Schwerpunkt war im Folgenden das »Aktionsprogramm der Bundesregierung zur Förderung der Rehabilitation« von 1970, das eine umfassende Konzeption zur Rehabilitationspolitik der Bundesregierung darlegte. Ziel war, »allen Behinderten die gebotenen medizinischen, erzieherischen, beruflichen und sozialen Hilfen schnell und unbürokratisch« unabhängig von Art und Ursache der Behinderung verfügbar zu machen. Maßnahmen hierzu waren unter anderen:

- Verbesserung der rechtlichen Grundlagen,
- Verbesserung der Kooperation und Koordination aller beteiligten Institutionen und Akteure
- Verbesserung von Verfahren, Dokumentation und Statistik sowie Intensivierung von Forschung,
- Beseitigung von baulichen und technischen Barrieren und Abbau von Vorurteilen durch Öffentlichkeitsarbeit
- Ausbau von Rehabilitationsmöglichkeiten, Berufstätigkeit und Teilhabe am Leben in der Gemeinschaft
- Verbesserung der Aus- und Fortbildung für Fachkräfte der Rehabilitation.[47]

Ein zentrales Vorhaben war das 1974 verabschiedete »Rehabilitationsangleichungsgesetz«, welches die Leistungen der unterschiedlichen Rehabilitationsträger harmonisie-

---

40 Barabas et al. 1977; Greven 1980; Lessenich 2012b, 2012c, 2013 (2008).

41 Vgl. Rödel und Guldimann 1978; Mutz 1983.

42 Achinger 1958; Tennstedt 1976.

43 Vgl. – auch mit Bezug zur Psychiatrie – statt anderer: Dörner 1972a; Foucault 1998 (1976), 2015 (1973); Koenen und Riedmüller 1982; Bonß und Riedmüller (1983) Zusammenfassend: Reumschüssel 1988.

44 Vgl. Foucault 2014a.

45 Hierbei folge ich im Wesentlichen den Ausführungen von Gärtner 1979.

46 Rudloff 2006, S. 570.

47 Bundesarbeitsblatt 5/1970, S. 339ff., zit. in Gärtner 1979 Auch: Rudloff 2006, S. 572-573.

ren sollte. Grundlegende Prinzipien dieses Gesetzes waren die Einführung des sog. »Finalprinzip«,[48] das das Ziel der Rehabilitation als Bestimmungsmoment für den zuständigen Reha-Träger ansah, den Grundsatz »Rehabilitation vor Rente« sowie die Verbesserung der Kooperation und Koordination der – nun harmonisierten – Leistungen. Weiterhin wurde die gesetzliche Krankenversicherung in den Kreis der Rehabilitationsträger eingeschlossen. Der Sozialhilfeträger jedoch blieb aufgrund seiner unspezifischen und offenen Leistungen sowie des »Subsidiaritätsprinzips« weiterhin aus dem Kreis der Rehaträger ausgeschlossen – mit zum Teil unguten Folgen für psychisch erkrankte Menschen. Insbesondere die Regelungen zur Kooperation der Rehabilitationsträger und das Finalprinzip wurden lange Zeit nicht umgesetzt oder nur unzureichend präzisiert.[49]

Dennoch hat sich in der Folgezeit das Rehabilitationswesen in West-Deutschland stark entwickelt – auch für psychisch erkrankte Menschen. Rehabilitationsmöglichkeiten wie z.B. Berufsförderungswerke, Berufliche Trainingszentren und andere Maßnahmen standen nun auch für psychisch erkrankte Menschen zu Verfügung. Dasselbe gilt für medizinische, insbesondere sog. »psychosomatische« Rehabilitationseinrichtungen, die mittlerweile mehr als 20 Tsd. Plätze zur Verfügung stellen.[50] Allerdings stehen diese Einrichtungen aufgrund ihrer Indikationsstellung für schwer bzw. langfristig psychisch erkrankte oder behinderte Menschen (v.a. mit Psychosen, Schizophrenien) nicht zur Verfügung, für die ohnehin kaum eine positive Rehabilitationsprognose gestellt wurde. Eine weitere Form der Ausgrenzung dieser Personengruppe bestand darin, dass der Sozialhilfeträger nicht in den Kreis der Rehabilitationsträger eingeschlossen wurde. Die Zergliederung des deutschen Systems der sozialen Sicherung, das gegliederte System der Rehabilitation und dessen Selbstverwaltung, die explizit durch die Gesetzgebungen nicht angetastet wurden erweist sich einmal mehr als entscheidende Barriere für die Inklusion schwer erkrankter und seelisch behinderter Menschen.[51] Auch das Schwerbehindertenrecht (1974) sowie andere Gesetze wurden verändert, sodass die berufliche Rehabilitation für behinderte Menschen wesentlich verbessert wurde. Diese trifft auch auf die Situation der »Werkstätten für Behinderte« (WfB), wie sie damals hießen, in denen sich z.B. die versicherungsrechtliche Situation der Beschäftigten verbesserte sowie die Möglichkeit der Kooperation mit Wirtschaftsbetrieben.[52]

Eine ganz wesentliche Bedeutung für die außerklinische Psychiatrie hatten die Novellierungen des 1961 eingeführten Bundessozialhilfegesetz (BSHG).[53] Wie schon erwähnt, wurde 1969 das BSHG dahingehend geändert, dass nun auch Menschen mit wesentlichen seelischen Behinderungen in den Kreis der Leistungsberechtigten einbezogen wurden. Im Zuge der Gesetzgebungen im Reha-Angleichungsgesetz und Schwer-

48 Vgl. Knieps und Reiners 2015, S. 32-33.

49 Gärtner 1979, S. 66-67; Rudloff 2006, S. 574-575. Ein (vorläufig) letzter Anlauf, dieses Problem zu beheben, wurde mit dem Bundesteilhabegesetz im Dezember 2016 (!) versucht.

50 Die sog. »Rehabilitationseinrichtungen für psychisch Kranke« (RPK) sind erst ab 1990 entstanden.

51 Riedmüller 1978; Koenen und Riedmüller 1982.

52 Gärtner 1979; Rudloff 2006, S. 575-577.

53 Das BSHG ist das spätere SGB XII. Ab 2020 ist die sog. »Eingliederungshilfe für Behinderte« des SGB XII aufgrund der Regelungen im BTHG der Teil II »Leistungen zur sozialen Teilhabe« des SGB IX.

behindertenrechts 1974 wurde im BSHG, das Finalprinzip mit einem neu gefassten Behindertenbegriff vollzogen und damit die »Teilhabe am Leben in der Gemeinschaft« als Ziel der »sozialen« Rehabilitation, wie sie umgangssprachlich genannt wurde, rechtlich verankert. In der Folge wurde dann auch 1975 die Eingliederungshilfe-Verordnung geändert, die den leistungsberechtigten Personenkreis entsprechend den neuen Gegebenheiten neu definierte und damit das Anrecht von Personen mit wesentlicher seelischer Behinderung oder drohender wesentlicher seelischer Behinderung auf Leistungen zur Eingliederung behinderter Menschen begründete.[54] Mit diesen Regelungen war die wesentlichste Grundlage für den Ausbau des sog. »komplementären« oder außerklinischen Versorgungsbereich geschaffen worden. Ein erstes Ziel der sozialrechtlichen Gleichstellung von schwer und langfristig psychisch erkrankten Menschen war damit erreicht, nämlich ein der Etablierung eines »sozialen Rechts« und in der Gleichstellung mit anderen behinderten Menschen, wenn auch mit ambivalenten Folgen: auf individueller Ebene durch die »Heranziehung« von Einkommen und Vermögen und auf der Versorgungsebene durch die nun einsetzende Unterbringung in Heimen. Die BSHG-Novellierung wurde durch das auch 1974 verabschiedete »Heimgesetz«[55] ergänzt, welches eine Reihe von Qualitätsanforderungen an die Betreiber von Heimen, an die Qualifikation des Personals, an die baulichen Gegebenheiten sowie an Mitwirkungsmöglichkeiten der Bewohner*innen stellt.[56]

Auch in der Gesundheitspolitik bzw. der Entwicklung der Krankenversicherung tat sich insbesondere zu Beginn der 1970er-Jahre einiges, auch für die Psychiatrie entscheidendes. Die Bundesregierung kündigte in ihrer Regierungserklärung 1969 die Einrichtung einer »Sachverständigenkommission zur Weiterentwicklung der sozialen Krankenversicherung«, die – ähnlich wie die Sozialenquête – eine Bestandsaufnahme und Empfehlungen zur Entwicklung der Krankenversorgung entwickeln sollte, allerdings mit dem Unterschied zur Sozialenquête, dass nun nicht wissenschaftliche Fachleute, sondern Verbandsvertreter*innen Mitglieder dieser Kommission waren. Entsprechend waren die Ergebnisse dieser Kommission, die »gewissermaßen in einer Konfliktvermeidungsstrategie lagen«[57] ausgelegt. Die niedergelassenen Ärzte pochten erfolgreich auf Ihr Behandlungsmonopol in der ambulanten Behandlung und konnten so alle Bestrebungen vor allem aus Gewerkschaftskreisen in Richtung Ambulantisierung der Krankenhausbehandlung oder Ambulatorien erfolgreich verhindern.

Dennoch aber gab es einige wichtige Verbesserungen: So wurden die Krankenkassen nach und nach für neue Bevölkerungsgruppen geöffnet, sowohl für sämtliche Arbeitnehmer*innen, als auch für Landwirte, Student*innen, Künstler*innen oder auch behinderte Menschen. Darüber hinaus wurden zahlreiche Leistungsverbesserungen eingeführt, wie z.B. Vorsorge und Früherkennungsmaßnahmen.[58]

---

54 Frerich und Frey 1993, S. 127; Rudloff 2006, S. 578-581. Diese EinglHVo ist bis heute gültig und wird voraussichtlich erst ab dem Jahr 2023 durch eine neue Definition des leistungsberechtigten Personenkreises abgelöst.

55 BGBL. I S. 1873.

56 Hockerts 2012a, S. 188.

57 Vincenti und Behringer 2006, S. 504.

58 Ebd. S. 505-507.

Eine auch für die Psychiatrie äußerst bedeutsame Entwicklung fand im Krankenhausbereich statt. Während insgesamt die Versorgungslage im ambulant-ärztlichen Bereich – mit Ausnahme der psychiatrischen Behandlung – mittlerweile recht gut ausgestattet war, war das im klinisch-stationären Bereich bei Weitem nicht der Fall. Das bundesdeutsche Krankenhauswesen lag in den Händen der kommunalen Selbstverwaltung sowie in meist kirchlich-freigemeinnütziger Trägerschaft und in der gesamten Bundesrepublik darnieder mit einer ungenügenden Ressourcenausstattung und bei Weitem nicht kostendeckenden Pflegesätzen. Hinzu kam, dass die Krankenhausbehandlung lediglich eine »Kann-Leistung« der gesetzlichen Krankenversicherung war, also noch kein »soziales Recht« für die Versicherten darstellte. Eine von der Bundesregierung beauftraget »Kommission« legt 1969 eine »Krankenhausenquête«[59] vor, in der, neben einer Bestandsaufnahme, alternative Finanzierungsmodelle diskutiert wurden. Konsens hierbei war, dass die Krankenhausversorgung einerseits eine sozialstaatliche Ordnungsaufgabe war, jedoch die Finanzierung auch über die Pflegesätze von den Versicherten bzw. der Krankenkassen übernommen werden sollte.[60] Eine Kompetenz des Bundes in der Krankenhausplanung und Regelung von Pflegesätzen konnte 1969 durch eine Änderung des Art. 74 Nr. 19a des Grundgesetzes erreicht werden.[61] Auf dieser Basis wurde dann 1972 das Krankenhausfinanzierungsgesetz (KHG)[62] verabschiedet sowie 1973 die »Bundespflegesatzverordnung« (BPflV)[63] erlassen, die das Ziel hatten »die wirtschaftliche Sicherung der Krankenhäuser, um eine bedarfsgerechte Versorgung der Bevölkerung mit leistungsfähigen Krankenhäuser zu gewährleisten und zu sozial tragbaren Pflegesätzen beizutragen«.[64] Das KHG sah – in Stichworten – insbesondere folgende Regelungen vor: Die Krankenhäuser wurden in ihren Investitionen durch Bund und Land gefördert, sofern sie in die Krankenhausplanung des Landes aufgenommen wurden. Die laufenden Kosten wurden von den Krankenversicherungen übernommen, die die Pflegesätze mit den Krankenhäusern und Ihren Verbänden (DKG) verhandelten und an das »Selbstkostendeckungsprinzip« gebunden waren. Verbunden mit diesen Regelungen war, dass die Krankenhausbehandlung nun zu einer »Pflichtleistung« (76 Wochen) der Krankenversicherung, mithin also zu einem »sozialen Recht« der Versicherten wurde.

Döhler schreibt zum KHG: »Das KHG war eine eindeutig distributive Regelung, deren »politische Geschäftsgrundlage« die finanzielle Beteiligung des Bundes an der Krankenhausfinanzierung der Länder bildete, ohne dass deren Handlungsmöglichkeiten nennenswert eingeschränkt wurden.«[65] Das KHG erfüllte seinen Zweck, nämlich die Modernisierung und den Ausbau des (west-)deutschen Krankenhauswesens mehr als gewünscht. Der Ausbau war für den Bund, der die Neuinvestitionen bezahlen musste, kaum steuerbar, da die Länder die Pläne machten, und das komplexe Mischfinan-

59 Deutscher Bundestag 1969a.

60 Vincenti und Behringer 2006, S. 514.

61 Deutscher Bundestag 1969b.

62 Deutscher Bundestag 1972.

63 Bundesregierung/Bundesrat 1973.

64 Frerich und Frey 1993, S. 75; auch Vincenti und Behringer 2006, 512ff.; Knieps und Reiners 2015, S. 79-83.

65 Döhler 1990, S. 421.

zierungsystem hat hohe Verwaltungskosten verursacht. Das KHG stellt, so Scharpf et al. »einen Fall von »Überflechtung« dar, der seine Entstehung vor allem der Tatsache verdankt, dass ein »kostendeckender Pflegesatz« allein vom Bund zu verantworten gewesen wäre, während die Mischfinanzierung die legitimatorische Belastung für die Kostenentwicklung im Krankenhauswesen gleichmäßig auf alle Handlungsträger verteilt«.[66] Natürlich stellte die Modernisierung der Krankenhausbehandlung einen ganz wesentlichen Fortschritt für die deutsche Bevölkerung dar, sorgte aber auch dafür, dass in der Folge von einer »Kostenexplosion«[67] im Gesundheitswesen die Rede war und hierauf schon ein paar Jahre später von der nächsten Regierungskoalition reagiert werden musste.

Für die psychiatrische Krankenhausversorgung bedeuten die Regelungen des KHG Fortschritt und fortlaufende Diskriminierung zugleich. Zwar sind mit dem KHG die strukturellen und rechtlichen Grundlagen geschaffen worden, die die Einrichtung von psychiatrischen Abteilungen an allgemeinen Krankenhäusern ermöglichte sowie die Finanzierung von psychiatrischen (Krankenhausbehandlungs-)Leistungen. Ersteres war gebunden an die Aufnahme in den »Krankenhausbedarfsplan«[68] des Landes und für Letzteres war immer noch der sog. »Halbierungserlass« des Naziregimes nicht außer Kraft gesetzt. Zum Dritten wurde die Situation dadurch verschärft, dass die Einrichtungen, die sog. »Pflegefälle« versorgten, von der Investitionsförderung (§ 4 [3] 3a KHG) ausgeschlossen waren – und das waren die sog. Langzeitbereiche der großen »Sonderkrankenhäuser«, Fach- oder Landeskrankenhäuser, wie die Anstalten nun genannt wurden. Es kam also darauf an, wie in den Bundesländern der unbestimmte Rechtsbegriff »Pflegefall« zwischen den relevanten Akteuren (Meist: Landesverwaltungen, (Verbände) Leistungserbringer und Krankenversicherungen) verhandelt wurde und in Regelungen gegossen werden konnte.[69] Diese spezifischen Regelungen konterkarierten die sozialrechtliche Gleichstellung von psychisch Kranken mit somatisch Kranken und führten dazu, dass mit der einsetzenden »Enthospitalisierung« psychisch erkrankter Menschen in den meisten Fällen eine »Umhospitalisierung« der Patient*innen der Langzeitbereiche verbunden war, die oft genug nur darin bestand, dass die Türschilder ausgetauscht wurden. Hierauf wird noch zurückzukommen sein.

Anknüpfend an Traditionen, die vor allem in der Weimarer Zeit entstanden, gab es eine wichtige gesundheitspolitische Initiative, die sich letztlich nicht durchsetzen konnte: die Reform des öffentlichen Gesundheitsdienstes. In den 1970er-Jahren gab es eine Diskussion über Funktion und Aufgaben des öffentlichen Gesundheitsdienstes, die zwischen den Polen einer »Erneuerungsbewegung«, die neue, gesundheitsfürsorgerischen Aufgaben des ÖGD forderte und einer Position des »Gesundschrumpfens«, die

66 Scharpf et al. 1976, S. 215.

67 Geißler 1974. Folgt man Alber, so ist die sog. Kostenexplosion insbesondere auf zwei Faktoren zurückzuführen: Auf die Entwicklung der Kosten im Krankenhausbereich sowie auf die Entwicklung im Bereich der zahnärztlichen Versorgung (Aufgrund eines Urteils des BVerfG gehörte die Versorgung mit Zahnersatz als »Krankenbehandlung« zu den Pflichtleistungen der GKV, CRW) Alber 1989, S. 88.

68 Heute Krankenhausplan.

69 Deutscher Bundestag 1975b, 159f.

die Funktionen des ÖGD wesentlich auf die hoheitlichen Aufgaben reduzieren wollte.[70] Zunächst konnten sich die Vertreter*innen des Gesundschrumpfens mit ihren Vorstellungen nicht durchsetzen und in Berlin wurde durch eine Arbeitsgruppe der »Leitenden Medizinalbeamten der Länder« eine »Richtlinie für Ländergesetze über das Gesundheitswesen« erarbeitet, die neben den hoheitlichen und gutachterlichen auch eine Reihe von fürsorgerischen Aufgaben vorsah – unter anderem auch in der psychiatrischen Versorgung.[71] Allerdings wurde diese Richtlinie nur in wenigen Bundesländern als Grundlage für Landesgesetze genommen, die meisten Bundesländer hatten nicht unbedingt einen großen Reformelan, zumal die Ärzt*innen im ÖGD kaum über politikfähige korporative Akteure (z.B. Berufsverbände) verfügten und die Verbände der niedergelassenen Ärzte die Aufgaben insbesondere in der Prävention und anderen medizinisch-ärztlichen Tätigkeiten für sich reklamierten. So kamen – zumindest auf der Ebene des Bundes – für viele Jahre die Bemühungen um eine Vereinheitlichung der Aufgaben für den ÖGD zum Erliegen. Ein Fazit ziehen Rosewitz und Webber: »Realistisches Erkennen der Problematik, länderübergreifende Konsensbeschaffung zwischen den zuständigen Ministerien, aber kaum bundeslandinterne Durchsetzungschancen«.[72] Sachße kommt zu einem grundsätzlicheren Ergebnis: »Die gruppen- oder gemeindeorientierte Gesundheitsfürsorge wurde durch die individuelle, ambulante kassenärztliche Versorgung der sozialversicherten Bevölkerung verdrängt. […] Das Gesundheitsamt wurde zum »Restamt«, das im Wesentlichen Verwaltungsaufgaben erledigte, für die keine andere Stelle im Gesundheitssystem zuständig war«[73] – da passte die Psychiatrie denn schon ganz gut. Erst in jüngster Zeit gibt es – zumindest im Bereich der Sozialpsychiatrischen Dienste – Bestrebungen, die Aufgaben des ÖGD neu und umfassen zu definieren.[74]

Ab Mitte der 1970er-Jahre änderte sich jedoch nicht nur die wirtschaftliche Situation in »West-Deutschland mit Ölpreisschock, Stagflation und hoher Arbeitslosigkeit, sondern – in der Folge – auch die Sozialpolitik. 1975 war das Jahr mit der höchsten Sozialleistungsquote, die mit fast 34% in Deutschland jemals erreicht wurde[75]. Dies änderte sich nun und die Sozial- und Gesundheitspolitik war nun darauf gerichtet, als Konsolidierungspolitik«, als »Kostendämpfungspolitik« als »einnahmeorientierte Ausgabenpolitik« oder einfach als »Sparpolitik« haushaltspolitische Stabilität zu gewährleisten. »Seit Helmut Schmidt 1974 Willy Brand als Kanzler ablöste, haben alle Bundesregierungen die Konsolidierung der Staatsfinanzen zu einem vorrangigen Ziel erklärt. Insbesondere die Freien Demokraten machten sich nach ihrem Wahlerfolg von 1980 zum Fürsprecher einer Sparpolitik«.[76] Damit tritt das ein, was mit Kaufmann als »Sozialpolitik zweiter Ordnung« genannt werden kann, nämlich das »politische Umgehen

70 Vgl. ausführlich Rosewitz und Webber 1990, 97ff.

71 Ebd., S. 149.

72 Rosewitz und Webber 1990, S. 155.

73 Sachße 2011, S. 109.

74 Vgl. Elgeti und Albers 2011.

75 Geyer 2008a, S. 892

76 Alber 1989, S. 285.

mit den Folgeproblemen der sich kumulierenden sozialpolitischen Interventionen erster Ordnung«.[77] In gesellschaftstheoretischer Perspektive kann hier der Umschlag in die »zweite«[78] bzw. »reflexive Moderne«[79] gesehen werden«. Die Gesellschaft und der Staat beschäftigen sich mit Problemen, die sie selbst geschaffen haben. In der eher linken Diktion hieß das jedoch: »Sparpolitik« und »Krise des Sozialstaates«.

Das Besondere an den vielen Maßnahmen zur Kostendämpfung war, dass es sich hierbei in der Mehrzahl um Maßnahmen der Beschränkungen bzw. Kürzungen an individuellen Geldleistungen, Anwartschaften, Zuzahlungen etc. und nicht so sehr um die Beschränkung von sozialen bzw. gesundheitlichen Leistungen. Auch der berüchtigte »Verschiebebahnhof« sozialstaatlicher Leistungen, der insbesondere die sozialrechtliche Verschiebung von Leistungen zwischen Renten- und Krankenversicherung betraf, wurde »in Betrieb genommen«. Zentral waren hierbei ab 1975 das Haushaltsstrukturgesetz, welches eine Reihe von (Geld-)Leistungen kürzte und 1981 ein zweites Haushaltsstrukturgesetz, das für alle Sozialleistungsgesetze heftige Einschnitte bedeutete[80]. Dazu gehörten auch die beiden kombinierten Gesetzespakete, das Krankenversicherungs-Kostendämpfungsgesetz (KVKG) vom 20.06.1977[81] und das Rentenanpassungsgesetz (RAG) vom 27.06.1977.[82] Sie reagierten zum einen auf den immensen Kostenanstieg, der mit den – politisch gewollten – finanziellen Folgen der Umsetzung des KHG, also dem Ausbau des bundesdeutschen Krankenhauswesens, verbunden waren. Zum anderen reagierte insbesondere das RAG auf die Mindereinnahmen, die mit dem Anstieg der Arbeitslosigkeit in der Wirtschaftskrise sowie mit der Veränderung der Demografie, dem Anstieg der Rentenempfänger*innen bei stagnierender Bevölkerungszahl. Dies führte zum 1976 zum sog. »Rentendebakel«,[83] bei dem insbesondere die Krankenversicherung der Rentner betroffen war. »Diese kombinierte Gesetzesreform (sah) als Neuregelung eine Verringerung des Rentenversicherungsanteils in der KVdR von bisher 17 Prozent auf ungefähr 11 Prozent vor, wobei die dadurch bedingten Belastungen der gesetzlichen Krankenversicherung mit Mehrausgaben im Gegenzug durch verschieden Einsparungsmaßnahmen im Rahmen des KVKG aufgefangen werden sollte«.[84] Für Nullmeier und Rüb markiert das »Rentendebakel« und seine Folgen den Einstieg in die »Transformation des Sozialstaats«[85] d.h., eine Entwicklung hin zu einem »Sicherungsstaat. »Der Sicherungsstaat ist *Sozialstaat ohne den Willen zur sozialen Gestaltung*, er ist ein Sozialstaat *ohne Umverteilungskonzeption und ohne demokratische Öffnung*«.[86] Er ist auf sich

77 Kaufmann 2009, S. 20 Sozialpolitische Interventionen erster Ordnung sind Maßnahmen und Leistungen zur Lösung einzelner sozialer Probleme (ebd.: S. 19); Vgl. auch Hockerts 2012a, 194, 197.

78 Beck 1986.

79 Beck et al. 1996.

80 Eine umfangreiche Auflistung der Gesetze findet sich in: Alber 1989; Vgl. auch: Geyer 2008a; Vincenti und Igl 2008;

81 BGBl. I S. 1069

82 BGBl. I S. 1040

83 Nullmeier und Rüb 1993, 116ff. insbes. 117, 124.

84 Vincenti und Igl 2008, S. 527.

85 Nullmeier und Rüb 1993, S. 124.

86 Ebd. S. 14.

selbst und die Sicherung seiner Instrumente bezogen und nicht mehr offen für politische Prozesse. »Die eigenzyklische Schließung des Politikprozesses und der kontinuierliche Verlust des Sozialen kennzeichnen das neue Stadium sozialpolitischer Entwicklung in Deutschland«.[87] 1977 wurde darüber hinaus auch die »Konzertierte Aktion im Gesundheitswesen« gegründet, die im Rahmen »korporatistischer« Arrangements für eine breite Umsetzung der Kostendämpfungspolitik sorgen sollten. Sie war zunächst erfolgreich, wurde aber bald unterlaufen durch eine Politik der Ärzte und Krankenversicherungen, sich schon im Vorfeld zu einigen.[88]

Am Ende der Legislaturperiode beschloss die sozialliberale Koalition 1981 ein Gesetzespaket, das als »Operation 82« bezeichnet wurde. Es beinhaltete, wie schon bei vorherigen Maßnahmen, zahlreiche Kostendämpfungsmaßnahmen, und zwar im Rahmen der Krankenhausversorgung durch das Krankenhaus-Kostendämpfungsgesetz (KKG) vom 22.12 1981[89] und das Kostendämpfungs-Ergänzungsgesetz (KVEG) vom selben Tag.[90] Eine Woche später traten am 29.12.1981 das Arbeitsförderungskonsolidierungsgesetz (AFKG)[91] und das 2. Haushaltsstrukturgesetz (2. HStruktG)[92] in Kraft. Die Gesetzespakete können hier nicht eingehend behandelt werden,[93] jedoch sind zwei Aspekte für die Psychiatriereform von Bedeutung: Im Artikel 6 des KKG wird der »Halbierungserlass« vom 5.9.1942 des Naziregimes formal aufgehoben. Der Abs. 2 besagt allerdings, dass Streitfälle zwischen Krankenversicherungen und Sozialhilfeträger bei der Einzelfall-Finanzierung dahingehend geregelt werden, als dass der Sozialhilfeträger bis zu einer endgültigen Klärung der Rechtslage zuständig ist.[94]

In eine ganz andere Richtung gingen die Auswirkungen der Arbeitsförderungspakete. Sie brachten zwar zum Teil gravierende Einschnitte für einzelne Leistungsberechtigte, denn es wurde angesichts der Wirtschaftskrise eher Wert auf sog. »Arbeitsbeschaffungsmaßnahmen« (ABM) gelegt. Hiervon profitierte unter anderem der außerklinische Versorgungsbereich, da ein Schwerpunkt die »Verbesserung der sozialen Dienste und der sozialen Infrastruktur« zum Ziel hatte. Hiermit war es möglich, in vielen Regionen der Bundesrepublik Ende der 1970er und Anfang der 1980er-Jahre auf kommunaler Ebene die entsprechenden Einrichtungen und Dienste der ambulanten Psychiatrie mit Unterstützung der Bundesanstalt für Arbeit (BfA)[95] für die ersten 2-3 Jahre finanziert zu bekommen.[96] Darüber hinaus wurde ab 1980 das Aktionsprogramm zur Rehabilitation Behinderter fortgeschrieben. Es legte Wert auf Früherkennung und Verbesserung der Bildungschancen behinderter Kinder. Hinsichtlich der »sozialen Rehabilitation« wurde ein »beachtlicher Nachholbedarf« konstatiert, wie Rudloff schreibt, der damit auch

87 Ebd. S. 18.

88 Vincenti und Igl 2008, 534f.

89 BGBl. I S. 1568

90 BGBl. I S. 1578

91 BGBl. I S. 1497

92 BGBl. BGBl. I S. 1523

93 Vgl.: Knieps und Reiners 2015, 81ff.

94 BGBl. I S. 1575

95 Heute Agentur für Arbeit/Arbeitsagentur

96 Cramer 1981.

darauf verweist, dass »soziale Integration« zunehmend als ein behindertenpolitisches Kernanliegen begriffen wurde.«[97]

Zusammenfassend ist über die 1970er-Jahre in der Sozialpolitik mit Blick auf die Psychiatrie zu sagen, dass die wesentlichen Voraussetzungen für eine Psychiatriereform in der ersten Hälfte der Dekade geschaffen wurden. Sie verliefen in den »Entwicklungspfaden« des gegliederten Systems der sozialen Sicherung das von der Bundesregierung bzw. der »Großen Koalition«, die in der Sozial- und Gesundheitspolitik vorherrschte, wiederholt ausdrücklich nicht angetastet werden sollte und auch in dem im Dezember 1975 verabschiedeten ersten Buches des »Sozialgesetzbuches«, das SGB I ausdrücklich noch einmal bestätigt wurde.[98] Dies ließ für die Reform der psychiatrischen Hilfen natürlich auch erwarten, dass sich eine Reform innerhalb der traditionellen und rechtlich vorgegebenen Strukturen und Entwicklungspfaden abspielen würde. Dies hatte für die psychisch kranken Menschen bzw. für deren Versorgungsstrukturen nicht unbedingt positive Folgen, denn die Reformen spielen sich somit innerhalb der komplexen Gemengelage und Politikverflechtungen des deutschen föderalistischen und subsidiären Sozialsystems mit seinen komplex strukturierten Kompetenzen und Verfahren zwischen Bund, Ländern und Gemeinden ab. Hinzu kamen die segmentär ausgerichteten Zuständigkeiten der unterschiedlichen Sozialversicherungsträger wie (GKV, GRV und BA) und des Sozialhilfeträgers, die auch in sich noch einmal zwischen stationärer und ambulanten Versorgungsbereich unterschieden. Hier gab es eine – im Übrigen erbittert verteidigte – Demarkationslinie zwischen ambulanter Behandlung durch niedergelassene Ärzt*innen und stationärer Krankhausversorgung im Bereich der Krankenbehandlung sowie eine Trennung zwischen überörtlichem Sozialhilfeträger, der die Leistungen für die stationären Hilfen/Unterbringung als »Pflichtleistung« übernahm und örtlichem Sozialhilfeträger (Kommune), der die Dienstleistungen als »freiwillige Aufgabe« übernehmen konnte. Diese »institutionelle Struktur« des deutschen Systems sozialer Sicherung bedeutete nicht nur einen rechtlichen Rahmen, sondern, sondern auch eine »Blaupause« und damit »institutionelle Denkstruktur« durch die interne (Organisations-)Strukturierung von Kranken- und Rentenversicherungen von Ministerien und anderen Behörden sowie als »Wahlverwandtschaft«[99] auch in der Strukturierung von Wohlfahrtsverbänden und Einrichtungen sozialer und gesundheitlicher Hilfen. Sie bestimmte damit bis heute das Handeln – und auch das Denken – der dortigen Menschen nicht nur als »Handlungsrestriktion«, sondern gleichzeitig auch gewissermaßen als »handlungsleitende Ermöglichungsstruktur«.[100] Für die psychiatrischen Krankenhäuser war mit diesem institutionellen Rahmen ein Funktionswechsel verbunden, der einen Abschied von dem Modell der »Heil- und Pflegeanstalt« bedeutete und sich wieder an das an Griesinger angelehnte Modell der Akutbehandlung (nun in der psychiatrischen Abteilung) bzw. »mittelfristigen« Behandlung schwer erkrankter Menschen einerseits und die Unterbringung in Heimen andererseits anknüpfen konnte. Diese institutionelle Trennung von Klinik und Heim bzw. von Gesundheitssystem

---

97 Rudloff und Schliehe 2008, S. 601.

98 BGBl. I S. 3015.

99 Rieger 1992.

100 Vgl.: Giddens 1992, 222ff.; 347ff.

und Sozialsystem führte dazu, dass die schwer und lang anhaltend psychisch erkrankten und seelisch behinderten Menschen aus dem Fokus auch der akademischen (Sozial-)Psychiatrie gerieten und für lange Zeit »wissenschaftlich vergessen« wurden.

Für die anstehende Psychiatriereform hatten die geschilderten Entwicklungen und institutionellen Strukturen folgende Bedeutung:

- Die Krankenhausplanung war Ländersache. Zwar konnten nun in den allgemeinen Krankenhäusern psychiatrische Abteilungen eingerichtet werden, jedoch nur dann, wenn es den Krankenhausträgern politisch gelang, zu verminderten Pflegesätzen in den Krankenhausbedarfsplan aufgenommen zu werden.
- Dasselbe galt für die Landeskrankenhäuser, die zudem in der Lage waren, ihre Langzeitbereiche aufzulösen oder zu verkleinern, da nun der (überörtliche) Sozialhilfeträger für eine Finanzierung von Heimen als »Pflichtleistung« infrage kam. Zudem durften diese Krankenhäuser Institutsambulanzen eröffnen.
- Für die seelisch behinderten Menschen entwickelte sich nun auf der Basis des BSHG ein expandierender »stationärer« Heimbereich in der Eingliederungshilfe sowie in der Pflege.
- Für den ambulanten Bereich war hingegen der »örtliche Sozialhilfeträger« zuständig, allerdings lediglich im Rahmen von »freiwilligen« Leistungen. Die Kommunen hatten zum Aufbau des »Betreuten Wohnens« jedoch ebenso wenig Geld wie Motivation. Für sie kamen eher Beratungs- und Kontaktstellen in Betracht. Wohlwollende Länder und Kommunen haben sich jedoch ein paar »Kniffe« ausgedacht, die eine Ambulantisierung im Ansatz ermöglichten. So gab z.B. die sog. »Außenwohngruppe«, die institutionell Teil einer stationären Einrichtung war. Andere Regionen etikettierten das im Entstehen begriffene »Betreute Wohnen« als eine »teilstationäre« Leistung,[101] für die der überörtliche Träger zuständig war.
- Auch die Entwicklung der Sozialpsychiatrischen Dienste im Rahmen des öffentlichen Gesundheitsdienstes stand wegen der versandenden Reform weiterhin in der Kompetenz der Länder. Zwar gab es in einzelnen Bundesländern große Fortschritte (Berlin, Bremen, Hamburg, Niedersachsen; Nordrhein-Westfalen etc.), jedoch haben z.B. Bayern und Baden-Württemberg Sozialpsychiatrische Dienste in freier Trägerschaft ohne hoheitliche Aufgabe eingerichtet.[102] Einen »Behandlungsauftrag« gab es nirgendwo.

3.3 Reformdiskurs und Politik in der Psychiatrie

Franz-Werner Kersting konzipiert die westdeutsche Psychiatriereform vor dem Hintergrund des Zeitgeistes der 68er, die die Reform ermöglicht und ihr Nachdruck verliehen haben.[103] Wilhelm Rudloff verfährt einerseits ähnlich, jedoch wird er insofern

101 Sofern der Leistungserbringer einen sog. »Treffpunkt« ermöglichen konnte.

102 Sie entsprachen in etwa dem Modell des »teilstationären« ambulanten »Betreuten Wohnen« inklusive einer Kontakt- und Beratungsstelle.

103 Kersting 2001a, 2001b, 2003.

konkreter, als dass er die Reform als einen »Policy-Circle« konzipiert.[104] Im Folgenden ergänze ich deren Ausführungen um ein paar praktische Beispiele sowie den »internen« sozialpsychiatrisch-wissenschaftlichen Diskurs, der wesentlich für die Entwicklung der DGSP war und an dem sich weitgehend in der überwiegenden Mehrheit auch nur DGSP-Mitglieder beteiligten.

3.3.1 Der öffentliche Diskurs

Nach der Aufmerksamkeit, die der Artikel und das Buch von Frank Fischer in der Öffentlichkeit erhalten hatten, wurde die »Psychiatrie« für die Medien und Öffentlichkeit in den 1970er-Jahren ein besonderes Thema. In zahlreichen Zeitungen wie die Zeit, die FAZ oder anderen regionalen und überregionalen Blättern, in Zeitschriften, Magazinen und Illustrierten, wie Spiegel, Stern und anderen sowie in Rundfunk und Fernsehen, die hier nicht alle aufgezählt werden können,[105] erschienen Artikel, Reportagen oder andere Meldungen, meist über Skandale, die die unhaltbaren Zustände der Psychiatrie in der Bundesrepublik anprangerten. Darüber hinaus entwickelte sich insbesondere – aber nicht nur – im links-alternativen Milieu ein Diskurs, der stark von gesellschaftskritischen und anti-psychiatrischen Positionen durchsetzt war. Brink kommt zu einem resümierenden Ergebnis: »Die Diagnose, die Gesellschaft selbst sei krank und mache das Individuum krank, gehörte zu den Topoi des Wahnsinns, der zum Gemeinplatz geworden war.«[106] Folgt man Rudloff, so hat die mediale Aufmerksamkeit 1975 mit dem Milos-Foreman-Film: »Einer flog über das Kuckucksnest« mit Jack Nicholson ihren Höhepunkt erreicht.[107] Wedel-Parlow und später auch Brink behaupten jedoch, dass sich erst nach dem Zwischenbericht bzw. nach Erscheinen der Psychiatrie-Enquête 1975 die mediale Aufmerksamkeit verstärkte – gesteuert durch die Experten oder auch von engagierten Gruppen beeinflusst, wie z.B. die »Sozialistische Selbsthilfe Köln«.[108] Vorher fand der Diskurs, von Ausnahmen abgesehen, ehr nur unter Experten unter Ausschluss der Öffentlichkeit statt.[109] Wie schon angedeutet, kann auf dieses interessante Thema nur kursorisch eingegangen werden, jedoch sollen an dieser Stelle vier Beispiele kurz angeführt werden, und zwar auch deshalb, weil hier auf ganz unterschiedlichen Seiten DGSP Mitglieder beteiligt gewesen sind.

Erste Ansätze zu einer Psychiatriereform gab es 1971 in Berlin. An die Bonhoeffer-Nervenklinik (KBoN) – genannt »Bonnies Ranch« – wurde der Sozialpsychiater Prof. Horst Flegel als Direktor berufen, um diese Anstalt zu reformieren.[110] Die KBoN versorgte zu der Zeit mit circa 2.500 Betten und 1250 Bediensteten 6 Berliner Bezirke bei einem Tagessatz von 26,00 DM. Die Zustände waren katastrophal: Die Patient*innen lagen in Riesensälen, trugen Anstaltskleidung und: »Zusammengepfercht in sa-

---

104 Rudloff 2010, 2012.

105 Vgl. mit vielen weiteren Verweisen: Wedel-Parlow 1981, 31f.; Brink 2010, 448ff.; Rudloff 2003, 191ff., 2010, 182ff., 2012, S. 107.

106 Brink 2010, S. 453.

107 Rudloff 2012, S. 107.

108 Wedel-Parlow 1981, S. 32.

109 Wedel-Parlow 1981, S. 35; Brink 2010, S. 458.

110 Vgl. Majerus 2008.

nierungsreifen Backsteinhäusern (viereinhalb Quadratmeter pro Patient), dürftig beschäftigt mit Küchendienst oder Gartenarbeit dämmern die meisten Kranken rasch in totale Entmündigung hinüber«, so Flugblätter[111] und der Spiegel im November 1971.[112] Der zuständige Berliner Bezirk Reinickendorf berief den Düsseldorfer Reformpsychiater Flegel zum Direktor, damit er hier moderne Formen sozialpsychiatrisch orientierter Behandlungen einführe, wie Wohngemeinschaften nach dem Modell der therapeutischen Gemeinschaft oder auch andere Formen von Milieutherapie und Partizipation. Allerdings formierte sich in der Kollegenschaft erheblicher Widerstand gegen Flegel, der letztlich dazu führte, dass der Bezirk Reinickendorf ihm bereits nach einem halben Jahr die »Probezeit« nicht verlängerte. Der »Sozialpsychiatrische Arbeitskreis« sowie die Pinel-Gesellschaft versuchten, eine Öffentlichkeit herzustellen, und organisierten einige Demonstrationen gegen, die Entlassung Flegels, aber vergeblich.[113] Der Nachfolger Wolfram Keup war etwas moderater; allerdings ereilte ihn auch dasselbe Schicksal – nach 10 Jahren. In der Zeit der Berliner Psychiatriereform in der Mitte der 1990er-Jahre wurde die KBoN mit dem Humboldt-Krankenhaus zum Krankenhaus Reinickendorf vereinigt, d.h. aufgelöst und besteht heute als Krankenhaus des Maßregelvollzuges.

1974 wurde das Sanatorium »Sonnenwende« mit 350 Plätzen in Bad Dürkheim eröffnet. Die Leitung hatte der direkt vom Zentralinstitut für seelische Gesundheit kommende Niels Pörksen übernommen, um mit seinem Team ein beispielhaftes Rehabilitationszentrum nach modernen sozialpsychiatrischen Methoden aufzubauen. Jedoch wurden die Bemühungen von der Geschäftsführung des Trägers hintertrieben, die – folgt man entsprechenden Zeitungsmeldungen[114] – einzig und allein am Profit orientiert waren und eine Belegung anstrebte von »vergessenen« chronisch kranken Patient*innen mit mehr als 10 Jahren Anstaltsaufenthalt aus den unterschiedlichen Landeskrankenhäusern Hessens. Einem Psychologen (Wolfgang Eckart) wurde gekündigt, weil er einen außerklinischen Hilfsverein gegründet hat, und anderes Personal ging freiwillig, da sie ihre Vorstellungen nicht verwirklicht sahen, sondern alle reformerischen Maßnahmen aus Wirtschaftlichkeitsgründen von der Geschäftsführung hintertrieben oder verboten wurden. Schließlich ging auch Niels Pörksen, dem am 25. Februar 1974 gekündigt worden war. In einem Artikel, der kurz darauf in der Zeit veröffentlicht wurde, beschrieb Ernst Klee die Zustände in dem »Sanatorium« so: »Menschen werden als Stückgut behandelt, 10 Handtücher stehen für 87 Patient*innen zur Verfügung bei einem 14-tägigen Wechsel; hinter dem Rücken der ärztlichen Leitung (Niels Pörksen) seien mit der Geschäftsführung der Sonnenwende GmbH Verabredungen getroffen worden um »reine Pflegefälle billig loszuwerden«.[115] Die Medienkritik war jedoch nützlich. »Der Landeswohlfahrtsverband Hessen knickte ein und nahm viele der Langzeitpatienten zurück, die zurückwollten und änderte seine Verlegungspraktiken. Das mag als Erfolg gewertet werden«, so schrieb Pörksen später darüber.[116]

111 Vgl. Sozialpsychiatrischer Arbeitskreis 1971.

112 Der Spiegel 1971.

113 Pinel-Gesellschaft 1971a, 1971b.

114 Vgl. statt anderer Flöhl 1974.

115 Klee 1974.

116 Pörksen 2001, S. 56.

Zwischen 1970 und 1978 starben in dem Rheinischen Landeskrankenhaus Brauweiler, vormals bis 1969 eine »Arbeitsanstalt«, bei Köln mindestens 698 Menschen, viele von ihnen bei Fluchtversuchen über die Anstaltsmauern – »Eigermordwand« genannt – oder aufgrund hoch dosierter Medikamente. Einem Projekt von Schüler*innen im Leistungskurs 2011 des Kölner Geschwister Scholl Gymnasiums, dem ich bei diesen kurzen Stichworten folge[117] kommt zum Ergebnis, dass hier »Menschen wie Vieh gehalten« wurden. Aufgedeckt wurde der Skandal von der »Sozialistischen Selbsthilfe Köln«, die zusammen mit einigen Angehörigen verstorbener Patient*innen Anzeige gegen die Leitung des Landeskrankenhauses erstatteten. Ausgelöst wurden die Aktivitäten der SSK durch eine junge Frau Marion Masuhr, die wegen »Hyperaktivität« eingeliefert und von der SSK regelmäßig besucht wurde. Sie wurde regelmäßig mit hoch dosierten Medikamenten »behandelt«, die nach einer zu starken Wirkung jedoch plötzlich abgesetzt wurden. Dies führte zum Tod der Patientin. Im Totenschein wurde »zentrales Kreislaufversagen« notiert. Ähnliche Todesursachen wie »Herzversagen« (sic!) wurden bei anderen Patient*innen anstelle Folgen von Überdosierung mit Todesfolge vermerkt. Schon 1976 wandte sich Caspar Kulenkampff, der damalige Gesundheitsdezernent des LVR, an den Personaldezernenten und wies auf die gesundheitliche Lage des Anstaltsleiters, Fritz Gottfried Stockhausen, hin, der Symptome von Alkoholmissbrauch und »Stimmungsschwankungen« bzw. auffälligen Verhaltens aufwies. Außerdem stellte Kulenkampff ein »desolates Bild und völligen Führungslosigkeit« in der Anstalt fest. 1981 wurde Fritz Gottfried Stockhausen wegen »Körperverletzung mit Todesfolge in einem Fall, der gefährlichen Körperverletzung in vier Fällen und der fortgesetzten Gefangenenbefreiung (tateinheitlich gefährlicher Körperverletzung) in acht Fällen angeklagt und zu einer Freiheitsstrafe von zwei Jahren auf Bewährung verurteilt. Die Opfer haben nie eine Entschädigung für ihre oft rechtswidrigen Aufenthalte in der Klinik erhalten. Im Jahre 1978 wurde die Psychiatrie in Brauweiler geschlossen, die Gebäude zum Teil abgerissen und die ehemalige Abtei wird vom LVR heute als Kulturzentrum genutzt, auch mit einer Gedenkstätte[118] – jedoch nicht für die Opfer der Zeit zwischen 1970 bis 1972.

Im Oktober 1978 kam es in der Landesnervenklinik Düren zu gravierenden Vorfällen. Ärztinnen der Aufnahmestation hatten Flugblätter verteilt, auf denen sie sich weigerten, die weitere Verantwortung für die Behandlung der Patient*innen zu übernehmen.[119] Gründe war die ständige Überbelegung sowie der akute Personalmangel. Neben 70 Mitarbeiter*innen unterschiedlicher Berufsgruppen schloss sich auch der ärztliche Direktor Helmut Koester – ein DGSP-Mitglied – der Erklärung an und setzte sich im nordrhein-westfälischen Krankenhausausschuss für ein Aufnahmestopp ein, der dann am 23. März 1979 beschlossen wurde. Erklärtes Ziel der Aktion war es auch, die zuständigen Stellen zur Erweiterung ambulanter Versorgungsmöglichkeiten zu drängen, denn »in der Dürener Praxis hat sich herausgestellt, dass die Abschiebung in die psychiatrische Klinik nicht selten vorschnell erfolgt. Bei strenger Überprüfung zeigt sich, dass

117 Vgl. »Menschen wie Vieh gehalten« Teil 1 – 4. https://www.nrhz.de/flyer/beitrag.php?id=16773 (25.06.2019).

118 https://www.abteibrauweiler.lvr.de/de/startseite.html

119 Ich folge hier im wesentlichen Tollgreve 1984, S. 44.

auch die jetzt vorhandenen Beratungsstellen, ambulanten und komplementären Möglichkeiten nicht ausreichend genützt werden«.[120] Der Aufnahmestopp wurde von der DGSP unter anderem durch eine breite Plakataktion in der gesamten Republik unterstützt. Hierzu zählt dann auch die Unterschriftenaktion »Ich lehne die Verantwortung ab«. Allerdings kam es zwischen der »sozialpsychiatrischen Arbeitsgruppe« und dem Direktor zu erheblichen Zwistigkeiten, wobei die DGSP und RGSP eher Helmut Köster unterstützten. Aber auch hier war wohl nicht alles im Reinen, den Helmut Koester trat im gleichen Jahr aus der DGSP aus. Die DGSP »Aktionen verliefen hinterher irgendwie im Sande« resümierte der Gesundheitspolitische Ausschuss der DGSP lapidar.[121]

3.3.2 Der wissenschaftliche Diskurs

Mit dem Ausbau des Sozialstaates und der Sozialwissenschaften nahm auch die wissenschaftliche Beschäftigung mit eben diesem Sozialstaat zu. Allerdings kann es an dieser Stelle nicht darum gehen, diese Beschäftigung aus unterschiedlichen Positionen nachzuzeichnen,[122] sondern ich werde an dieser Stelle nur auf einzelne Punkte eingehen, da sie zum Teil bis heute in der Sozialpsychiatrie rezipiert werden.

Insbesondere Florian Tennstedt stellte fest, dass durch den expandierenden Sozialstaat und Kollektivierung von Lebensrisiken es notwendigerweise zu einer »Ökonomisierung und Verrechtlichung« der Sozialpolitik komme. Damit der Sozialstaat handeln könne, müssen soziale Tatbestände verrechtlicht werden und sozialstaatliche Interventionen sind an ökonomische Ressourcen gekoppelt und haben ökonomische Folgen.[123] Neben Klaus Offe; der die Thesen vertreten hat, dass Sozialpolitik im Kapitalismus der Herstellung von »Massenloyalität« diene sowie der »Transformation von Nicht-Lohnarbeit in Lohnarbeit«, hat vor allem Jürgen Habermas großen Einfluss auf Teile der Sozialpsychiatrie gehabt. Er hat die These der »Kolonialisierung von Lebenswelten« aufgestellt. Abstrakter wie Tennstedt formuliert er, dass die Rationalitäten und Kommunikationsmedien des »Systems«, nämlich administrative Macht und Geld zunehmend die auf Solidarität aufbauende Lebenswelt durchdringen bzw. diese kolonialisieren.[124] Mit der Kritik von Klaus Offe oder auch radikaler wurde zeitweilig die zurückhaltende Positionierung der Sozialpsychiatrie hinsichtlich beruflich orientierter Rehabilitation begründet. Die Kritik von Tennstedt und – vor allem – Habermas begleitet die Sozialpsychiatrie bis heute in Form der Kritik an »Ökonomisierung«. Aber auch die Frage von System und Lebenswelt ist insbesondere für die Sozialpsychiatrischen Dienste heute noch virulent, wähnen sie sich genau an der »Schnittstelle« zwischen beiden Sphären, die gleichzeitig den »Doppelcharakter« gemeindepsychiatrischer Arbeit von Hilfe und Kontrolle gebiert. Infolge des mit großer Resonanz geführten öffentlichen Diskurses, jedoch auch forciert durch den Ausbau der Universitäten und Hochschulen waren die 1970er-Jahre eine Zeit unzähliger wissenschaftlicher Publikationen, in denen die

---

120 Koester 1980.

121 Gesundheitspolitischer Ausschuss der DGSP 1981, S. 30.

122 Vgl. hierzu: Geyer 2008b.

123 Offe 1972; Narr und Offe 1975.

124 Habermas 1973.

Psychiatrie Entwicklungen im Ausland dem deutschen (Fach-)Publikum zur Kenntnis gebracht worden als auch die deutsche Fachwelt sich reflektierend mit der sozialpsychiatrischen Entwicklung auseinandersetzte und formierte. In den 1970er-Jahren wurden die konzeptionellen und theoretischen Grundlagen für die heutige Sozialpsychiatrie geschaffen. Deshalb seien an dieser Stelle ein paar bedeutsame Bücher angeführt:

USA

Wegweisend für die deutsche Sozialpsychiatrie war das Buch »Asyle« des großen amerikanischen Soziologen Erving Goffman, das 1972 in Deutschland veröffentlicht wurde[125]. Sein Begriff von »totaler Institution« – einer Institution, die das gesamte Leben der »Insassen« räumlich begrenzt und in seinem Ablauf fremdbestimmt – war und ist leitend für die Kritik an den großen Anstalten nicht nur in Deutschland, die als Prototyp moderner Ausgrenzung fungieren. Für die deutsche Sozialpsychiatrie ist der Goffman'sche Institutionenbegriff bis heute leitend, und zwar auch hinsichtlich ihrer anti-institutionellen Perspektive. Dabei wurde allerdings außer Acht gelassen, dass die »totale Institution« lediglich eine Spezialform eines sehr viel allgemeineren Begriffes von Institution ist. Umfangreichere Institutionen, wie z.B.« Institutionen des Sozialstaates[126] geraten so leicht aus dem Blickfeld, sowie auch Institutionenbegriffe, wie sie z.B. in den Gesellschafts- bzw. Politikwissenschaften entwickelt worden sind und die nicht nur die restringierenden, sondern auch die ermöglichenden Funktionen von Institutionen betonen[127] oder Institutionen als »Verhandlungsarenen« betrachten.[128] Erst in jüngster Zeit ist der Institutionenbegriff wieder Gegenstand sozialpsychiatrischer Betrachtungen.[129]

Weiterhin wurden die durchweg radikal antipsychiatrischen Werke von Thomas Szasz und Thomas J. Scheff insbesondere in der Bewegung der Psychiatrieerfahrenen oder auch der Sozialwissenschaften rezipiert. Sie betrachteten »Geisteskrankheit« eher als ein stigmatisierendes Etikett, welches eine gesellschaftliche Funktion der Ausgrenzung und Disziplinierung hat.[130] Insbesondere Heiner Keupp und auch Dörner haben sich intensiv mit dem Krankheitsbegriff sowie Diagnosen und deren gesellschaftlichen Funktionen auseinandergesetzt.[131] Auch die »Gemeindepsychiatrie« als konkrete Ausgestaltung von Hilfesystemen in der Lebenswelt hat einen ihrer Ursprünge in der amerikanischen Mental Health Bewegung, die in den 1960er-Jahren durch John F. Kennedy verbreitet wurde. Zu nennen sind hier Hollingshead und Redlich[132] sowie Gerald Caplan, dessen Ideen und Konzepte durch Literatur[133] und Forschungsaufenthalte z.B. von Niels Pörksen oder auch Heiner Kunze in Deutschland verbreitet wurden.[134]

125 Goffman 1972.
126 Rieger 1992.
127 Giddens 1992.
128 Vgl.: Czada und Windhoff-Héritier 1991; Mayntz und Scharpf 1995.
129 Chow und Priebe 2013.
130 Vgl.: Scheff 1980 (1973); Szasz 1976; Szasz et al. 2013 (1973).
131 Keupp 1972a; Keupp 1972b; Dörner 1971, 1975.
132 Hollingshead et al. 1975.
133 Caplan 1964, 2011 (1974).
134 Vgl.: Pörksen 1974; Dörner et al. 1979a.

England

Gerade aus England kamen wesentliche Impulse, und zwar für die Sozialpsychiatrie wie auch die Anti-Psychiatrie. Zahlreiche junge Sozialpsychiater, wie z.B. Asmus Finzen, Manfred Bauer, wie auch Christiane Haerlin und Heinrich Kunze haben im Maudsley-Hospital (London) hospitiert, und so praktische Einblicke in die dortige sozial- und gemeindepsychiatrische Arbeit erhalten können. Das bezog sich insbesondere auf die Umsetzung des Konzeptes der »Therapeutischen Gemeinschaft«,[135] der Rehabilitation sowie der Organisation von Diensten- und Einrichtungen.[136] Manfred Bauer, Michael von Cranach und Asmus Finzen habe die Texte insbesondere von Douglas Bennett und John K. Wing verbreitet.[137]

Hinsichtlich der Antipsychiatrie sind an dieser Stelle die Namen Donald D. Laing und David Cooper zu nennen. Cooper popularisierte den schon sehr viel älteren Begriff »Anti-Psychiatrie«.[138] Sowohl Laing als auch Cooper, die beide phänomenologisch orientiert waren, betonten die stigmatisierende und repressive Funktion der Psychiatrie sowie auch der Familie, die letztlich nur durch einen revolutionären Akt überwunden werden kann. Beide Autoren sind in ihrer Radikalität in erster Linie von den Psychiatrieerfahrenen rezipiert worden, jedoch auch von den »neuen« sozialpsychiatrisch orientierten Berufsgruppen bzw. Mitarbeiter*innen des außerklinischen Bereiches.[139] Besonders Laing hat gewisse Einflüsse auf die phänomenologisch orientierte Sozialpsychiatrie gehabt.

Frankreich

Mit dem impulsgebenden Klassiker: »Wer ist aus Holz« von Jan Foudraine[140] kamen aus Frankreich insbesondere zwei bedeutende Einflüsse: Zum einen die fulminanten historisch-sozialstruktural inspirierten Werke von Michel Foucault, die sich mit der historischen Entwicklung der »Behandlung« des Wahnsinns und dessen gesellschaftlichen Konstruktion und Funktion beschäftigten.[141] Ähnlich auch die Ansätze von Robert Castel[142]. Darüber hinaus hat jedoch das französische Konzept der »Sektorisierung«[143] mit seiner »Unité d´ Equipe« die deutsche Sozialpsychiatrie wesentlich beeinflusst und tut es noch heute.[144]

Italien

Einen ganz besonderen Einfluss übte die italienische Psychiatrie in Deutschland aus. Zum einen deshalb, weil sie links-sozialistisch und anti-institutionell orientiert war und

135 Vgl.: Jones 1976.

136 Bennett und Watts 1983; Wing 1982.

137 Cranach und Finzen 1972.

138 Diesen Hinweis verdanke ich Burkhart Brückner.

139 Vgl.: Braun und Hergrüter 1980.

140 Foudraine 1974.

141 Foucault 2015 (1973), 1998 (1976).

142 Castel 1979.

143 Vgl.: Hochmann 1973.

144 Köppelmann-Baillieu 1979; Widmaier-Berthold et al. 2006.

zum anderen, weil sie diese Orientierung nicht nur mit Theorie, sondern mit ganz praktischem Aufbau außerklinischer Hilfeformen und Schließung psychiatrischer Großinstitutionen[145] verband. Grundlegend hierzu sind die Schriften von Franco Basaglia[146] und Agostino Pirella[147] sowie Giovanni Jervis[148], die mit Ihren Konzepten einer antiinstitutionellen Psychiatrie viele begeisterten, die ihrer Begeisterung durch Besuche, Hospitationen und Praktika in Görz, Triest, Arezzo und anderswo in Italien Ausdruck verliehen. Auffällig ist allerdings, dass sich die Rezeption der italienischen Sozialpsychiatrie, ähnlich wie die Einflüsse der englischen Antipsychiatrie stark auf die Mitarbeiter*innen und Berufsgruppen (Sozialarbeiter*innen, Psycholog*innen) der im Entstehen begriffenen außerklinischen und ambulanten Versorgungsstrukturen wie z.B. bei den neuen Kontakt- und Beratungsstellen, ambulanten Diensten oder auch Einrichtungen des sog. »komplementären« Bereiches beschränkte. Hieran hatten die Bücher von Klaus Hartung und Eckard Giese ihren Anteil.[149] Die Kliniker*innen der Sozialpsychiatrie lehnten die italienische demokratische Psychiatrie bzw. die englische »Anti-Psychiatrie« eher ab und bezogen sich zumeist auf die englischen und amerikanischen, zum Teil auch französischen Vorbilder der konventionellen Sozial-, Gemeinde- oder Sektorpsychiatrie.

Skandinavien

Einen nur begrenzten Einfluss haben die skandinavischen Länder auf die deutsche Entwicklung gehabt – was bedauerlich ist. Schon in den 1950er-Jahren wurden in Norwegen und Dänemark das sog. »Normalisierungsprinzip« entwickelt.[150] Maßgeblich war hieran der Däne Niels Erik Bank-Mikkelsen beteiligt. Dieses Konzept – in dem durchaus eine starke Ähnlichkeit zu den Inhalten der mehr als 30 Jahre später erscheinenden Behindertenrechtskonvention der Vereinten Nationen[151] auffällt – sah die völlige Inklusion und Integration behinderter Menschen in sämtliche Bereiche des »normalen« Lebens vor, die Abschaffung von »Sonderwelten« sowie in der Arbeit die Orientierung an Menschenwürde und Selbstbestimmung. Insbesondere Christian von Färber, Walter Thimm und Peter Runde[152] haben dieses Konzept für die deutsche Diskussion erschlossen. Allerdings ist dieses Konzept in Deutschland soz. »institutionell verengt« worden, nämlich dergestalt, dass es lediglich die »Tagesstruktur« in den entstehenden komplementären Einrichtungen (Heimen) »normalisierte«.[153] In der Sozialpsychiatrie fand die Diskussion kaum einen Widerhall, was daran gelegen haben mag, dass sie sich gerade damit befasste, die psychisch kranken Menschen von den geistig behinderten Menschen

145 Berühmt sind in diesem Zusammenhang die Gesetze Nr. 180 und 833, die 1978 die Reform institutionalisierten, d.h. die Auflösung der psychiatrischen Großinstitutionen verfügten (Piro 2001)

146 Basaglia und Basaglia Ongaro 1972; Basaglia 1974, 1978.

147 Pirella et al. 1975.

148 Jervis 1978, 1979.

149 Hartung 1980; Giese 1984.

150 Bösl 2009a, 2009b; Bösl 2010; Waldschmidt 2003.

151 Vgl.: BMAS 2009.

152 Vgl.: Thimm 1972; Runde und Heinze 1979.

153 Rohrmann und Schädler 2011, 426ff.

abzugrenzen und ein »Normalisierungsmodell« bei vielen auf entschiedenen Widerstand stieß.

Westdeutscher Diskurs

Nachdem das Buch »Sozialpsychiatrie« von Hans Strotzka bereits 1965 in Österreich erschienen war, war es auch ab 1968 in Deutschland als eines der ersten Bücher über Sozialpsychiatrie erhältlich. Neben den in den 1960 Jahren kursierenden Exemplaren »grauer Literatur« über sozialpsychiatrische Ansätze und Einrichtungen, war es das Buch von Klaus Dörner: »Bürger und Irre«, das die in den 1970 Jahren einsetzende wissenschaftliche Diskussion über Sozialpsychiatrie eröffnete. Das 1969 erstveröffentliche Buch behandelt auch unter Bezug zu den Beiträgen von Foucault insbesondere die Sozialgeschichte der bürgerlichen Gesellschaft und ihr Verhältnis zu den Verrückten, Irren und anderen Abweichlern. Dörner selbst bezeichnet im Vorwort zur zweiten Auflage des Buches das Buch selbst als »Produkt der Studentenbewegung«, nicht zuletzt deshalb, da er an dem Nachmittag, als der Student Benno Ohnesorg in Berlin erschossen worden ist, mit dem Abfassen begonnen hatte. Dörner selbst hat – wenn man die Befassung mit dem deutschen Faschismus und der Ermordung der behinderten und psychisch kranken Menschen in der Aktion T4 absieht – sich mit dem Thema, insbesondere was aktuelle gesellschaftliche Bezüge betrifft nicht weiter beschäftigt. Dafür aber andere: 1973 erschien das Buch »soziale Psychiatrie« von Irma Gleis et al., in dem mit einer marxistisch-materialistischen Perspektive geradezu eine »politische Ökonomie« der Psychiatrie entwickelt wird. Diese Perspektive wird auch von anderen Autor*innen verfolgt, wie z.B. Christa Rebell oder Frido Mann und natürlich – recht erfolgreich – von Erich Wulff mit seinem Buch »Psychiatrie und Klassengesellschaft«. Dieses Buch ist auch für die DGSP von gewisser Relevanz gewesen, da Erich Wulff mit dem darin befindlichen Aufsatz: »Der Arzt und das Geld« nicht nur sein persönliches Verhältnis, sondern auch das der DGSP mit den Interessenverbänden der niedergelassenen Ärzte äußerst nachhaltig verstörte. 1977 erschien das Buch von Ernst Köhler, das den Zusammenhang von Armut und psychisch kranken Menschen thematisierte.

Von großer Bedeutung waren die Veröffentlichungen der praktischen Umsetzung der Gemeindepsychiatrie auf der Ebene einzelner wegweisender Projekte sowie der Ebene von Versorgungsregionen, die Dörner und Plog nach langer »grauer Existenz« erst 1999 herausgaben. Hier sind vor allen anderen die Veröffentlichungen von Asmus Finzen mit den Erfahrungen aus Tübingen zu nennen, die mehrere Auflagen erreichte, die Veröffentlichung von Niels Pörksen mit denen aus Mannheim oder denen von Manfred Bauer aus Hannover. Wenn man etwas waghalsig die Titel deutet, dann verraten diese auch die »Herkunft« der Autoren: Asmus Finzen schöpft aus englischer Erfahrung, Niels Pörksen aus US-amerikanischer und Manfred Bauer ist französisch beeinflusst. Grundlegend waren auch die beiden Veröffentlichungen von Heiner Keupp über den »Krankheitsmythos in der Psychiatrie«, die sich am Labeling Ansatz und der gesellschaftspolitischen Dimension psychischer Krankheit orientierten. Alf Trojan und Heiko Waller legen am Ende des Jahrzehnts einen Reader vor, der die Erfahrungen einiger sozialpsychiatrischer Projekte reflektiert sowie sich für die Beteiligung von Psychiatrieerfahrenen (sic!) einsetzte. Auch Christa Widmaier setzt sich bereits früh für die aktive

Beteiligung von Psychiatrieerfahrenen ein. Schon 1971 legt Peter Runde die Ergebnisse einer teilnehmenden Beobachtung des »Alltages« psychiatrischer Einrichtungen vor und beschreibt die Sozialpsychiatrie (auch) als ein Organisationsproblem. Die Autorengruppe Häcklingen beschreibt aus ihrer Sicht authentisch die Kommunalisierung der psychiatrischen Versorgung im Landkreis Uelzen und das Ehepaar Fengler besucht als ethnomethodologisch teilnehmende Beobachter*in eine psychiatrische Klinik und berichtet über den »Alltag in der Anstalt«.

Natürlich fanden in allen damaligen Publikationsorganen z.T. heftige Diskussionen über die einzelnen Ansätze und Positionen statt. Hierbei möchte ich mich auf zwei Diskussionen beschränken, die innerhalb sozialpsychiatrischer Positionierungen stattfanden. Dies betrifft zum einen die Ablehnung der englischen »Antipsychiatrie« und italienischen »psychiatrica democratica« durch sozialpsychiatrisch orientierte Kliniker, die »materialistisch-marxistisch« orientiert waren. Sie formulierten ihre Kritik an Laing, Cooper, Basaglia u.a. darin, dass sie zu abstrakt seien, sich in – auch theoretische – Widersprüche verhakeln und letztlich bürgerlich infiziert sind. Vernünftig hingegen sei eine Therapie, die sich als bewusste gesellschaftliche Praxis begreift. Zum anderen betrifft dies die Beschäftigung mit denselben Ansätzen durch »etablierte« Vertreter der Sozialpsychiatrie. In einem weithin Beachtung findenden Aufsatz beschreibt Klaus Peter Kisker in einem »Nachruf« unterschiedliche »Annährungstypen« von Anti-Psychiatern. Hierbei nimmt Huber vom SPK Heidelberg die Position des »Psychiaters mit konsequenter Antipsychiatrie-Praxis« ein, Laing die mit »marginaler Praxis«, Cooper ist »Verfechter therapeutischer Gemeinschaft mit Beiträgen zur Antipsychiatrie Theorie«, Basaglia ist »Reformulierer der Psychiatrie mit Antipsychiatrie-Anstrich«, Szasz ein »Konventional-Psychiater, der Antipsychiatrie schreibt und Heiner Keupp ist für ihn »der gescheiteste Vertreter« der Gruppe der Anti-Psychiatrie Ghostwriter, Kompilatoren, Abschreiber und Schreibtischtätern«. Interessant sind in diesem Zusammenhang nicht nur die inhaltlich verschiedenen Positionen, die durch die verschiedenen Autoren vertreten werden, sondern auch der unterschiedliche Habitus, der den unterschiedlichen Autoren zu eigen ist. Er reicht von alternativ-postmodernen Orientierungen über materialistisch-marxistische bis hin zum großbürgerlich-traditionellen akademischen Habitus, der nicht nur bei Kisker durchschlägt.

Trotz der breiten gesellschaftlichen Aufmerksamkeit sowie der fachlich-wissenschaftlichen und politischen Diskussion ist es der Sozialpsychiatrie kaum gelungen, sich im akademisch-universitären Bereich zu etablieren. Zwar konnte sich Heinz Häfner mit dem Zentralinstitut für seelische Gesundheit in Mannheim ab 1975 etablieren, koppelte sich jedoch – oft konfliktreich – von der auf praktisch-politische Veränderungen abzielenden sozial- bzw. gemeindepsychiatrisch orientierten Bewegung ab. Gründe hierfür mögen darin gelegen haben, dass das ZI danach trachtete, international akzeptierten Anschluss an die moderne Psychiatrie mit ihren Wissenschaftsstandards zu bekommen. Dies machte sich z.B. in dem Streit um die Arbeit von Niels Pörksen bemerkbar, die vom ZI nicht akzeptiert wurde, jedoch – veröffentlich im Rowohlt Verlag – ihre konzeptionell leitende Wirkung nicht verfehlte. Verbunden damit war eine Ausrichtung des ZI, das sich zunächst auf epidemiologische Fragen beschränkte, »umfassende« klinische Versorgung ablehnte, sondern eine »zweistufige« Versorgung in Verbindung mit dem Krankenhaus Wiesloch befürwortete und ansonsten sich aus den kommunalpolitisch relevanten Fragen, die mit Gemeindepsychiatrie verbunden sind, herauszuhalten versuchte.

Explizit sozialpsychiatrisch ausgerichtete Lehrstühle wurden lediglich in Hannover (Erich Wulff) und Berlin (Gregor Bosch) eingerichtet. Allerdings waren auch andere sozialpsychiatrisch ausgerichtete Mediziner*innen im akademischen Lehrbetrieb und der – oft in Sektoraufgaben eingebundenen – gemeindepsychiatrischen Praxis befasst (Klaus Dörner, Asmus Finzen, Niels Pörksen, Michael von Cranach etc. und – später – Klaus Weise), aber eine akademische Forschung konnte sich in der Sozialpsychiatrie nicht etablieren. Und – so fahren Schmiedebach und Priebe fort – »am Ende des Zwanzigsten Jahrhundert hat das Zentralinstitut für seelische Gesundheit sozialpsychiatrische Forschung mehr oder weniger oder weniger aufgegeben, eine der beiden sozialpsychiatrischen Abteilungen verschwand und Lehrstühle für Sozialpsychiatrie wurden umgewidmet.« Eine Ausnahme stellt die psychiatrische Universitätsklinik in Leipzig dar. Dort hat Matthias Angermeyer ab 1995, als er die Leitung in der Nachfolge von Klaus Weise übernommen hatte, insbesondere durch Beschäftigung mit Einstellungsforschung, Epidemiologie und Versorgungsforschung eine sozialpsychiatrisch orientierte Forschung aufgebaut. Ähnliches gilt für die psychiatrische Klinik der Universität Ulm in Günzburg, wo Thomas Becker, Reinhard Kilian, Silvia Krumm und andere sozialpsychiatrisch-wissenschaftlich tätig sind. Ansonsten führt die Sozialpsychiatrie im akademischen sowie im Bereich der Forschung ein eher randständiges Dasein. Stattdessen hat sich die Sozialpsychiatrie in den Fachhochschulen bzw. Hochschulen für angewandte Wissenschaften relativ breit etablieren können, aber auch hier ist sozialpsychiatrisch orientierte Forschung eher die Ausnahme. Eine Kooperation zwischen Hochschulen findet kaum statt. Auch hier ist die institutionelle Trennung von medizinisch-klinischer (Sozial-)Psychiatrie und sozial-außerklinischer (Sozial-)Psychiatrie nach wie vor in Forschung und Lehre stark wirksam.

Zum Schluss dieses sicher unvollständigen Überblicks soll auf zwei Publikationen hingewiesen werden, die zum Ender der 1970er-Jahre geradezu paradigmatisch die unterschiedlichen Positionen auch innerhalb der DGSP repräsentieren. Die eine Publikation ist das Buch »Irren ist Menschlich« von Klaus Dörner und Ursula Plog und die andere ist das Buch von Heiner Keupp und Manfred Zaumseil: »Die gesellschaftliche Organisation psychischen Leidens«. Beide Bücher repräsentieren direkt und indirekt Positionen in der DGSP, die sich in den 1970er und 80er-Jahren manifestierten – mit wechselnden Mehrheiten und langfristigen Auswirkungen.

Obwohl das nie öffentlich diskutiert wurde, lässt sich an ihren Ansätzen ein Konflikt innerhalb der DGSP (nicht nur) in den ersten zehn Jahren Ihres Bestehens verdeutlichen, an dessen Polen die Positionen der beiden Autorenpaare bzw. Gruppen stehen. Prototypisch hierfür die Konzeption, die beide Parteien für »Professionalität« im gemeindepsychiatrischen Arbeitsfeld vorlegen und die mit den Schlagworten »die gute Professionelle« (Dörner/Plog) und »der kritische Professionelle« (Keupp u.a.) belegt werden kann.

»Sozialpsychiatrische Grundhaltung« bei Dörner/Plog oder: Die gute Professionelle

Für Dörner/Plog ist die »sozialpsychiatrische Grundhaltung« die entscheidende Bedingung in der »Begegnung zweier Menschen, dem psychisch Kranken und dem psychiatrisch Tätigen« (10) Ihr beispielhaftes Arbeitsfeld ist die Klinik, jedoch verfolgen sie den Anspruch, dass ihr Konzept auf alle (institutionellen) Kontexte psychosozialer Arbeit anwendbar ist. Psychische Krankheit wird als »allgemein-menschliche Möglichkeiten« angesehen bei dem gescheiterten Versuch, Lebensprobleme zu lösen. »Daher sind sie uns allen zugänglich und bekannt« (10). Die Beziehung zu dem Klienten ist im Grundsatz eine normale, da unter den o.g. Voraussetzungen »die Begegnung des psychiatrisch Tätigen mit Kollegen gleicher oder anderer Berufszugehörigkeit und mit dem Patienten sich im Grundsatz nicht unterscheidet« (10).

Das Ziel professioneller Tätigkeit ist, dass psychisch Kranke einen angemesseneren Umgang mit ihren Schwierigkeiten finden und befriedigender leben können » (10). Das Ziel einer Therapie ist Selbsttherapie, wobei den Professionellen die Aufgabe obliegt, möglichst günstige Bedingungen dafür zu schaffen (14). Hierbei legen Dörner/Plog besonderen Wert auf die Ausbildung und Entwicklung allgemein menschlicher Tugenden (gut sein, menschlich sein, würdig, tolerant, Kontrolle), insbesondere auf »Offenheit« (26). Die Grundhaltung kann der Professionelle – ebenso wie der Klient – nur in der Begegnung mit dem anderen erlernen und sich über Rückmeldung dadurch als handelndes Subjekt wahrnehmen. Dörner/Plog untergliedern ihr Konzept der Grundhaltung in drei Aspekte:

Selbstwahrnehmung

Durch eine zu entwickelnde »Suchhaltung« sind Professionelle in der Lage, nicht distanziert fremde Erlebniswelten zu kategorisieren, sondern sich auf die eigenen Gefühle innerhalb der Interaktion zu sensibilisieren und damit auch auf die des Klienten. »Kann ich so besser mich selbst sehen, so wird es mir auch leichter gelingen, den Zugang zu den Quellen, Auslösern, Zusammenhängen meines Fühlens und Empfindens in mir zu suchen. Damit gewinne ich an Freiheit, den anderen nicht mehr als Objekt meines Handels zu sehen, als jemand, den ich betrachte: Sondern bei allen Vorbehalten und aller Scheu werde ich den anderen leichter als Partner sehen können, ihn nicht mehr nur z.B. als merkwürdiges Wesen, das nicht ganz normal ist, sondern mich mit ihm auf eine Begegnung einlassen« (31).

Wichtig bei dieser gefühlsbetont, selbstreflexiven Suchhaltung ist, dass sie sich im Rahmen des Bemühens um Verstehen auf den Patienten überträgt (10). Der Patient muss die Suchhaltung und von dem Bemühen um ihn erfahren, damit er selbst zur eigenen Suchhaltung gelangen kann (33).

Konsequenzen aus dieser vom Bemühen um Verstehen gekennzeichneten Suchhaltung liegen darin, dass eine Trennung von diagnostischem und therapeutischem Handeln aufgehoben ist und dass tendenziell – eben durch Entwicklung einer gemeinsamen Suchhaltung und Selbstwahrnehmung – die Subjekt-Objekt-Beziehung zum Patienten aufgehoben wird. Insofern kann sie auch als »Modell« wirken, das Prinzip »Hilfe zur Selbsthilfe« ermöglichen und gleichzeitig den Therapeuten befähigen, im Rahmen der

Nähe der Begegnung Distanz zu wahren, um sich nicht durch Distanzlosigkeit zu verzetteln (33f.).

Vollständigkeit der Wahrnehmung

Hierzu gehört die Wahrnehmung der gesunden und kranken Anteile des sowie die Tatsache, dass er sowohl »Opfer als auch Täter seiner Krankheit ist«, sein Kranksein in Beziehung lebt und seine Symptomatik die sinnhafte Vermittlung seiner Lebensprobleme sind (13). Jedoch findet diese Wahrnehmung ihre notwendige Entsprechung in der Selbstwahrnehmung des Professionellen, in der Wahrnehmung beruflicher und privater Anteile, bzw. in der Wahrnehmung der Distanz zum Beruf und zu den Patienten. Wenngleich in erster Linie im Beruf ein Zwang zum Verstehen herrscht, kann sich doch die Grundhaltung, weil sie »keine Rolle ist, sondern echt« (34) auf das Privatleben und den Professionellen als »ganzen Menschen« auswirken: »Sicher ist jedoch, dass mit der Zunahme der beruflichen Verstehensfähigkeit auch meine Bereitschaft außerhalb größer wird« (34).

Das Team erscheint für Dörner/Plog für die sozialpsychiatrische Praxis hierbei unverzichtbar. Hier ist der Ort, wo aus den verschiedensten Blickwinkeln und berufsbezogenen Perspektiven und Wissensbeständen eine möglichst umfassende Diagnose hergestellt werden kann. »So ist ein abgerundeteres und differenziertes Wahrnehmen und Handeln möglich« (27). Außerdem hat das Team eine Funktion als Ort der Einübung der Grundhaltung und hat eine »Modellwirkung«. Es trägt auch zur »Selbstverwirklichung und Gesundheit der Teammitglieder« bei (26ff).

Normalisierung der Beziehung

Die Normalisierung der Beziehung entsteht hauptsächlich durch die Wahrnehmung und Rückmeldung von Gefühlen, die sich aus Übertragungen und Gegenübertragungen in der Beziehung ergeben. »Der Versuch geht dahin, die durch den Anderen ausgelösten Gefühle wahrzunehmen und ihm als durch ihn ausgelöste Gefühle mitzuteilen, sodass er versuchen kann, etwas damit anzufangen. Jedoch nur, wenn er mich zurückweisen kann, wenn ich zulasse, dass er auch über mich etwas sagen kann, wenn Äußerungen zu ihm teilbar sind in einen für ihn und einen für mich gültigen Anteil. Dann wird die Begegnung vollständig und hat die Möglichkeit der Normalisierung« (35).

Diese intendierte Qualität der Beziehung stellt in der Konsequenz die Aufhebung des Subjekt-Objekt-Verhältnis dar, indem der Patient aus seiner Isolation befreit und offener Austausch ermöglicht wird (13). Ebenso wie der Patient kann auch der Professionelle durch den offenen und gleichberechtigten Austausch seine gesunden und kranken Anteile und Handlungsstrategien erkennen und Einsichten gewinnen. »Der von uns geschilderte Umgang mit Begegnungen ermöglicht dem anderen mehr als Partner zu handeln. Wenn dieser Anspruch weiter gleichberechtigt erfüllt ist, ist die Beziehung normalisiert und, gleichwertig« (35f.). Soweit Dörner und Plog.

»Psychosoziale Basiskompetenzen und Qualifikationen« bei Keupp und von Kardorff oder: der kritische Professionelle[154]

Keupp und von Kardorff versuchen anhand ihres Konzeptes die »Herstellungsbedingungen für eine gemeindepsychologisch- sozial ökologisch orientierte Haltung im psychosozialen Arbeitsfeld« (661) zu beschreiben. Obgleich ihre spezifische Referenzgruppe die Psychologen ist, beansprucht ihr Konzept Gültigkeit für das gesamte Arbeitsfeld, mithin also für alle darin tätigen Berufsgruppen (661). Sie rekurrieren in ihrem Konzept sehr viel mehr als Dörner/Plog auf das Arbeitsfeld betreffende kritische Wissen und Qualifikationen. Ihr Konzept der »Haltung« bezieht sich in erster Linie nicht auf Gefühlswelten in der Dienstleistungsbeziehung bzw. in der damit verbundenen Selbstreflexivität der Professionellen, sondern hat das Ziel: »selbstkritische und institutionskritische Professionalität« (285). Basiskompetenzen und -qualifikationen werden verstanden als »ein Komplex von theoretischen und praktischen Fertigkeiten und Fähigkeiten sowie Verhaltensqualifikationen, die sich auf eine psychologische Art des Umgehens mit und des Herangehens an soziale und psychische Probleme, auf Annahme, Durchführung und Bewältigung der helfenden Interaktion, auf den Umgang mit Mitarbeitern und Institutionen und auf die analytische und pragmatische Erfassung des späteren Arbeitsfeldes bezieht; hierzu gehört auch wesentlich die Fähigkeiten, die eigene Berufsrolle im Verhältnis zu Klienten und Mitarbeitern und in Bezug auf die Bedingungen des eigenen Arbeitsplatzes zu reflektieren und neu zu bestimmen« (662). Eine »Gemeinsamkeit« mit den Klienten ergibt sich aus dem Kampf gegen gesellschaftliche Ausschließung, die die Professionellen zum »Sachwalter des Ausschlusses« macht (205).

Gemeindepsychologische Perspektiven

Theoretische und normative Grundlage ihres Konzeptes ist eine »gemeindepsychologische Perspektive«, die auch als Widerstandsanalyse beschrieben wird und sich ebenso gegen sozialstaatliche Vereinnahmung wie gegen herkömmliches professionelles Selbstverständnis wendet, und zwar in seinem elitären Technizismus, in seinem deduktiven Modell von Wissenschaft und Praxis, sowie in seinem Professionalismus, der sich an Disziplin und Standesgrenzen orientiert.[155] Eine Grundlage ihrer Perspektive ist die These, dass psychische Krankheit oder Lebensprobleme sowohl durch das soziale Lebensfeld der Betroffenen bestimmt, als auch nur unter dessen angemessener Berücksichtigung zu bewältigen sind (202). Hieraus lassen sich die wesentlichen Elemente der »gemeindepsychologischen Perspektive« zusammenfassen: Es wird eine Abkehr vom »psychologischer Blick« und eine Entwicklung eines »Sense of Community« (Sarason) gefordert. Gemeint ist hiermit eben die oben angesprochene Sichtweise sowohl der Genese als auch der »Behandlung« psychischer Krankheit unter Berücksichtigung sozialstruktureller Einflüsse, individueller Bearbeitung und gesellschaftlicher Reaktion. Dies bezieht sich nicht nur auf gesamtgesellschaftliche Strukturen und Prozesse, sondern gilt gerade für regionale und kommunale Gegebenheiten. Im Gefolge des geforderten Bruchs mit dem Technizismus postuliert Keupp ein »Misstrauen gegen

154 Grundlage hierfür ist – soweit nicht explizit zitiert – Keupp und von Kardorff 1980. Seitenzahl in Klammern.

155 Keupp 1978, S. 210

professionelle Allzuständigkeit«. Kompetenz soll sich bestimmten an der Fähigkeit, an alltagsweltliche Bedürfnisse anzuknüpfen ebenso wie an der Funktionsfähigkeit sozialer Netzwerke und Unterstützungssystemen sowie an Selbsthilfepotenziale und nicht an der alleinigen Definitionsmacht der Professionellen selbst.[156] Es wird eine sozialökologische, präventive Orientierung« als Alternative zur vorherrschenden anlassorientierten, kurativen Orientierung gefordert. »Primäre Prävention erfordert eine radikal andere Art von Psychologie, d.h. eine, die sich auf langfristige Interventionen im natürlichen Lebensfeld der Menschen einlässt«.[157]

Psychosoziale Basiskompetenzen

Als psychosoziale Basiskompetenzen bezeichnen Keupp und von Kardorff die Fähigkeit zur kritischen Reflexion der eigenen Berufsrolle und zum Umgang mit dem Expertenstatus. Hierzu gehört vor allem die Herausbildung von Fähigkeiten zu entscheiden, wann – vor dem Hintergrund vorhandener Selbsthilfepotenziale – professionelle Hilfe, und wenn ja, welche einsetzen muss. Es geht also um die Relativierung der eigenen »Allzuständigkeit« und um die Verhinderung eines therapeutischen Blickes. Hinzu kommt die Herausbildung eines »Kooperationswissens«, dass die Voraussetzung von Teamfähigkeit ist und der Verhinderung berufsständischer Borniertheiten dienen soll. Neben der Befähigung zur Fortbildung wird weiterhin die Relativierung des therapeutischen Technizismus gefordert, sowie die Fähigkeit zur »beständigen Reflexion und Selbstreflexion der professionsspezifischen Interaktionsbeziehung zu Adressaten der beruflichen Tätigkeit« (664). Zu Letzterem gehören besonders die Kenntnis struktureller Aspekte der Dienstleistungsbeziehung und die selbstreflexive Problematisierung der eigenen Rolle und Haltung in der Beziehung.

Vertrautheit mit sozialstrukturellem und vor allem sozialepidemiologischen Wissen

Hier vor allem greift das o.g. Postulat der Entwicklung eines »Sense of Community« am konkreten Ort der Berufspraxis. Dazu gehören sowohl das Wissen und Informationen über sozialstrukturelle Gegebenheiten der betreffenden Region, deren Versorgungsstrukturen und der Lebenswelt der darin lebenden Menschen incl. von Selbsthilfegruppen, Initiativen und anderen Unterstützungssystemen Sozialstrukturelles und epidemiologisches Wissen ist nach Keupp/v. Kardorff eine Voraussetzung einer »präventiven Orientierung«, die »an sozialen Entstehungsherden, Krisengebieten und Risikobereichen« (664) ansetzen soll und sich nicht nur auf einzelne Individuen bezieht, sondern auch auf »soziale Gruppen« und »soziale Umstände« (665).

Institutionelle Handlungskompetenz

Sie beinhaltet ein profundes Wissen über rechtliche, institutionelle und politische Strukturen und Aufgabe des Versorgungssystems. Das ist einerseits eine Voraussetzung des herauszubildenden »Beratungswissens« (555) und andererseits Grundlage des »Umgehen mit dem administrativen Apparat« (665).

156 Keupp 1978, S. 204

157 Kelly et al. 1977, zit.n. Keupp 1978, S. 207.

Beratungs- und Hilfekompetenz

Hierunter fassen Keupp/v. Kardorff, durchaus in der »Nähe« zu Dörner/Plog, die Herausbildung einer selbstkritischen Haltung. Jedoch mit deutlich anderen Akzentuierungen. Wenngleich eine Dienstleistungsbeziehung durchaus »normalisiert« ablaufen soll, ziehen Keupp/v. Kardorff jedoch die prinzipielle Nichtalltäglichkeit einer Dienstleistungsbeziehung in Betracht. Hieraus folgt für sie eben keine Homogenität der Interessen, sondern »eine Bereitschaft zum Akzeptieren der vorgefundenen Lebenswelten bei gleichzeitiger kritischer Solidarität mit den betreffenden Klienten« (665). Hierbei kommt es auch, wie bei Dörner/Plog, darauf an, selbstkritisch eigene Motive, Ängste und fachliche Borniertheiten zu hinterfragen und Fähigkeiten unverkrampften Aufbauen und Durchführen zum »möglichst beratender Gespräche« zu entwickeln (665). Das Entscheidende einer solchen Haltung ist, dass eine Sensibilisierung für die Lebenswelt der Klienten und deren Bedürfnisse eine Grundbedingung für die Wirksamkeit der Hilfeleistung ist (665).

Reflexiv – evaluative Methodenkompetenz

Hierdurch sollen die psychosozialen Dienstleister in die Lage versetzt werden, ggf. im Rahmen kleiner Untersuchungen, »die Arbeit auf ihre Folgen und ihre Wirksamkeit hin selbst zu untersuchen« (666). Soweit Keupp/v. Kardorff.

Natürlich gab es an diesen beiden Konzepten viel zu kritisieren und zu diskutieren, was jedoch an dieser Stelle nicht weiterverfolgt wird.[158]

Deutlich wird zweierlei:
Dörner und Plog blenden eine gesellschaftsbezogene (oder kritische) sozialpolitische Dimension völlig aus und beziehen fast nur noch ethisch motivierte Dimensionen in die Begegnung zweier Menschen. Sie haben ihr ethisch motiviertes Konzept in späteren Veröffentlichungen noch weiter differenziert. Seine ausformulierteste Form fand es bei Dörner in dem vor allem um den messianistisch-phänomenologischen Ansatz des Philosophen Emmanuel Levinas vom »Anderen« erweiterten Werk »Der gute Arzt«[159].

Das Konzept von Keupp und von Kardorff ist hingegen stark von einer gesellschaftskritischen Wissenschaftlichkeit geprägt, die unter Umständen mit dazu beitrug, dass dieses Konzept in der Sozialpsychiatrie nicht den Widerhall fand, den es verdiente. Allerdings formuliert es häufig noch eine Art »Hintergrundhaltung« der kritischen Mitarbeiter*innen insbesondere des außerklinischen Bereiches der Gemeindepsychiatrie.

Die »Sozialpsychiatrische Grundhaltung« in Anlehnung an Dörner und Plog hat sich in der Sozial- und Gemeindepsychiatrie, insbesondere in der DGSP, längerfristig breit durchgesetzt. Meines Erachtens liegt ein Hauptgrund hierfür, dass er nicht nur nahtlos anschließt, sondern geradezu mittendrin im links-alternativen Milieu der »Szene« verhaftet ist. Insbesondere die jungen Leute bzw. neuen Berufsgruppen, die zunehmend nicht mehr dogmatisch politisiert waren, sondern sich eher sozialen Bewegungen (Frauen, Ökologie, Anti-AKW und Frieden etc.) zuordneten, die auf postmaterialistische Werte wie Selbstfindung-, Selbstverwirklichung und Emanzipation oder

158 Vgl. Reumschüssel 1988, 38f., 41f.

159 Dörner 2001a.

auch auf Authentizität abstellten,[160] konnten sich umstandslos mit der »sozialpsychiatrischen Grundhaltung« identifizieren – diente diese doch gleichzeitig ihrem eigenen »Wachstum«.[161]

Für die DGSP ist sie spätesten seit den 1990er-Jahren nach dem Scheitern der »Zielediskussion« zum Leitparadigma ihrer Aktivitäten geworden. Natürlich ist die »Grundhaltung« vielfach verändert und weiterentwickelt worden. Ihre Grundmuster lassen sich jedoch auch noch in der 24. Auflage von »Irren ist menschlich« finden.[162] Elaborierte Fortentwicklungen aus dem klinischen Bereich finden sich in den phänomenologisch inspirierten Ansätzen der »anthropologischen Psychiatrie«[163] oder einer Neuinterpretation der »Sozialen Psychiatrie«.[164] Auch für den außerklinischen Bereich werden Grundhaltungen entwickelt, die jedoch zunehmend pragmatischer ausgerichtet sind. So z.B. Nils Greve. Er entwirft eine »psychotherapeutische Grundhaltung«, die sich in erster Linie auf ein »ambulantes Setting« bezieht und lebensweltorientiert auf Alltagsbewältigung, Empowerment und Abbau von Handycaps zielt.[165] Hierzu gehören z.B.:

- Neugier auf den anderen Menschen.
- Wertschätzung und Respekt vor seinen Fähigkeiten und Eigenheiten einschließlich der Bereitschaft zur Akzeptanz (!) ungewöhnlichen Verhaltens.
- Kontinuierliches Bemühen um Verstehen intrapsychischer Hintergründe.
- Unterstützung bei der Verwirklichung persönliche Bedürfnisse und der Suche nach eigenen Lebenszielen.
- Ausrichtung der professionell Tätigen auf die Nutzung und Stärkung der Ressourcen und Kompetenzen der Klientinnen und Klienten.[166]

Eine mehr auf Vernetzung abzielende aber auch politisch akzentuierte Grundhaltung entwirft Klaus Obert.[167] In vielen Aspekten ähnelt sie der von Greve,[168] der politische Aspekt erscheint bei ihm jedoch in der Funktion als »Bollwerk gegen die Imperative des Systems«, da es darum gehe, »jenseits der Imperative des Systems [...] mit zur Stabilisierung prekärer Lebenslagen und zur Ausweitung der Grundlagen einer kommunikativ und verständigungsorientierten Lebenswelt einen bescheidenden Anteil beizutragen«.[169] Trotz aller Unterschiede, die sich zum Teil in den noch zu schildernden Auseinandersetzungen innerhalb der DGSP zeigen, ist allen Ansätzen gemeinsam, dass sie

160 Vgl. vor allem: Reichardt 2014, 99ff. 782ff. und – mit Vergnügen – Balzer 2019, Teil III Boltanski und Chiapello 2003 nennen diese Werte und Orientierungen auch die »Künstlerkritik« am Kapitalismus.

161 Vgl. Zaumseil 2017, S. 846.

162 Vgl. Bock und Kluge 2017 (1978).

163 Vgl. Bock et al. 2004; Heinz 2015, 2016; Bock und Heinz 2016.

164 Vgl. Thoma 2017.

165 Greve 2011

166 Ebd.: 259

167 Obert 2014

168 Obert 2011: 133

169 Obert 2014: 23

einen objektivierenden »technizistischen« Expertenblick auf den psychisch gestörten, kranken oder behinderten Menschen ablehnen.

3.3.3 Entwicklungen in der psychiatrischen Landschaft

Hingewiesen ist schon darauf, dass in Verlauf der Diskussionen in den 1960 Jahren einige Reforminitiativen insbesondere an den Kliniken der Reforminitiator*innen stattgefunden haben. Dies verstärkte sich mit Beginn der forcierten öffentlichen und politischen Diskussion, sowie auch mit den erweiterten sozialrechtlichen Möglichkeiten im klinischen und außerklinischen Bereich.

So entstanden schon vielerorts, was nicht unproblematisch war, durch die Verkleinerung und/oder Umetikettierung von (ehemaligen) Langzeitbereichen der psychiatrischen Anstalten Heime, die zwar evtl. etwas kleiner und moderner als die alten Anstalten waren, jedoch setzten sie die Institutionszentrierung nun im Rahmen der Eingliederungshilfe für Behinderte auf anderer Rechtsgrundlage weiter fort.

In einigen Bundesländern wurde damit begonnen, Landespsychiatriepläne zu erstellen und die die Versorgungsstrukturen gezielt zu verändern, zu nennen ist hier zunächst Nordrhein-Westfalen, wo Caspar Kulenkampff mittlerweile entscheidende Leitungsfunktionen innehatte. Aber auch Bayern mühte sich – zunächst nicht recht erfolgreich – um eine gezielte Landesreform der Versorgung. Die Reformen oder Reformplanungen zielten insbesondere darauf ab, Missstände zu beseitigen, Großanstalten durch Aufbau »komplementärer« Einrichtungen (Heime) zu verkleinern und auch neue »Einrichtungstypen«, wie z.B. das »Sozialpsychiatrische Zentrum« zu etablieren. Auch wurden in zahlreichen Bundesländern die gesetzlichen Grundlagen geschaffen, den öffentlichen Gesundheitsdienst zu reformieren und Sozialpsychiatrische Dienste zu etablieren. Neben den gut dokumentierten Reforminitiativen in Tübingen, Heidelberg, Hannover oder auch Berlin-Charlottenburg ist besonders die Reform in Köln bemerkenswert, nicht zuletzt deshalb, weil ihre sehr anspruchsvolle und umfassende sozialwissenschaftliche Begleitung[170] kaum zur Kenntnis genommen wurde.

Caspar Kulenkampff war mittlerweile zum Landschaftsverband Rheinland (LVR) gewechselt und modifizierte den »Zielplan…« des Landes dahingehend, dass in den Kölner rechtsrheinischen Gebieten (Merheim) ein modellhaftes »Psychiatrisches Behandlungs-Zentrum« (PBZ) aufgebaut werden soll. »Dieses sollte als erstes Modell der Reform fungieren und deswegen so strukturiert sein, dass es eine umfassende sektorisierte psychiatrische Versorgung […] ermöglicht«.[171] Hierzu sollten nicht nur psychiatrische Abteilungen, Tages- und Nachkliniken sowie eine Ambulanz, sondern auch psychiatrische Sozialdienste (PSD), genannt »mobile Teams« (sic!), Beschäftigungstherapie und physikalische Therapie.[172] Hinzu kamen unterschiedliche außerklinische »komplementäre« Einrichtungen und Dienste, sodass präventive, im Vorfeld einer Krise angesiedelte, behandelnde und kriseninterveniende sowie nachsorgend-rehabilitative klinische und

170 Vgl. auch zum Folgenden: Wedel-Parlow 1981.

171 Ebd. S. 129.

172 Ebd. S. 130.

außerklinische Einrichtungen und Dienste kooperativ miteinander die Versorgung einer definierten Region übernehmen konnten. Dies Konzept wurde in seiner Gesamtheit, insbesondere im »Zusammenspiel verschiedener abgestufter Versorgungsinstitutionen von akutstationären, rehabilitativen, teilstationären bis hin zum ambulanten und in die »Gemeinde hineingehenden Bereichen der »mobilen Teams« im Rahmen einer Studie evaluiert.[173] Nach dem Baubeginn 1971 wurde der erste Bauabschnitt des PBZ Köln als »erstes seiner Art« mit großem Getöse im Jahre 1974 eröffnet. Es wurde jedoch in seiner umfassenden Konzeption nicht umgesetzt.

In vielen Regionen Westdeutschlands entstanden darüber hinaus nicht nur erste Initiativen zur Unterstützung psychisch kranker und behinderter Menschen oder auch Patientenklubs – wie man sie damals nannte, sondern auch Initiativen, die aktiv außerklinische Hilfen insbesondere für schwer und langfristig erkrankte und behinderte Menschen aufbauten. Statt anderen seien hier erwähnt:

Aufgrund ihrer Anregungen insbesondere aus der italienischen Psychiatrie, den Skandalen um die Klinik Brauweiler sowie mit dem Aufbau der sozialpsychiatrisch orientierten Klinik in Köln Merheim gründeten engagierte Bürger und Professionelle den »Kölner Verein für Rehabilitation e. V.«, der die erste Kölner außerklinische gemeindepsychiatrische Einrichtung – ein Übergangswohnheim mit 16 Plätzen – 1976 errichtete mit dem Ziel, wohnortnahe Hilfen für psychisch erkrankte Menschen anzubieten.

Innerhalb der 1974 gegründeten Hamburgischen Gesellschaft für Soziale Psychiatrie (HGSP) gab es schon länger die Initiative, selbst Verantwortung in der außerklinischen Versorgung zu übernehmen. Die Gruppe bestand aus Ursula Plog, Klaus Dörner, Manfred Zaumseil, Charlotte Köttgen, Andreas Spengler und anderen, die sämtlich in der HGSP/DGSP organisiert waren. Die Pläne nahmen Formen an, als ein ehemaliges Kinderkrankenhaus in der Nähe des Universitätskrankenhauses Eppendorf, das Versorgungsverpflichtung für die Stadtteile Eppendorf-Eimsbüttel übernommen hatte, zu mieten war. Die Gruppe erstellte ein inhaltliches Konzept für ein »Gemeindepsychiatrisches Zentrum«, welches aus einer Wohneinheit, Übergangseinheit, Tagesstätte, Kontakt- und Beratungsstelle, sowie einer Abteilung einer Werkstatt für Behinderte bestand, und nahmen Verhandlungen sowohl mit der Eigentümerin sowie der zuständigen Hamburger Senatsbehörde auf. Als diese Dreiecksverhandlungen zu scheitern drohten, setzten die Initiatorinnen ihr eigenes Vermögen sowie das einiger Unterstützer*innen zum Teil als Bürgschaften ein, fingen an, das Gebäude zu renovieren, stellten unter abenteuerlichen Bedingungen zukünftige Mitarbeiter*innen ein und begannen am 1. Februar 1975, mit ersten Bewohner*innen zu arbeiten. Durch diesen Handstreich unter Zugzwang gesetzt, war die zuständige Senatsbehörde bereit, dem Träger, der HGSP, vertragliche Bedingungen zu gewährleisten.[174]

Auch die Berliner Pinel-Gesellschaft hat eine bewegte Geschichte und spiegelt die dynamischen Aufbaujahre wider. Gegründet wurde die Pinel-Gesellschaft als »Bürgerrechtsbewegung« 1971 von engagierten Professionellen und »Laien« mit dem Ziel der Öffentlichkeitsarbeit gegründet wurde. Sie hatte eine kurze Zwischenzeit als »Gesellschaft zur Förderung der dynamischen Psychiatrie« mit dem Einfluss von Günter Am-

173 Ebd. S. 152.

174 Vgl. HGSP, Hamburgische Gesellschaft für Soziale Psychiatrie 1975 Spengler 1976, 1980.

mon in seiner Gruppe, konnte sich jedoch 1977 von ihm trennen. Danach ist die Pinel-Gesellschaft untrennbar mit dem Engagement von Hans-Otto Boeckheler verbunden, der – nach seiner Rückkehr aus Italien – Einfluss in der Gesellschaft gewann und eine Stelle im Krankenhaus Havelhöhe. Mit der Klinik zusammen sowie dem Sozialpsychiatrischen Dienst wurden die ersten beiden »heruntergekommenen« Wohnungen in Berlin Schöneberg für je 6 Bewohner*innen angemietet und diese zum Teil ehrenamtlich unterstützt. Auch hier kam das notwendige Kapital aus privaten Mitteln der Vorstandsmitglieder der Pinel-Gesellschaft. Erst im Jahre 1980 konnte – im Rahmen einer öffentlichen Veranstaltung der DGSP, APK und Liga für Menschenrechte zu den unhaltbaren Bedingungen der Berliner Psychiatrie – der zuständigen Senatsverwaltung eine Zusage zur Kostenübernahme abgerungen werden.[175]

Der Psychosoziale Trägerverein Solingen e. V. (PTV) wurde im Jahre 1978 von einer Gruppe um die beiden Protagonisten Klaus Nouvertné und Günther Wienberg sowie anderer engagierter tätiger Solinger Bürger*innen gegründet. Befeuert von den Konzepten und Erfahrungen in der italienischen Psychiatrie war Hauptmotiv, beschütztes Wohnen mit alternativen Betreuungsangeboten für Menschen aus Solingen neben der Behandlung im mehr als 20 Kilometer entfernten Landeskrankenhaus Langenfeld einzurichten.[176] Leitend hierbei war auch das Prinzip der regionalen Versorgungsverpflichtung. Zunächst wurden vier Wohngemeinschaften aufgebaut, jedoch zeigte sich, dass darüber hinaus auch strukturierte Angebote notwendig waren, um den Bedürfnissen schwieriger Menschen entgegenkommen zu können. Weiterhin machten die Solinger die Erfahrung, dass eine zu starke (negativ) Abgrenzung von der Klinik nicht immer sinnvoll ist, sondern dass auch von der Klinik gelernt werden kann.[177] So entstand in Solingen ein differenzierter Verbund unterschiedlicher Einrichtungen und Dienste, der als damalige Besonderheit auch einen regionalen Krisendienst umfasste.[178] Darüber hinaus war an dem gesamten Geschehen die sog. »Bürgerhilfe« oder »Laienhelfer« aktiv beteiligt.[179] Durch den Aufbau einer Selbsthilfefirma mit Produktions- und Serviceangeboten sowie Beratung, Unterstützung und Begleitung bei der Arbeitsaufnahme wurden auch hier Angebote aufgebaut. Darüber hinaus: Der PTV-Solingen verfolgte als einer der wenigen außerklinischen Träger eine bereichsübergreifende Strategie, die darauf abzielte, auch klinisch-medizinische Ressourcen der Behandlung (SGB V) aufzubauen. Dies führte dazu, dass der Verein eine Institutsambulanz und Tagesklinik sowie eine kleine »Krisenstation« aufbaute, die im engen Verbund mit tagesstrukturierenden-, Beratungs- und Freizeitangeboten für die Solinger Bürger*innen zuständig war. Auch viele Jahre später setzte der PTV-Solingen seine Strategie der Überwindung der institutionellen Grenzen »von unten« fort, indem er sich maßgeblich an der Entwicklung der »integrierten Versorgung« (§ 140 ff SGB V) beteiligte und so dazu beitrug, dass klinischer und außerklinischer Bereich ambulant und (teil-)stationär »sektorübergreifend« im Rahmen regionaler Versorgungsverpflichtung zusammenarbeiten

175 Vgl. Boeckheler 2001; Lehmkuhl 2008.

176 Nouvertné und Hoffmann 1991.

177 Nouvertné 1985, S. 26-28.

178 Nouvertné 1987, 1991b.

179 Nouvertné 1991a.

können. Ein in Deutschland einzigartiges Projekt. Klaus Nouvertné und Günther Wienberg waren auch bei der Gründung des »Dachverbandes Gemeindepsychiatrie« nicht unbeteiligt und gründeten später das »Institut für kommunale Psychiatrie«.

Mit der zunehmenden öffentlichen Diskussion, den politischen Aktivitäten der jungen »Psychiatriebewegung« sowie den Möglichkeiten, die die neuen sozialrechtlichen Gegebenheiten, insbesondere des BSHG eröffneten, traten die Wohlfahrtsverbände nun in die politische Arena in der Psychiatrie ein.[180] Insbesondere die beiden kirchlichen Träger waren traditionell auch Träger von großen Heil- und Pflegeanstalten und Heimen für Behinderte, hatten sich jedoch aus der Reformdiskussion weitgehend herausgehalten. In dem Prozess der »Öffnung« der Anstalten und dem einsetzenden Aufbau außerklinischer Versorgungsstrukturen (Heime) vertraten sie strukturkonservative Positionen hinsichtlich Subsidiaritätsprinzips und Pfadabhängigkeit,[181] was sich nicht nur in der Betonung des »gegliederten Systems« (mit der Betonung auf Zuständigkeit in der Sozial- und Eingliederungshilfe) zeigt, sondern auch in der oben erwähnten institutionszentrierten Umdeutung des Normalisierungsprinzips. Insbesondere von Kardorff und andere sprechen in diesem Zusammenhang von einer »Verbandlichung der Reform«.[182] Dies trifft jedoch auch auf andere Verbände zu. Sicher gab es bereits die Verbände der Ärzte und Fachärzte, die hier nicht mehr alle aufgeführt werden. Darüber hinaus gab es bereits auch Verbände der Krankenhausträger etc. In den späten 1970er-Jahren, besonders in der Zeit nach der Enquête, als sich Modellprogramme und die sozialpolitische Richtung der Reform abzuzeichnen begann, differenzierte sich »Szene« und Politikfeld weiter aus und eine Reihe neuer Verbände trat auf den Plan.

Als großer, ärztlicher Fachverband beschäftigte sich die DGPN mit den Reformvorstellungen und veröffentlichte auf einem Kongress 1971 ihre Vorstellungen, in denen sowohl die Krankenhauspsychiatrie als auch die niedergelassenen Nervenärzte als wesentliche Stützen der Versorgung verblieben.[183] Ihr Verhältnis zur Reformpsychiatrie, namentlich der DGSP, war seit den Vorkommnissen 1970 stark zerrüttet. Bauer schildert das so: »Die Verletzungen und Wunden auf beiden Seiten, auf der Seite der DGPN wie der DGSP, haben jahrelang ausgereicht, die jeweils andere Gruppierung zumindest mit versuchter Nichtachtung zu strafen. De facto gab es einen Nichtvereinbarungsbeschluss der beiden Verbände; auch wenn niemand es so genannt hat«.[184] Aufseiten der DGPN hört es sich so an: Während sich die etablierten Psychiater einem kollektiven NSVorwurf und der Gleichsetzung von psychiatrischer Anstalt und faschistischer Herrschaft ausgesetzt sahen, verunglimpften sie ihrerseits die sozialpsychiatrische Reformbewegung als radikalkommunistische Variante der Antipsychiatrie. Diese Zuspitzung erzeugte wichtige Handlungsimpulse sowie Öffentlichkeit. Doch reduzierte sich dadurch zugleich der Wille zum Entgegenkommen. Der Ton verschärfte sich, weil die Opponenten zunehmend einem Lagerdenken verhaftet waren und in unterschiedlichen

180 Zu Wohlfahrtsverbänden vgl. Bauer 1978; Heinze und Olk 1981; Hammerschmidt 1992; Schmid 1996.

181 Sachße 2011, S. 111.

182 Vgl. Kardorff 1985b; Bonß et al. 1985.

183 Vgl. hierzu: Rudloff 2010.

184 Bauer 1995, S. 12.

Zeithorizonten dachten. Während die DGPN die zentrale Stellung des psychiatrischen Großkrankenhauses vielleicht bedauerte, aber sie aktuell für unausweichlich hielt, suggerierten die »Reformer«, dass mit ausreichend politischem Willen rasche und deutlich weiterreichende Veränderungen möglich seien. Die durchaus reformwilligen DGPN-Granden konnten so als Bremsklötze tiefgreifender Umgestaltungsversuche dargestellt werden«.[185] Allerdings rissen die informellen Kontakte nicht ab. Finzen hielt bereits 1974 wieder einen – schon recht desillusionierten – Vortrag auf einem weiteren DGPN-Kongress, der sich mit Kritik an der Psychiatrie und dem Selbstverständnis der Psychiatrie beschäftigte.[186]

Aber auch andere Verbände im klinischen Bereich begannen sich und ihre Interessen zu organisieren. So entstand 1980 die »Bundesdirektorenkonferenz« (BDK),[187] die die Interessen der Landeskrankenhäuser, Sonderkrankenhäuser oder – wie sie nun heißen: Fachkrankenhäuser für Psychiatrie und Psychotherapie sowie auch die Fachabteilungen inkorporierten. Nach einem erbitterten Streit Ende der 1980er-Jahre[188] etablierte sich als eigenständiges Organ der »Arbeitskreis der Chefärzte der Kliniken für Psychiatrie und Psychotherapie an allgemeinen Krankenhäusern« (ACKPA).[189]

Auch die zahlreichen Hilfsvereine und -Organisationen, die sich insbesondere in der zweiten Hälfte der 1970er-Jahre gründeten, organisierten ihre Interessen nicht nur in den großen etablierten Wohlfahrtsverbänden. Hierzu ist in allererster Linie der »Dachverband psychosozialer Hilfsvereinigungen e. V.« zu nennen, der sich 1976 gründete. Er bestand zunächst aus Mitarbeiter*innen außerklinischer Einrichtungen und Dienste, den Angehörigen sowie den sog. »Bürgerhelfer*innen«, die insbesondere im Rheinland eine Tradition sind. Er hat sich infolge zunehmender Professionalisierung der Hilfsvereine, der Gründung des »Bundesverbandes der Angehörigen psychisch Kranker« (BApK) 1985, dem Rückgang der Bürgerhilfe in den 1990er-Jahren gewandelt zu einem eher professionell ausgerichteten Unternehmensverband, dem »Dachverband Gemeindepsychiatrie« (dvgp).[190] Zum Dachverband pflegt die DGSP, nicht zuletzt infolge der thematischen Nähe und vieler personeller Überschneidungen, ein nicht immer spannungsfreies freundschaftliches Verhältnis.

Eine gewisse Bedeutung für die DGSP hatte zumindest in den ersten Jahren die »Sozialpolitischen Arbeitskreise« (AG-SPAK), die sich aus der Studentenbewegung 1970 herausgebildet hatten und in vielen Bereichen selbstorganisierter Sozialarbeit und sozialer Bewegungen involviert war. Bis zum Jahre 2000 war sie eines der großen Netzwerke »alternativer« sozialpolitischer Akteur*innen.[191] Unvergessen sind die Auftritte und Reden des wundersamen Rolf Schwendter bei Mannheimer Kreisen oder Jahrestagungen der DGSP, die er bisweilen trommelnd und tanzend vortrug.

185 Dörre 2019, 46f.

186 Vgl. Hippius und Lauter 1976.

187 https://www.bdk-deutschland.de

188 Cranach 2001, 16f.

189 https://www.ackpa.de

190 https://www.dvgp.org

191 https://www.agspak.de

Auch im Bereich neuer, aufstrebender Formen der Psychotherapie geschah einiges. 1976 gründete sich die »Deutsche Gesellschaft für Verhaltenstherapie e. V.« (DGVT) durch Zusammenschluss der GVT und dem Deutschen Berufsverband der Verhaltenstherapeuten. Sie hatte (und hat) eine sozialpsychiatrische bzw. eher gemeindepsychologische Ausrichtung, da ihre Mitglieder psychologisch ausgerichtet waren, und deshalb auch berufsbezogene Interessen vertraten.[192] Auch über personelle Verflechtungen bestand lange Jahre eine enge Kooperation mit der DGSP. Eine solche Verbindung bestand auch zur etwa zur gleichen Zeit gegründeten Gesellschaft für wissenschaftliche Gesprächspsychotherapie (GwG).[193] Die Enge der Kooperation und Verflechtung äußerte sich z.B. darin, dass DGVT, GwG und DGSP 1982 als »Plattformverbände« eine Broschüre zum »Gemeindepsychiatrischen Verbund« veröffentlichten, die starke Beachtung fand.[194] Hierzu später mehr.

Resümierend kann die Ausdifferenzierung unterschiedlicher Verbände und Organisationen als ambivalent beurteilt werden. Zwar haben die unterschiedlichen Interessen dazu beigetragen, dass das Politikfeld Psychiatrie sich zunehmend vernetzte und formierte[195] und die diversen Interessen »organisationsfähig« konkretisiert und »politikfähig« vertreten werden konnten.[196] Allerdings hat diese Pluralisierung von Interessen und Standpunkte auch dazu beigetragen, dass von einer einheitlichen »Bewegung« nur eingeschränkt gesprochen werden kann, da die unterschiedlichen Lager – auch die, die an dieser Stelle nicht erwähnt wurden – sich zum Teil sehr feindlich gegenüber standen und politisch zum Teil gegeneinander agierten. Wie unten noch erwähnt wird, sind der DGSP durch diese Ausdifferenzierungsprozesse wertvolle personelle Ressourcen verloren gegangen.

3.3.4 Der Weg zur Enquête und Modellprogramm

Auf die politischen Aktivitäten der Hauptprotagonisten Caspar Kulenkampff, Heinz Häfner und Hans-Peter Kisker und anderen mit der Unterstützung von Walter Picard und die daraufhin stattgefundenen Sitzungen und Anhörungen des Ausschusses für Jugend, Familie und Gesundheit im Jahr 1970 und 1971 ist bereits hingewiesen worden.[197] Die entscheidende 130. Sitzung hatte der Deutsche Bundestag am 23.06.1971, auf der der Beschluss zur Erstellung einer »Enquête über die Lage der Psychiatrie in der Bundesrepublik Deutschland« getroffen wurde[198]. Zuvor war am 18.01.1971 die wichtigste Lobby zur Reform der Versorgung psychisch erkrankter Menschen gegründet worden, die »AKTION PSYCHISCH KRANKE Vereinigung zur Reform der Versorgung psychisch Kranker e. V.« (APK). In Ihr versammelten sich an der Schnittstelle zwischen Fachlichkeit und Politik unter dem Vorsitz des großen Walter Picard die interessierten und engagierten psychiatrischen Fachmenschen und Politiker*innen aller Fraktionen des

192 Daiminger 2007; https://www.dgvt.de

193 https://www.gwg-ev.org

194 DGSP et al. 1982.

195 Vgl. Rudloff 2010.

196 Vgl. zu den Begriffen Offe 1972.

197 Vgl. Redaktion SPI 1972 (1980) und mit dezidierter Zeittafel: Söhner et al. 2018a, S. 576.

198 Deutscher Bundestag 1971.

Deutschen Bundestages. Gründungsmitglieder waren unter anderem Caspar Kulenkampff, Gregor Bosch und Heinz Häfner.[199] Die APK übernahm die Geschäftsführung der Enquêtekommission bis zur Erstellung des Berichts sowie hinterher die Koordinierung des sog. »großen Modellprogrammes« zwischen 1980 und 1985 sowie aller weiteren relevanten Reform-, Modell- und Umsetzungsprojekten in der psychiatrischen Versorgung. Dies erforderte auf der einen Seite eine engagierte und – vor allem – pragmatische Herangehensweise sowie eine Strategie, die auf Anschlussfähigkeit an die Politik ausgerichtet war. Hieraus hat sich insbesondere nach Erstellung der Enquête und Beendigung des Modellprogramms – trotz weiterhin vielfältiger personeller Überlappungen – eine gewisse Entfernung zur DGSP herausgestellt. Die Ausdifferenzierung von unterschiedlichen Verbänden, zu denen später auch die Verbände von Angehörigen (1985 BApK) und der Psychiatrieerfahrenen (1991 BPE) kam, sowie Politik- und Regierungswechsel taten ihr Übriges bei. Heute stellt sich die APK so dar: »Als ein von Partikularinteressen unabhängiger Verein führt die APK unterschiedliche Organisationen und Interessenvertretungen (Verbände der Psychiatrieerfahrenen und Angehörigen, Leistungsträger, Einrichtungsträgerverbände, berufsgruppenbezogene Fachverbände usw.) zu konkreten psychiatriepolitischen Fragestellungen zusammen.«[200]

Am 31. August 1971 fand die konstituierende Sitzung der durch die Bundesministerin für Gesundheit Käthe Strobel einberufenen 19-köpfige Sachverständigen-Kommission unter dem Vorsitz von Caspar Kulenkampff (LVR) statt. Stellvertretende Vorsitzende waren Heinz Häfner (ZI) und Rolf Degkwitz bzw. Hans Hippius (DGPN) und Heinz Siede (Als Vertreter der Bundesländer). Aufgrund der Interventionen der Psychotherapeuten/Psychosomatiker*innen ist die Kommission später auf 23 erhöht worden. Daneben gab es 10 Arbeitsgruppen und 6 Expertenteams zu bestimmten Themen[201]. Insgesamt waren somit mehr als 200 Personen mit der Erstellung der Psychiatrie-Enquête beschäftigt. Die Geschäftsführung lag bei der APK. Interessant bei den Kommissionen ist jedoch, dass sie ausschließlich durch »Fachleute« aus Psychiatrie, Verbänden und Bundes- und Landesverwaltungen bestückt wurde. Abgeordnete aus Bundestag oder Landesparlamenten waren nicht beteiligt. Dies wurde später von einigen Kommentatoren als großer Nachteil benannt.

Über die Arbeit in der Kommission bzw. in den einzelnen Arbeitsgruppen ist nicht sehr viel bekannt, da »Stillschweigen« verabredet wurde. Dennoch ist nicht zuletzt durch die diversen »Sondervoten« deutlich geworden, dass in einigen Arbeitsgruppen es doch recht kontrovers zuging. Deutlich wird es auch durch die Zusammensetzungen der Kommission und Arbeitsgruppen, in den Vertreter*innen der traditionellen DGPN auf sozialpsychiatrisch orientierte Mitglieder der DGSP[202] trafen, Mitglieder der klinischen Psychiatrie auf Vertreter der Psychotherapie/Psychosomatik, Vertreter*innen der Bundes- und Landesverwaltungen und Landschaftsverbände auf Vertreter*innen von

199 Heinz Häfner ist Ende der 1980er-Jahre wegen »verbandspolitischen Monopolismus des psychiatrischen Vorstandsteils« aus der APK ausgetreten (Häfner 2001, S. 91).

200 https://www.apk-ev.de

201 Deutscher Bundestag 1973, 33ff. Deutscher Bundestag 1975a, 1177ff.; Häfner 2001, 92ff.

202 Klaus Dörner und Erich Wulff wurden von der DGSP zwar als Vertreter benannt, konnten allerdings wg. mangelnder Konsensfähigkeit nicht berufen werden.

Berufs- und Einrichtungsverbänden etc. Allerdings: »Die Kommission spiegelte damit in ihrer Zusammensetzung die Diskurs- und Meinungsführerschaft der Universitätspsychiater wider, und sie ließ den hohen epistemischen Glaubwürdigkeitskredit erkennen, der den akademischen Professionsexperten – nicht nur in diesem Fall – gewährt wurde«[203]. Schwere Konflikte gab es z.B. in der AG »Intramurale Dienste« in der die Positionen zunächst total kontrovers zwischen den Vertretern der »Anstaltslobby« und der »Abteilungspsychiatrie« ausgetragen wurden. Finzen schilderte das Klima von der einen Seite, dass hier durchaus die »Planierraupen und Schweißbrenner«[204] ins Feld geführt wurden, um die Mauern der Anstalten zu schleifen. »Aber die »Anstaltslobby« – wenn ich das einmal so bezeichnen darf – verteidigte den Bestand der 130 Häuser mit Klauen und Zähnen« – so schildert Kulenkampff die andere Seite. Die »Anstaltslobby« hat sich durchsetzen können, indem sie für festgelegte Regionen von 80 – 150 Tsd. Einwohner eine Abteilungsgröße von 200 Betten (sic!) gefordert hat. Kulenkampff bezeichnet diese Position als »Mini-Anstalt«[205] und Häfner resümiert: »Das war schlichte Verhinderungsstrategie«.[206] Die Auseinandersetzungen zwischen den Fachkrankenhäusern, den »Anstalten«, dauerten lange Jahre auch unter dem Signum »Spezialisierung vs. Regionalisierung« und sind z.T. auch nicht beendet,[207] allerdings haben die damaligen Anhaltszahlen der AG-intramurale Dienste keine praktische Relevanz gehabt, die psychiatrischen Abteilungen sind schlicht kleiner gebaut worden.

Ein erheblicher Konflikt ergab sich zwischen den Vertreter*innen der (Sozial-)Psychiatrie und denen der Psychotherapie/Psychosomatik. Zunächst gab es keine eigene Arbeitsgruppe Psychotherapie in der Sachverständigenkommission. Der Vorstand der Deutschen Gesellschaft für Psychotherapie und Tiefenpsychologie (DGPT), zu der auch das Kommissionsmitglied Horst Eberhard Richter gehörte, ein Professor für psychosomatische Medizin in Gießen und bekannter Promotor von »Psychosozialen Arbeitsgemeinschaften«,[208] forderte 1973 eine eigene »Psychotherapie-Enquête«. In der Folge kam es »nach wenig erfreulichen Diskussionen«[209] zu einem Einigungsgespräch zwischen der Kommission und der DGPT, die in den sog. Harmonisierungsgesprächen zwischen Vorstand der Sachverständigenkommission und dem Koordinationsgremium der inzwischen eingerichteten Arbeitsgruppen Psychotherapie/Psychosomatik mündeten. Eine Einigung wurde erzielt durch Verzicht einer eigenständigen Enquête der Psychotherapeuten und – im Gegenzug – einer Hereinnahme von neuen Mitgliedern in die AGn und spezifischen Verfahrensregelungen. So konnte ein Auseinanderbrechen der Enquête, der Kommission und der Empfehlungen verhindert werden[210]. Nicht ohne Mühen, wie sich Rainer Kukla erinnert: »Der Einigungsprozess hing gelegentlich am

---

203 Rudloff 2010, S. 192.

204 Finzen 2011, S. 40; Finzen bezieht sich hier auf Kisker, der Ansätze der Antipsychiatrie als »Planierraupenideologie« bezeichnete (Kisker 1979).

205 Kulenkampff 2001, S. 40.

206 Häfner 2016, S. 134.

207 Vgl. Cranach 2001.

208 Richter 1972.

209 Häfner 2016, S. 135.

210 Vgl. Deutscher Bundestag 1975a, 1179ff.

seidenen Faden […]. Ein Scheitern wurde nicht zuletzt durch eine Fülle von Telefonaten zwischen Caspar Kulenkampff und Horst-Eberhard Richter vermieden«.[211]

Auf einen weiteren Konflikt weist Wilhelm Rudloff hin, nämlich den zwischen generellen Empfehlungen und konkreten, mit Kostenschätzungen verbundenen Zielsetzungen der Sachverständigenkommission. Die Anforderungen vom BMJFG gingen dahin, dass nicht nur der »Weg von Ist zum Soll« aufgezeigt, sondern auch der finanzielle Aufwand beziffert werden solle. Dagegen wehrte sich besonders der Kommissionsvorsitzende. Rudloff beschreibt das so: »Demgegenüber gab Caspar Kulenkampff als Vorsitzender der Sachverständigenkommission […] zu bedenken, das Hauptproblem sei aufgrund der vielfältigen Zerstrittenheit der Profession über lange Zeit erst mal gewesen, »über die Grundrichtung einer Empfehlung überhaupt einen Konsens zu erzielen«. Man könne zwar Prioritäten benennen, scheue aber vor einer Gesamtberechnung des finanziellen Aufwandes zurück, da dies die Chancen des Vorhabens nach Lage der Dinge zunichtemachen müsse. Im Übrigen gestand er offen die Grenzen der Expertise ein […]«.[212] Diese Aufgaben erledigte später die Fa. Heinle, Wischer und Partner. Das größte Verdienst der Sachverständigenkommission – so kommen mehrere Zeitzeugen zum Ergebnis – scheint gewesen zu sein, dass sie trotz aller z.T. gravierenden Konflikte und Meinungsverschiedenheiten zu einem gemeinsamen Ergebnis gekommen sind – inklusive der Möglichkeit, Sondervoten abzugeben. Auf diese Weise gab es – trotz aller, noch anzuführender Kritik – zumindest einen Minimalkonsens und gleichzeitig einen »Braintrust« (wie man heute sagen würde), der die Ideen und Konzepte der Enquête als Promotor*innen in die Fachwelt und Gesellschaft tragen würde.

3.3.5 Der Zwischenbericht

Am 19.10.1973 veröffentlichte die Sachverständigenkommission ihren Zwischenbericht.[213] Hier wurde die »brutale Realität«[214] der kustodialen psychiatrischen Versorgung in Westdeutschland beschrieben. Sie stellte fest, »dass eine sehr große Anzahl psychisch Kranker und Behinderter in den stationären Einrichtungen unter elenden, zum Teil als menschenunwürdig zu bezeichnenden Umständen leben müssen. Überalterung der Bausubstanz, katastrophale Überfüllung in gewissen Bereichen, Unterbringung in Schlafsälen, unzumutbare sanitäre Verhältnisse und allgemeine Lebensbedingungen, vor allem für chronisch Kranke, kennzeichnen einen gegenwärtigen Zustand, dessen Beseitigung nicht einfach auf unabsehbare Zeit verschoben werden kann«.[215]

Die Maßnahmen, die ergriffen werden müssen, beziehen sich dementsprechend auf Sofortmaßnahmen zur Befriedigung humaner Grundbedürfnisse inklusive von Modernisierungsmaßnahmen der Bausubstanz. Finzen und Schädle-Deininger betrachten dies als die »wichtigste Forderung der Sachverständigenkommission«, merken aber

---

211 Kukla 2015, S. 47.

212 Rudloff 2006, S. 589, 2010, S. 194.

213 Deutscher Bundestag 1973.

214 So Finzen und Schädle-Deininger 1979, 51ff.

215 Deutscher Bundestag 1973, S. 23.

mokant an: »Es scheint bezeichnend zu sein für die Lage der Psychiatrie in der Bundesrepublik, dass für die Realisierung derartiger Selbstverständlichkeiten eine Sachverständigenkommission und eine Enquête notwendig sind«.[216] Darüber hinaus werden Empfehlungen abgegeben, die weitgehend den Tenor der endgültigen Psychiatrie-Enquête präformieren. Gefordert werden sog. »Standardversorgungsgebiete« zwischen 100 und 350 Tsd. Einwohnern, in denen »alle Einwohner dieser Region dort versorgt werden können, die keiner regional übergeordneten Spezialversorgung bedürfen«.[217] Die stationäre Versorgung soll gewährleistet werden durch psychiatrische Abteilungen an Allgemeinkrankenhäusern mit mindestens 200 Betten bzw. psychiatrische Behandlungszentren mit nicht mehr als 600 Betten, wobei bestehende psychiatrische Landeskrankenhäuser diese Funktion auch übernehmen können. Ergänzend hierzu sollten eine Reihe von ambulanten Diensten (niedergelassene Ärzte, Psychologen Gesundheitsamt etc.), halbstationäre Dienste (Tages- und Nachtkliniken) und flankierende Dienste ([Übergangs-] und andere Wohnheime, Werkstätten etc.) die außerstationäre Versorgung übernehmen. Darüber hinaus sollte es spezialisierte Einrichtungen für bestimmte Gruppen (Alte Menschen, Alkohol- und Drogenabhängige, Kinder und Jugendliche, geistig Behinderte) sowie Einrichtungen auf der Ebene übergeordneter Versorgungsgebiete geben. Auf der Ebene der Standardversorgungsgebiete sollen Koordinationsgremien eingerichtet werden und auf Landesebene sog. Planungskommissionen.[218] Soweit zu den Empfehlungen.

Für viele sozialpsychiatrisch Engagierte deutete sich hier schon an, dass von einer echten Strukturreform nicht die Rede sein konnte. Dieser Eindruck wurde durch die Stellungnahme der Bundesregierung verstärkt, die zwar eine Reihe von Vorhaben vorsah, jedoch: »Es erscheint darüber hinaus schon jetzt möglich, eine Reihe von sowohl mittel- als auch langfristigen Maßnahmen in Angriff zu nehmen oder doch vorzubereiten. Wegen der bestehenden Zuständigkeiten, die weitgehend in den Bereich der Länder fallen, wird sich die Bundesregierung allerdings zum Teil auf Anregungen beschränken müssen«.[219] Die ernüchternden Stellungnahmen der Bundesländer sowie der Fachgesellschaften und die Zwistigkeiten innerhalb der Sachverständigenkommissionen sorgten ihrerseits dafür, dass der Reformoptimismus der jungen »sozialpsychiatrischen Bewegung« einen erheblichen Dämpfer bekam, zumal sich auch die beginnende Wirtschaftskrise bemerkbar machte. Finzen und Schädle-Deininger bringen die sich ausbreitende Resignation auf den Punkt: »Obwohl von Sektorisierung, Gemeindenähe und Abteilungen an allgemeinen Krankenhäusern zur Genüge die Rede ist, laufen die Pläne, soweit es sich bisher absehen lässt, eben aufgrund ihrer Bettenzentrierung nicht auf eine Erneuerung der Strukturen der psychiatrischen Krankenversorgung heraus, sondern allenfalls auf ihre Verniedlichung«.[220] Sie sprechen davon, dass »das Pferd vom Schwanz aufgezäumt wird« und: »Die Logik der Entwicklung ist ebenso einfach wie niederschmetternd: Psychiatrische Institutionen waren riesig; also müssen sie in

216 Finzen und Schädle-Deininger 1979, S. 52.

217 Deutscher Bundestag 1973, S. 12.

218 Ebd. S. 14-16.

219 Ebd. S. 5

220 Finzen und Schädle-Deininger 1979, S. 69.

Zukunft auch riesig sein«.[221] Zu einem ähnlichen Ergebnis kommt Dörner 1974: »Die Hoffnung, die psychiatrische Versorgung über neue, ergänzende Institutionen verändern zu können, war an die Stelle gesellschaftskritischer Analysen getreten«.[222]

In der Nachfolge des Zwischenberichtes wurde die Arbeit in der Sachverständigenkommission nicht einfacher; auf die Konflikte ist oben hingewiesen worden. Ursula von Wedel-Parlow kommt hinsichtlich der Kompromissbereitschaft der zum Teil erheblich zerstrittenen Gruppen zu einer Vermutung, dass dieser »die Absicht zugrunde lag im Interesse der Durchsetzbarkeit überwiegend finanzieller Ansprüche, im öffentlich-politischen Raum kein Bild der Zerrissenheit zu bieten«.[223] Dennoch kann die Einigung, d.h. Kompromissbildung mit der Möglichkeit, Sondervoten abzugeben, dieser in sich zerstrittenen Sachverständigenkommission nicht hoch genug eingeschätzt werden. Sie ist der Einschätzung geschuldet, dass ein Scheitern der Kommission die Tür für eine Reform auf unabsehbare Zeit verschlossen hätte und für einen erheblichen Imageschaden des Faches gesorgt hätte.

3.3.6 Die Enquête und ihre Kritik

So beendete die Kommission im Jahre 1975 ihre Arbeit. Häfner merkt später zu den Berichten der einzelnen Arbeitsgruppen sowie zum Prozess der Erstellung des Gesamtberichtes süffisant an: »Wir hatten das Glück, viele enorm kreative, teilweise auch sehr diszipliniert arbeitende und sympathische Experten für die Enquête gewonnen zu haben. Die wenigen, die, durch den Geist der Zeit verführt, nichts geschafft hatten, gaben dem Redaktionsteam, das seine Arbeit im Ferienhaus der Kulenkampffs »in einem mehrwöchigen Crescendo zu Ende brachte«,[224] die Chance, einzelne Kapitel selbst zu schreiben und auf diesem Wege ohne Kontroverse zu gestalten. Welche Kapitel das sind, will ich für mich behalten«.[225] Nun also lag der Bericht der Sachverständigenkommission vor und wurde dem Bundestag am 25 November 1975 zugeleitet.[226] In diesem, in der Enquête 426 Seiten und im Anhang 1192 Seiten umfassenden und mehr als 1,5 Kilo schweren Werk wurden die Versorgungslage der Bevölkerung umfassend erhoben, die skandalösen Zustände der Psychiatrie kritisiert, ein vorhandener Bedarf an Versorgungsleistungen konstatiert und die Grundlagen einer neuzuordnenden Versorgungsstruktur beschrieben.

Die Bestandsaufnahme der psychiatrischen Versorgung der westdeutschen Bevölkerung war die erste, die nach dem Krieg durchgeführt wurde. Entsprechend sind die Daten zum Teil nicht vollständig. Sie offenbaren jedoch die dürftigen Versorgungsstandards, die in der Psychiatrie herrschten.[227]

---

221 Ebd. S. 71

222 So Dörner in den Sozialpsychiatrischen Informationen 4, 1974, H 19 S. 201-211, zit. in Brink 2010, S. 469.

223 Wedel-Parlow 1981, S. 39.

224 Häfner 2003, S. 136.

225 Häfner 2001, S. 93.

226 Deutscher Bundestag 1975b, 1975a.

227 Deutscher Bundestag 1975b, S. 83-157.

Insgesamt gab es in Westdeutschland 903 Nervenärzte mit einer Kassenzulassung; das entspricht einer Arztdichte von 1: 68.449 Einwohner*innen. 60 % der Ärzte praktizierten in Städten über 100 Tsd. Einwohner. Darüber hinaus praktizierten 1.263 Fachpsychotherapeuten zum Teil in den 40 psychotherapeutischen/psychosomatischen Einrichtungen oder Abteilungen mit insgesamt 2.253 Betten. Von diesen waren die Hälfte in privater Trägerschaft und hatten für die Versorgung der schwer psychisch erkrankten und behinderten Menschen keine Bedeutung.

Die stationäre Versorgung wurde durch 334 Einrichtungen mit insgesamt 147.218 Betten getätigt, davon 130 Fachkrankenhäuser mit 98.757 Betten, 44 Fachabteilungen mit 3.164 Betten, 23 Universitätskliniken mit 3.507 Betten und 102 Heime und Anstalten mit 35.768 Betten. Bei den Fachkrankenhäusern lag die Bettenmessziffer bei 1,6 pro 1000 Einw. 72 Krankenhäuser verfügten über mehr als 500 Betten, davon 44 mehr als 1000. Von den Fachabteilungen lagen mehr als 50 % in Nordrhein-Westfalen. Mehr als die Hälfte der Betten (19.482) in Heimen und Anstalten verteilten sich auf 20 Einrichtungen mit mehr als 200 Betten.

In den Fachkrankenhäusern wurden 1972 158.034 Patient*innen aufgenommen worden, davon mehr als 2/3 in Krankenhäuser mit mehr als 100 Betten. Meist handelte es sich um die »Diagnosen« aus dem schizophrenen Formenkreis oder auch Schwachsinnsformen. Insbesondere in Heimen und Anstaltsformen überwogen Schwachsinnsformen. Die durchschnittliche Verweildauer betrug nur bei einem Fünftel der Patient*innen weniger als 3 Monate. Bei 13 % betrug sie zwischen 3 Monaten und einem Jahr, bei 8 % bis zu zwei Jahren und bei 13 % zwischen 2 und 5 Jahren. 15 % der Patient*innen verweilten zwischen 5 und 10 Jahren und 31 % der Patient*innen hatten eine Verweildauer von mehr als 10 Jahren; dies galt insbesondere für die Heime und Anstalten mit mehr als 500 Betten, wo 55 % der Insassen mehr als 10 Jahre verweilten.

Die Bausubstanz der Einrichtungen war veraltet. Mehr als 60 % der Einrichtungen mit mehr als 500 Betten sind vor 1925 gebaut worden, oft um die Jahrhundertwende. Große Schlafräume (Stationen) waren gang und gäbe, jedoch gab es große Unterschiede. In den (kleinen) Fachabteilungen und Unikliniken waren die Zimmer mit durchschnittlich 2,7 bis 2,9 Betten belegt und in den Einrichtungen über 1.000 Betten mit 5,1 Betten, wobei mehr als 10 % der Schlafräume mehr als 10 Betten beinhaltete.

In den klinisch-stationären Einrichtungen arbeiteten insgesamt 2.723 Ärzte, wobei in den Heimen/Anstalten 47 % der 155 Ärzte teilzeitbeschäftigt war. In den kleineren Einrichtungen bis zu 100 Betten (Abteilungen) war der Personalschlüssel 1: 27,2 und in den Einrichtungen ab 1.000 Betten betrug er 1: 66,1 (120). Insgesamt arbeiteten 374 Psychologen meist in den Fachkrankenhäusern und Universitätskliniken. Darüber hinaus standen 33.197 Personen als Pflegepersonal zur Verfügung, wobei der Ausbildungsstand sehr unterschiedlich war. Am höchsten war er mit knapp mehr als 50 % in den Fachabteilungen und Unikliniken und am niedrigsten mit knapp unter 20 % in den Heimen und Anstalten. Auch arbeiteten 457 Sozialarbeiter (innen?) in stationären Einrichtungen. Die Personalrelation war in den Fachabteilungen mit 1: 35,5 am günstigsten und in den Heimen und Anstalten mit mehr als 500 Betten mit 1: 927, 7 (!) doch recht übersichtlich. 1.135 Beschäftigungs- und Arbeitstherapeut*innen, von denen lediglich 31 % eine abgeschlossene Berufsausbildung hatten, arbeiteten meist in den Unikliniken und Fachabteilungen. Eine Reihe von Einrichtungen verfügten über freiwillige Mitarbeiter*innen, sog. Bürgerhelfer oder auch über eine sog. »Außenfürsorge«. Letztere waren häufig mit kommunalen Gesundheitsämtern verzahnt. Bei den 398 Gesundheitsämtern war eine psychiatrische Beratung meist im Zusammenhang in die allgemeine Beratung integriert. In 84 Ämtern gab es eine psychiatrisch-spezialisierte Beratung, meist 14-tägig und in 10 Ämtern gab es keine psychiatrische Beratung.

In die Erhebungen wurde der sog. komplementäre Bereich nicht mit einbezogen. Lediglich die Werkstätten für Behinderte (WfB) wurden angeführt. In den 1973 erhobenen 234 Werkstätten fanden 17.758 Menschen mit Behinderungen Arbeit und Beschäftigung. Von diesen waren 1.115 (6,3 %) Beschäftigte mit seelischen Behinderungen (155). Aus diesem Grunde füge ich an dieser Stelle die wenigen Statistiken ein, die über diesen Bereich annähernd Auskunft geben können, da für die Hilfen für behinderte Menschen nicht zwischen geistig und psychisch behinderte Menschen unterschieden wird. Die Gesamtstatistik der freien Wohlfahrtspflege listet für das Jahr 1970 1.527 Heime für Menschen mit Behinderung und psychischen Erkrankungen auf, die insgesamt über 81.369 Betten/Plätze verfügen. In diesen Einrichtungen arbeiten 19.011 Beschäftigte.[228] Rudolph Bauer wartet mit Basis 1975 ein paar Jahre später mit einigen differenzierteren Zahlen auf, die sich auf die einzelnen Wohlfahrtsverbände beziehen[229]. Hiernach sind ausschließlich die Diakonie, die Caritas und Mitglieder des Paritätischen relevant mit der Behindertenhilfe befasst. Die Diakonie verfügt über 199 Heime für geistig Behinderte mit 21.764 Plätzen und 50 Heime für psychisch Kranke und geistig Behinderte mit 3.382 Plätzen. Hinzu kommen 18 Übergangswohnheime für psychisch Kranke mit 706 Plätzen. Weiterhin gibt es 2 Klubheime mit 25 Plätzen und 26 Klubs für psychisch Kranke. Die Caritas betreibt 78 Heime für geistig Behinderte mit 18.257 Plätzen und ein Übergangswohnheim für psychisch Kranke mit 65 Plätzen. Die Mitgliedsorganisationen des Paritätischen betreiben insgesamt 144 Heime für Behinderte; weiter Zahlen liegen nicht vor. Die Arbeiterwohlfahrt betreibt 603 Wohn- und Erholungsheime mit 60.000 Plätzen. Heime für Behinderte werden nicht ausgewiesen. Soweit die erschütternden Zahlen. Allerdings finden sich schon hier erste Anzeichen der Modernisierung der Psychiatrie, wenn man sich im Vergleich die Zahlen der psychiatrischen Abteilungen oder auch erste Übergangswohnheime ansieht. Hier deutet sich schon ein Wandel an.

Mit der durch die Psychiatrie-Enquête konzipierten »Neuordnung der Versorgung psychisch Kranker und Behinderter« soll nach dem Willen der Verfasser*innen erreicht werden, dass psychische Krankheiten möglichst schon vor dem Eintreten von »schwerwiegenden Beeinträchtigungen‹ beeinflusst werden. Es sollen durch präventive und beratende, durch ambulante und halbstationäre Maßnahmen stationäre Behandlung sowie durch komplementäre und rehabilitative Einrichtungen und Dienste psychische Krankheiten verhindert und die Behandlung humanisiert und effektiviert werden. Grundsätze der Enquête waren:[230]

228 BAGFW 2018, S. 12.

229 Vgl. zum Folgenden: Bauer 1978, S. 117-357.

230 Vgl. zu den Empfehlungen im Einzelnen: Deutscher Bundestag 1975b, Teil B, Seite 189ff.

- Entwicklung und Etablierung einer gemeindenahen, bedarfsgerechten und umfassenden Versorgung aller psychisch Kranken und Behinderten in »Standardversorgungsgebieten«.
- Ein Standardversorgungsgebiet sollte circa 150 – 300 Tsd. Einwohner umfassen und folgendes Inventar, d.h., folgende Einrichtungen und Dienste beinhalten:

Abbildung 1: Angebote in einem Standardversorgungsgebiet

Das Vorfeld psychiatrischer und psychotherapeutisch/psychosomatischer sowie rehabilitativer Dienste

Allgemeine professionelle und nicht-professionelle Beratung in den Bereichen: Erziehung, Seelsorge, Rechtspflege, Gesundheitsämter, Arbeitsverwaltung und Sozialversicherung, Sozialarbeit	Beratungsstellen praktische Ärzte und Ärzte für Allgemeinmedizin	psychosoziale Kontaktstellen Fachärzte anderer Disziplinen

Ambulante Dienste

niedergelassene Nervenärzte niedergelassene ärztliche und nicht-ärztliche Fachpsychotherapeuten Beratungsstellen für Kinder, Jugendliche und Eltern	niedergelassene Psychagogen (Kinder- und Jugendlichenpsychotherapeuten) psychosoziale Versorgungseinrichtungen (in unterversorgten Gebieten)

Ambulante Dienste an Krankenhauseinrichtungen	*Halbstationäre Dienste*	*Stationäre Dienste*	*Komplementäre Dienste*	*Spezielle rehabilitative Dienste*	*Dienste für Behinderte*
ambulante Dienste an psychiatrischen Behandlungszentren psychotherapeutisch/psychosomatische Polikliniken Fachambulanzen	Tageskliniken und Nachtkliniken Tageskliniken und Nachtkliniken für besondere Patientengruppen	psychiatrische Abteilungen an Allgemeinkrankenhäusern psychotherapeutisch/psychosomatische Abteilungen an psychiatrischen Krankenhäusern und Allgemeinkrankenhäusern gerontopsychiatrische Abteilung Assessment-Unit für psychisch kranke alte Menschen	Übergangsheime Wohnheime und Wohnheime für besondere Patientengruppen Beschützende Wohngruppen und Wohnungen Familienpflege Tagesstätten Patientenclubs Einrichtungen für Schwerst- und Mehrfachbehinderte	Werkstätten für Behinderte Beschützende Arbeitsplätze	Einrichtung zur Früherkennung, Frühdiagnose und Frühbehandlung Sonderkindergärten Sonderschulen Sonderklassen Wohnangebote Bildungs-, Freizeit- und Erholungsstätten

KOORDINATION — Psychosozialer Ausschuß / Kooperation der Träger / Psychosoziale Arbeitsgemeinschaft — PLANUNG

Quelle: Deutscher Bundestag 1975b, S. 29.

- Durchgreifende Verkleinerung der großen psychiatrischen Krankenhäuser (inkl.-SSatellitenmodell) und Integration der Psychiatrie in die übrige Medizin durch Einrichtung von Abteilungen an allgemeinen Krankenhäusern.
- Auf- und Ausbau gemeindenaher ambulanter, »komplementärer« und rehabilitativer Dienste
- Berücksichtigung spezifischer Gruppen wie alters- oder suchtkranke Menschen, Kinder- und Jugendliche
- Verstärkte Aus-, Weiter- und Fortbildung für alle in der Psychiatrie tätigen Berufsgruppen.

- Gleichstellung der psychisch Kranken mit somatisch Kranken
- Intensive Kooperation der Träger im Rahme der Planung und Koordination der Leistungen im Rahmen der psychosozialen Arbeitsgemeinschaft oder auch psychosozialen Ausschuss.

Angesichts des Umfanges der Enquête ist es wenigen zu verdanken, dass die Enquête in der Öffentlichkeit überhaupt in ihren Inhalten wahrgenommen werden konnte. Hierzu gehörte auf jeden Fall Arnd Schwendy, der im Auftrag der Geschäftsstelle der Kommission die Empfehlungen auf circa 30 Seiten eindampfte und so für die Lesbarkeit hinsichtlich der Politiker- und Journalisten sorgte. Und natürlich gehören hierzu auch Hilde Schädle-Deininger und Asmus Finzen mit ihrer Werkstattschrift »Unter elenden menschenunwürdigen Umständen – Die Psychiatrie-Enquête«.[231]

Es kann an dieser Stelle bei Weitem nicht auf alle Empfehlungen sowie auf sämtliche Kritiken eingegangen werden, sondern nur auf ausgewählte Aspekte. Allerdings muss eines vorausgeschickt werden: Auf die schrecklichen Ereignisse in der Psychiatrie während des nationalsozialistischen Deutschlands geht die Enquête eher beiläufig ein. So wird in einem kurzen Absatz im geschichtlichen Aufriss auf die »Tötung Geisteskranker während des Nationalsozialismus« hingewiesen[232] und in der Präambel finden sich folgende zwei Sätze: »Verglichen mit der Entwicklung in vielen anderen Ländern und verglichen mit den Empfehlungen der Weltgesundheitsorganisation, sind die Probleme seelischer Gesundheit und Krankheit im öffentlichen Bewusstsein der Bundesrepublik um wenigstens ein Jahrzehnt verspätet wahrgenommen worden. Nicht zuletzt mag dabei die Reaktion auf die unmenschliche Behandlung psychisch Kranker und Behinderter während des ›Dritten Reiches‹ eine Rolle spielen. Einige der in diesem Bericht vorgeschlagenen Verbesserungen haben daher über ihre allgemeine humanitäre Aufgabe hinaus, noch eine besondere Verpflichtung zu erfüllen«.[233] Noch war die Zeit nicht reif…

Kritik formierte sich von unterschiedlichen Seiten. Die Kritik der eher konservativen Ärzteschaft formierte sich zum einen in den Sondervoten und wurde zusammengefasst in der Zeitschrift »Spektrum der Psychiatrie und Nervenheilkunde« schon im Januar 1976. Anbei seien einige Stichworte angeführt:[234] Häfner spricht sich gegen »Behandlungszentren«, wie sie insbesondere Kulenkampff präferierte, aus, mit der Begründung, dass bei gelingender Koordination und Kooperation eine »normale« Krankenhausgliederung auch für die Psychiatrie hinreichend sei. Christiani für die DGPN stützt sich in seiner Stellungnahme auf das Sondervotum von Hippius, fordert Förderung der Wissenschaften und warnt vor einer »Institutionalisierung« psychotherapeutisch-psychosomatischer Leistungen in Kliniken. Der Berufsverband Deutscher

231 Finzen und Schädle-Deininger 1979 Bei dieser Auflage handelt es sich bereits um die Version des Psychiatrieverlages, der – wie Finzen schreibt – ein buchhändlerischer Flop war. In den vorhergehenden Auflagen, die im Eigenverlag veröffentlicht wurden, sind mehr als 7500 Exemplare verkauft worden Finzen 2018, S. 5.

232 Deutscher Bundestag 1975b, S. 62.

233 Deutscher Bundestag 1975b, S. 4.

234 Siehe im Folgenden: Spektrum der Psychiatrie und Nervenheilkunde 1976.

Nervenärzte (BDN) wendet sich insbesondere gegen die ambulante Behandlung durch Krankenhäuser sowie eine »Psychologisierung« der Hilfen und warnt vor »übersetzten Hoffnungen« in »sogenannten Übergangseinrichtungen«. Degkwitz warnt davor, dass durch »den Versuch einer perfekten technokratischen Lösung zur Versorgung psychisch Kranker und Behinderter« die Menschlichkeit auf der Strecke bleibt und – vor allem – die schwer chronifizierten psychisch kranken und behinderten Menschen, die sog. »Pflegefälle«.

Die meisten Stellungnahmen aus dem kritischen sozialpsychiatrischen Spektrum bezogen sich darauf, dass die Empfehlungen der Enquête keine »echte« Reform darstellen würden, sondern – schon im Zeichen des »Sozialstaates in der Krise« einen Minimalkonsens sowie eine Aneinanderreihung von Forderungen und Vorschlägen unterschiedlicher untereinander zerstrittener Interessengruppen formulieren, wie sich auch an den Sondervoten in der Enquête zeigt. Es kann nicht von einen in sich geschlossenen Konzept einer Psychiatriereform« gesprochen werden, sondern die Empfehlungen der Enquête müssen als ein »Maximalprogramm unter Ausschluss von Finanzierungskriterien« angesehen werden, welches ein Mittel zur »Konfliktvertagung« darstellt.[235] Es handelt sich *»um eine Modernisierung ohne Reform«*[236] handelt. Ähnlich äußern sich Finzen und Schädle-Deininger resignativ, indem sie behaupten, dass alles beim Alten bleiben kann, die Situation in den Landeskrankenhäusern nicht verbessert wurde, die Enquête zwar sinnvoll, ihre Forderungen aber über Jahrzehnte nicht verwirklicht werden können, jedoch »ganz ohne Zweifel Denkanstöße vermitteln« kann.[237] Seine Kritik an der Enquête formuliert Dörner so, sie sei zu wenig konkret, zu perfekt, zu technokratisch, zu wenig von der Ambulanz her gedacht, zu wenig Selbsthilfe-orientiert, zu wenig präventiv und zu wenig teamorientiert.[238] Die Forschungsgruppe »Psychiatrie im Umbruch« formuliert eine eher antipsychiatrische Position; die von der »Strategie des therapeutischen Staates«, in der die traditionelle sicherheitspolitische Strategie des Staates gegenüber Störern mit neuen Normalisierungstechniken realisiert wird.[239]

In der Nachschau fasst Cornelia Brink die Orientierung der Enquête folgendermaßen zusammen: »Im Wesentlichen fanden sich in der Enquête zwei Positionen nebeneinander: eine strukturkonservative Lösung, die auf den quantitativen Ausbau der Kliniken, mehr Betten und mehr Personal setzte, und eine auf Strukturveränderungen setzende Lösung, die ein Konzept der Ausdifferenzierung mittels ergänzender teilstationärer und ambulanter Einrichtungen mit dem Ziel vertrat, den stationären Sektor langfristig zu verkleinern. Die Enquête stellte also die existierende »zweisäulige« Versorgung durch niedergelassene Nervenärzte, die privat wirtschafteten, und durch Landeskrankenhäuser, die vom Bundesland bzw. vom Staat getragen wurden, nicht infrage. Vielmehr erweiterte sie das bisherige Versorgungssystem um eine dritte Säule, die

235 Vgl. Wedel-Parlow 1981, 36ff. Kardorff 1984, 1985, S. 13; Bonß et al. 1985.

236 Kardorff 1984, 33.

237 Finzen und Schädle-Deininger 1979, 213ff.

238 Dörner 1979.

239 Forschungsgruppe Psychiatrie in Umbruch 1979, 260ff.

komplementären und rehabilitativen Einrichtungen, darunter Heime für eigene Patientengruppen ebenso wie Übergangs- Vor- oder Nachsorgeeinrichtungen«.[240]

Auf der Jahrestagung der Aktion Psychisch Kranke im Jahre 2000 zum 25-jährigen Bestehen der Enquête[241] sind zahlreiche Vorträge gehalten worden, die die Enquête würdigten, jedoch auch darauf hinwiesen, dass eine Reihe von Menschen und Probleme von der Psychiatrie-Reform »vergessen, verdrängt, verschoben…?« wurden.[242] Hierauf soll an dieser Stelle nicht eingegangen werden, doch zwei Aspekte sollen noch gewürdigt werden: Das sind die langfristig erkrankten und behinderten Menschen, die sog. »Pflegefälle« und das sind – ganz anders gelagert« – die »Konstruktionsprinzipen« der Enquête, die sich schon bei ihrer Erstellung überlebt hatten.

Schon Anfang der 1970er-Jahre mit der Einführung des KHG und BSHG, jedoch mit voller Wucht mit dem Erscheinen der Psychiatrie-Enquête ist das Problem der langzeiterkrankten und behinderten Menschen, den sog. Pflegefällen, virulent geworden. Die Funktionen des Krankenhauses, insbesondere der im Entstehen begriffenen psychiatrischen Abteilungen als auch die der Landeskrankenhäuser änderte sich von der »Heil- und Pflegeanstalt« wieder hin zu einem sich auf Griesinger beziehenden Modell bzw. der Funktion der psychiatrischen Akutversorgung (Psychiatrische Abteilung) bzw. der »mittelfristigen« Behandlung im Fachkrankenhaus. Besonders nach 1975 wurden viele Langzeitbereiche der alten Anstalten als Heime »umetikettiert« oder die Patient*innen wurden in Heime, Übergangswohnheime oder sonstige »Wohnstätten« untergebracht. Für diese war ja nun der Träger der Eingliederungshilfe zuständig. Die Sachverständigenkommission formulierte dies so: »Tatsache ist, dass sich vor allem in großen psychiatrischen Krankenhäusern sehr verschiedenartige Gruppen von psychisch Kranken, Behinderten und sozial Isolierten ansammeln, von denen ein nicht geringer Teil unter dem Gesichtspunkt der Krankenhausbedürftigkeit als fehlplatziert (sic!) betrachtet werden muss. Diese oft langjährigen Bewohner bestehender psychiatrischer Krankenhäuser sollten anderen, ihren Bedürfnissen entsprechenden Betreuungseinrichtungen zugeführt werden«.[243] Das waren die oben genannten Einrichtungen, die eben die alten waren, nur mit einem neuen Türschild oder andere Einrichtungen, die oft nicht modernen Standards entsprach. Mit der Reduzierung der Krankenhausbetten ging eine Aufblähung des sog. Heimbereiches einher, der einige Tsd. Klient*innen betraf.[244] Mit der »Unterbringung« in Heimen war eine vergleichbare Institutionalisierung mit ihren Folgen verbunden, die Goffman kritisiert hatte, nämlich dass die institutionalisierte Versorgung die Lebensuntüchtigkeit verstärkt, die Beziehungen zum früheren Leben abnehmen und die Institution zum Lebensmittelpunkt wird und die Angehörigen und soziales Umfeld weder lernen, mit den kranken Personen zusammen zu leben, noch geeignete Hilfen in Anspruch zu nehmen.[245] Dies war – wenn man so will – der »Keller« der deutschen Psychiatriereform, der ein bis heute ungelöstes Problem darstellt.

240 Brink 2010, S. 472.

241 Vgl. AKTION PSYCHISCH KRANKE 2001a, 2001b.

242 So der gleichnamige Vortrag von Arndt Schwendy 2001 Siehe auch: Armbruster et al. 2015.

243 Deutscher Bundestag 1975b, S. 205.

244 Vgl. Kunze 1980, 1981, 2015; Siemen 2003.

245 Kunze 2001, 118f.

Diese »doppelte« institutionelle Trennung der psychiatrischen Versorgung, nämlich die in andere »Räume« und andere »Zuständigkeiten« wird ergänzt durch eine dritte institutionelle Trennung, nämlich die, dass die »chronisch« kranken Menschen aus dem Blickfeld der wissenschaftlich-akademischen (Sozial-)Psychiatrie verschwinden.

Zum Zweiten möchte ich auf ein »Konstruktionsprinzip« der Empfehlungen eingehen, auf die vor allem Kunze mehrmals verwiesen hat und diese Kritik auf eine gesellschaftliche Ebene heben: Heinrich Kunze kritisiert an den Empfehlungen der Enquête insbesondere das Prinzip der »therapeutischen Kette«.[246] Dieses Prinzip bedeutet, dass in einem »Standardversorgungsgebiet« für unterschiedliche Zielgruppen für unterschiedliche Stadien eines Krankheits-, Rehabilitations- und Hilfeverlaufes eine besondere Einrichtungsform – ein »Kästchen« wie Kunze sagt – existiert, durch die die Patient*innen im Rahmen Ihres Behandlungs-, Reha- und Hilfeprozesses geschleust werden. So entstehen »viele verschiedene, aber in sich möglichst *homogene Standardpakete für Personen mit im Querschnitt möglichst gleichem Hilfebedarf*«.[247] Zwar sei dieses Prinzip als eine Alternative zum Anstaltsprinzip entwickelt worden, jedoch noch zu sehr am alten Anstaltsparadigma orientiert und dies auch mit den Folgen, dass sich die Person in immer neuen Zusammenhängen zurechtfinden muss. »Wenn der Hilfebedarf sich ändert, dann muss die Person das Maßnahme-homogene Kästchen wechseln mit der Folge der Diskontinuität der therapeutischen und sozialen Beziehungen und dem Wechsel in eine neue Umgebung«.[248] Ernst Köhler hat 1984 auf der Jahrestagung der DGSP darauf hingewiesen, dass die Sozialpsychiatrie, mithin also die deutsche Psychiatriereform, historisch verspätet sei. »Sie war schon überholt, als sie konzipiert wurde. Rein zeitlich ist sie zwar ein Kind der Krise, aber geistig ist sie ein Kind der Vollbeschäftigung. So hat sie vom Start weg gleichsam mit dem Rücken zur Wand gestanden, den Blick starr und immer starrer zurückwendend«.[249] Abgesehen davon, dass die Psychiatrie nicht nur den Blick zurückwendet, sondern in den nächsten 10 Jahren auch mal nach vorn, ist diese allgemeine Kritik nicht falsch, jedoch präzisierungsbedürftig, und zwar mit der Kritik von Heiner Kunze sowie mit einigen gesellschaftswissenschaftlichen Befunden. Hierbei setze ich an bei den Ausführungen von Rudloff, der die Psychiatriereform als »Paradebeispiel« wissenschaftlich gestützter Reformpolitik bezeichnet hat.[250] Ich bin jedoch der Überzeugung, gehe einen Schritt weiter und sage, dass die Vorstellungen der Enquête nicht nur an dem Paradigma sozialdemokratischer, strukturell angelegter »Großprojekte« orientiert waren, sondern sich an dem schon oben genannten Paradigma »fordistisch organisierter Massenproduktion«[251] orientierten. Dieses schildert Kunze – ohne es so zu benennen – in beeindruckender Klarheit. Ergänzt wird dieses Produktionsmodell durch die durch die – gleichfalls fordistische – Form der Steuerung

246 Vgl. zum Folgenden: Kunze 2001, 119f., 2015, 33f. Auch: Kruckenberg et al. 1999; Kunze und Kruckenberg 1999.

247 Kunze 2015, S. 33 Im Original schräggedruckt.

248 Kunze 2001, S. 118.

249 Köhler 1985, S. 181.

250 Rudloff 2010.

251 Vgl. Kapitel 3.1

und Planung der Hilfen, durch »psychosoziale Arbeitsgemeinschaften« bzw. »psychosoziale Ausschüsse«, die sich zum einen an ein altes sozialdemokratisches Modell der »Sozialgemeinde«[252] bzw. der gewerkschaftlich orientierten »Selbstverwaltung«[253] orientieren und zu anderen durch die »fordistische« Form der Steuerung im Rahmen »korporatistischer Arrangements« auszeichnen, soz. als »inszenierter« Korporatismus«.[254] Meines Erachtens wäre genau dies die Kritik, dass nämlich – Konjunkturen hin oder her – die Psychiatriereform in der Bundesrepublik an einem paradigmatischen Modell fordistischer Massenproduktion orientierte, welches zu diesem Zeitpunkt bereits am Erodieren war. Genau hierauf muss sich eine »historische Verspätung« beziehen.

Auf einen dritten Aspekt, den Rudloff bereits 2003 indirekt erwähnt hat,[255] muss zumindest in einem Stichwort hingewiesen werden: Weder Psychiatrie-Enquête, noch die meisten Autoren ihrer Kritik und die Vorträge der oben genannten Jahrestagung der APK im Jahre 2000 gehen auf den Zusammenhang von Armut, psychischer Krankheit oder auch die Versorgung von armen Menschen ein. Auch in dem Band zum 40-jährigen Jubiläum der Enquête[256] wird selbst in dem Artikel zu »Armut und Psychiatrie in Deutschland seit der Psychiatrie-Enquête«[257] leider nur sehr peripher auf das Problem eingegangen.

So gibt es an der Enquête eine ganze Menge zu kritisieren, angefangen von der »Systemkritik«, der Modernisierungs- oder auch Medikalisierungsstrategie bis hin zur »Kleinteiligkeit«, dass Teams nicht hinreichend berücksichtigt wurden. Unbestreitbar bleibt allerdings, dass durch die Enquête ein wirkungsvoller und nachhaltiger Prozess angestoßen wurde, der bis heute andauert. Vielleicht trifft Rainer Kukla mit seiner Aussage den Nagel auf den Kopf: »Vieles blieb sicher auch nach der Enquête lange noch im Argen. Rückblickend muss man aber wohl sagen, dass die Sachverständigen Kommission das zu ihrer Zeit gesundheitspolitisch Mögliche durchaus kunstvoll ausgenutzt und einen Prozess in Gang gesetzt hat, der den bedrückenden Abstand zur internationalen Entwicklung der Psychiatrie aufzuholen half«.[258] Soweit zur Psychiatrie-Enquête.

Erste Auswirkungen der Enquête ließen nicht lange auf sich warten. So wurde nach erbitterten Widerständen der niedergelassenen Ärzte die RVO[259] dahingehend geändert, dass die psychiatrischen Fachkrankenhäuser in unterversorgten Gebieten Institutsambulanzen eröffnen konnten[260]. Auch einzelne Bundesländer begannen nun, die psychiatrische Versorgung zu reformieren, etablierten Psychisch-Kranken-Gesetze (Psych-KG) und »Sozialpsychiatrische Dienste« an den (kommunalen) Gesundheitsämtern. Auch versuchte der Bund über Modellförderungen Zeichen zu setzen Richtungen vorzugeben und die Länder in Zugzwang zu setzen. Schon in der Stellungnahme zum

252 Auerbach et al. 1957.

253 Standfest 1977.

254 Vgl. Heinze 2000. Siehe auch: Peil und Timm 1981.

255 Rudloff 2003, S. 191.

256 Armbruster et al. 2015.

257 Vgl. Zimmermann 2015.

258 Kukla 2015, S. 50.

259 Die RVO – Reichsversicherungsordnung – war die Urform derjenigen Gesetze, die später als unterschiedliche Sozialgesetzbücher die deutschen Sozialversicherungen gesetzlich regelten.

260 Rudloff 2006, S. 589.

Zwischenbericht hat der Bund den sog. »kleinen Modellverbund« bzw. Modellprogramm eingerichtet. In diesem wurde, wie Finzen behauptet – »die DGSP-Mitglieder gut bedient«,[261] da viele der Modelleinrichtungen und -dienste von DGSP-Mitgliedern aufgebaut wurden. Neben der Erprobung eines kleinen Versorgungsnetzes (Mönchengladbach), einer »Psychosozialen Arbeitsgemeinschaft« (Lahn-Gießen) lag hier das Hauptgewicht in der Erprobung von ambulanten Wohnformen und Übergangseinrichtungen (Mannheim),[262] die mit neuartigen Konzepten arbeiteten. Von den 13 zwischen 1976 und 1979 geförderten Einrichtungen waren drei Psychosoziale Kontaktstellen (PSK), die mit unterschiedlichen Konzeptionen ihre Arbeit aufnehmen konnten, die PSK – Varel,[263] PSK »der Lotse« – Hamburg,[264] PSK »Treffpunkt Waldstraße« – Berlin,[265] sowie ein Sozialpsychiatrischer Dienst in Uelzen.[266]

Die Erfahrungen der im Modellverbund zusammengeschlossenen Einrichtungen und Dienste wurden 1982 in einem gemeinsamen Erfahrungsbericht veröffentlicht.[267] Neben im Einzelnen sich herausstellender Notwendigkeiten zur Veränderung der Konzepte und Arbeitsweisen wurde in diesem Modellverbund besonders deutlich, dass eine ambulante Arbeit nur effektiv im Verbund mit anderen Einrichtungen und Diensten sein kann. Einzelne Einrichtungen haben innerhalb einer ansonsten unterentwickelten Infrastruktur sehr begrenzte Möglichkeiten, zu einer Verbesserung der Versorgung insgesamt beizutragen.[268] Auch die Erfahrungen der PSAG Lahn-Gießen zeigten die Wichtigkeit von Kooperation und Koordination für eine gemeinorientierte Versorgung, sowie die Notwendigkeit, »vor Ort« arbeitende Professionelle in eine örtliche Planung mit einzubeziehen. Außerdem wurde aufgezeigt, dass eine isolierte psychiatrische Arbeitsweise den umfassenden sozialen Problemen (z.B. Armut, Wohnungsnot) der Klientel nicht angemessen ist und zur »Psychiatrisierung« führen kann.[269] Nicht zuletzt die Kämpfe vieler Modelleinrichtungen um ihre Anschlussfinanzierung haben auch im psychosozialen Bereich[270] auf die Schwierigkeiten innovativer ambulanter Arbeit in diesem Bereich hingewiesen, die mit der Abhängigkeit von übergeordneten nach bürokratischen Regeln verfahrender (Kosten-)Trägern verbunden ist.[271] Hieraus wurde die Notwendigkeit einer pauschalen Mischfinanzierung abgeleitet.[272] Noeske berichtet über

261 Finzen 2011.

262 Noeske 2003.

263 Zenker 1985.

264 Der Lotse 1981; Klockmann 1982.

265 Legewie et al. 1985.

266 Autorengruppe Häcklingen und Altemeier 1981.

267 Bundesministerium für Jugend, Familie und Gesundheit 1982 Erste Kurzberichte finden sich auch in: Deutscher Bundestag 1979, S. 328-345.

268 Autorengruppe Häcklingen und Altemeier 1981, 151ff.; Der Lotse 1981, 86ff.; Klockmann 1982.

269 Bundesministerium für Jugend, Familie und Gesundheit 1982, S. 27.

270 Vgl für den Drogenbereich: Raschke und Schliehe 1979.

271 Siehe in diesem Zusammenhang die Schwierigkeiten der beiden Einrichtungen in Niedersachsen (Uelzen und Varel). Vgl. Autorengruppe Häcklingen und Altemeier 1981; Zenker 1985; Kardorff 1985b.

272 Bundesministerium für Jugend, Familie und Gesundheit 1982, 80f.; Der Lotse 1981, 131f.; DGSP et al. 1982.

die Schwierigkeiten, die Sozialversicherungen in die Finanzierung des »Übergangswohnheim« einzubinden und die Weigerung insbesondere der Krankenversicherungen, für psychosoziale Maßnahmen der sozialen Rehabilitation einzustehen.[273] Niels Pörksen berichtet über ähnliche Erfahrungen, dass Vorschläge zur Mischfinanzierung, die durchaus auch Aspekte des »Halbierungserlass« pragmatisch fruchtbar machen wollten, auf den erbitterten Widerstand des Min. Dir. Carl Jungk[274] vom BMAS stießen, der auf keinen Fall eine Zuständigkeitsteilung wollte und alles kategorisch ablehnte, was nur im Entferntesten nach Kontinuität mit dem Naziregime aussehen könnte.[275]

Schon im kleinen Modellverbund zeigten sich Schwierigkeiten mit einer Begleitforschung. So scheiterte die zunächst beabsichtigte zentrale Evaluation durch die Planungsfirma Heinle, Wischer & Partner am Widerstand von Praktikern und Trägern. Erst nachdem die Projekte selbst Begleitforscher*innen einstellen konnten, konnte es zu einer Beforschung kommen, die vornehmlich nicht nach quantitativen Effizienzkriterien vorging, sondern die Qualität der Arbeit der Dienste und Einrichtungen in den Mittelpunkt und für die Projekte eine Grundlage zur selbstkritischen Reflexion der Arbeit darstellte.[276] Aber die Einrichtungen standen auch unter erheblichem Legitimationsdruck. Den ersten 13 zwischen 1976 und 1979 mit circa 1 Mio. DM pro Jahr geförderten Projekten sollten jedoch trotz der Schwierigkeiten noch etwa 86 weiter Projekte bis 1993 folgen.[277]

Anstelle der durch die Sachverständigenkommission nicht erfolgte Kostenschätzung wurde die Fa. Heine, Wischer und Partner damit beauftragt, eine solche zu erstellen. Ihr Bericht lag bereits 1976 vor, wurde jedoch erst 1978 veröffentlicht. Sie konkretisierte die Empfehlungen der Sachverständigenkommission dahingehend, dass sie die für ein Standardversorgungsgebiet geforderten Einrichtungen und Dienste notwendigen baulichen und personellen Voraussetzungen konkretisierte und den finanziellen Aufwand abschätzte. »Die Studie gelangte bilanzierend zu dem – aus Sicht der Reformpromotoren immerhin erfreulichen – Ergebnis, dass die Vorschläge der Enquête gegenüber den bisherigen Versorgungsformen auch unter Kostengesichtspunkten die bessere Lösung bieten würden. Sie befand zugleich aber auch, dass die vorgeschlagenen Reformvorhaben realistisch betrachtet nur in Stufen und auf lange Frist einzulösen sein würden«.[278] Vielleicht war das Ergebnis für einige erfreulich; in der DGSP und deren nahen Kreisen war das Ergebnis der Enquête und – vor allem – der Planungsstudie und Modellprogramm alles andere als erfreulich. Von Kardorff und Zenker sprechen von einer »Reformillusion«;[279] Finzen und Schädle-Deininger sprechen angesichts der entwickelten Planungszahlen von »Ein Hauch von Gigantomanie«, deren Grund darin liege »Die Interessenvertreter haben ungeniert zugelangt«[280]. Auch Dörner kritisiert die

273 Noeske 2003, S. 4.

274 Carl Jungk war der entscheidende Experte im BMAS für das deutsche Rehabilitationsrecht.

275 Mitteilung von Niels Pörksen bei einem Gespräch am 18. März 2019 in Bielefeld.

276 Gottwald 1982; Klockmann 1982.

277 Kruckenberg 2015, S. 185.

278 Rudloff 2010, S. 196.

279 Kardorff 1985b; Zenker 1985.

280 Finzen und Schädle-Deininger 1979, 235, 236.

Enquête unter anderem als »zu wenig konkret«, »zu perfekt«, »zu technokratisch«.[281] Auch andere Interessengruppen und Bundesländer kritisierten die Ergebnisse der Planungsstudie. Jedoch: »Auffallend ist dabei, dass der Enquête-Schlussbericht auf breite Zustimmung bei politischen und professionellen Gremien traf, die Planungsstudie, die eben diesen Bericht zur Grundlage hatte und an der Mitglieder der Enquêtekommission beratend mitgewirkt hatten, dagegen Kritik erntete«.[282] Das würde heute sicher anders aussehen, immerhin hatte die Fa. Heinle, Wischer und Partner mit ihrer Studie einen ersten konkreten Qualitätsstandard entwickelt. Die Studie geriet – im Gegensatz zur Enquête – schnell in Vergessenheit. Erst circa 12 Jahre später wurde mit der sog. »Personalverordnung Psychiatrie« für den klinischen Bereich ein flexibler Personalstandard entwickelt; für den außerklinischen Bereich steht ein solcher Standard bis heute aus.

Zur großen Enttäuschung, anschwellenden Wut und Radikalisierung der »fortschrittlichen« sozialpsychiatrischen »Bewegung« nahm die Bundesregierung erst 4 Jahre nach Erscheinen der Psychiatrie-Enquête 1979 offiziell Stellung zu dem Bericht der Sachverständigenkommission.[283] In dieser Stellungnahme machten sich jedoch schon die nunmehr veränderten ökonomischen und politischen Rahmenbedingungen bemerkbar, die sich in Form von verschärfter Finanzknappheit äußerten. Bei einer grundsätzlichen Zustimmung zu den von der Enquêtekommission aufgestellten Grundsätzen wird relativiert, dass die Zielvorstellungen der Sachverständigen nur innerhalb eines »großen Zeitraumes« verwirklicht werden können. Außerdem wurde auf die Finanzknappheit hingewiesen und auf die damit verbundene Notwendigkeit der Kostenreduzierung. Diese mache auch erforderlich, dass die »Dringlichkeit einzelner Vorhaben auch hinsichtlich ihrer Kostenauswirkungen zu beobachten sind« und evtl. »bei Berücksichtigung der finanziellen Grenzen bei Bund, Ländern, Gemeinden und Trägern veränderte Prioritäten gesetzt werden müssen«.[284]

Folgt man Ursula von Wedel-Parlow, so hat die Denkschrift »Der Krieg gegen die Psychisch Kranken« der DGSP[285] die Diskussion im Bundestag befeuert, da sich alle Fraktionen in seltener Harmonie durchaus auf die Grundaussagen der Enquête einigen konnten. Allerdings: Die eingeladenen zuständigen Landesminister der Länder erschienen geschlossen nicht zur Bundestagsdebatte,[286] auf der dann auch das »große Modellprogramm« beschlossen wurde. Das vom Bundestag 1979 beschlossene Modellprogramm (Modellprogramm der Bundesregierung zur Reform der Versorgung im psychiatrischen und psychotherapeutischen/psychosomatischen Bereich) ist unter diesen restriktiven Vorzeichen zu sehen.[287] Über das Modellprogramm wird im nächsten Kapitel die Rede sein.

281 Dörner 1979.

282 Wedel-Parlow 1981, S. 439.

283 Deutscher Bundestag 1979.

284 Deutscher Bundestag 1979, 6f.

285 Dörner et al. 1980 (1979).

286 Wedel-Parlow 1981, S. 453.

287 Bundesministerium für Jugend, Familie und Gesundheit 1980.

3.4 Die DGSP in den 1970er-Jahren

Im vorherigen Kapitel wurde geschildert, wie es zur Gründung kam, hier soll noch einmal kurz darauf eingegangen werden, warum es eine DGSP überhaupt geben sollte. Laut Bauer, bzw. Finzen wurde das Thema »Organisation« bereits einige Male diskutiert, um so eine Trennung des eher als »Bewegung« firmierenden Mannheimer Kreises und einer gezielt politisch agierenden »Organisation«, eben der DGSP zu bewirken. Der Mannheimer Kreis sollte der Ort der Begegnung, der allgemeinen Diskussion, der Fortbildung und des Austausches von Gedanken, Konzepten etc. sein. »Man merkt, dass man mit seiner Arbeit und seinen Veränderungsaktionen nicht allein ist. Da man überwiegend mit Gleichgesinnten zusammen ist, muss man sich nicht ständig verteidigen, kommt vielmehr eher zu einer Selbstkritik seiner eigenen Arbeit«,[288] so Dörner in der »Gebrauchsanweisung« zum Mannheimer Kreis.

In der DGSP hingegen sollte gezielt politischer Einfluss geltend gemacht und konkrete Politik und Aktionen geplant und durchgeführt werden – »operatives Instrument« wurde der eigene Verband im ersten »Mitteilungsblatt« der DGSP genannt.[289] Diese Trennung der Funktionen manifestiert sich auch in der Satzung, in der zunächst in § 4 verfügt wurde, dass »aktive Mitglieder« nur die unmittelbar in der Psychiatrie Beschäftigten sein können, andere können lediglich eine Art Fördermitgliedschaft erhalten. So versuchten die Gründer*innen, die meist durch Student*innen, Betroffenen und andere vertretenen antipsychiatrischen und allzu theoretisierenden Positionen aus der DGSP fernzuhalten. Denn eines war für die Gründergeneration klar: »Die Gesellschaft stellt sich die Aufgabe, zur Entwicklung einer Psychiatrie in der Bundesrepublik Deutschland beizutragen, die gesellschaftsbezogen und an den Bedürfnissen der psychisch Leidenden orientiert ist«, so der § 2 der Satzung. Die DGSP tritt nicht für Alternativen zur Psychiatrie ein, sondern für eine alternative Psychiatrie. Dennoch positioniert sich die DGSP politisch eindeutig, denn es gehörte 1970 in Westdeutschland schon eine ganze Menge dazu, den Vereinsnamen mit dem Zusatz: »in der B R D« zu präsentieren. Das war ein unmissverständliches Statement: Wir sind links!

Der Vorstand war installiert und arbeitsfähig. Aus heutiger Sicht ist auffallend, dass fast sämtliche Mitglieder aus dem klinischen Bereich kamen und fünf Ordinarien sowie andere hierarchisch hochrangige Vertreter*innen dabei waren. Die DGSP war von Anfang an die »Spitze der Bewegung«. Jedoch: Alles war noch informell und zum großen Teil improvisiert zusammengewürfelt. Es dauerte darüber hinaus noch einige Zeit, bis die Satzung 1972 vom Amtsgericht Hannover unter der Nr. 38966 ins Vereinsregister eingetragen und vom Finanzamt Hannover unter der Steuernummer N 36/1484 als gemeinnützig anerkannt wurde.

Die Vorstandssitzungen fanden (fast) monatlich in Frankfurt, im »Meta-Quark-Haus« statt, in dem die Sprecherin des Vorstandes, Helmtraut Schmidt-Quante, arbeitete und deshalb Infrastruktur und Schlafplätze zur Verfügung stellen konnte. Eigene Mitgliederversammlungen oder Tagungen hat die DGSP zunächst nicht durchgeführt. Die jeweiligen Herbsttagungen des Mannheimer Kreises, der zwei Mal im Jahr

288 Dörner 1973.

289 DGSP 1971.

durchgeführt wurde, wurden genutzt, um die erforderlichen Mitgliederversammlungen durchzuführen. Der Vorstand der DGSP hat ohnehin die Mannheimer Kreis Tagungen organisiert; eine Geschäftsstelle bzw. Geschäftsführer*in gab es noch nicht. In den ersten Jahren muss die Entwicklung deshalb im engen Zusammenhang zwischen Mannheimer Kreis, DGSP Mitgliedern und Vorstand gesehen werden.

In diesem Zusammenhang gehen die Chronisten (insbesondere Finzen, Bauer und Tollgreve) davon aus, dass die fortschrittliche Psychiatriebewegung bzw. ihre Organisation in Pragmatiker und Radikale zweigeteilt gewesen war. Ich bin der Meinung, sie war (mindestens) dreigeteilt; es gehören auch diejenigen dazu, die sich gar nicht so sehr um Politik kümmerten, sondern die, die aus was für Motiven auch immer, die Psychiatrie verbessern wollten und neue Ansätze, Konzepte, Methoden und Techniken kennenlernen und sich aneignen wollten.

Hier prallten dann in den unterschiedlichen Zusammenhängen die Positionen heftig aneinander. Als 1971 klar war, dass es eine Enquête geben sollte und dafür eine Expertengruppe zusammengestellt werden sollte, waren die Auseinandersetzungen vorprogrammiert.[290] Auf der einen Seite standen z.B. Kulenkampff und Bosch, die Führungsaufgaben in der Kommission übernehmen sollten und mit anderen die AKTION PSYCHISCH KRANKE gegründet hatten zusammen mit einem »pragmatischen« Flügel von Bauer, Finzen, Pörksen, Rave-Schwank und Haerlin, von Cranach und anderen, die in der Mitarbeit an der Enquête eine große Chance sahen. Auf der anderen Seite standen eine Reihe von system- und psychiatriekritischen »Radikalen« wie z.B. Richards und andere, die strikt dagegen waren. Dörner und Wulff standen irgendwo dazwischen, wie Finzen schreibt. Ausgelöst wurde der Streit zunächst faktisch, indem eine Reihe von – bis zu 25 – DGSP Mitgliedern in die Sachverständigenkommission und deren Unterarbeitsgruppen berufen wurden und dort zum Teil maßgeblich mitarbeiteten. Dies sorgte für erneute Zwistigkeiten innerhalb der DGSP,[291] nicht weil sie es taten, sondern weil über die Arbeit der unterschiedlichen Arbeitsgruppen Stillschweigen verabredet wurde, was viele DGSP Aktivisten erboste. Die mangelnde Transparenz, die sich schon in der Berufung von Kommission und Arbeitsgruppen zeigte, wurde heftig kritisiert: »Die hintergründigen Vorgänge bei der Bildung dieser Gruppen und der Berufung ihrer Mitglieder in der Kommissionssitzung und danach, ist für Nichtbeteiligte wenig durchschaubar, wenn auch wahrscheinlich typisch dafür, wie solche Dinge in der BRD abzulaufen pflegen«,[292] so die Redaktion der SPI im September 1972. Jedoch auch hier war weiterhin Konsens, dass die Psychiatrie nicht abgeschafft, sondern reformiert werden muss. Die Redaktion schließt ihren Artikel mit dem Satz: »Mit der Reform der deutschen Psychiatrie muss jetzt und heute begonnen werden«.[293] Aber dies führte dann dazu, dass am 12.6.1973 der mittlerweile zum 1. Vorsitzenden der DGSP avancierte Heinz Klätte einen Brief an den Vorsitzenden des Bundestagsausschusses für Jugend, Familie und Gesundheit, Rudolf Hauck, schrieb, in dem er für die Arbeit

290 Vgl. zum folgenden Finzen 2016, 151ff.

291 Über Zwistigkeiten innerhalb der Kommission habe ich vorher schon berichtet.

292 Redaktion SPI 1972 (1980), S. 153.

293 Ebd. S. 155.

der Sachverständigenkommission mehr Transparenz, d.h., die Aufhebung der Vertraulichkeitsklausel forderte[294] – letztlich erfolglos.

1973 erfolgte dann ein Beschluss des DGSP-Vorstandes, der die Zwistigkeiten zumindest auf dem Beschlussweg beilegte und die konstruktive Mitarbeit in den Enquête-Arbeitsgruppen gewährleistete. Die DGSP »stimmte 1973 – nach heftigen internen Kontroversen – einem psychiatrie-historischen Kompromiss zu: Die psychiatrischen Großkrankenhäuser sollten nach Verkleinerung und Umwandlung in gemeindenahe psychiatrische Behandlungszentren bei gleichzeitigem Aufbau psychiatrischer Krankenhausabteilungen und komplementärer Dienste vorerst bestehen bleiben dürfen«.[295] Bis auf Weiteres hielt sich der Vorstand der DGSP dann in seinen weiteren »offiziellen« Verlautbarungen mit radikalen Positionen entsprechend zurück. Tollgreve nennt dies ein »konfliktvermeidendes Vorgehen«, was sich auch darin zeigte, dass, trotz einer deutlichen Kritik am Zwischenbericht durch Dörner,[296] das Thema auf der Tagung des Mannheimer Kreises im Mai 1974 nicht thematisiert wurde.[297]

Ein anderer Konflikt, der sich jedoch eher auf den Tagungen des Mannheimer Kreises bespielte, betraf den Konflikt zwischen (radikalen) Theoretiker*innen meist akademischer Berufsgruppen und Praktiker*innen. In Protokoll des Mannheimer Kreises von 1970 weist Richartz nicht nur auf das Problem in der »AG-Ideologiekritik« hin, sondern verdeutlicht es folgendermaßen: »Wir erkannten diese Tendenz zwar und besannen uns dann der philosophischen Zauberworte der »Vermittlung«, ohne dass jedoch der Begriff der Vermittlung im Dienste einer brauchbaren Phänomenologie normabweichenden Verhaltens (mit ihren ökonomischen, biologischen und kulturellen Dimensionen) – zumindest ansatzweise – konkret entfaltet wurde«.[298] Folgerichtig wurde der Auftrag der Sozialpsychiatrie entwickelt: »Sozialpsychiatrie hat daher vorrangig pathogene Gesellschaftsstrukturen und deren Zusammenhang mit den Produktions- und Herrschaftsverhältnissen aufzudecken. Hieraus ergibt sich die Notwendigkeit der Einordnung der Sozialpsychiatrie in sozialrevolutionäre Bewegungen mit dem langfristigen Ziel der Aufhebung krankheitsbedingender sozialer Verhältnisse«.[299] Schon sehr viele Jahre werden derartige Diskussionen nicht mehr in der DGSP geführt…

Die meisten Menschen, die zu den Tagungen des Mannheimer Kreises kamen, hatten ohnehin eher ein Interesse, sich fortzubilden, Konzepte und Methoden der Sozialpsychiatrie kennenzulernen und sich mit Gleichgesinnten zu vernetzen. Dies setzte mit Macht 1972 ein und setzte sich fort bis Anfang der 1980er-Jahre. Waren die ersten beiden Jahre bis zu 200 Menschen zu den Mannheimer Kreisen gekommen, so waren es im Mai 1972 auf einem Mal 700,[300] als der Mannheimer Kreis zum ersten Mal in einer

294 Klätte 1973.

295 Finzen 1984, S. 6.

296 Dörner 1974 (1980).

297 Tollgreve 1984, S. 40.

298 Richartz 1971, S. 5.

299 Ebd. S. 6.

300 Vgl. Tollgreve 1984, S. 36 mit weiteren Nachweisen; Finzen spricht von 1200 TeilnehmerInnen (Finzen 2016, S. 152).

»Anstalt« stattfand, nämlich in Bethel.[301] Das war in gewisser Hinsicht für die Aktivisten der DGSP ein Wagnis und irgendwie haben sie anscheinend auch geahnt, dass viele Leute anreisen werden, denn die organisatorischen Vorbereitungen waren nicht nur umfangreich, sondern erstreckten sich auch auf »mentale« Vorbereitungen. So finden sich in der Einladung Hinweise auf mögliche Konflikte: »In den Arbeitsgruppen werden auch Uniformierte, Konservative und Widerstrebende sitzen und auch die, um die es geht, die Patienten. Es wird daher eine Aufgabe der Tagung sein, diese Konflikte durchsichtig zu machen, sozialpsychiatrische Anliegen verständlich zu vermitteln und dabei die deutsche Sprache zu verwenden«.[302] Die bundesrepublikanische Psychiatrie hatte nun auch ihre »Bewegung«, nämlich den »Mannheimer Kreis«. Die DGSP war zunächst noch recht exklusiv; sie hatte 1971 264 Mitglieder, von den fast die Hälfte (118) Ärzt*innen waren, gefolgt von Krankenschwestern/-pflegern (39) und Beschäftigungstherapeut*innen (28).[303] Wenn man im Jargon der beginnenden 1970er-Jahre verbleiben will, war die DGSP eher der »Kader«, die »Vorhut der Bewegung«, die über den Mannheimer Kreis sowie ihren vielfältigen Publikationen die Ideen der Sozialpsychiatrie in der interessierten (Fach-)Welt verbreitete.

Schon im Februar 1971 erschien die Nr. 1 der »Sozialpsychiatrischen Informationen« (SPI), die auf der zweiten Arbeitstagung des Mannheimer Kreises in Hannover auf Anregung von Jan Gross und anderen konzipiert wurde. Zur ersten Redaktion gehörten: Manfred Bauer, Gregor Bosch, Peter Fricke, Reinhard Krüger, Mark Richartz und Renate Wienekamp.[304] Sie ersetzte zunächst – gewissermaßen als Organ der DGSP – die vormaligen hektografierten Mitteilungsblätter. Die Redaktion, die ehrenamtlich ausgeübt wurde, befand sich in Hannover (Roderbruchstraße 101) und die ersten Ausgaben waren, wie die Mitteilungsblätter, hektografierte, geheftete Blätter. Erst ab 1972 wurden die SPI etwas professioneller als gebundene DIN-A5-Hefte herausgebracht. Erich Wulff teilt die ersten 10 Jahre in drei Phasen ein:[305] Die erste Phase bestand zunächst darin, dass Vereinsnachrichten, Tagungsberichte und Protokolle und Tätigkeiten der DGSP und ihres Vorstandes veröffentlicht wurden. Darüber hinaus wurden nicht nur die Erfahrungen des Auslandes (Italien, England etc.) dem deutschen Publikum bekannt gemacht, sondern auch die Vorstellungen, die für die Psychiatriereform relevant waren, also die Einrichtungen (Institutionen), die für die Gemeindepsychiatrie insbesondere im außerklinischen Bereich notwendig erschienen. Was z.B. psychiatrische Abteilungen, Tages- oder Nachtkliniken, Übergangswohnheime oder Wohngemeinschaften, Beratungsstellen oder Sozialpsychiatrische Dienste mit welchen Funktionen und Konzepten etc. waren, war kaum bekannt und eine Vermittlungsaufgabe, die zu Beginn der 1970er-Jahre nicht in den Universitäten oder Fachhochschulen erfüllt wurde, sondern die über die Publikationen der DGSP und Mannheimer Kreis erfolgte. Der Zusammenhang zur DGSP zeigt sich vor allem in der Phase bis 1975. »Obwohl das INFO niemals ein

301 Bis 1980 haben die Tagungen des Mannheimer Kreises immer in großen psychiatrischen Landeskrankenhäusern stattgefunden.

302 Mannheimer Kreis 1972.

303 Tollgreve 1984, S. 31.

304 Redaktion SPI 1971.

305 Wulff 1980.

offizielles Organ der DGSP war, wurde eine gewisse Zurückhaltung, vor allem während der Enquête-Periode, auch von ihm abverlangt«.[306] In einer zweiten Phase – etwa ab 1975 – wird in den SPI mehr Praxisrelevantes berichtet. Es werden Praxismodelle ganz unterschiedlicher Art vorgestellt, seien es die Reformen aus Gießen, Wunstorf, Häcklingen oder auch aus dem »komplementären« Bereich bzw. der Selbsthilfe. Auch Artikel über praktische psychosoziale oder (sozial-)therapeutische Arbeit wurden über die SPI vermittelt. Heutzutage würde man sagen: »Leuchtturmprojekte«. In einer schnell darauffolgenden dritten Phase berichteten die SPI über die »Krise der Reform« und auch dieses nicht so sehr theoretisierend, sondern anhand von Praxisbeispielen. Alles in allem kommt Wulff zu dem Resümee: »Das INFO ist genau das geworden, was wir damals wollten: Ein Organ, das 1. unter den in der Psychiatrie Tätigen eine Öffentlichkeit schafft, ihre Gedanken und Vorstellungen, aber auch ihre tägliche Praxis untereinander bekanntmacht. 2. ermöglicht es, gemeinsamen Aktionen eine im Psychiatriebereich breite Öffentlichkeit zu geben, und 3. erleichtert es allen Vertretern einer alternativen Psychiatrie, sich zusammenzufinden zu Tagungen, Gesprächen, oder aber zu bestimmten Themen, für die sich einige von uns interessieren […] 4. Von Zeit zu Zeit werden auch theoretische Grundsatzartikel, wenngleich im Bereich der Sozialpsychiatrie diese Funktion vorrangig von anderen Publikationsorganen ausgeübt wird, wie dem »ARGUMENT«, der Zeitschrift »SOZIALPSYCHIATRIE«, der »PSYCHIATRISCHEN PRAXIS« usw.«.[307]

Mit der Gründung des »Psychiatrie-Verlages« 1978 gingen die SPI in den Verlag über. Hermann Elgeti berichtet mit Bezug auf Wulff, dass Mitte der 1980 Jahre die SPI sich von der DGSP zunehmend entfernte. Die SPI werden – zumindest im Outfit – zunehmend professioneller und orientieren sich in der Heftproduktion meist an bestimmten Schwerpunkten. Relativ häufig vertreten sind Themen zur Versorgung von Psychose- und Suchtkranken, zur Psychotherapie und Rehabilitation, zum Krankheitsverständnis und zum therapeutischen Umgang, zu Theorie, Geschichte und Ethik, zur Versorgungsstruktur und zu politisch-ökonomischen Rahmenbedingungen der psychiatrischen Arbeit«.[308] Heute besteht – von Personen in der Redaktion abgesehen – kein Zusammenhang zur DGSP und deren Themen mehr.

Einen noch stärker auf die Verbreitung von sozialpsychiatrischem Wissen und Konzepten ausgerichteten Ansatz verfolgten die »Werkstattschriften zur Sozialpsychiatrie«, die von Hilde Schädle-Deininger und Asmus Finzen in Tübingen im Selbstverlag herausgegeben wurden. In den Werkstattschriften wurden eher wissenschaftliche Publikationen über sozialpsychiatrische Themen, angefangen von den »Ansatzmöglichkeiten für eine gemeindenahe Psychiatrie«, die die Nr. 1 der Werkstattschriften markierte und später als »Argumente für eine gemeindenahe Psychiatrie« als Band 13 erweitert in der 3. Auflage erschienen sind.[309] Als großer »Renner« erwies sich der Band 15 »Die Psychiatrie-Enquête kurzgefasst« von Finzen/Schädle Deininger, der mehrere Auflagen mit mehr als 7.500 verkauften Exemplaren (6,50 DM) erlangte. In einer erweiterten

306 Wulff 1980, 5.

307 Ebd. S. 2.

308 Elgeti 2019b.

309 Finzen 1979 (1972).

Auflage des Psychiatrieverlages »Unter elenden menschenunwürdigen Verhältnissen« wurde das Buch allerdings ein »Flop«, so Finzen.[310] Auch die Werkstattschriften gingen in den Psychiatrie-Verlag 1978 über und wurden in den 1980er-Jahren als Reihe eingestellt. Teilweise ersetzt wurden die Werkstattschriften durch die »DGSP-Schriftenreihe« im Psychiatrie-Verlag, in den die DGSP für sie selbst relevante eher wissenschaftliche Werke publizierte. Die Reihe eröffnete Christiane Tollgreve mit dem Band 1: »Bewegung in der Psychiatrie? Die DGSP zwischen Gegeninitiative und etablierten Verband. Mit einem Vorwort von Asmus Finzen«.[311] Ein Buch, das die ersten 10 Jahre der DGSP kritisch unter die Lupe nimmt. Auch diese Reihe ist inzwischen eingestellt.

Im Dezember 1977 erschien dann der »DGSP-Rundbrief«, das Verbandsorgan der DGSP, der die bis dahin in loser Reihenfolge erscheinenden »Mitteilungen« ersetzte. Sein Anspruch: »Der Informationsdienst soll die Kommunikation innerhalb der DGSP verbessern und der Öffentlichkeit ein Bild von unserer Arbeit geben«, so das Redaktionsteam auf dem Deckblatt der ersten Ausgabe. Zunächst war der Rundbrief eine Loseblatt-Sammlung, die ein einem Pappdeckel eingelegt waren. Die Redaktion wurde von der Geschäftsstelle übernommen. Erst später etablierte sich unter der Leitung der unvergleichlichen Michaela Hoffmann ein Redaktionsteam und in den 1990er-Jahren professionalisierte sich die Zeitschrift und nannte sich um in »Soziale Psychiatrie«, die nicht nur für Vereinsmitglieder, sondern z.B. auch für Kinobegeisterte von hohem Erkenntniswert ist.

Nach einer DGSP-Vorstandssitzung in Hannover im November 1977 saßen Hilde Schädle-Deininger, Ursula Plog und Klaus Dörner mit Asmus Finzen in den Wunstorfer Ratsstuben und beschlossen, einen Verlag zu gründen, in den das im Manuskript fertige Buch von Dörner und Plog »Irren ist Menschlich«, die »Werkstattschriften« sowie die Sozialpsychiatrischen Informationen eingebracht werden sollten. Nach vielem Hin und Her einigten sich die Beteiligten auf den Namen »Psychiatrieverlag«. Gründungsgesellschafter waren der »Sozialpsychiatrische Freundeskreis Wunstorf«, die DGSP sowie der »Hilfsverein für die Fachabteilung Bad Rehburg des Niedersächsischen Landeskrankenhaus Wunstorf«.[312] Das Buch von Dörner und Plog erwies sich als ein unglaublich erfolgreicher Renner des Verlages. Es erscheint in der 24. Auflage mit insgesamt mehr als 400 Tsd. Exemplaren Gesamtauflage (2018), mittlerweile verfasst von mehreren Autor*innen und einem Herausgeber*innen-Team. Aber auch andere Bücher, die für die Sozialpsychiatrie wichtig waren, wurden über den Psychiatrie-Verlag verlegt. Zunächst erfolgte die Geschäftsführung ehrenamtlich und »das Ganze war mehr als arbeitstherapeutische denn verlegerische Unternehmung geplant«, aber dies änderte sich mit den Jahren bei sich ändernden Gesellschafter*innen, Professionalisierung der Geschäftsführung und Verleger*innen sowie Verlagsort. Neben unterschiedlichen zielgruppenorientierten Buchreihen kamen auch die Zeitschriften »Psychosoziale Umschau« und »Recht & Psychiatrie« hinzu. 2010 zog sich die DGSP als Gesellschafterin aus dem Psychiatrie-Verlag zurück. Der Verlag blieb jedoch mit der DGSP verbunden –

310 Finzen 2018, S. 5.

311 Tollgreve 1984.

312 Finzen 2018, S. 5.

nicht nur über seine der Sozialpsychiatrie verpflichteten Zielsetzungen, sondern auch über sein Sponsoring des Forschungspreises der DGSP.

Die Verbreitung sozialpsychiatrischer Ideen, Konzepte und Erfahrungen wurde in Ergänzung der Fort- und Weiterbildungen in den sozialpsychiatrisch geführten Krankenhäusern durch die DGSP jedoch bald auch praktisch vermittelt. 1977 entstand der »Aus-, Fort- und Weiterbildungsausschuss« (AFW) der DGSP, der eine »Sozialpsychiatrische Zusatzausbildung« für alle in der Psychiatrie tätigen Berufsgruppen ab 1978 anbot. Verbunden mit dem AFW sowie dem »Institut für Weiterbildung der DGSP sind vor allem Hilde Schädle-Deininger, Hiltrud Kruckenberg und Peter Bastiaan, die diese Mission der DGSP mit großem Engagement und Professionalität weitertrieben. Zielsetzung des Grund- und Aufbaukurs war, »dass Mitarbeiter*innen psychiatrischer und psychosozialer Einrichtungen über alle beruflichen, durch Ausbildung und tarifliche Einordnung bedingten Schranken hinweg, gemeinsam eine Sprache und Grundhaltung lernen, die ihnen und den ihnen anvertrauten entspricht. Kennzeichnend für eine sozialpsychiatrische Grundhaltung ist das Bemühen leidende und kranke Menschen als weltoffene, sich in ständiger Entwicklung befindliche, wenngleich oft sehr verwundbare Partner verstehen zu lernen«.[313] Schädle-Deininger und Bastiaan führten 1978 die erste SPZA im Grund- und Aufbaukurs durch.[314] Danach sind weit mehr als 100 SPZAn als regionale oder überregionale Angebote durchgeführt worden. Die Strukturen, Konzepte und Curricula der Kurse sind mehrfach den jeweiligen Erfordernissen im Laufe der Zeit angepasst und verändert worden.[315] Nur eines ist geblieben: Das berufsgruppenübergreifende und teamorientierte Konzept,[316] welches sich von fast allen anderen ähnlichen Ausbildungen unterscheidet, aber leider die Folge hat, dass die SPZA in vielen Bundesländern nicht als tarifrelevante Fachausbildung gewertet wird.

Neben diesen unterschiedlichen Aktivitäten der Verbreitung sozialpsychiatrischer Ideen, Konzepte und Methoden ist insbesondere der Vorstand der DGSP politisch tätig gewesen. Wie Tollgreve beschrieben hat, betrieb der Vorstand zunächst eine gemäßigte Politik, die sich eher im konventionellen Bereich des Lobbying bewegte, obwohl es im Inneren der DGSP sicher turbulenter zuging. Die Aktivitäten bezogen sich auf die Mit- und Zuarbeit zu Sachverständigenkommission und Enquête-Arbeitsgruppen, wobei, wie oben schon beschrieben, 1973 die »Appeasement-Politik« ihren Ausdruck in dem Beschluss des Vorstandes zu den Landeskrankenhäusern fand. Ergänzt wurde dieser durch den Versuch einer Annäherung an die DGPN. Es fanden informelle Gespräche mit Hanns Hippius statt und Finzen spricht 1974 auf dem DGPN-Kongress in München.[317]

Neben diesen Aktivitäten engagierte sich der DGSP-Vorstand vor allem in Aktionen zu rechtlichen Vorhaben: So ist die Aktion hinsichtlich des Zentralregistergesetzes zu erwähnen. Psychisch erkrankte Menschen wurden, wenn sie zwangseingewiesen wurden, in das Bundeszentralregister aufgenommen. Gegen diese schlimme Form der Dis-

---

313 So die erste Broschüre der SPZA. Zit. in: Schädle-Deininger o.J., S. 3.

314 Vgl. Bastiaan und Schädle-Deininger 1978, 1980.

315 Bastiaan 1995.

316 Kruckenberg 1995.

317 Finzen 1976.

kriminierung wandte sich – neben anderen – auch die DGSP, die damit auch erreichen konnten, dass schon im Zwischenbericht zur Psychiatrie-Enquête, die Bundesregierung die Veränderung des Bundeszentralregistergesetzes ankündigte.

Darüber hinaus fanden früh Diskussionen um das sog. »Psychotherapeutengesetz« statt. Die Bundesregierung plante schon seit Jahren, die nicht ärztliche Therapie, damit auch die Psychotherapie durch ein eigenständiges Gesetz zu regeln, nicht zuletzt, um dem zunehmenden Bedarf nach Psychotherapie und der Zunahme psychologischer Berufsfelder und Angebote durch insbesondere psychologische Psychotherapeuten[318] zu entsprechen. Im engen Austausch mit anderen Verbänden (DGVT und GwG) erarbeitete die DGSP bis 1977 eine Position und empfahl dem zuständigen Ministerium für Jugend, Familie und Gesundheit niedergelassene Psychologen nicht an der kassenärztlichen Versorgung zu beteiligen. Interessant hierbei ist die Begründung: »Das Behandlungsmonopol der Ärzte würde sonst durch ein zweites Behandlungsmonopol der Psychologen ergänzt, die Strukturschwächen des vorhandenen Versorgungssystems würden dadurch verschärft, Defizite in der therapeutischen Versorgung nicht beseitigt«.[319] Die DGSP geht davon aus, dass auch andere Berufsgruppen »therapeutisch wirken« und fordert den Gesetzgeber auf »aus dieser Tatsache die Konsequenzen zu ziehen und künftig nicht mehr Einzelpersonen von den Krankenkassen bezahlen zu lassen, sondern psychotherapeutische Institutionen.[320] Diese sollten nach regional orientierter Bedarfsermittlung durch »psychosoziale Ausschüsse« erarbeitet und geplant werden. Der Bund hat allerdings zu einer grundlegenden Umsteuerung »die Chance vertan«, wie die erarbeitete Broschüre betitelt ist. Erst 1999 ist die Tätigkeit psychologischer Psychotherapeuten durch das Psychotherapeutengesetz[321] geregelt worden.

Mit dem Zwischenbericht der Sachverständigenkommission zur Psychiatrie-Enquête 1973 und der ernüchternden Stellungnahme von Bund und Ländern sowie der mittlerweile einsetzenden Wirtschaftskrise machte sich auch in DGSP Kreisen eine gewisse Enttäuschung breit, die sich in den folgenden Jahren als Radikalisierung bemerkbar machte. Begünstigt wurde diese Entwicklung durch zwei andere Prozesse. Zum einen wurde 1974 die Satzung dergestalt verändert, dass nun auch Personen, die nicht aktiv in der Psychiatrie arbeiteten, Mitglied in der DGSP werden durften. Zum anderen hatten insbesondere relevante Gründungsmitglieder oder Mitglieder der »ersten« Generation Karriere in Leitungspositionen von Kliniken etc. gemacht und/oder sich der eher pragmatisch orientierten AKTION PSYCHISCH KRANKE bzw. anderen Organisationen zugewandt und haben sich und ihre Aktivitäten von der DGSP eher entfernt.[322] Zwar setzt der Prozess der Radikalisierung erst in den späten 1970er-Jahren ein, als 1978 die kaum noch erwartete Stellungnahme der Bundesregierung zur

318 Vgl. Hörmann und Nestmann 1985.

319 Vgl. Sozial- und Gesundheitspolitische Umschau in DGSP 1977.

320 DGSP 1977.

321 Gesetz über die Berufe des Psychologischen Psychotherapeuten und des Kinder- und Jugendpsychotherapeuten vom 16. Juni 1998, BGBl. I S. 1311. Die Tätigkeit von Psychologen/Psychotherapeuten innerhalb von Institutionen wird jedoch durch dieses Gesetz gar nicht berührt, sondern – sofern die GKV an der Finanzierung beteiligt ist – durch Fragen der konzeptionellen Gestaltung und des Programmes der Einrichtung, und zwar unterhalb der gesetzlichen Ebene.

322 Natürlich gilt das nicht für alle.

Enquête vorlag, jedoch begann sich die Stimmung und Einschätzung schon mit dem Zwischenbericht 1973 zu drehen. Finzen bezeichnete die Ergebnisse des Zwischenberichtes als »Reformkosmetik statt Strukturreform[323]« und Dörner kommt im Rahmen seines sehr kritischen Kommentars zum Schluss: »Sicher hat die Kommission viel geleistet, und zwar mehr als zu erwarten war. Noch mehr aber bleibt zu tun. Und das Geleistete ist nicht gesichert, kann aufgrund eines problematischen Ansatzes wieder in sich zusammenfallen. [...] Es gibt viele, die aus ihrer Enttäuschung heraus eine Alternativkommission fordern. Sachverständige gäbe es hierfür in der BRD genug«.[324] Allerdings blieb eine ausführliche Diskussion dieser Themen auf der Tagung des Mannheimer Kreises im Mai 1974 aus; das Thema wurde umgangen, die parlamentarische Orientierung und die Fiktion, die Enquête würde schon den richtigen Weg weisen, wurden noch aufrechterhalten.

Dies änderte sich so ungefähr 1977, und zwar durch mehrere Prozesse. Die DGSP hatte zwar vieles an den Entwicklungen in der Psychiatrie kritisiert, jedoch keine dezidierten eigenen Vorstellungen für die Gestaltung der psychiatrischen Versorgung vorgelegt. Das sollte sich ändern und es wurde 1977 ein »Ausschuss zur Gesundheitspolitik« eingerichtet mit dem Auftrag, ein programmatisches Papier vorzulegen. Hierzu war der Ausschuss jedoch nicht in der Lage, nicht zuletzt deshalb, weil er den »Charakter einer Arbeitsgruppe mit ständig wechselnden Teilnehmern«[325] hatte. Nach einigen Anläufen, die verworfen wurden, wurde der Ausschuss beauftragt, ein Grundsatzpapier bis zum Mannheimer Kreis 1979 in Rickling erarbeiten. Dort überschlugen sich dann die Ereignisse, wovon aber später die Rede sein wird.

Inzwischen entwickelte sich die DGSP beträchtlich. In den ersten Jahren, jedoch insbesondere nach der Satzungsänderung von 1974 hatte die DGSP einen regen Zulauf und die Mitgliederzahl stieg zwischen 1971 und 1981 von 264 auf 3.251 um das Zwölffache (vgl. Tabelle 1).

Deutlich wird nicht nur der Zuwachs an Mitglieder*innen, sondern auch die gravierenden Veränderungen in der Struktur der Berufsgruppen. 1971 waren die Ärzt*innen die absolut und prozentual bei Weitem am stärksten vertretene Berufsgruppe, gefolgt von den Pflegekräften, so änderte sich das bis 1981. Nun stellten die Student*innen die größte Gruppe dar, gefolgt von den Sozialarbeiter-/pädagog*innen, Ärzt*innen und Psycholog*innen. Pflegekräfte waren die fünftstärkste Gruppe. Bemerkbar machte sich auf der einen Seite die Öffnung der DGSP für Student*innen seit 1974 sowie der sich entwickelnde außerklinische Bereich, der neuen Berufsgruppen (Sozialarbeiter-/pädagog*innen und Psycholog*innen) den Weg in die DGSP eröffnete. Diese Entwicklungen wurden auch durch die über die Zeit dynamisch verlaufenden Zusammensetzung des Vorstands (GV + EV) nachvollzogen. Im ersten Vorstand der DGSP 1970 nach der Gründung waren von 24 Vorstandsmitgliedern mehr als die Hälfte (14) Ärzte, wobei einige davon Ordinarien waren oder hohe Funktionen in Gesundheitsadministrationen (Landesmedizinaldirektor/Landesrat) innehatten. 1981 waren im Vorstand (GV + EV) von 16 Mitgliedern nur noch 5 Ärzt*innen vertreten.

323 Finzen 1976.

324 Dörner 1974 (1980), S. 210.

325 Gesundheitspolitischer Ausschuss der DGSP 1981, S. 28.

Tabelle 1: Mitgliederentwicklung 1971 – 1981

	1971		1974		1981	
	Abs.	%	Abs.	%	Abs	%
Ärzt*innen	122	46,2	277	40,9	540	16,5
Psycholog-/Psychotherapeut*innen	17	6,4	76	11,2	533	16,3
Sozialarbeiter/-pädagog*innen	29	11,0	78	11,5	545	16,7
Krankenschwestern/-pfleger	39	14,8	89	13,1	481	14,7
Beschäftigungs-, Ergotherapeut*innen	28	10,6	46	6,8	96	2,9
Soziolog*/Theolog*/Jurist*innen	10	3,8	21	3,1	84	2,6
Student*innen	11	4,2	58	8,6	769	23,5
Organisationen	3	1,1	11	1,6	15	0,5
Sonstige (Inkl. Verwaltung/Laienhelfer)	5	1,9	21	3,1	203	6,2
Summe	264	100,0	677	100,0	3266	100,0

Tollgreve 1984, S. 31.

Auch die Teilnehmer*innenzahlen der Tagungen, Mannheimer Kreis und DGSP-Jahrestagungen entwickelten sich dramatisch[326]. So waren im Mai 1970 auf der Tagung des Mannheimer Kreises 50 Personen anwesend, im Mai 1972 waren es schon 700 und 1978 waren 1.500 Personen auf der Tagung in der Weissenau. Dies setzte sich fort bis 1981, wo mehr als 1.700 Personen beim Mannheimer Kreis in Köln in mehr als 50 Arbeitsgruppen diskutierten. Danach bröckelte es; lediglich 700 Menschenbefassten sich in Kiel mit dem Thema »Verarmung in der Psychiatrie«. Eine ähnliche Entwicklung nahmen die Jahrestagungen der DGSP ein, die seit 1974 eigenständig durchgeführt wurden. Waren 1977 noch 300 Personen bei der Jahrestagung, so waren es ein Jahr später schon 2.000 Menschen und 1979 1.500 Menschen auf der Jahrestagung in Freiburg zum Thema »Hilfe – Ersatz, Macht«. Auch hier bröckelten dann die Teilnehmer*innenzahlen. Waren es 1980 noch 1.200, so ging die Zahl 1981 auf 600 und 1982 auf 200 zurück.

Schließlich dehnte sich die DGSP auch in die Bundesländer aus. Der erste Landesverband wurde in Baden-Württemberg 1973 gegründet. 1974 folgten Bayern, Hamburg, Hessen und Nordrhein-Westfalen (Rheinland). 1975 wurden die Landesverbände Niedersachsen, Saarland und Schleswig-Holstein gegründet; Berlin folgte 1976, Bremen 1978 und der Landesverband Rheinland-Pfalz wurde 1979 gegründet. Damit war die DGSP ein föderal organisierter Verband geworden, der zwar – auch in Verbindung mit entstehenden Regionalgruppen – die Möglichkeiten der »Politik vor Ort« erhöhte, jedoch auch mit den Unwägbarkeiten des Föderalismus behaftet war, zumal die Landesverbände rechtlich selbstständige juristische Personen waren.

In den letzten drei Jahren des Jahrzehntes hat die DGSP die strategische Ausrichtung ihre Aktivitäten verändert und radikalisiert. Es ging nun nicht mehr in erster Linie um den »Marsch durch die Institutionen«, sondern um eine Politik, die von außen – gewissermaßen als »Psychiatrie-APO« – versucht, auf die Politik einzuwirken.

326 Ebd. S. 36.

Die selbstauferlegte Zurückhaltung in der Zeit der Enquête war mit deren Veröffentlichung, sowieso zu Ende, wich schon seit 1973 mit dem Zwischenbericht einer Enttäuschung über das Ausbleiben einer »echten« Strukturreform und steigerte sich proportional zum Zögern der Bundesregierung mit einer Stellungnahme zur Enquête. Entsprechend hatte sich auch der Vorstand der DGSP verändert: Lediglich Niels Pörksen gehörte als ein direkt Beteiligter einer AG der Enquête Sachverständigenkommission noch dem geschäftsführenden Vorstand an, ansonsten waren dort: Ursula Plog, Hilde Schädle-Deininger, Klaus Dörner und Wolfgang Münster sowie als Geschäftsführer Detlef Klotz und als Pressereferent Arnd Schwendy (Stand 1979.

Bevor sich die DGSP mit eher grundsätzlichen Themen beschäftigte, hat sie auf eine negative Folge der bisher stattgefundenen Psychiatriereform, nämlich die Verlegung vieler tausend Langzeitpatient*innen aus den Fachkrankenhäusern in Heime hingewiesen. Heinrich Kunze hatte zu diesem Thema bereits einschlägig veröffentlicht.[327] Als Diskussionsvorlage für die DGSP-Jahrestagung 11./12. November 1978 in Bremen verfasste der Heimausschuss der DGSP eine Broschüre, in der die Missstände in den Heimen zur Sprache gebracht wurden.[328] Darüber hinaus wurde auf eine grundsätzliche Gefahr hingewiesen: »Die Verlegung vom psychiatrischen Krankenhaus ins Heim birgt die große Gefahr, dass ausgerechnet die Gruppe der psychisch und sozial Schwerstbehinderten aus dem Verantwortungsbereich der Psychiatrie ausgegrenzt wird. Die Erfahrungen zeigen nämlich, dass in vielen Heimen nicht einmal eine adäquate ärztliche und soziale Beratung angeboten wird«.[329]

Allerdings zielten die Empfehlungen der DGSP nicht auf eine Abschaffung von Heimen oder gar Auflösung, sondern sie zielten auf eine Humanisierung der Heime, eine Respektierung der Grundbedürfnisse der Bewohner*innen, deren (Wieder-)Bemündigung, bessere, fachlich-qualifizierte Ausbildung der Mitarbeiter*innen, die Stärkung der (kommunalen) Fachaufsicht, eine wohnortnahe und im psychosozialen Zusammenhang stehende Planung sowie eine angemessene Förderung, am besten durch eine Versicherung zur Abdeckung des Lebensrisikos der Pflegebedürftigkeit. Mit bemerkenswerter Konkretion wurden diese Empfehlungen in Vorschläge zur Veränderung des erst vor wenigen Jahren erlassenen Heimgesetz umgesetzt. Das war auch schon in den 1970er-Jahren nicht typisch für die DGSP.

3.4.1 Die Denkschrift zum Holocaust

Ein ganz großer Wurf, der in eine völlig andere Richtung ging, war die 1979 veröffentlichte Denkschrift »Holocaust und die Psychiatrie«[330] und das danach veröffentlichte Buch »Der Krieg gegen die psychisch Kranken«[331], die weitreichende Folgen hatten. Anscheinend war die Zeit reif, dass die lange Sprachlosigkeit wieder aufgehoben werden konnte. Wie oben angedeutet, war die Denkschrift von Kisker, Häfner und von

327 Kunze 1977a; 1977b

328 Gessner et al. 1978.

329 Ebd. S. 3-4.

330 DGSP 1979a.

331 Dörner et al. 1980 (1979).

Baeyer 1965 die letzte fachpolitische Veröffentlichung, die sich auf die Verbrechen der Nationalsozialisten und ihrer Helfer*innen an den behinderten und psychisch kranken Menschen bezogen.[332] Die Studentenbewegung und die Prozesse u.a. gegen Naziärzte zeigten eventuell einiges Bewusstsein und ein Jahr vorher (1978) verfolgte ganz Deutschland die Geschichte der Familie Weiss in der äußerst erfolgreichen Fernsehserie »Holocaust«. Darüber hinaus haben einige der DGSP-Protagonisten erkennen müssen, dass ihre psychiatrischen Lehrmeister an den Patiententötungen beteiligt waren.

Die Denkschrift und auch das Buch verfolgten den Zweck, die Bevölkerung und Fachwelt aufzurütteln. Sie ging zurück auf eine Arbeitsgruppe, die sich im Mai 1979 auf dem Mannheimer Kreis in Rickling traf und nachdenkend zum Ergebnis gekommen ist, »dass 40 Jahre Schweigen der Psychiatrie in Deutschland mehr als genug sind, dass wir vielmehr jetzt darüber nachzudenken und zu reden haben. Wir kommen, wenn wir in Deutschland psychiatrisch tätig sind, nicht mehr drum herum. Aber nicht um die Schuld daran auf irgendwelche Menschen abzuschieben, sondern um uns besser auf so wichtige und aktuelle Fragen konzentrieren zu können wie unsere Verantwortung und ihre Grenzen, die Frage der Menschenwürde, die Frage unserer Ordnungs- und Befreiungsaufgaben, die Fragen unserer Aussonderungsfunktion und unserer Allmachtsfantasien«, so Dörner in seinem Brief an die DGSP-Mitglieder auf dem Deckblatt des DGSP-Rundbriefes Nr. 7 vom August 1979.

Schon hier deutet sich – abgesehen von dem inhaltlichen Interesse – in der Denkschrift eine Diktion an, die geprägt ist von »persönlicher Betroffenheit«, »authentischer Gefühlsäußerungen« einzelner Mitglieder der Arbeitsgruppe, die darin gipfelten, dass »das Schweigen durch Trauer ersetzen« geboten ist sowie durch die Aussage »Wir sind wie Sie«, in der AG-Teilnehmer*innen bekannten, dass sie sich teilweise von denselben Motiven wie die Nazi-Täter haben leiten lassen. Dieser Sprachduktus von Authentizität, Trauer und Betroffenheit lehnt sich stark an den der links-alternativen Szene bzw. der Friedensbewegung an und kann – mit der authentischen Bekundung von Befindlichkeiten – durchaus als eine Machtstrategie gesehen werden, um auch politische Interessen zu positionieren und mit der entsprechenden Legitimität auszustatten. »Affektive Betroffenheit wurde zur politischen Währung, Angst zu einem politischen Argument, [...] und diente als persönlicher Selbstreinigungsprozess inmitten einer als stumpf und teilnahmslos wahrgenommenen Außenwelt«.[333] Getoppt – wie man heute sagen würde – wurde die Betroffenheit nur durch die »Demut«, in der die politischen Forderungen präsentiert wurden, nämlich als »Bitten«. Unter dem Punkt »Unsere Bitten« wurden 9 Forderungen präsentiert, nämlich 1. »Wir bitten um Skepsis gegen uns und unsere Aussagen«, 2. Rücknahme des »Halbierungserlasses«, 3. Die Aussagen der Enquête ernst zu nehmen und umzusetzen, 4. Die Stellungnahme der Bundesregierung zur Enquête nicht als letztes Wort zu betrachten, 5. Die großen Krankenhäuser in »erlebbarer Zeit« aufzulösen, 6. Die Psychiatriekompetenz durch die Länder wieder an die Gemeinden zurückzugeben, 7. Ambulante Tätigkeiten durch Bund und Versicherungen angemessen zu finanzieren sowie auch 8. deren Familien finanziell zu entlasten und schließlich

332 Lediglich Klaus Dörner veröffentlichte 1967 einen Aufsatz zu Nationalsozialismus und Lebensvernichtung in der Vierteljahreszeitschrift für Zeitgeschichte, Dörner 1967.

333 Mit weiterem Nachweis: Reichardt 2014, S. 172 sowie auch S. 278ff.

9. (beschützte) Arbeitsplätze insbesondere durch Zusammenwirken der Sozialpartner zu schaffen.[334] Hier wurde die Demut zur Waffe. Das waren aber auch Forderungen, die den Zweck erfüllen sollten, die anstehende Debatte über die Psychiatrie-Enquête im Bundestag zu befeuern und hierfür den entsprechenden moralischen Druck zu erzeugen. Dies ist die taktische Funktion der Denkschrift. Sie steht in Verbindung mit den parlamentarischen Aktivitäten der DGSP und ihres Vorstandes hinsichtlich der Einflussgewinnung auf die Diskussion der Psychiatrie-Enquête im Deutschen Bundestages 1979. Die strategische Funktion der Denkschrift bzw. deren Wirkung ist jedoch die wichtige. Durch die Denkschrift wurde die westdeutsche Fachöffentlichkeit, d.h. insbesondere die alten Anstalten und Kliniken und deren Träger angeregt, sich kritisch mit ihrer Vergangenheit zu beschäftigen. Die Denkschrift gab zu zahlreichen Forschungsarbeiten über die Tötungsanstalten sowie die Anstalten und Gutachter, die in die Tötungen verwickelt waren, den erforderlichen Anstoß.

Verbunden ist hiermit jedoch ein Phänomen, auf das der Historiker Falk Pingel hinweist. Er schreibt: »Das ›Wir sind wie sie‹ aus der DGSP-Denkschrift gab eine Nähe vor, die doch aus einer großen Entfernung gesprochen wurde. Wer selbst Psychiater in der NS-Zeit gewesen war, konnte diesen Satz nicht akzeptieren, weil er jeden Unterschied zu denen, die gemordet hatten, vermischte oder zum reinen Zufall erklärte. [...] Der historische Zugang zum Problem war für uns so überzeugend, weil wir uns selbst auf diese Weise über die Generation unserer Eltern aufklären konnten. Diesen Zugang teilt die Generation, an die wir uns jetzt mit unseren Studien wenden, nicht mehr. Sie sieht sich nicht mehr in der Kette einer Kontinuität, die persönlich erfahrbar ist, sie sieht sich vermutlich auch nicht mehr in einer Kontinuität professionellen Verhaltens und fortwirkender institutioneller Bindungen aus der Vergangenheit«. [...] Diesen Prozess einer fortschreitenden Entfernung vom Nationalsozialismus durch den Wechsel der Generationen kann man ›Historisierung‹ nennen.« [...] Die Geschichte löst sich vom Erfahrungshaushalt, bzw. die Erfahrungshaushalte, die ich als Geschichte weitergebe, verändern sich von Generation zu Generation. Diesen Übersprung von der persönlichen Erfahrung zur geschichtlichen Erzählung nenne ich hier Historisierung«.[335] Er begann mit der Denkschrift und trug dazu bei, dass die Aufarbeitung der Nazi-Vergangenheit hiernach verstärkt einsetzte. Bis heute beschäftigen sich psychiatrische Kliniken mit ihrer unseligen Vergangenheit, arbeiten diese wissenschaftlich auf und errichten Gedenkorte oder Museen. Das war ein ganz unglaublicher Erfolg der DGSP!

3.4.2 Aktivitäten zur Enquête und Doppelstrategie

Zunehmend machte sich Frustration und Enttäuschung in der DGSP breit, nicht nur was die Inhalte der Psychiatrie-Enquête betrifft, die Klaus Dörner auf der Jahrestagung der DGSP 1977 bereits kritisierte, aber dennoch forderte, dass »die Forderungen der **Enquête als Instrument benutzt** (i.O. fett und unterstrichen) werden, um die behördlichen und andere Träger, Berufsstandesorganisationen, aber auch die Einrichtungslei-

334 DGSP 1979a.

335 Pingel 1993, S. 196.

tungen in ihre Pflicht zu nehmen«.[336] Darüber hinaus forderte er die DGSP auf, auch Verantwortung als Träger von Einrichtungen, ihre Funktion als Fortbildungsträger und Initiatorin von Psychosozialen Arbeitsgemeinschaften und der Förderung von Selbsthilfe und Öffentlichkeitsarbeit über- und wahrzunehmen. Eine mehr gedämpfte, institutionell orientierte und positiv formulierte Stellungnahme zur Enquête übersandte die DGSP mit Schreiben vom 14. Juni 1978 an das BMJFG.[337] Hier macht sie sich die von der Enquêtekommission aufgestellten Leitlinien »voll inhaltlich zu eigen«, und betont nicht nur die Gleichstellung der psychisch Kranken, die regionale Versorgungsverpflichtung auch von psychiatrischen Abteilungen (die sie allerdings für zu groß dimensioniert hält), sondern betont, dass die bisher ungelöste Finanzierungsfrage insbesondere von Einrichtungen des komplementären Bereiches – auch unter Hinweis des sich aufblähenden Heimbereiches – dringend einer Regelung durch den Bund bedarf. Die Probleme würden sich verschärfen, wenn sich »eine Verlagerung der Trägerschaft vom Überörtlichen zum Kommunalen oder freigemeinnützigen Träger nach sich ziehen muss«. Weiterhin wird die Notwendigkeit sozialpsychiatrischer Fortbildung aller Berufsgruppen betont. Interessant hierbei ist, dass die Unterzeichner dieser Stellungnahme Manfred Bauer und Asmus Finzen sind, also zwei Beteiligte an den AGn der Sachverständigenkommission. Der Kompromiss von 1973 macht sich hier noch bemerkbar, obwohl er schon einer »Doppelstrategie« gewichen ist, die die Kommentierung der Enquête im parlamentarischen und außerparlamentarischen Raum nicht nur inhaltlich unterschiedlich konnotiert, sondern – folgerichtig – auch anderen Personen überlässt. Diese Doppelstrategie wird weiter ausformuliert auf der Jahrestagung der DGSP im November 1978 in Bremen, und zwar einerseits in dem, was Tollgreve die »kommunalpolitische Ausrichtung der DGSP«[338] nennt, und in der Weiterführung der Forderungen hinsichtlich der anstehenden parlamentarischen Diskussion der Enquête. In ihrem Grundsatzreferat »Psychiatrie vor Ort – gesundheitspolitische Perspektiven der Sozialpsychiatrie« geht die Vorsitzende Käthe Holland-Moritz-Krüger auf diese Aspekte ein.[339] Sie betont – neben der Herkunft der DGSP aus der Studentenbewegung und humanitär-ethisch begründeten Veränderungswünschen – die Aktivitäten der DGSP und ihrer Mitglieder an den vielfältigen Aktivitäten der Umstrukturierung und Etablierung gemeindepsychiatrischer Hilfesysteme, Einrichtungen Dienste »vor Ort« und Psychosozialer Arbeitsgemeinschaften, der Initiativen der DGSP hinsichtlich des Gesprächs verschiedener Berufsgruppen und – vor allem – Fortbildungen. Darüber hinaus betont sie, was die DGSP politisch erreicht hat. Neben spezifischen Interventionen im parlamentarischen Raum fasst sie das so zusammen: »Der Anspruch nach Gerechtigkeit, Chancengleichheit, Eigenverantwortlichkeit für Patienten und Mitarbeiter – dieser Anspruch zieht sich wie ein roter Faden durch alle unsere Stellungnahmen und er prägt den Stil der von uns beeinflussten Projekte in der Praxis«.[340] Allerdings gibt es auch Probleme, die bisher nicht gelöst wurden, wie z.B. in der Zusammenarbeit

---

336 Dörner 1979, S. 229 Die Inhalte seiner Kritik sind bereits oben angeführt.

337 DGSP 1978a.

338 Tollgreve 1984, 50ff.

339 Vgl. auch zum Folgenden: Holland-Moritz-Krüger 1978

340 Ebd. S. 15.

mit »Patienten-Angehörige« und mit Parlamenten in Bund und Ländern. Hier führt sie aus: »Hier müssen wir sehr kritisch die Frage prüfen, ob wir dieses Feld allein der »Aktion psychisch Kranke« überlassen dürfen; die Antwort auf diese Frage wird davon abhängen, wie wir unser Selbstverständnis klären«.[341] Hiervon wird noch die Rede sein. Aber Käthe Holland-Moritz-Krüger nimmt die Antwort ein paar Sätze später fast schon vorweg: »Mir scheint, der spezifische Stil, den wir gefunden haben, ist bei aller damit manchmal verbundenen Ineffektivität unser eigentliches Kapital, die Quelle unserer Wirksamkeit, denn er lässt Spontaneität, Solidarität und der sozialen Fantasie mehr Raum als straffe (sic!), nur vordergründig effektivere Organisation manch anderer Gruppierung zu«.[342] In der Presseerklärung der DGSP zur Jahrestagung werden dann aber andere Töne angeschlagen. Ganz im Vordergrund steht: »Die Bundesregierung soll noch in dieser Legislaturperiode ein »Aktionsprogramm zur Verbesserung der psychosozialen Versorgung« vorlegen. Der Bund soll darin regeln, wie er gemeinsam mit den Ländern, Gemeinden, Krankenversicherungen und anderen Rehabilitationsträgern die Mängel in der Prävention, Therapie und Rehabilitation abbauen kann«.[343] Hinsichtlich des Ausbaus ambulanter Versorgung inklusiver hausärztlichen Versorgung und Stärkung der psychosozialen und psychotherapeutischen Kompetenz, der Sanierung des Heimsektors und dem Ausbau rehabilitativer Angebote sollen vor allem Kostenträgerfragen geklärt werden. Die DGSP »erwartet von der Bundesregierung, dass sie für die Finanzierung des ambulanten Bereiches, des Übergangssektors und der Heime eine Regelung erzielt, die der Tatsache gerecht wird, dass medizinische, berufliche und soziale Rehabilitation in der Psychiatrie inhaltlich eine Einheit sind und nicht so scharf getrennt werden können, wie die Kostenträger das – somatischen Vorbildern folgend – fordern. Dementsprechend müssen Krankenkassen, andere Reha-Träger und öffentliche Hand (Kommunen, Sozialhilfeträger) hier eine praktikable Gemeinschaftsfinanzierung – etwa in Form eines Fonds – schaffen«.[344] Diese Forderung wird die DGSP vier Jahre später konkretisieren. Darüber hinaus: Sie wird noch mehr als 20 Jahre später ihre innovative Kraft entfalten und ist bis zum heutigen Tage ein »Leitnarrativ« der Sozial- und Gemeindepsychiatrie.

Dieser eingeschlagenen Linie folgte 1979 mit anderen – mehr moralisch akzentuierten Argumenten – der folgende DGSP Vorstand, der nun, angesichts der bevorstehenden Debatte im Bundestag um die Psychiatrie-Enquête sich direkt an die Abgeordneten des Deutschen Bundestages wandte.[345] Dörner und Plog forderten die Bundestagsabgeordneten auf: »Sie können helfen, wenn Sie darauf achten, dass wirklich eine Neuordnung der Versorgungsstruktur (i. O. unterstrichen) zustande kommt. Sie muss gewährleisten, dass Selbsthilfe vor Verwahrung steht, dass Gemeindenähe vor Verwahrung steht und dass präventive und rehabilitative Tätigkeit mit behandelnder Tätigkeit verknüpft werden«.[346] Sie baten die Abgeordneten, »zu einer geistigen und moralischen

341 Ebd. S. 17.

342 Ebd. S. 17

343 DGSP 1978b, S. 18.

344 Ebd. S. 22.

345 DGSP 1979b.

346 Ebd. S. 2.

Neuorientierung beizutragen und ihr den Vorrang vor materieller Verbesserung der Situation zu geben«.[347] Unter Bezugnahme der oben genannten Presseerklärung forderten sie ein »Aktionsprogramm« im Sinne einer Rahmengesetzgebung des Bundes. Die Strategie einer Rahmengesetzgebung des Bundes in Sachen Psychiatrie wurde von der DGSP bzw. Dörner weiterverfolgt. Er schrieb (im Herbst 1979) einen Brief mit entsprechenden Vorschlägen an den Bundeskanzler Helmut Schmidt, in dem er mit dem Vorschlag einer »Rahmengesetzgebung« des Bundes im Rahmen der SPD eine verstärkte Beschäftigung mit der Psychiatrie-Enquête zur erreichen bzw. ein »Rahmengesetz« des Bundes.[348] Auch mit dem DGB und ÖTV gab es einige Gespräche über eine Rahmengesetzgebung, ohne dass hierzu genaue Vorstellungen vorlagen.

Um noch einmal auf die Denkschrift zurückzukommen. Sie stellt in dem hier hergestellten Rahmen einen Höhepunkt dar, der versucht einen zunehmend moralischen Druck aufzubauen, der sich auch ausweitet von den zuständigen Institutionen über die Abgeordneten des Bundestages zur (Fach-)Öffentlichkeit. Verbunden hiermit ist auch ein Wechsel in der Vorstandsspitze der DGSP. Aber leider hat aller Druck am Ende nichts genützt. Eine grundlegende Strukturreform der psychosozialen Versorgung blieb aus. Das soll aber nicht darüber hinwegtäuschen, dass sich durch die Psychiatrie-Enquête und den damit verbundenen Aktivitäten unzähliger Akteure nicht sehr viel in der Psychiatrie verändert hat.

3.4.3 Der Weg zum Auflösungsbeschluss und Sternmarsch

Auslösender Faktor des Prozesses, der 1980 zum Sternmarsch in Bonn führte, war im Oktober 1978 der Aufnahmestopp des westfälischen LKH-Düren. Mit Unterstützung des ärztlichen Direktors Helmut Kösters entstand eine sozialpsychiatrische Arbeitsgruppe, die den Aufnahmestopp durchsetzen konnte, auch mit der Begründung, die Verantwortung für die unhaltbaren Zustände im Krankenhaus an die politischen Verantwortlichen zurückgeben zu wollen. Der Aufnahmestopp wurde im März 1979 im Krankenhausausschuss NRW beschlossen. Die DGSP unterstützte den Beschuss tatkräftig mit einer Plakat- und Anzeigenaktion sowie mit einem »Untersuchungsausschuss, der die Folgen des Aufnahmestopps für die Patienten untersuchen sollte«.[349] Tollgreve beschreibt weiterhin, dass ein Konflikt zwischen der Dürener Initiative und der Krankenhausleitung auch zu einem Konflikt zwischen DGSP auf der einen, und RGSP und Initiative auf der anderen Seite führte, da die DGSP eher den Direktor Köster unterstützte.[350]

Das änderte jedoch nichts an der grundsätzlichen Unterstützung des Aufnahmestopps, dessen Argumentation sich die DGSP in Ihrer Aktion zu eigen machten. Auf der schon oft erwähnten, bedeutsamen Tagung des Mannheimer Kreises im Mai 1979 in Rickling wurde beschlossen, dass die DGSP nicht nur die oben genannten

---

347 Ebd. S. 4.

348 Hierzu liegt mir (CRW) ein unvollständiger Briefwechsel von Klaus Dörner mit dem damaligen Bremer Senator Herbert Brückner vom September/Oktober 1979 vor, der auf Entsprechendes im Rahmen einer ASG-Arbeitsgruppe hinweist.

349 Tollgreve 1984, S. 44.

350 Dennoch ist Helmut Köster aus der DGSP ausgetreten.

Aktionen durchführt, sondern auch, öffentlichkeitswirksam eine Unterschriftenaktion durchführt, in der die Beteiligten erklären, dass sie die Verantwortung für die von der Politik verursachten Missstände und »untauglichen Versorgungsstrukturen« ablehnen und erst dann wieder übernehmen wollen, wenn die Bevölkerung und Politik sich mehr um den Verbleib der psychisch kranken Menschen in ihren Lebenszusammenhängen kümmern würden, die Großkrankenhäuser verkleinert werden, wenn es integrierte Hilfsangebote mit offenen Hilfen gibt und »wenn krankheitsfördernde und krankheitsbedingende Zustände beseitigt werden!

Obwohl diese Aktion nicht so erfolgreich war, zeigte sie den »Frust« vieler DGSPler*innen über die schleppend verlaufende bzw. versandende Psychiatriereform, besonders, da die Stellungnahme der Bundesregierung zur Psychiatrie-Enquête »auch pessimistische Erwartungen noch übertroffen hatte«.[351] Die Ricklinger Tagung war beherrscht von Verbitterung und Wut, sodass die ein Jahr davor in Bremen beschlossene Forderung, die DGSP möge ihre Positionen in Zukunft mutiger vertreten, nun umgesetzt wurde. Dies tat sie auch auf der Freiburger Jahrestagung im Herbst 1979, die weiter unten Erwähnung findet. Nach Vorbereitung durch den Gesundheitspolitischen Ausschuss, der sich in dieser Frage mit Klaus Dörner (alter Vorstand) abstimmte,[352] wurde dann der Entschluss gefasst:[353] »unverzügliche Auflösung der psychiatrischen Großkrankenhäuser«. Der neue Vorstand wurde mit dem Beschluss aufgefordert, ebenso unverzüglich die Vorbereitungen für eine große Demonstration im Jahre 1980 zu treffen. Der Auflösungsbeschluss stellte die DGSP vor eine nicht unbeträchtliche Zerreißprobe, da eine Reihe von prominenten Mitgliedern der DGSP (z.B. Bauer, Finzen) die mittlerweile Leitungsfunktionen in psychiatrischen Kliniken übernommen hatten, eher eine Strategie befürworteten, die zunächst den Aufbau eines ambulant-komplementären Versorgungssystems vorsah, bevor die alten Strukturen »geschliffen« werden könnte. Darüber hinaus hatten viele Mitglieder der »Pflege« eine ähnliche Auffassung, die zudem mit starker gewerkschaftlicher Orientierung einherging. Dennoch hat sich der Vorstand den Auflösungsbeschluss zu eigen gemacht.

Ein zusätzlicher Impuls zu dieser weiteren Radikalisierung der Positionen der DGSP mag ihre nähere Bekanntschaft mit der italienischen Psychiatrie sein, sowie mit den – sich häufig auf die italienische Psychiatrie berufenden – Berufsgruppen, die mit dem Aufbau außerklinischer Versorgungsstrukturen auch zunehmend in der DGSP aktiv wurden. So unternahm eine Gruppe von DGSPler*innen im Mai 1979 eine Reise nach Arezzo und Perugia, um sich dort über die italienische Psychiatrie zu informieren.[354] Am 12. – 14. Oktober 1979 fand in München eine große Tagung zur italienischen Psychiatrie statt, zu der viele »Stars« der italienischen Psychiatrie erschienen waren. Besonders beeindruckt waren die deutschen Aktivist*innen über die politisch-praxisorientierte Herangehensweise der Italiener. Darüber hinaus waren die Italiener*innen die Einzigen, die die Holokaust-Broschüre der DGSP kritisierten.

351 DGSP Ausschuss Gesundheitspolitik 1981, S. 6.

352 Mündliche Mitteilung von Heiner Keupp.

353 Finzen 2016 legt Wert auf die Feststellung, dass der Beschluss durch das Plenum der Tagung und nicht durch die Mitgliederversammlung gefällt wurde.

354 Zaumseil 1979.

Nach einer Besichtigung des Konzentrationslagers Dachau bezeichneten die Italiener die Broschüre als zu emotional und als unpolitisch – ein Urteil, dem sich die Münchener Kolleg*innen anschlossen.[355] Natürlich wurden Franco Basaglia und andere zu weiteren Tagungen der DGSP und Mannheimer Kreis eingeladen. Dies hat dazu beigetragen, dass sich – neben dem Frust über ausbleibende Entwicklungen in der Bundesrepublik – eine radikalreformerische und praxisorientierte Perspektive aus dem linken Spektrum eröffnete, die insbesondere im entstehenden außerklinischen Bereich breite Zustimmung fand.

3.4.4 Die Neue Einfachheit in der Psychiatrie

Schon in mehreren Mannheimer Kreisen und DGSP Jahrestagungen ist es um das Thema »Therapie« und ihren Stellenwert in der Sozialpsychiatrie gegangen. Hierbei ging es nicht nur um das Lernen neuer Methoden und Ansätze, sondern auch um deren Kritik. Im Zentrum der Kritik stand die um sich greifende »Psychologisierung« gesellschaftlicher Problemlagen, der damit verbundene »Psychoboom«[356]und die (Macht-)Funktion der Therapeuten und ihrer Institutionen, sowie – nicht zuletzt – die offensichtliche Erfolglosigkeit vieler Therapieformen. Die Jahrestagung 1979 in Freiburg sollte dazu genutzt werden, um unter der Überschrift »Therapie – Hilfe, Ersatz, Macht« zwanglos und »mal etwas abseits vom Schulenstreit, Stellenwert und Begrenztheit, Vorteile und Risiken von Therapie zu diskutieren«[357] so der Einladungstext. In einigen Arbeitsgruppen sollten z.B. Aspekte von »Therapie und Arbeitsfeld«, »Therapie und Macht/Aussonderung«, »Therapie und Therapeut« sowie etwa auch »Therapie und Forschung« diskutiert werden. Genau entsprechend ihres Themas ist die Tagung dokumentiert worden[358] und reflektierte auf ganz persönliche und authentische Art und Weise genau das, was sie zu kritisieren versuchte. Pörksen schreibt in dem Vorwort: »Wir haben uns zum ersten Mal darauf eingelassen, über das nachzudenken, was wir täglich tun und warum wir es tun. Wir haben alle miteinander gemerkt, dass zur Therapie, zum Helfen mehr gehört als eine gute methodische Ausbildung. Das mag für den Außenstehenden Hilflosigkeit sein«.[359] Das Ziel formuliert er so: »Hier wird es vielmehr darum gehen müssen, den Kranken und Verrückten ihren Lebensraum zu schaffen, sie teilnehmen zu lassen an unserem Leben, sie nicht auszugliedern. Dadurch wird ihr Leiden für sie erträglicher. Dadurch gehören sie wieder zu uns. Dadurch verlieren sie sie das Gefühl, ausgeschlossen, ausgestoßen nichts wert zu sein«.[360] Plog formuliert, wie schon in »Irren ist menschlich«, pointierter auf die direkte Beziehung zwischen Therapeut und Patient bezogen, ihre Ansprüche, die darauf abzielen, dass innerhalb des »psychiatrischen

355 Lohmer et al. 1979, S. 162.

356 Vgl. zum Psychoboom in der links-alternativen Szene: Reichardt 2014, S. 782-830. In eher sozialpolitischer Hinsicht: Reumschüssel 1988. Heute wird dieses Thema eher unter den von Foucault geprägten Begriffen: Biopolitik und Gouvernementalität diskutiert Foucault 2014b, 2014a.

357 Dörner et al. 1979b, S. 21.

358 Pörksen 1980.

359 Ebd. S. 1.

360 Ebd. S. 4.

Tuns […] Begegnungen möglich werden«.[361] Diesen Beziehungsaspekt kritisiert sie in der Therapie: »Jede Entscheidung: Jetzt mache ich Therapie – das gilt vom Wandern bis zum Elektroschock – bedeutet, dass ich den anderen zum Objekt meines Handelns mache«.[362] Therapie ist in dem Sinne Ersatz, da sie vom unmittelbaren menschlichen Einfühlungsvermögen abhebt – die Auswahl zwischen »Wandern« oder »Elektroschock« wären unterschiedliche Spielarten der Anwendung von Macht. Plog fordert stattdessen eine (Rück-)Besinnung auf menschliche Tugenden, auf das menschliche »Gutsein« in der unmittelbaren, verantwortungsvollen und normalen Begegnung, die von Achtung geprägt ist. Das Vorgehen sollte nicht allein dem Gesichtspunkt der Nützlichkeit genügen, sondern getragen werden von »Grundwerten, die über die unmittelbare Begegnung mit dem Patienten hinausweisen«.[363] An die DGSP-Mitglieder richtet sie die Forderung: »Und wir müssen uns dafür anstrengen, dass das »Gutsein«, die menschliche Einfühlung normal bleibt und nicht zum Sonderfall wird. Wenn wir darauf nicht achten, geraten wir mit unseren Aktivitäten in Widerspruch, werden wir für uns selbst und andere nicht mehr glaubwürdig. Und wir verlieren an Kraft«.[364] In diesem – fast missionarisch anmutenden – Appell deutet sich schon die Position an, die Plog und Dörner unter Bezug auf den Philosophen Emanuel Levinas[365] später dezidierter und radikaler entfalten.[366]

Den Machtaspekt in der »therapeutischen« Beziehung entfaltet Dörner innerhalb einer von ihm inszenierten Assoziation, indem er die »Helfer« mit Vampiren vergleicht. »Und da ist mir ein Bild gekommen: Diese Helfer, die könnten ja vielleicht alle V a m p i r e sein. (i.O. gesperrt)«.[367] Und am Ende seiner Überlegungen schreibt er: »Ich überlege mir, ob das Helfen in therapeutischer Gestalt nicht dann am ehesten dem Bild von den Vampiren nahekommt… Denn das medizinische Helfen hat die schärfsten Zähne, ist am einschneidendsten, geht das Risiko von Leben und Tod ein – sowohl medikamentös wie operativ wie psychotherapeutisch, kann am stärksten abhängig machen und Gewalt ausüben. Es gibt sich zudem die Weihe der Wissenschaftlichkeit, der Naturwissenschaft. Und mit der Weihe der Naturwissenschaftlichkeit auch den Zwang von Systematik und Kontrolle…«.[368] Auch hier kommt bei Dörner etwas missionarisch-predigthaftes zur Geltung, das sich zur Verdeutlichung seiner Mission eines »Gleichnisses« bedient. Ursula Plog und Klaus Dörner sollten Gehör finden…

Allerdings mit einigen Ratlosigkeiten, Schwierigkeiten und Problemen. Die Diskussionen in den Arbeitsgruppen, die grundsätzlich von eigener Erfahrung und Betroffenheit ausgingen, zeigen ein Bild tiefer Verunsicherung, die nicht mit »rationalen« oder wissenschaftlich Argumenten bearbeitet wurde, sondern die in den meisten Fällen als authentische Darstellung der eigenen Befindlichkeit und Hilflosigkeit »dastand«. So

---

361 Plog 1980, S. 6.

362 Ebd. S. 7.

363 Ebd. S. 9.

364 Ebd. S. 12.

365 Emanuel Levinas ist ein Vertreter einer Spielart der Phänomenologie (»vom Anderen her«) sowie des jüdischen Messianismus, dessen Credo ungefähr so lautet: »Jeder soll leben wie der Messias«.

366 Vgl. statt anderer Dörner 2001a.

367 Dörner 1980a, S. 22.

368 Ebd. S. 23.

wurden Fragen bearbeitet, was eigentlich Therapie sei und wie es geht, wenn man »sich einlässt«; wie erlebt man den Patienten etc. Es wurde diskutiert, dass auch Mitarbeiter*innen unter der »Macht« leiden, dass sie eigene Ohnmacht empfinden oder Wut und Hilflosigkeit. Insgesamt wurde das Thema »Therapie und Macht« in unterschiedlichen Aspekten in fast allen Arbeitsgruppen diskutiert, wobei auch Aspekte diskutiert wurden, warum es denn verwerflich sei, einen Patienten wieder »funktionsfähig« zu machen. Die »Normalisierung« der Beziehung zum Patienten wurde heftig diskutiert, wobei durchklang: »Ich kann also auch lernen, »normal« zu sein«[369]. Diesem Aspekt widmete sich Jörg Demand in seiner nachsinnenden Betrachtung: »Insofern dann darauf geachtet wird, mit den Problemen von »Patienten« nicht anders umzugehen als mit eigenen Problemen und Konflikten, kann dabei dann von »Normalität« des Umganges miteinander gesprochen werden. Aber diese »Normalität« erscheint – insofern sie die eigene Ausbildung, und zwar nicht nur als Angelerntes, und die eigene Klarheit und Bewusstheit zur Voraussetzung hat – als etwas anderes als die »Normalität«, in der man so irgendwie miteinander umgeht«.[370]

Im Anschluss der Tagung hat Gunter Herzog versucht, für den gesundheitspolitischen Ausschuss der DGSP eine Position zu entwickeln, die nicht so stark moralisch motiviert ist, jedoch eine wesentliche Quintessenz aufgreift. In seinen Thesen: »Psychiatrie, Subjektivität und DGSP« formuliert er eine für die DGSP eine »radikale Stellungnahme für das Subjekt«: »Die DGSP muss vom Subjekt ausgehen und von der Parteinahme fürs Subjekt ihre Konzepte entwickeln: D.h., bei jeder Veränderung der Institutionen ist zu fragen: Wie ist in der neu zu schaffenden Struktur die Rekonstruktion des Subjektiven möglich«?[371] Bedeutsam hierbei erscheint, dass Herzog mit seinem Plädoyer eine gesellschaftliche Entwicklung aufgreift, die nicht nur in der links-alternativen »Szene« die Betonung von Subjektivität bzw. des Subjektes in den Vordergrund stellt.[372] Aufgegriffen wird eine gesellschaftliche Entwicklung, die später als »Individualisierung« in der »reflexiven Moderne« insbesondere von Ulrich Beck und anderen beschrieben wird und die sich schon Ende der 1970er-Jahre abzeichnet.[373] In der Sozialpsychiatrie wird diese Entwicklung vor allem durch vielfältige Veröffentlichungen und Vorträge von Heiner Keupp oder als »subjektorientierte Psychiatrie« in unterschiedlichen Feldern nachvollzogen.[374]

Plog und Dörner sowie auch Pörksen und andere prägten mit dem Ansatz, der stark verbunden war mit der »sozialpsychiatrischen Grundhaltung«, die in »Irren ist menschlich« entwickelt wurde, die Identität der DGSP. Er ist fest im »Genpool« – wenn das mal blasphemisch sagen darf – der DGSP verankert. Dieser stark moralisch motivierte Ansatz, der als »sozialpsychiatrische Grundhaltung« auf Ethik, »authentische Begegnung«, Verantwortung sowie Selbsterkenntnis und persönliches Wachstum abstellt

369 Pörksen 1980, S. 77.

370 Demand 1980, S. 105.

371 Herzog 1980, S. 17.

372 Reichardt 2014, 885ff.

373 Vgl. Beck 1983, 1986; Beck und Beck-Gernsheim 2015 (1994); Beck et al. 1996; Giddens 1991; Keupp et al. 2013b.

374 Vgl. im Überblick: Haselmann 2008; Lütjen 2007.

und dagegen wissenschaftlich-rationale Durchdringung gesellschaftlicher Bedingungen und sozialpsychiatrische Forschung skeptisch bis ablehnend gegenübersteht (und steht?), war verankert im links-alternativen Milieu sowie in dem diesem angelehnten kritischen Bürgertum. Der Ansatz bleibt allerdings umstritten und wird vor allem zu Beginn des folgenden Jahrzehnts heftig diskutiert.

3.4.5 Positionen der DGSP am Ende des Jahrzehnts

Im ersten Jahrzehnt ihres Bestehens war die DGSP in vielerlei Hinsicht politisch aktiv, dies gilt nicht nur für die Mitarbeit in den Gremien zur Psychiatrie-Enquête, sondern auch für eine Reihe von Initiativen in den parlamentarischen Bereich hinein. Im Vordergrund standen die Initiativen zum Psychotherapeutengesetz, zum Heimgesetz, Vormundschaftsrecht und zu Entschädigungsforderungen von Opfern der nationalsozialistischen Diktatur und zum Bundeszentralregistergesetz. Auch Initiativen zu einem sog. Bundesrahmengesetz, die oben schon erwähnt waren und die nicht nur im Rahmen der SPD, sondern auch im Rahmen regelmäßiger Gespräche der DGSP mit dem Deutschen Gewerkschaftsbund (DGB) und der Gewerkschaft öffentliche Dienste, Transport und Verkehr (ÖTV) Thema waren,[375] sind hier zu erwähnen. Allerdings sind diese Positionen nie schriftlich formuliert worden, was nicht nur den Gewerkschaften, sondern auch den eigenen Mitgliedern auffiel. Der eingerichtete DGSP-Ausschuss zur Gesundheitspolitik kam, wie oben beschrieben, aufgrund ständiger Fluktuationen nicht so recht voran. Das Referat von Käthe Holland-Moritz-Krüger 1978 zur Eröffnung der Jahrestagung in Bremen, in der eine kommunale Strategie propagiert wurde, verstand sich eher als eine Formulierung von Fragestellungen, als eine Antwort.[376] Der eingesetzte Gesundheitspolitische Ausschuss der DGSP legte 1978 einen Entwurf zum gesundheitspolitischen Selbstverständnis vor, der grundlegende Positionen formulierte.[377] Ausgehend von einem Bekenntnis zur Verhinderung von Ausgrenzung, durch verstärkte »Selbsthilfe«, »Entprofessionalisierung« und »Selbstverwaltung« werden dort handlungsleitende Grundsätze für die nächste Zeit entwickelt, wie

- Gemeindeorientierung, um sich »wirklich hautnah auf die Bedürfnisse und Nöte einer Gemeinde einlassen« [zu können],
- Prävention im Sinne der Schaffung »gesunder Arbeits- und Lebensbedingungen«,
- Zuständigkeit fürs Gemeinwohl »Die DGSP ist zuständig und verantwortlich für das Allgemeine im psychosozialen Bereich«, und
- Einheit der Widersprüche durch offene und konsequente Auseinandersetzung mit unterschiedlichen Positionen.

Zur Durchsetzung dieser Positionen sind eine Reihe von »organisatorischen Mittel« vorgesehen, wie Psychosoziale Arbeitsgemeinschaften, aber vor allem die Strukturen

375 Vgl. DGSP-Rundbrief Nr. 8,1979, S. 2

376 Holland-Moritz-Krüger 1978.

377 Vgl. zum Folgenden: DGSP Ausschuss Gesundheitspolitik 1979.

der DGSP selbst, wie Landesverbände, Ausschüsse etc. und: die eigene Trägerschaft von Einrichtungen sowie die Gründung eines Forschungsinstituts.

In der Diskussion durch den Fachausschuss »Gesundheitspolitisches Aktionsprogramm der DGSP« 1978 wurde das Papier kritisch gesehen. Er kommt zur Einschätzung: »Im Unterschied vieler DGSP-Mitglieder befindet sich die DGSP kaum im Gegensatz zur offiziellen Gesundheitspolitik der Parteien der BRD. Wenn wir den Anspruch haben, für eine »alternative Psychiatrie« zu arbeiten, dann müssen wir unsere Positionen klarer und mutiger formulieren«[378] – und zwar in Form von Grundsatzprogramm, Langzeitprogramm, Aktionsprogramm. Auf der Tagung des Mannheimer Kreises 1979 in Rickling wurde das »Selbstverständnis-Papier« erneut diskutiert und in einer Resolution wurde, vom Abschlussplenum die DGSP aufgefordert »ihre gesundheitspolitischen Forderungen und Aktivitäten selbstkritisch daraufhin zu überprüfen, ob sie folgenden Zielen dient: Entpsychiatrisierung, Entinstitutionalisierung, Entprofessionalisierung, Überprüfung des Krankheitsverständnisses und Aufhebung von Entmündigung. Dies seien die Voraussetzung für zwischenmenschliche Solidarität und eine radikale Parteinahme für den Patienten und die Probleme seiner Lebenssituation«.[379] Es wird sich zeigen, ob es der DGSP gelingt, diese Anforderungen in ein gesundheitspolitisches Programm zu übersetzen….

Zumindest versucht sie es. Sie wirbt intensiv darum, dass sich die Landesverbände oder Initiativen vor Ort an dem sich nun abzeichnenden Modellprogramm Psychiatrie beteiligen. Die Übernahme von Verantwortung durch Gliederungen der DGSP sah bisher eher bescheiden aus; lediglich der LV-Hamburg hat im nennenswerten Umfang die Trägerschaft für eine Reihe von Einrichtungen übernommen. Die Landesverbände Bayern, Berlin und NRW-Rheinland haben Trägerschaften nur für eine Anlaufphase von Einrichtungen übernommen und diese dann an freie Träger abgegeben. Das darf jedoch nicht darüber hinwegtäuschen, dass viele Initiativen vor Ort durch DGSPler*innen angeschoben und im Rahmen freier Trägerschaft eingerichtet, umgesetzt worden sind und sich teilweise zu bedeutenden und großen »Wohlfahrtsunternehmen« entwickelt haben.[380]

Erste Auswirkungen der sich abzeichnenden Politikausrichtungen zeigten sich in der DGSP selbst. Die Geschäftsstelle der DGSP residierte bisher in Räumen der Wunstorfer Klinik, der Asmus Finzen vorstand. Aufgrund eines schon 1978 geschehenen Vorfalls: Zivildienstleistende; Praktikanten und andere verfassten ein Papier: »Mitternacht in Wunstorf«,[381] in dem sie Finzen des Technokratismus und Verrat an der Sozialpsychiatrie bezichtigten, aber auch aufgrund der Meinungsverschiedenheiten über die »Neue Einfachheit in der Psychiatrie« und – vor allem – in der Frage des Auflösungsbeschlusses, gingen die Positionen von Asmus Finzen und der DGSP bzw. ihres Vorstandes recht konträr auseinander. Die DGSP verließ die Klinik und mietete eine eigene Geschäftsstelle in Hannover/Wunstorf an.

378 DGSP – Fachausschuss Gesundheitspolitisches Aktionsprogramm 1979, S. 16.

379 DGSP-Rundbrief 7/1979, S. 16.

380 Wie z.B. der Kölner Verein für Rehabilitation e. V., der Psychosoziale Trägerverein Solingen e. V. oder die PINEL-Gesellschaft in Berlin.

381 Bähre et al. 1978.

3.4.6 Resümee

Am Ende des Jahrzehnts hat sich die DGSP als sozial- und gemeindepsychiatrischer Verband etabliert. Sie hat eine föderalistische Struktur aufgebaut, nicht nur mit Vorstand, Geschäftsstelle, Geschäftsführung (Detlef Klotz), Pressereferent (Arnd Schwendy) sondern auch einer Mitgliederzeitschrift, die sich zunehmend zu einem Fachblatt entwickelt. Sie hat eine Reihe von Fachausschüssen, in denen engagierte Mitglieder*innen relevante Positionen in oft endlos-kontroversen Diskussionen entwickeln. Sie hat einen eigenen Verlag, durch den – insbesondere in den »Sozialpsychiatrischen Informationen« und den »Werkstattschriften« – sozial- und gemeindepsychiatrisches Wissen verbreitet wird und sie verbreitet dieses Gedankengut intensiv über die »Sozialpsychiatrische Zusatzausbildung« (SPZA), in der insbesondere Grundhaltung und berufsübergreifende Zusammenarbeit im Team vermittelt wird. Darüber hinaus erfüllen die beiden Tagungen, die die DGSP im Jahr durchführen, der Mannheimer Kreis und die Jahrestagung ähnliche Funktionen. Sie haben ihre »große Zeit Ende der 1970er-Jahre mit zum Teil weit über 1.000 Teilnehmer*innen, die sich nicht nur fortbilden lassen und engagiert diskutieren wollen, sondern auch ausgelassen und ebenso engagiert feiern und Tanzen können.

So hat die DGSP nach einem äußerst dynamischen Jahrzehnt ihr Profil gefunden. Nach einem Beginn, der geprägt wurde durch Reformpsychiater*innen, die durchaus nicht als 68er bezeichnet werden können, sondern eher als standesbewusste, humanistisch geprägte Experten, hat die DGSP einen Wandel vollzogen der nicht nur unterschiedliche Berufsgruppen vereinte, sondern auch – mit einer wichtigen »Zwischengeneration« der 67er – eine neue Generation von Mitgliedern und Sympathisanten aus den oben genannten links-alternativen Milieus hervorgebracht, die nun in der DGSP Einfluss gewannen.[382] Die DGSP dominiert (noch) unangefochten den Diskurs über Sozial- und Gemeindepsychiatrie, wenngleich auch innerhalb der DGSP die Standpunkte oft sehr konträr und engagiert ausgetragen wurden. Einige, nicht nur ältere, wandten sich eher ab von der DGSP, wobei sie – neben einer nicht seltenen individuellen Karriere in Krankenhäusern, Abteilungen oder auch Trägerorganisationen und Verbänden – ihr Betätigungsfeld vor allem in der zunehmend politisch relevanter werdenden AKTION PSYCHISCH KRANKE fanden oder im Dachverband Gemeindepsychiatrie, was glücklicherweise in vielen Fällen eine Doppelmitgliedschaft bedeutete und dazu führte, dass sich DGSP, APK und Dachverband gegenseitig befruchteten. Paradigmatisch stehen hierfür vor allem Niels Pörksen, Peter Kruckenberg sowie Heinrich Kunze. Für den Dachverband gilt das vor allem für Günther Wienberg und Klaus Nouvertné und – später – Christian Zechert.

Ach ja: Pünktlich zum Dekadenwechsel veröffentlicht im Juli 1979 die australische Rockband AC/DC mit bemerkenswerter Weitsicht ihren Million-Seller »**Highway To Hell**«. Die Antwort kommt 1980 aus Deutschland: Die NDW-Band Fehlfarben veröffentlicht ihren Hit: »**Es geht voran**«.

---

382 Zaumseil 2017.

4. Die 1980er-Jahre – Ende der Reformen?

4.1 Sozioökonomischer und kultureller Wandel im Neoliberalismus

Die lang anhaltende Wirtschaftskrise sowie andere Probleme in der Bundesrepublik führten zu großen Unstimmigkeiten in der sozialliberalen Regierungskoalition insbesondere in der Wirtschafts-, Sozial- und Haushaltspolitik. In der FDP setzte sich der wirtschaftsliberale Flügel mit Otto Graf Lambsdorff durch, welches in der Folge zum Bruch der Koalition und 1982 – per Misstrauensvotum – zur Etablierung der christlich-liberalen Koalition unter dem Kanzler Helmut Kohl führte.[1] Kohl und die christlich liberale Koalition wurden 1983 bei vorgezogenen Bundestagswahlen bestätigt. Helmut Kohl rief zur »geistig moralischen Wende« auf, die jedoch zunächst bescheidener ausfiel als gedacht. Die Probleme, vor denen das Land und die neue Regierung standen, waren groß und vielfältig:

So verschärfte sich die seit Mitte der 1970er-Jahre anhaltende Wirtschaftskrise zu einer sog »Stagflation«, also zu einer wirtschaftlichen Stagnation oder Rückläufigkeit, die mit einer inflationären Preissteigerung verbunden war. Die realen Zuwachsraten des Pro-Kopf-Sozialproduktes sanken in den 1980er-Jahren um mehr als die Hälfte auf 3,9 %, die Arbeitslosenquote stieg bis 1985 auf schwindelnde 9,3 % und pendelte danach lange Jahre bei circa 10 %.[2] Eng hiermit verbunden war der rasante technologische Wandel, der insbesondere die Informations- und Kommunikationstechnologien (Computerisierung) sowie Transporttechnologien betraf sowie die sog. »Globalisierung«,[3] also die beschleunigte Internationalisierung nicht nur der Kommunikation, sondern auch der Geld-, Kapital- und Warenmärkte. Beides war verbunden mit Prozessen, dass traditionelle Industrien, wie Kohle, Stahl, Schiffbau etc. in sog. »Schwellenländer« (Korea, Indien, Brasilien) abwanderten und damit zu einer internationalen Standortkonkurrenz beitrugen. Diese führte zum Zusammenbruch ganzer Industriezweige insbesondere im Ruhrgebiet oder der norddeutschen Werftstandorte sowie zu gravierenden Umstrukturierungsprozessen durch (Teil-)Automatisierung in der Industrie und zur Erodierung

1 Winkler 2010, S. 392.

2 Hockerts 2012a, S. 342.

3 Beck 1998.

des Normalarbeitsverhältnisses. Ein »postfordistisches« Produktionsparadigma breitete sich aus, welches nicht mehr auf standardisierter Massenproduktion, sondern auf funktionaler Trennung unterschiedlicher Produktionsstadien und deren »Just-in-time« Zusammenführung beruhte, was bedeutet, dass diese Art der Produktion nun nicht mehr Standort gebunden war und überall auf der Welt zu jeder Zeit (elektronisch) organisiert und gesteuert werden konnte.[4] Von einigen wurde der gravierende Strukturwandel der Wirtschaft als »Krise der Arbeitsgesellschaft« gedeutet oder gar vom »Ende der Arbeit« oder vom Übergang in die »postindustrielle Gesellschaft«[5] gesprochen. Auf jeden Fall begünstigte die Krise die Ausbreitung des sog. »Neoliberalismus« in Deutschland, da es schien, dass eine keynesianische Politik die Verwerfungen nicht in den Griff bekommen konnte. Darüber hinaus führte die imposante Pleite der »Neuen Heimat«, eines großen gewerkschaftseigenen Immobilienkonzerns, die weitere Pleiten gewerkschaftseigener Unternehmen nach sich zog, die (vermeintliche) Unmöglichkeit politisch gesteuerter Wirtschafts- und Unternehmenssteuerung vor Augen.[6] Es bildete sich durch eine Neujustierung des Verhältnisses von (globalisierten) Anlegern/Investoren, Industrieunternehmen, Banken und Veränderungen staatliche Rahmenbedingungen der sog. »Finanzmarktkapitalismus« heraus.[7]

Auch die ökologische Krise wurde zunehmend eine politische Herausforderung für die Bundesregierung. Schon in den 1970er-Jahren formierte sich, ausgehend des Berichtes des Club of Rome: »Grenzen des Wachstums«, eine zunehmende Umweltbewegung, die sich gegen die ökologischen Folgen (Luft-, Wasser und Bodenverschmutzung, Waldsterben) der nicht nur chemischen Industrieproduktion zur Wehr setzten. Befeuert wurde die Bewegung durch die schrecklichen Industriekatastrophen in Seveso (Norditalien), in Bophal (Indien) und bei Sandoz in Basel. Die Anti-AKW Bewegung war ein Teil dieser Bewegung, die sich aktiv gegen den Bau von Kernkraftwerken, Zwischen- und Endlagerstätten engagierte. Aufwind bekam die Anti-AKW Bewegung durch die Katastrophen 1979 im AKW-Harrisburg (USA) und in Tschernobyl (UdSSR, heutige Ukraine), deren Folgen noch heute nachwirken. Insbesondere die Auseinandersetzungen um die Standorte Brokdorf, Wackersdorf und Gorleben nahmen in ihrer konfrontativen Gewalt Ausmaße an, die den Staat zunehmend vor Probleme stellt.[8]

Verbunden mit diesen Auseinandersetzungen waren die Konflikte, die um den sog. »NATO-Doppelbeschluss« zu Beginn der 1980er-Jahre die »Friedensbewegung« wieder erstarken ließ und auch im gesamten Parteienspektrum zu heftigen Diskussionen führte.[9] Die Stationierung sowjetischer »SS-20« Mittelstreckenraketen in Ost-Europa führte dazu, dass die NATO als Antwort ihrerseits Mittelstreckenraketen, »Pershing«, in Westeuropa stationieren wollte, jedoch gleichzeitig Abrüstungsgespräche anbot. Beide Raketentypen waren mit Atomsprengköpfen bestückbar. Der Kalte Krieg war auf einem sei-

4 Vgl. hierzu: Kern und Schumann 1984; Hirsch und Roth 1986; Piore und Sabel 1989; Womack et al. 1991; Malsch und Seltz 1988.

5 Vgl. Süß und Woyke 2012, S. 4.

6 Kramper 2012.

7 Raphael 2015, S. 11.

8 Uekötter und Kirchhelle 2012.

9 Winkler 2010, S. 388.

ner letzten Höhepunkte angelangt. Dies führte nicht nur zu großen Demonstrationen gegen atomare Aufrüstung, sondern auch zu intensiven Auseinandersetzungen in der Sozialdemokratischen Partei und war nicht unerheblich für den zunehmend geringer werdenden Rückhalt von Helmut Schmidt in seiner Partei.[10] Die genannten Entwicklungen führten auch dazu, dass sich ab 1980 eine neue Partei DIE GRÜNEN konstituierte, die große Teile der Alternativ-, Ökologie- und Friedensbewegung sowie große Teile linker Gruppen, insbesondere des »Kommunistischen Bund Westdeutschland« (KBW) und des »Kommunistischen Bund« (KB) integrierte und die bei den Bundestagswahlen 1983 mit 8,9 % der Wählerstimmen in den Bundestag einzogen.

Eine der ganz großen Herausforderungen ergab sich jedoch durch den Zerfall des kommunistischen Blocks, der letztlich zur deutsch-deutschen Vereinigung führte. 1985 wurde Michail Gorbatschow zum Generalsekretär der KPDSU und leitete in der Sowjetunion Reformmaßnahmen ein, die unter den Bezeichnungen »Glasnost« und »Perestroika« bekannt wurden. Hierdurch wurden Dynamiken eingeleitet, die in innerhalb von circa 5 Jahren zum Zerfall des gesamten Machtblocks führten. Schon seit 1980 kämpfte die »Solidarność« in Polen für demokratische Reformen; dem schlossen sich auch Bürgerrechtsbewegungen in anderen Ländern Osteuropas an, wie zum Beispiel in der Czechoslowakei,[11] Ungarn und Rumänien, die 1989 nach kurzen bürgerkriegsartigen Auseinandersetzungen den Diktator Ceausescu hinrichteten und begannen, sich nach Westen zu orientieren. Auch in der Deutschen Demokratischen Republik (DDR) führten diese Entwicklungen, dazu, dass die Menschen demokratische Reformen forderten, das »Neue Forum« gründeten und vor allem in Leipzig die Montagsdemonstrationen mit zunehmender Beteiligung durchführten. Als dann 1989 Ungarn sein Grenzen nach Österreich öffnete und Tausende von DDR-Bürger*innen in den Westen flüchtete, wurde eine Dynamik in Gang gesetzt, die am 9. November 1989 zum Fall der Berliner Mauer (und der gesamten befestigten innerdeutschen Grenze) führte und im September 1990 zur deutschen Vereinigung.[12]

Vielfach wird davon gesprochen, dass mit dem Regierungswechsel in der Bundesrepublik der sog. »Neoliberalismus« begann, sich endgültig durchzusetzen. Hierzu ein Exkurs:

Exkurs: »Neoliberalismus« und »Ökonomisierung«

Unter dem Begriff »Neoliberalismus« wird in seiner neueren Form, vertreten vor allem durch die Ökonomen Friedrich A. von Hayek[13] und Milton Friedman,[14] eine extrem radikale Markt- und Gesellschaftsvorstellung verbunden, die davon ausgeht, dass gesellschaftliche Ordnung, Wohlstand und Gerechtigkeit einzig und allein von einer Markt-

10 In Zusammenhang mit der Glasnost und Perestroika Politik durch Gorbatschow wurde jedoch erreicht, dass durch die sog. »INF-Verträge« 1987/1988 eine Stationierung von Mittelstreckenraketen in Europa reduziert und begrenzt und durch die »START-Verträge« 1991 eine Reduzierung strategischer Interkontinentalraketen vereinbart wurde.

11 Heute die beiden Staaten Czechien und Slowakei.

12 Wehler 2010a, S. 359; Winkler 2010, S. 489, 2014.

13 Hayek 2014.

14 Friedman 2004.

und wettbewerbsgesteuerten Wirtschaft ausgehen kann, in der die private, auf Renditeerzielung gerichtete unternehmerische Initiative die entscheidende Rolle spielt.[15] International ist die Neoliberalisierung, die (nicht nur) Wolfgang Streeck als eine »Weltrevolution« bezeichnet, verbunden vor allem mit der politischen Durchsetzung in den USA durch die »Reaganomics« und in England durch den »Thatcherism«. Der Staat wird im Neoliberalismus nicht zu einem »Nachtwächterstaat«, sondern eher im Gegenteil: Die Funktionen staatlicher Politik als »starker Staat« liegen vor allem im Bereich der Ordnungspolitik, nämlich in der Sicherstellung des Wettbewerbes im Markt und in der Gewährleistung des (auch aktivierenden) Zuganges der Individuen zum Markt. Hierzu gehört vor allem:

- Ein Wandel der Staatstätigkeit von einer nachfrageorientierten, »keynesianischen« hin zu einer an Stabilität orientierten Geldpolitik.
- Eine Deregulierung von Wirtschaftstätigkeit insbesondere des globalisierten Geldverkehrs und Arbeitsbeziehungen.
- Eine Rückführung der Staatsquote, vor allem durch Privatisierung (ehemals) staatlicher Aufgaben und Wirtschaftstätigkeiten sowie der engen Begrenzung oder Rückbau der sozialen Sicherung.
- Insgesamt eine angebotsorientierte Politik, die darauf ausgerichtet ist, die Marktzugangsbedingungen und Positionen der Anbieter von Waren und Dienstleistungen zu verbessern. Dies beinhaltet auch die Brechung der Macht von Gewerkschaften.

Eng verbunden mit Neoliberalismus ist der Begriff der »Ökonomisierung«. Mit Ökonomisierung ist hier nicht mehr die Auswirkungen oder »Interpenetrationen« (Luhmann) von z.B. Wirtschaftssystem und Sozialsystem gemeint und die sich z.B. an der Koppelung staatlicher Sozialpolitik an ökonomische Bedingungen zeigen[16] oder den gewollten positiven ökonomischen Effekten erfolgreicher Sozialpolitik, z.B. in der Arbeitsmarkt- oder Rehabilitationspolitik. Gemeint nun ist hiermit die Durchdringung bzw. Übernahme von Paradigmen und Ideologien aus dem neoliberalen Wirtschaftssystem in andere Sphären, Bereiche oder Subsysteme der Gesellschaft. Im zunehmenden Maße werden auch informelle und solidarische gesellschaftliche Austauschbeziehungen durch die »Imperative ökonomischer Rentabilität«[17] gesteuert und in »Produkte« umgewandelt. Die Kritik heran ist nicht neu. Im Anschluss an Rosa Luxemburg ist sie insbesondere unter den Begriffen der »Landnahme«[18], »Kolonialisierung der Lebenswelt«[19], »feindliche Übernahme«[20] und »Intrusion«[21] oder auch »Entgrenzung«[22] thematisiert worden. Hierbei geht es unter anderem um Themenbereiche, die sich mit der Entwicklung der

15 Vergl. hierzu im Allgemeinen: Butterwegge et al. 2008; Biebricher 2012; Streeck 2013.
16 Vgl. die frühe Kritik von Tennstedt 1976.
17 Neckel 2001, 252.
18 Lutz 1989; Dörre 2017.
19 Habermas 1973, 1981.
20 Schimank 2006.
21 Bourdieu 1998.
22 Evers und Heinze 2008.

Demokratie befassen,[23] der Entwicklung von Sozialpolitik[24] bis hin zu Entwicklungen von intimen Beziehungen[25] oder auch – im Anschluss an staatliche Politik (Bio-Politik) und Subjektkonstruktion zusammenführenden Studien zur Gouvernementalität Foucaults[26] – der Entwicklung des »unternehmerischen Selbst«.[27] Letzteres unterscheidet sich vom »homo-ökonomikus« dadurch, dass es sein Handeln nicht unbedingt ausschließlich rational abwägend, zweckorientiert ausrichtet, sondern offensiv und risikobereit am Markt agiert – eben unternehmerisch. The Winner Takes It All…

Zurück zur Kohl Regierung…

Ausgehend von der neoliberalen Ausrichtung der Regierungen Reagan in den USA und Thatcher in Großbritannien verschärfte sich auch in der Bundesrepublik Deutschland mit der Kohlregierung der Einfluss des Neoliberalismus in der Politik. Erste Ansätze hatte es bereits schon vorher gegeben, wie die Verselbstständigung der Deutschen Bundesbank mit der Konzentrierung auf Geldwertstabilität. Begünstigt wurde diese Entwicklung in der Bundesrepublik dadurch, dass das fordistische Modell seinem Ende zustrebte, die Politik mit dem bisherigen keynesianischen Instrumentarium die anhaltende Wirtschaftskrise nicht in den Griff bekam, der Korporatismus infolge der Streitigkeiten um die Mitbestimmung zerbrach und große Teile des gemeinwirtschaftlich organisierten Bereiches (Konsumgenossenschaften, Bank für Gemeinwirtschaft etc.) untergingen.[28]

Privatisierungen von Staatsunternehmen und Staatsbeteiligungen sind seit den frühen 1980er-Jahren Kernbestandteil neoliberaler Politik geworden. Hierzu gehörte z.B. die VEBA-Gruppe, die Lufthansa und als bedeutendste Bereiche wurden die »Deutschen Bundespost« und die »Deutschen Bundesbahn« zur Privatisierung vorbereitet.[29] Schon kurz nach der Regierungsübernahme wurden die Privatisierung des Rundfunks und Fernsehens eingeleitet. 1984 startete das erste private Kabelprojekt, aus dem dann 1985 der kommerzielle Fernsehsender »Sat.1« hervorging. Er blieb nicht der Einzige.[30]

Angesichts der anhaltenden Strukturkrise der Wirtschaft mit ihren hohen Zahlen der Arbeitslosigkeit konnte die Kohlregierung jedoch nicht nur »liberal« agieren, sondern musste insofern Kontinuität walten lassen, indem es für die strukturschwachen Branchen und Regionen weiterhin Steuererleichterungen und Finanzbeihilfen gab. Darüber hinaus wurde eine aktive Arbeitsmarktpolitik, insbesondere Qualifizierungen und Arbeitsbeschaffungsmaßnahmen (ABM), weiter betrieben. Hiervon profitierte die im Aufbau befindlichen außerklinischen gemeindespsychiatrischen Einrichtungen und Träger nicht unerheblich. Weiterhin gab es eine Reihe von Deregulierungsmaßnahmen im Bereich der Arbeits- bzw. Tarifpolitikpolitik; dies betrifft insbesondere Flächentarifverträge sowie Arbeitsvertragsrecht (Befristung, Teilzeit, Kündigung etc.) die dazu führten, dass das Normalarbeitsverhältnis erodierte. Auch der Wohnungsbau

23 Streeck 2013; Crouch 2017; Heitmeyer 2018; Ketterer et al. 2019.

24 Butterwegge et al. 2008; Lessenich 2013 (2008); Evers und Heinze 2008; Evers et al. 2011.

25 Illouz 2007a, 2007b.

26 Foucault 2014b, 2014a.

27 Bröckling 2007.

28 Doering-Manteuffel 2007; Süß und Woyke 2012; Wirsching 2012b; Kramper 2012.

29 Engartner 2008, S. 107.

30 Wirsching 2006, S. 447ff.

und das Mietrecht wurden teilweise dereguliert.[31] Allerdings blieb die neoliberale Wende in der Bundesrepublik im Verhältnis zu den Umwerfungen in anderen Ländern Europas und Amerikas recht begrenzt. Auch die »drei Jahrhundertreformen« der Jahre 1989 und 1990 (Steuerreform, Gesundheitsreform, Rentenreform) – so Wirsching – blieben in ihren Wirkungen aufgrund der bundesdeutschen Institutionenordnung und Politikverflechtungen sowie der unterschiedlichen Orientierungen auch innerhalb der CDU[32] in ihren Wirkungen eher begrenzt. Er kommt zu dem Ergebnis: »Cum grano salis gesprochen wollte die Regierung Kohl/Genscher im Grunde alles: Sie betrieb dort »liberale« Politik, wo sie die Dynamik des Strukturwandels befördern wollte; zugleich betrieb sie dort »christlich-soziale«, praktisch aber »sozialdemokratische« Politik, wo die Folgen des forcierten Strukturwandels zur übermäßigen Belastung gerieten und es galt, die »soziale Symmetrie« zu bewahren. Schließlich wollte sie dort »(wert-)konservative« Politik betreiben, wo die Folgen der Individualisierungsprozesse den sozialen und kulturellen Zusammenhalt der Gesellschaft gefährden«.[33] Durch die deutsche Vereinigung stellten sich dann in den 1990er-Jahren neue Herausforderungen.

Auch die Kultur Westdeutschlands in den 1980er-Jahren veränderte sich im Zuge von Globalisierung, Modernisierung und beginnender Neoliberalisierung. Ulrich Beck und andere beschwören die »Risikogesellschaft« oder »Reflexive Moderne«,[34] in der die (Welt-)Gesellschaft zunehmend auf von ihr selbst geschaffene Entwicklungen und – zunehmend ökologische – Probleme reagiert. Die Klassengesellschaft ist erodiert und auch die »alternative Kultur« zerfällt und setzt Trends der Entstehung unterschiedlicher Milieus und individuelle-hedonistischer Lebensstile, die bereits früher eingesetzt haben soz. »beschleunigt«[35] fort.[36] Allerdings wird in den 1980er-Jahren, angestoßen durch die Diskussion um die »neue Armut«, wieder soziale Ungleichheit diskutiert.[37] Nach wie vor liegen die traditionellen sozialen Klassen und Schichten, vor allem definiert durch, Vermögen/Einkommen, Bildung und Herkunft, sozialer Ungleichheit zugrunde[38], aber die Schere zwischen Arm und Reich entwickelt sich im Verlauf zunehmender Neoliberalisierung immer weiter auseinander. Zu ähnlichen Ergebnissen kommen später auch andere Autoren;[39] jedoch kommen auch andere Faktoren in Betracht, die als Folge einer Pluralisierung von Milieus und Lebensstilen anzusehen sind[40], mithin also »Individualisierung«. So wird – scheinbar paradox zur wirtschaftlichen Entwicklung – eine erhöhte Bereitschaft zum Konsum festgestellt; dies gilt nicht nur für

---

31 Schmidt 2005a.

32 Zu nennen ist hier insbesondere Norbert Blüm, der als »Herz-Jesu-Marxist« fest und mächtig im Arbeitnehmerflügel der CDU und den Gewerkschaften verankert war und oft der Gegenspieler von Helmut Kohl und der FDP war.

33 Wirsching 2012b, S. 681.

34 Im Übrigen benutze ich den Begriff »Reflexive Moderne« (Beck et al. 1996) recht locker, wie auch »2. Moderne« (Risikogesellschaft) oder dem Begriff der »Spätmoderne« (Reckwitz 2017, 2019b).

35 Um ein Begriff von Hartmut Rosa zu benutzen: Rosa 2016 (2005).

36 Beck et al. 1996; Beck und Bonß 2001; Beck 2008; Beck und Lau 2004.

37 Lenger und Süß 2014.

38 Wehler 2010a, S. 108.

39 Insbesondere Piketty 2014; Nachtwey 2016; Bude und Staab 2016.

40 Vester et al. 2001; Hradil 2012; Müller 2012; Burzan 2014; Weischer 2014.

Dinge des täglichen, sondern gerade für Dinge des »gehobenen« Bedarfs und im Tourismus. Die Zahlen des Urlaubstourismus, nun auch ins exotische Ausland, steigen rapide und stellen eine private Seite der Globalisierung dar.[41] Eine Reihe von Autoren, wie z.B. Doering-Manteuffel und besonders Heitmeyer stellen die Prozesse von Individualisierung und Differenzierung/Pluralisierung von sozialen Milieus und Lebensstilen nicht nur in den Zusammenhang von innenorientierten »postindustriellen Wertorientierungen« (Bell), sondern auch in den einer sich entfaltenden »neoliberalen Revolution«, einer immer weiter um sich greifenden »Ökonomisierung des Sozialen«,[42] die alle Bereiche des sozialen Lebens umfasst – bis in die intimsten Beziehungen hinein.[43] Auf jeden Fall ist zu verzeichnen, dass die Wertorientierungen, die bislang dem alternativen Milieu zugeschrieben wurden,[44] sich Zug um Zug – ggf. zusammen mit den Protagonisten – im Mainstream der »Erlebnisgesellschaft«[45] breit machten und dafür sorgten, dass Hedonismus, Selbstverwirklichung, Expressivität und Ich-Bezogenheit/Authentizität zumindest für »entbettete« Mittelschichtsindividuen eine gängige »Identitätskonstruktion« wurde. Richard Sennett bringt diesen Typus auf den Punkt: »Der flexible Mensch«.[46]

Was sich hieran anschloss, beschreibt Rödder so: »Ausgehend von den Achtzigerjahren bestimmen zwei Hauptströme die weitere soziokulturelle Entwicklung. Der eine war der postmoderne Dekonstruktivismus, aus dem die neue Ganzheitsvorstellung der »Kultur der Inklusion« hervorging. Der andere, [...] war das Modernisierungsparadigma der Marktorientierung und der kulturellen Ökonomisierung, das in den neunziger Jahren die Vorherrschaft gewann und nach der Weltfinanzkrise von 2008 seine Glaubwürdigkeit verlor«[47]. Das verweist auf das nächste Kapitel – zunächst jedoch...

4.2 Sozial-, Behinderten- und Gesundheitspolitik

Auch in der Sozialpolitik neigte sich mit dem Regierungswechsel die Zeit der »Sozialpolitik als Gesellschaftspolitik« dem Ende zu.[48] Angesichts der wirtschaftlichen Krise, die sich auch als Krise des Sozialstaats bemerkbar machte, der globalen Veränderungen in Wirtschaft und Kultur sowie auch der demografischen Veränderungen sollte nun (auch) das System der sozialen Sicherung nicht nur konsolidiert, sondern auch umgebaut werden, sodass es den neuen Herausforderungen gerecht werden kann. Hierzu gehörten jedoch nicht nur das, was als »Sparpolitik« von den politischen Gegnern gegeißelt wurde, sondern vielmehr Elemente von »Eigenverantwortung« oder neue Leistungen. Die Kommentare zu dieser Phase der Sozialpolitik sind unterschiedlich: Auf der »linken«

41 Doering-Manteuffel 2007; Doering-Manteuffel und Raphael 2012.

42 Im Überblick: Heitmeyer 2018, S. 129-145.

43 Illouz 2007a, 2007b.

44 Reichardt 2014.

45 Schulze 1993.

46 Sennet 2000.

47 Rödder 2015, S. 108.

48 Schmidt 2005b; Doering-Manteuffel 2007.

Seite wird von einer »Spaltung des Sozialstaates«[49] oder von einer »Transformation der Sozialpolitik« gesprochen, der den Einstieg in einen Sicherungsstaat bedeute.[50] Andere feiern diese Phase der bundesdeutschen Politik eher als eine Erfolgsstory, die in der finanziellen Konsolidierung und institutionellen Reform des Sozialstaates angesichts der institutionellen, akteursspezifischen und korporativen Verflechtungen im internationalen Vergleich große Erfolge sieht.[51] So lässt sich die Zeit der Kohl Regierung vielleicht am besten als eine »Durchgangsphase« bezeichnen mit einer ambivalenten Mischung aus »Sozialstaatsexpansion, finanzieller Konsolidierung und partiellem Umbau«.[52]

Wesentliche Maßnahmen zur Konsolidierung wurden Anfang der 1980er-Jahre durch das Rentenanpassungsgesetz von 1982 sowie die Haushaltsbegleitgesetze 1983 und 1984[53] eingeleitet und brachten viele einschneidende Einschnitte und Leistungskürzungen, wie z.B. bei direkten Leistungen und Beihilfen im Bereich der Arbeitsförderung, eine »Neuordnung der Rentenformel« und Krankenversicherung der Rentner.[54] Im Bereich der Arbeits- und Rentenpolitik folgten weitere Gesetze, die hier im Einzelnen nicht referiert werden können.[55] Im Bereich der Rehabilitation und Behindertenpolitik ergaben sich durch die Haushaltsbegleitgesetze einige drastische Auswirkungen. Hilfe sollten sich nun mehr darauf beschränken, dass »die Hilfe des Staates denjenigen zukommen soll, die sie wirklich benötigen« – so Helmut Kohl in seiner Regierungserklärung.[56] So wurden im Reha-Bereich starke Kürzungen vorgenommen insbesondere bei individuellen Unterstützungen. Im Bereich der Behindertenpolitik wurden für WfbM-Mitarbeiter*innen die Bemessungsgrundlagen für die Beiträge zur Rentenversicherung von 90 auf 70 % des Durchschnittsentgeltes gekürzt und es gab heftige Einschnitte bei der unentgeltlichen Beförderung Schwerbehinderter.[57] Die Einschnitte in der Rehabilitation waren »erfolgreich« im Sinne der Konsolidierung und hatten Auswirkungen: Leistungen zur medizinischen Rehabilitation gingen zwischen 1981 und 1983 um mehr als ein Drittel zurück und die Leistungen zur beruflichen Rehabilitation[58] der Rentenversicherung erreichten 1984 einen Tiefstand.[59] Vielleicht liegt in dieser »strategischen« Ausrichtung der Rehabilitationspolitik ein Grund, weshalb die berufliche Rehabilitation im Modellprogramm Psychiatrie praktisch nicht berücksichtigt wurde. Auch im Bereich der Sozialhilfe,

---

49 Leibfried und Tennstedt 1985; Leibfried und Voges 1992; Bermbach et al. 1990.

50 »Der Sicherungsstaat ist Sozialstaat ohne den Willen zur sozialen Gestaltung, er ist ein Sozialstaat ohne Umverteilungskonzeption und ohne demokratische Öffnung«, so Nullmeier und Rüb 1993, S. 14.

51 Schmidt 2005a.

52 Süß und Woyke 2012, S. 6.

53 Deutscher Bundestag 1982, 1983

54 Frerich und Frey 1993, S. 177ff; 235ff. Nullmeier und Rüb 1993; Schmid und Oschmiansky 2005; Schmähl 2005.

55 Siehe hierzu die vorherige Fußnote.

56 Vgl. mit Verweis: Schliehe 2005, S. 468.

57 Frerich und Frey 1993, S. 280; Schliehe 2005, S. 469.

58 Heute heißen diese Leistungen »Leistungen zur Teilhabe am Arbeitsleben« (SGB IX).

59 Schliehe 2005, S. 471.

z.B. bei den Heimbewohner*innen sollten beim sog. »Taschengeld« Kürzungen vorgenommen werden. Dies musste jedoch aufgrund vielfältiger Proteste – auch der DGSP – wieder zurückgenommen werden. Erst nach der Mitte der 1980er-Jahre änderte sich die Situation. 1984 wurde der erste »Bericht der Bundesregierung über die Lage der Behinderten« vorgelegt. Mit Änderung des Schwerbehindertengesetzes 1986 wurde nicht nur eine Anpassung des Behinderungsbegriffes an die Definition der Weltgesundheitsorganisation vorgenommen, sondern auch im SGB I ausdrücklich das »soziale Recht« auf Rehabilitation im Sinne des »Finalprinzip« festgeschrieben, der Kündigungsschutz ausgeweitet und die Ausgleichsabgabe erhöht.[60] Nicht nur diese Maßnahmen hatten zur Folge, dass in der zweiten Hälfte der 1980er-Jahre sich die medizinische und berufliche Rehabilitation wieder entwickeln konnte. Allerdings blieben Menschen mit (schweren) psychischen Erkrankungen hiervon weitgehend ausgeschlossen.

Die Gesundheitspolitik stand im Wesentlichen unter dem Primat der Kostendämpfung, wozu auch Leistungskürzungen gehörten. Aber es kamen auch einige neue Leistungen hinzu; dies gilt insbesondere für die Einführung der Künstlersozialversicherung 1981 sowie der Zuständigkeit der gesetzlichen Krankenversicherung für Prävention, Früherkennung und Gesundheitsförderung 1988 und Leistungen für Schwerpflegebedürftige. Die für Versicherte einschneidenden Maßnahmen der Kürzungen bezogen sich meist nicht auf Leistungen, sondern in der Regel auf Zuzahlungen und Selbstbeteiligungen bei Krankenhausaufenthalten, Medikamenten und Brillen etc. Darüber hinaus wurden vor allem auch Rentner*innen stärker mit Beitragszahlungen in die KVdR eingebunden.

Auch in der Krankenhausfinanzierung erfolgten zahlreiche gesetzgeberische Maßnahmen, die der Kostendämpfung dienen sollten. Krankenhauspläne mussten durch Finanzierungspläne ergänzt werden, Pflegesätze mussten dem Gebot der Wirtschaftlichkeit folgen und der Bund zog sich aus der Investitionsförderung zurück. Bedeutsam ist, dass 1984 im Bereich der Krankenhäuser das sog. »prospektive Selbstkostendeckungsprinzip« eingeführt wurde, also die prospektive Kalkulation von Entgelten, die es erlaubte, Gewinne oder auch Verluste zu erwirtschaften. Darüber hinaus wurden unterschiedliche Finanzierungsformen, wie Pauschalen oder auch Budgets ermöglicht.[61] Rückblickend erscheinen diese Regelungen als Vorbereitung der großen Privatisierungswelle, die ab den 1990er-Jahren im Krankenhausbereich einsetzte. 1988 sollte das Gesundheitsreformgesetz ein »großer Wurf« der Kostendämpfung und Institutionsreform werden, der allerdings nicht vollständig gelungen ist. Jedoch wurden neben anderem einige relevante Veränderungen vorgenommen:[62]

- Das GKV-Recht der Reichsversicherungsordnung wurde in das neue Sozialgesetzbuch fünftes Buch (SGB V) übernommen.
- Der Medizinische Dienst der Krankenversicherung wurde eingeführt.

60 Deutscher Bundestag 1988c; Frerich und Frey 1993, S. 282; Schliehe 2005, S. 473.

61 Wasem et al. 2005, S. 423; Knieps und Reiners 2015, S. 329.

62 Hierzu dezidiert: Frerich und Frey 1993, S. 285; Wasem et al. 2005; Knieps und Reiners 2015, S. 84.

- Das Wirtschaftlichkeitsgebot und Prinzip der Beitragsstabilität sowie ein Finanzausgleich der Kassen auf Landesebene wurden eingeführt, und
- Leistungen für Schwerstpflegebedürftige zulasten der GKV wurden eingeführt.

Auch hinsichtlich der Psychiatrie ist das Gesetz von Interesse. Zwar ergaben sich keine direkten Verbesserungen, z.B. aus den Konsequenzen des Modellprogrammes, jedoch wurde nach den Gesetzesberatungen, die auf den Entwurf der Regierungskoalition folgten, im § 27 Krankenbehandlung ein kleiner Satz eingefügt: »*Bei der Krankenbehandlung ist den besonderen Bedürfnissen psychisch Kranker Rechnung zu tragen, insbesondere bei der Versorgung mit Heilmitteln und in der medizinischen Rehabilitation*« (schräggedr. Durch Verf.). Das ist zwar nichts wirklich Konkretes, jedoch entfaltete diese Generalklausel in der Folge schon eine gewisse Bedeutung, die sich z.B. in der Veränderung der Heilmittelrichtlinie bezüglich der Ergotherapie zeigt.[63] Auch in der Rehabilitation zeigte dieser Satz eine gewisse Wirkung, die jedoch damit nicht vergleichbar war.[64] Insgesamt haben sich die Ziele, die mit dem GRG verfolgt wurden hinsichtlich der Kostendämpfung nicht wirklich erfüllt; ähnlich erging es den Maßnahmen zum Umbau des Systems, aber sie stellten einen weiteren – vorbereitenden – Schritt zu der Liberalisierung des Gesundheitsbereiches dar, die dann in den 1990er-Jahren erfolgen sollte. So bilanziert Döhler, dass die gesundheitspolitischen Maßnahmen der Kohl-Regierung kaum den »programmatischen Erfordernissen der Wende entsprechen. Lediglich die Dezentralisierung der Krankenhausfinanzierung und Teile des GRG, vor allem die Ausweitung der Selbstbeteiligung und die Einführung der Kostenerstattung deuten in diese Richtung«.[65] Darüber hinaus kann die Einführung der Leistungen für Schwerstpflegebedürftige als eine Reaktion der Bundespolitik auf das sich zunehmend manifestierende Problem der Veränderung der Altersstruktur der Bevölkerung mit dem damit verbundenen Problem der zunehmenden Pflegebedürftigkeit gesehen werden. Eine Diskussion um eine versicherungsmäßige Absicherung des Risikos von Pflegebedürftigkeit gab es schon seit Jahren. Insofern sah Igl die oben genannten Regelungen als einen Einstieg in die 1995 erfolgende Einführung der Pflegeversicherung im Rahmen, des SGB XI.[66]

Allerdings ergaben sich – gewissermaßen en passant – bei der Überführung der RVO in das SGB V einige »Klarstellungen«, die für die Sozialpsychiatrie, besonders für die Rehabilitation psychisch erkrankter Menschen gravierende Auswirkungen hatte. In der Begründung zum neuen § 11 SGB V (Leistungen der Krankenversicherung) stellte der Gesetzgeber in seiner Begründung ausdrücklich fest: »Bei Rehabilitationsleistungen ist darauf zu achten, dass psychisch Kranke mit somatisch Kranken gleichbehandelt werden. Psychosoziale Maßnahmen, die bei der Betreuung psychisch Kranker eine wichtige Rolle spielen, gehören allerdings weiterhin nicht zum Leistungskatalog der GKV, da sie über deren gesetzlich festgelegte Zuständigkeit hinausgehen«[67]. Dies wird

63 Sozialrechtlich gesehen ist die Ergotherapie ein Heilmittel, welches als Dienstleistung abgegeben wird.

64 Vgl. hierzu im nächsten Kapitel die Ausführungen über die RPK.

65 Döhler 1990, S. 512.

66 Igl 2005.

67 Deutscher Bundestag 1988b, S. 162.

in der Begründung zum § 43 SGB V für die »ergänzenden Leistungen zur Rehabilitation« ausdrücklich noch einmal bestätigt. Diese kleine, versteckte und für die Gemeindepsychiatrie nachgerade *teuflische* Formulierung sorgte (und sorgt) Jahrzehnte lang dafür, dass die Krankenversicherungen erfolgreich ihre Verantwortung für die Rehabilitation insbesondere schwer psychisch kranker Menschen leugnen und sich so aus einer Versorgungsverantwortung heraushalten konnten.[68] Die oben genannten Formulierungen des § 27 wurden hier – eine Ebene tiefer und kaum öffentlich zur Kenntnis genommen – in weiten Teilen zurückgenommen. Die Frage z.B. der medizinischen Rehabilitation als Regelleistung der GKV sowie eine Mischfinanzierung von Übergangswohnheimen war damit »vom Tisch«. Vorschläge des Bundesrates zur spezifischen Berücksichtigung gemeindepsychiatrischer Belange[69] wurden von der Bundesregierung ignoriert. Auch hier hat eine auf Strukturkonservatismus setzende Konsolidierungspolitik über eine Reform- bzw. Modernisierungsperspektive die Oberhand behalten. Aber: Für die Psychiatrie ergaben sich in den 1980er-Jahren einige spezielle Regelungen: So wurde 1981 durch das Krankenhaus Kostendämpfungsgesetz (sic!) in seinem Artikel 6 der sog. »Halbierungserlass« vom 5. September 1942 als Relikt der Nazidiktatur formal aufgehoben.[70] Dies war insbesondere für vielfach noch verbliebenen sog. Langzeitbereiche der alten Anstalten bzw. Landes- oder Fachkrankenhäuser von Bedeutung, denn die neue Regelung sah vor, dass bei Streitigkeiten zwischen Krankenversicherung und Sozialhilfeträger, der (überörtliche-)Sozialhilfeträger in Vorleistung gehen sollte. Wie oben schon angedeutet, hat sich die Bundesregierung damit für ein Prinzip entschieden, das eine Leistungszuständigkeit bei jeweils einem Sozialleistungsträger belässt. Sie folgt damit dem Prinzip der Pfadabhängigkeit im System der sozialen Sicherung. Leider hat diese Entscheidung für die schwer und langfristig erkrankten und behinderten Menschen negative Folgen, denn damit ist die Abschiebung in Heime oder andere komplementäre Bereiche eine besiegelte Sache. Renate Schepker betont, dass mit dem Halbierungserlass nicht nur eine Verwaltungsvereinfachung sowie eine Kostenverlagerung auf die Angehörigen intendiert war.[71] »Interessanterweise war es der Halbierungserlass, der die Grundlagen für die Unterscheidung von »Krankenhausfall« und »Pflegefall« festlegte, der später sozialrechtlich im Krankenhausfinanzierungsgesetz verankert wurde und bis heute fortwirkt. Unter Perpetuierung der alten Krankheitsbegriffe bis in die 1960er-Jahre blieben bestimmte Patientengruppen finanztechnisch von einer kassenfinanzierten Akutbehandlung ausgeschlossen und wurden ideell weiterhin als »Bewahrfälle« diskriminiert«.[72] Die Aufhebung des »Halbierungserlasses« war somit nichts weiter als »symbolische Politik«.[73] Darüber hinaus wird den insbesondere aus der DGSP heraus gestarteten Versuchen, zu einer Mischfinanzierung von – sektorübergreifenden,

68 Ergänzt wurde das o.g. Abwehrargument damit, dass die Reha-Einrichtungen nicht unter »ärztlicher Leitung« stünden.

69 Deutscher Bundestag 1988a.

70 Deutscher Bundestag 1981.

71 Schepker 2017.

72 Ebd. S. 508.

73 Edelman 1975, 2005 (1976).

wie man heute sagen würde – gemeindepsychiatrischen Leistungen zu gelangen, eine Absage erteilt.

In eine andere, für die Versorgung positive Richtung zielte 1986 das »Gesetz zur Verbesserung der ambulanten und teilstationären Versorgung psychisch Kranker«.[74] Hier wurde, als eine der wenigen Folgerungen des Bundes aus dem großen Modellprogramm, nicht nur die zeitlich unbegrenzte Krankenhauspflege auch für psychisch erkrankte Menschen geregelt, sondern auch die teilstationäre- und ambulante Versorgung (PIA) durch psychiatrische Abteilungen an Allgemeinkrankenhäusern ermöglicht – mit Segen des Landesausschusses der Ärzte und Krankenkassen. Gegen den Widerstand der niedergelassenen (Fach-)Ärzte wurde hinsichtlich gemeindepsychiatrischer Hilfen ein echter Fortschritt erreicht.[75]

Die Regierung Kohl beschritt auch alternative Pfade, in der Sozialpolitik, die sich nicht nur auf sozialen Wandel bezogen, sondern auf die »neuen sozialen Bewegungen« und diese sozialstaatlich einhegten. So interpretiert Nicole Kramer die Maßnahmen der Kohl Regierung im Bereich der Familienpolitik – auch in der Berücksichtigung von Erziehungszeiten im Rentenrecht – insbesondere die Einführung des Erziehungsgeldes nicht nur als Reflex auf Arbeitslosigkeit und neuer Armut, sondern auch als Berücksichtigung relevanter Belange von Frauen sowie eine Abkehr von der Erwerbsarbeitszentrierung des deutschen Sozialstaates.[76] Darüber hinaus: Keineswegs sei die Zeit der Sozialpolitik als Gesellschaftspolitik vorbei, eher im Gegenteil wird Sozialpolitik immer mehr zur Gesellschaftspolitik, die eine Lebensplanung z.B. für Frauen und (zunehmend auch für pflegebedürftige Menschen) ermöglichen soll.[77] Die Ausweitungen der sozialen Dienste, die die Teilhabechancen für benachteiligte Bevölkerungsgruppen sichern und entwickeln – und die ungebrochen in ganz unterschiedlichen Hilfefeldern erheblich ausgebaut werden[78] – zeigen nicht nur, dass auf vielfältige soziale Bewegungen auch in der Selbsthilfe eingegangen wird, sondern zeigt auch das »Bemühen, die Lebenswelten der Bevölkerung zu regulieren«.[79] Damit wird ein Wandel der Sozialpolitik benannt, der sich mit Foucault als »Biopolitik« bezeichnen lässt.[80] Der Staat übernimmt (oder finanziert) zunehmend – mithin als eine Art »Erziehungsagentur«[81] – die Funktion, das Verhalten der Individuen aktiv zu beeinflussen.

Ein Beispiel hierfür ist die AIDS-Kampagne der Gesundheitsministerin Rita Süßmuth in den 1980er-Jahren, als sich die Immunschwäche mit großer Geschwindigkeit auf der Welt verbreitete.[82] Die Kampagnen der Bundesregierung reagierten nicht mit von konservativer Seite gefordert obrigkeitsstaatlichen Maßnahmen, sondern im Verbund mit neu entstehenden Selbsthilfeorganisationen (Deutsche AIDS-Hilfe etc.) wurden Aufklärungskampagnen gestartet – »AIDS geht uns alle an«. Die Kampagnen ap-

74 Deutscher Bundestag 1986.

75 Frerich und Frey 1993, S. 278; Knieps und Reiners 2015, S. 331.

76 Kramer 2012, S. 219.

77 Geyer 2008b.

78 Grunow 2005.

79 Kramer 2012, S. 230.

80 Foucault 2014a.

81 Lessenich 2012b.

82 Vgl. zum Folgenden Beljan 2015

pellierten an die Selbstverantwortung und das Empowerment der möglicherweise Betroffenen, sich zu schützen und »Safer Sex« zu betreiben. Die Frage der Infektion und des Schutzes davor wurde zu einer Angelegenheit individuellen Verhaltens und Verantwortung. Sie zielte ab auf die Schaffung eines »präventiven Selbst«[83] und bewirkten, dass die Nutzung eines Kondoms zum »kulturellen Standard« avancierte, verbunden mit Angst vor »sozialer Ausgrenzung und Stigmatisierung« bei Infizierung. Auch hier finden sich erste Anfänge einer neuen Strategie, die sich nicht nur im Bereich der »Prävention« zunehmender Beliebtheit erfreut: Das sog. »Nudging«,[84] eine Strategie des »Anstupsens«, die eine neue Form einer auf Mitmachen gerichteter, personenzentrierter sozialer Kontrolle darstellt. Diese motivierende Form, die sich der Verhaltensökonomik sowie der positiven Psychologie bedient, wird in den nächsten Jahrzehnten wesentlicher Bestandteil einer sozialpolitischen Strategie werden, die unter dem Slogan »Fördern und Fordern« Karriere macht.

Angesichts des gravierenden ökonomischen, technologischen und demografischen Wandels mit seinen nun auch ökologisch wahrgenommenen Folgen entwickelt sich nun auch eine Sozialstaatskritik, die hierauf reflektierte. Im Folgenden werden einige Ansätze stichwortartig vorgestellt, die im sozialpsychiatrischen Spektrum registriert wurden. So radikalisierte Joachim Hirsch die Sozialstaatskritik von Klaus Offe: Er prognostiziert angesichts der weltweiten Krise das Ende des »Modell Deutschland«. Mit dem Ende der fordistischen Vergesellschaftung geraten, um weiterhin die Reproduktionsbedingungen des Kapitals zu sichern, die Funktionen der Einpassung, Normalisierung und soziale Kontrolle (nicht nur) in den Fokus der Sozialpolitik. Der Sozialstaat entwickelt sich zu einem »Sicherheitsstaat«.[85] Eine in breiten Kreisen der Grünen und Sozialdemokraten sowie auch der Wohlfahrtsverbände relevante Sozialstaatskritik beschäftigte sich mit den Möglichkeiten, angesichts des »Endes der Arbeitsgesellschaft« zugleich auch eine ökologische Sozialpolitik zu betreiben. Vor allem aus dem Spektrum der GRÜNEN kamen weitreichende Pläne zum »Umbau des Sozialstaates«. Im Zentrum standen hier Pläne zu einem »garantierten Grundeinkommen« oder auch einer »negativen Einkommenssteuer«, deren Finanzierung durch eine »Maschinensteuer« oder »Wertschöpfungsbeitrag« gesichert werden soll. Auch die Selbsthilfe spielte in diesen Vorstellungen eine große Rolle; sie sollte zum Teil – auch in der psychiatrischen Versorgung – professionelle Hilfen ersetzen.[86] Eine ähnliche Position wurde aus den Kreisen der (kirchlichen) Wohlfahrtsverbände formuliert. Auch hier wurde ein radikaler Umbau des Sozialstaates gefordert, in dem eine »garantierte Mindestsicherung«, finanziert durch Wertschöpfungsbeitrag und Ressourcensteuer im Zentrum steht. Ergänzt werden diese Formen der sozialen Sicherung durch Selbsthilfeaktivitäten oder auch informeller Tätigkeiten. Ziel ist die Gestaltung einer Sozialpolitik »jenseits von Markt und Staat«.[87] Ähnliche Ansätze wurden auch aus dem sozialdemokratischen Spektrum

83 Lengwiler und Madarász 2010.

84 Thaler und Sunstein 2009; Irgmaier und Ulbricht 2017.

85 Hirsch 1980.

86 Opielka et al. 1984.

87 Heinze et al. 1988b.

heraus formuliert, die ihrerseits nun auch Grundsicherungsmodelle und die oben genannten neuen Finanzierungsformen thematisierten. Allerdings werden hier eher Fragen einer »integrierten Sozial- und Arbeitsmarktpolitik« diskutiert wobei Fragen einer »bedarfsbezogenen integrierte Grundsicherung« den Schwerpunkt ausmachten.[88] 15 Jahre später fanden diese beiden Positionen in den »Hartz-Gesetzen« der Rot-Grünen-Koalition ihren politischen Niederschlag.

Eine andere Art der Kritik, die eine gewisse Nähe zu konservativ-liberalen Ansätzen aufweist, formulierten systemtheoretische Ansätze. Insbesondere Niklas Luhmann formulierte in seiner Theorie autopoietischer Systeme, dass der Staat in der sich in unterschiedliche Teilsysteme ausdifferenzierten Gesellschaft nicht mehr »das Ganze« repräsentiere, sondern ein Teilsystem unter anderen sei, weiches seiner eigenen »Logik« folge.[89] Es liegt in der politisch partizipativen Eigendynamik des Wohlfahrtsstaates, dass die Ansprüche und Aufgaben des Wohlfahrtsstaates ständig einer Anspruchsspirale unterliegen. Deshalb fordert er eine Begrenzung der Staatsaufgaben.[90] Helmut Willke hat sich insbesondere mit der Steuerungstheorie aus systemtheoretischer Sicht beschäftigt. Auch er ist davon überzeugt, dass der Staat andere »soziale Systeme« nicht direkt beeinflussen oder gar steuern kann. Allerdings kann der (Wohlfahrts-)Staat durch seine Möglichkeiten bzw. den »bindenden Entscheidungen« des politischen Systems den Kontext anderer gesellschaftlicher Teilsysteme oder auch personaler Systeme entscheidend beeinflussen. Hieraus entwickelt er eine Steuerungstheorie der sog. »Kontextsteuerung«, die sich in der Folge nicht nur in der Politik, sondern auch in der »systemischen Therapie« steigender Beliebtheit erfreut.[91]

4.3 Die 1980er-Jahre der Psychiatrie: Modelle und Diskurs

4.3.1 Das große Modellprogramm

Wesentlich beeinflusst wurde die weitere Entwicklung in der Gemeindepsychiatrie durch das sog. »große Modellprogramm« der Bundesregierung. Ein solches Modellprogramm wurde schon seit Jahren von der Fachwelt gefordert und erst nach einigen Gesprächen, unter anderem auch mit Niels Pörksen und Horst Eberhard Richter,[92] stellte der damalige Finanzminister Matthöfer (SPD) zunächst 500 Mio. DM für den Zeitraum von 1980 – 1985 zur Verfügung. Allerdings konnte es hierbei nicht bleiben. Auf Initiative Bayerns und Baden-Württemberg scherten – mit Ausnahme des Saarlandes – die CDU-regierten Länder aus dem Modellprogramm aus. Sie machten vor allem verfassungsrechtliche Gründe hierfür geltend, jedoch lagen auch Gründe darin, dass sie sich durch die Teilnahme nicht unter einen Zugzwang zur Reform setzen lassen wollten. Die Länder hatten aufgrund der Förderungsbedingungen für die

88 Heinze et al. 1988a.

89 Luhmann 1984, 1997.

90 Luhmann 1981.

91 Willke 1983, 2006 (1988), 1992, 1993, 1999, 2014.

92 Mündliche Mitteilung von Niels Pörksen am 18.03.2019.

Anschlussfinanzierung der Projekte zu sorgen und vor allem im stationären Bereich für infrastrukturelle Voraussetzungen, etwa durch Einrichtung psychiatrischer Abteilungen an allgemeinen Krankenhäusern, sowie für eine »Netzversorgung« zu schaffen. Darüber hinaus waren wohl auch ideologische Gründe maßgeblich. So ist der damalige Ministerpräsident Bayerns, Franz-Joseph Straus, durch die Lande gereist und hat den Zustand vollständiger gesellschaftlicher Anomie nach einer Freilassung der psychisch Kranken in drastischen Worten geschildert, gegen die man sich wehren müsse.[93] Bayern und Baden-Württemberg führten eigene Modellprogramme und Reformen durch, die sich vor allem vom Bundesmodellprogramm durch die stärkere Einbindung von frei-gemeinnützigen Einrichtungsträgern z.B. in die »Sozialpsychiatrischen Dienste« unterschied.[94]

Auch die Wirtschaftskrise und Krise des Sozialstaates der Bundesrepublik machte sich restringierend bemerkbar. Weiterhin – so wurde in der »Szene« kolportiert – wurden zeitgleich der Türkei im Rahmen der Wirtschaftshilfe zwei Fregatten zur Verfügung gestellt, die ungefähr die Hälfte der Modellförderung verschlangen. So sollten 1980, zu Beginn des Förderungszeitraumes, zunächst nur 30 Mio. DM zur Verfügung gestellt werden.[95] Letztlich jedoch wurden für das Modellprogramm circa 186,6 Mio. DM zur Verfügung gestellt. Für die beteiligten Regionen waren das 93 Mio. DM, für ergänzende Maßnahmen im stationären Bereich 44,1 Mio. DM, für investive Maßnahmen im Rehabilitationsbereich 15,4 Mio. DM und für die Begleitforschung durch das Wirtschaftsforschungsunternehmen »PROGNOS AG« und Verwaltung wurden 34 Mio. DM veranschlagt.[96]

Die Konzeption des Programms sah vor, dass in 14 ausgewählten städtischen und ländlichen Regionen nicht einzelne Einrichtungen erprobt werden sollten, sondern unterschiedliche ambulante und stationäre Einrichtungen und Dienste – angefangen von niedergelassenen Ärzt*innen, Kontakt- und Beratungsstellen, Sozialpsychiatrische Dienste, Wohnheime und -gruppen bis hin zu klinisch-stationären Einrichtungen – in ihrem vernetzten Zusammenwirken erprobt werden. So sollten Erkenntnisse über den Aufbau einer bedarfsgerechten Versorgungsstruktur »mittlerer Intensität« für alle psychisch kranken und behinderten Menschen auf regionaler Ebene gewonnen werden.[97] Die 14 Modellregionen, in denen ganz unterschiedliche »Netzkonfigurationen«, also ein jeweilig unterschiedliches Set von Einrichtungen und Diensten getestet wurden, waren:

- Berlin – Kreuzberg
- Berlin – Steglitz
- Bremen
- Hamburg-Eilbek
- Kassel

93 Mündliche Mitteilung von Niels Pörksen am 18.03.2019.

94 Mit weiteren Verweisen Rudloff 2010, S. 210.

95 Bundeshaushaltsplan 1980, Kap. 1502, Titelreg. 10.

96 Deutscher Bundestag 1990b, S. 3.

97 Bundesministerium für Jugend, Familie und Gesundheit 1980.

- Kreis Marburg – Biedenkopf
- Darmstadt
- Duisburg
- Essen
- Kreis Herford
- Kreis Lippe
- Oberbergischer Kreis
- Wipperfürth
- Saar-Pfalz Kreis

Die Durchführung des Modellprogramms war mit sehr vielen Schwierigkeiten verbunden. Das bezieht sich zum einen auf die Einrichtung von Versorgungsnetzen, die noch gar nicht vorhanden waren. Das bezieht sich zweitens auf Projekte, die mit dem Ende des Modellzeitraumes noch nicht beendet waren, und das bezieht sich drittens auf Projekte, die sich als politisch und forschungstechnisch undurchführbar erwiesen.

So z.B. in der Modellregion Hamburg – Eilbek:[98]
1981 beschloss die Freie und Hansestadt Hamburg (FHH), sich am Modellprogramm Psychiatrie zu beteiligen (Bürgerschaft der FHH DS 9/3.913). Waren in Hamburg mindestens zwei Modellregionen geplant (Eilbek, Harburg, u.U. auch Altona), konnten aufgrund der Kürzungen des Programms – neben einer Institutsambulanz am Allg. Krankenhaus Ochsenzoll und einer diesem Krankenhaus angegliederten Tagesklinik in Hamburg Harburg – nur die Region Eilbek als »Standardversorgungsgebiet« gefördert werden. Schwerpunkt der Hamburger Beteiligung am Modellprogramm war der komplementäre Bereich. Durch Schaffung von Übergangswohnheimen und Wohngruppen sollten »zwanglose Integration psychisch Kranker in die Gemeinde«[99] erreicht werden. Eine Entlastung und Verknüpfung des stationären Bereiches mit dem ambulanten Bereich sollte angestrebt werden durch Ausbau von Beratungsdiensten und Behandlungsangeboten in Ambulanz und Tagesklinik am Krankenhaus Eilbek. Auch sollte eine Verbesserung der Kooperation und Koordination der Dienste und Einrichtungen durch eine psychosoziale Arbeitsgemeinschaft (PSAG) erreicht werden.[100] Neben der in Hamburger Regie und finanziellen Verantwortung durchgeführten Einrichtung einer sektorbezogenen psychiatrischen Abteilung am Allg. Krankenhaus Eilbek wurden in Hamburg sukzessive folgende Einrichtungen aufgebaut:

- Eine psychiatrische Ambulanz am AKH-Eilbek (1981)
- Die personelle Erweiterung der sozialpsychiatrischen und jugendpsychiatrischen Dienste der Bezirksämter Hamburg Nord und Wandsbek (1982)
- Die Einrichtung einer Sozialarbeiterstelle bei einem niedergelassenen Nervenarzt (1981)
- Eine Fortbildungsstelle für die Mitarbeiter*innen der Region (1981)

98 Vgl. auch Lorenzen und Hölzke 1992.
99 Bürgerschaft der Freien und Hansestadt Hamburg DS 9/3913 1981, S. 1.
100 Ebd. S. 2.

- Ein (Übergangs-)Wohnheim 1984
- Eine Tagesstätte 1983 und
- Die psychosoziale Kontaktstelle »Treffpunkt Eilbek« (1981).

Schon die unterschiedlichen Eröffnungsdaten der diversen Einrichtungen, insbesondere von Wohnheim und Tagesstätte, verweisen auf die Schwierigkeiten bei der Umsetzung des Modellprogramms in Hamburg, welches auf Streitigkeiten des Bundes, des Landes Hamburg und dem Träger der Komplementäreinrichtung, die Hamburgische Gesellschaft für Soziale Psychiatrie (HGSP), über Konzeption und Finanzierungen zurückzuführen ist. Aus dem ursprünglich geplanten gemeindepsychiatrischen Zentrum Eilbek (Wohnheim und Tagesstätte) wurden zwei getrennte Einrichtungen, wobei die Tagesstätte aus dem Mitarbeiterstamm von PSK und Wohnheim (das zunächst noch gar nicht existierte) aufgebaut wurde. Das Wohnheim, bzw. die mit dem Aufbau befassten Mitarbeiter, hatten Schwierigkeiten, geeignete Räumlichkeiten zu finden, die von der Behörde unter Miet- und Umbaukostengesichtspunkten akzeptiert werden konnte. Dies hatte zur Folge, dass schon eingestellten Mitarbeitern wieder gekündigt werden musste, um sie erst dann erneut einzustellen, nachdem ein von der Behörde akzeptiertes Objekt gefunden werden konnte. Eine »kooperative Netzversorgung« konnte erst ab Ende 1983, also erst nach Ablauf der ersten Hälfte des Förderungszeitraumes, einsetzten. Dies ließ es fraglich erscheinen, ob – insbesondere auch unter Berücksichtigung von Anlaufphasen der Einrichtungen – überhaupt bis zum Ende des Programms angemessene Forschungsergebnisse vorgelegt werden konnten, die zudem noch planungsrelevant wären. Dennoch verwiesen Behörde und politisch Verantwortliche immer wieder auf die zu erwartenden Forschungsergebnisse, um von politischen Notwendigkeiten abzulenken. Dies wurde besonders deutlich in einer Anhörung des Gesundheitsausschusses der FHH zum Psychiatriebericht, die aufgrund des Druckes der GAL-Fraktion im Dezember 1983 stattfand und in der Fragen bezüglich der Anschlussfinanzierung mit genau diesem Argument abgewehrt wurden. Insgesamt bedeutete diese Situation für die betroffenen Einrichtungen- ähnlich wie in anderen Modellprogrammen auch[101] – eine erhebliche Beeinträchtigung ihrer Arbeit, standen sie doch unter einem hohen Erfolgsdruck und Legitimationszwang. Zudem wurden Arbeitskapazitäten absorbiert, um auf politischer Ebene nach Möglichkeit eine Anschlussfinanzierung zu sichern. Letzteres war z.B. für die psychosoziale Kontaktstelle (PSK) besonders prekär, da deren Arbeit, die auch die Betreuung von Wohngemeinschaften beinhaltete, außerhalb traditioneller Finanzierungsformen stand.[102] Durch diese Unsicherheiten stand die Arbeit ständig unter dem Damoklesschwert des finanziellen Nichts und unter einem Vorzeichen der Vorläufigkeit. Dies schlug sich in einem anderen Fall nieder. Im Rahmen der Begleitforschung stand ein kleines Budget, welches für eine qualitativ orientierte Evaluation der Zielsetzungen der genannten PSK sowie zur Ermittlung von »professionellen Haltungen« deren Mitarbeiter*innen verwendet wurde. Die Ergebnisse dieser kleinen Studie fielen kritisch aus und wurden – nicht veröffentlicht.[103] Eine weitere Schwierigkeit er-

101 Raschke und Schliehe 1979.
102 Prognos AG und Nowak 1984, S. 245.
103 Reumschüssel 1988.

gab sich im Hamburger Sektor, die Auswirkungen auf die späteren Empfehlungen der Expertenkommission hatte. Quer durch den Modellsektor verlief eine Bezirksgrenze, d.h., für die beiden beteiligten Sozialpsychiatrischen Dienste waren unterschiedliche (kommunale) Verwaltungsbezirke zuständig. Dies führte regelmäßig zu Kompetenzstreitigkeiten sowie Verunsicherungen für Zuständigkeiten bei Zwangseinweisungen.

Dennoch gingen auch in Hamburg vom Modellprogramm wichtige Impulse in die Entwicklung gemeindepsychiatrischer Hilfen aus. Zwar wurden nicht unmittelbar die für Hamburg zuständigen, jedoch weit außerhalb der Hansestadt gelegenen Langzeit-Krankenhäuser Heinrich-Sengelmann-Krankenhaus, Rickling wie auch das allgemeine Krankenhaus Ochsenzoll nicht aufgelöst oder wesentlich verkleinert, aber im außerklinischen Bereich tat sich einiges. Im Rahmen einer von der Hansestadt 1985 verabschiedeten Strategie[104] wurden neu entstandene gemeinnützige Hilfsvereine in den Hamburger Bezirken damit beauftragt, ein ambulant-komplementäres Hilfesystem aufzubauen. Hierzu wurden für die ersten drei Jahre im Rahmen von Arbeitsbeschaffungsmaßnahmen eingeworbene Stellen und Finanzierungen genutzt, die danach eine dauerhafte Finanzierung im Hamburger Haushalt erhielten.

Ein zweites Beispiel: Die Auflösung des Klosters Blankenburg.

In Bremen wurde die erste Anstalt, sieht man von Brauweiler ab, aufgrund eines planvollen Prozesses geschlossen. Die Bremer Strategie bezog sich hierbei darauf, dass auf der einen Seite die Bewohner*innen des Klosters Blankenburgs nach einer notwendigen Renovierungsphase z.B. im Rahmen von Enthospitalisierungsstationen auf ein möglichst selbstständiges Leben außerhalb der Klinik vorbereitet wurden und parallel in Bremen ein »ambulant-komplementäres« System von Hilfen aufgebaut wurde.[105]

Es zeigte sich, dass die Auflösung mit zahlreichen Problemen behaftet war. Sie gingen von der Motivierung der Bewohner*innen, der Einbeziehung der Mitarbeiterinnen und ihrer Gewerkschaften in den Prozess sowie auch der politischen Akteure vor Ort, insbesondere der Wohlfahrtsverbände.[106] Zwar wurden die ersten Patient*innen schon Anfang der 1980er-Jahre aus Blankenburg entlassen, jedoch der eigentliche Prozess ging mit dem Ende des Modellprogramms erst richtig los. Er gestaltete sich als ein komplexer, konfliktbeladener Verhandlungsprozess unterschiedlicher Gruppen, in denen – natürlich – politische Rahmenentscheidungen hinsichtlich der Versorgungsstrukturen in Bremen und deren Finanzierung – folgt man Kruckenberg – eine große Rolle spielte, also »Steuerung durch Macht und Geld«.[107] Die heftigen, auch im erweiterten Vorstand der DGSP geführten, Auseinandersetzungen um die »richtige« Organisationsform und -Struktur der (zukünftigen) bremischen Gemeindepsychiatrie gingen quer durch die DGSP-Bremen, mit ihren hauptsächlichen Protagonisten Klaus Pramann und Peter Kruckenberg. Im Zentrum der Auseinandersetzung stand die Frage einer »Zentrumslösung« vs. »Dezentrales Wohnen«.[108] Die Jahrestagung der DGSP in

104 FHH 1985.

105 Zum gesamten Prozess vgl. Gromann-Richter 1991.

106 Breeger 1991.

107 Kruckenberg 1991b.

108 Vgl. zur Auseinandersetzung: Munzel 1985; Pörksen 1985; Kruckenberg 1986.

Hamburg befasste sich mit dem Thema, verabschiedete eine Resolution und der Vorstand wandte per Brief an den bremischen Sozialsenator Brückner.[109] Die Auseinandersetzungen dauerten auch mit anderen Themen (z.B. Organisation der Sozialpsychiatrischen Dienste) bis weit in 1990er-Jahre. Veranstaltungen mussten z.T. mit auswärtigen Moderatoren stattfinden, um halbwegs gedeihliche Debatten führen zu können. Letztlich setzte sich aber »Macht und Geld« durch. 1988 war das Kloster Blankenburg aufgelöst und in den Bremer Sektoren wurden die Einrichtungen und Dienste mit Versorgungsverpflichtung (!) eingerichtet.[110]

Ein drittes Beispiel: Der Oberbergische Kreis

Das Modellprojekt im Oberbergischen Kreis stellte insofern eine Besonderheit dar, da hier nicht das Zusammenwirken von Einrichtungen und Diensten, sondern das von Kosten- und Leistungsträgern ermittelt werden sollte. Mit dem Ziel der Entwicklung eines regionalen Psychiatriebudgets sollte eine »möglichst exakte und umfassende Abbildung des Versorgungsgeschehens unter Verwendung der Messgröße: Ausgaben in DM« erreicht werden. Durch Analyse der Mittelherkunft und Verwendung sollte danach die Einbeziehung der unterschiedlichen Verantwortlichen in ein regionales Psychiatriebudget ermittelt werden.[111]

Es zeigte sich schon bei der Erhebung die außerordentliche Schwierigkeit, im Rahmen des komplexen Systems der sozialen Sicherheit einigermaßen valide Daten zu erhalten. Ergänzt wurde die Schwierigkeit, den Bereich der »Psychiatrie« einzugrenzen. Die Ergebnisse deuteten darauf hin, dass der Träger der Sozialhilfe sowie die Krankenversicherungen große Anteile an der Versorgung hatte, die sich im Wesentlichen auf stationär in Krankenhäusern und Heimen untergebrachte Personen bezog. Im Vordergrund standen hierbei ältere Menschen, die zum großen Teil in Pflegeheimen untergebracht waren. Auf diese bezog sich auch der beträchtliche Teil der sog. »Eigenanteile«, also der Anteil der Kosten am Budget, die von den Betroffenen oder deren Angehörigen selbst zu entrichten waren. Im Vergleich zu diesen war der Anteil ambulanter Leistungen durch Ärzt*innen, Sozialpsychiatrische Dienste oder Kontakt- und Beratungsstellen gering.[112] Als besonders hinderlich erwiesen sich folgende Strukturmerkmale:

- Die Vielzahl unterschiedlicher Kostenträger,
- Eine Parallelität unterschiedlicher Finanzierungsarten, und
- Eine kaum überschaubare Vielzahl individueller Anspruchsvoraussetzungen.[113]

Das Projekt des »Regionalen Psychiatriebudgets« versandete in den Auseinandersetzungen im sog. »Kosten- und Finanzierungsausschuss« des Modellprogramms sowie an der auf Konsolidierung und Pfadabhängigkeit setzenden Bundesregierung und Sozialleistungsträger. Es ist jedoch insbesondere von der DGSP aufgenommen und pro-

---

109 Vgl. auch zur Resolution: Bock und Nathow 1985.

110 Gromann 1988.

111 Riedel und Steinhausen 1986.

112 Ebd. S. 2.

113 Kunze 2015, S. 29.

pagiert worden; andere Akteure haben dieses Modell mehr als 10 Jahre später in einer weitaus einfacheren, auf Versorgungsbereiche und -Sektoren bezogenen Version aufgenommen.

Der Kosten- und Finanzierungsausschuss

Das Modellprogramm wurde neben einer Expertenkommission begleitet von einem sog. »Kosten- und Finanzierungsausschuss, der unter der Federführung des zuständigen Ministeriums, bestückt von Vertretern von Kosten- und Leistungsträgern sowie anderen relevanten Akteuren, die Aufgabe hatte, wichtige Erkenntnisse, die sich hinsichtlich notwendiger Finanzierungsfragen ergaben, möglichst einer Lösung zuzuführen. Leider ist über diesen Ausschuss so gut wie nichts bekannt. Die Zeitzeugen, die über diesen Ausschuss berichten, kommen übereinstimmend zu dem Ergebnis, dass dieser Ausschuss bzw. seine Mitglieder einem – veralteten – institutionellen Denksystem sowie einem geradezu »imperativen Mandat« ihrer jeweiligen Verbände verhaftet blieb, welches nicht auf Integration abzielte,[114] sondern sich in endlosen Debatten um (Nicht-)Zuständigkeiten gegenseitig blockierte. Dies zeigt sich besonders in den Debatten um Zuständigkeiten für Einrichtungen und (Einzel-)Leistungen, insbesondere in sog. »Psychosozialen Zentren« oder auch Übergangswohnheimen, für die Caspar Kulenkampff noch 1982 einen verhaltenen Optimismus demonstrierte.[115] Das einzige Ergebnis in fünfjährigen (!) Verhandlungen, war die Konzipierung einer »Rehabilitationseinrichtung psychisch Kranker« (RPK), die ab 1990 in fünf Modelleinrichtungen erprobt werden sollte – wie immer erfolgreich aber ohne flächendeckende Umsetzungschancen. Insgesamt zeigt sich hier, dass die Konsolidierungspolitik der Bundesregierung, die sich nicht zuletzt in der Rehabilitationspolitik bemerkbar machte (s.o.), im »Non-Decision-Making«[116] des Kosten- und Finanzierungsausschuss ihre Entsprechung fand. Dasselbe gilt für die Pfadabhängigkeit der Sozial- und Gesundheitspolitik, die im sensiblen Gleichgewicht der institutionellen Akteure verharrte und möglichen Erschütterungen dieses Kompromisses ablehnend gegenüberstand.

Prognos

Auch mit der begleitenden Forschungsfirma PROGNOS gab es eine Reihe von Konflikten. Für die Erhebungen der Einrichtungs-, Patienten- und Tätigkeitsdokumentationen waren Begleitforscherteams in den Regionen zuständig. Der sich anfangs regende Widerstand der Praktiker gegenüber der eher quantitativ orientierten Forschung[117] erwies sich als nahezu folgenlos, was an der Anzahl der über das gesamte Bundesgebiet und Westberlin verteilten Regionen mit Einrichtungen teilweise außerordentlich unterschiedlicher Träger liegen mag, das einen koordinierten bzw. politikfähigen Widerstand gegen zentrale Beforschung erschwerte. Jedoch wurde auch angeführt, dass es

114 Kunze 2015, S. 39; Kruckenberg 2015.

115 Kulenkampff 1982, S. 7.

116 Bachrach et al. 1977.

117 Allerdings ist hierzu auch zu sagen, dass die vor Ort tätigen Begleitforscher*innen solidarisch mit den Mitarbeiter*innen waren und sich nicht selten am Aufbau Trägervereinen, Einrichtungen und Diensten beteiligten.

auch an einem spezifischen »technizistischen« Denken der Professionellen liegen könne, sowie an einem »die strukturellen Ursachen von Rückschlägen vernebelnden Altruismus« und in der »mangelnden Professionalität in der Vertretung von Zielen und Methoden nach außen«.[118] Es konnte sich so eine Begleitforschung etablieren, die vorwiegend quantitativen Effizienzkriterien verpflichtet war, sich an vorgegebenen Finanzierungsmöglichkeiten orientierte, Tätigkeiten getrennt nach Berufsgruppen erhob und damit Konzepte multiprofessioneller Teamarbeit konterkarierte sowie traditionellen psychiatrischen Diagnosen verhaftet blieb. Darüber hinaus wurde das Geld knapp, was dazu führte, dass es keinen zusammenfassenden Abschlussbericht über das Modellprogramm gab. In der Konsequenz berief das zuständige Ministerium wieder eine Expertenkommission, die – unter der Geschäftsführung der AKTION PSYCHISCH KRANKE (APK) – erst 1988 Ergebnisse und Folgerungen aus der Modellerprobung vorlegte.[119] Die Stellungnahme der Bundesregierung erfolgte 1990.[120] Hierzu später.

Mit dem Ende des Modellprogramms ging der Psychiatriereform trotz einiger Reanimierungsversuche die Puste aus – zumindest was die Bundesebene betrifft. Im Prinzip waren alle Akteure froh, dass dieses ungeliebte Modellprogramm nun irgendwie sang und klanglos zu Ende ging und man nun zur Tagesordnung übergehen konnte. Die utopischen Energien hatten sich erschöpft und der »real existierende Sozialismus« brach zusammen.

Dennoch muss man aus heutiger Sicht sagen, dass das Modellprogramm die Ansprüche der Psychiatrie-Enquête nicht nur umzusetzen versuchte und »kleinarbeitete«, im Sinne einer »Modernisierungsstrategie« erfolgreich verlief. Es implementierte eine auf Arbeitsteilung beruhende Versorgungsstruktur, die auf regionaler Ebene organisiert war. Die Zusammenarbeit der Träger, Dienste und Einrichtungen bleibt jedoch bis heute eine Achillesferse des Hilfesystems. Erfolgreich zur Verbreitung und Implementation der Ideen und Konzepte der Enquête waren vor allem auch – neben den Modellregionen – die Vielzahl der Mitarbeiter*innen, die an der Enquête mitgearbeitet hatten.[121] Natürlich gehören hierzu auch die vielen Tagungen der DGSP und des Mannheimer Kreises, die zur Verbreiterung der sozial- und gemeindepsychiatrischen Ideen und Konzepte beigetragen hatten. Während der Modellphase war es besonders die APK, die regelmäßig ihre Jahrestagungen zu den relevanten Themen im Rahmen des Modellprogramms veranstaltete. Das ging um die Fragen ambulanter Dienste,[122] die Problembereiche von Tageskliniken[123] und psychiatrischen Abteilungen,[124] komplementäre Dienste[125] bis hin zum »Gemeindepsychiatrischen Verbund«.[126] In den 1980er-Jahren etablierte sich die APK – nicht zuletzt durch ihre Nähe zum zuständigen Bundesministerium, Bundestag und Bundesregierung – als die pragmatisch orientierte Organi-

118 Mitzlaff 1983, 1987.
119 BMJFFG 1988.
120 Deutscher Bundestag 1990b.
121 Finzen 2011; Bauer 2003, S. 158.
122 Bauer und Rose 1981.
123 Bosch et al. 1983.
124 Bauer 1984.
125 Bosch et al. 1985.
126 Kulenkampff et al. 1986.

sation, die nahezu unangefochten die »Lufthoheit« in Fragen konkreter Ausgestaltung gemeindepsychiatrischer Hilfen übernommen hat.

4.3.2 Sozialpsychiatrie neben dem großen Modellprogramm

Wie oben schon angedeutet, haben auch die Bundesländer, die sich nicht am Modellprogramm der Bundesregierung beteiligten, eigene Reformaktivitäten entfaltet. Hierzu gehören Bayern und Baden-Württemberg, die Reformprogramme vorlegten.[127] Dies soll zunächst kurz mit einem Beispiel illustriert werden.

Baden-Württemberg führte zwischen 1982 und 1986 ein eigenes Modellprogramm durch, welches sich vor allem auf die flächendeckende Einführung von Sozialpsychiatrischen Diensten (SpDi) bezog.[128] Die fachlich-inhaltlichen Vorgaben entsprachen im Wesentlichen denen der Psychiatrie-Enquête, jedoch mit Differenzen zum klinischen Bereich, der im Baden-Württemberger Programm explizit nicht berücksichtigt wurde.

Die Sozialpsychiatrischen Dienste in Baden-Württemberg unterschieden sich zudem von denen im übrigen Bundesgebiet. Sie waren nicht kommunal an den Gesundheitsämtern angesiedelt, sondern befanden sich in frei-verbandlicher Trägerschaft, was bedeutete, dass sie nicht nur keine Behandlungsbefugnis, sondern auch keine hoheitlichen Aufgaben zu erfüllen hatten. Ihre Finanzierung erfolgte über ein pauschalisiertes Mischfinanzierungssystem, an dem sich die Kommune, das Land und die gesetzlichen Krankenkassen beteiligten. Im Gegenzug wurden in Baden-Württemberg keine Institutsambulanzen eingerichtet – bis 2002. Die Aufgaben der SpDi bestanden vor allem in der Versorgung schwer psychisch erkrankter und seelisch behinderter Menschen und umfassten Funktionen der Beratungs- und Kontaktstelle sowie aufsuchender Hilfen.

Etwas anders stellte sich die Situation in Stuttgart dar.[129] Mit einer vergleichsweise überdurchschnittlichen Personalausstattung übernahmen hier 8 SpDi mit regionalen Zuständigkeiten die Versorgung der gesamten Stadt. Klaus Obert zitiert den Versorgungsauftrag durch den Gemeinderat: »Die Hilfe des SpDi ist auf diejenigen psychisch kranken Menschen ausgerichtet, die vom bestehenden ambulanten System medizinischer und psychosozialer Hilfsangebote nicht oder nur unzureichend unterstützt werden können. Der gemeindenahe Arbeitsansatz des SpDi zielt auf ein umfassendes Hilfsangebot vor allem für chronisch psychisch Kranke«.[130] Der SpDi, der explizit als ein Baustein regionaler Grund- und Basisversorgung angelegt war, sollte im Verbund mit anderen Bausteinen, dafür verantwortlich sein, dass niemand gegen seinen Willen außerhalb seines Gemeinwesens untergebracht werden soll. Explizit wird in diesem Konzept die regionale Versorgungsverpflichtung in den Vordergrund gestellt, was für die Stuttgarter bedeutete: »Freiwilligkeit in der Beziehung und selbstständiges Handeln der Betroffenen werden in den Situationen eingeschränkt werden sowie Kontakt und Betreuung unter Ausübung von Druck hergestellt [wird] unter der Vorgabe, im öffent-

127 Siehe hierzu: Rudloff 2010.

128 Vgl. im Überblick: Rössler et al. 1987.

129 Im Überblick: Obert 2017.

130 Mit weiteren Verweisen: Obert 2010, S. 2.

lichen gesellschaftlichen Auftrag zu handeln«.[131] Dieser Kontrollfunktion stellten sich die Stuttgarter sehr offensiv und theoretisch begründet. Sehr selbstkritisch und mit Bezug auf Habermas[132] stellen sie sich dem »Doppelmandat von Hilfe und Kontrolle« an der »Schnittstelle zwischen System und Lebenswelt« und als inhaltliche Grundlage ihrer Arbeit explizit einen »lebensfeldorientierten Ansatz« dar,[133] der jüngst um eine sozialräumliche Perspektive erweitert wurde.[134]

Im Rahmen des Modellprojektes und darüber hinaus wurden übrige Bausteine, wie Tagesstätten, Zuverdienst-Projekte, betreutes Wohnen, kleine Wohnheime, psychiatrische Pflege und später auch Institutsambulanzen und Soziotherapie aufgebaut. Die Zusammenarbeit mit dem klinischen Bereich, insbesondere mit den Institutsambulanzen wurde, trotz anfänglicher »schleppender« Kooperation,[135] nun über Kooperationsverträge gesichert, sodass sich gemeindepsychiatrische Zentren entwickeln konnten, die nun auch in der Lage waren, ihren Versorgungsauftrag auf weitere Zielgruppen auszudehnen.[136] Allerdings, so betont Obert, hatte vor allem die mit der Übernahme der »Soziotherapie« verbundene einzelfallbezogene Finanzierung ihre Nachteile, denn sie ging auf Kosten einer regional orientierten Pauschalfinanzierung und führe zu einer »Logik der Selektion nach unten«.[137] Obert betont weiterhin zum Ergebnis, dass der Auf- und Ausbau der gemeindepsychiatrischen Hilfen nicht aus der Klinik heraus, sondern vorrangig durch die enge Vernetzung von engagierten Stuttgarter (professionellen) Bürger*innen mit der Politik zustande kam. Hierfür seien drei Faktoren maßgeblich: »Engagierte professionelle Fachkräfte, verantwortlich handelnde Politiker, Vertreter der Verwaltung und der Kostenträger sowie eine kritische Öffentlichkeit mit Psychiatrieerfahrenen, Angehörigen und Bürgerhelfern«.[138] Soweit, die Zeitgrenzen ein wenig überspringend, zu Baden-Württemberg und Stuttgart.

In der klinischen Psychiatrie war vor allem die Krankenhauspsychiatrie verunsichert, da sie sich ggf. heftig betroffen oder infrage gestellt sah. Es ging nicht nur um die Frage einer Auflösung, sondern auch um die Fragen der Fachkrankenhäuser oder psychiatrische Abteilungen oder auch Tageskliniken und Ambulanzen, um Fragen der Spezialisierung, der Lebensweltorientierung oder auch »Zwei-Klassen-Psychiatrie«. So veröffentlichte der »Arbeitskreis der Leiter der öffentlichen psychiatrischen Krankenhäuser in der Bundesrepublik Deutschland und Westberlin« 1980 ein Papier mit Grundanforderungen (Qualitätsanforderungen, wie man heute sagen würde) an psychiatrische Landeskrankenhäuser. Gefordert wird eine Regelgröße von 200 – 400 Betten bei Zuordnung zu Versorgungsgebieten, eine Mindestvorhaltung von bestimmten Bereichen und Abteilungen sowie auch eine enge Anbindung an rehabilitative und komplementäre Einrichtungen und Dienste. Auch die interne Organisation in Richtung Patientenori-

131 Obert 2010, S. 2.

132 Habermas 1981 Für die Psychiatrie siehe auch: Pfefferer-Wolf 1999.

133 Obert 2001, 2013.

134 Obert 2020.

135 Obert 2006, S. 53.

136 Obert 2015, 2017.

137 Obert 2011, S. 2.

138 Obert 2015, S. 32.

entierung sollte sich verändern.[139] Das »10. Weinsberger Kolloquium« beschäftigte sich mit der Zukunft der Krankenhauspsychiatrie, wobei man sich dort mit der Frage der Schließung, der Frage psychiatrischer Abteilungen oder auch dem Problem der Heimunterbringung zuwandte.[140] Insbesondere für die ggf. zukünftig ehemaligen Landes- oder Fachkrankenhäuser wurden nicht nur Fragen der Auflösung oder Verkleinerung, Spezialisierung oder Regionalisierung diskutiert, sondern auch Fragen der »inneren Sektorisierung« oder der Ambulantisierung durch Tageskliniken und Institutsambulanzen. Fragen der Finanzierung, z.B. im Rahmen regionaler Budgets wurden hierbei nicht ausgespart.[141] Lange Zeit standen sich vor allem die Vertreter der Abteilungspsychiatrie und der Landeskrankenhäuser unversöhnlich gegenüber.[142] Klar war jedoch der Krankenhauspsychiatrie, dass die psychiatrischen Institutionen sich gewandelt hatten und auch weiterhin einem eher ungewissen Wandlungsprozess unterliegen.[143]

Während eine Auflösung im Verlauf der Psychiatriereform die große Ausnahme blieb, ließ sich der Prozess der Verkleinerung der psychiatrischen Krankenhäuser nicht aufhalten. Er war nicht in allen Fällen von sozialpsychiatrischen Ideen gesteuert und von humanen Motiven geleitet, sondern ergab sich aus der neuen Rechtslage. Dies ermöglichte nicht nur die Eröffnung psychiatrischer Abteilungen etc., sondern verhinderte auch, dass Langzeitbereiche über lange Zeiträume von den Krankenversicherungen finanziert wurden und erzwangen dadurch eine Verlegung in den komplementären (Heim-)Bereich, der von der Eingliederungshilfe finanziert wurde. Eines der prominentesten Beispiele der Verkleinerung sind die Maßnahmen, die Dörner mit der Übernahme des PKH-Gütersloh einleitete. In den 1980er-Jahren wurde dort circa 350 Langzeitpatient*innen eine »Rückkehr in die Heimatgemeinde« ermöglicht. Sie wurden in und um Gütersloh in Betreuten Wohneinrichtungen, Wohngruppen oder Wohnungen wieder angesiedelt und erhielten im Rahmen der Eingliederungshilfe Hilfen durch die zuständigen Träger der Sozialhilfe.[144] Darüber hinaus wurden diverse Arbeits- und Beschäftigungsmöglichkeiten geschaffen. Aber auch in vielen anderen Teilen der Bundesrepublik entstanden, mehr noch als in den 1970er-Jahren, Einrichtungen und Dienste der Gemeindepsychiatrie; dies gilt nicht nur für den sog. komplementären Bereich, in dem viele Heime und Übergangswohnheime, sowie Wohngruppen und das »Einzelwohnen« entstanden, sondern auch für kommunale Einrichtungen, seien es Sozialpsychiatrische Dienste oder auch Kontakt- und Beratungsstellen etc. Im Bereich der beruflichen Rehabilitation und Teilhabe gab es jedoch weiterhin einen großen Nachholbedarf. Darüber hinaus blieb das Elend der ehemaligen Langzeitpatient*innen in den Heimen nach wie vor virulent.

139 Maier 1980.

140 Reimer 1981.

141 Rave-Schwank 1983.

142 Cranach 2001.

143 Müller 1989.

144 Dörner 1985a; Koenning 1986.

Gesundheits-, Selbsthilfe und Behindertenbewegung

In den 1980er-Jahren trat Gesundheit, Behinderung und Selbsthilfe in den Fokus nicht nur der nationalen Politik. In den entsprechenden Gremien der Vereinten Nationen, der Weltgesundheitsorganisation (WHO) wurde »Gesundheitsförderung« in der »gesunden Stadt« aktiv propagiert und ein internationales Städtenetzwerk gegründet.[145] In diesem Zusammenhang ist auch die deutsche Selbsthilfebewegung zu sehen, die in den 1980er-Jahren erstarkte.[146] Die Menschen mit Behinderungen, die sich zunächst in »Krüppelgruppen« organisierten und sich kritisch mit dem 1981 von der UN ausgerufenen »Internationalen Jahr der Behinderten« auseinandersetzten, hatten von Anfang an eine Menschenrechts-basierte Position, die darauf abzielte, dass alle Menschenrechte auch für Menschen mit Behinderungen gültig seien. Die unterschiedlichen »Selbstbestimmt Leben« Initiativen eröffneten 1986 in Bremen ihr erstes Zentrum.[147] Aus der Alternativbewegung differenzierte sich eine alternative Gesundheitstagbewegung heraus, die unterschiedliche Initiativen und Selbsthilfegruppen zwischen 1980 bis 1987 zusammenfasste und jährliche Gesundheitstage veranstaltete. Diese Bewegung steht im Zusammenhang mit der Sozialpsychiatrie, mit der insbesondere Rolf Schwendter oder auch Alf Trojan verbunden waren. Schon der erste Gesundheitstag 1980 in Berlin, der zeitgleich mit der DGSP-Jahrestagung in Dortmund stattfand, formulierte eine solidarische Grußadresse zum »Auflösungsbeschluss« an das Plenum der Jahrestagung und wünschte viel Glück bei der Demo.

Der Gesundheitstag 1987 in Kassel stand ganz im Zeichen der europäischen Psychiatrie. In vielen unterschiedlichen Facetten wurde das Thema Psychiatrie, Gesellschaft, Psychotherapie und Alltag beleuchtet.[148] Auch die deutsche Psychiatriereform wurde in diesem Zusammenhang resümierend beleuchtet. Hierbei kam der kritische Beitrag von Günter Rexelius zum Ergebnis, dass im Verlauf der deutschen Psychiatriereform »Die Sozialpsychiatrie (…) zur sichersten Stütze der Anstaltspsychiatrie geworden ist«.[149] Thomas Bock referierte die Position der DGSP und spricht von einer »extrem widersprüchlichen« Entwicklung, die einerseits von Rückschritten und Beharrungsvermögen der Anstalten bis hin zu »wirklich qualitativen Veränderungen mit deutlicher Verkleinerung des stationären Bereichs« reichen. Er fordert in seinen zentralen Thesen eine Finanzierung von Betreuung in der eigenen Wohnung, die eigene Unabhängigkeit von psychisch Kranken durch eine Grundsicherung, und einen »politischen Auftrag« zur Auflösung der Anstalten bis zum Jahr 2000.[150] In der weiteren Diskussion resümiert er für die DGSP: »Das Ergebnis der Psychiatriereform könne nach der Wende als sozialpsychiatrische Nulllösung bezeichnet werden«; er bekennt sich aber dazu, dass die DGSP am Begriff der psychischen Krankheit festhält: »Es sei fatal, psychische Krankheit zu verleugnen, auch wenn es sich dabei um linke Argumente handele«.[151] Nachzutra-

145 Grunow 2005, S. 669.

146 Kickbusch und Trojan 1981 Resümierend: Trojan 2006.

147 Vgl. hierzu: Mürner und Sierk 2013, 94 ff; Bösl 2010, 10ff.

148 Heider und Bachmann 1988.

149 Rexelius 1988, S. 59.

150 Bock 1988.

151 Bock und Evers 1988, S. 69.

gen wäre, dass dieser letzte Gesundheitstag mit einem Eklat endete: »Behinderte Menschen konnten nur mit Mühe verhindern, dass der Arzt Julius Hackethal am Beispiel einer schwerbehinderten Person für die Legalisierung der aktiven Sterbehilfe werben durfte«.[152]

Auch für die Angehörigen von psychisch kranken und behinderten Menschen machte sich die Selbsthilfebewegung bemerkbar. Schon seit den 1960er-Jahren hatten sich Angehörige von psychisch erkrankten Menschen zusammengeschlossen, um ihre Probleme aber auch Ihre Forderungen zu erörtern und in die Öffentlichkeit zu tragen. Sie hatten, zum Teil verursacht durch entsprechende Ansätze in der Theorie (z.B. Fromm-Reichmann oder Laing: Schizophrenogene Mutter; Bateson: Doublebind), zunächst keinen guten Stand bei vielen sozialpsychiatrisch (psychoanalytisch) orientierten Profis. Ein Durchbruch kam, als Dörner, der schon seit den 1970 Jahren Angehörigengruppen initiierte, mit anderen zusammen das Buch »Freispruch der Familie« herausgab, in dem die weitgehend positiven Erfahrungen mit Angehörigengruppen propagiert wurden.[153] Kurze Zeit darauf folgte ein Band von Angermeyer und Finzen, die beide auch den Wert und die Notwendigkeit betonten, Angehörige in die therapeutisch-rehabilitative Begleitung von psychisch erkrankten Menschen aktiv mit einzubeziehen.

Mit großer Unterstützung des heutigen Dachverbandes Gemeindepsychiatrie wurde dann 1985 der Bundesverband der Angehörigen psychisch Kranker e. V. (BApK) gegründet, dem zahlreiche Landesverbände folgten.[154] Als Organ dient die 1986 gegründete »Psychosoziale Umschau«, die auflagenstärkste interdisziplinäre Psychiatrie-Zeitschrift im deutschsprachigen Raum. Sie dient als Diskussionsforum zu den Entwicklungen einer sozialen Psychiatrie. Dem Bundesverband der Angehörigen psychisch Kranker (BApK), dem Dachverband Gemeindepsychiatrie (DVGP) und der APK dient die PSU als bundesweites Mitteilungsblatt. Auch die Selbsthilfe Psychiatrieerfahrener ist in jeder Ausgabe mit eigenen Seiten vertreten. Die Zeitschrift informiert Mitarbeiter und Mitarbeiterinnen psychiatrischer Einrichtungen, Psychiatrieerfahrene, ihre Angehörigen und Bürgerhelfer und Bürgerhelferinnen, so die Selbstdarstellung.[155] Die Psychiatrieerfahrenen folgen mit ihrer Verbandsgründung 1992.

Ein eher theoretisch orientierter Diskurs über »Sozialpsychiatrie«, der die in den 1970er-Jahre begonnene Diskussion weiterführen oder konkretisieren würde, fand in den 1980er-Jahren nicht wirklich statt. Vielleicht lag das daran, dass die Protagonist*innen mit der konkreten Umsetzung der Psychiatriereform beschäftigt waren, die ihren Idealen leider kaum entsprach. Vielleicht lag das aber auch daran, dass sich einige Protagonist*innen nun – vielleicht aufgrund einer »kulturellen Wahlverwandtschaft« – zunehmend einer »ökologischen Psychiatrie« zuwandten. Grundlage war nicht nur die zunehmende Aufmerksamkeit, die die »Ökologie« im Laufe der 1970er und 1980er-Jahre in Gesellschaft und Politik erhielt, sondern auch systemtheoretische

152 Mürner und Sierk 2013, S. 103.

153 Dörner 1987 (1982).

154 https://www.bapk.de/der-bapk.html

155 https://abo.psychiatrie-verlag.de/zeitschriften/psychosoziale-umschau.html

und konstruktivistische Ansätze, die insbesondere mit den Arbeiten von Urie Bronfenbrenner[156], Gregory Bateson[157] und Niklas Luhmann[158] verbunden waren. Bei Bateson, dem Erfinder des Doublebind, oder Bronfenbrenner erscheint das nicht verwunderlich, jedoch bei Luhmann, zumal dieser sich als (neo-)liberal-konservativer Kritiker des Wohlfahrtsstaates erwies sowie einer »ökologischen« Gesellschaftsentwicklung äußerst skeptisch gegenüberstand.[159] Vielleicht lag das aber auch daran: »Eine konstruktivistische Perspektive eröffnet für die psychosoziale Praxis ein bedeutsames Reflexionspotenzial«.[160]

Eine der ersten, die ökologische Ansätze in der praktischen Sozialpsychiatrie verbreitete, war Konstanze Könning, die selbige in der Arbeit mit Angehörigengruppen reflektierte.[161] 1986 fand eine Gütersloher Fortbildungswoche zum Thema »ökologische und andere Denkansätze« statt, in der der Begriff »Sozialpsychiatrie« gar nicht mehr auftauchte. Stattdessen wurde postuliert, dass gemeindepsychiatrisches Handeln ökosozial ausgerichtet sein sollte. Dieser Ansatz wurde danach von Dörner noch einmal expliziert[162] und mündete in einen Reader, der die ökologischen und systemischen Perspektiven zusammenfasste.[163] Hans Kowerk, einer der wenigen, die sich mit dem Verhältnis von »ökologischer Psychiatrie« und Sozialpsychiatrie explizit auseinandersetzte,[164] kommt zu einem desillusionierten Ergebnis. Angesichts der inneren Widersprüche und Vereinnahmungen der »alten Sozialpsychiatrie« seien die Bemühungen von Bock und Dörner ein »Versuch, den progressiven Gehalt der alten Sozialpsychiatrie mit einem ebenfalls progressiv erscheinenden, politisch aktuellen Begriff wie der Ökologie zu verbinden und damit den Avantgarde-Charakter der Sozialpsychiatrie zu bewahren«.[165] Die theoretisch-konzeptionellen Auseinandersetzungen mit einer ökologischen Psychiatrie blieb allerdings eher eine Episode. Sie mündete später ein in die Diskussion um eine »anthropologische« Psychiatrie,[166] die – folgt man Söhner et al.[167] – eine der Inspirationen der Entwicklung der Sozialpsychiatrie in Deutschland war, jedoch erst wieder in den 2000er-Jahren breiter rezipiert wurde. Hierzu später.

4.3.3 Enquête 2.0 oder: Die Empfehlungen der Expertenkommission

Es ist oben davon berichtet worden, dass die Begleitforschung des großen Modellprogrammes von der Fa. PROGNOS durchgeführt wurde, mit der es in den Regionen z.T.

156 Bronfenbrenner 1981.

157 Bateson 1983, 1984.

158 Luhmann 1984, 1997.

159 Luhmann 1981, 1986. Allerdings ist zu Luhmann zu ergänzen, dass er die Begriffe »Inklusion« und Exklusion« in seine Systemtheorie der Differenzierung in die deutsche sozialwissenschaftliche Diskussion einführte.

160 Keupp 1990, S. 79.

161 Koenning 1987 (1982).

162 Dörner 1990a.

163 Andresen et al. 1992.

164 Kowerk 1991.

165 Ebd. S. 28.

166 Seidel 1990 Vgl. auch: Schott und Tölle 2006, 508f.

167 Söhner et al. 2017.

große Schwierigkeiten gab. Darüber hinaus ging dem Modellprogramm das Geld aus, sodass PROGNOS sich nicht in der Lage sah, über ein paar Einzelberichte hinaus[168] einen Gesamtbericht zu veröffentlichen. Die beteiligten Praktiker*innen haben das nicht bedauert, sondern im Rahmen der APK gehandelt: Auf der Grundlage des Modellprogramms der Bundesregierung und den mittlerweile bestehenden Erfahrungen erstellte die »Expertenkommission« der Bundesregierung 1988 einen Bericht, der eine Neuorientierung für die gemeindepsychiatrische Versorgung markierte.[169]

So wurden auf der einen Seite immer noch strukturelle Mängel in der Versorgung beklagt. Sie liegen u.a. in den weiterhin bestehenden Finanzierungslücken insbesondere im ambulanten nicht ärztlichen Bereich, der weiterhin für Versorgungsengpässe verantwortlich ist, in dem weiterhin bestehendem Vorrang stationärer vor ambulanter Versorgung, was insbesondere dem geschuldet ist, dass der ambulante Bereich fast ausschließlich über das BSHG finanziert wird. Hinzu kommen mangelnde bzw. nicht verwirklichte sozialrechtliche Gleichstellung psychisch Kranker mit somatisch Kranken, was sich insbesondere darin äußert, dass das Rehabilitationsrecht psychisch Kranke faktisch weitgehend ausschließt, und fehlenden Planungsinstrumente, was insbesondere für unterschiedliche Finanzierungsträger sowie den stationär-klinischen und außerklinischen ambulanten Bereich gilt. Die Neuorientierung der Empfehlungen der Expertenkommission lässt sich insbesondere in drei Aspekten schlaglichtartig markieren:

1. Die Expertenkommission legt besonderes Gewicht auf die Versorgung von *chronisch Kranken* in der Gemeinde. Die vorzuhaltenden Dienste und Einrichtungen sollen insbesondere auf diese Klientel hin ausgerichtet sein. Dies schließe auch die Versorgung akut Kranker mit ein, funktioniert aber nicht umgekehrt.
2. Sie legt besonderes Gewicht auf eine *funktionale Betrachtungsweise* der Versorgung. Dies bedeutet eine Abkehr der vorherigen einrichtungsbezogenen Sichtweise an der »therapeutischen Kette« und betont die Notwendigkeit, dass bei der Versorgung psychisch Kranker bestimmte notwendige Lebensbereiche/Funktionen gewährleistet werden müssen. Diese Funktionsbereiche sind:
   a. Behandlung/Pflege und Rehabilitation als i.e. S. Sinne medizinische Aspekte der Versorgung.
   b. Wohnen
   c. Kontaktstiftung-Alltagsgestaltung/Tagesstrukturierung-Teilhabe am Leben in der Gemeinschaft als eher »soziale« Aspekte der Versorgung, obwohl eindringlich darauf hingewiesen wird, dass bei psychisch Kranken zwischen »medizinischen« und »sozialen« Anteilen der Versorgung kaum getrennt werden kann.
   d. Arbeit und berufliche Bildung.

Die Funktionsbereiche werden von der Expertenkommission unabhängig von ihrer institutionellen Ausformung entworfen. Das hat den Vorteil, dass in den Regionen, entsprechend den jeweiligen Gegebenheiten diese Funktionsbereiche abgedeckt werden können. Es gibt somit keine »Standardversorgung« mehr, sondern eine Versorgung,

---

168 So z.B.: Prognos AG und Nowak 1984.

169 Vgl. zum Folgenden: BMJFFG 1988. Vgl. auch: Kulenkampff 1992.

die sich entsprechend der regionalen Situation und der regionalen Geschichte entwickeln kann.

Darüber hinaus hat die Expertenkommission den *Gemeindepsychiatrischen Verbund* als Keimzelle und Zentrum erfunden, der *gemeindeintegriert* arbeiten soll. Damit soll die psychiatrische Versorgung primär nicht mehr lediglich gemeindenah sein, sondern mitten in der Gemeinde stattfinden. Die Bausteine eines gemeindepsychiatrischen Verbundes werden für ein Versorgungsgebiet von circa 80 bis 150 Tsd. Einwohner*innen entworfen und bestehen aus:

- Einem aufsuchend ambulanten Dienst mit dem Schwerpunkt auf der Nachsorge chronisch psychisch Kranker.
- Einer Einrichtung mit Kontaktstellenfunktion mit Schwerpunkt auf: Tagesstrukturierung/Alltagsgestaltung im Rahmen beschäftigungs-therapeutischer Maßnahmen, gruppentherapeutischen Veranstaltungen sowie Klubaktivitäten, Freizeitangeboten und Hilfen zum Wohnen.
- Einer Tagesstätte mit einem festen Stamm schwergestörter Kranker zur ambulanten Behandlung im Rahmen langfristiger Beschäftigungsprogramme.

Diese neue Sichtweise stellt eine Umorientierung der Gemeindepsychiatrie dar. Die Versorgung soll sich in der Gemeinde abspielen. Gemeinde in diesem Sinne ist nun nicht mehr ein romantisierender Begriff oder etwa ein Standardversorgungsgebiet, sondern die politische Gemeinde, d.h. die Gebietskörperschaft, wie Landkreis, kreisfreie Stadt etc. Entsprechend verbindlicher sind die Empfehlungen der Expertenkommission im Hinblick auf die Organisationsform des Verbundes sowie die Frage der Planung/Kooperation. Als Stichworte seien hier genannt:

- Vertragliche Regelungen der möglicherweise unterschiedlichen Träger der Einrichtungen des Verbundes mit dem Ziel einer übergreifenden Rechtsform des Verbundes mit einem Leitungsgremium in das auch Ärzte eingebunden werden sollen.
- Einrichtung einer Koordinationsstelle an der Gebietskörperschaft.
- Einrichtung eines Beirates (Kostenträger, Träger, von Einrichtungen, Diensten), der dem zuständigen Dezernat beigeordnet ist.

Die Einrichtung des gemeindepsychiatrischen Verbundes entspricht die Forderung der Expertenkommission nach einer Mischfinanzierung der unterschiedlichen vor- und nachrangigen Kostenträger. Bedeutsam an diesen neuen Empfehlungen der Expertenkommission sind im Prinzip drei miteinander verwobene Prinzipien, die den gesellschaftlichen Wandel im Sinne einer weiteren »Modernisierung« reflektieren:

Die Empfehlungen stellen einen Paradigmenwechsel von einer bewahrenden hin zu einer subjekt- und therapeutisch orientierten Psychiatrie dar[170] und folgen damit den vorherrschenden gesellschaftlichen Entwicklungen der Individualisierung. Vor allem die »funktionale Betrachtungsweise« und die Hinwendung zum »Gemeindepsychiatrischen Verbund« vollziehen sozioökomischen Entwicklungen nach, die die fordistische

170 Kulenkampff 2001, S. 42.

durch eine postfordistisch vernetzte Produktionsweise ersetzen.[171] Lediglich die Gemeindeintegration (bei Halbierung der Größe des Einzugsgebietes) stellt hiervon eine Ausnahme dar, betont jedoch die lebensweltliche Ausrichtung der Empfehlungen.

Die Empfehlungen der Expertenkommission avancieren bald zu einer »Bibel« der Gemeindepsychiatrie und geben der mittelmäßig enttäuschten und erschöpften sozialpsychiatrischen Bewegung etwas Mut. So waren die Stellungnahmen aus dem Spektrum der DGSP zwar überwiegend kritisch dahingehend, dass die Vorstellungen der DGSP nur teilweise Eingang fanden aber in der Tendenz positiv, indem deren Vorstand betonte: »Jetzt muss gehandelt werden«.[172] Lediglich für die Kinder- und Jugendpsychiatrie formulierte Charlotte Köttgen ihre Stellungnahme recht kritisch.[173] In dieselbe Mut-machende Richtung ging die Gütersloher Fortbildungswoche im Jahr 1989. In vielen Vorträgen und Arbeitsgruppen wurden die Empfehlungen erläutert und es wurden Projekte vorgestellt, die den Pfad der Umsetzung der Empfehlungen erleuchten sollten.[174] Der Versuch, eine optimistische Stimmung zu generieren, war angesichts einer eher enttäuschten und ermatteten Grundstimmung notwendig, denn auch die Stellungnahme der Bundesregierung zu den Empfehlungen war zwar positiv, aber recht gehaltlos und ohne konkrete Perspektiven.[175] Sieht man darüber hinaus diese Fortbildungswoche symbolisch, dann war diese Tagung soz. Die ritualisierte Form, mit der die APK die fachlich-konzeptionelle Kompetenz für die weitere Psychiatrieentwicklung von der DGSP übernommen hatte. In gewisser Hinsicht, nämlich in der Strukturierung des Politikfeldes »Psychiatrie«, erscheint diese Entwicklung folgerichtig, denn mit der Umsetzung der Psychiatriereform, d.h. der Umgestaltung der Anstalten in Fachkrankenhäusern und Aufbau psychiatrischen Abteilungen in allgemeinen Krankenhäusern sowie dem Aufbau des sog. komplementären Bereiches, weitgehend unter dem Dach der Wohlfahrtsverbände, bekam die DGSP-Konkurrenz durch andere korporative Akteure. In den unterschiedlichen Versorgungsbereichen wurde begonnen, weitere Verbände zu etablieren, die ihre Konzepte eigenständig entwickeln und Interessen vertreten konnten. Dies bedeutete, dass nun nicht mehr nur im klinischen Bereich unterschiedliche Fachverbände aufgestellt waren, sondern sich z.B. Fachverbände der Wohlfahrtsverbände etablierten, die in unterschiedlichen Facetten sozialpsychiatrisch orientiert waren und eigene Fachzeitschriften herausgaben. Dasselbe gilt auch für in der Psychiatrie tätige Berufsgruppen, wie insbesondere Krankenschwestern/-Pfleger sowie für Sozialpädagog*innen, für die sozialpsychiatrische Lehrbücher erschienen.[176] Dies bedeutete, dass die sozialpsychiatrische Expertise nun nicht mehr von der DGSP monopolisiert werden konnte, sondern – sicher vielfältig durch DGSP-Mitglieder – auf

171 Vgl. die Ausführungen oben

172 DGSP-Vorstand 1988b.

173 Köttgen und Fachausschuss Kinder und Jugendliche 1988.

174 Tagung und Reader hatten den Titel: »Jetzt wirds ernst – die Psychiatriereform beginnt! Wie setzen wir die »Empfehlungen der Expertenkommission der Bundesregierung zur Reform der psychiatrischen Versorgung« in die Praxis um.« Dörner 1990b.

175 Deutscher Bundestag 1990b.

176 Für die Krankenpflege z.B.: Schädle-Deininger und Villinger 1997 Für die soziale Arbeit z.B.: Clausen et al. 1997; Knoll 2000; Bosshard et al. 2001; Dörr 2005, 2016; Haselmann 2008; Clausen und Eichenbrenner 2016; Bischkopf et al. 2017.

andere (Fach-)Verbände verteilte und dort fortentwickelt wurde. Allerdings waren andere Verbände, z.B. Berufs-, Fach- oder Wohlfahrtsverbände eher in der Lage, mit den Konzepten auch ihre jeweiligen »Provider-Interests« zu verbinden und somit ihre Vorstellungen organisations- und politikfähig in die politischen Arenen, insbesondere auf Ländereben einzubringen, zumal sie dort auch personell mit den politischen Akteuren verwoben waren.

4.4 Die DGSP in den 1980er-Jahren

In den 1980er-Jahren verändert sich, wie gesagt, das Politikfeld hinsichtlich der DGSP entscheidend. Der Prozess der zunehmenden gesellschaftlichen Differenzierung entwickelt sich und bringt auch im Bereich der Sozial- bzw. Gemeindepsychiatrie neue Organisationen und Akteure hervor, die zu den bisherigen Akteuren wie DGPN oder die traditionellen (ärztlichen) Berufs- und Institutionenverbände hinzukommen. So treten insbesondere im Laufe des Aufbaus außerklinischer gemeindepsychiatrischer Versorgungsstrukturen die Wohlfahrtsverbände zunehmend als Akteure auf und beteiligen sich – politikfähig – auch an sozialpsychiatrischen Diskursen, nicht zuletzt auch durch den Aufbau eigener Fachreferate, Fachverbände und die Durchführung von Tagungen. Hinzu kommt, dass nicht nur der »Dachverband« ein weiterer sozialpsychiatrisch orientierter Akteur ist, sondern auch 1985 der »Bundesverband der Angehörigen psychisch Kranker e. V.« gegründet wird sowie die Psychiatrieerfahrenen langsam aus dem Schattendasein der »Selbsthilfe« oder »Patientenklubs« heraustreten und sich als eigenständige politische Akteure hervortun. Vor allem die APK wird nach der Enquête sowie im Laufe des Modellprogramms aufgrund ihrer Politiknähe zu einem der relevantesten politischen Akteure, in der sich die sozialpsychiatrisch orientierten »Pragmatiker*innen« sammeln. Die APK wird mit ihren Jahrestagungen und Veröffentlichungen in den nächsten Jahrzehnten das Forum sein, in der die politischen Weichen für die Entwicklung der Sozialpsychiatrie gestellt werden.

Aber auch näher an der DGSP tut sich einiges. Mit der Übernahme der Leitung der psychiatrischen Klinik in Gütersloh durch Klaus Dörner verändern sich auch die »Gütersloher Fortbildungswochen«. Waren sie vorher ein eher klinisch orientiertes Forum, in dem zwar auch Fragen der Sozialpsychiatrie erörtert wurden, so werden sie nun ein Forum, in dem Fragen und Perspektiven der Gemeindepsychiatrie sowohl in praktischer Hinsicht, mit Bezug auf einzelne Problemgruppen oder auch in theoretischer Hinsicht, sei es mit ökologischer oder auch ethischer Perspektive diskutiert werden. Die Gütersloher Fortbildungswochen werden – auch durch ihre Nähe und personellen Verflechtungen zur DGSP gewissermaßen neben dem Mannheimer Kreis und der DGSP-Jahrestagung zu einem dritten Forum, in dem Fragen der Gemeindepsychiatrie diskutiert werden. So finden zunehmend Diskurse im sozialpsychiatrischen Feld trotz vielfältiger Überschneidungen und persönlicher Überlappungen *neben* der DGSP statt. Die Folge für die DGSP ist, dass sie langsam aber stetig ihren bislang dominierenden Einfluss auf die Ausformulierung und Entwicklung sozial- und gemeindepsychiatrischer Entwicklung verliert und mit anderen teilen muss. Verbunden hiermit ist auch, dass eine Reihe von (ehemaligen) DGSP-Aktivist*innen nun (auch) in anderen Organisationen und Verbänden Einfluss gewinnen oder auch Karrieren machen und in Einzelfällen die DGSP – meist links – liegen lassen. Der Erfolg, den die DGSP mit der Verbreiterung sozialpsychiatrischer Ideen, Konzepte und Haltungen hatte, geht einher mit dem Verlust an politischem Einfluss.

Zunächst jedoch: Ohne Atempause beginnt die DGSP die neue Dekade, hat sie doch ein großes Päckchen aus den 1970er-Jahren mitgebracht: Es gibt einen Auflösungsbeschluss, es gibt eine Diskussion um »Hilfe: Ersatz – Macht«, es gibt in der Nachfolge zur Enquête ein Modellprogramm Psychiatrie und der DGSP-Vorstand hat einige unerledigte Aufgaben, wie die inhaltliche Ausrichtung bzw. Programmatik und Strategie der DGSP.

Unter dem Motto: »Ausgrenzen oder sich ertragen« wurde der Mannheimer Kreis in der namensgebenden Stadt vom 15.-18. Mai 1980 mit über 1.200 Teilnehmer*innen und rund 40 Arbeitsgruppen ein großer Erfolg. Thema war, wie unterschiedliche Lebensbereiche – wie man heute sagen würde – so umgestaltet werden können, dass »das Abschieben von ›störenden‹ Schülern, Arbeitnehmern, Familienangehörigen, Patienten, Behinderten und alten Menschen in Sondereinrichtungen reduziert oder vermieden werden kann« – so der DGSP-Rundbrief.[177]

Natürlich stand im Zentrum der Diskussion der im letzten Jahr in Freiburg erfolgte »Auflösungsbeschluss«, der noch einmal bekräftigt wurde. Darüber hinaus wurde beschlossen, im Oktober 1980, im Anschluss an die Jahrestagung in Dortmund zu einer großen Demonstration, einem »Sternmarsch« nach Bonn durchzuführen, um der Forderung nach Auflösung und dem Aufbau von Alternativen und »den Aufbau von Alternativen, die es uns erlauben, die psychosozialen Probleme der Menschen in ihren gesellschaftlichen Alltag einbezogen aufzunehmen und zu behandelt«.[178] Der Auflösungsbeschluss wurde durch den zur selben Zeit in Berlin stattfindenden »Gesundheitstag« mit seinen mehr als 5.000 Teilnehmer*innen breit unterstützt. Ergänzend hierzu wurde der DGSP-Vorstand beauftragt, sich bei Bundes- und Landesregierungen für die Durchführung des »Modellprogramms Psychiatrie« einzusetzen.

Schon im Juni 1980 gab der Vorstand in einer Presseerklärung einen Aufruf zur Teilnahme am Sternmarsch heraus. Unter dem Motto. »Wir fordern Menschenrechte für psychisch kranke und behinderte Bürger in der Bundesrepublik« wandte sich die DGSP an »alle, die sich betroffen fühlen, zur Mitwirkung am Sternmarsch nach Bonn«.[179] Es ist ein sehr umfangreicher Aufruf (7 Seiten) an die gesamte Bevölkerung, und an einige spezielle Gruppen (Gewerkschaften, Wohlfahrtsverbände, Kirchen, Politik etc.), in der unter Bezugnahme auf die Patient*innentötungen im »Dritten Reich« die Missstände in der Psychiatrie angeprangert werden, und eine breite Solidarität mit seelisch kranken und behinderten Menschen eingefordert wird, sowie mit den Hinterbliebenen der Nazi-Opfer. Hinsichtlich einer »Auflösung« betont die DGSP, »dass die Auflösung zwar ohne Verzug, aber nicht schlagartig erfolgen kann«,[180] sondern koordiniert mit dem

177 DGSP-Rundbrief Nr. 11/Juni 1980, S. 2.

178 Ebd., S. 2.

179 DGSP-Vorstand 1980.

180 Ebd. S. 4.

Aufbau insbesondere ambulanter und teilstationärer Angebote erfolgen muss. Psychiatrische Abteilungen an allgemeinen Krankenhäusern kommen bei den Alternativen nicht vor.

Zurück zum Mannheimer Kreis, auf dem noch andere Dinge diskutiert und initiiert wurden: So wurde weiterhin, im Anschluss auf die Kampagne hinsichtlich der »Transinstitutionalisierung« von Langzeitstationen bzw. der Abschiebung viele seelisch behinderter Menschen in Heime eine Aktion/Umfrage gestartet, die sich auf die Aufdeckung von Zuständen und Missständen in Heimen bezieht. Es war ein Fragebogen entwickelt worden, durch den Missstände sowie einige Umfeldbedingungen ermittelt werden sollten. Damit im Zusammenhang steht auch die Gründung eines Fachausschusses »Forschung« in der DGSP. Die vormalige Arbeitsgruppe »Forschung und Therapie« soll sich als Fachausschuss, um die inhaltlichen Belange des zu gründenden »Institut zur Erforschung des Normalen, des Alltages und des Gesunden« kümmern mit dem Ziel, Informationen über Forschungsprojekte zu sammeln und zu koordinieren sowie kritisch zu begleiten, Kriterien für eine DGSP-nahe Forschung auszuarbeiten und mit Betroffenen (!) zu diskutieren und ggf. Projektträgerschaften zu übernehmen oder zu vermitteln.[181] Die Durchführung der Heim-Aktion gehörte zu den ersten Aufgaben dieses Fachausschusses. Wie es mit diesem Institut (das bisher in der DGSP-Öffentlichkeit nur als vage Idee bestand) dem Fachausschuss und der Sozialpsychiatrie dann weiterging, wird weiter unten berichtet.

So wurde dann der Sternmarsch zum Auflösungsbeschluss in der DGSP und ihren Landesverbänden vorbereitet und sorgte für Diskussionen nicht nur in der Fachwelt.[182] Nicht nur, dass die gesamte deutsche Presse und andere Medien breit darüber berichteten, sondern auch politisch war das eine kontroverse Angelegenheit, die hohe Wellen schlug. So berichtet Finzen, der selbst gegen den Auflösungsbeschluss war und mit seinen leitenden Mitarbeitern nicht zur Demo fahren wollte, dass sich das Klima in Wunstorf änderte, als der Krankenhausträger den Mitarbeiter*innen die Teilnahme am Sternmarsch unter Androhung disziplinarischer Maßnahmen verbot. 15 Mitarbeiter*innen, meist aus dem ärztlichen und psychologischen Dienst, sowie Hilde Schädle-Deininger als einzige Krankenschwester erwirkten jedoch mit der Drohung einer einstweiligen Verfügung eine Zurücknahme des Verbotes und fuhren nach Dortmund und (nicht) zur Demo.[183] Zu Zeiten des Radikalenerlasses, Berufs- und sonstigen hysterischen Verboten gab es solche Vorfälle nicht nur in Wunstorf.

Vor dem Sternmarsch fand die Jahrestagung der DGSP vom 16. bis zum 18. Oktober mit 1.200 Teilnehmer*innen in Dortmund statt. Themen gab es genug und neue Herausforderungen kamen hinzu. Zunächst fasste Niels Pörksen in einem Grundsatzreferat die inhaltlichen Grundpositionen zusammen, die die Positionen zur Gemeindepsychiatrie mit denen der hauptsächlich von Dörner und Plog formulierten »Grundhaltung« zu vereinigen suchte.[184] Er ging dabei davon aus, dass die Probleme und Bedürf-

181 DGSP Rundbrief 11/Juni 1980, S. 3f.

182 Eine Dokumentation der DGSP-Auflösungskampagne findet sich in: Sozialpsychiatrische Informationen, 11 (62)., Mai 1981 sowie in einem Sonderband der SPI: (DGSP 1981).

183 Finzen 2016, S. 161.

184 Vgl. zum Folgenden Pörksen 1981.

nisse psychisch Kranker sich nicht von denen der Gesunden unterscheiden würden. Allerdings würden die derzeitig angewandten Lösungsmethoden sich auszeichnen durch institutionelle Ausgrenzung und professionell organisierte Fremdhilfe und nicht dort ansetzen, wo die Probleme entstehen. Gefordert sind also Lösungswege, die auf allen Ebenen das Ausgliederungs-, Vermeidungs- und Fremdhilfeprinzip überwinden durch Förderung von sozialer Kompetenz und Selbsthilfe, solidarische Grundhaltung und Begegnung mit uns und anderen, sowie solidarische Lösungen, in denen nicht durch die Organisation das verhindert wird, was eigentlich erreicht werden soll. Erreicht werden kann dies durch Akzeptanz der Realitäten, der Schulung von Selbst- und Fremdwahrnehmung, der Normalisierung der Begegnung sowie der vollständigen Wahrnehmung des psychisch Kranken, denn auch die Begegnung mit psychisch Kranken unterscheidet sich nicht grundsätzlich von der Begegnung mit anderen Menschen. Hierbei kann auch der Fachmann Hilfe in Anspruch nehmen. Zum Schluss geht Pörksen auch auf die Psychiatrie-Enquête ein (noch gab es das Modellprogramm nicht) und fordert in Anlehnung an deren »Standardversorgungsgebiete« die Schaffung von »überschaubaren Einzugsbereiche, in denen alle notwendigen psychosozialen Dienste vorhanden sind« und »das gemeinsame Zusammenwirken aller (i. O. unterstrichen) medizinischen, sozialen und freien Gruppen« gewährleistet ist. Letztendlich jedoch, so Pörksen, »kommt (es) darauf an, die Arbeit in den Institutionen und vor allem das Verständnis und den Umgang mit psychisch Kranken außerhalb von Institutionen so zu fördern, dass Selbsthilfe und soziale Kompetenz erreicht und nicht behindert werden«.[185] Hiermit gelingt es Pörksen, die eher auf »Organisation« bezogenen Positionen der Gemeindepsychiatrie mit denen eher auf »Haltung« bezogene Positionen zu vereinen und so eine ganz wesentliche bis heute gültige Grundposition der DGSP zu formulieren, die fest im »Genpool« der DGSP eingeprägt ist. Hinzu kommt die tiefe Skepsis gegenüber institutionellen und professionellen »Lösungen« verbunden mit der Zuwendung auf »Selbsthilfe« und dem, was heute wohl »Empowerment« genannt werden würde. Auch diese Position, die immer mit einem »Ambiguitätsproblem« verbunden ist, ist tief in die DGSP eingeprägt und begleitet sie – als ein oft unausgesprochener Konflikt – bis heute. Die Diskussion um »EX-IN« kann hierfür paradigmatisch stehen.

Natürlich ist der Beitrag von Pörksen im Zusammenhang mit dem drei Tage später stattfindenden Sternmarsch zu sehen; deshalb ist es bemerkenswert, dass die Frage der klinischen Versorgung nicht thematisiert wird. Dieses Problem wird später auf der Tagung noch virulent werden, jedoch ist anzunehmen, dass zum einen die Frage der klinisch-stationären Versorgung innerhalb der DGSP nicht konsensfähig diskutiert werden konnte, es keine dezidierte Position von Vorstand oder anderen Gremien zu dieser Frage existierte und man ebenso stillschweigend wie konfliktvermeidend davon ausging, dass sich dieses Thema mit dem erhofften Ausbau der ambulanten Gemeindepsychiatrie von selber lösen würde. Aber dennoch kam der Konflikt auf den Tisch als Asmus Finzen – stellvertretend für eine Reihe von (klinisch orientierten) DGSP-Mitgliedern eine Gegenposition zum Auflösungsbeschluss formulierte und mitteilte, dass er an der Demo nicht teilnehmen würde. Finzen selbst: »Als einziger von 800 Teilnehmern meldete ich mich gegen den Auflösungsbeschluss zu Wort und begründete,

185 Ebd. S. 8.

warum ich am nächsten Tag nicht nach Bonn, sondern nach Hause fahren würde. Mein Votum löste zunächst betretenes Schweigen aus. Eine ganze Reihe von Mitgliedern, besonders Heiner Keupp, beschwor mich, doch Solidarität zu zeigen und meinen Entschluss noch einmal zu überdenken. Im Gegensatz zu mir, sah Klaus Dörner keinen Interessenkonflikt darin, wenige Wochen vor der Übernahme der Leitung der westfälischen Landesklinik Gütersloh die Hauptrede bei der Bonner Demonstration zu halten«.[186] So nahm dann das Zerwürfnis von Asmus Finzen – und sicherlich auch anderen – und der DGSP seinen weiteren Verlauf...

Allerdings wurde der Konflikt auch von anderer Seite am Kochen gehalten. Wolfgang Münster, Krankenpfleger und Mitglied des geschäftsführenden Vorstandes, thematisierte ihn indirekt, indem er auf die konfliktreichenden Beziehungen zwischen akademischen Personal und Pflegepersonal hinwies, welches sich auch innerhalb der DGSP manifestiere. Zwar seien zahlenmäßig die Pflegeberufe in der Mehrheit, jedoch in den Gremien und der innerverbandlichen Meinungsbildung deutlich unterrepräsentiert. Er findet harte Worte für die »akademischen« Kolleg*innen: »Ein entscheidender (Unterschied) ist, dass ich es bin, der eure Anordnungen ausführt. Wenn ich zupacke, festhalte, Medikamente und Spritzen verteile; wo ihr euch menschlich abwenden könnt, bin ich das Schwein. Ich meine den Arzt, den Psychologen, Sozialarbeiter und Beschäftigungstherapeuten, der in kritischer Situation nach dem Pfleger ruft, um sein ›therapeutisches Verhältnis‹ zum Patienten nicht zu gefährden. [...] ich behaupte weiter, der Pflegedienst ist die Berufsgruppe, die erst überhaupt Gemeinschaft und Atmosphäre herstellt und damit die Basis jeglichen therapeutischen Handelns schafft«. Auf den Punkt bringt er hinsichtlich des Auflösungsbeschlusses seine Haltung: »Bei einer Vorstandssitzung der DGSP meinte ein Arzt zum Thema ›Sicherung der Arbeitsplätze, Auflösung der Großkrankenhäuser‹, ›Gefragt sind mobile und dynamische Persönlichkeiten‹. Ich denke, diese Betrachtungsweise spricht für sich selber. Darüber hinaus zeigt sie aber den einen oder anderen Standpunkt innerhalb der DGSP. Das Pflegepersonal hat da eine andere Meinung. Wir orientieren uns stärker an den Gewerkschaften, das hat eine lange Tradition und ist gut so«.[187] Münster formuliert damit auch die Distanz, die die ÖTV hinsichtlich des Auflösungsbeschlusses gegenüber der DGSP einnimmt.

Bei den turnusmäßigen Vorstandswahlen traten Klaus Dörner und Ursula Plog nach 10 Jahren Vorstandsarbeit nicht mehr an. Gewählt wurden nun Inge Jührens (Psychologin), Niels Pörksen (Psychiater), Klaus Pramann (Psychiater), Hilde Schädle-Deininger (Krankenschwester) und Helga Schmidt (Sozialarbeiterin) in den geschäftsführenden Vorstand und Thomas Bock (Psychologe), Jörg Demand (Psychiater), Charlotte Köttgen (Psychiaterin), Wolfgang Münster (Krankenpfleger), Rainer Nathow (Psychologe), Veronika Ossiander (Arbeits- und Beschäftigungstherapeutin), Stefan Wolff (Psychologe/Soziologe), Arnd Schwendy (Journalist), Manfred Zaumseil (Psychiater) und Antje Zech (Sekretärin) in den erweiterten Vorstand. Die Schwerpunkte der Vorstandsarbeit, so wurde auf der ersten Sitzung beschlossen, sollten vor allem in einer kommunalpolitischen Ausrichtung liegen und in der verstärkten Zusammenarbeit mit Patienten und Angehörigen sowie niedergelassenen Nervenärzten und den Wohlfahrtsverbänden.

---

186 Finzen 2016, S. 162.

187 Siehe zum Folgenden: Münster 1980b.

Die Teilnehmer*innen der Jahrestagung hätten nun entspannt entweder nach Hause oder zum Sternmarsch nach Bonn gehen können, aber leider war ihnen das nicht vergönnt, denn die Nürnberger »Indianerkommune« war angereist und machte Randale. Die Indianerkommune war eine Kommune, in der pädophile Erwachsene mit meist trebegehenden Kindern zusammenlebten. Sie wurde 1972 in Heidelberg mit explizit antipädagogischer und antipsychiatrischer Ausrichtung im Umfeld des SPK gegründet und zog 1977 nach Nürnberg. Sie forderten offensiv eine freie Sexualität, die Abschaffung jeglicher Missbrauchsregelungen, ein Scheidungsrecht für Kinder von ihren Eltern sowie die Abschaffung pädagogischer Einrichtungen. Sie beeinflussten insbesondere die Programmatik der Grünen in Nordrhein-Westfalen und Berlin. Nun agitierte die Kommune auch in Dortmund, zunächst bei einer frühzeitig abgebrochenen Diskussionsveranstaltung mit der Moderatorin Carmen Thomas, dann in einigen Arbeitsgruppen der Tagung wie, z.B. zum Thema »Jugendliche Psychose« und später auch in der Plenarveranstaltung. Die Kinder und Jugendlichen schrien, kreischten, stürmten Podien und denunzierten anwesende Diskutand*innen deutlich.[188] (Die älteren pädophilen Gönner hielten sich still feixend im Hintergrund). Die Tagungsteilnehmer*innen waren zum Teil recht geschockt und zum Teil auch unfähig, angemessen mit den Aktionen der Indianerkommune umzugehen. Charlotte Köttgen hat kurz darauf im DGSP-Rundbrief eine entschieden professionelle Antwort auf die Ereignisse verfasst,[189] aber es gab auch Zustimmung zur Indianerkommune[190] sowie Versuche, Positionen der DGSP zu einer »liberalen« Sexualität zu formulieren,[191] die glücklicherweise im Sande verliefen. Die Grünen hingegen hatten sich Jahre später mit ihren damaligen Positionen heftiger Kritik auszusetzen; sie haben sich jedoch sehr selbstkritisch dieser Kritik gestellt und diese aufgearbeitet.[192]

Also fuhren auch die Tagungsteilnehmer*innen leicht bis mittelprächtig geschockt zum Sternmarsch nach Bonn und demonstrierten mit mehr als 4.000 anderen Menschen aus der gesamten Bundesrepublik für die Auflösung der Großkrankenhäuser. Auf der Kundgebung auf dem Münsterplatz erläuterte Dörner in seiner Rede – nachdem der Opfer der Euthanasie gedacht wurde – was es mit der Forderung nach Auflösung auf sich hat: Er betont, dass es nicht um die Abschaffung von Krankenhausbetten geht, sondern: »Das psychiatrische Großkrankenhaus ist eben nicht nur eine Frage der Bettenzahl. Es ist vielmehr ein Programm, ein System und eine Haltung«.[193] Diese sei »nicht humanisierbar«. Weiterhin sagt er, dass der Prozess der Auflösung schon im Gange sei und »wir brauchen den Weg nur weiterzugehen, auf dem wir uns sowieso befinden«.[194] Konsequenterweise appelliert Dörner am Schluss seiner Rede an die anwesenden Mitarbeiter*innen neben anderem: »Die innere Großkrankenhaus-Haltung der Zwangsbeglückung, der Fremdkontrolle und des Besser-Wissens zunächst einmal

188 Ratsak und Treutlein 1981.
189 Köttgen 1980.
190 Siehe hierzu den Leserbrief von O. Keitler im DGSP Rundbrief Nr. 15/Februar 1981, S. 26-27.
191 Schuchardt 1981.
192 Siehe hierzu: Walter et al. 2015.
193 Dörner 1980b, S. i.
194 Ebd., S. i.

in sich selbst aufzulösen, Leiden nicht abzuschieben, sondern zu leben und Anders-Sein zu akzeptieren«.[195] Neben 8 Appellen an die Mitarbeiter*innen richtet Dörner Appelle an Patienten und Angehörige, Sozialversicherungen, Gewerkschaften, Gebietskörperschaften und Bundesländer, Bundestag und -rat, Bundesregierung und die Öffentlichkeit sich für ihre Interessen einzusetzen und eine menschliche Psychiatrie voranzubringen. Wolfgang Münster geht in seiner Rede konkreter auf die Situation in den Großkrankenhäusern und – unter Bezugnahme auf eigene Erfahrungen – die Arbeitssituation des Pflegepersonals ein. Seine Forderungen ergänzen die von Klaus Dörner. Er fordert: »Statt Großkrankenhäuser, überschaubare Einrichtungen, die regional sein können, die Öffentlichkeit zulassen, statt sich auszugrenzen«.[196] Ansonsten beziehen sich seine gewerkschaftlich orientierten Forderungen eher auf die Arbeits- und Ausbildungssituation des Pflegepersonals.

Mehr als 20 Jahre später hat Manfred Bauer die Forderung nach Auflösung der Großkrankenhäuser als eine »Mogelpackung« bezeichnet, die die zwischenzeitlich eingesetzten Reformprozesse 1980 schon nicht mehr abbildete.[197] Überhaupt hätte die DGSP keine Position zur klinischen Versorgung auch in psychiatrischen Abteilungen, weil jene eine »Medizinisierung« der Psychiatrie in der Kommune fördere.[198] Bauer deutet die unkonkrete Auflösungsforderung und Rede Dörners eher so, dass sie dem inneren Zusammenhalt der DGSP diene. Eine ähnlich gelagerte Kritik formuliert Erich Wulff. Er schreibt, dass Dörner nicht die konkrete Auflösung forderte, sondern eher die »Auflösung« eines Programms, eines Systems und Haltung« (s.o.) und schreibt an die Adresse Dörners: »Lieber Klaus, bei dir klingt das fast so, als könne es ruhig stehen bleiben, wenn wir es in uns überwunden und seine bösesten Folgewirkungen beseitigt haben«.[199] Ohne jetzt darauf einzugehen, ob das eine Mogelpackung war oder nicht oder auch stehen bleiben kann, kann ich die Position Dörners nur so deuten, dass sie genau auf der Linie liegt, die Ursula Plog und er schon in »Irren ist Menschlich« und im Rahmen der Diskussion um »Therapie: Hilfe Ersatz, Macht« einnehmen. Auch dort ist der »anti-institutionelle« Impetus reduziert worden auf eine »Innerlichkeit« bzw. »Tugendhaftigkeit« oder »Grundhaltung«, für die die »äußeren« Bedingungen weitgehend an Relevanz verloren haben.

In der traditionell orientierten psychiatrischen Fachwelt sind die Auflösungsforderung und Demonstration eher wörtlich genommen worden und trafen auf zum Teil erbitterte und erboste Kommentare. Die Bundesarbeitsgemeinschaft der Träger psychiatrischer Krankenhäuser äußert sich in einer Stellungnahme noch sehr moderat, indem

195 Ebd., S. i.

196 Münster 1980a.

197 Bauer 2003, S. 160.

198 Bauer schreibt weiter, dass dies das »Dilemma der DGSP bis heute (2003, CRW) ist, deren Mitglieder überwiegend noch immer der Idee nachhängen, man könne z.B. auf psychiatrische Betten verzichten, wenn alles andere stimmen würde. Bauer 2003, S. 161 Allerdings ist mir (CRW) keine Position der DGSP oder auch Vorstandspapiere und Diskussionen bekannt, die nach 2000 eine solche Forderung überhaupt noch in Erwägung zogen. Da hatte die DGSP schon längst ihren Frieden mit psychiatrischen Abteilungen und Fachkrankenhäusern gemacht, nur nicht so viel darüber geredet. Allerdings könnte diese Frage im Zeitalter von »StäB« eine neue Aktualität bekommen.

199 Wulff 1991, S. 3.

sie darauf hinweist, dass mit einer »Auflösung« psychische Krankheiten nicht aus der Welt sind, Krankenhausbetten weiterhin »eine wichtige Rolle spielen« und eine weitere Reduzierung von Betten an den Aufbau gemeindenaher, teilstationärer, komplementäre einhergehen müsse.[200] Heftiger zur Sache ging es in einem Heft des »Spektrums« zu, in dem Stellungnahmen gesammelt veröffentlicht wurden. Gesprochen wird von »destruktiver Ideologie«, von der »Sprache des gesellschaftlichen Umsturzes« oder auch von »einer schwer nachvollziehbaren Leichtfertigkeit, mit der über das Schicksal von Kranken verfügt wird«. Die Liste ließe sich fortsetzen. Keupp hat die Kommentare für die Sozialpsychiatrischen Informationen zusammengefasst und seinerseits kommentiert.[201] In der gesamten Presse sowie auch im Fernsehen haben der Sternmarsch und die Kundgebung ein breites Echo gefunden. Allerdings ist die ÖTV, zu der die DGSP enge Beziehungen pflegte, zum Auflösungsbeschluss auf eine große Distanz gegangen, der es notwendig machte, dass mehrere Gespräche zwischen DGSP und Gewerkschaften stattfanden,[202] um die Positionen abzuklären. Folgt man weiterhin Tollgreve, kamen die DGSP und ihre Gremien durch diese öffentlichkeitswirksamen Aktionen nun in die Situation, in der sie ihre bisher sehr allgemein gehaltenen Postulate in konkretere Positionen formulieren mussten, um ihre Glaub- und Politikfähigkeit unter Beweis stellen zu können. 1981 veröffentliche der »Gesundheitspolitische Ausschuss« der DGSP unter dem Titel »Bewegung in der Psychiatrie« ein Resümee der »Auflösungspolitik« der DGSP.[203] Er setzte sich kritisch mit der bisherigen Entwicklung in der Psychiatrie sowie der Politik der DGSP auseinander, betonte jedoch eine positive Wendung in der jüngsten Zeit nach den Tagungen in Freiburg (1979) und Rickling (1980), in denen die »Sozialtechnologie der Enquête Ära« durch eine neue Aufbruchsstimmung abgelöst wurde, die letztendlich im Auflösungsbeschluss und Sternmarsch mündete. Darüber hinaus wurde – versöhnlich – betont, dass der Auflösungsbeschluss für erhebliche Kontroversen innerhalb der DGSP gesorgt hat, jedoch das Positive eben in der breiten Diskussion bestehe. Als Perspektive für die DGSP forderte der Ausschuss eine »Rekommunalisierung und Resozialisierung der Psychiatrie«, warnte aber zugleich vor falscher Euphorie. Ausgehend von den Positionen und Erfahrungen seit der Enquête, die da schon 5 Jahre zurücklagen, wird gefordert, dass DGSP sich mit einer Rekommunalisierung-Strategie zunehmend in die kommunalen »realen und politischen Bewegungen und Entwicklungen« einmischen und diese zu gestalten versuchen sollte. Das gilt insbesondere für ambulante psychiatrische Hilfen: »Ambulante Dienste als Formen der Verwirklichung der Auflösungsforderung müssen gegen die vorherrschenden Interessenkonstellationen als Alternative und nicht als Ergänzung erkämpft werden«.[204] Als Ansatzpunkte des verstärkten kommunalpolitischen Engagements der DGSP und ihrer Landesverbände und Regionalgruppen sieht der Ausschuss vor allem in einer genauen Analyse regionaler Versorgungsstrukturen inklusiver der dahinter liegenden politischen Strukturen und

200 Zitiert in DGSP-Rundbrief Nr. 11/Juni 1980, S. 5f.

201 Keupp 1981.

202 Tollgreve 1984, 48ff.

203 Vgl. zum Folgenden: Gesundheitspolitischer Ausschuss der DGSP 1981.

204 Ebd. S. 15

Prozesse, eine Definition dessen, was überhaupt mit dem Begriff der »Gemeinde« gemeint ist sowie der dazugehörenden »Hintergrundinteressen« und eine Analyse des politischen Umfeldes und Rahmenbedingungen von »Gemeinde«, um so auch auf Bundes- und Landesebene agieren zu können. Allerdings wird kritisch eingewandt: »Wenn sich die DGSP verstärkt auf die Kommunalpolitik einzulassen versucht, dann darf nicht nur eine kundiges »Mitmischen« sein, das sich von der Eigendynamik des Machtspiels abhängig macht. Wir müssen vielmehr eine spezifische Zielorientierung entwickeln, die unser »Einmischen« anleiten kann«.[205] Hierzu gehören:

- Sich nicht nur für die Projekte engagieren, die »schnelle Erfolge« garantieren, sondern für die Menschen »für die die Gesellschaft keine Integrationsmöglichkeiten anbietet«.
- Es muss für ein Bewusstsein gekämpft werden, dass Städte und Gemeinden für alle ihrer Bürger*innen zuständig sind. Und
- Es müssen die »eigenen Konzepte« rekommunalisiert werden, d.h. zurückgekoppelt werden an die Lebenswelt, damit Ausgrenzung durch eine Fusion von Sozialtechnologien und (kommunaler) Verwaltungsrationalität vermieden wird.

Fast 15 Jahre später kritisiert Manfred Bauer diese Positionen und er vermisst eine »Stellungnahme, in der die DGSP eine (derartige), zwangsläufig mit Kommunalisierung und Gemeindenähe einhergehende Entwicklung vorbehaltlos begrüßt und die flächendeckende Einrichtung psychiatrischer Abteilungen an Allgemeinkrankenhäusern gefordert hätte«.[206]

Nichtsdestotrotz werden durch diese Thesen Leitbilder und Konzepte aufgestellt, die später unter den Slogans »Mit den Schwächsten beginnen« oder auch »Eine Gesellschaft ist nur vollständig mit ihren Behinderten« Furore machen. Inhaltlich wird ein solches Konzept verkoppelt mit einer »lebensweltlich« orientierten Perspektive[207] und wird ein Jahr später durch die sog. »Geltinger Thesen« des Vorstandes und weitere Perspektiven konkretisiert werden. Zuvor jedoch zwei kleine Schlenker:

Dem neuen GV-Mitglied Klaus Pramann (Stationsarzt in LKH-Schleswig) ist von seinem Arbeitgeber, dem zuständigen Minister, wegen »mangelnder Übereinstimmung mit den Zielen des Arbeitgebers« gekündigt worden. Hintergrund war, dass in der Patientenzeitschrift »Der Ausblick« einige Interna über die Zustände in dem Landeskrankenhaus veröffentlicht wurden, für die Pramann verantwortlich gemacht wurde. Dem damaligen Chefredakteur wurde gekündigt, weil er »entmündigt« – wie das damals hieß – war, jedoch konnten einige Nummern der teilweise mit einer Auflage von 3.000 Stück erscheinenden Zeitschrift veröffentlicht werden, bevor sie geschlossen wurde.[208] Die DGSP bekundetet ihre Solidarität und rief zur finanziellen Unterstützung für Prozesskosten auf. Ähnliche Konflikte mit vor allem leitenden kritischen Mitarbeiter*innen in den bundesrepublikanischen Psychiatrien gab es häufig, schließlich galt noch der

205 Ebd. S. 18.

206 Bauer 1995, S. 13.

207 Wolff 1978.

208 Vgl. DIE ZEIT Nr. 10/27. Februar 1981.

sog. »Radikalenerlass« der Bundesregierung. Zu erinnern ist in diesem Zusammenhang auch an die Ablehnung Elmar Spankens als Nachfolger von Alexander Veltin an der Landesklinik Mönchengladbach durch den Landschaftsverband Rheinland.[209]

Die inhaltliche Diskussion innerhalb der DGSP wird 1981 befeuert durch einen Artikel von Finzen: »Die neue Einfachheit oder die Entprofessionalisierung der Psychiatrie – Gegen den moralischen Pietismus in der DGSP«. Er wendet sich in seinem Artikel gegen die von Plog, Pörksen und Dörner formulierten Positionen zu dem Thema »Therapie: Hilfe – Ersatz – Macht« und formuliert hierzu eine explizite Gegenposition, die ausdrücklich den Ansatz der vorgenannten kritisiert und eine auf Professionalität und »Methodenkompetenz« ausgerichtete Haltung propagiert. In seiner Kritik kommt er zu dem Ergebnis: »Die neue Einfachheit führt zu einer Gesellschaft, in der alle einander helfen. Bei einer wahren therapeutischen Gemeinschaft gibt es keine Abhängigkeit zwischen Helfenden und Patienten mehr. Alle helfen einander, indem sie normal miteinander helfen. Der ehemalige Therapeut wächst in die Rolle des verantwortlichen Garanten für die Normen und Werte des geläuterten Zusammenlebens«.[210] Er kritisiert, dass die »Neue Einfachheit« die »neue moralische Behandlung« sei, auf »Entprofessionalisierung« abziele und letztlich »therapeutische Willkür« fördert. Für sich beschreibt er: »Die Forderungen, die mir entgegenschlagen, klingen nach Einschränkung, nach Verzicht, nach Frömmelei, flache Absätze, Lodenmantel, Verzicht auf leicht verdientes Geld, auf dem Boden sitzen, einen Volkswagen fahren... Ich kann das alles wollen. Ich kann verstehen, wenn andere das wollen. Aber ich will es nicht wollen müssen. Das ist mein persönliches Argument gegen die neue Einfachheit«.[211] Finzen behauptet, dass gerade schwer psychisch Kranke »zusätzlich besondere Formen des Umganges (verlangen), wenn wir ihnen helfen wollen: spezifische therapeutische Techniken«.[212] Zum Schluss formuliert er in Richtung DGSP: »Die neue moralische Bewegung muss eingegrenzt werden. Sie ist eine Gefahr für die Psychiatrie. Sie ist auch eine Gefahr für die DGSP. Indem sie auf das Gute im Menschen zurückgreift, ist sie in sich theoriefeindlich. Indem sie unrealistische, romantische Vorstellungen vorantreibt, wird sie dazu führen, dass die DGSP isoliert und die Verbindung zur psychiatrischen wie zur gesellschaftlichen Wirklichkeit in unserer Republik verliert«.[213] Im selben Heft der »Sozialpsychiatrischen Informationen« kommen eine Reihe anderer prominenter Autor*innen zu Wort, die die eine, andere oder Zwischenpositionen vertreten. Die Positionen sollen an dieser Stelle nicht weiter referiert werden. Hinsichtlich der Auseinandersetzung kommt Peter Kruckenberg – unnachahmlich – zu dem für ihn typischen Resümee: »Vielleicht können wir dieses Gespräch an einem warmen Sommerabend oder am Kamin persönlich mit einigen von den alten Mannheimern weiterführen, aber nein, besser noch mit alten und jungen«.[214] Auch in den nächsten Jahren wird Bezug auf diese Diskussion Be-

209 Vgl. Der Spiegel 16/18. April 1983, S. 74.

210 Finzen 1981, S. 12.

211 Ebd. S. 19.

212 Ebd. S. 20.

213 Ebd. S. 20.

214 Kruckenberg 1981, S. 50.

zug genommen.[215] Mitzlaff spricht später von der Gefahr einer »pathetischen Sublimierung«[216] und Keupp an anderer Stelle von »moralisch aufgeladenen Helferpathos«.[217] Zu Beginn des Jahres 2019 wird der Text noch einmal in den Sozialpsychiatrischen Informationen veröffentlicht, allerdings unter anderen Aspekten.[218]

Die Ausendersetzungen, die damals geführt worden sind, wiederholen sich in unterschiedlicher Form in der DGSP und stellen einen fast »turnusmäßig« wiederkehrenden Konflikt für die DGSP dar – so z.B. in der 20 Jahre später stattfindenden Auseinandersetzung um den »personenzentrierten Ansatz« der APK, die fast gleichzeitig erfolgte Auseinandersetzung um die »Soltauer Thesen« sowie später um den Umgang mit der »UN-Behindertenrechtskonvention«. Auch auf der Jahrestagung der DGSP im November 1981 in Regensburg wird dieses Thema diskutiert. Peter Bastiaan formuliert hierzu einen »Kompromissvorschlag«, den der Fachausschuss für Aus-, Fort- und Weiterbildung der DGSP entwickelt hat. Hiernach ist psychiatrisches Handeln von Moral und Werten geleitet, findet in normalen, alltäglichen Situationen statt und muss, im Rahmen von Psychotherapiemethoden auch systematisches Handeln berücksichtigen. Sie sollen jedoch das Ziel haben, die Selbsthilfepotenziale des Patienten fördern.[219] Auf derselben Jahrestagung formuliert Pörksen in seinem Vortrag die Positionen der DGSP. Als Ausgangspunkt dienen ihm hierbei »im Wesentlichen moralisch geprägte Grundpositionen« der neuen Einfachheit, die jedoch – ganz im friedenspolitischen Zeitgeist – erweitert werden um Positionen, »dass innerer Frieden ohne äußeren Frieden undenkbar ist, dass die Antwort auf die Angst vor der vermeintlichen Aggressivität des Gegenübers nicht der Rüstungsselbstmord sein kann usw.«.[220] Deutlich wird hier nicht nur die Anlehnung an die Friedensbewegung, sondern damit auch eine Hinwendung an die neu entstandene Partei der GRÜNEN, zu der die DGSP in den nächsten Jahren eine Nähe sucht. Weiterhin betont Pörksen, dass sich die DGSP nicht darin aufreiben sollte, indem sie oder ihre Gruppierungen »neue« Einrichtungen aufmacht, sondern: »Unser Orientierungsrahmen muss die Region werden, für wir zuständig sind«.[221] Er fährt fort: »Ich glaube, dass wir uns besonders dafür einsetzen müssen, die politische und finanzielle Macht der Kommunen gegenüber den Landesbehörden, überregionalen Hoheiten, Versicherungsträgern usw. zu stärken. Die Entscheidungsgewalt und die Finanzhoheit müssen an die Gemeinden zurückgegeben werden. (…) Die Planungs- und Finanzhoheit psychosozialer Versorgung gehört auf die Ebene der Gemeinde oder der Landkreise. Die überörtlichen Sozialhilfeträger müssen genauso ihren Einfluss verlieren oder ausgelöst werden wie andere Strukturschwächen, gegliederte Versicherungssysteme«.[222] Dies seien »politische und nicht therapeutische (Ziele). Und das ist alles andere als eine neue Einfachheit«.[223] Die Richtung, die Niels Pörksen mit seinen Grund-

215 Siehe z.B. Lauterbach 1982 Reifenberger 1982.

216 Mitzlaff 1987, S. 155.

217 Keupp 2000, S. 30.

218 Menzel und Brieger 2019.

219 Bastiaan 1982.

220 Pörksen 1982, S. 18.

221 Ebd. S. 18.

222 Ebd. S. 21.

223 Ebd. S. 21.

linien vorgab, wurden durch die »Geltinger Thesen« des DGSP-Vorstandes konkretisiert, die in Regensburg auf der Mitgliederversammlung diskutiert worden sind. Die 10 Thesen wurden den Mitgliedern zur Diskussion vorgelegt. Gefordert wurde »Ausgrenzung verhindern« oder »Selbsthilfe und Mithilfe statt Versorgung« und: »Regionale Zuständigkeit und klare Verantwortlichkeiten ohne Tendenz zur Psychiatrisierung oder zur institutionellen Verschiebung sind Grundbestandteile der Rekommunalisierung«. Alle kommunalen Dienste und Einrichtungen müssen sich »mit klaren Zuordnungen« für psychisch Kranke öffnen. Zwar wird kein Bekenntnis zum Aufbau psychiatrischer Abteilungen abgegeben, jedoch »Ein Schritt zur Kommunalisierung ist auch die Sektorisierung eines Großkrankenhauses als erster Schritt zur Auflösung«. Zur Umsetzung dieser Konzepte soll ein »pauschales Mischfinanzierungssystem« dienen. »Wir fordern ein Pauschal- und Mischfinanzierungssystem für ein Standardversorgungsgebiet, jedoch nicht als Sparmaßnahme«.[224] Diese Forderung, nach einem »Regionalen Psychiatriebudget«, die im nächsten Jahr noch weiter konkretisiert wird, wurde erhoben auch in dem Bewusstsein, dass sie »eine vollständige Änderung unseres Versicherungssystems (bedeute)«.[225] Hier wurden zum ersten Mal in der politischen Öffentlichkeit der Psychiatrie die Forderung nach einem »Regionalen Budget« erhoben. Sie ist an anderer Stelle erhoben worden, wie z.B. von Kulenkampff in seiner Stellungnahme zum Modellprogramm.[226] Sie steht auch in einem engen Zusammenhang zu dem entsprechenden Projekt des »Großen Modellprogramms« im Oberbergischen Kreis, in dem ein »Regionales Psychiatriebudget« ermittelt und erprobt werden sollte.[227] Hierzu später mehr.

Zunächst jedoch zeigte sich (nicht nur) in Regensburg, dass die DGSP in sich sehr uneins war und mit viel Verve um gemeinsame Positionen rang. Dies galt nicht nur im Rahmen der Diskussionen um die »Neue Einfachheit«, sondern auch um eine Reihe von Themenbereichen und Strategien insbesondere über die italienische Psychiatrie. Finzen warnte – schon etwas versöhnlich – vor »einfachen Lösungen«.[228] Klaus Nouvertné kritisierte den Stil und Inhalt der Jahrestagung, die unpolitisch und theoriefeindlich verlaufen sei.[229] Die BayGSP kritisierte, dass sich »falsche Alternativen einschleichen« und dass die DGSP in ein »selbst gewähltes elitäres Abseits driftet«.[230] Und Jörg Demand fürchtete, dass die »politischen Machtverhältnisse ausgeblendet bzw. vertuscht« werden.[231] Trotz aller Unstimmigkeiten, Diskussionen und Meinungsverschiedenheiten – einig war sich die Mitgliederversammlung darin, der »AG Forschung im Modellprogramm Psychiatrie« zu folgen, damit eine Tagung zum Modellprogramm Psychiatrie im nächsten Jahr stattfinden soll, unter anderem mit der Begründung »Die DGSP-Mitglieder werden in eine Tätigkeit einbezogen, die dem Wesen der DGSP fremd sein muss«.[232] Zur Position zum Modellprogramm später, denn…

224 DGSP-Vorstand 1982, S. 13.

225 Ebd. S. 13.

226 Kulenkampff 1982.

227 Vgl. Riedel und Steinhausen 1986.

228 Finzen 1982.

229 Nouvertné 1982.

230 BayGSP 1982.

231 Demand 1982.

232 DGSP Rundbrief 6 (17) 1982, S. 23.

1982 brachten die DGSP, Deutsche Gesellschaft für Verhaltenstherapie (DGVT) und Gesellschaft für wissenschaftliche Gesprächspsychotherapie (GwG), die sog. »Plattformverbände«, im Anschluss an eine Tagung bei der Arbeiterwohlfahrt vom 25./26. Februar 1982 in Remagen-Rolandeck eine Broschüre heraus, die die Positionen der DGSP auf den Punkt brachten und die eine große Strahlkraft bis heute entwickeln sollte: Unter der Überschrift »Psychosoziale Hilfen im Regionalen Verbund« wurde nicht nur die bisherige Psychiatriepolitik unter dem Diktum der »Finanzkrise« des Sozialstaates kritisiert, sondern auch das zersplitterte Sozialrecht mit seinen institutionellen Handlungsimperativen, die zu Ausgrenzung und Stigmatisierung führen.[233] Die Perspektiven dieses programmatischen Entwurfs waren folgende:

Grundlegende Vorstellung war die, dass die zuständigen Gebietskörperschaften und Sozialleistungsträger einen »regionalen Verbund« bilden und die dort anfallenden Leistungen planen, durchführen (lassen) und im Rahmen eines »regionalen Psychiatriebudgets« finanzieren, also eines Gesamtbudgets, welches innerhalb der Region durch die beteiligten politischen Akteure bedarfsorientiert verteilt wird. Dies mit dem Ziel, dass die Schwerpunkte der Versorgung sich von der stationären Krankenhausbehandlung auf ambulante und teilstationäre Dienste verlagern sowie gestufte Angebote in den Lebensbereichen »Wohnen« und »Beschäftigung«. Getragen wurden die »Perspektiven der psychosozialen Versorgung« von folgenden Prinzipien:

- *Gemeindenähe* forderte die *Integration* der Dienste/Einrichtungen in die Lebenswelt der Bevölkerung.
- *Umfassende Versorgung* forderte für alle Dienste und Einrichtungen einen regionalen Versorgungsauftrag (Verpflichtung), der keine*n ausschließen soll.
- *Koordination* bedeutet die Einbeziehung von Psychosozialen Arbeitsgemeinschaften (PSAG) und Psychosozialen Ausschüssen (PSAS) zusammen mit Selbsthilfegruppen, Mitarbeiter*innen, Einrichtungsträgern und Kommunen in die gesamte Versorgung.
- *Orientierung an den Bedürfnissen* fordert eine partizipative Ermittlung und Umsetzung regionaler »Richtwerte« der Planung.
- *Selbsthilfe vor Fremdhilfe* fordert die Nutzung Selbsthilfepotenzials von Familie, Nachbarn und Selbsthilfegruppen inklusive deren Aufbaus.
- *Präventive Orientierung* fordert eine entsprechende Gestaltung von Lebens- Arbeits- und Wohnmöglichkeiten, Organisationen und Öffentlichkeitsarbeit.
- *Ambulante Hilfe* vor stationärer Behandlung soll nicht nur eine lebensweltliche Versorgung ermöglichen, sondern auch zum Abbau stationärer zugunsten ambulanter, teilstationärer und komplementärer Dienste beitragen.
- *Multiprofessionalität* und Mobilität dient nicht nur zur Teamarbeit und umfassenden Problemsensibilität, sondern ist auch verbunden mit einer »Bezugsperson«, die eine …
- *Kontinuität* in der therapeutischen Begleitung herstellen kann.

233 Vgl. im Folgenden: DGSP et al. 1982. Die Broschüre wurde 1986 in einer überarbeiteten Version neu herausgebracht.

- *Kontrollierbarkeit* statt sozialer Kontrolle. Die Einrichtungen sollen demokratisch »durch die Bevölkerung« kontrolliert werden.[234]

Die hier dargestellte Grafik eines Verbundsystems stellt, neben den »Angeboten eines Standardversorgungsgebietes« der Psychiatrie-Enquête die Blaupause jeder folgenden Überlegung der regionalen Organisation psychosozialer Hilfen dar. Im Zentrum hierbei steht die »Gemeinschaftliche Pauschalfinanzierung«, d.h., ein Budget, welches durch die beteiligten Sozialleistungsträger im Rahmen eines »Regional-Pools« an die beteiligten Regionen bzw. »Leistungserbringer« zahlt, damit diese ohne Not ihre Dienste anbieten können.[235] Sicher ist die taktische Zielrichtung in Richtung des begonnen »Großen Modellprojektes Psychiatrie »der Bundesregierung zu sehen. So wird am Ende der Broschüre postuliert: »Das Modellprogramm bietet die einmalige Chance, den hier vorgeschlagenen Regionalverbund zu erproben. Es ist zu hoffen, dass die Bundesregierung und die anderen Verantwortlichen diese Gelegenheit nutzen. Wird diese Chance verschenkt, so ist schon heute zu befürchten, dass das Modellprogramm nicht zu relevanten Ergebnissen führt«.[236]

Ganz sicher stehen diese Forderungen zunächst im Zusammenhang mit dem bereits erwähnten Modellprojekt zum regionalen Psychiatriebudget im Oberbergischen Kreis, welches für den Zeitraum ab 1983 geplant war.[237] Aber auch darüber hinaus entfaltete die Forderung nach einem »Budget Global« eine große Strahlkraft, die auch etwas damit zu tun hatte, dass sie – gerade in Zeiten einer Krise des Sozialstaates – im Grundsatz völlig unrealistisch war und an der gesellschaftlichen und politischen Realität vorbei ging. Die »Plattformverbände« beachteten mit ihren Forderungen die möglichen verfassungsrechtlichen und institutionellen Konsequenzen nicht oder sie waren ihnen egal. Darüber hinaus: Mehrfach hatten die letzten Bundesregierungen betont, dass sie bei aller Reformfreudigkeit die institutionelle Struktur des deutschen Systems der sozialen Sicherung nicht antasten wollten. Weiterhin war der Sozialstaat und seine »Organe« damit beschäftigt, »selbstreferenziell« bzw. »reflexiv« auf sich selbst zu reagieren, um funktionsfähig bleiben zu können. Sie sind damit eher als ein weiterer Versuch zu sehen, sozialstaatliche Alternativen zum »Modell Deutschland« zumindest für den Bereich der Psychiatrie aufzuzeigen. Genau darin lag die große Strahlkraft dieser Vorstellungen, die bis heute ihre Wirkungen entfaltet.

So postuliert Thomas Bock, der ab 1984 nun auch Mitglied im Geschäftsführenden Vorstand war in einer Stellungnahme die »Gestaltung von Lebensräumen als Ziel und Sinn psychiatrischen Handelns« und kommt zum Schluss: »Wenn es uns gelingt, die ökologische Gestaltung der Lebensräume von Patienten in den Vordergrund unseres Denkens und Handelns zu rücken, ist die globale Finanzierung unabhängig von Institutionen eine notwendige Konsequenz«.[238] Auch 10 Jahre später setzen sich innerhalb

234 DGSP et al. 1982, S. 17.

235 Ebd. S. 25.

236 Ebd. S. 27.

237 Siehe oben.

238 Bock 1984 Nebenbei kommt bei Thomas Bock die »Ökologie« in das gemeindepsychiatrische Denken.

Abbildung 2: Psychosoziale Hilfen im regionalen Verbund

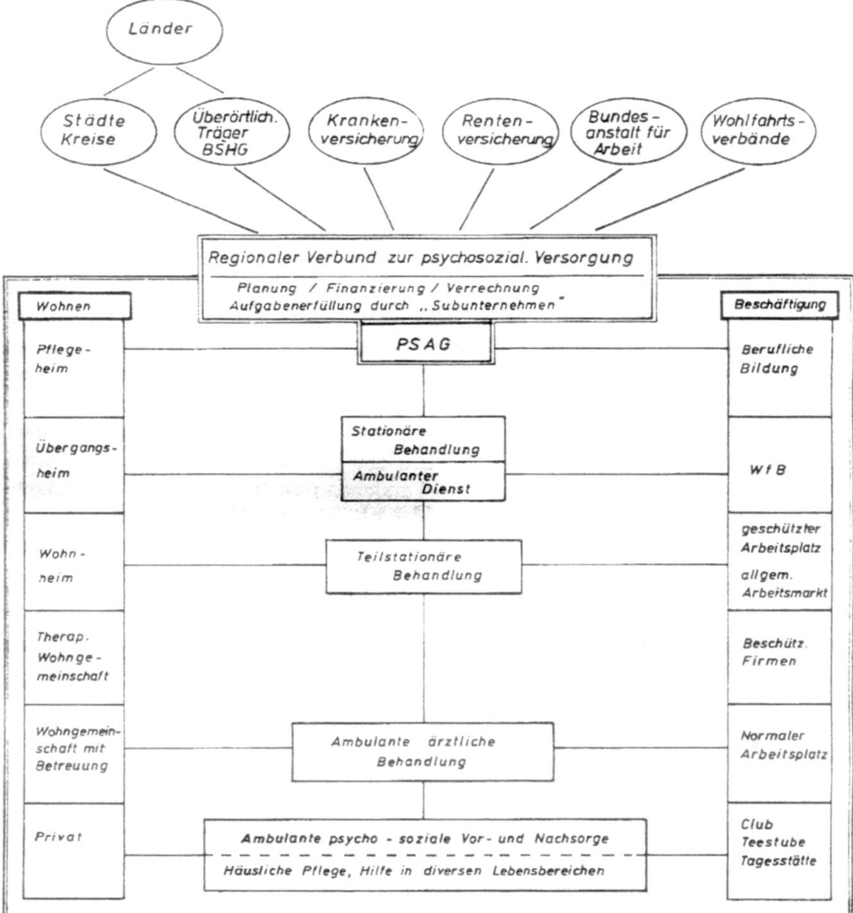

Zielvorstellung: Gebietskörperschaften, Kosten-, und Maßnahmeträger bilden regionalen Verbund; sie planen und etatisieren bzw. finanzieren den Regionalverbund gemeinsam. (Vorbild: Regionaler Verkehrsbund und andere Zweckverbände). Der Schwerpunkt der Versorgung wird von der stationären Krankenhausbehandlung auf ambulante und teilstationäre Dienste sowie gestufte Angebote in den Lebensbereichen »Wohnen« und »Beschäftigung« verlagert. Dabei muss Krankenhauspersonal auch in anderen Diensten tätig werden können. Die Psychosoziale Arbeitsgemeinschaft als Organ der in der Region tätigen Fachkräfte wird in Planung und Koordination beteiligt. (Quelle: DGSP et al. 1982, S. 39)

der DGSP-Autoren mit dem »Budget Global« auseinander. Wie immer skeptisch, fordert Reumschüssel-Wienert zum »Schlachten einer heiligen Kuh« auf und möchte ein Budget lediglich als ein Planungsinstrument behalten.[239] Weitere 10 Jahre später wird

239 Reumschüssel-Wienert 1994b.

für circa 8 Jahre eine Berliner Variante eines Budgets, das »Berliner Trägerbudget« im außerklinischen Bereich der Eingliederungshilfe (Betreutes Wohnen) sehr erfolgreich eingeführt,[240] wird aber trotzdem vom rot-roten Senat abgeblasen. Und weitere 10 Jahre später kommen im Bereich der klinischen Versorgung im Rahmen sog. § 64b SGB V Modelle zur Anwendung, die es Kliniken erlauben, Modalitäten der ambulanten, teilstationären und stationären Behandlung im Rahmen eines Budgets bedarfsorientiert selbst festzulegen.[241]

Auch die – hiermit zusammenhängende – Idee des »Gemeindepsychiatrischen Verbundes« mit regionaler Versorgungsverpflichtung, die schon in der Psychiatrie-Enquête angelegt war, bekommt durch die Vorstellungen der »Plattformverbände« noch einmal neuen Auftrieb und wird durch die »Empfehlungen der Expertenkommission« 1988 gewissermaßen zu einem »Standard«[242] erhoben und durch den »Personenzentrierten Ansatz« der APK dezidiert ausformuliert.[243] Das geht von regionaler Verantwortung und Steuerung[244] bis hin zu Empfehlung von inter-institutionellen, ambulanten Teams mit einer personenzentriert arbeitenden »Therapeutischen Bezugsperson« oder auch der Einbeziehung von Selbsthilfe. Die Inhalte der Broschüre demonstrieren eindrücklich, wie weit die BGSP noch in der Mitte der 1980er-Jahre anderen Verbänden in der psychiatrischen Fachwelt bzw. im gesundheitspolitischen Feld – sieht man von der APK ab – in ihren richtungsweisenden Vorschlägen entfernt war. Die Broschüre zum regionalen Verbund war eine Sternstunde der DGSP!

Weniger eine Sternstunde war das Verhältnis der DGSP zur Wissenschaft, namentlich zur eigenen Forschung. Die »bürgerliche« Forschung stand seit Gründung der DGSP im Zentrum der Kritik. Auch die Gründung des Zentralinstituts für Seelische Gesundheit in Heidelberg durch Häfner u.a. wurde sehr kritisch betrachtet – beruhte aber auf Gegenseitigkeit.[245] Die wissenschaftliche Bearbeitung des Themas Psychiatrie war eher im kritisch-linken Spektrum angesiedelt und – hinsichtlich DGSP – weitgehend dominiert durch die sog. »Münchener Gruppe«.[246] Darüber hinaus erhielt die umfangreiche qualitativ orientierte teilnehmende Beobachtung von Christa und Thomas Fengler »Alltag in der Anstalt«[247] in der gesamten Szene eine große Beachtung und sorgte für die Erkenntnis, dass die Verbindung von Sozialwissenschaften und Sozialpsychiatrie sehr erkenntnisreiche Ergebnisse hervorbringen kann. Auf der Freiburger Jahrestagung 1979 wurde das Forschungsthema intensiv diskutiert und Klaus Dörner kündigte die Gründung eins Forschungsinstitutes »Zur Erforschung des Ge-

240 UAG 2/6 der Vertragskommission Soziales 2011; Reumschüssel-Wienert 2012.

241 Deister 2011; Deister und Wilms 2014.

242 BMJFFG 1988.

243 Kruckenberg et al. 1999; Kunze und Kruckenberg 1999.

244 Vgl. statt anderer Armbruster et al. 2006; Schmidt-Zadel et al. 2009.

245 Insbesondere Heinz Häfner, der die DGSP als »forschungsfeindlich« betrachtete und Klaus Dörner waren in der Auseinandersetzung. Vgl. Dörner 1981.

246 Das waren im Wesentlichen: Heiner Keupp, Barbara Riedmüller, Ernst von Kardorff, Stephan Wolff, aber auch andere wie z.B. Ute Daub (Darmstadt), Christoph Tholen (Kassel) Dietrich Krämer (Berlin).

247 Fengler und Fengler 1994 (1976).

sunden, des Normalen und des Alltages« an.[248] Im Anschluss haben die interessierten Wissenschaftler*innen sich im »Arbeitskreis Forschung« getroffen und Fragestellungen sowie ein Konzept erarbeitet. Dies sollte nicht nur eine Kritik der Wissenschaft, Forschung und Forschungspolitik beinhalten, eigene Möglichkeiten und Bereiche von Forschung inklusive Forschungsförderung eruieren und durch Ergebnisse Wissen generieren, welches die Chancen der Umsetzung von Reformprojekte erleichtern sollte. Darüber hinaus sollte es dazu beitragen, die Evaluation und Reflexionen von Projekten voranzutreiben und zu unterstützen.

1980 wurde das Programm auf einer DGSP-Vorstandssitzung vorgestellt und skeptisch beurteilt. Zwar stimmte der Vorstand einem Forschungsausschuss zu, aber »Der Forschungsausschuss müsste durch eigene Aktivitäten dafür sorgen, dass er zum Forum für Diskussionen dieses wichtigen und brisanten (und wie die Reaktionen bei vielen Vorstandsmitgliedern zeigten, innerhalb der DGSP noch wenig diskutierten) Themas werden kann«.[249] Im April 1981 lud der Forschungsausschuss der DGSP zu einer Tagung nach Kassel unter dem Motto »Wer löst Wen Wohin auf – Zum Dilemma der Forschung im Wandel der Psychiatrie«. Hier sollte eine breite Diskussion von an Forschung Interessierten zu den Problemfeldern Forschung zwischen institutioneller Reform und Initiativen, methodische Zwänge und Probleme politischer Durchsetzung in der Psychiatrieforschung sowie zum Verhältnis von Forschern und Beforschten stattfinden. Die unterschiedlichen Beiträge sind in einem Sonderband der SPI abgedruckt.[250] Auf der Tagung wurden unterschiedliche Möglichkeiten kritischer Forschung sowie auch Möglichkeiten eines DGSP-eigenen Instituts kritisch unter die Lupe genommen. Allerdings währte die Hoffnung nicht lange; im Nachwort zum oben genannten Sonderband berichten Ute Daub et al. darüber, dass es sich »schon wenige Wochen nach dem Kasseler Kongress heraus (stellte), dass eine solche Form der Institutionalisierung des Forschungsausschusses nicht realisiert werden konnte, weil sie vom Vorstand der DGSP nicht gebilligt und von uns dann nicht weiterverfolgt wurde«.[251] Damit war ein eigenes Forschungsinstitut der DGSP »vom Tisch«; der Forschungsausschuss gab danach seine Arbeit auf.[252] Erst über 10 Jahre später gab es neue forschungsorientierte Initiativen innerhalb der DGSP.

Diese Entwicklung wurde innerhalb der DGSP-Mitgliederschaft fast gar nicht zur Kenntnis genommen, jedoch von einigen mehr als 10 Jahre später heftig kritisiert. Manfred Bauer spricht davon, dass die DGSP um die »Evaluation dessen, was ein Großteil ihre Mitglieder tagtäglich treibt, nicht sonderlich gekümmert und die die forschungsorientierte Seite der Sozialpsychiatrie sträflich vernachlässigt (hat)«.[253] Er begründete dies mit Bezug auf Ciompi, welcher kritisierte, dass die DGSP als »Bewegung« mehr emotionale, ideologische, eher antiakademische und zum Teil auch anti-

---

248 Vgl. zum Folgenden: Kardorff und Tholen 1980.

249 Kardorff und Tholen 1980, S. 48.

250 Forschungsausschuss der DGSP 1982.

251 Daub et al. 1982, S. 118.

252 Meines Erachtens hat damit auch die »Münchener Gruppe« und die links-kritische sozialwissenschaftliche Begleitung der Psychiatriereform ihren Einfluss verloren, jedoch blieben einige Mitglieder dieser Gruppe der DGSP treu.

253 Bauer 1995, S. 14.

medizinische Dimensionen aufgenommen hat und damit akademisch-forschungsbezogene Dimensionen von Sozialpsychiatrie aus der DGSP erstickt bzw. hinausverlagert hat.[254] In dieselbe Richtung argumentierten sowohl Finzen als auch Hoffman-Richter. Finzen schreibt von »Gesinnung vor Erkenntnis«[255] und Ulrike Hoffmann-Richter vom »Verschwinden der Sozialpsychiatrie als Wissenschaft«. Der Grund: »Mit der Entwicklung der Sozialpsychiatrie zur Bewegung rückt die Gesinnungsliteratur in den Mittelpunkt«.[256]

Ob der oben postulierte Wandel zur Ökologie hiermit etwas zu haben könnte, kann an dieser Stelle nicht untersucht werden. Auf jeden Fall aber ist auch in der DGSP, die ab September 1984 ihre Geschäftsstelle zur Freude von Finzen von Wunstorf nach Hannover verlegte,[257] ein deutlicher Schwenk hin zu »grüner« Politik zu verzeichnen. Sicherlich hat dies viel mit der Affinität vieler (junger) DGSP-Mitglieder zur Alternativbewegung zu tun, was die Thematisierung entsprechender Themen von Ökologie oder Friedenspolitik zur Folge hatte.[258] Auch das Verhältnis zu den Gewerkschaften war nicht mehr das Beste. Darüber hinaus gab es zum Teil in einzelnen Landesverbänden engste personelle Überschneidungen mit den Grünen.[259] So kam es, dass die DGSP auf den Kongress der Grünen »Die Zukunft der psychosozialen Versorgung« von 30.11. bis 2.12. 1984 eingeladen war und ihre Vorstellungen vortragen konnte. Allerdings geriet die Veranstaltung völlig aus den Fugen: Der arme Thomas Bock musste ertragen, dass sein Vortrag im wütenden Protest und Geschrei unterging.[260] Im Vorstand wurde dies im Nachgang freundlicherweise so ausgedrückt: »In einer äußerst angespannten und aggressiven Tagungsatmosphäre war es kaum möglich, Standpunkte überhaupt einzubringen oder vorhandene gemeinsame Zielsetzungen zu diskutieren«.[261] Bock formulierte es in seinem Brief an die Grünen schärfer, er sprach von einer »hasserfüllten und sehr anstrengenden Atmosphäre« und davon, dass das Hinein-gedrängt-Werden in die Rolle der Psychiatrie für ihn schwer auszuhalten wäre und für die DGSP unangemessen ist.[262] Er wandte sich hierbei an die in Berlin sehr aktive radikal-antipsychiatrisch orientierte »Irren Offensive«, die die DGSP-Position als »Absicherung, Perfektionierung, Rationalisierung und Modernisierung der Psychiatrie« bezeichneten, und: »Die mystifizierende Verwendung eines gesellschafts- und kapitalismuskritischen Vokabulars dient lediglich dazu, die projektierte Praxis zu legitimieren und sie in einen »alternativen« Diskurs einzubinden«,[263] so Tina Stöckle und Peter Lehmann zur DGSP. Auch für Keupp

254 Ebd. S. 14.

255 Finzen 1998, S. 91.

256 Hoffmann-Richter 1995, S. 21.

257 Tjaden 1984 78.

258 Siehe z.B. die Broschüre: DGSP – Arbeitsgruppe »Militärpsychiatrie« 1983.

259 Zum Beispiel bestand die »Fachgruppe Gesundheit« der GAL Hamburg in ihrer Mehrheit aus DGSP-Mitgliedern.

260 Ich glaube, dass auch Michael Wunder aus Hamburg ein ähnliches Schicksal ereilte.

261 DGSP-Rundbrief 1985, 18 (28), S. 5.

262 Bock 1985a.

263 Stöckle und Lehmann 1985, 35f.

war diese Tagung eine »traumatische Erfahrung«,[264] die ihm zeigte, wie weit die Vorstellungen der wohlmeinenden Profis von den Erfahrenen auseinanderlagen.

Die Thesen der Grünen zur Psychiatrie gaben sich im Gefolge der Tagung zum Teil noch antipsychiatrisch. Sie forderten die Schließung der Irrenhäuser, das Modellprogramm nicht weiter zu führen, den psychiatrischen Patient*innen Menschen- und Bürgerrechte zu garantieren, Elektroschockbehandlungen zu verbieten sowie eine radikale Kommunalisierung psychiatrisch-therapeutischer Hilfen und Vorrang der Selbstorganisation Betroffener.[265] Kurze Zeit später haben die Grünen dann ihre Vorstellungen wesentlich »entschärft« und 1985 als alternativen Gesetzentwurf eingebracht. Dies brachte ihnen wiederum ein wohlwollenderes Urteil der DGSP ein,[266] sie verscherzten es sich aber mit der Irrenoffensive, die dieser Wandlung ein »Armutszeugnis« ausstellte.[267] Zwei Jahre später waren (Münchner) DGSPler aktiv an einer Ausarbeitung eines psychiatriepolitischen Konzeptes der Grünen beteiligt.[268]

Das waren jedoch nicht die einzigen praktisch-politischen Aktivitäten der DGSP. Neben Aktivitäten zur Vormundschaftsgesetzgebung[269] sowie zur Pflege[270] etc. und immer wieder gegen die Etablierung eines Heimbereiches insbesondere durch Aufteilung der Landeskrankenhäuser,[271] die hier nicht alle referiert werden können, standen im Mittelpunkt die Auseinandersetzung mit dem Modellprogramm sowie die Auseinandersetzung mit der Bundesgesetzgebung – nicht zuletzt im Zusammenhang mit dem geforderten »Psychiatrie-Rahmengesetz«. 1983 beschäftigte sich der Mannheimer Kreis in Remscheid mit dem großen Modellprogramm des Bundes. Obwohl allerorten DGSP-Mitglieder in den Modellsektoren aktiv am Aufbau gemeindepsychiatrischer Versorgungsstrukturen beteiligt waren, fiel die Beurteilung des Programms durch die DGSP insgesamt kritisch aus. Kritisiert wurde, dass keine Auflösung erfolgte, dass falsche Finanzierungsstrukturen gefestigt werden, die Anschlussfinanzierung für die Projekte nicht gesichert sind und das (Pflege-)Personal nicht eingebunden wurde.[272] Auch 1984 auf der Jahrestagung in Berlin setzte man/frau sich sehr kritisch mit dem Modellprogramm auseinander, forderte neben anderem »eine Psychiatrie ohne Anstalten«, ein »eigenständiges Wohnrecht« für psychisch kranke Menschen sowie die Einbeziehung der Selbsthilfe, jedoch nicht als Sparmaßnahme.[273] Zum Auslaufen des Modellprogramms wurde festgehalten: »Das Modellprogramm hat nur bestätigt, was längst bekannt war: Ambulante Einrichtungen mit gezieltem Versorgungsauftrag können auch Patienten mit langer Psychiatriekarriere ein eigenständiges Leben ermöglichen und

---

264 Keupp 2001, S. 80.

265 Opielka und Die GRÜNEN, BAG-Soziales und Gesundheit 1985.

266 Vgl. hierzu Bock 1985c.

267 Lehmann et al. 1987.

268 Cramer et al. 1986.

269 DGSP Arbeitskreis Recht und Psychiatrie 1983.

270 Bock 1983.

271 DGSP-Vorstand 1983.

272 Oben ist schon auf die Kritik der »Münchner Gruppe« hingewiesen worden: Bonß et al. 1985; Kardorff 1985a.

273 DGSP-Vorstand 1984.

Anstaltsaufenthalte überflüssig machen. Eine Psychiatrie ohne Großanstalten ist möglich!«[274] Auf der Jahrestagung 1985 in Kaufbeuren wurde das Modellprogramm auch für die DGSP – fast lautlos, wie Clausen später schreibt[275] – zu Grabe getragen. Als kurzer, thematisch orientierter Nachtrag bleibt: Auch nachdem 1988 der Bericht der Expertenkommission erschien,[276] blieb die Reaktion der DGSP zurückhaltend bis skeptisch. »Zwar wurden die Defizite und Hindernisse der derzeitigen Situation gut beschrieben, doch der Ausweg nur halbherzig beschritten«. Das betrifft z.B. die »nahe liegende Forderung nach einer Auflösung der Großkrankenhäuser«. Auch seien die notwendigen Bausteine der gemeindepsychiatrischen Verbundsysteme bekannt. Die DGSP kommt zu dem Schluss. »Geforscht und debattiert ist genug, jetzt muss gehandelt werden«.[277]

Ähnlich wie die Grünen hat die SPD über die Landesregierung NRW im Bundesrat einen Gesetzentwurf im Bundestag eingebracht, der zumindest einen Teil der bisher nicht erfolgten Psychiatriereformen nachholen sollte. Im Zentrum hierbei standen Aufgaben und Finanzierungsfragen von Tageskliniken und Institutsambulanzen, aber auch von Übergangswohnheimen und ambulanten Pflegediensten.[278] An diesem Entwurf haben DGSPler mitgewirkt, zumal über den Arbeitskreis »Sozialdemokraten im Gesundheitswesen« Verbindungen zur SPD bestanden.[279] So wurde dieser Entwurf z.B. von Plog recht positiv und optimistisch gestimmt kommentiert – »10 Jahre nach der Enquête passiert etwas«.[280] Auch der DGSP-Vorstand äußerte sich positiv, forderte jedoch Ergänzung, die in Richtung »Finanzierungspool« gingen.[281] Er kann sich als weitere Perspektive jedoch ein Zusammengehen mit beiden Parteien vorstellen, da die sozialpolitischen Kerne beider Entwürfe nicht »grundverschieden seien«; »eine »Kernfusion« würde viel Energie freisetzen«.[282] Mit dem nach einer Anhörung[283] verabschiedeten Gesetz zur Verbesserung der ambulanten und teilstationären Versorgung psychisch Kranker«[284] durch die schwarz-gelbe Koalition entpuppte sich der Optimismus allerdings als Illusion, da sich das Gesetz nur auf Tageskliniken und Institutsambulanzen bezog, und aus Sicht der DGSP-Rundbrief-Redaktion eine »amputierte Lösung« darstellte.[285]

Anfang 1986 verlässt der langjährige Geschäftsführer, Detlef Klotz, die DGSP und Lothar Evers beginnt seine Karriere in der DGSP.[286] 1986 legt die DGSP nach langen Diskussionen ihre »Prüfsteine zu einem Psychiatriegesetz« vor, in denen sie ihre Positionen

274 DGSP-Vorstand 1985, S. 4.

275 Clausen 1990, S. 12.

276 Vgl. BMJFFG 1988. Siehe auch oben.

277 DGSP-Vorstand 1988b.

278 Entwurf eines Gesetzes zur Verbesserung und Weiterentwicklung der psychiatrischen Versorgung (Psych VWG) vom Mai 1985.

279 Siehe auch den oben angeführten Briefwechsel von Klaus Dörner u.a.

280 Plog 1985.

281 Bock 1985d.

282 Bock 1985b.

283 Thamm 1985.

284 Siehe oben.

285 Redaktion DGSP-Rundbrief 1986, 19 (32), S. 45f.

286 Vgl. zum Wechsel: DGSP Rundbrief 1986, 19 (32), 37ff.

zu einer »Rahmengesetzgebung« darlegt.[287] Sie stellen eine Ergänzung der »Plattformbroschüre« dar, die im selben Jahr eine zweite Auflage erfährt.[288] Mit den Prüfsteinen, die eher ein Eckpunktepapier darstellen, verfolgt die DGSP das Ziel, dass in den unterschiedlichen Regionen Versorgungssysteme entstehen, die sich an einer gemeinsamen Zielsetzung ausrichten. Hierbei gilt grundsätzlich »Nicht mehr die Störung, sondern der betroffene Mensch und seine Lebenssituation stehen im Mittelpunkt«.[289] Weitere Ziele sind vor allem:

- Die Grundrechte und Rechtsstellung psychisch kranker Menschen sind zu verbessern, was sich nicht nur in einer sozialrechtlichen Gleichstellung erschöpft, sondern reicht im Sinne einer Sicherung der Grundrechte von einer »sozialen Existenzsicherung« (Grundeinkommen) über die Veränderung von Vormundschaftsrecht und partizipativen Elementen (Ombudsmann) bis zur Forderung, dass Behandlung schädigungsfrei, auf einer informierten Grundlage und »grundsätzlich nur auf freiwilliger Basis« erfolgen soll und nicht die Grundrechte einschränken darf.
- Die Struktur der psychiatrischen Versorgung soll so gestaltet werden, dass die psychiatrischen Großkrankenhäuser »mit einem festen Zeitplan aufzulösen« sind, d.h. mit einem schrittweisen Übergang in ein lebensweltorientiertes »breit gefächertes Hilfsangebot«. Nicht nur für den Übergang dient ein pauschales Budget, welches mit der Auflösung der großen Kliniken »schrittweise mit dem Prozess der Umgestaltung für eine Versorgung außerhalb der Anstaltsmauern umgewidmet« wird.

Für die Versorgung werden als wesentlichste Einrichtungen der Grundversorgung genannt:

- Sozialpsychiatrische Dienste; betreutes Wohnen; Einrichtung zur Arbeit und Rehabilitation; Tageskliniken, stationäre Akutversorgung an psychiatrischen Abteilungen an Allgemeinkrankenhäusern und Institutsambulanzen sowie Übergangseinrichtungen und Einrichtungen zur sozialen Rehabilitation.
- Die Kooperation, Koordination und Planung, wobei die Betroffenen und ihre Angehörigen zu beteiligen sind.
- Aus-, Fort- und Weiterbildung für alle Berufsgruppen sind Team- und Gemeinwesen orientiert zu gewährleisten.

Auch diese Prüfsteine bzw. Eckpunkte lesen sich heutzutage (2020) auf eine gewisse Art und Weise hochaktuell, nehmen sie doch viele Dinge vorweg, die erst Jahre oder Jahrzehnte später aktualisiert und in die Diskussion breit eingeführt werden. Das betrifft nicht nur ein Budget, sondern auch eine »personenzentrierte Perspektive«, die

---

287 DGSP-Vorstand 1986 In einem »Rahmengesetz« sollten durch den Bund rechtliche Vorgaben erfolgen, die dann auf Länderebene konkretisiert werden.

288 DGSP et al. 1986.

289 DGSP-Vorstand 1986, S. 7.

Fragen von Menschenrechten und Partizipation und– vor allem – die Frage einer auf Gewaltfreiheit und Freiwilligkeit basierenden Psychiatrie.[290]

Die Quintessenz dieser Positionen trug Thomas Bock als Vorstandssprecher im Oktober 1986 auf der DGSP-Jahrestagung in Offenburg vor[291] und stellte sich – wie oben schon angedeutet – der alternativen Gesundheitsszene ein halbes Jahr später zusammen mit dem neuen Geschäftsführer Lothar Evers auf dem Gesundheitstag in Kassel.[292] Mit dem Gesundheitstag verband die DGSP neben vielen thematischen und personellen Überschneidungen besonders die Positionen, die hinsichtlich der sog. »Euthanasie« und »Aktion T 4«, der Verfolgung, Verstümmelung und Ermordung von psychisch kranken und behinderten Menschen sowie der Ende der 1980er-Jahre aufflammenden Diskussion um aktive Sterbehilfe. Im Zentrum der Diskussionen standen der Chirurg Julius Hackethal und der Gründer und Präsident der »Deutschen Gesellschaft für Humanes Sterben«, Hans Henning Atrott. Beide traten mit Unterstützung einiger Prominenter öffentlich wirksam für das Recht auf, seinem Leben ein Ende zu setzen bzw. für die Straffreiheit aktiver Sterbehilfe.[293] Hackethal und Atrott bezichtigten sich diesbezüglich selbst. Wie oben schon angedeutet, konnte Hackethal mit Mühe, davon angehalten werden, 1987 auf dem Gesundheitstag in Kassel zu sprechen. Atrott war neben seinen skandalösen Thesen auch dafür berüchtigt, dass er gern, oft und verbissen seine Gegner mit Prozessen überzog – meist ohne Erfolg.

Die DGSP hingegen hat sich seit ihrer Beschäftigung mit den Verbrechen im »3. Reich« sehr intensiv mit den Fragen der Zwangssterilisierung sowie der Anerkennung als und Entschädigung der Opfer. So beschäftigte sich die DGSP beispielsweise 1984 auf ihrer Jahrestagung in Berlin mit der Frage der Zwangssterilisation und wandte sich entschieden gegen die noch immer herrschende Praxis bei Kindern und Jugendlichen.[294] Im Rahmen der Diskussion um ein Bundesentschädigungsgesetz, wandte sich Dörner sehr moralisch insistierend an die DGSP-Mitglieder und forderte: »Jedes DGSP-Mitglied hat jetzt etwas für die psychiatrischen NS-Opfer zu tun!«.[295] Hierdurch angeregt, schrieben Ärzte des PKH-Philippshospital an Bundestagsabgeordnete in ihrem Einzugsgebiet einen Brief, in dem sie gleichfalls Anerkennung und Entschädigung für die Betroffenen forderten.[296] Und im Jahr 1986 beschäftigten sich mehrere DGSP-Rundbriefe auch im Zusammenhang mit einem skandalösen Euthanasieprozess in Frankfurt gegen drei NS-Ärzte[297] mit dem Thema.[298] Es wurde ein Brief an Bundespräsidenten, -Kanzler, Ministerien und Fraktionen geschrieben, in dem das Anliegen und Forderungen geschildert wurden. Von dem damaligen Kanzleramtsminister Schäuble

---

290 Vgl. hierzu Zinkler und Peter 2019.

291 Bock 1986.

292 Bock 1988; Bock und Evers 1988.

293 Auf die hiermit in Verbindung stehende Diskussion um die »Neue Euthanasie« und »Bio-Ethik« des Peter Singer kann hier nicht eingegangen werden. (Mit weiteren Verweisen Mürner und Sierk 2013, 105f.).

294 Köttgen und Mörtl 1984.

295 Dörner 1985b.

296 Ärzte Philippshospital 1986.

297 Dr. med Mabuse 1986.

298 Mecklenburg 1986; Hartung 1986.

kam eine Antwort, die dem Anliegen gewissermaßen aus »systematischen Gründen« eine Abfuhr erteilte, da die Psychisch Kranken nicht wegen Ihrer Rasse, sondern aus erbbiologischen Gründen sterilisiert worden seien; und: »Selbst einzelne Korrekturen würden das gesamte System des Wiedergutmachungs- und Kriegsfolgenrechts gefährden und zwangsläufig neue Ungerechtigkeiten schaffen«,[299] so Schäuble. Nach umfangreicher Vorbereitung veranstaltete die DGSP kurz vor der Bundestagswahl am 18. Januar 1987 in der Rheinischen Landesklinik in Bonn eine Tagung »Verdrängen? Verschieben? Vergessen?« zum Thema Anerkennung und Entschädigung auch der psychiatrischen Opfer, für die seit mehr als 3 Jahren eine entsprechende Petition beim Bundestag vorlag. Nach dem Gesundheitstag 1987 wurde das Thema Euthanasie und Sterbehilfe auch im DGSP-Rundbrief breit diskutiert, wo Klaus Dörner und Udo Sierk eine Verbindung der heutigen zur damaligen Nazi-Debatte zogen.[300] Kurze Zeit später erläuterte Dörner seine in Anlehnung an Götz Aly und Karl-Heinz Roth entwickelte These der »Endlösung der sozialen Frage« in seinem Buch »Tödliches Mitleid«.[301] Sterbehilfe war auch 1988 eines der Hauptthemen auf der Jahrestagung in Herborn. Die Auseinandersetzungen mit dem Thema hatten zur Folge, dass auch die DGSP und einige ihrer Protagonisten von Atrott mit Prozessen überschüttet wurden. Obwohl Atrott die Prozesse letztlich erfolglos anstrengte, haben sie für die DGSP nicht nur einiges Geld, sondern auch unglaublich viel Energien und Zeit insbesondere in der Geschäftsstelle gekostet. Dies war in der Zeit nach 1988, als die DGSP langsam in Ihre Krise schlidderte nicht zu unterschätzen.

Eine weitere Verbindung mit der – hier nun internationalen – »Szene« muss erwähnt werden, weil sie nicht unbedingt für die DGSP als Verband, jedoch für viele DGSPler*innen ein doch sehr nachhaltig wirkendes Erlebnis gewesen ist: Wie schon angedeutet, hatten viele DGSPler*innen Verbindungen zur italienischen Psychiatrie, die insbesondere den außerklinischen Bereich befruchtete. In diesem Zusammenhang waren sie auch Mitglieder bei »Reseau«, einer Initiative für Alternativen zur Psychiatrie[302] und fuhren im Mai 1984 zum Reseau-Kongress nach Rom. Dort wurden viele Bereiche der europäischen Psychiatrie unter einer systemkritischen und anti-psychiatrischen Perspektive diskutiert und kritisiert. Das Besondere an diesem Kongress jedoch war, dass hier Menschen zusammenfanden, die nicht nur kritisierten und theoretisierten, sondern auch gut und gern zusammen feierten und ihre theoretischen Initiativen mit Kunst- und Kulturaktionen verbanden. Von der Tagung wurde berichtet, dass »Marco Cavallo, das blaue Pferd, als Symbol der Befreiung von der Irrenanstalt in Triest erbaut«, auf dem Tagungsgelände stand, in den nächsten Tagen durch die Abruzzen trabte und zum Tagungsende auf der Piazza Pantheon erschien, »auf der es begeistert umjubelt, inmitten der ausgelassenen fröhlichen, von Wein, der Musik und der römischen Nachtluft berauschten Menschenmenge auftauchte«.[303] Es wurde beschlossen, dass die nächste Reseau-Tagung 1985 im September 1985 in Bremen stattfinden soll

299 Evers 1986, S. 6. Vgl. auch Pingel 1993, 183ff.

300 Dörner 1988a; Sierk 1988.

301 Dörner 1988b Vgl. auch Dörner 1991.

302 Heute (2020) hat Reseau sein Betätigungsfeld verlagert. Siehe: https://reseauinternational.net/

303 Hessemer-Kühn 1984.

und vorher ein »Zug durch die Anstalten« vier Wochen durch die Bundesrepublik ziehen soll. Die »Blaue Karawane« war geboren.

Wenngleich die Blaue Karawane durchaus auf Distanz zur DGSP ging, haben viele DGSPler*innen inklusive der bremischen Vorstandmitglieder Klaus Pramann und Rainer Nathow an der Vorbereitung und dem Zug der Blauen Karawane mitgewirkt.[304] Die Karawane machte nun ihren Zug durch westdeutsche Klinken mit vielen künstlerischen Aktionen, Happenings und Festen und wurde in der Regel mit großer Gastfreundschaft und Freude empfangen. In Bremen gab es dann mit dem Kongress das Abschiedsfinale[305] und Pramann prognostizierte: »Die ›Blaue Karawane‹ bleibt nicht ohne Folgen«,[306] war sie doch Ausdruck eines Konfliktes zwischen »radikalen« und nicht (ganz-so) radikalen DGSP Vorständler*innen. Dass gerade Klaus Pramann und Rainer Nathow mitgewirkt zeigt den schon oben genannten bremischen Konflikt sowie auch den Konflikt innerhalb des DGSP-Vorstandes. Nathow und Hessemer-Kühn schreiben in ihrem Kongressbericht über die Einigkeit der Kongressteilnehmer*innen in der Ablehnung des Irrenhauses: »Diese Einigkeit wirkt auf die DGSP in ihrer derzeitigen Verfassung (!) gewiss wie eine Provokation, und so war es wahrlich kein Wunder, dass wir als DGSP außer von unserem kritischen Freund Klaus Hartung keines Wortes in einem der Referate gewürdigt wurden, leider!«.[307]

Die eben angedeuteten Konflikte im Vorstand sind nicht die einzigen gewesen, die sich in der DGSP im Verlauf der 1980er-Jahre auftaten. Schon mit Beginn der DGSP in den 1970er-Jahren taten sich Konflikte zwischen theoretisierenden Systemveränderern und Kolleg*innen, die einfach nur lernen wollten, auf. Es gab im Rahmen der »Auflösungsdebatte« Konflikte nicht zur zwischen Befürwortern und Gegnern, sondern auch zwischen Berufsgruppen und auch die Debatte um die »Neue Einfachheit« lies die DGSP nicht ungeschoren. Nun kamen neue Konflikte dazu und alte perpetuierten sich (immer wieder). Schon früh ist ein »Generationsproblem« angesprochen worden, dass sich darin äußere, dass Ältere von »DGSP-Fläche« verschwinden oder austreten, dass Jüngere nichts mehr von der DGSP-Geschichte wissen und dass in den Sitzungen immer nur dieselben etwas sagen, so Christiane Haerlin. Sie kommt auch zu einer politisch-taktischen Interpretation: »Heute sehe ich, dass vieles im Geiste der DGSP vor Ort aufgebaut ist, aber die Initiatoren es aus Klugheit vermeiden, die linkslastige DGSP auf die Fahnen zu schreiben. Vielleicht ist das gut so. Der Geist der DGSP ist vielerorts am Wirken, auch wenn diese Leute nicht »in die DGSP-Kirche« kommen (Tagung, Mannheimer Kreis etc.)«.[308] Manfred Zaumseil hat z.T. ähnlich wie Haerlin den Eindruck, dass sich der Fokus der DGSP von der – verurteilten – Anstalt über die Therapie hin zum ambulanten Bereich verschob und den sozialpolitischen Bedingungen der Arbeit. »Bei diesen, grob und nur beispielhaft skizzierten Veränderungen wandten sich alte Mitglieder ab – mit den damit verbundenen Enttäuschungen auf beiden Seiten – und neue Mitglieder wurden angezogen. Eine Reihe von »Alten« – so denke ich – wollten

304 Bremer Stadtmusikanten 1984

305 Vgl. hierzu: Hessemer-Kühn und Nathow 1985.

306 Pramann 1985.

307 Hessemer-Kühn und Nathow 1985.

308 Haerlin 1983, S. 9.

neue Orientierungen aus politischen Gründen nicht mehr tragen. Manche zu Amt und Würden gekommene Mitglieder zogen sich zurück aus der öffentlichen Identifikation mit der DGSP, obwohl sie intern weiterhin Sympathie bekundeten«.[309] Aber auch über die Themenstellungen und die Art ihrer Behandlung gab es Kritik. Hans Luger kritisierte die Berliner Jahrestagung »Blick zurück nach vorn« dahingehend, dass die DGSP ihr Ziel, Anschluss an die sozialen Bewegungen für selbstbestimmtes Leben verpasst habe, denn die Vorträge von Erich Wulff, Dirk K. Wolter u.a. »zeugen mehr über deren Vorurteile als von tatsächlicher Kenntnis über die Arbeit der Alternativprojekte«. Er kommt zum Resümee: »Die DGSP schmorte in Berlin im eigenen Saft und schien sich nicht gerne darin stören lassen zu wollen«.[310] Ähnliche Kritik gab es auch am Mannheimer Kreis 1986, bei dem es um »Utopien in der Psychiatrie« ging und Erich Wulff sich nicht nur Sozialist outete, sondern nach wie vor im Postulat »Abschaffung der Institutionen der Ausgrenzung« die »ich für unabdingbar halte, wenn unsere Arbeit überhaupt eine Perspektive haben soll«.[311] Als Gegenbegriff zur Utopie sieht er nicht Realismus oder Wirklichkeitsnähe, sondern »letztlich Opportunismus: Die Wahrung kurzfristiger Interessen und die Unterwerfung unter die aus diesen erwachsenen ›Sachzwänge‹«[312] Mit solchen kenntnisreich-gebildeten und theoretisierenden Äußerungen eines – immerhin – Klinikdirektors konnten viele junge Mitglieder und »Sympathisant*innen« der DGSP, die sich in ihren Projekten abmühten, nicht mehr wirklich viel anfangen. Die Konflikte verschärften sich bei der Mitgliederversammlung im Oktober 1986. Stefan Richter spricht von »offeneren« Kontroversen«, als sich der bisherige Vorstand spaltete und nun zwei »Fraktionen« – die Horrorvision eines jeden aufrechten Sozialisten – zur Wahl antraten, eine linke und eine anscheinend nicht-ganz-so-linke Fraktion, deren Kontroversen der Berichterstatter leider nicht benennen konnte (wollte?). Er kommt jedoch zu dem Schluss: »Das Wahlergebnis berechtigt zu der Hoffnung, dass die zukünftige Vorstandsarbeit weniger von internem Tauziehen bestimmt wird und mehr Gemeinsamkeiten in den Grundpositionen der DGSP herausgearbeitet werden…«.[313]

In den folgenden Jahren erlahmte die Diskussion um Utopien, umfassende Konzepte etc. in der DGSP merklich, was durchaus mit einer gewissen Ermüdung, oder auch den Mühen mit dem Aufbau eigner, neuer Projekte zu tun haben mag. Darüber hinaus – und auch dies sei hier nur als These formuliert – mag ein langsames Zerfasern der alternativen Bewegung in unterschiedliche Milieus im Zuge der gesellschaftlich-kulturellen Entwicklung, sowie der Zusammenbruch des »real existierenden Sozialismus« mit seinen auch ideellen Folgen, eine weitere Ursache der Diskussionsmüdigkeit sein. Aber Günther Wienberg forderte im Namen der WGSP ein »Ende der Besinnlichkeit« und »die Verantwortungsfrage muss geklärt werden: Verbindliche Übernahme von Pflichtaufgaben auch im ambulanten und komplementären Bereich«.[314]

309 Zaumseil 1983.

310 Luger 1984.

311 Wulff 1986, S. 10.

312 Ebd. S. 11.

313 Richter 1986, S. 10.

314 Wienberg 1989.

Auf den Tagungen der letzten beiden Jahre des Jahrzehnts ging es bei aller Kritik an der Gesundheitspolitik, der Auseinandersetzung mit der Sterbehilfe und Herrn Atrott, sowie den Reformbestrebungen »vor Ort« zunehmend ermattet und enttäuscht als theoretisch inspiriert und utopisch zu. Das Gesundheitsreformgesetz (GRG) von 1988 enttäuschte – wieder einmal – letzte Hoffnungen, die noch da waren. »Psychisch Kranke sind von den Reformaspekten des GRG weitgehend ausgenommen. Die Einschränkungen des Gesetzes treffen sie hingegen besonders hart: wie z.B. bei Kurmaßnahmen, Belastungserprobung und Arbeitstherapie, ergänzende Leistungen zur Rehabilitation sowie bei der Befristung von »Krankenhausersatzpflege«.[315]

Mit dem Zusammenbruch des real existierenden Sozialismus 1988 bahnte sich zudem eine Krise der DGSP an, die sie an die Grenze trieb. Dies gilt nicht so sehr für die Vereinigung mit der ostdeutschen »Gesellschaft für kommunale Psychiatrie«, sondern für die Konsequenzen, die sich aus dem Engagement Lothar Evers, des neuen Geschäftsführers der DGSP, in der Hilfe für die »Kinder aus Cighid« ergaben. Beides wird jedoch im nächsten Abschnitt behandelt.

Nachzutragen wäre, dass die DGSP sich nun den vielfältigen Herausforderungen von Köln aus stellen musste, denn die Geschäftsstelle war 1985 nach Köln umgezogen. Auch der DGSP-Rundbrief veränderte sich. Im Januar 1988 kam das erste »Schwerpunktheft« (Sterbehilfe) des DGSP-Rundbriefes heraus und im September 1989 erschien die erste »Soziale Psychiatrie«, die nun den Anspruch hatte, nicht mehr »Vereinspostille« zu sein, sondern eine Fachzeitschrift für Sozialpsychiatrie. Das wurde sie auch!

4.5 Psychiatriereform in Deutschland – ein erstes Resümee

Die Zeit der großen Psychiatriereform in Deutschland war mit den 1980er-Jahren vorbei. Deshalb lässt sich nach nunmehr mehr als 20 Jahren Debatte und Politik der Psychiatriereform in (West-)Deutschland als auch für die DGSP ein erstes Resümee ziehen. Das soll an dieser Stelle in Thesenform vorgestellt werden.

Kersting interpretiert die Reform aus dem »Geist der Studentenbewegung«.[316]; Rudloff fasst sie als »Paradefall ›verwissenschaftlichter Politik‹ im Rahmen sozialdemokratischer Strukturpolitik auf[317] und Söhner betrachtet die Reform im Rahmen von »Oral History«, die auch unterschiedliche Rahmenbedingungen thematisiert.[318] Mein Ansatz ist der, dass ich in Thesen die Entwicklung interpretierend zusammenfasse, hierbei sozioökonomische und kulturelle, insbesondere auch sozialstaatliche Entwicklungstendenzen in Betracht ziehe und hierin die Psychiatriereform und die DGSP einzuordnen.

Gesellschaftliche Veränderungen sind immer auch an handelnde Personen gebunden: Ohne das geradezu unglaubliche Engagement der Aktivist*innen der ersten Stunde, wäre eine Psychiatriereform fast undenkbar. Ich denke hierbei zunächst an Klaus-Peter Kisker, Heinz Häfner und Caspar Kulenkampff, aber auch an Klaus

---

315 DGSP-Vorstand 1988a.

316 Kersting 2001b, 2001a, 2003.

317 Rudloff 2010.

318 Söhner 2020.

Dörner, Niels Pörksen, Manfred Bauer, Asmus Finzen und Hilde Schädle-Deininger, Maria Rave-Schwank und andere, wobei insbesondere die ersten drei schon in den 1960er-Jahren unermüdlich »geackert« haben, Gespräche gesucht und Netzwerke aufgebaut haben, um Politiknetzwerke zu knüpfen. Das soll unvergessen sein. Darüber hinaus haben die um 1970 herum »jungen« Psychiater, Psychiaterinnen und andere Berufsgruppen auch neben der DGSP geradezu manische Aktivitäten entfaltet, die man sich heute kaum noch vorstellen kann. Aber die frühen Protagonistinnen trafen eben auch auf eine bewegte Zeit, die derartige Reformen in fast allen gesellschaftlichen Bereichen und einen Modernisierungsschub für die ganze Republik herausforderte, um zukunftsfähig zu sein. Hierzu gehörte auch die Psychiatriereform.

Die Psychiatriereform *folgte* (!) einer Sozialpolitik, die zwar die institutionellen Strukturen des deutschen Sozialstaates nicht verändern wollte, aber dabei war, ihre strategische Ausrichtung in Richtung. Dienstleistungs- bzw. Teilhabeorientierung zu auszuweiten und zu verändern. Dies zeigt sich in vielen Bereichen staatlicher oder staatlich finanzierter sozialstaatlicher Aufgabenpolitik, wie z.B. in der Gesundheitspolitik durch Ausbau des maroden Krankenhauswesens und der Prävention, in der gesamten Ausrichtung der Jugendpolitik, in der Rehabilitationsgesetzgebung und in der Behindertenpolitik. Dies bedeutet zumindest strukturell, dass die Psychiatriereform nur deshalb erfolgreich in Gang gesetzt werden konnte, weil sie an Entwicklungen anschließen konnte, die schon vorher an anderer Stelle stattfanden. So wäre die Einrichtung von psychiatrischen Abteilungen an allgemeinen Krankenhäusern ohne ein vorher verabschiedetes Krankenhausfinanzierungsgesetz mit den entsprechenden Änderungen im Grundgesetz und RVO überhaupt nicht möglich gewesen. D.h.: Ohne Modernisierung des gesamten Krankenhauswesens ein paar Jahre vorher wäre eine Abteilungspsychiatrie nicht möglich gewesen.

So wäre auch der Ausbau des sog. komplementären Bereiches inklusive der – unseligen – Heime nicht möglich gewesen, wenn nicht vorher das BSHG verändert worden wäre. D.h.: Der komplementäre Bereich entstand auf der Grundlage der Modernisierung der Behindertenpolitik.

Somit lässt sich behaupten, dass die Sozialpsychiatrie insgesamt gesellschaftlichen Modernisierungstrends folgte, die die Entwicklung zu einer postfordistischen Dienstleistungsgesellschaft aufnimmt. Dies zeigt sich insbesondere in der Entwicklung von Psychiatrie-Enquête hin zu den Empfehlungen der Expertenkommission. Sie folgt auch dem Trend einer zunehmenden »Individualisierung«, den die Sozialpsychiatrie zunächst als »Subjektorientierung« deutet und in der nächsten Dekade als »personenzentrierter Ansatz« handlungsleitende Funktionen erhalten wird. Die Psychiatriereform nahm zwar die durch die Netzwerke der Protagonisten eingebrachten Entwicklungen des Auslandes, vornehmlich England und die USA auf; diese »Modelle« wurden jedoch in die institutionelle Struktur des (west-)deutschen Sozialstaates transformiert. Diese war für alle Parteien im Deutschen Bundestag sakrosankt und leitete die »Pfadabhängigkeit« der deutschen Sozialpolitik bis in die 1990er-Jahre und noch weiter. Diese von allen Parteien auch in den 1960er und 1970er immer wieder beteuerte Pfadabhängigkeit, ermöglichte die Psychiatriereform einerseits, doch begrenzte der »Pfad« mögliche Reformoptionen, die über diese Grenzen hinausgingen.

Folgt man Rosewitz und Webber, so liegt das Ausbleiben von weitreichenden Reformen (...), wie in der gemeindepsychiatrischen Perspektive angelegt, in drei spezifischen Strukturmerkmalen des politischen Systems und des im Gesundheitswesen vorherrschenden Regulierungssystems: 1. meist Koalitionsregierungen im Bund, 2. den Beziehungen zwischen Bund und Ländern, wobei die Länder bedeutende Entscheidungskompetenzen haben und 3. auf der Ebene der Selbstverwaltung der Krankenversicherung.[319] Darüber hinaus: »Die »Strukturkontinuität [ist] nicht nur als Resultat einer institutionellen Konfiguration zu verstehen (ist), die ausschließlich für Strategien inkrementeller Weiterentwicklung »durchlässig« ist, sondern auch auf die Orientierungskraft eines gesundheitspolitischen Ordnungsmodells zurückzuführen ist, das den Bereich zulässiger Reformoptionen wirksam abgrenzt«.[320]

In der Sozialpsychiatrie-Szene und darüber hinaus wird oft und gern vom »großen« Modellprogramm gesprochen. Aber: Im Vergleich zu anderen gesundheits- und sozialpolitischen Programmen in der sozialdemokratischen Reformära der Gesellschaftspolitik und –Steuerung[321] nahmen sich die Beträge von circa 250 Mio. DM für das »große« Modellprogramm bescheiden aus. Der Betrag war immerhin auf fünf Jahre und 14 Modellsektoren verteilt, was – über den Daumen – circa 3,6 Mio. DM pro Sektor/Jahr ausmacht. Das war auch schon damals nicht sonderlich viel und es erscheint auf den ersten Blick verwunderlich, dass es so erfolgreich war, zumal in den 1980er-Jahren die sozialdemokratische Ära beendet war. Die Gründe liegen meines Erachtens in vielen Aspekten:

Es war ein Anreizprogramm, das insbesondere die Länder von einer Psychiatriereform überzeugen sollte. Und in der Tat haben auch die (CDU-regierten) Länder, die nicht am Modellprogramm beteiligt waren, durch eigene Programme »mitgemacht«. Hierbei spielten die Aussagen der Psychiatrie-Enquête eine große Rolle, da hiermit Standards gesetzt waren, die nicht mehr hintergehbar waren. Das bedeutete, dass die Länder und Kommunen auch ihrerseits daran gingen, vor, neben und nach dem Modellprogramm, gemeindeorientierte Versorgungsstrukturen – insbesondere im sog. »komplementären« Bereich – aufzubauen, wobei die Aufwendungen hierfür sicher ein Vielfaches der des Modellprogrammes betrugen. Es waren eben auch ökonomisch motivierte Beschäftigungsprogramme.

Die gesamte psychiatrische Versorgung hat in den 15 Jahren seit Veröffentlichung der Psychiatrie-Enquête eine beeindruckende Entwicklung genommen. Dies soll anhand einiger weniger statistischen Zahlen verdeutlicht werden:

So hat sich die Anzahl der Fachärzt*innen mit der Gebietsbezeichnung Nervenheilkunde, Neurologie, Psychiatrie auf 7.265 bis 1990 entwickelt.[322] Wie viele Sozialpsychiatrische Dienste es 1990 an den Gesundheitsämtern gab, ist nicht bekannt. Allerdings gab es 1990 im freiverbandlichen Bereich 433 Sozialpsychiatrische Dienste, Kontakt- und Beratungsstellen für psychisch Kranke mit 285 Voll- und 247 Teilzeitbeschäftigte.

319 Rosewitz und Webber 1990, S. 299.

320 Döhler und Manow 1995, S. 142.

321 Kersting 2003; Streeck 2015b.

322 DESTATIS 1992b, S. 476 Für niedergelassene Psychotherapeuten liegen mir keine Daten vor.

Weiterhin gab es 66 ambulante sozialpsychiatrische Pflegedienste für psychisch Kranke und Behinderte mit 177 Vollzeit- und 55 Teilzeitbeschäftigte.[323]

Die klinisch-psychiatrische Versorgung durch Krankenhäuser[324] wurde geleistet durch 300 Fachabteilungen mit 71.882 Betten, davon sind 127 Abteilungen an allgemeinen Krankenhäusern mit 22.527 Betten. Sie hatten 1990 circa 140.000 Aufnahmen und Entlassungen; die Verweildauer lag bei 50,9 Tagen. Darüber hinaus gab es weiterhin 192 Sonstige Krankenhäuser mit ausschließlich psychiatrischen oder psychiatrischen und neurologischen Betten mit insgesamt 54.936 Betten. Zwar gab es 76 Häuser mit weniger als 100 Betten, jedoch immer noch 31 Krankenhäuser mit 500 – 1000 Betten und 7 Häuser mit mehr als 1000 Betten. Insgesamt gab es circa 215.000 Aufnahmen und Entlassungen und die durchschnittliche Verweildauer von 84,1 Tagen hatte eine Varianz – je nach Größe – zwischen 74,1 und 121,6 Tagen. 69 Tages- und Nachkliniken waren mit 1.345 tages- und 81 nachtklinischen Plätzen eher an den großen Krankenhäusern mit mehr als 500 Betten angesiedelt, jedoch gab es auch 43 teilstationäre Einrichtungen mit 715 tages- und 86 nachtklinischen Plätzen an den Fachkrankenhäusern, die kleiner waren. 12 reine Tages- und Nachtkliniken gab es mit 304 tages- und 43 nachtklinischen Plätzen.

Rudimentär differenzierte Daten zu Personal im Gesundheitswesen liegen für das Jahr 1988 vor. Hiernach betrug die Anzahl der Ärzt*innen in Krankenhäusern 78.701 und in Sonderkrankenhäuser 10.997. Die Anzahl von Krankenschwestern und -pflegern betrug 213.770 in Akutkrankenhäusern bzw. 35.089 in den Sonderkrankenhäusern. 1.241 Beschäftigungstherapeut*innen arbeiteten im Gesundheitswesen und 3.456 in den Sonderkrankenhäusern. Weiterhin arbeiteten 1.599 Sozialarbeiter*innen in Akutkrankenhäusern und 2.155 in Sonderkrankenhäusern.[325]

1990 gab es an Vorsorge und Rehabilitationseinrichtungen 98 psychiatrische Einrichtungen mit 6.970 Betten und einer Verweildauer von 110,6 Tagen und 85 psychosomatische Einrichtungen mit 7.824 Betten und einer Verweildauer von 47,1 Tagen. Diese Einrichtungen sind meist in privater Trägerschaft und 2/3 der Einrichtungen liegen in Baden-Württemberg oder Bayern.

Für den außerklinischen (Reha-)Bereich liegen mir kaum Daten vor, nur dass es im Bereich der Werkstätten für Behinderte[326] in der freien Wohlfahrtspflege 453 WfBn gab mit 69.662 Plätzen und fast 14.000 Beschäftigten.[327] Davon dürften circa 8.000 für Menschen mit seelischen Behinderungen sein. Darüber hinaus gab es unter dem Dach der freien Wohlfahrt 45 Rehabilitationseinrichtungen für psychisch Kranke mit 970 Plätzen, 473 Vollzeit- und 159 Teilzeitbeschäftigten.[328]

Für den Bereich der Eingliederungshilfe wird in der offiziellen Statistik nicht zwischen unterschiedlichen Behinderungsarten getrennt erhoben. Dennoch seien hier einige Daten genannt, weil sie die allgemeine Entwicklung illustrieren. Die Statistik weist

323 BAGFW 1990, S. 19.

324 Vgl. zum Folgenden: DESTATIS 1992a.

325 DESTATIS 1990, S. 476. Sonderkrankenhäuser sind psychiatrische Fachkrankenhäuser.

326 Noch 1990 hießen die heutigen WfbM nur WfB.

327 BAGFW 1990, S. 18.

328 Ebd. S. 15

für das 1990 290.000 Empfänger*innen von Eingliederungshilfe für Behinderte aus, davon 75.000 außerhalb und 215.000 innerhalb von Einrichtungen.[329] Aus der Gesamtstatistik der Freien Wohlfahrtspflege ergibt sich, dass es dort 1990 8.122 Einrichtungen gab, die Hilfen für Menschen mit geistigen Behinderungen bzw. psychischen Erkrankungen vorhielten. Sie verfügten über 248.562 Betten/Plätze und in ihnen waren 96.659 Beschäftigte tätig.[330] Für den gemeindepsychiatrischen Bereich ergibt sich folgendes Bild: Es gibt 1990 122 Heime für psychisch Kranke einschließlich gerontopsychiatrischen Einrichtungen mit 7.206 Plätze, 2.490 Vollzeit- und 660 Teilzeitbeschäftigte. Weiterhin gab es 180 Übergangsheime mit 5.767 Plätzen und 1.826 Vollzeit- und 651 Teilzeitkräften. Last not least existierten 453 Wohngemeinschaften und Einrichtungen des betreuten Wohnens für psychisch Kranke/Behinderte mit 4.581 Plätzen und 977 Vollzeit- und 338 Teilzeitbeschäftigten.[331] Darüber hinaus gab es 558 Selbsthilfegruppen bzw. 303 Gruppen des bürgerschaftlichen Engagements.[332] Soweit zu den Zahlen.

Die Psychiatriereform und das Modellprogramm wurden nicht nur von den führenden psychischen Fachexperten, sondern auch durch eine gesellschaftliche »Bewegung«, insbesondere im links-alternativen Milieu, gefordert und – im Verlauf mit deutlicher ideologischer Distanz – praktisch getragen. Und sie war ein Teil einer Modernisierungsstrategie, die die Psychiatrie später als andere gesellschaftliche Bereiche – erfasste und die die Bundesrepublik anschlussfähig an die Modernisierung der westlichen Welt bzw. des zunehmend globalisierten kapitalistischen Systems machen sollte. Die Dienstleistungsgesellschaft wurde aktiv durch die gleichnamige Strategie des westdeutschen Sozialstaates vorangetrieben. Die Gewinner der Reform waren vor allen Dingen die Professionellen, als die verschiedenen Berufsgruppen, die sich mit psychisch kranken und seelisch behinderten Menschen befassten und natürlich (?) auch die genannten Menschen selbst – allerdings eher differenziert. Für diese Bereiche ergaben sich eine Reihe von Gewinnen:[333]

Für die klinische Psychiatrie galt weiterhin, dass das medizinische und medikalisierte Paradigma nicht nur weiterbestand, sondern, auch durch Inkorporierung von psychotherapeutischen Ansätzen und Methoden eine Ausweitung erfuhr, und zwar in mehrerlei Hinsicht. Die Definitionsmacht der Psychiatrie ist nicht geschmälert, sondern eher ausgeweitet worden und es wurden mehr Bedarfe geschaffen. Die »Expertendominanz« ist ausgeweitet worden. Durch die Psychiatriereform gab es nicht weniger Psychiatriepatient*innen, sondern eher mehr. Hierfür sorgten nicht nur die zunehmend etablierten psychiatrischen Abteilungen, Tageskliniken und Ambulanzen, sondern auch die Sozialpsychiatrischen Dienste in den »Gemeinden« sowie die rapide zunehmenden niedergelassenen (Fach-)Ärzt*innen. Neue Berufsgruppen, wie z.B. Psychologen- und Psychotherapeutinnen, Sozialarbeiter*innen und andere Berufsgruppen kamen in die Krankenhäuser.

---

329 DESTATIS 1992b, S. 505.

330 BAGFW 2018, S. 12.

331 BAGFW 1990, S. 15.

332 Ebd. S. 28.

333 Ich folge hier im Wesentlichen: Wedel-Parlow 1981; Forster 1997; Weinmann 2019; Wollschläger 1997.

Darüber hinaus entstand ein großer Bereich der »medizinischen Rehabilitation«, der später bis zu 20.000 Betten umfasste. Er war allerdings eher psychosomatisch-psychotherapeutisch ausgerichtet und wandte sich eher an die (Mittelschichts-)Patientinnen bestimmter Indikationen, die keine schweren Störungen umfassten, und wurde an der Gemeindepsychiatrie völlig vorbei etabliert.

Insbesondere mit der Etablierung psychiatrischer Abteilungen an den Allgemeinkrankenhäusern und dem Funktionswandel des psychiatrischen (fach-)Krankenhauses hat die sich modernisierende wissenschaftliche Psychiatrie Anschluss an internationale Entwicklungen gefunden und konnte sich als anerkanntes naturwissenschaftliches medizinisches Fach in der Medizin etablieren. Für viele war die »Sozialpsychiatrie« bzw. Gemeindepsychiatrie eher ein regional bezogenes Organisationsmodell als ein neues wissenschaftliches Paradigma. Allerdings hatten diese Entwicklungen Folgen: Schwer, langfristig erkrankte bzw. behinderte Menschen gerieten zunehmend aus dem Fokus der Krankenhausversorgung bzw. mutierten zu »Drehtürpatienten«; aus den medizinischen Rehaeinrichtungen waren sie ohnehin ausgegrenzt. Dieselbe Gruppe rückte auch aus dem Fokus der wissenschaftlichen Psychiatrie, und zwar auch der kaum entwickelten »sozialpsychiatrisch« orientierten Wissenschaft/Forschung.

Die Muster der Professionalität bzw. der »Habitus«, wie Hans Pfefferer-Wolf schreibt, haben sich auch im sozialpsychiatrisch orientierten klinischen Bereich nicht wesentlich verändert.[334] Ich glaube jedoch, dass auch hier mit einer psychotherapeutischen Orientierung, der (langsamen) Teamorientierung sowie auch einer veränderten »Grundhaltung« in vielen klinischen Bereichen den Patient*innen mehr Respekt und Empathie gezollt wurde.

Auch im außerklinischen Bereich waren die Profis die Gewinner*innen. Dies gilt ganz besonders für die Sozialpädagogen und Sozialarbeiterinnen, die in dem in den 1970er und 1980er-Jahren entstehenden sog. komplementären Bereich der Beratungsstellen, Tagesstätten, betreuten Wohnen sowie den Heimen und Übergangswohnheimen in den Bundesländern und Kommunen zu Tausenden neue Beschäftigungsfelder fanden.[335] Angesichts der Tatsache, dass viele dieser Projekte bzw. Einrichtungen im Rahmen von Arbeitsbeschaffungsmaßnahmen entstanden sind, könnte man fast sagen, dass diese Berufsgruppen die »Gewinnerinnen« der Wirtschaftskrise und den damit verbundenen beschäftigungspolitisch motivierten Arbeitsprogramme waren. Hier hat sich – folgt man Bonß et al. – auch ein neuer Typus von Professionalität entwickelt, der geprägt war von einem ehr links orientierten alternative Milieu, einer »Grundhaltung«, die der von Döner und Plog folgte, jedoch mehr oder weniger durch die traditionelle »Fürsorgeorientierung« der frei-verbandlichen Wohlfahrtspflege beeinflusst wurde.[336] Die Dominanz der Expertinnen zeigte sich hier im fürsorgerischen Gewand.

Die institutionelle Struktur des deutschen Sozialstaatsmodells erwies sich bei dem »Marsch durch die Institutionen« vieler sozialpsychiatrisch orientierten jungen Menschen als äußerst resilient; im Gegenteil: Die Institutionen »gingen durch die Individuen hindurch«, wie Anthony Giddens schreibt. Alle diese Gruppen waren überdies

---

334 Pfefferer-Wolf 1999, S. 301.

335 Eichenbrenner 2009.

336 Bonß et al. 1985, S. 275.

damit befasst, den gesellschaftlichen Trend zur Dienstleistungsgesellschaft, die neue, auf Teilhabe und soziale Kontrolle »vor Ort« ausgerichtete »Sozialisationsfunktion« des bundesrepublikanischen Sozialstaates sowie den säkularen Trend zur »Individualisierung« aktiv umzusetzen.

Aber auch die Betroffenen waren die Gewinner, allerdings im unterschiedlichen Maß: Die Schließung, Verkleinerung und Modernisierung der alten Anstalten, die Etablierung von psychiatrischen Abteilungen, das Entstehen von Praxen und komplementären Einrichtungen hatte zur Folge, dass die betroffenen Menschen – von einzelnen Heimen abgesehen – nun zumeist sächliche Bedingungen vorfanden, die nicht mehr von Vernachlässigung, Not und Elend geprägt, sondern modern und zunehmend therapeutisch aufgestellt waren.[337] Sie fanden nun auch Profis vor, deren qualifizierter Kontakt von Respekt, Einfühlungsvermögen und Empathie gekennzeichnet war. Dies galt insbesondere für diejenigen Menschen, die in der Lage waren, die Hilfen von niedergelassenen Ärzten/Therapeuten bzw. den medizinischen Reha-Einrichtungen für sich aktiv zu nutzen – oder auch »ins Konzept passten«. Dies galt auch für diejenigen Menschen, die als enthospitalisierte oder vergleichbare Gruppe die entstandenen gemeindepsychiatrischen Dienste und Einrichtungen bei gelegentlichen stationären Aufenthalten Hilfen erwarten konnten. Schwer erkrankte bzw. behinderte Menschen verblieben jedoch oft in dem entstandenen »Heimbereich«, dessen therapeutisch-rehabilitative Möglichkeiten begrenzt waren. Zum Schluss gab es noch diejenigen Gruppen, wie z.B. obdachlose Menschen oder Menschen mit Abhängigkeitserkrankungen mit gravierenden Problemsyndromen, an denen die Psychiatriereform schlicht vorbei ging.

Auf einen weiteren Aspekt weist auch Heiner Keupp hin. Er schreibt, dass die Psychiatriereform zwar in weiten zu einer Verbesserung der Versorgung für viele psychisch kranke und seelisch behinderte Menschen geführt, aber dass sie nicht zu einer Befreiung der Menschen geführt habe.[338] Dies wird von anderen Autoren in gewisser Weise bestätigt, die jedoch das Hauptaugenmerk auf die Frage der sozialen Kontrolle legen. Sie vertreten eine Position, die behauptet, dass eine soziale Kontrolle nun nicht mehr entlang eines »Anstaltsparadigma« disziplinierend verlaufe, sondern dass sie mit der Psychiatriereform gewissermaßen dezentralisiert in die Gemeinde und darüber hinaus – begleitend – bis in das Individuum hinein verlagert wurde.[339]

4.6 Die DGSP in den ersten 20 Jahren

Die Psychiatriereform wurde getragen von Expert*innen, die weitgehend untereinander vernetzt waren.[340] Hierbei spielte die gemeinsame Mitgliedschaft in DGSP eine ganz wesentliche Rolle; allerdings führte dies auch zu Spannungen innerhalb der DGSP.

In den 20 Jahren ihres Bestehens hat die DGSP drei Generationen von Mitgliedern gehabt: Die erste Generation der akademischen, humanistisch engagierten psychiatri-

---

337 Bauer und Engfer 1990

338 Keupp 2001, S. 80.

339 Mutz 1983; Armbruster und Obert 1990; Flick 1993.

340 Vgl. auch Söhner 2020, S. 149

schen Experten der »skeptischen Generation«. (Kisker, Häfner, Kulenkampff, Bosch, Wulff) mit einem noch akademischen Expertenhabitus. Alles Kliniker. Die zweite Generation der engagierten jungen psychiatrischen Ärzt*innen und andere Berufsgruppen, die entweder sog. 67er oder auch 68er waren. (Manfred Bauer, Michael von Cranach, Klaus Dörner, Asmus Finzen, Christiane Haerlin, Peter Kruckenberg, Heiner Kunze, Ursula Plog, Niels Pörksen, Maria Rave-Schwank, Schädle-Deininger etc. Alles Kliniker*innen. Die dritte Generation der »Spät-68 er« und »Alternativen« (Bock, Obert, Rosemann, Boeckheler, Konrad) Sie waren oft im außerklinischen Bereich tätig.

In den ersten 20 Jahren Ihres Bestehens haben die DGSP und ihre Mitglieder unglaublich viel erreicht:

- Sie haben bei der Erstellung des Reformkonzeptes (Psychiatrie-Enquête) maßgeblich mitgearbeitet.
- Sie waren bei der Umsetzung der Reform (kleines, großes Modellprogramm und daneben) maßgeblich beteiligt.
- Sie hat die historische Aufarbeitung der Verbrechen gegen die geistig behinderten und psychisch kranken Menschen während der nationalsozialistischen Diktatur eingeleitet.

Darüber hinaus hatte sie in der Mitte der 1980er-Jahre ein politisch-konzeptionelles, sozial- und gemeindepsychiatrisches Profil, das sie von allen anderen psychiatrischen Verbänden ***meilenweit*** unterschied:

- Sie verfügte über ein von Dörner und Plog entwickeltes Konzept einer »sozialpsychiatrischen Grundhaltung«.
- Sie verfügte über ein hiermit verbundenes und im Wesentlichen von Niels Pörksen vertretenes Konzept der Gemeindepsychiatrie.
- Sie verfügte über ein Konzept des gemeindepsychiatrischen Verbundes sowie ein hiermit verbundenes zukunftsweisendes Konzept einer »Budgetfinanzierung«, und
- Sie verfügte über Vorstellungen, wie ein solches Konzept auch sozialrechtlich umzusetzen sei.

Sie hatte damit, zumindest bis zur Mitte der 1980er-Jahre, die unbedingte Führerschaft dessen, was Sozialpsychiatrie in Westdeutschland heißt. Erkauft wurde diese Position nicht zuletzt durch eine schier unermüdliche Diskussions- und Konfliktaustragungskultur, die auch schon damals viele Mitglieder an ihre Grenzen (und darüber hinaus) brachte, anderen jedoch unendlich viel Spaß bereitete, vor allem wenn man hinterher auf der Fete schön quatschen, trinken und tanzen konnte.

Am Ende des Jahrzehnts und nach 20 Jahren Psychiatriepolitik waren die DGSP und ihre Mitglieder so erfolgreich gewesen, dass dieser Erfolg zum Problem wurde. Denn nach Beendigung des großen Modellprogramms gab es eine »Psychiatrie-Landschaft«, die von Beratungsstellen über niedergelassene Fachärzte, Sozialpsychiatrische Dienste, betreutes Wohnen und Wohngemeinschaften über Institutsambulanzen und Tageskliniken bis hin zu psychiatrischen Abteilungen, Fachkrankenhäusern, Übergangswohnheimen, Heimen und Werkstätten reichte. Entsprechend mit dieser ausdifferenzierten

Landschaft etablierten sich ganz unterschiedliche Wohlfahrts-, Fach- und Berufsverbände, die sich einem sozialpsychiatrischen Leitbild[341] verpflichtet fühlten. Am Ende des Jahrzehnts hatte die DGSP ihr Alleinstellungsmerkmal »Sozialpsychiatrie« verloren und sah sich einem interorganisatorischen Feld gegenüber, in dem es viele sozialpsychiatrisch orientierte Akteure gab. Hierbei sticht ganz besonders die AKTION PSYCHISCH KRANKE (APK) heraus. Zwar gab es sehr viele personelle Überschneidungen, doch zeigte sich mit den »Empfehlungen der Expertenkommission« und den Reaktionen der DGSP hierauf, dass es auf der Ebene der Organisationen hier schon einige Unterschiede gab. Es zeigte sich auch, dass die APK mit ihrem pragmatischen, auf Politikformulierung und –Umsetzung angelegten Ansatz am Ende des Jahrzehnts sich anschickte, die konzeptionelle »Lufthoheit« im Bereich der Sozial- bzw. Gemeindepsychiatrie zu übernehmen. Hierin sollte sie im nächsten Jahrzehnt erfolgreich werden. Verbunden war das damit, dass sich zumindest in der 3. Generation der DGSP-Aktivist*innen veränderte Muster von »Brain« und »Karriere« manifestierten. Die erste Generation brachte engagiert ihr individuelles Wissen ein, die zweite Generation generierte »kollektives Wissen« und die dritte Generation erwarb in der DGSP Wissen, und Netzwerke und setzte dieses »Kapital« (Bourdieu) ein, um woanders Karriere zu machen. Die Ausdifferenzierung in unterschiedliche Verbände hatte auf jeden Fall auch zur Folge, dass es ab Ende der 1980er-Jahre keine »sozialpsychiatrische Bewegung« mehr gab, wenn es sie denn jemals gegeben hätte. Auch funktionierte es wie in der Alternativbewegung; sie zersplitterte sich, wurde durch das »System« vereinnahmt und erschien in der Folgezeit innerhalb unterschiedlicher Milieus.

Begleitend zum erstarkenden Neoliberalismus und Abflachen der Psychiatriereform sang Bobby McFerrin 1989 seinen Hit: »**Don't Worry, Be Happy**«. Marius Müller-Westernhagen veröffentlichte sein Album: »**Halleluja**«.

341 Manchen benutzten den Begriff »Sozialpsychiatrie« allerdings nur als Beschreibung eines Organisationsprinzips und nicht als das »Soziale« einbeziehende Paradigma oder gar als Handlungsprinzip.

5. Zeitenwende - Die 1990er-Jahre

5.1 Das geeinte Deutschland in einer turbulenten Welt

Die gesellschaftlichen Umwälzungen im sozialistischen Machtblock waren von globaler Qualität, die die Welt in den 1990er-Jahren bewegten und neu ordneten – wenn man denn – bei der nun multizentrisch verteilten Macht mit aufstrebenden neuen Staaten – von einer Ordnung sprechen kann.[1] Es schien so, dass nun das von Lyotard postulierte »Ende der großen Erzählungen«[2] tatsächlich empirische Wirklichkeit werden sollte. Fukuyama spricht angesichts der von ihm postulierten weltweiten Durchsetzung von Kapitalismus und Demokratie von einem »Ende der Geschichte«[3] und – mehr machtpolitisch orientiert – verortet Brzezinski die USA als »einzig verbleibende Weltmacht«.[4] Huntington sieht die Gefahren, dass es in der »neuen Weltordnung« (Post Cold War Order) zu einem »Clash of Civilizations« kommen wird.[5] Dies kann, auch in seinen Folgen und Konsequenzen für Deutschland, an dieser Stelle natürlich nicht annähernd beschrieben werden, jedoch werde ich in Stichworten auf das sich nun durchsetzende Phänomen der »Globalisierung« eingehen sowie einige Aspekte deutscher Entwicklung und Politik streiflichtartig beleuchten.[6] Das sich vereinigende Deutschland sah sich einer zunehmend multizentrischen, globalisierten Welt gegenüber, wobei das, was man/frau »Globalisierung« nennt, insbesondere durch folgende Faktoren gekennzeichnet ist:

1 Die vielfältigen Konflikte, die die Umwälzungen mit Polen beginnend in der ehemaligen UdSSR, Rumänien, der (ehemaligen) Czechoslowakei und Jugoslawien mit sich brachten, können hier nicht behandelt werden.

2 Lyotard 2019 (1979).

3 Fukuyama 1992.

4 Brzezinski 2015.

5 Huntington 2002.

6 Zu weltpolitischen Aspekten siehe: Iriye 2014; Rödder 2015; Winkler 2015. Zu europäischen Aspekten: Wirsching 2012a; speziell deutsche Aspekte: Winkler 2010.

- Den Zusammenbruch des sozialistischen Ostens mit Ausnahmen von China, Nordkorea und Cuba und der damit verbundenen Öffnung von Grenzen und dem Aufstreben sog. »Schwellenländer« wie z.B. China, Indien, Brasilien, Südkorea etc.
- Eine »neoliberale« monetaristisch ausgelegte Wirtschafts- und Finanzpolitik der Staaten verbunden mit expandierenden ausländischen Direktinvestitionen im Bereich der großen Wirtschaftsunternehmen.
- Die mikroelektronische Revolution, insbesondere mit der Entwicklung des Internets, der digitalen Kommunikation und Mobilfunk, die eine Beschleunigung der Information sowie Kommunikation und Koordinierung globalisierter Produktions- und Logistiknetze ermöglichte[7].

Innerhalb des sich derart dramatisch veränderten internationalen politischen Kräftefeldes vollzog sich die deutsche Vereinigung,[8] die Anfang der 1980er-Jahre mit der polnischen Solidarnosc und ab 1988 mit den großen Protesten, der Grenzöffnung in Ungarn etc. sowie mit der Maueröffnung 1989 ihre Ausgangspunkte hatte.

Nach den Volkskammerwahlen im Mai 1990 war es klar, dass es zu einer Vereinigung der beiden deutschen Staaten kommen wird – und zwar nicht in Verbindung mit einer »Verfassungsdiskussion«, sondern als ein Beitritt der DDR zum Geltungsbereich des Grundgesetzes im Rahmen des Artikels 23 GG. Grundlage des Einigungsvertrags war der Staatsvertrag über die Währungs-, Wirtschafts- und Sozialunion. Die Modalitäten des Beitritts waren geregelt; auf dem Gebiet der DDR wurden das politische System der Bundesrepublik inklusive der föderalen politisch-administrativen Gliederungen übernommen, die D-Mark wurde eingeführt ebenso wie die »soziale Marktwirtschaft« sowie die sozialen Sicherungssysteme inklusive deren Organisationsformen – alles unter dem »kritischen Sperrfeuer der Experten«[9] und anderer kritischer Geister in Ost und West. Allerdings gilt auch, dass mit dem Zwei-plus-vier-Vertrag von 1990, der »völkerrechtlichen Gründungsurkunde des wiedervereinigten Deutschlands« und dem Datum der Wiedervereinigung, dem 3. Oktober 1990, »unverrückbar feststeht, wo Deutschland liegt, wo seine Grenzen verlaufen, was dazu gehört – und was nicht«.[10]

Politisches Credo der Regierung Kohl war bei dem gesamten Transformationsprozess, dass er ohne Steuererhöhungen finanziert werden sollte. Leider funktionierte dieses Vorhaben nicht, und so wurde 1991 der Solidaritätszuschlag befristet für ein Jahr eingeführt und 1995 als fester Zusatz-Bestandteil von Lohn- und Einkommenssteuer institutionalisiert. Es folgte die Währungsunion, d.h. die Übernahme der D-Mark für die nun neuen Bundesländer. Die Wirtschaftsunion bereitete schon mehr Schwierigkeiten und war ein politischer Kraftakt, der sich zwischen »Goldgräberstimmung und tiefer Verzweiflung« bewegte. Schon im Juli 1990 übernahm die Treuhandanstalt nahezu 8.000 (neuere Recherchen sprechen von 12.000) volkseigene oder staatliche Kombinate, Unternehmen und Betriebe mit circa 45.000 Betriebsteilen und nahezu 4 Mio.

7 Wirsching 2012a, S. 226; Iriye 2014; Rödder 2015, S. 55ff. Kritisch: Streeck 2013.

8 Teltschik 2002.

9 Wirsching 2012b, S. 681.

10 Winkler 2002, S. 369.

Beschäftigten.[11] Da jedoch ein Großteil der Betriebe mit völlig veralteten Anlagen und Technologien arbeiteten, nicht rentabel waren oder keine Absatzmärkte mehr finden konnten,[12] wurden sie entweder schon durch die Treuhand geschlossen bzw. nach einer Privatisierung »saniert«. Circa zwei Drittel der DDR-Betriebe wurden so geschlossen bzw. deren Belegschaften drastisch reduziert. Zwischen 1990 und 1994 wurden in Treuhandunternehmen 72 % der Beschäftigten (der ehemaligen DDR) entlassen, das sind 2.952.000 Arbeitnehmer*innen.[13] Der Zusammenbruch der ostdeutschen Wirtschaft wirkte sich negativ auf die gesamtwirtschaftliche Entwicklung in Deutschland aus. Gerade fing die Wirtschaft Westdeutschlands an, sich zu erholen, traf sie nach einem kurzen »Vereinigungsboom« auch die global einsetzende Krise insbesondere in der Mitte der 1990er-Jahre. Die Arbeitslosigkeit in den neuen Bundesländern stieg auf bis zu 25 %.[14] Trotz aller Hinwendung zu neoliberaler monetaristisch ausgerichteter Politik musste die Bundesregierung eingreifen, und die Folgen der Arbeitslosigkeit in den neuen Bundesländern durch Beschäftigungsgesellschaften und anderen Arbeitsförderungsmaßnahmen abmildern.

Die politische und soziale Vereinigung war mit hohen Kosten verbunden. Die politische Gliederung der DDR wurde, anlog dem föderalen Modell neu organisiert; es entstanden die neuen Bundesländer, die Landkreise und Kommunen – mit den entsprechenden Konsequenzen vor allem in der Sozialpolitik. Die Übernahme des westdeutschen Systems der sozialen Sicherungen mit seinem auf Beitragszahlungen beruhenden Versicherungssystems wurde von den Systemen selbst, d.h. von den Versicherten, den Arbeitgebern und den nun notwendigen Bundeszuschüssen geleistet. Insgesamt kommt Winkler zum Schluss, dass die »gewaltigen Transferleistungen von West- nach Ostdeutschland, die zwischen 1991 und 1995 zu fast einem Viertel (23 Prozent oder 140 Milliarden DM) von der Renten- und Arbeitslosenversicherung aufgebraucht wurden, zulasten des Wirtschaftswachstums und, wegen der steigenden Lohnnebenkosten, der internationalen Wettbewerbsfähigkeit Deutschlands gingen. 1998 lag Deutschland mit einem Wachstum des Bruttoinlandproduktes von 1,97 Prozent weit unter dem von Frankreich (3,4 %), Großbritannien (3,5 %) und den USA (4,4 %). Die Arbeitslosigkeit erreichte 1998 mit 4,28 Mio. und 12,3 Prozent der erwerbsfähigen Bevölkerung den bislang höchsten Stand seit 1949, wobei der ostdeutsche Wert (19,5 %) den gesamtdeutschen kräftig nach oben zog«.[15] Von Beyme spricht in diesem Zusammenhang von einem »Vereinigungskeynesianismus wider Willen«, der den von der Kohl-Regierung insgesamt verfolgten neoliberalen Kurs teilweise konterkarierte.

»Blühende Landschaften« gibt es in Ostdeutschland bis heute nur an einigen Orten, jedoch hat sich die Lebenssituation der dort lebenden Menschen ganz erheblich verändert. Das gilt in erster Linie für Freiheit und Menschenrechte, jedoch auch für

11 Czada 2002, S. 212; Böick 2018.

12 Das gilt insbesondere für den Handel mit RGW-Staaten, der nach dem Zusammenbruch des »Rat für gegenseitige Wirtschaftshilfe« abrupt zusammenbrach. Das gilt ebenso für den inländischen Handel, da die Ostdeutschen nun lieber West-Produkte kauften und damit für die Ausbreitung der »Filial-Ökonomie« beitrugen (Abelshauser 2011, S. 447).

13 Czada 2002, S. 212.

14 Raphael 2019, S. 425.

15 Winkler 2015, S. 137.

Lebenslagen und Lebensstandard. Abelshauser berichtet, dass sich bis zum Jahr 2008 »das Pro Kopf Einkommen im Osten bis 2008 verdreifacht hat. Im Westen ist es dagegen nur knapp um die Hälfte gestiegen. Auch das verfügbare Einkommen wuchs im Osten deutlich schneller als im Westen: Es hatte sich verdoppelt, während es im Westen lediglich um 38 % zugenommen hat«.[16]

Diplomatisch ganz eng verbunden mit dem Prozess der deutschen Vereinigung ist der Prozess der europäischen Integration, mit der die europäischen Staaten auf die Fahrt aufnehmende Globalisierung reagierte, um sich als Global Player zu etablieren. Ganz sicher ist dieser Schritt ein historischer Wendepunkt in der europäischen Geschichte, in der Staaten bzw. Nationen bisher z.T. Jahrhunderte lange Feindschaften hegten und Kriege gegeneinander führten, der einen zivilisatorischen Fortschritt darstellt und nicht hoch genug bewertet werden kann. Allerdings wurde die Integration in erster Linie über Verträge herbeigeführt, die die Wirtschafts- und Währungsunion vereinbarten, also das Zusammenwachsen über die Ökonomie regelten. Zentral hierbei ist der Vertrag von Maastricht vom 7. Februar 1992, der die Europäische Union als übergeordneten Verbund für eine gemeinsame Außen- und Sicherheitspolitik sowie eine enge Zusammenarbeit in den Bereichen der Justiz, Inneres und – im Rahmen eines Protokolls – Soziales regelte.[17] Der Prozess begann 1990, wo in einer ersten Stufe der Kapitalverkehr liberalisiert wurde sowie multilaterale Abstimmungen der Länder in Fragen der Wirtschafts- und Haushaltspolitik. In der zweiten Stufe wurde ab 1994 die Europäische Zentralbank (EZB) geschaffen, die die Geldpolitik und Preisstabilität überwachen sollte, sowie der Stabilitätspakt geschlossen, der die Neuverschuldung der Mitgliedsländer auf 3 % des BIP begrenzen sollte. In der dritten Stufe wurde die gemeinsame Währung, der EURO, ab 1999 zunächst als »Buchgeld« und ab 2002 dann auch als »Bargeld« eingeführt, wobei nicht alle Länder der EU der Währungsunion beitraten. Politisch wurde eine, die Staatsbürgerschaft ergänzende »Unionsbürgerschaft« inklusive der Niederlassungsfreiheit eingeführt, europäische Institutionen neu geordnet, eine – auf dem Einstimmigkeitsprinzip beruhende – Gemeinsame Außen- und Sicherheitspolitik, sowie eine enge Zusammenarbeit in der Rechts- und Innenpolitik verabredet, wie z.B. die Gründung von EUROPOL. Für die Sozialpolitik wurde – ohne das Vereinigte Königreich – lediglich ein Zusatzprotokoll abgeschlossen, da die sozialen Standards der Mitgliedstaaten sehr unterschiedlich waren. Es bezog sich im Wesentlichen auf arbeitsrechtliche Mindestnormen. Darüber hinaus war – nicht zuletzt auf Druck Deutschlands – das »Subsidiaritätsprinzip« für Europa leitend und sollte durch einen engen Dialog der Mitgliedsstaaten ergänzt werden. Dennoch wurden durch die Europäisierung der Sozialpolitik die Spielräume nationaler Politik zum Teil erheblich eingeschränkt.[18] Das gilt insbesondere für die Arbeitsbeziehungen und das Arbeitsrecht, die, zum Teil über die Rechtsprechung des EuGH, also Richterrecht, einer zunehmenden Liberalisierung zum Opfer fielen.[19]

16 Abelshauser 2011, S. 450.

17 Vgl. zum Folgenden: Abelshauser 2011, S. 267 ff; Wirsching 2012a, S. 155; Winkler 2015, S. 19; Abelshauser 2011, S. 267ff; Rödder 2015, S. 280.

18 Ritter 2007, S. 67.

19 Vgl. Höpner 2008.

Natürlich begleiteten kritische Stimmen den europäischen Einigungsprozess. Von konservativer Seite wurde vor allem die Währungsunion kritisiert, die die starke D-Mark nun ablösen soll. Von linker Seite wurde kritisiert, dass der Einigungsprozess nicht als ein verfassunggebender politischer Integrationsprozess veranstaltet wurde. Darüber hinaus wurde kritisiert, dass die Europäische Union als »Vehikel der Liberalisierung« bzw. »Liberalisierungsmaschine«[20] fungiere, die die Durchsetzung des Neoliberalismus aktiv vorantreibe. Eine ähnliche Kritik äußert Scharpf. Er kritisiert, dass eine europäische Integration nicht »positiv« über gemeinsame Beschlüsse, Gesetzgebung etc. erfolgt, sondern »negativ« über Rechtsprechung, die eher die wirtschaftsliberalen Aspekte betone.[21]

Auf jeden Fall jedoch befördert die europäische Integration die politischen Grundlinien der Bundesregierung, die auf eine Neoliberalisierung ausgerichtet, jedoch durch den »Vereinigungskeynesianismus wider Willen« verlangsamt worden waren. Zunächst standen andere Maßnahmen im Vordergrund, die sich auf die Integration von Erwerbsfähigen in den Arbeitsmarkt bezogen sowie insbesondere auf die Maßnahmen im Rahmen des sog. Aufbau Ost. Er wurde durch die Solidarpakte I und II der Bundesregierung mit den Landesregierungen der Länder sowie durch den Solidaritätszuschlag in seiner Finanzierung geregelt und bezog sich im Wesentlichen den Ausbau der überregionalen Straßen und Schienenwege, die Verbesserung der kommunalen Infrastruktur, den Aufbau wettbewerbsfähiger Strukturen, insbesondere die Ausweisung von Gewerbeflächen, der Bau von Büro- und Industriegebäuden sowie die Sanierung, Modernisierung oder der Neubau von Wohnungen. Das hat besonders in der Bauwirtschaft zu einem Aufschwung geführt.

Die Privatisierungsstrategie im Osten wurde ergänzt durch Deregulierungs- und Entstaatlichungsprozesse, die sich ab Mitte der 1990er-Jahre besonders auf die Finanz-, Telekommunikations- und Verkehrsmärkte bezog und die Privatisierung der Deutschen Börse im Rahmen der Börsenreform, die der Deutschen Bundesbahn im Rahmen der Bahnreform und die Privatisierung und Aufteilung der Deutschen Bundespost in Deutsche Post AG und Deutsche Telekom.[22] Die Pläne einer Senkung der Einkommenssteuer auf 35 % konnten wg. des Widerstandes der Sozialdemokraten im Bundesrat nicht umgesetzt werden und wurden danach von der Rot-Grünen-Koalition 1999 nicht ganz so drastisch umgesetzt. Eine Entstaatlichungs- und Deregulierungspolitk wurde nicht nur durch den Bund betrieben, sondern auch durch die Länder und Kommunen. Sie beteiligten sich bis weit in die 2000er-Jahre am Ausverkauf des Tafelsilbers, um ihre maroden Finanzen zu sanieren. Viele Grundstücke wurden veräußert, sozialer Wohnungsbau wurde unmöglich gemacht, Verkauf von Immobilien und Ihr Zurückleasen bzw. »Cross-Border-Leasing« sowie andere Projekte von »Public-Private Partnership« wurden umgesetzt[23] um den (Sozial-)Staat zu vermarktlichen.[24] »Aus dem Leistungs-

---

20 So Streeck 2013, S. 147.

21 Scharpf 1999, 2009.

22 Abelshauser 2011, S. 505.

23 Engartner 2008, S. 103; Biebricher 2012, S. 141.

24 Ebner fasst unter Vermarktlichung: »Vermarktlichung meint dabei, dass eine ökonomische Logik erwerbswirtschaftlicher Warenproduktion zum dominanten Strukturprinzip eines sozialen Feldes wird, wobei sich auf individueller wie kollektiver Ebene wettbewerbsorientierte Regeln und Nor-

staat wurde insbesondere in den Infrastrukturbereichen Strom, Gas, Bahn und Telekommunikation ein marktregulativer Staat«,[25] bzw. ein »Gewährleistungsstaat«, der die Leistungen nicht mehr selbst erbringt, sondern dafür sorgt, dass sie (privatwirtschaftlich) erbracht werden.

Mitte der 1990er-Jahre kam die Kohl-Regierung an ihre Grenzen. Die wirtschaftlichen Probleme der 1980er-Jahre kamen nun wieder verschärft zum Tragen und wurden ergänzt durch eine immense, vereinigungsbedingte Staatsverschuldung, sowie eine internationale technologisch induzierte Wirtschaftskrise, die nun auch auf das vereinigte Deutschland übergriff und die ohnehin hohe Arbeitslosigkeit verschärfte. Sie lag 1998 bei 12,3 %. Das Wachstum lag bei 1,97 % (BIP) und die Transferkosten von West- nach Ostdeutschland lagen bei circa 14 Mrd. Euro.[26] Hinzu kam der nun offenkundige demografische Wandel der Bevölkerung, der sich in der Zunahme alter Menschen, der Abnahme von Geburten besonders in Ostdeutschland und Kinderlosigkeit sowie der Zunahme von Einpersonenhaushalten bemerkbar machten.[27]

Zusammen mit der zunehmenden sozialen Ungleichheit, auf die der Bund keine politischen Antworten fand, machten Begriffe wie »Reformstau« oder gar »Reformblockade« die Runde. International wurde mit Blick auf Deutschland von »kranken Mann Europas« gesprochen. 1998 wurde dann auch die »Ära Kohl« durch eine Rot-Grüne-Regierungskoalition mit dem Kanzler Gerhard Schröder und dem Außenminister und Vizekanzler Joschka Fischer abgelöst. Beide Parteien hatten sich auf eine Politik des »Dritten Weges«[28] verständigt, die insbesondere 1999 im sog. »Schröder-Blair-Papier«[29] einen gravierenden Umschwung sozialdemokratischer Politik einleitete und für die Grünen einen realpolitischen Schwenk in eine ökosozial-liberale Richtung. Sie folgten dem Kurs der Regierung Kohl bzw. setzten den neoliberalen Kurs mit großer Konsequenz fort und erweiterten diesen um das Konzept des »aktivierenden Sozialstaates«. Die Steuerreform 1999 der Rot-Grünen-Koalition war eine der ersten großen Maßnahmen, die eine wesentliche Senkung der Steuersätze in der Lohn- und Einkommenssteuer vorsah. Zwar wurde der Eingangssteuersatz um circa 10 % gekürzt sowie die Steuerfreibeträge erhöht, jedoch der Spitzensteuersatz von 53 % auf 42 % gesenkt. Darüber hinaus wurden die Körperschaftssteuer auf Gewinne von Kapitalgesellschaften auf 25 % und für gewisse Zeit wurden die Steuern für Gewinne aus Aktienverkäufen (Anteilen an Kapitalgesellschaften) abgeschafft.

Sicher im Zusammenhang mit der sich ab Mitte der 1990er-Jahre verschärfenden wirtschaftlichen Krise wurde nun auch in dem vereinigten Deutschland zunehmend deutlich, dass nicht nur im Osten die »blühenden Landschaften« ausblieben, sondern dass auch im Westen nur vereinzelte Landschaften wirklich blühten. Von den Sozialwissenschaften wurde eine zunehmende soziale Spaltung konstatiert, die bedrohli-

men durchsetzen. Dabei sind Vermarktlichungsprozesse an spezifische Diskurse und Paradigmen gebunden, die den Akteuren eine entsprechende Handlungsorientierung vorgeben«. Ebner 2014, S. 99.

25 Nullmeier 2004, S. 495.

26 Winkler 2015, S. 137.

27 Ritter 2007, S. 89; Faulstich 2010b.

28 Giddens 1999.

29 Schröder und Blair 1999.

che Ausmaße annehmen konnte und die »Integration moderner Gesellschaft«[30] infrage stellen konnte. Es wurde der Frage nachgegangen, welche Entwicklungen die soziale Integration der Gesellschaft schwächen oder auch stärken.[31] Soziale Ungleichheit kam, auch durch die von Heiner Geißler angestoßene Diskussion der »Neuen Armut«, wieder verstärkt in den Fokus der Sozialwissenschaften.[32] So zeichneten z.B. Lessenich und Nullmeier ein Bild von einer zutiefst gespaltenen Gesellschaft, in denen nicht nur eine Spaltung zwischen »Arm und Reich« verläuft, sondern dass Spaltungslinien ebenso zwischen Ost und West, den Geschlechtern, Stadt und Land, Deutsche und Ausländer etc. sehr vielfältig sind.[33] Allerdings verändert sich die Diskussion im Gegensatz zu früheren Diskussionen, da sich nun herausstellt, dass z.B. Armut nicht mehr nur am Rande der Gesellschaft angesiedelt ist, sondern auch in der Mitte bei kinderreichen Familien, Alleinerziehenden und Rentnerinnen; darüber hinaus kommen nun langsam auch Gesundheit und Menschen mit Behinderungen in den Fokus.[34] Zentrale Begriffe sind bei dieser Diskussion die Begriffe Inklusion/Exklusion sowie Prekariat/Prekarisierung.

Mit den Begriffen der Inklusion/Exklusion deuten die Sozialwissenschaften einen Begriff um, der aus der systemtheoretisch inspirierten Differenzierungstheorie stammt[35] und nun – oft unter Verwendung eines Sektoren- und Zonenmodells von Castell[36] – angewendet wird auf die sozialwissenschaftliche Ungleichheitsforschung[37] und auf gesellschaftliche Ausgrenzung »innerhalb« der Gesellschaft verweist. Im Zusammenhang hiermit steht der Begriff des Prekariats/Prekarisierung,[38] der darauf verweist, dass die Lebenslagen vieler Menschen zunehmend unsicherer und kaum noch berechenbar werden und diese damit häufig am Rande der Exklusion bzw. gesellschaftlichen Ausgrenzung stehen. Mit diesen Konzepten sind die Sozialwissenschaften nun in der Lage gesellschaftliche Ungleichheit nicht nur statisch mit einem Schichtenmodell zu erfassen, sondern gewissermaßen dynamisch-prozesshaft Prekarisierungs-, Verarmungs- sowie Exklusions- und Ausgrenzungsprozesse zu beforschen. Die sich hieraus entwickelnde Forschungstätigkeit ab den 2000er-Jahren wurde außerhalb der Sozialwissenschaften leider kaum zur Kenntnis genommen, das gilt für die Psychiatrie ebenso wie den Behindertenbereich. Erst circa 10 Jahre später, als die Behindertenkonvention der Vereinten Nationen (UN-BRK) 2009 von der Bundesrepublik Deutschland ratifiziert wurde, wurde über Inklusion und Exklusion breit diskutiert – allerdings etwas anders. Bedeutsam für den hier interessierenden Zusammenhang war jedoch, dass mit dieser Entwicklung der Sozialstaat nicht nur in die Krise, sondern anschei-

30 Peters 1993.

31 Heitmeyer 1998, 1999.

32 Vgl. im Überblick: Rehberg 2006 Insbesondere Hans-Ulrich Wehler wendet sich vehement gegen die Thesen einer »neuen« Armut, Ungleichheit (sowie der Auflösung traditioneller Milieus). Er postuliert hingegen, dass die »alten« Ungleichheiten nun wieder zu Vorschein kämen.

33 Lessenich und Nullmeier 2006. Für die neuere Diskussion siehe: Hradil 2012.

34 Lenger und Süß 2014.

35 Stichweh 1988.

36 Castel 2009.

37 Siehe hierzu Nassehi 1998; Stichweh 1997; Kronauer 1998, 1999.

38 Bourdieu 1998; Vogel 2006, 2008, 2009.

nend auch an seine Grenzen gekommen ist,[39] auf jeden Fall wird er nun zunehmend nicht nur als Problemlöser, sondern auch als Problemerzeuger wahrgenommen.[40]

Neben der zunehmenden sozialen Ungleichheit, Armut und Wohnungslosigkeit[41] verändert sich die Deutsche Gesellschaft auch in anderer Hinsicht. So ist oben schon darauf hingewiesen worden, dass sich die Demografie stark verändert. Die Gesellschaft altert; es werden weniger Kinder geboren, wobei insbesondere in Ostdeutschland die Geburtenrate drastisch sinkt; die Menschen werden älter und leben – obwohl die konventionellen Familien immer noch die relative Mehrheit bildet – als Singles, alleinerziehend oder auch als kinderlose Paare in immer kleineren Haushalten. Auch die Scheidungsraten steigen. Die Entwicklungen verlaufen – aufgrund verschiedener Ausgangsbedingungen – in Ost und West jedoch sehr unterschiedlich.[42] Die Individualisierung schreitet voran.[43] Darüber hinaus differenzieren sich nun in den 1990er deutlich unterschiedlich Milieus heraus. Dies gilt auch für das sog. »alternative Milieu« welches – man könnte fast sagen – mit zunehmendem Alter aufgeht in unterschiedliche Milieus, die die Schichtenmodellierung ergänzen.[44] Auch hier unterscheiden sich West- und Ostdeutschland.

Verbunden hiermit sind unterschiedliche kulturelle Orientierungen, die sich in den Milieus ggf. unterschiedlich manifestieren.[45] Bedeutsam hierbei erscheint, dass die Pluralisierung von Lebenslagen bzw. die »Leitkultur« des westlich-kapitalistisch-demokratischen Systems soz. im »Sauseschritt« in die neuen Bundesländer exportiert wurde.[46] »Fast alle […] Parameter der Modernisierung erlebten dort eine stürmische Weiterentwicklung. Die Lebenserwartung, die (schon in der DDR weit fortgeschrittene) Pluralisierung der Lebensformen, die Bildungsexpansion, die Einkommen, besonders die Renten, die Wohnverhältnisse, die Arbeitsbedingungen usw. bewegten sich in Richtung Modernisierung. Einzig die Erwerbstätigkeit der Frauen erlebte Rückschritte und die Zuwanderung hielt sich in engen Grenzen. Modernisierung vollzog sich in Ostdeutschland im Zeitraffer«.[47]

Im Zusammenhang mit der Pluralisierung von Lebenslagen und -stilen veränderten sich auch Subjekt- oder Identitätsformen: »Generation Golf«, »Generation X« oder »Young Urban Professionals« (Yuppies) sind die entsprechenden Stichworte der 1990er-Jahre für nicht mehr in traditionelle Milieus eingebundene, hedonistisch, konkurrenzbezogene Orientierungen, die eher für den Augenblick leben, ihre Handlungen auf Selbstbezüglichkeit oder Eigeninteressenbezogenheit ausrichten, relativ illoyal gegenüber anderen als eigenen Zwecken sind und sich schnell und flexibel auf neue Situationen, Gruppen oder Herausforderungen einstellen können – sofern sie eigenen Zwecken

39 Riedmüller und Olk 1994.

40 Lessenich 2019.

41 Hradil 2002, S. 237.

42 Hradil 2002, S. 233.

43 Beck und Beck-Gernsheim 2015 (1994).

44 Vester et al. 2001; Hradil 2002.

45 Vgl. im Überblick Faulstich 2010a.

46 Wirsching 2012b, S. 682.

47 Hradil 2002, S. 249.

dienen. Darüber hinaus sind sie in der Lage, sich auf unterschiedlichen »Beziehungsmärkten« situationsspezifisch selbst inszenieren. Voß und Pongratz entwickeln in diesem Zusammenhang den Begriff des »Arbeitskraftunternehmers«,[48] Richard Sennett den Begriff des »flexiblen Menschen«, Ulrich Bröckling den des »unternehmerischen Selbst«[49] und – jüngst – Andreas Reckwitz den der »Singularität«.[50] Die amerikanische Soziologin Sherry Turkle kommt – angesichts des sich ausbreitenden Internets mit seinen verschiedenen sozialen Netzwerken – zu dem Ergebnis, dass Menschen situationsspezifische »Patchwork-Identitäten« ausbilden.[51]

Eine etwas andere Deutung nimmt der englische Philosoph und Soziologe Zygmund Bauman vor. Für ihn ist die Moderne gekennzeichnet durch eine (rationale) Suche nach Eindeutigkeit, die letztlich ihre schreckliche Vollendung im deutschen Faschismus fand, der alles »Ambivalente« und Nicht-Eindeutige zu vernichten trachtete. In der nun eingesetzten Postmoderne erst bricht sich die Ambivalenz Bahn, eine Zweideutigkeit, die einerseits mit der Globalisierung auch Nationalismus und Rassismus oder auch mit der Erweiterung menschlicher Freiheitsgrade zugleich auch neue Zwänge und Herausforderungen für das Individuum hervorbringt. Ambivalenz, also Widersprüchlichkeit, ist eine Signatur der Postmoderne.[52] Später wird Bauman, der oft von sozialpsychiatrischen Autoren rezipiert wird, diese These noch radikalisieren und von einer »flüchtigen Moderne« sprechen, in der durch die sich beschleunigende globale Entwicklungsdynamik haltgebende Strukturen und Institutionen zunehmend erodieren.[53]

5.2 Aspekte der Sozial- und Gesundheitspolitik in den 1990er-Jahren

Für die Sozial- und Gesundheitspolitik in den 1990er-Jahren ist es äußerst schwierig, sie mit einem Satz zusammenzufassen, da sie von vielen widersprüchlichen Bewegungen gekennzeichnet war. Zunächst war sie stark beansprucht und beeinflusst durch die Herausforderungen, die durch den Beitritt der »neuen Bundesländer« entstanden waren. Das galt nicht nur für die Frage der Einrichtungen und Dienste im Gesundheits- und Sozialwesen, sondern auch für die Schaffung von völlig neuen politischen und administrativen Rahmenbedingungen und Akteuren in den jeweiligen Politikfeldern, die sich ihrerseits entschieden wandelten. Darüber hinaus kam es – insbesondere Mitte der 1990er-Jahre, als der Sozialstaat in die Krise kam – unter dem Signum der Eigenverantwortung und Selbstbeteiligung zu einigen gravierenden Leistungseinschränkungen auf individueller Ebene. Es kam zu einer weiteren eher marktwirtschaftlichen Ausrichtung sozialstaatlicher Institutionen aber auch zur Einführung einer neuen »Säule« des Sozialversicherungssystems, der Pflegeversicherung (SGB XI) oder anderen Ausweitungen innerhalb psychotherapeutischer Leistungen sowie auch zu einer Neube-

48 Pongratz und Voß 2004.

49 Bröckling 2002b, 2007.

50 Reckwitz 2017.

51 Turkle 1998. Eine Position, die vor allem Keupp et al. 2013a aufgreifen, aber auch Illouz 2011 und Precht 2012. Reckwitz 2017 vertieft sie kultursoziologisch als »Kuratierung des eigenen Lebens«.

52 Bauman 1992.

53 Bauman 2016.

stimmung sozialer Teilhabe (-Rechte) von behinderten Menschen durch die Reform des Betreuungsrechtes sowie die Etablierung eines Diskriminierungsverbotes für behinderte Menschen im Art. 20 GG.

Ganz zu Beginn der 1990er-Jahre wurde nach langer Diskussion das Betreuungsrecht umfassend neu geregelt und löste das bis dahin geltende Entmündigungs- und Vormundschaftsrecht ab.[54] In dem nun so genannten Betreuungsgesetz kann nun auf zivilrechtlicher Basis die Selbstbestimmung von behinderten Menschen in der Regel nur noch in bestimmten Rechtskreisen eingeschränkt werden. Selbstbestimmung bleibt ein Leitbild, indem der nun genannte »Betreuer« an die Wünsche des Betroffenen gebunden ist, soweit sie dessen Wohl nicht zuwiderlaufen. Zwar sind die Betreuungen im Verlauf der Gültigkeit nicht zurückgegangen, sondern gravierend gestiegen, jedoch wird – folgt man Mürner und Sierck – eine Betreuung nicht als so diskriminierend empfunden wie eine Entmündigung. Darüber hinaus etabliert sich in diesem Zusammenhang der Begriff der »Assistenz«, der die Selbstbestimmung auch bei der Abhängigkeit von Hilfeleistungen betont.[55]

Ein weiterer Schritt zur Inklusion – wie man heute sagen würde – oder zur Entwicklung der Rechte von Menschen mit Behinderungen wurde 1994 unternommen.[56] Es wurde ein Diskriminierungsverbot für behinderte Menschen in das Grundgesetz eingefügt.[57] Nun hieß es im Artikel 3 Abs 3 Satz 2: »Niemand darf wegen seiner Behinderung benachteiligt werden«.

Daneben lassen sich einige für unser Thema relevante Grundlinien skizzieren. Auf eine scheinbar paradox anmutende Entwicklung weist Lessenich hin. Für ihn besteht die Besonderheit der Entwicklung darin, dass unter der Kontinuität der sozialstaatlichen Institutionen gewissermaßen der Wandel ermöglicht und eingeleitet wurde. Diese »strukturkonservative, formstabile und ideentreue gesellschaftspolitische Transformationsdynamik« nennt er »Dynamischen Immobilismus«.[58] Die Richtung der Transformationsdynamik ist für Lessenich der Übergang »von der Logik der Bedarfsdeckung zu einer Logik der Grundversorgung«, die einhergeht mit der (tendenziellen) Auflösung kollektivvertraglich geregelter gesellschaftlicher Beziehungen, Etablierung individueller, marktwirtschaftlich geregelter Elemente, die eine »*Politik der gesellschaftlichen Risikoumverteilung bzw. Solidaritätsschrumpfung*«[59] darstellen. Den letzteren Aspekt betont Ebert, indem er den »Paradigmenwechsel in der deutschen Sozialpolitik« infolge der Krise des Sozialstaates als ein »radikalen Bruch mit dem sozialstaatlichen Gerechtigkeitsparadigma« bezeichnet.[60] Leisering (2003) betont dahingegen, dass sich der

54 Deutscher Bundestag 1990a.

55 Mürner und Sierk 2013, S. 112.

56 Vgl. zum politischen Prozess Schliehe und Zollmann 2007, S. 760.

57 Deutscher Bundestag 1994a.

58 Lessenich 2003.

59 Lessenich 2003, S. 297 Später erweitert Lessenich die These dahingehend ab, dass sich der Sozialstaat von einer »statusorientierten Arbeitnehmersicherung« zu einer »marktzentrierten Erwerbsförderung« wandele (Lessenich 2014, S. 812).

60 Ebert 2012, S. 12 Als dessen bisherige Leitideen nennt er: Begrenzung der Macht des Kapitals, »Recht auf Arbeit«, umfassende kollektive soziale Sicherheit und Verteilungsgerechtigkeit (S. 127).

sozialstaatliche Diskurs verändert habe. »Soziale Gerechtigkeit wird zunehmend gedeutet als Gerechtigkeit zwischen Familien (versus Kinderlose), Generationen [...] und den Geschlechtern – statt als bloßer Austausch zwischen oberen und unteren Einkommensgruppen, [...].[61] Darüber hinaus dringen finanzwirtschaftliche Überlegungen in die »neue Sozialstaatskritik« ein, die »lange selbstverständliche Sicherungsziele und Bedarfsnormen stillschweigend ausblenden«.[62]

Diese Diskurse, bilden – zusammen mit dem Ost-West-Gegensatz, der zunehmenden Armut sowie der globalen, bzw. europäischen Eingebundenheit von Nationalstaaten – neue Konfliktlinien, auf die sich der Sozialstaat einstellen muss.[63] Darüber hinaus beschreiben Döhler und Manow einen deutlichen Wandel von Politikfeld und Politikstil, die zum Strukturwandel führen. Er besteht in »hierarchisch eingebetteten« (neuen) gleichgewichtigen Verhandlungsstrukturen zwischen den sich ausdifferenzierenden Akteuren, einer Sektoralisierung von Sozial- und Gesundheitspolitik als je eigenständige Politikfelder mit kompetenten Ministerien, eine zunehmend kompetenter werdende »Professionalisierung« im politischen Diskurs, sowie eine Veränderung des Politikstils.[64]

In eine ähnliche Richtung wie Lessenich argumentiert Nullmeier, der jedoch einen anderen Aspekt der Sozialstaatsentwicklung betont, den der zunehmenden Marktorientierung. Dieser Aspekt der zunehmenden Ökonomisierung des Sozialstaates zeigt sich in dreierlei Hinsicht:[65] In einer externen Vermarktlichung, die im Rahmen zunehmender Globalisierung bedeutet, dass der Sozialstaat hinsichtlich seines Beitrages zur Steigerung der nationalen Wettbewerbsfähigkeit als »Competition State«[66] betrachtet wird. Zweitens in der aktiven Schaffung von Wohlfahrtsmärkten. Hierunter können, so Nullmeier, »alle marktförmigen wirtschaftlichen Strukturen verstanden werden, die auf die Produktion und Verteilung von Gütern und Diensten gerichtet sind, die traditionell unter dem Schutz des Sozialstaats stehen oder standen und als Märkte weiterhin einer spezifisch sozialpolitischen Regulation unterliegen«.[67] Diese Strategie wird in den 90er-Jahren weite Teile wohlfahrtsstaatlicher Arrangements erfassen, nicht nur im Bereich der Gesundheitsversorgung bzw. im Krankenhauswesen, sondern auch im Bereich der Pflegeversicherung, der Jugend- und Eingliederungshilfe sowie auch -mit Verzögerung – in der Rentenversicherung.[68]

Die dritte Strategie bezieht sich auf eine »Erziehung zur Marktlichkeit«. Ähnlich wie Lessenich bezieht sich Nullmeier auf die oben schon erwähnte, von Foucault angestoßene Forschung zur Gouvernementalität, die insbesondere von Lemke und Bröckling aufgenommen wurde.[69] Nullmeier definiert dies als »Umformung der Individuen, ihres Denkens, Handelns und Verhaltens. In ihren zentralen Lebensäußerungen soll die

61 Leisering 2003, S. 178.

62 Leisering 2003, S. 179.

63 Nullmeier 2003.

64 Döhler und Manow 1995. Vgl. auch Leisering 2003, S. 176.

65 Vgl. zum folgenden Nullmeier 2004.

66 Jessop 2004, zit.n. Streeck 2018, S. 13.

67 Nullmeier 2004, S. 495.

68 Nullmeier 2002.

69 Vgl. hierzu Foucault 2014b, 2014a; Bröckling et al. 2000; Bröckling 2007.

einzelne Person sich auf die Befähigung zum Markt, auf die Beherrschung von Wettbewerbshandeln, auf die Einsicht in die Funktionsweise von Wettbewerb und die Legitimation des Marktes ausrichten«.[70] Dies kann in der Motivation zu einem bestimmten Verhalten geschehen, wie oben im Fall der AIDS-Kampagne beschrieben, das kann jedoch auch soz. mit »härteren Bandagen« erfolgen, und zwar durch »Zuzahlungsregelungen«, wie im Fall der Krankenversicherung oder Rehabilitation, durch Mitwirkungspflichten und/oder durch Sanktionsandrohungen bei Nicht-Befolgung von Regeln, wie im SGB II und SGB III. Der Sozialstaat, der hier die »Schattenseite der Teilhabe« offenbart wird zu einer »Erziehungsagentur«,[71] in der nicht nur befähigende Unterstützung zur Erlangung von Kompetenzen und Teilhabe gewährt wird, sondern: Der Sozialstaat versucht auf Systemebene »in der Gesellschaft auf breiter Front Verhaltensänderungen zur erzwingen. Mehr Flexibilität statt institutioneller Regulierung, Leistungsbereitschaft statt Versorgungsdenken und Eigenverantwortung statt kollektiver Absicherung sollen eine stärkere wirtschaftliche Dynamik erzeugen und das Land »zukunftsfähig« machen«.[72]

Ganz besonders zeigt sich die Strategie Schaffung von Wohlfahrtsmärkten in dem sog. »Neuen Steuerungsmodell« (NSM), welches zu Beginn der 1990er-Jahre durch die »Kommunale Gemeinschaftsstelle für Verwaltungsvereinfachung« (KGSt) insbesondere in den Landes- und Kommunalverwaltungen propagiert und (zumindest teilweise) umgesetzt wurde.[73] Zentrale Momente dieser umfassenden Strategie war die Umorganisation der Administrationen in dezentral organisierte »Profitcenter«, die Schaffung von »Quasi-Märkten«[74] hinsichtlich der Beziehungen zu den »Leistungserbringern«, die im Rahmen von »Kontrakt-Management« inklusive eines »Contracting-out« sowie einem Output-, Outcome- und wirkungsorientiertem (effect/impact) Controlling und Qualitätsmanagement unterliegen sollen.[75] Zum propagierten Kontraktmanagement gehörte neben anderem auch die Variante der Budgetierung von Leistungen im Rahmen von Globalbudgets oder ergebnisorientierte Budgetierung[76]. Die Betroffenen oder die Bürger, d.h., die Adressaten der Dienstleistungen, wurden nun als »Kunden« bezeichnet. Obwohl der Umsetzungsprozess des NSM in vielen Ländern und Kommunen stockend bzw. nur fragmentarisch vonstattenging bezeichnen Grunow und Olk diesen Umstrukturierungsprozess als den »größten Paradigmenwechsel in der deutschen Sozialdienst-Architektur«.[77]

Im Rahmen des deutschen Vereinigungsprozesses mussten jedoch zunächst die politischen Strukturen und Akteure entwickelt werden, um Rahmenbedingungen, eine In-

70 Nullmeier 2004, S. 497.

71 Lessenich 2012b.

72 Ebert 2012, S. 130.

73 KGSt 1993.

74 Le Grand 1993. Quasi Märkte deshalb, weil diese »Märkte« einerseits starken rechtsstaatlich vorgegebenen Rahmenbedingungen unterliegen; aber auch, weil der Staat, als Nachfrager von Leistungen Monopolist ist und deshalb keine »echten« Wettbewerbsbedingungen vorliegen.

75 Halfar und Schellberg 2013.

76 Vgl. im Überblick Budäus 1994; Merchel und Schrapper 1996; Heinze und Strünk 1996; Reis und Schulze-Böing 1998.

77 Grunow und Olk 2007, S. 1012.

frastruktur und die entsprechenden Einrichtungen und Dienste zu schaffen. Die ehemalige DDR musste politisch in Länder und Kommunen neu gegliedert werden, das westdeutsche Sozialrecht musste implementiert und in die Struktur der Leistungserbringung mussten Einrichtungen und Dienste der Wohlfahrtsverbände neu eingebunden werden. Darüber hinaus zeigte sich, dass in der DDR zwar die Leistungen für (berufstätige) Frauen und Mütter oder ambulante Gesundheitsleistungen (Polikliniken) auf einem relativ hohen Standard waren, jedoch die Versorgungssituation für Menschen mit Behinderungen sich auf einem zum Teil katastrophalen Niveau befand, insbesondere in den großen stationären Einrichtungen (Anstalten), die auch in DDR-Zeiten zum Teil von der Caritas oder Diakonie betrieben wurden und von staatlicher Unterstützung wenig profitieren konnten.[78] In vielen Bereichen, insbesondere in der Selbsthilfe, aber auch in den ambulanten Hilfen (z.B. im Rahmen der Eingliederungshilfe) für seelisch behinderte Menschen existierte in der DDR kaum eine Unterstützungsstruktur; der Aufbau solcher Strukturen musste im Rahmen des – nun gesamtdeutschen – Subsidiaritätsprinzips erfolgen, wobei die damit befassten Wohlfahrtsverbände durchaus unterschiedliche Ausgangsbedingungen vorfanden, auf die hier nicht eingegangen werden kann.[79]

Eine weitere Schwierigkeit bestand in der Umbruchphase darin, dass der Einigungsvertrag bei den Hilfen im Rahmen der Eingliederungshilfe wesentliche Einschränkungen vorsah. Den Sozialhilfeträgern wurde faktisch ein Leistungsverweigerungsrecht, das an ein Vorhandensein entsprechender Dienste und Einrichtungen gekoppelt war, eingeräumt. Die Leistungsträger hatten also Zeit, um Dienstleistungsstrukturen aufzubauen – wenn sie denn über entsprechende Finanzmittel verfügten. »Sowohl zeitliche Restriktionen als auch die mangelnde Finanzkraft ostdeutscher Kommunen begründeten also das Leistungsverweigerungsrecht der Sozialhilfeträger«.[80] Wieder einmal waren – neben anderen – die schwer psychisch kranken bzw. seelisch behinderten Menschen die besonders Benachteiligten und Diskriminierten bei Reformen.

Die Bundesregierung verband wichtige gesetzliche Reformen mit weiteren, strukturierenden Schritten in Richtung Wohlfahrtsmärkte. Wichtige Beispiele sind die Einführung des Pflegeversicherungsgesetzes 1994 und die Reform der Sozialhilfe 1996. Schon viele Jahre wurde – infolge der demografischen Entwicklung, mangelhafter Infrastruktur und finanzieller Überlastung der Sozialhilfeträger – über die Notwendigkeit der Absicherung des Risikos der Pflegebedürftigkeit diskutiert.[81] Erste gesetzgeberische Schritte, die schon eine Sozialversicherungslösung andeuteten, sind im Gesundheitsreformgesetz 1988 bzw. im Gesundheitsstrukturgesetz 1992 hinsichtlich Schwerpflegebedürftigkeit unternommen worden. Nach heftigen und langwierigen Diskussionen in Bundestag, Bundesrat und Vermittlungsausschuss wurde das Pflegeversicherungsgesetz am 26. Mai 1994 ausgefertigt und verkündet.[82]

78 Schliehe und Zollmann 2007, S. 751; Grunow und Olk 2007, S. 984.

79 Vgl. hierzu neben den o.g.: Schmähl 1992; Schmid 1996; Schmähl 1992.

80 Grunow und Olk 2007, S. 987.

81 Vgl. zum folgenden Igl 2005, 2007.

82 Deutscher Bundestag 1994b.

Zentraler Bestandteil dieses Artikelgesetzes war das »SGB XI – Soziale Pflegeversicherung«, welches nun eine weitere Säule des gegliederten Systems sozialer Sicherheit in Deutschland darstellte. Ganz zweifellos ist dieses Gesetzeswerk eine sozialpolitische Großtat, die auf gravierende Bedarfe eine Antwort fand, die die Pfadabhängigkeit deutscher Sozialpolitik betonte, jedoch gleichzeitig auch die Neuorientierung des Sozialstaates und seiner Politik markierte. Ohne auf Einzelheiten des Gesetzes einzugehen, waren hiermit zwei ganz wesentliche Dinge verbunden:

- Zum einen war das Gesetz explizit ***nicht*** auf individuelle Bedarfsdeckung ausgelegt, sondern die Versicherung plafondierte ihre Leistungspflicht hinsichtlich der durch den medizinischen Dienst der Krankenversicherungen festgestellten Pflegestufe auf bestimmte im SGB XI festgelegte Höchstbeträge. Darüberhinausgehende Beträge mussten durch die Menschen selbst entrichtet werden – oder durch die Sozialhilfe. Der Sozialversicherungsstaat beschränkte sich hier auf seine Funktion der Grundsicherung.
- Zum anderen war das Gesetz eng verkoppelt mit der Einrichtung von Pflegemärkten. Es war ausdrücklich erwünscht, dass – insbesondere im ambulanten Bereich – Pflegeeinrichtungen und Dienste entstanden, die nun nicht mehr an eine Gemeinnützigkeit gebunden waren und bei denen die Pflegekassen einer Kontrahierungspflicht unterlagen. Recht schnell entstand so eine Infrastruktur, die jedoch chronisch unterfinanziert war.[83]

Wie schon angedeutet, stellt das Pflegeversicherungsgesetz eine dringend notwendige sozialstaatliche Reaktion auf den demografischen Wandel und eine enorme Erweiterung sozialstaatlicher Leistungen dar. Hinsichtlich der schwer psychisch kranken und behinderten Menschen, die im Rahmen von Enthospitalisierung in Heimen der Eingliederungshilfe wohnten bzw. »untergebracht« waren, hatte das Pflegeversicherungsgesetz jedoch Folgen, die als ambivalent zu beurteilen sind. Die Sozialhilfeträger hatten nun ein Interesse daran, den »institutionellen Verschiebebahnhof« zu nutzen, und drängten zahlreiche Heimträger dazu, ihre Einrichtungen als Pflegeeinrichtungen anerkennen zu lassen und Versorgungsverträge mit den Pflegekassen abzuschließen, um so Kosten der Sozialhilfe einsparen zu können. Darüber hinaus hegten besagte Heimträger die Hoffnung, über eine Finanzierung als stationäre Pflegeeinrichtung eine gesicherte Finanzierung zu erlangen. Der Preis dafür war jedoch, dass jegliche rehabilitative Orientierung für die Heimbewohner*innen nun – nicht zuletzt durch die »verrichtungsorientierte« Ausrichtung des SGB XI – aufgegeben werden musste. Für die sog. »alten Chroniker« mag das noch erträglich gewesen sein, jedoch entstand für die »jungen Chroniker« nun das Problem der »Fehlplatzierung«. Überspitzt und mit Blick auf psychisch schwer erkrankte und behinderte Menschen formuliert, hat der Halbierungserlass diesbezüglich im modernen Deutschland durch das SGB XI seinen sozial-

83 Aus diesem Grunde konnten sich gerade im Pflegebereich nur die Einrichtungen und Dienste längerfristig hallten, die optimal durchorganisiert sind, über eine »preiswerte« Personalstruktur verfügen und – nicht selten durch Konzernbildung – Größenvorteile (Economies of scale) ausnutzen können.

rechtlichen Abschluss gefunden, konnte institutionell ad acta gelegt werden und wirkt in Form von »Fehlplatzierung« und Problemen der Gerontopsychiatrie nach.

Auch die Reform des Bundessozialhilfegesetzes zielte 1996 in eine ähnliche Richtung. Nicht nur, dass das Bundessozialhilfegesetz als SGB XII in das langsam vollständiger werdende Sozialgesetzbuch eingefügt wurde.[84] Es veränderte vor allen Dingen in der Eingliederungshilfe für Behinderte die Rahmenbedingungen für die Leistungserbringung, durch:

- Wegfall des Vorrangs der frei-gemeinnützigen Wohlfahrtspflege, um so auch privatwirtschaftlichen Unternehmen den Zugang zum Markt zu eröffnen.
- Abkehr vom Selbstkostendeckungsprinzip und Einführung von prospektiven Pflegesätzen, die es auch gemeinnützigen Organisationen erlaubte, Gewinne aber auch Verluste zu erwirtschaften.
- Ein neues Vertragsrecht, das unterscheidet zwischen Leistungs-, Vergütungs- und Qualitätsvereinbarung.
- Die Möglichkeit, neuartige, flexible Finanzierungsmodalitäten zu erproben oder zu vereinbaren. Hierzu gehören z.B. die Finanzierung nach »Gruppen von Hilfeempfängern mit vergleichbarem Hilfebedarf« oder Budgets.

Somit wurde auch im Bereich der Eingliederungshilfe für behinderte Menschen ein »Quasi-Markt« eröffnet,[85] der es ermöglichte, flexible Lösungen in der Finanzierung und damit auch in der Erbringung von Leistungen zu finden. Doch dafür mussten sich die Wohlfahrtsverbände sowie die in ihnen organisierten Träger, die gemeinnützigen Organisationen, Einrichtungen und Dienste neu orientieren.

Im Gesundheitsbereich, also im Bereich der Krankenhäuser und niedergelassenen Ärzte wurden im Einigungsvertrag die bundesrepublikanischen Verhältnisse auf die neuen Bundesländer übertragen.[86] Dies galt vor allem für die Einführung unterschiedlicher Krankenkassen, wobei man auch erreichen wollte, dass im Osten die Anzahl der Kassen überschaubar blieb. Darüber hinaus wurden die Krankenhäuser in unterschiedlicher Art und Weise privatisiert oder in eigenständige Unternehmen umgewandelt und – vor allem: Die ambulante Krankenbehandlung sollte durch niedergelassene (Fach-)Ärzte durchgeführt werden, wobei der Sicherstellungsauftrag wie im Westen bei den Kassenärztlichen Vereinigungen der Länder lag. Dieser Struktur- und Institutionenwandel war ein großer Kraftakt und betraf insbesondere die Polikliniken. Sie spielten in der DDR eine relevante Rolle, zum Teil in der betrieblichen Gesundheitsversorgung, jedoch auch in der rehabilitativen Versorgung von – nicht nur – psychisch behinderten Menschen.[87] Gerade von sozialdemokratischer Seite oder auch im Bereich der Ortskrankenkassen gab es Bestrebungen, die Polikliniken, ggf. in Trägerschaft der

84 Deutscher Bundestag 1996.

85 Dies gilt sicher auch für andere Bereiche, wie z.B. der Kinder- und Jugendhilfe oder anderer kommunaler Dienstleistungen, die hier nicht behandelt werden können.

86 Vgl. zum Folgenden Wasem et al. 2007.

87 Schliehe und Zollmann 2007, S. 753.

Kassen, zu erhalten und dauerhaft zu institutionalisieren. Diese Vorschläge wurden allerdings durch die kassenärztliche Bundesvereinigung entschieden abgelehnt, die auf die freie Niederlassung pochte. Der Einigungsvertrag sah die Übertragung des westdeutschen Systems vor, allerdings blieben für eine Übergangszeit »zur Sicherstellung der ambulanten Versorgung« die Polikliniken vorläufig zugelassen. Die Finanzierung erfolgte über Fallpauschalen. Allerdings konnten sich die Polikliniken über das Jahr 1995 hinaus nicht halten. Wasem et al. führen das auch auf die Entscheidungen der Ärzte zurück, die sich in den nächsten Jahren mit »überproportionalen Sprüngen« niederließen und nicht bei den Polikliniken angestellt sein wollten. Darüber hinaus: »In vielen Fällen erwies sich auch eine bevorstehende oder zumindest nicht auszuschließende Kündigung des Beschäftigungsverhältnisses durch die Kommunen als treibende Kraft«.[88] Trotz dauerhaft rechtlicher Verankerung im GSG (1992) hatten die Polikliniken keine Überlebenschance. So wurde das westdeutsche Gesundheitssystem in den nächsten Jahren qua Institutionentransfer auf die neuen Bundesländer übertragen. Aber auch mit allen Unzulänglichkeiten, die sich trotz Gesundheitsreformgesetz nicht aus der Welt schaffen ließen.

Infolge der Lobbytätigkeit einflussreicher Verbände wurden eine Reihe von der Politik und Bürokratie intendierten Reformvorstellungen des GRG von 1988 so verändert, dass sie praktisch nicht wirksam und »zentrale potenzielle »Reformbaustellen« völlig ausgeblendet wurden«.[89] Die mit dem GRG kurzfristig erreichten Einsparungen durch Selbstbeteiligungen erwiesen sich auf längere Sicht als nicht wirksam, sodass im Laufe 1991 die Krankenkassenbeiträge mehr als vor 1988 betrugen und – als Lohnnebenkosten – die Bundesregierung unter erheblichen Handlungsdruck setzte. Innerhalb einer sehr kurzen Zeit wurde die Regierung bzw. der damalige Gesundheitsminister Horst Seehofer aktiv. Seehofer gelang es in einer »großen Sachkoalition« mit dem SPD-Politiker Rudolf Dreßler in einem sehr zügigen Verfahren, welches die alten Bahnen parlamentarischer Willensbildung verließ, einen Kompromiss herzustellen, der als »Kompromiss von Lahnstein« eine gewisse Berühmtheit erlangte. Dieser Kompromiss zeichnete sich nicht nur durch seine Inhalte, sondern vor allem durch sein besonderes Verfahren aus. Konnte zunächst mit den etablierten Interessengruppen und Akteuren kein Kompromiss gefunden werden, so wurde zwischen Seehofer und Dreßler vereinbart, eine Klausurtagung von Regierungskoalition (CDU, CSU, FDP), Opposition (SPD) und Ländern in Lahnstein durchzuführen. Bei diesen Beratungen waren Interessengruppen und Ministerialbürokratie explizit ausgeschlossen. Es handelte sich um einen Kompromiss, der von der Politik im Rahmen informeller Verfahren, wobei die GRÜNEN und die FDP keine Relevanz hatten, ausgehandelt wurde und vom Staat dann unter Ausnutzung seines »hierarchischen Steuerungsvorteils«[90] durchgesetzt wurde[91].

88 Wasem et al. 2007, S. 667.

89 Wasem et al. 2007, S. 670.

90 Wasem et al. 2007, S. 674.

91 Vgl. hierzu sehr instruktiv Manow 1994 Vgl. Auch Knieps und Reiners 2015, S. 117.

Das Ergebnis war das Gesundheitsstrukturgesetz (GSG)[92], welches »ein Hauch von Sozialgeschichte« – so Reiners (1993) – umweht und ganz wesentliche gesundheitspolitische Weichenstellungen enthält.[93] Neben anderen wurde neu geregelt[94]:

- Die Aufhebung des Pflichtkassenprinzips und freie Kassenwahl für alle GKV-Mitglieder. Öffnung der Betriebs- und Innungskassen. Einführung eines Risikostrukturausgleichs und Bindung der Ausgaben der Kassen an die Entwicklung der Grundlohnsumme.
- Zulassungsbeschränkungen für nun sog. »Vertragsärzte« und Einführung von Leistungskomplexhonoraren.
- Abschaffung des Selbstkostendeckungsprinzips in der Krankenhausfinanzierung und Einführung von Budgets, Fallpauschalen, Sonderentgelten sowie Basis- und Abteilungspflegesätzen.
- Einführung ambulanter Leistungen (Vor- und nachstationäre Leistungen, Operationen) im Krankenhaus.
- Verhandlungen von Preisen und Planungen im Krankenhausbereich durch Krankenversicherungsträger und Krankenhausgesellschaften.
- Beteiligung des Bundes an Krankenhausinvestitionen in den neuen Bundesländern von jährlich 200 Mio. DM und Einführung eines Investitionszuschlages auf den Pflegesatz.

Mit diesem Gesetz wurde ein Wettbewerb für die Krankenversicherungen eingeführt. Aber auch andere Elemente dieses Gesetzes enthalten Regelungen, die der oben genannten sozial- und gesundheitspolitischen Strategie folgen. Vincenti fasst die wesentlichen Neuerungen wie folgt zusammen: »Alle diese Neuerungsansätze enthielten dabei eine gemeinsame Grundtendenz, nämlich die Abwendung vom dualen Finanzierungsmodell des KHG, einschließlich den damit verbundenen Prinzipien der Selbstkostendeckung und staatliche Krankenhausplanung. Gleichzeitig strebte man, vor allem aus wirtschaftlichen Effizienzgründen, mehr und mehr eine Rückkehr zur monistischen Krankenhausfinanzierung in Verbindung mit einem leistungsorientierten Vergütungssystem und einer auf der Grundidee der Selbstverwaltung beruhenden Steuerungsstruktur an«.[95] Ergänzend kann man hierzu feststellen, dass mit diesen Regelungen wichtige Voraussetzungen geschaffen waren, die für die Privatisierung und Wettbewerbsorientierung im Krankenhausbereich relevant waren und die zusammen mit der – von Seehofer ausdrücklich erwünschten Europäisierung – zur Konzernbildung im Krankenhausbereich beitrugen. In den nächsten Jahren sind weitere Gesetze im Bereich der Sozial- und Gesundheitspolitik zur Regulierung von Arbeitsbeziehungen, Kostendämpfung, Leistungsbegrenzungen und -ausweitungen, Beiträgen etc. verändert, er-

92 Deutscher Bundestag 1992.

93 Reiners 1993.

94 Vincenti 2007, S. 689; Knieps und Reiners 2015, S. 333.

95 Vincenti 2007, S. 692.

gänzt, vor allem aber verabschiedet worden. Auf die kann hier nicht weiter eingegangen werden.[96]

Allerdings ist 1998 noch unter der Kohl-Regierung das Psychotherapeutengesetz verabschiedet worden.[97] Lange Jahre wurde in der politischen und Fachöffentlichkeit um ein solches Gesetz gerungen. Auch die DGSP hatte sich mittlerweile Jahrzehnte lang mit Ihren Positionen in die Diskussion eingemischt. Leider ohne Erfolg, denn die nun gefundenen Regelungen fügten sich strukturkonservativ, pfadabhängig in die Strukturen des deutschen Sozialrechts ein. Im Wesentlichen sah das Gesetz vor:

- Für die Psychotherapien im ambulanten Bereich wurden Strukturen ähnlich wie in der ärztlichen Versorgung geschaffen, d.h., es wurde eine Approbationsordnung entwickelt und die zugelassenen Psychotherapeut*innen organisierten sich in einer Psychotherapeutenkammer.
- Die Zulassung von bestimmten Therapieverfahren und Therapeuten wurde in einer Psychotherapierichtlinie geregelt und bezog sich vor allem auf psychoanalytische bzw. tiefenpsychologische sowie verhaltenstherapeutische Verfahren.
- In der psychotherapeutischen Versorgung wurden (approbierte) Psycholog*innen den Medizinern gleichgestellt und erhielten ihre Zulassung über die Kassenärztlichen Vereinigungen, deren Mitglieder sie werden mussten.
- Über die Zulassung entscheidet ein Ausschuss, der paritätisch aus Ärzt*innen und Psycholog*innen besteht.
- Die Vergütung erfolgt im Rahmen der Gesamtvergütung für Vertragsärzte.[98]

Obgleich sich die niedergelassenen Psychotherapeut*innen zur zweitgrößten Gruppe nach den Allgemeinmedizinern/Hausärzt*innen entwickelten, veränderte sich für die ambulante psychiatrische Versorgung insbesondere von schwer erkrankten oder behinderten Menschen kaum etwas. Zum einen wurden sie durch die Zugangsvoraussetzungen bzw. Indikationen von den Therapien ausgeschlossen; es herrschte in vielen Fällen noch das Vorurteil, dass sich gerade tiefenpsychologische Verfahren nicht für schwer Psychose erkrankte Menschen eignen würde. Zum anderen galt diese Gruppe als »nicht wartezimmerfähig« und zum Dritten waren sie anscheinend eine ganz besondere Herausforderung für die Therapeut*innen, die sich dieser nur selten zu stellen getrauten. Wieder einmal ging eine große Reform an den schwer erkrankten und behinderten Menschen vorbei...

Im Jahre 1999, als schon die Rot-Grüne-Koalition unter dem Kanzler Schröder die Regierung übernommen hatte, wurde noch einmal eine Gesundheitsreform, das Gesundheitsreformgesetz 2000,[99] durchgeführt, die für die psychiatrische Versorgung einige Bedeutung hatte. Neben der Teil-Rücknahme von Maßnahmen der Kohl Regierung, Maßnahmen in der Zahnmedizin, der Kompetenzen von Gemeinsamen Bundesausschuss oder auch der Einführung von Fallpauschalen und Organisation der Vergü-

96 Vgl. neben den o.g. Hinweisen: Bourcarde 2005, 2006, 2007, 2008.

97 Deutscher Bundestag 1998.

98 Knieps und Reiners 2015, S. 337.

99 Deutscher Bundestag 1999.

tung kassenärztlicher Leistungen[100] sind in unserem Zusammenhang besonders relevant:

- Die Einführung von Soziotherapie als neue Leistung.
- Mit der Neufassung das § 118 SGB V sind die Institutsambulanzen auch für psychiatrische Abteilungen an Allgemeinkrankenhäuser nach einem Jahrzehnte dauernden politischen Kampf auf eine solide sozialrechtliche Basis gestellt worden.[101]
- Die Einführung von Fallpauschalen (DRGs) bis zum Jahr 2003. Hiervon war die Psychiatrie jedoch bis auf Weiteres ausgeschlossen.
- Die Einführung indikationsbezogener Dauer von Rehabilitationsleistungen. Die Aufhebung der vorhergehenden Beschränkung auf drei Wochen für Rehabilitationsleistungen und Einführung von indikationsbezogenen Lösungen hat – neben anderen Rehabilitationsbereichen – für die psychiatrische Rehabilitation eine Bedeutung, da sich auch im Modellprogramm RPK[102] gezeigt hat, dass die Dauer entsprechend den individuellen Gegebenheiten und Entwicklungen bemessen werden muss.
- Die Einführung der Möglichkeit zum Abschluss von Verträgen zur »Integrierten Versorgung«. Diese Möglichkeiten entsprechend §§ 140 ff SGB V sollten den einzelnen Krankenkassen die Möglichkeit geben, mit einzelnen oder mehreren Leistungserbringern Verträge zur »IV« zu schließen, die besondere, koordinierte »Versorgungspakete« für bestimmte Indikationsgruppen beinhalteten und so den Wettbewerb zwischen den Kassen beflügeln sollten, indem einzelne Kassen für sich »Alleinstellungsmerkmale« kreieren konnte. Die ambulante Sozialpsychiatrie stürzte sich mit verhaltenem Elan auf diese Möglichkeiten. Hierüber wird im nächsten Abschnitt zu berichten sein.

Dass dieses Gesetzpaket derartig viele Regelungen zugunsten von psychisch kranken Menschen enthielt, ist der grünen Gesundheitsministerin Andrea Fischer zu verdanken, die gute Beziehungen zur Sozialpsychiatrie und zur APK hatte. Allerdings haben die Sozialversicherungen lange Jahre pikiert reagiert, als insbesondere die Soziotherapie gegen ihren Willen eingeführt wurde. Entsprechend restriktiv haben die Kassen die Umsetzung dieses sinnvollen und notwendigen Leistungsmoduls gehandhabt. Einmal mehr erwiesen sich gerade die Krankenkassen als eine relevante »Bremse« in der Psychiatriereform.

Resümierend lässt sich festhalten: Nicht nur im Zusammenhang mit der Veränderung rechtlicher Rahmenbedingungen, auch durch europäisches Recht, sondern auch im Zusammenhang der Veränderung der oben genannten sozioökomischen und kulturellen Veränderungen sowie im Verlauf der deutschen Vereinigung veränderte sich der deut-

100 Knieps und Reiners 2015, S. 338.

101 Spengler 2003, 2004, 2012.

102 Siehe hierzu weiter unten.

sche Sozialstaat[103] und damit auch die Wohlfahrtspflege. Insgesamt ist ein Wandel hin zu einem »Wohlfahrtspluralismus«[104] zu verzeichnen, der den Wohlfahrtsverbänden zwischen Staat und Zivilgesellschaft als »intermediäre Instanz« eine tendenziell neue Funktion zuweist: nämlich die der Vermittlung zwischen staatlicher Dienstleistungsproduktion und informellen Netzwerken. Andere Autoren sprechen von einer »Netzwerkökonomie im Wohlfahrtsstaat«,[105] in der Kooperation, Konkurrenz, Wettbewerb und Vernetzung in neuen Arrangements zum Tragen kommen. Gemeinhin ist allen Ansätzen, dass die Ökonomisierung, Marktorientierung etc. nun auch den Bereich der sozialen Dienstleistungen erreicht haben und durch staatliche Gesetzgebung aktiv forciert werden. Backhaus-Maul schreibt: »Bei der Erschließung von Wirtschaftlichkeitsreserven und einer Prüfung des öffentlichen Aufgabenbestandes haben Wettbewerbsinstrumente eine Schlüsselfunktion. »Wettbewerb« wird in den neunziger Jahren neben den klassisch hierarchischen Geboten und Verboten sowie korporatistischen Verhandlungen zur neuen Form staatlicher Politiksteuerung«.[106] Die Übertragung des BRD-Systems der Sozialstaatlichkeit und Wohlfahrtspflege erweist sich hierbei als durchaus hilfreich, denn »Ostdeutsche Wohlfahrtsverbände sind überwiegend dadurch gekennzeichnet, dass sie nahezu ausschließlich (Pflicht-)Aufgaben des Staates (bzw. der Länder und Kommunen) mithilfe öffentlicher Subventionen und Leistungsentgelte und unter Hinzuziehung hauptamtlichen Personals erledigen. Ihre Organisationskultur ist im Vergleich zu westdeutschen Wohlfahrtsverbänden sehr stark von Professionalismus, Orientierung an betriebswirtschaftlichen Leitbildern und an Strategien des Sozialmanagements geprägt«.[107] Die westdeutschen Verbände, Einrichtungen und Dienste bis hin zu den ehrenamtlichen (Selbsthilfe-)Organisationen ziehen mit großer Geschwindigkeit nach.

Hiermit wandelten sich auch der Charakter und die Funktion von (frei-verbandlicher) Sozialarbeit und nähert sich einem professionellen Selbstverständnis wie beispielsweise in der Medizin oder Psychologie an. Rauschenbach spricht in diesem Zusammenhang von »inszenierter Solidarität«, die sich von informeller Solidarität unterscheidet: »Zwischen der »informellen« und der »inszenierten« Solidarität und den daraus resultierenden sozialen Hilfen liegt der kleine Unterschied einer geplanten, institutionalisierten, verberuflichten, bezahlten und marktförmigen Organisation«.[108] Damit hat die soziale Arbeit auch im Rahmen einer auf Teilhabe angelegten Sozialpolitik eine andere Funktion: »Soziale Arbeit erweitert so die sozialen Handlungsspielräume der Menschen und verstärkt gleichzeitig Prozesse der Individualisierung, der Ungewissheit und des sozialen Risikos«.[109]

Eine ähnliche Entwicklung machte auch der Gesundheitsbereich, der jedoch schon länger den genannten Prozessen unterworfen war. Das gilt gewissermaßen »schon im-

---

103 Vgl. unter Internationalen, europäischen und vereinigungsbedingten Aspekten Schmid und Niketta 1998.

104 Evers und Olk 1996.

105 Dahme und Wohlfahrt 2000.

106 Backhaus-Maul 2000, S. 37.

107 Olk et al. 1995, S. 25.

108 Rauschenbach 2015 (1994), S. 98.

109 Rauschenbach 2015 (1994), S. 106.

mer« für niedergelassene Ärzt*innen, und für die Krankenhausträger seit den 1970er-Jahren mit Einführung des KHG. Allerdings verschärfte sich die Situation auch in diesem Bereich durch die Gesetzgebung, den Umwälzungen durch den Beitritt der neuen Bundesländer sowie die europäische Gesetzgebung, die – im Gegensatz zur Wohlfahrtspflege – die ökonomischen Herausforderungen der Krankenhausträger intensivierten. Hinzu kamen im Bereich der Medizin bzw. Psychiatrie, dass sich eine zunehmende Spezialisierung und Professionalisierung bemerkbar machte. Die eben genannte Diagnose kann somit gut auch auf den Bereich der klinischen Psychiatrie ausgeweitet werden.

5.3 Diskurs und Politik im Behindertenbereich und Psychiatrie

In den 1990er-Jahren bekam der Diskurs um Diskriminierung und Selbstbestimmung von Menschen mit Behinderungen großen Auftrieb. Internationale Erfahrungen aus den USA, wo 1990 ein Antidiskriminierungsgesetz verabschiedet wurde und die Diskussion in den Vereinten Nationen, die 1993 in die Verabschiedung von Rahmenbestimmungen über die Chancengleichheit für Menschen mit Behinderungen mündete,[110] schwappte über. In Deutschland entstanden neue Selbsthilfegruppen, die sich z.B. als »Assistenzgenossenschaften« zusammenschlossen, um als Arbeitgeber ihre Assistenz selbst zu organisieren. »Der Assistenzbegriff wurde geprägt als selbstbestimmte Abgrenzung gegenüber der eher fremdbestimmten Behindertenhilfe und der unbefriedigenden Pflegesituation«.[111] Auch die »Interessenvertretung Selbstbestimmt Leben e. V.« wurde gegründet. Der »Initiativkreis Gleichstellung Behinderter« war in seinen Bemühungen erfolgreich, dass das Grundgesetz 1994 in seinem Artikel 3 ein Diskriminierungsverbot aufnahm. Ein Behindertengleichstellungsgesetz sollte jedoch Aufgabe der rot-grünen Koalition im nächsten Jahrzehnt werden. Eine Förderung bekamen die behinderten Menschen und ihre Organisationen durch den damaligen Bundespräsidenten Richard von Weizsäcker. Bei einer Tagung der Bundesarbeitsgemeinschaft Hilfe für Behinderte[112] am 1. Juli 1993 hielt er eine Rede unter dem Motto »Es ist normal, verschieden zu sein«. Hierin betont er, »dass Behinderung nur als Verschiedenheit aufgefasst wird, das ist ein Ziel, um das es gehen muss« und »Um die Lage von Menschen mit Behinderungen zu verstehen, müssen Nichtbehinderte ihre Wahrnehmung korrigieren«.[113] Weizsäcker nimmt hier Gedanken vor, die einige Jahre später unter dem Etikett der »Inklusion« weite Verbreitung finden.

Natürlich strahlte der Emanzipations- und Empowerment-Diskurs auch in die Psychiatrie aus. 1992 wurde der Bundesverband der Psychiatrieerfahrenen gegründet, der sich zum Ziel gesetzt hat, die Interessen der Menschen mit Psychiatrieerfahrung in der Fachwelt, Politik und Gesellschaft zu vertreten. Von diesem Zeitpunkt

110 Bösl 2010, S. 11.

111 Mürner und Sierk 2013, S. 113.

112 Der heutige Name ist: Bundesarbeitsgemeinschaft Selbsthilfe von Menschen mit Behinderungen und ihren Angehörigen e. V.

113 Zitate übernommen aus Mürner und Sierk 2013, S. 116.

an waren die Psychiatrieerfahrenen aus den psychiatrischen Fachdiskursen nicht mehr wegzudenken und besetzten mit zunehmenden Erfolg Positionen, wenn es um Selbstbestimmung ging.

Unterstützung erhielten die Menschen mit Behinderungen durch die Wissenschaft. Die sog. »Disability Studies« machten Selbstbestimmung als behindertenpolitisches Paradigma aus,[114] jedoch nicht ohne den ambivalenten Charakter von Selbstbestimmung zu herauszustellen. Waldschmidt betont in diesem Zusammenhang, dass es nicht (nur) darauf ankomme, Selbstbestimmung und Autonomie auch für Menschen mit Behinderung zu verwirklichen, da »Autonomie nicht mehr nur Befreiung, sondern auch zur sozialen Verpflichtung geworden (ist) – und zwar nicht nur für nicht behinderte, sondern auch für behinderte Menschen«.[115] Sie schreibt weiter, dass es darauf ankomme »nicht nur die Chancen des Autonomiegedankens für behinderte Menschen herauszuarbeiten, sondern auch auf seine Gefahren aufmerksam zu machen«.[116]

Dennoch bestimmt die Zielsetzung der Selbstbestimmung und Teilhabe zunehmend die auch politische Diskussion im Politikfeld der Behinderungen und der Psychiatrie. Im Zusammenhang damit steht auch, dass das Konzept der »Barrierefreiheit« in den 1990er-Jahren das Konzept des »behindertengerechten Planens und Bauens« ersetzt.[117] In den 1990er-Jahren wurden die Ansätze konkretisiert, die im neuen Jahrtausend sich im Begriff der »Inklusion« sowie der menschenrechtsbasierten UN-Behindertenrechtskonvention eine große Strahlkraft entwickeln sollten.

Als große psychiatriepolitische Entwicklung muss auch die Umstellung des Gesundheits- und Sozialsystems Ostdeutschlands auf westdeutsche Verhältnisse gesehen werden, denn dies hatte auch Rückwirkungen auf die westdeutschen Entwicklungen. Hieran hatte die APK einigen Anteil. Es kann an dieser Stelle nicht darum gehen, diese ganzen Entwicklungen nachzuzeichnen, dazu ist hier nicht der Platz und meine Kompetenz nicht hinreichend – deshalb hier nur die gröbsten Stichworte:[118]

Abgesehen von ein paar sozialpsychiatrischen Inseln und Ansätzen war die Psychiatrie in der DDR im Wesentlichen anstaltszentriert. Obgleich schon im Jahre 1963 (!) die »Rodewischer Thesen« eine sozial- und gemeindepsychiatrische Ausrichtung der psychiatrischen Versorgung forderten und 1976 durch die »Brandenburger Thesen zur therapeutischen Gemeinschaft« ergänzt wurden, haben sich derartige Ansätze nicht durchsetzen können. Lediglich in Leipzig um Klaus Weise und Achim Thom bildete sich auf der Grundlage eines der anthropologisch-phänomenologischen Psychiatrie angelehnten Ansatzes ein Versorgungssystem heraus, welches gemeindepsychiatrisch orientiert war.[119]

Von den Umwälzungen 1988 war natürlich auch die DDR-Psychiatrie betroffen. Die reformorientierten Psychiater*innen und andere in der Psychiatrie Tätige schlossen

114 Waldschmidt 2003; Bösl 2009a; Dederich 2007.

115 Waldschmidt 2003, S. 18.

116 Ebd. S. 20.

117 Bösl 2010, S. 12.

118 Ich folge im wesentlichen Zedlick 2015 Vgl. auch Weise und Uhle 1990; Thom und Wulff 1990b; Rose 2005; Müller und Mitzscherlich 2006; Weise 2014.

119 Weise 2014.

sich nach einigen Auseinandersetzungen in der »Gesellschaft für kommunale Psychiatrie« zusammen.[120] In weiten Teilen gab es zwischen den Reformpsychiater*innen und der Reformbewegung der DDR, wie Neues Forum, keine (strukturierten) Verbindungen, auch die Ideen der Antipsychiatrie wurden in Ostdeutschland kaum rezipiert. Es ging den Professionellen um eine Humanisierung und Modernisierung der psychiatrischen Versorgung. Allerdings gab es eine bemerkenswerte Ausnahme: Im Leipzig entstand der Verein »Durchblick e. V.« unter der Regie von Psychiatrieerfahrenen. Rosi Haase war die Schlüsselfigur dieser – auch in Verbindung mit Neuem Forum und anderen Reformbewegungen der DDR stehenden – Bewegung. In der jüngst erschienen Jubiläumsbroschüre des Vereins wird geschildert, dass die Anfänge des Vereins in 1984 liegen, als die Diplom-Grafikerin Rosi Haase auf einer geschlossenen Station des Leipziger Bezirkskrankenhaus einen Kunstzirkel gründete. Ein paar Jahre später traf man sich auch außerhalb des Krankenhauses. 1989 wurde mit der Basisgruppe Psychiatrie-Betroffenen eine Verbindung zum Neuen Forum geschaffen. Zunächst trafen sich die Aktivist*innen in der Wohnung von Rosi Haase; ab 1991 gab es erste Vereinsräume und ab 1996 konnte die auch heute noch aktive »Villa Mainzer Straße« gemietet werden, in der heute die vielfältigen Kunst- und Kulturaktivitäten stattfinden, die Kontakt- und Beratungsstelle sowie das Psychiatriemuseum beheimatet sind.[121] Die Initiative entwickelte sich zu einer auch politisch-emanzipativen Kraft, die weit über Leipzig hinaus eine Strahlkraft entwickelte und die einiges vorwegnahm, was heute unter den Stichworten »EX-IN« und Inklusion diskutiert wird.

Auf einer Tagung der APK 1990 wurden die Möglichkeiten, die sich aus der Vereinigung ergaben, auch unter gesamtdeutschen Perspektiven erörtert.[122] Diese Tagung ist auch unter anderen Aspekten bemerkenswert. So begrüße der Präsident der DGPN Johannes Meyer-Lindenberg in seinem Grußwort die von mehreren Verbänden zusammen veranstaltete Tagung: »Wir erkennen in der Tatsache, nun doch ›Dabeisein zu können‹, gerade vonseiten der AKTION PSYCHISCH KRANKE eine sachbezogene, integrative Tendenz«.[123] Kriegsbeile werden begraben.

Die konzeptionell-praktische Entwicklung der Gemeindepsychiatrie in Deutschland wurde ganz wesentlich durch die Aktivitäten der APK beeinflusst, wobei die unterschiedlichen großen und kleinen Projekte in einem inhaltlichen Zusammenhang standen. Infolge eines Auftrages des Gesetzgebers durch das KHG von 1982 haben die Selbstverwaltungsorgane der gesetzlichen Krankenkassen und Deutscher Krankenhausgesellschaft nach einigen Jahren erfolglosen Verhandelns ihr Scheitern bei dem Versuch, eine geeignete Personalbemessung für psychiatrische Krankenhäuser zu finden, eingestanden.[124] Das BMG berief daraufhin eine Expertengruppe der APK, die einen Verordnungsentwurf erarbeiten sollte, der 1990 als »Psychiatrie-Personalverordnung« (Psych-PV) von Bundestag und Bundesrat verabschiedet wurde – ganz im Sinne des neuen, oben angeführten Politikstils. Peter Kruckenberg schreibt

120 Hierzu siehe weiter unten im DGSP-Kapitel.

121 Vgl. hierzu umfänglich: Durchblick e.V. 2020.

122 Picard et al. 1992.

123 Meyer-Lindenberg, in Picard et al. 1992, S. 9.

124 Kruckenberg 2015, S. 189.

weiter: »Die Psych-PV war eine weltweite Innovation, weil sie erfahrungsgestützt den notwendigen Personalaufwand für Gruppen mit vergleichbarem Schweregrad der funktionalen Beeinträchtigungen erarbeitete und in einem zweiten Schritt diesen Personalaufwand in berufsgruppenbezogene durchschnittliche Minutenwerte pro Patient und Woche für personenzentrierte integrierte Behandlungsprogramme aufteilte«.[125] Und in der Tat stellt die Psych-PV einen Markstein der Psychiatriereform dar,[126] nicht nur im Kruckenberg'schen Sinne. In Ihrer konzeptionellen Ausrichtung ist sie ausdrücklich an die Verbesserung der Personalsituation in den Klinken ausgerichtet; allerdings verkoppelt sie – entsprechend dem Prinzip »Geld für Verantwortung« – die Personalausstattung mit der Übernahme einer regionalen Pflichtversorgung. Darüber hinaus ist die Verordnung an einer tendenziellen Verkleinerung von Stationen auf circa 16 Patient*innen ausgerichtet sowie an einem Teamkonzept von ärztlichen und nicht ärztlichen Berufsgruppen. Sie teilt die Behandlung in unterschiedliche Bereiche auf; zunächst in die Bereiche stationär, teilstationär und ambulant; in einem zweiten Schritt differenziert sie in die Bereiche Allgemeine Psychiatrie, Abhängigkeitskranke und Gerontopsychiatrie und in einem dritten Schritt unterteilt sie die drei Bereiche noch einmal in die von Kruckenberg genannten Behandlungsprogramme. Regelbehandlung, Intensivbehandlung, rehabilitative Behandlung, langandauernde Behandlung, Psychotherapie und tagesklinische Behandlung. Mit der Umsetzung der Psych-PV in die Versorgungspraxis werden – obwohl nicht überall zu 100 % verwirklicht – mehr als 5000 Stellen im Krankenhausbereich geschaffen.[127] Die Psych-PV ist damit eine Grundlage, ein flexibles System von Preisen und Budgets auf einer empirisch fundierten Grundlage zu ermitteln. Darüber hinaus formuliert das auf Verantwortung und Team-basierte Modell der Behandlungsbereiche das Modell, das später für den komplementär-rehabilitativen Bereich fruchtbar gemacht wird.

1991 veröffentlichte eine Expertengruppe der APK eine Bestandsaufnahme der DDR-Psychiatrie und zeigte Entwicklungsmöglichkeiten auf.[128] In ihren Empfehlungen orientierte sich die Expertenkommission an der Psychiatrie-Enquête, den Empfehlungen der Expertenkommission sowie an den Ansprüchen der Psychiatrie-Personalverordnung. Mit Ausnahme der Forderung, die Polikliniken nach Möglichkeit aufrecht zu erhalten, orientierten sich die Empfehlungen an den Strukturen des nun gesamtdeutschen Systems der sozialen Sicherheit. Jedoch kam bei den Empfehlungen zum sog. komplementären, rehabilitativen Bereich schon eine funktional-lebensweltlich orientierte Perspektive zum Tragen, die die »Empfehlungen der Expertenkommission« von 1988 konkretisiert: Neben der ambulanten, teilstationären und ambulanten (medizinisch-psychiatrischen) Leistungen der Krankenbehandlung sollte der komplementär/rehabilitative Bereich entlang der Funktionsbereiche Wohnen, Arbeiten, Kontaktstiftung-Alltagsbewältigung/Tagesstrukturierung innerhalb eines »Gemeindepsychiatrischen Verbundes« organisiert werden. Hier werden die

125 Ebd. S. 189.

126 Vgl. zum folgenden Wienberg und Institut für Kommunale Psychiatrie 1991; Kunze et al. 2010 (1991).

127 AKTION PSYCHISCH KRANKE et al. 1998.

128 AKTION PSYCHISCH KRANKE und Bundesministerium für Gesundheit 1991.

entscheidenden konzeptionellen Grundlagen konzipiert, die im später entwickelten »personenzentrierten Ansatz« dezidiert ausformuliert werden.

Neben der Psych-PV für den klinischen Bereich der gemeindepsychiatrischen Hilfen war der personenzentrierte Ansatz der APK der zentrale Ansatz im außerklinisch-komplementären Bereich, der den Ausdruck »Paradigmenwechsel« wirklich verdiente. Bei der Entwicklung dieses Ansatzes griff die »Kommission zur Personalbemessung im komplementären Bereich der psychiatrischen Versorgung« in ihrem Entwicklungsprojekt zwischen 1992 – 1995 nicht nur auf ausländische Erfahrungen und Entwicklungen zurück, sondern – unter Wahrung großer personeller Kontinuität – auf Überlegungen, die in den Empfehlungen der Expertenkommission 1988 ihre Grundlegungen erfahren haben, auf die Systematik, die in der Psych-PV entwickelt wurde sowie auf den Bericht zur Entwicklung der Psychiatrie in der DDR von 1991, in dem die Funktionsbereiche konzipiert wurden. Der Ansatz wurde 1994 auf einer Tagung der APK vorgestellt sowie in den nächsten Jahren in einer Vielzahl von Publikationen, Vorträgen – unter anderem auch bereits 1994 auf dem Weltkongress für Sozialpsychiatrie in Hamburg[129] – und weiteren Tagungen verbreitet.[130] 1997 wurde eine entsprechende Kurzfassung veröffentlicht[131] und 1999 erschien dann der Endbericht in zwei Bänden und löste erneut eine breite Diskussion aus.[132]

Die Besonderheit des personenzentrierten Ansatzes ist,[133] dass dessen Hauptzielgruppe schwer psychisch erkrankte und behinderte Menschen ist, die einen »komplexen«[134] Hilfebedarf aufweisen und oft einer »komplexen Langzeitbehandlung« bedürfen.[135] Da gerade diese Menschen, die Stiefkinder der Psychiatriereform, in Heimen institutionalisiert sind, fordert der personenzentrierte Ansatz eine radikale Kehrtwendung, d.h. eine »personenzentrierte« Sichtweise, die die Person in ihrer Lebenswelt wahrnimmt, ihre individuellen Hilfebedarfe zur Kenntnis nimmt und in Hilfeleistungen umplant, wobei die Selbstbestimmung des Individuums, ihre Perspektiven, Interessen und Motive berücksichtigt werden. Neben dieser Lebensweltorientierung liegt dem Ansatz ein »bio-psycho-soziales Krankheitsverständnis« sowie ein dynamischer Begriff von Behinderung zugrunde, der sich an der »ICIDH«[136] orientiert. Die Hilfen in der eigenen Wohnung sollen ambulant erbracht werden. Hierbei sollte darauf geachtet werden, dass die psychiatrisch, professionellen Hilfen nachrangig zur Selbsthilfe bzw.

---

129 Kunze et al. 1995.

130 Kruckenberg et al. 1994; Brill et al. 1995; Kruckenberg et al. 1997; Kauder et al. 1999.

131 Kauder und AKTION PSYCHISCH KRANKE 1998.

132 Kruckenberg et al. 1999; Kunze und Kruckenberg 1999.

133 Im Folgenden verzichte ich weitgehend auf dezidierte Literaturangaben und verweise auf die o.g. Veröffentlichungen.

134 »Komplex« meint hier (ungefähr), dass sich bei den betroffenen Menschen unterschiedliche gesundheitliche und/oder soziale Problemlagen bzw. Beeinträchtigungen in unterschiedlichen Lebensbereichen gegenseitig überschneiden oder durchdringen und deshalb auch die Hilfen durch unterschiedliche Berufsgruppen, ggf. unterschiedliche Einrichtungen und Dienste erbracht werden müssen und ggf. auch von unterschiedliche Leistungs- und Kostenträgern auf unterschiedlichen Rechtsgrundlagen finanziert werden (müssten).

135 Immer noch lesenswert: Kunze 1997.

136 »International Classification of Impairments, Disabilities and Handicaps«, die Vorversion der International Classification of Functioning, Disability and Health (ICF)

Hilfen durch Bezugspersonen oder auch allgemeinen gesundheits- oder sozialen Hilfen erfolgen. Die Kommission nennt dies:

- Orientierung am individuellen Bedarf einer Person in einer überschaubaren Region statt Orientierung am Konzept/Angebot einer Einrichtung.
- Stabilisierung der Person im eigenen Lebensfeld (Wohnung) unter Wahrung der Selbstbestimmung und Nachrangigkeit professioneller Hilfen. Die angestrebte Lebensform ist »Dreh- und Angelpunkt« aller rehabilitativen Hilfen.
- Erbringung der Hilfen durch ein multiprofessionelles, kooperatives, ggf. interinstitutionelles Team
- Etablierung einer therapeutischen Bezugsperson während eines auch langandauernden Hilfeprozesses mit Aufgaben der Wahrung von Beziehungskontinuität und des »Clinical Casemanagement«.

Zentraler Bestandteil des personenzentrierten Ansatzes ist die Ausarbeitung einer funktionalen Perspektive und die des gemeindepsychiatrischen Verbundes mit seinen 5 Funktionsbereichen:

- Ambulante sozialpsychiatrische Grundversorgung/Behandlung
- Stationäre/teilstationäre Behandlung
- Sozialpsychiatrische Leistungen zur Selbstversorgung/Wohnen
- Sozialpsychiatrische Leistungen zur Tagesgestaltung und Kontaktfindung
- Sozialpsychiatrische Leistungen zur Arbeit/Ausbildung

Hierbei geht die Kommission davon aus, dass alle Regelleistungen unter die genannten Funktionsbereiche subsumiert werden können. Den Funktionsbereichen sind alle entsprechenden Fachkräfte in der Region (virtuell) zugeordnet und bilden – auch anteilig – ein einrichtungsübergreifendes Team.

In den Versorgungsregionen (Kommunen/Kreise) sollen sich die Einrichtungen, und Dienste bzw. deren »Träger«[137] zu einem »Gemeindepsychiatrischen Verbund« zusammenschließen, der wie folgt definiert ist:

- Er umfasst sämtliche klinischen und außerklinischen Einrichtungen/Dienste in einer definierten Region.
- Er hat eine Versorgungsverpflichtung für seine Region.
- Er ist funktional organisiert.
- Er arbeitet – vertraglich abgesichert – kooperativ und koordiniert.
- Er hat ein personenzentriertes, flexibles Leistungsangebot.
- Er gibt sich nach Möglichkeit eine formelle Ordnung oder auch eine eigene Rechtsform.

Der gemeindepsychiatrische Verbund und seine Mitglieder (Mitgliedsorganisationen) sind eingebunden in eine Struktur der Koordination, Steuerung und Finanzierung auf

137 Hier verwendet als fach-umgangssprachlichen Gebrauch im Sinne eines »Leistungserbringers«.

Abbildung 3: Funktionsbereiche des gemeindepsychiatrischen Verbundes

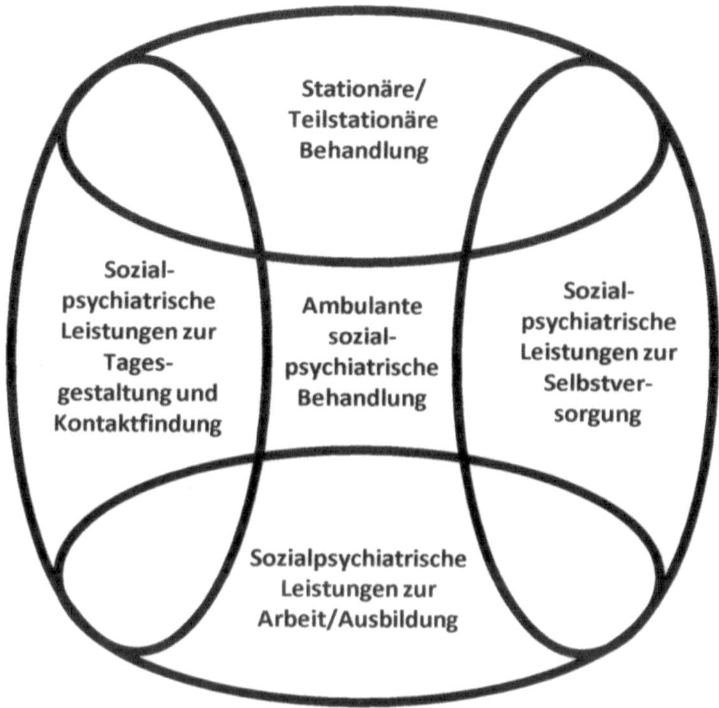

kommunaler und auf Landesebene. Ein Psychiatriekoordinator/-in hat die Funktion, Informationen aufzubereiten und zu verteilen (Berichtswesen). Ein Psychiatriebeirat erarbeitet auf dieser Grundlage Empfehlungen für die Entscheidungsträger (Leistungsträger; Kommune/Land; Leistungserbringer/GPV), die Maßnahmeprogramme beschließen. Als Maßnahmeprogramme bezeichnet die Kommission z.B. den Abschluss von Versorgungsverträgen mit dem GPV, die Zurverfügungstellung von Investitionsmittel oder auch den Beschluss über prospektive regionale Psychiatriebudgets«.

Die hierfür ggf. notwendigen gesetzlichen Regelungen bzw. den Veränderungsbedarf bestehender Regelungen vor allem im Bereich des Leistungsrechts hat die Kommission erkannt und entsprechende Vorschläge entwickelt. Daneben hat sie sich auch der aktuellen Rechtslage bedient. So hat sie durchaus die Veränderungen im SGB XII zur Kenntnis genommen, insbesondere die Regelungen im § 93 SGB XII, die nun auch Kalkulationen für »Gruppen mit vergleichbarem Hilfebedarf« vorsahen. So konnten flexible Finanzierungsformen entwickelt werden, die sich an sog. »Hilfebedarfsgruppen« orientieren – Formen, die sich an den Strukturen der Psych-PV orientierten. Hilfebedarfsgruppen sollten in dieser Systematik nicht durch institutionelle Gegebenheiten ermittelt werden, sondern durch den Zeitaufwand, der für eine personenzentrierte individuelle Komplexleistung zu erwarten ist.

Das Instrument zur Ermittlung des Aufwandes ist der Integrierte Behandlungs- und Rehabilitationsplan (IBRP), mit dem der personenzentrierte Ansatz auf der »Arbeitsebene«, also der direkten Klient*innenbeziehung umgesetzt werden soll: Ausgehend von einer ausführlichen Anamnese sowie den Wünschen und Perspektiven des Klienten werden dann – angelehnt an einen »Core-Set« der ICIDH – bestimmte Fähigkeiten, Fähigkeitsstörung und Beeinträchtigungen ermittelt, die die Grundlage der Hilfeplanung sind. Die Hilfeplanung erfolgt entlang der oben genannten Funktionsbereiche bzw. Lebensfelder, wobei eben nicht nur die Inhalte der Hilfen relevant sind, sondern auch, ob diese Hilfen in Selbsthilfe (z.B. Angehörige), bzw. von nicht psychiatrischen oder psychiatrischen Leistungserbringern erbracht werden sollte. Darüber hinaus soll eine »therapeutische Bezugsperson« benannt werden, die für Beziehungskonstanz sorgt, Kontakt hält sowie die Leistungserbringung, ggf. im interorganisatorischen Team koordiniert.

Um dieses Kernstück des personenbezogenen Ansatzes gab es nach seiner Veröffentlichung große Auseinandersetzungen, die von strikter Ablehnung bis zum enthusiastischen Zuspruch reichten.[138] In den klinischen Bereichen der gemeindepsychiatrischen Versorgung kam der IBRP nicht so recht zum Tragen, obwohl auch dort das Prinzip der regionalen Versorgungsverpflichtung leitend war, jedoch die Idee des gemeindepsychiatrischen Verbundes nicht bei allen Psychiater*innen auf Zustimmung stieß. Im außerklinischen Bereich kam der Durchbruch des personenzentrierten Ansatzes im Jahr 1998, als auch die Wohlfahrtsverbände im Juni die sog. »Kölner Erklärung«[139] unterschrieben, mit der sie sich zur Umsetzung des personenzentrierten Ansatzes bekannten. In den Verbänden herrschten zunächst Vorbehalte, die sich auf Finanzierungsformen (Budget), den IBRP und – vor allem – auf die regionale Versorgungsverpflichtung bezogen. Hierin wurde eine Einschränkung des »Wunsch- und Wahlrechts« gesehen sowie die Unabhängigkeit der Leistungserbringer. Es hat insbesondere dem Geschäftsführer der APK, Ulrich Krüger sowie mich selbst viele Mühen gekostet, die Verbände im Rahmen des »Kontaktgespräch Psychiatrie« von der Notwendigkeit einer Unterzeichnung zu überzeugen. So hat die Umsetzung des personenzentrierten Ansatzes erst im letzten Jahr dieses Jahrzehnts Fahrt aufgenommen. Sie wurde sekundiert durch zahllose Fort- und Weiterbildungsveranstaltungen,[140] Tagungen auf Bundes- und Länderebene sowie durch die »Implementationsprojekte« der APK im folgenden Jahrzehnt. Der personenzentrierte Ansatz hat im außerklinischen Bereich nicht nur zu einer Modernisierung und Fortschritten des methodischen Handelns[141] in der ambulanten Versorgung psychisch kranker und behinderter Menschen beigetragen, sondern auch zu einer Subjektorientierung der Gemeindepsychiatrie.[142] Natürlich war es so, dass eine Umorientierung und die entsprechende Organisation der Hilfen vor Ort ein immer noch nicht abgeschlossenes Projekt darstellen, das die Resilienzen und »institutionellen Denkstrukturen« der Versorgungssysteme und Orientierungen der Mitarbeiter*innen

---

138 Siehe hierzu die Ausführungen zum nächsten Jahrzehnt.

139 Kontaktgespräch Psychiatrie 1998.

140 Wobei hier insbesondere Hiltrud Kruckenberg besondere Funktionen übernahm.

141 Haselmann 2010.

142 Wienberg 2002; Haselmann 2008.

sich als zum Teil recht erheblich erwiesen. Dies gilt insbesondere für die von der Expertenkommission vorgeschlagenen Steuerungsstrukturen, die so wie geplant, kaum irgendwo umgesetzt wurden.[143] Jedoch bekamen die Fragen der Kooperation, Koordination, Steuerungsstrukturen sowie andere Prinzipien des personenzentrierten Ansatzes vor allem in der Qualitätssicherung (ambulanter) gemeindepsychiatrischer Leistungen eine Bedeutung. Auch hier hatte die APK eine Vorreiterrolle,[144] die darin mündete, dass 2006 die »Bundesarbeitsgemeinschaft Gemeindepsychiatrischer Verbünde«[145] gegründet wurde, die als Sachwalterin der aufgestellten Grundsätze und Prinzipien fungiert.

Hinsichtlich der gesellschaftlich-kulturellen Dimension lässt sich feststellen, dass die Gemeindepsychiatrie mit dem personenzentrierten Ansatz zumindest konzeptionell endgültig in der postfordistischen, individualisierten Gesellschaft angekommen ist und sich von dem Modell der Anstalt und der »therapeutischen Kette« verabschiedet hat. Neben diesen eher strukturellen Aspekten vollzieht und betont der personenzentrierte Ansatz die zunehmende Individualisierung und Subjektorientierung sowie die in diesem Rahmen virulent werdende und gleichsam zunehmende Selbstbestimmung und »Inklusion« auch behinderter Menschen.

Flankiert werden die beiden wichtigsten Projekte der APK in den 1990er-Jahren, die Psych-PV und der personenzentrierte Ansatz, von einer Reihe von kleineren Projekten, die sich – neben dem oben erwähnten Leitfaden zur Qualitätssicherung – besonders auf ambulante Leistungen der Rehabilitation beziehen.

Zwischen 1990 und 1993 wurde ein Modellprogramm »Rehabilitationseinrichtung für psychisch Kranke« durchgeführt. Bei diesem Modellprogramm handelte es sich um das einzige (!) Projekt, auf das sich der »Kosten- und Finanzierungsausschuss« des großen Modellprogramms Psychiatrie seiner ansonsten – mit Verlaub – erbärmlichen Ausbeute einigen konnte. Es ging hierbei um die Erprobung eines auf schwer psychisch erkrankte Menschen zugeschnittenen Konzeptes der medizinisch-beruflichen Rehabilitation, das in 5 in Deutschland verteilten Einrichtungen durchgeführt wurde. Das Besondere an dieser Art der Rehabilitation ist neben anderem, dass sie auf schwer erkrankte Menschen zugeschnitten ist, dass sie medizinische und berufliche Aspekte der Rehabilitation berührte und dass sie längerfristig angelegt war. Nach 3 Jahren war die Erprobungsphase vorbei und das Projekt wurde als sehr erfolgreich bewertet. Dennoch wurde es in einigen Modellregionen nicht weitergeführt und die Einrichtungen mussten schließen.[146] Lediglich in Niedersachsen sowie in Westfalen-Lippe ist die RPK-Einrichtung flächendeckend etabliert worden. Zwar hat die Bundesarbeitsgemeinschaft für Rehabilitation (BAR) eine Empfehlungsvereinbarung zur RPK verabschiedet und mehrmals überarbeitet,[147] dennoch scheinen die Sozialversicherungen diesem Einrichtungstyp einige Ressentiments gegenüber zu hegen. In Berlin z.B. hat es immerhin

143 Vergleichbare Steuerungsstrukturen gab es etwa in Niedersachsen/Hannover (Elgeti 1995, 2002) oder in Berlin (Rosemann 2006, 2009; Reumschüssel-Wienert 2012).

144 Kunze und Kaltenbach 1996 Vgl. auch Cording 2003.

145 https://bag-gpv.de

146 Hölzke 1993, 1994; Steinke 1994.

147 BAR 2011.

ermutigende circa 25 Jahre gedauert, ehe im Jahre 2019 eine RPK-Einrichtung ihre Pforten öffnen konnte.

Auch in Hamburg gab es in diesem Zusammenhang Aktivitäten. Ein kleines Projektteam erarbeitete im Auftrag der »Arbeitsgemeinschaft Rehabilitation«, einem Zusammenschluss hamburgischer außerklinischer gemeindepsychiatrischer Rehabilitationseinrichtungen und im Dunstkreis der APK, ein Konzept der ambulanten medizinischen Rehabilitation für psychisch kranke und behinderte Menschen.[148] Ziel war es, ambulante medizinische Rehabilitation im SGB V fruchtbar zu machen, um das »Betreute Wohnen«, also ambulante Leistungen der Eingliederungshilfe auch durch die Krankenversicherungen finanzierbar zu machen. Nach circa zwei Jahren Verhandlungen scheiterten diese jedoch. Zentrale Argumente der Sozialversicherungen waren, dass es sich bei den Leistungen um »psychosoziale Leistungen« handele, die nicht von der GKV zu tragen seien und dass die Einrichtungen nicht unter ärztlicher Leitung stünden.

Am Ende des Jahrzehnts führte die APK noch ein weiteres kleines Projekt durch. Eine Arbeitsgruppe unter der Leitung von Niels Pörksen erstellte im Rahmen eines Gutachtens für das BMG ein Konzept mit Leistungsinhalten für die »ambulante psychiatrische Behandlungspflege«.[149] Hiermit sollte der bisherige Leistungskatalog, der bisher die besonderen Bedürfnisse psychisch kranker Menschen nicht berücksichtigte, durch den G-BA erweitert werden. Dieses Projekt war letztlich nach einigen Jahren vor allem in Niedersachsen erfolgreich, jedoch zeigten sich die Krankenversicherungen im Allgemeinen unbarmherzig darin, die Anforderungen an die Leistungserbringer derart hoch zu hängen, dass sie, trotz Kontrahierungszwang, eher als Marktzugangsbarriere fungierten. Ähnlich erging es der Soziotherapie.

Die Soziotherapie hat eine lange Tradition in den Forderungen der Sozialpsychiatrie, die bis in die 1960er-Jahre zurückreicht und auch Rahmen der Personalverordnung Psychiatrie eine Rolle als »sozialtherapeutisches Kompetenztraining« oder »sozialtherapeutische Einzelfallhilfe zur Wiedereingliederung in den Wohnbereich« spielte. Zwischen 1995 und 1998 wurde in einigen Regionen Deutschlands ein Modellprogramm »Ambulante Soziotherapie« durchgeführt, welches sich als erfolgreich erwies.[150] In der Folge wurde im 1998 im Gesundheitsstrukturgesetz ein § 37a eingefügt, der die Leistungen der Soziotherapie definiert als »erforderliche Koordinierung erforderlicher Leistungen sowie Anleitung und Motivation zu deren Inanspruchnahme. Bedeutsam war in diesem Zusammenhang, dass die Leistungen sich explizit auch auf schwer erkrankte Menschen richtete und die Soziotherapeut*innen regional »vernetzt« sein mussten. Eine entsprechende Richtlinie wurde durch den Gemeinsamen Bundesausschuss erlassen.[151] Allerdings wurden die Richtlinien von den Kassen derartig restriktiv ausgelegt, sodass Soziotherapie bis heute auch nicht in Ansätzen in der Regelversorgung umgesetzt ist. Eine Ausnahme stellt Baden-Württemberg dar, wo die Soziotherapie als Leistung der dortigen Sozialpsychiatrischen Dienste implementiert werden konnte. Nach den Erfahrungen der ersten 10 Jahre Umsetzung erklärten Rössler und Melchinger 2002

148 Haase et al. 1993; Reumschüssel-Wienert 1995.

149 Böker-Scharnhölz et al. 1999.

150 Melchinger und Holler 1997; Melchinger und Giovelli 1999.

151 Kubny-Lücke 2001; Reumschüssel-Wienert 2002.

die Reform als gescheitert.[152] Zwar sind die Anforderungen an die Leistungserbringer leicht verändert worden, aber immer noch verweigern die Krankenversicherungen die flächendeckende Umsetzung dieses Konzeptes, da sie unter anderem bei der Soziotherapie keinem »Kontrahierungszwang«[153] unterliegen.

Die im Zusammenhang mit dem auf Rehabilitation angelegten personenzentrierten Ansatz der APK durchgeführten Initiativen und Projekte erwiesen sich als unterschiedlich erfolgreich. Dies gilt auch für die Vorschläge, für das Ende der 1990er-Jahre vorbereitete SGB IX – Rehabilitation und Teilhabe. Noch immer scheint der Satz von Anita Riecher-Rössler und Wulf Rössler zu stimmen: »Die Schwierigkeiten der heutigen psychiatrischen Rehabilitation resultieren weniger aus dem Mangel an wissenschaftlich begründeten und überprüften Rehabilitationsverfahren, sondern gründen vor allem in der Anwendungspraxis des Sozialversicherungsrechts«.[154] Allerdings, so muss ich kritisch hinzufügen, liegt dies auch an der Praxis der außerklinischen Leistungserbringer und ihrer Trägerorganisationen. Die institutionelle Denkstruktur, verbunden mit ihrer »Wahlverwandtschaft«[155] zum Sozialhilfeträger bzw. Träger der Eingliederungshilfe, erwies sich erstaunlich resilient, sodass sie zunächst äußerst zurückhaltend die ambulanten, im Geltungsbereich des SGB V und SGB XI angesiedelten »medizinischen Gesundheitsleistungen« für sich reklamieren wollten.

1994 schüttelte ein Weltereignis die psychiatrische Fachwelt – nicht nur in Deutschland. Unter dem Titel »Abschied von Babylon – Verständigung über die Grenzen der Psychiatrie« fand vom 5. Bis 10. Juni 1994 der Weltkongress für soziale Psychiatrie in Hamburg statt.[156] Initiator der ganzen Angelegenheit war Thomas Bock, der sich viele Jahre später erinnerte, das wäre wohl in seiner »manischen Phase« gewesen.[157] Veranstalterinnen waren die DGSP, die DGPPN und die WASP, Ursula Plog war die Tagungspräsidentin. Thomas Bock, die DGSP, der hamburgische Landesverband HGSP (nicht ganz so) und zahllose Freiwillige arbeiten bis zur Erschöpfung, zum Wahnsinn oder auch darüber hinaus, um diesen für die gesamte deutsche Psychiatrie wichtigen Kongress zu einem unvergesslichen Ergebnis zu machen. Es war das erste Mal nach dem Zweiten Weltkrieg, dass sich die Psychiatrie des demokratischen Deutschlands in der internationalen Fachöffentlichkeit präsentieren konnte. Schon im Vorwort des Tagungsreaders machen die Herausgeber*innen klar, worum es geht: »Babylon steht als Symbol für Größenwahn und Sprachverwirrung. Davon ist die Geschichte der Psychiatrie voll bis in die Gegenwart: Größenwahn und Anmaßung bedingten und bedingen schädigende Interventionen. Ihr schlimmster Ausdruck sind die Ausrottungsmaßnahmen, die Patientenmorde und Zwangssterilisationen der Nazi-Zeit. Als Folge von Misstrauen und Verbrechen hat sich die Sprache von Patienten, Angehörigen und profes-

152 Rössler et al. 2012 In derselben Debatte formuliert Sibylle Schreckling eine hoffnungsvolle Position.

153 Von Kontrahierungszwang spricht man in diesem Zusammenhang dann, dass die Sozialversicherungen bei Vorliegen aller rechtlich gebotenen Zugangsvoraussetzungen einen Versorgungsvertrag abschließen müssen.

154 Rössler und Riecher-Rössler 1994, 5f.

155 Rieger 1992.

156 Vgl. zum Folgenden: Bock et al. 1995.

157 Persönliche Mitteilung.

sionellen Mitarbeitern entfremdet. Wen man als Objekt behandelt oder als Schuldigen brandmarkt, dessen Sprache versteht man nicht mehr«. Und sie fahren fort: »Die monokausale Ursachenforschung, eine rein medizinische Denkweise und autoritäre Behandlungsstrukturen haben sich als unwirksam oder unpassend erwiesen und in Sackgassen geführt. Zahlreiche Wissenschaftler fordern ebenso wie die Betroffenen eine Besinnung auf die Einzigartigkeit des biografischen Kontextes und eine stärkere Gewichtung des subjektiven Erlebens«.[158]

Und so nahm der Kongress seinen Verlauf.[159] Er begann mit einer unglaublichen Vorstellung des Kybernetikers Heinz von Förster, der einen systemisch-konstruktivistisch inspirierten Vortrag über Sprache und Wissen hielt. Danach folgten Vorträge, Symposien, Workshops und andere Events, die zunächst die »dunklen Seiten der Psychiatrie – Ausgrenzung, Entwürdigung, Vernichtung« beleuchteten und dann die Themenbereiche zu »Erleben und Miterleben« in das Zentrum des Kongresses stellten. Über unterschiedliche Ansätze des Verstehens und Behandlung in verschiedenen Kulturen ging es zum Ende des Kongresses zum Themenbereich »Psychiatrie in der Gemeinde – Planen, Kämpfen, Gestalten«. Zum Abschluss markierte der Präsident der WASP, Eliot Sorel, die folgenden Aufgaben der Sozialpsychiatrie: »Wir müssen das sozialpsychiatrische Engagement maximieren und unseren Patienten und ihren Familien mit einer systematischen Orientierung und der humanistischen Tradition der Integration, psychosozialer, psychobiologischer, soziokultureller und ökonomischer Dimensionen helfen. Gleichgültig, ob wir Afrikaner, Asiaten, Amerikaner, Europäer oder Australier sind, wir müssen die Herausforderungen annehmen, die Last unserer Vergangenheit teilen, daraus lernen und uns gegenseitig von unseren Ketten befreien. Nur so ist humanistische Sozialpsychiatrie mit einer systematischen Orientierung, mit Empathie, Fürsorge, Respekt, Bescheidenheit und Kompetenz in Richtung einer gemeinsamen Sprache, eines *Trialoges* möglich«.[160] Beendet wurde der Kongress mit einer »Hamburger Erklärung zu den Perspektiven einer trialogischen Psychiatrie«, die die vier Tagungsbereiche kurz thematisierte.

Natürlich hat der Weltkongress fachlich viel bewirkt. Aber er bestach, vielmehr begeisterte er durch seine unglaubliche Atmosphäre – zum ersten Mal fand ein Weltkongress zur Psychiatrie nicht mehr im akademischen Elfenbeinturm statt, sondern mitten im Leben mit ganz unterschiedlichen Menschen: Psychiatrieerfahrene, Angehörige, psychiatrische Professionelle aller möglichen Berufsgruppen und irgendwelche Interessierte, die friedlich und gut gelaunt miteinander redeten, bei schönem Wetter an der Alster oder in »Planten und Blomen« saßen oder sonst etwas machten. Die wichtigsten Folgen waren jedoch, dass seit dem Weltkongress die Subjektorientierung, die am Erleben des Patienten orientierte Psychiatrie, fest in der Sozialpsychiatrie verankert war.[161] Dasselbe gilt für den »Trialog« oder auch die »Psychoseseminare«. Sie wurden insbesondere durch Thomas Bock, Dorothea Buck und Ingeborg Esterer in Hamburg

158 Bock et al. 1995, S. 15.

159 Die Abstracts der Vorträge befinden sich in Sozialpsychiatrische Informationen 1994.

160 Sorel 1995, S. 564.

161 Vgl. hierzu die Beiträge in Bock et al. 1995, S. 175ff. Oder auch Voelzke 2001.

»erfunden« und schon seit 1989 an der Universitätsklinik in Hamburg Eppendorf durchgeführt.[162] Nach dem Weltkongress verbreiteten sie sich, besonders nachdem sie 1997 manualisiert wurden,[163] in ganz Deutschland und veränderten die Psychiatrie.

Mit dem Weltkongress schloss die internationale Sozialpsychiatrie an ebenso international stattfindende sozioökonomische und kulturelle Entwicklung an, die oben unter dem Signum »Reflexive Moderne« diskutiert wurden. Hierauf weist Heiner Keupp in seinem Beitrag zum Weltkongress hin.[164] Darüber hinaus wird auch innerhalb der sozialwissenschaftlichen Diskussion die von Förster zu Beginn des Kongresses aufgeworfen Frage des »Wissen« und »Nicht-Wissen« aufgeworfen.[165]

Aber auch an vielen Orten in Deutschland entstanden einige neue Projekte und Perspektiven. 1992 wird im Landeskrankenhaus Gütersloh unter der Leitung von Theis Urbahn die erste »Soteria« – Abteilung in einem deutschen Pflichtversorgungskrankenhaus eröffnet. Das Soteria-Konzept, welches sich auf Konzepte von »Kingsley-Hall« (Laing), der »Therapeutischen Gemeinschaft« und nicht professioneller (jedoch supervidierter) gewalt- und weitgehend medikamentenfreier Psychosebegleitung bezieht, wurde von dem amerikanischen Psychiater Loren Mosher 1971 entwickelt[166] und von Luc Ciompi nach Europa gebracht. 1984 wurde das erste Projekt in Bern eröffnet und erfreute sich großer Popularität.[167] Die Soteria in Gütersloh lehnte sich an einem klinisch orientierten Konzept an.[168] Theis Urbahn beschreibt den Prozess zur Eröffnung der Station als recht schwierig, da nicht nur die baulichen Bedingungen verbesserungsbedürftig waren, sondern auch, da auch der Chef des Krankenhauses, Klaus Dörner, anfangs einigermaßen skeptisch war. Die Vorgaben für die Umsetzung des Soteria-Konzeptes waren für Gütersloh:

- Aufnahme *aller* Patient*innen des Sektors ungeachtet der Diagnose.
- Keine Verlegungen bis hin zur Entlassung ungeachtet aller Schwierigkeiten oder Verweildauern und
- Keine Sonderstellung der Station hinsichtlich personeller und sächlicher Ausstattung.[169]

Die Soteria zeigte sich als ein erfolgreiches Projekt. Urbahn schreibt: »Wir konnten zeigen, dass wesentliche Elemente des Soteria-Konzeptes innerhalb traditioneller Strukturen eines psychiatrischen Großkrankenhauses mit Pflichtversorgung umsetzbar sind und zu erstaunlichen Verbesserungen stationärer Psychiatrie führen, ohne personelle und materielle Sonderbedingungen«.[170] Urbahn berichtet weiter, dass sich die Beziehungen der Klinik und ihrer Mitarbeiter*innen zu Psychiatrieerfahrenen, Angehörigen

162 Buck 1995.
163 Bock et al. 1997.
164 Keupp 1995b.
165 Japp 1999; Böhle et al. 2004; Beck 2008, S. 211-233.
166 Vgl. Mosher und Burti 1994.
167 Wollschläger 2001a.
168 Vgl. zum Folgenden: Urbahn 2001.
169 Urbahn 2001, S. 506.
170 Urbahn 2001, S. 510.

und den Kolleg*innen des gemeindepsychiatrischen Verbundes wesentlich verbesserten.

In den 1990er-Jahren machte sich der Psychiater Wolfgang Werner daran, das im Saarland gelegene Landeskrankenhaus in Merzig mit circa 1000 Betten aufzulösen.[171] In einem einige Jahre andauernden Prozess ist es gelungen, die Anstalt zu ersetzen durch ein dezentral organisiertes Versorgungssystem, einem gemeindepsychiatrischen Verbund. Insbesondere die nun entstehenden Stationen an Allgemeinkrankenhäusern wurde nach folgenden Prinzipien organisiert:

- Es gibt eine Versorgungverpflichtung für die jeweilige Region/Sektor.
- Die Abteilungen haben eine Größe von 60 bis 80 Betten.
- Es gibt keine Spezialstationen.
- Die Stationen sind durchmischt (Aller, Geschlecht, Diagnose).
- Es gibt, außer in der Forensik, ausschließlich offenen Stationen.
- Für alle Abteilungen werden auch Institutsambulanzen eingerichtet.

1998 war der Auflösungsprozess weitgehend abgeschlossen. Er ist auch noch hinsichtlich zwei anderer Aspekte interessant: Zum einen wurde das Konzept der durchmischten, vor allem aber das der »offenen Stationen« nicht nur in Merzig heftig diskutiert. Insbesondere nachdem Matthias Krisor in seiner Klinik in Herne die »gewaltfreie Psychiatrie« propagierte,[172] brandete die Diskussion auf. Die APK veranstaltete 1997 eine Jahrestagung zu diesem Thema.[173] In Merzig sollten »Türen durch Menschen« ersetzt werden. Zum anderen geriet das Konzept der Abteilungspsychiatrie selbst unter Beschuss. Wolfgang Weig, betonte in seinem Aufsatz die »Wiederauferstehung der Dinosaurier« den besonderen Versorgungsauftrag der Landeskrankenhäuser hinsichtlich der langfristig schwer erkrankten Menschen, der bedeute, dass sie »ein gutes Stück Tradition der Heil- und Pflegeanstalten weiterzuführen haben«.[174]

Zu Beginn der 1990er-Jahre begann im großen Maßstab die Psychiatriereform in Berlin. Die oben kurz geschilderten Anfänge der 1980er-Jahre wurden nun im vereinigten Berlin konsequent, planvoll und flächendeckend weitergeführt. Insgesamt wurden fünf psychiatrische Kliniken mit mehr als 1.200 Betten in diesem Prozess aufgelöst: Die Karl-Bonhoeffer-Nervenklinik in Reinickendorf (»Bonnies Ranch«), die Nervenheilanstalt in Berlin Spandau und die Anstalt in Berlin Buch, das Griesinger Krankenhaus wurde aufgelöst in die psychiatrischen Abteilungen der Krankenhäuser Hedwigshöhe und Hellersdorf. Die Klinik Herzberge wurde in ein allgemeines Krankenhaus umgewandelt, in der die Psychiatrie als eine Abteilung verblieb. Die 1906 errichtete Heil- und Pflegeanstalt in Berlin-Buch war mit 2700 Betten innerhalb eines weitaus größeren Anstaltskomplexes, eines der größten psychiatrischen Krankenhäuser im Deutschen Reich und in die T4 Aktionen der Nazi-Diktatur verstrickt. Die Anstalt war nach dem Krieg mit insgesamt 3000 Betten eines der größten Krankenhäuser der DDR.

171 Vgl. zum Folgenden: Werner 1998.

172 Krisor 1993.

173 Kebbel et al. 1998.

174 Weig 1999, S. 27.

Insgesamt wurden zwischen 1990 und 2000 die Betten von 6.600 auf 2.847 mehr als halbiert bei einer Messziffer von 0,7 pro 1000 Einwohner.[175] Mit der Auflösung und dem Abbau der Betten war ein koordinierter Aufbau von psychiatrischen Abteilungen an den Allgemeinkrankenhäusern verbunden sowie der Aufbau von außerklinischen Versorgungsmöglichkeiten. Bei allen Planungen war das Prinzip der regionalen Versorgungsverpflichtung leitend. Alle 23 damaligen Berliner Bezirke[176] sollten mit einer gleichen Infrastruktur ausgestattet sein. Hierzu wurden umfangreiche Planungen entsprechend einem »Sozialindex« angestellt. Keimzellen des außerklinischen Bereiches waren die Sozialpsychiatrischen Dienste, Psychosoziale Kontakt- und Beratungsstellen sowie Zuverdienste. Ergänzt wurden diese durch Einrichtungen und Dienste der Eingliederungshilfe, d.h.: ambulantes betreutes Wohnen und Wohngemeinschaften, Beschäftigungstagesstätten und wenige stationären Einrichtungen. Später kam in Charlottenburg ein kooperativer Krisendienst dazu. Bedeutsam an diesem Prozess ist, dass er planvoll und koordiniert verlief. Leitend hierzu war das ausgearbeitete Psychiatrieentwicklungsprogramm (PEP), welches u.a. dezidiert die Ziele definierte.[177] Hierzu gehörten:

- Die Schaffung eines regionalisierten Systems zur Sicherstellung der Versorgung für psychisch erkrankte und suchtkranke erwachsene Menschen.
- Die Erarbeitung von Vorgaben zum Aufbau der regionalen Versorgungsstruktur sowie Festlegung quantitativer Richtwerte für ihre Entwicklung.
- Die Umsetzung der Enthospitalisierung im Bereich Psychiatrie und Wiederbeheimatung der Menschen in den bezirklichen Pflichtversorgungsregionen.[178]

Eine informelle, vorbereitende Koordinationsfunktion hierbei hatte der sog. »Momperkreis«,[179] da hier alle relevanten Akteure der »Szene« saßen und wichtige Prozessschritte einvernehmlich besprachen. Nach 1994 wurde die Reform nach dem Wahlgewinn der CDU durch die neue Gesundheitssenatorin Beate Hübner und ihrem Staatssekretär Detlef Owat vorangetrieben, die die Politik des Vorgängers Ulf Fink weitergeführten. Ihnen ist es zu verdanken, dass sich die Krankenversicherungen an der Finanzierung des »Betreuten Wohnens« in der Aufbauphase beteiligten. Hintergrund war ein »Deal« des Senats mit den Kassen, der im Gegenzug keine Einrichtung von Institutsambulanzen an den Berliner Versorgungskrankenhäusern vorsah. So konnten in allen Bezirken auch Beschäftigungstagesstätten und, entsprechend der soziodemografischen Struktur, Plätze im betreuten Wohnen eingerichtet werden. Zwar gab es in Berlin eine »Psychiatrieszene«, die auf eine mittlerweile auch lange sozialpsychiatrische oder auch meta- oder antipsychiatrische Tradition zurückblicken konnte, wie z.B. die »PINEL-Gesellschaft«, das »Komm-Rum«, der »Treffpunkt Waldstraße« oder die »Irrenoffensive«. Auch gab es im Gegensatz zu West- oder Ostdeutschland kaum kirchlich gebun-

175 Haebler et al. 2007, S. 1234.

176 Heute (2020) ist Berlin in 12 Bezirke aufgeteilt.

177 Abgeordnetenhaus von Berlin 1997.

178 Beuscher 2009, S. 397.

179 Walter Momper war von 1989 bis 1991 Bürgermeister des rot-grün regierten Berlin.

dene Einrichtungen in der Psychiatrie, und es herrschte bei den nun im Entstehen begriffenen neuen Trägerorganisationen eine Kultur des »Sozialunternehmers« vor, die durchaus ihren Beitrag dazu leistete, dass die Psychiatriereform in Berlin konsequent, schnell und mit großem Ideenreichtum umgesetzt wurde. An der Umsetzung des PEP waren circa 75 Trägerorganisationen beteiligt, die bis 2000 circa 5000 »Plätze« im Bereich der Eingliederungshilfe aufbauten – zu 90 % ambulant.

Und es gab auch die Alternative: 1996 wurde in der Trägerschaft des »Vereins zum Schutz vor psychiatrischer Gewalt« in der Villa Stöckle das »Weglaufhaus« eröffnet. Nach einigen heftigen Auseinandersetzungen und vielen Kompromissen konnte diese Einrichtung, getragen von Psychiatrieerfahrenen, neben dem offiziellen regional orientierten Versorgungssystem seine Arbeit beginnen.[180]

Heinrich Beuscher, der den gesamten Prozess als Senatsbeauftragter für Psychiatrie ganz wesentlich mitgestaltet hat, kommt resümierend zu dem Ergebnis: »All diese Entwicklungsschritte erfolgten nicht zufällig. Sie sind sichtbare Meilensteine langjähriger Entwicklungen und Abstimmungen und wären ohne die Arbeit und Steuerung des Psychiatriereferates im Zusammenwirken mit den Psychiatriekoordinationen in den Bezirken nicht möglich gewesen.«[181] Die Berliner Psychiatriereform sollte in den 2000er-Jahren noch weiter von sich reden machen.

Der sozialpsychiatrische Diskurs

Zu Beginn der 1990er-Jahre; mit der deutschen Vereinigung, wollten der ostdeutsche Achim Thom und der westdeutsche Erich Wulf den Diskurs mit ihrem Buch »Psychiatrie im Wandel« befruchten[182]. In diesem, aufgrund der sich überstürzenden realen Ereignisse nicht sehr erfolgreichen Buch wurde eine Bestandsaufnahme unterschiedlicher Ansätze dessen, was ggf. unter einem Sammelbegriff Sozialpsychiatrie verstanden werden kann, vorgenommen. Am Ende kommen die beiden Herausgeber zu einem eher skeptischen Ergebnis. Zwar haben sich Versorgungsstrukturen und Möglichkeiten in ganz Europa verbessert, jedoch werden vor allem in der akademischen Psychiatrie wieder biologische Forschungsmethoden und durch sie begründete somatotherapeutische Behandlungsverfahren wieder dominierend. »So bleibt offen, wie es mit der Psychiatrie in den nächsten Jahren weitergeht«.[183]

Offen bleibt allerdings auch, wie es, angesichts der verschiedenen neuen Ansätze, wie ökologische oder systemische Ansätze (Dörner, Ciompi), den Ansätzen aus der kritischen Psychologie (Holzkamp) oder den marxistisch inspirierten Ansätzen der Handlungsstrukturtheorie (Hacker) oder der der Kognitions- und Aneignungstheorie (Leontjew), nun mit der Sozialpsychiatrie theoretisch weitergehen soll. Diesem Problem versucht sich ein weiteres Buch des Psychiatrieverlages zu nähern, welches 1995 erscheint und eher eine Ansammlung älterer Texte ist – eine Chronik eben, wie der Untertitel bedeutet.[184] Auch hier herrscht nicht wirklich eine optimistische Grundstimmung vor.

180 Trotha 2001; Bräunling 2001.

181 Beuscher 2009, S. 398.

182 Thom und Wulff 1990a.

183 Thom und Wulff 1990a, S. 601.

184 Finzen und Hoffmann-Richter 1995.

Beklagt (oder auch nicht) wird das Theoriedefizit der Sozialpsychiatrie, eine Begriffsverwirrung oder auch verfehlte Kontroversen. Ciompi stellt am Ende des Buches eine »offiziell gültige« Definition der SGSP vor: »*Sozialpsychiatrie ist derjenige Bereich der Psychiatrie, der psychisch kranke Menschen in und mit ihrem sozialen Umfeld zu verstehen und zu behandeln sucht*«.[185] Als hier zugehörende Bereich sieht er, sozialpsychiatrische Grundlagenforschung, sozialpsychiatrische Behandlungsmethoden, die Fokussierung bestimmter Patientengruppen und sozialpsychiatrische Institutionen und bevölkerungsbezogene Versorgungsstrukturen. Bei einem entsprechenden Panel auf dem Weltkongress stellt er, im Gegensatz zu dem amerikanischen Psychiater John J. Schwab,[186] einen verstehenden Ansatz der Sozialpsychiatrie in den Vordergrund.[187] Priebe und Schmiedebach betonen 1997, dass man zwischen einer eher wissenschaftlichen Disziplin »Sozialpsychiatrie«, die die soziale Dimension von psychischer Krankheit und Gesundheit betont und einer »Sozialen Psychiatrie«, die eher Ausdruck einer moralisch inspirierten gesundheits- und sozialpolitischen Bewegung ist, unterscheiden muss.[188]

Es schien so, als ob der sozialpsychiatrische Diskurs in den 1990er-Jahren an einen Punkt angelangt war, wo er dringend Anstöße erhalten muss, die zu einer Erneuerung führen könnten. Eine Möglichkeit hierzu hat Hans Pfefferer-Wolf aufgezeigt. Anhand der Habitus-Theorie Bourdieus sowie unter anderem auch in Anlehnung an Alexander Kluge und Oskar Negt entwickelt er einen Begriff von »Beziehungsarbeit«, die als lebendige, nicht-entfremdete Arbeit trotz ihres »Doppelcharakters« ein ganz spezifisches Subjekt-Objektverhältnis konstituiert und damit auch für die Sozialpsychiatrie spezifische Wahrnehmungsmuster aber auch Persönlichkeitsentwicklung beinhaltet.[189] Im Prinzip geht es um eine professionelle Beziehungsgestaltung, die die Patientin nicht zum Objekt verdinglicht. Beides hat für die »Soziale Psychiatrie« eine gewisse Bedeutung. Der Doppelcharakter von Hilfe und Kontrolle wird insbesondere durch die Sozialpsychiatrischen Dienste betont und der Begriff des Habitus wird in der Zukunft umgeformt zum Begriff einer »Haltung«, die für die Sozialpsychiatrie unabdingbar erscheint.[190]

Zum 20-jährigen »Jubiläum« der Psychiatrie-Enquête hat die DGVT-Zeitschrift »Verhaltenstherapie und psychosoziale Praxis« ein Heft herausgebracht, in dem führende Vertreter eine kritische Bilanz der Psychiatriereform ziehen. Ernst von Kardorff kommt zum Ergebnis, dass die Psychiatriereform in erster Linie ein »sozialtechnisch angelegter Modernisierungsprozess« war.[191] Er spielte zwar eine »innovative und stilbildende Rolle für die Gestaltung der inhaltlichen Arbeit, die Formen der Organisation und Finanzierung neuer Einrichtungen und die professionelle Dienstleistungskultur«,[192] jedoch: »Die eher ungeplante und unorganisierte Modernisierung hat im Ergebnis eine Vielzahl von lehrreichen Erfahrungen und innovative Modelle

185 Ciompi 1995b, S. 205.

186 Schwab 1995.

187 Ciompi 1995a.

188 Priebe und Schmiedebach 1997.

189 Pfefferer-Wolf 1999, S. 241.

190 Elgeti 2010, 2011.

191 Kardorff 1995, S. 470.

192 Ebd. S. 471.

erst ermöglicht und eine bunte produktive und reiche Pluralität vielfältiger Arbeitsansätze hervorgebracht, die allerdings vielfach insular geblieben sind, zuweilen sich selbst genügen und auch eine gewisse Beliebigkeit ausdrücken«.[193] Darüber hinaus beschreibt von Kardorff auch einige weiteren bestehenden Mängel in der gemeindepsychiatrischen Versorgung. Der entscheidende Mangel ist die weiterhin bestehende »Klinikzentrierung, die Beibehaltung des medizinischen Blicks und die Dominanz der ärztlichen Profession«.[194] Sie ist neben anderem auch dafür mitverantwortlich, dass es an der Schnittstelle zwischen psychiatrischer Akutbehandlung und Nachsorge nach wie vor systematische konzeptionelle Differenzen zwischen dem klinisch-psychiatrischen und dem sozialtherapeutisch-sozialarbeiterischen/gemeinde-psychiatrischen Handlungsparadigma« existieren.[195]

Heiner Keupp kommt zu einer ähnlichen Einschätzung. Er verweist mit Finzen zusätzlich darauf: »In der psychiatrischen Szene der Bundesrepublik herrscht allenthalben Katerstimmung«.[196] In der »Szene« gebe es mittlerweile vier Hauptströmungen: 1. die TraditionalistInnen, die im modernen Gewand am medizinischen Modell unbeirrt festhalten, 2. die ModernisiererInnen, die pragmatische Reformen und Anschluss an internationale Entwicklungen suchen, 3. die sozialpolitischen MoralistInnen, die vor allem an einer moralisch orientierten oder anthropologischer Begründung ihres Tuns orientiert sind und 4. die radikalen PsychiatriekritikerInnen, die weiterhin eine Entpsychiatrisierung psychischen Leids verfolgen und der Psychiatriereform sehr kritisch gegenüber stehen.[197] Keupp, der große Sympathie für die letzte Position hegt, kommt wie von Kardorff zu dem Ergebnis, dass eine Strukturreform der westdeutschen Psychiatrie nicht stattgefunden hat. »Der größte Fehler der Psychiatrie-Reformbewegung der Bundesrepublik Deutschland war wohl, dass sie fast ausschließlich für eine bessere *Versorgung* von Menschen mit psychischen Problemen eingesetzt hat, nicht aber für eine *Befreiung*«.[198] Darüber hinaus ist der Diskurs über Prävention völlig auf der Strecke geblieben. Hier sei in der Hauptsache eine Empowerment-Strategie geboten.

Über die Strukturreform der ostdeutschen Psychiatrie schreibt Otto Bach. Auch nach der Implementierung westdeutscher Strukturen sei es notwendig, mit eher bescheidenen Mitteln zu wirtschaften. Hierauf seien die Kolleginnen und Kollegen in den neuen Bundesländern jedoch gut vorbereitet.[199]

1995 gründete sich ein neuer Verband. Am 13. Mai 1995 gründete sich aus einem bisher lockeren gemeindepsychologischen Gesprächskreis die »Gesellschaft für gemeindepsychologische Forschung und Praxis«. Personell weist die Gesellschaft viele Überschneidungen mit der DGVT und DGSP auf.

193 Ebd. S. 472-473.

194 Ebd. 478.

195 Ebd. 478.

196 Keupp 1995a, S. 486.

197 Ebd. S. 487-488.

198 Ebd. S. 490.

199 Bach 1995.

5.4 Die DGSP in den 1990er-Jahren

Die 1990er-Jahre fingen für die nun 20 Jahre alte DGSP recht dynamisch an und brachten sie in eine tiefe Krise.

Wie oben schon angedeutet, ist der rumänische Diktator Nicolae Ceauşescu 1989 gestürzt und hingerichtet worden. Das Land befand sich in einem revolutionären, demokratischen Aufbruch. Hinsichtlich der sozialen Infrastruktur war das Land von Hilfslieferungen aus Europa und der Welt angewiesen. In diesem Zusammenhang machte sich auch 1990 ein Konvoi von Hilfsgütern aus Deutschland auf. Sie trafen dort in einem Kinderheim in einem ehemaligen Jagdschloss nahe der Stadt Cighid auf unglaublich erschreckende Zustände. Die Spiegel Journalistin Ariane Barth schildert ihre Eindrücke Ende März 1990 im Spiegel: Auf Gestellen mit Pressholz als Auflage »hockten zwischen Lumpen, inmitten von Kot und Kotze, Kinder wie die Tiere, die Körper eng zusammengedrängt. [...] »wir müssen realisieren, dass wir uns nicht in einem Albtraum befinden, sondern dass die im Licht aufblitzenden Szenen Bestandteil einer entsetzlichen Wirklichkeit sind«.[200] Es stellte sich heraus, dass nicht nur in dem Kinderheim in Cighid, sondern auch an anderen Orten in Rumänien schrecklichste Verhältnisse herrschen und dass darüber hinaus dort ein unmenschliches System der gezielten Ausgrenzung, Vernachlässigung und »Kindervernichtung«, wie Ariane Barth schrieb, herrscht.

Irgendwie kam eine Verbindung zur DGSP zustande[201] und der Spiegel und die DGSP einigten sich, ein Spendenkonto einzurichten. Im selben Spiegel vom 23. März 1990, in dem der erschütternde Bericht über die Kinder von Cighid erschien, wurde im Editorial dazu aufgefordert, auf das Konto 444 der DGSP zu spenden.[202] Das war sehr erfolgreich, denn in den nächsten Wochen sind mehrere Mio. Mark auf diesem Konto eingezahlt worden.

Eine Gruppe Journalist*innen des Spiegel- und DGSPler*innen (Charlotte Köttgen, Annette Pfeiffer, Christian Nieraese und Lothar Evers) fuhren nach Cighid, um sich ein Bild vor Ort zu machen. Die beiden Partner*innen einigten sich, dass sie ein Hilfsprojekt starten wollen, um den Kindern und dem Versorgungssystem zu helfen und zu entwickeln. Hierzu wurde recht schnell eine umfangreiche Konzeption entwickelt, die nicht nur auf Soforthilfe abzielte, sondern auf eine umfangreiche Hilfsaktion, das Heim wie auch die auch die Region umfasste oder auch Aus- und Fortbildung für die dortigen helfenden Berufe.[203]

Allerdings entbrannte im Sommer bzw. Herbst des Jahres zwischen dem Spiegel und der DGSP, in Person von Lothar Evers, ein Streit um die Verwendung der circa 3 Mio. Hilfsgelder. Lothar Evers, der Geschäftsführer einer gemeinsamen gGmbH werden wollte, verweigerte den anderen Projektpartner*innen »mit satzungsmäßiger Oberpingeligkeit«[204] benötigte Hilfsgelder. Der Spiegel gründete die »Rumänienhilfe

200 Barth 1990, S. 194.

201 Eva-Maria Thoms schreibt im September 1990 in der Zeit: »In einer Nacht und Nebel Aktion« gewann Ariane Barth die DGSP Thoms 1990.

202 Der Spiegel 1990.

203 Nieraese und Evers 1990.

204 Thoms 1990.

e. V.« in Hamburg. Die Geschäftsstelle der DGSP stand Kopf und als weitere Gelder, die für den Schutz von Kindern vor dem heraufziehenden Winter benötigt wurden, durch den Geschäftsführer der DGSP nicht bewilligt wurden, trat Christian Nieraese aus dem DGSP-Vorstand aus Protest zurück. Der Skandal war da, die Geschäftsstelle war überfordert, der Vorstand war kaputt und mit dem Geschäftsführer Lothar Evers völlig zerstritten.[205] Überhaupt stieß die Teilnahme am Rumänienprojekt bei vielen DGSP-Mitgliedern auf wenig Gegenliebe. So fragte Stephan Richter: »Was haben wir in Rumänien zu suchen?«[206] und bekam prompt ausführlichste Antwort von Lothar Evers.[207] Auch Arnd Schwendy, mittlerweile Dezernent der Stadt Köln, riet, dass die DGSP« bei »ihren Leisten bleiben solle«.

Dann kam die Rettung: Der hamburgische Michael Wunder erwies sich als ein »weißer Ritter« und bot an, dass die dortige ev. Stiftung Alsterdorf die Gelder der DGSP übernehmen und verwalten werde. Es wurde eine Projektgruppe »Kinderhilfe Rumänien« gegründet mit Charlotte Köttgen und Christian Nieraese aufseiten der DGSP, Annette Pfeiffer in ihrer Funktion als Kinderärztin, Brigitte Roloffs vom Spiegel, Günther Baumann von der ev. Stiftung und Michael Wunder als DGSPler und Alsterdorfer. Ab Oktober 1990 waren zwei Mitarbeiter der ev. Stiftung in Cighid vor Ort tätig.[208] Die Rumänienhilfe, auch im Austausch mit rumänischen Reformpsychiatern,[209] beschäftigte die DGSP noch einige Jahre. Aber im Januar 1993 konnte Michael Wunder dem DGSP-Vorstand berichten, dass das Rumänienprojekt, zumindest was die DGSP betrifft, abgeschlossen und ein Projektbericht erstellt ist.[210] Die Situation hat sich dort nachhaltig zum Positiven verändert und die ev. Stiftung führt das Projekt nun in eigener Verantwortung durch. Nach 21 Jahren hat der Journalist Thilo Thelke, der damals den ganzen Prozess ins Rollen brachte, im Jahre 2011 noch einmal Cighid besucht. Obwohl nicht alle Folgeschäden des »Todeslagers« wettgemacht werden konnten, leben viele von den damaligen Kindern weitgehend eigenständig in eigenen Wohnungen oder bereuten Wohngemeinschaften.[211]

Zurück zur DGSP: Nach einer recht missglückten und deprimierend verlaufenden Jubiläumsfeier 1990 in Bethel zum 20-jährigen Bestehen der DGSP, zu der Jens Clausen eine fantastische Chronik schrieb,[212] kamen dann auf der Jahrestagung der DGSP 1990 in Viersen die Differenzen und Unzufriedenheiten voll zur Geltung. Es wurde weiterhin von einer »Krise der DGSP« gesprochen, die DGSP hätte ihre psychiatriepolitischen Perspektiven aus den Augen verloren, die Geschäftsstelle müsse wieder ihre eigentlichen Aufgaben übernehmen können etc. etc. Zwar war die Atmosphäre recht offen, es wurde viel diskutiert, aber auf die Mitgliederversammlung fiel »der Schatten der Krise und des Rumänienprojektes. [...] Die Stimmung wurde gereizter und eine Abstimmung ergab, dass nun ein neuer Vorstand gewählt werden müsse. Jedoch: Es gab

205 Engelmann 1991.
206 Richter 1990.
207 Evers 1990.
208 Wunder 1991.
209 Vulturius 1993.
210 DGSP-Vorstand 1993.
211 Thielke 2011.
212 Clausen 1990.

nicht genug Kandidatinnen … Pause … dann ein zweites Wunder. Fünf Frauen taten sich zusammen, kandidierten und wurden sofort gewählt. Der Frauenvorstand, Ursula Plog, Christine Teller, Karin Pohl, Hiltrud Kruckenberg und Hilde Schädle-Deininger. Erleichterung, Aufatmen, Beifall«, schreibt Ilse Eichenbrenner als Chronistin und gewähltes EV-Mitglied.

Der besonnene Frauenvorstand widmet sich seiner Aufgabe mit großer Konsequenz. Nach einigen weiteren Konflikten trennte sich die DGSP von ihrem Geschäftsführer Lothar Evers und im Juni 1991 wurden die unvergleichliche Michaela Hoffmann als stellvertretende Geschäftsführerin und wenig später auch der in seiner stoischen Ruhe unvergleichliche Richard Suhre als neuer Geschäftsführer der DGSP eingestellt. Beide hatten viel zu tun, müssen sie doch die Geschäftsstelle neu organisieren, die Finanzen regeln, wobei nicht nur die Personalkosten relevant sind, sondern zusätzlich auch Prozesskosten, die aus den Verfahren mit der »Gesellschaft für humanes Sterben« des Herrn Atrott resultieren, oder auch die Vereinigung mit der Gesellschaft für kommunale Psychiatrie begleiten. Der Frauenvorstand suchte darüber hinaus Wege aus der Krise und versuchte dies über die sog. »Zielediskussion«, mit der nun auch mit den ostdeutschen Kolleg*innen gemeinsame Perspektiven und grundsätzliche Ziele der deutschen Sozialpsychiatrie gefunden werden sollten.

Doch zunächst zu den ostdeutschen Kolleg*innen: Mit dem Zusammenbruch der DDR bewegte sich auch dort die humanistisch orientierte Sozialpsychiatrie. Zwar gab es schon seit den 1960er-Jahren, z.B. auf der Tagung in Rodewisch 1963 Kontakte zwischen ost- und westdeutschen Psychiatern, aber diese waren recht spärlich. Mit der Wende hat insbesondere Klaus Weise, aber auch Achim Thom Kontakte zu Klaus Dörner, Manfred Bauer Ilse Eichenbrenner, Ursula Plog etc. aufgenommen. Aber auch innerhalb der zerfallenden DDR regten sich die Reformkräfte, forciert auch durch Trennung der DDR-Gesellschaft für Psychiatrie und Neurologie in zwei Verbände. Dies ergab sich im Rahmen der Ausweitung des westdeutschen Systems in die DDR. Hier sahen einige reformorientierten Psychiater, namentlich Helmut Späte, Otto Bach; Klaus Weise und Achim Thom ihre Chance, um – nach langer Diskussion – eine »Gesellschaft für kommunale Psychiatrie« zu gründen. In dem von den vier genannten Psychiatern unterzeichneten Gründungsaufruf 1990 geht es um den Aufbau von demokratischen kommunalen Strukturen bzw. um Versorgungsnetze, die auf kommunaler bzw. auf Kreisebene miteinander kooperieren. Zielsetzungen waren:

- Diskussion theoretischer Grundlagen gemeindepsychiatrischer Praxis und eines ökologischen Krankheits- und Versorgungskonzeptes.
- Forschungen zu gesellschaftlicher Kontrolle und Ausgrenzungen.
- Erfahrungsaustausch und Vermittlung wissenschaftlicher Erkenntnisse in Form von Tagungen.
- Fort- und Weiterbildung, insbesondere in psychotherapeutischer Basiskompetenz.
- Erarbeitung konzeptioneller Vorschläge und Planungsgrundsätze für die kommunale Neugestaltung der Versorgungspraxis.

Deutlich wird, dass es sich hierbei nicht um antipsychiatrische Konzepte handelt, sondern um eher humanistisch orientierte Konzepte der Sozial- und Gemeindepsychiatrie, wobei auch betont wurde. »Die Struktur und die Arbeitsweise soll der geltenden Ordnung für die medizinisch-wissenschaftlichen Gesellschaften unseres Landes entsprechen«.[213]

Die jungen (Assistenz-)Ärztinnen der Neurologie oder Psychiatrie, zu denen recht schnell auch andere Berufsgruppen stießen, hatten schon mehr im Sinn. Katharina Bolze aus Berlin und Dyrk Zedlick aus Leipzig formulierten unter dem Motto: »Neue NervenärztInnen braucht das Land oder die Ohnmacht der Jungen ist die Macht der Alten!« einen Aufruf zur Bildung eines republikweiten Treffens aller jungen Kräfte. Ihnen ging es auch um die Demokratisierung des Studiums bzw. des wissenschaftlichen Faches Psychiatrie, wie Mitspracherechte in Ausbildungsfragen, alternative Gestaltung von Ausbildungsfragen, Demokratisierung der Kliniken und Mitsprache in den Fachgesellschaften sowie um Alternativprojekte in der Patientenbetreuung.[214] Schnell erweiterte sich das Themenspektrum auf Forderungen nach einer Psychiatriereform, die kommunal ausgerichtet ist sowie Aufarbeitung der Psychiatriegeschichte der DDR. Und vor allem: »Mit Irren leben lernen statt ausgrenzen!«, so Ute Geißler und Dyrk Zedlick in ihrem Rundbrief »Neue Psychiatrie – Jetzt oder Nie«.[215]

So verhandelten die »Alten« mit den »Jungen«. Im Ergebnis wurde dann die »Gesellschaft für Kommunale Psychiatrie« ins Leben gerufen. Klaus Weise war der Einzige der oben genannten »Alten«, der die Einladung zum Gründungstreffen der Gesellschaft für Kommunale Psychiatrie mittragen wollte. Von den »Jungen« war Holger Vulturius derjenige, der die Einladung zum 23. und 24. Juni 1990 in Berlin unterzeichnete.[216] Auf der Gründungsversammlung war natürlich auch westdeutsche Prominenz mit Lothar Evers und Josef Schädle von der DGSP sowie Manfred Bauer und Asmus Finzen vertreten. Auch die APK und der DPWV waren anwesend. Folgt man den Prozessberichterstatter*in Ilse Eichenbrenner und Hermann Löffler, dann war die Stimmung nicht wirklich euphorisch, jedoch sehr diszipliniert. Am 24. Juni wurde die »Gesellschaft für Kommunale Psychiatrie« gegründet. Der Vorstand bestand aus Ina Schnelle, Sylke Grip, Holger Vulturius, Ute Geißler und Klaus Weise. Und, so prognostizierten Eichenbrenner und Löffler: »Viel Zeit haben sie nicht, um zu erhalten, was die Walze der Kassenärztlichen Vereinigung und unseres Sozialversicherungssystems nun platt zu drücken droht«.[217] Allerdings raste die Geschichte über die GKP hinweg. Schon die erste Tagung der GKP zum Thema »Perspektiven der ambulanten psychosozialen Betreuung im internationalen Vergleich« vom 23. – 25. November in Leipzig[218] fand im vereinigten Deutschland statt und nun stand auch ein Zusammengehen der GKP und der DGSP im Raum. Irgendwie bestand kein wirklicher Zweifel daran, dass eine Vereinigung der beiden Gesellschaften unausweichlich war. Am 8. September 1990 beschlossen die Vorstände von GKP und DGSP auf einer gemeinsamen Sitzung in Bielefeld ein gemeinsames Vorgehen, das mit einer Vereinigung enden sollte. Auch wurden gemeinsame

213 Späte et al. 1990.

214 Bolze und Zedlick 1990.

215 Geißler und Zedlick 1990. Mittlerweile ist aus Ute Geißler Ute Merkel geworden.

216 Vulturius 1990.

217 Eichenbrenner und Löffler 1990.

218 Schnelle und Weise 1990; Hahn 1991.

Projekte veranstaltet. Ute Geißler und Thomas Bock verfassten einen Bericht; der die Risiken und Chancen einer gesamtdeutschen Psychiatriereform abklopfte. Sie kamen zu wesentlich anderen Ergebnissen, wie die oben erwähnte Expertenkommission der APK aber auch viele Sozial- und Politikwissenschaftler*innen.

Große Meinungsverschiedenheiten in den Verhandlungen gab es um den Namen: »Soziale Psychiatrie«, »Kommunale Psychiatrie« oder gar beides?[219] Schließlich war es doch so, wie in der großen Politik, ein Beitritt der GKP, der in der DGSP-Mitgliederversammlung auf der Mannheimer-Kreis-Tagung – gemeinsam mit der GKP durchgeführt[220] – in Mühlhausen im Juni 1991 für die DGSP-Jahrestagung 1991 in Bethel projektiert wurde. Es soll dafür gesorgt werden, dass in den neuen Bundesländern Landesverbände gegründet werden, die Satzung dahingehend geändert wird, dass der GV um zwei ostdeutsche Mitglieder erweitert wird (Ute Geißler, Holger Vulturius) und das Büro in Leipzig im »vertretbaren Rahmen angemessen unterstützt«[221] werden soll. Darüber hinaus soll ein neuer Fachausschuss: »Ambulante gemeindepsychiatrische Versorgung« gegründet werden – koordiniert von Heike Berger (Berlin) Rosemarie Hahn (Leipzig) und Lothar Reisig (Herborn). In diesem Fachausschuss sollte nicht nur ein Erfahrungsaustausch stattfinden, sondern auch gemeinsame Standards für »multiprofessionelle Therapie- und Betreuungsformen, ethische Grundsätze bei der ambulanten Pflichtversorgung« etc. entwickelt werden[222]. Dieser Fachausschuss bestand bis Ende der 1990er-Jahre und hat viel zum gegenseitigen Verständnis beigetragen, insbesondere bei Fragen der Teamarbeit.[223]

Schon zu seiner Amtseinführung hatte der Frauenvorstand angekündigt, eine Diskussion um Ziele und Perspektiven der – vereinigten – DGSP. Das erschien notwendig, da nach Meinung vieler Mitglieder diese der DGSP verloren gegangen waren. Mehr noch, es wurde die Existenzberechtigung der DGSP infrage gestellt oder, wie Ingo Engelmann es ausdrückt: »Deutlich wird: DGSP-Mitglieder sind vor Ort an den wichtigen Auseinandersetzungen beteiligt, daraus gewonnene Erkenntnisse fließen ansatzweise in übergreifende Gesetzes- oder andere Vorschriften ein. Aber keiner soll etwas davon merken«.[224] Weiterhin beschreibt Engelmann die sechs Schwerpunkte der Diskussion, die bisher weitgehend im Bundesvorstand stattgefunden hatte und nicht in den Ländern:

- Ethik, Menschenbild, Funktion der Gemeindepsychiatrie bzw. der Psychiatrie, historische Entwicklung, Machtfragen.
- Fortbildung, Wissenschaft, Forschung.
- Qualitätskriterien und -sicherung, kommunale Strukturen, Pflichtversorgung, Politik auf den Ebenen Bund, Länder, Gemeinden.

219 Vgl. auch Vulturius 1991a.

220 Gesellschaft für Kommunale Psychiatrie 1991.

221 Kruckenberg 1991a; Vulturius 1991b; Plog 1991.

222 DGSP-Vorstand 1991a.

223 Hahn und Obert 1994.

224 Vgl. auch zum Folgenden Engelmann 1992.

- DGSP als beruflich-emotionale Heimat, als Modellrahmen z.B. für Streitkultur, Mitgliederservice.
- Grundrechte, Raum für Eigenheiten, Wächterfunktion, Schaffung von Öffentlichkeit.
- Kommunikation und Kooperation mit Betroffenen, Angehörigen und anderen Verbänden.

Engelmann verbleibt allerdings mit einer gewissen Skepsis. »Keiner weiß, ob diese Zieledebatte das gleiche Schicksal der Unverbindlichkeit und Folgenlosigkeit wie die »Geltinger Thesen« oder die Wahlprüfsteine haben«.[225]

Nach kurzer Zeit wusste man es – vorläufig. Auf der Vorstandssitzung am 25.04.1992 verkündete Ursula Plog: »Für den jetzigen Vorstand kann die Diskussion damit »in aller Offenheit« verlassen werden«.[226] (i.O. unterstrichen) Sie verwies die Diskussion auf eine Arbeitsgruppe des Mannheimer Kreises sowie in die Landesverbände. Laut Eichenbrenner haben die Berliner jedoch keine Lust auf eine solche Diskussion, die Bremer halten sich bedeckt und wollen ihre Mitglieder befragen und im LV-Rheinland haben Vorstand und Mitglieder »schon lange die Nase voll von der Diskussion, über die GV und EV schon lange die aktuellen Themen vernachlässigt haben«.[227] Den Hamburger Landesverband hat das Thema sowieso nicht interessiert, und einige Protagonisten dieser Ziele-Diskussion erschienen für einige Zeit nicht mehr im erweiterten Vorstand. Mit dem folgenden neuen Vorstand, nun mit der Vorsitzenden Ruth Vogel, wurde die Diskussion wieder aufgenommen. Es war geplant, die »Plattformbroschüre« des letzten Jahrzehnts zusammen mit dem »Dachverband« in einer revidierten Fassung wiederaufzubereiten. Die kann durchaus auch als eine von mehreren Initiativen gesehen werden, mit denen die DGSP den finanziell angeschlagenen Dachverband stützen wollte. Dazu kam, dass geplant war, 1995 eine gemeinsame Tagung mit dem Dachverband und dem Angehörigenverband zu veranstalten. Nicht zuletzt angesichts der gravierenden ökonomischen Krise in Deutschland und der Enttäuschungen, die das Gesundheitsreform- und das Gesundheitsstrukturgesetz hinsichtlich der Nicht-Berücksichtigung psychisch kranker und behinderter Menschen sowie der gemeinsamen Ziele-Entwicklung von Kolleg*innen aus Ost- und Westdeutschland wurde die Ziele-Diskussion innerhalb der DGSP durch die Jahrestagung 1993 in Leipzig wieder eröffnet. Sie führte die Gütersloher Fortbildungswoche »Aus leeren Kassen Kapital schlagen«[228]mit dem nicht ganz so optimistischen Titel »Not macht erfinderisch« weiter. Diese Tagung ist einer Erwähnung wert, da hier etwas Neues passiert.

Heiner Keupp hält sein sich auf Theodor W. Adorno und Zygmund Baumann beziehendes Referat »Ohne Angst verschieden sein können«, indem er auf den Drang der Moderne nach Eindeutigkeit und die damit zwangsläufig verbundene Ambivalenz verweist. Er beschwört in diesem Zusammenhang die kleinen »kommunitären Netze, in

225 Engelmann 1992, S. 6.

226 Hoffmann 1992.

227 Ebd.

228 Dörner 1993.

denen Selbstorganisation und Alltagssolidarität und das Recht auf Verschiedenheit gelebt werden kann«.[229] Hieran schließt der trommelnde und von Klaus Dörner assistierte wundersame Rolf Schwendter mit seinem Referat über das Selbsthilfepotenzial von Subkulturen an.[230]

In seinem Referat skizziert Christian Reumschüssel-Wienert eine »pragmatisch« ausgerichtete Strategie der DGSP, die er als »kritischen Institutionalismus« bezeichnet und die »innerhalb« der bestehenden Institutionen sozialer Sicherung für Verbesserungen kämpft. Leitbilder hierbei sind Gemeindepsychiatrie und regionale Versorgungsverpflichtung.[231] In eine ähnliche Richtung, jedoch ohne Utopien aus dem Auge zu verlieren, argumentieren Jürgen Armbruster und Klaus Obert. Ihr »produktiv-konstruktiver Standpunkt« ist einer, »der versucht, auf dem Boden gegebener Realitäten – so schwierig die auch sind – zukunftsorientierte Bewältigungsstrategien zu erarbeiten, die sowohl Utopie als auch Realität nicht aus den Augen verlieren«[232]. Hierbei wird sich das Erfordernis stellen, vorhandene Ressourcen zu nutzen und Prioritäten zu setzen. Nicht zufällig sind die Protagonisten auch in der Nähe der APK anzutreffen. Selbstkritisch gehen Klaus Nouvertné und Hartwig Hansen mit dem Hilfesystem und der »kommunalen Psychiatrie« um. Sie fordern eine radikale Umkehr der »offensichtlich ineffizienten Hilfeeinrichtungen« und des professionellen Selbstverständnisses.[233]

Bei Reumschüssel-Wienert, Armbruster und Obert kommt nach langer Zeit eine Sichtweise ins Spiel, die nicht nur die »Krise« des Kapitalismus, der Ökonomie und des Sozialstaates beklagt, sondern die offensiv behauptet, auch unter den gegebenen Bedingungen, Psychiatriereform gestalten zu wollen. Das hat es lange Zeit in der DGSP nicht gegeben, obwohl der Konflikt zwischen »Pragmatikern und kritischen Kritikern« (Bauer) die DGSP seit ihrer Gründung begleitet. Auf der Tagung kündigt der Vorstand auch eine Denkschrift zur Psychiatriereform an. Sie soll die Broschüre der Plattformverbände ersetzen und sich auf folgende Themenbereiche beziehen:

- Die sozialrechtliche Gleichstellung psychisch erkrankter und behinderter Menschen.
- Der Gemeindepsychiatrische Verbund mit Versorgungsverpflichtung.
- Grundsätze und Prinzipien der Gemeindepsychiatrie.
- Regionales Psychiatriebudget.[234]

Die Reaktion auf diese Beiträge hält sich in Grenzen und kommt eher vonseiten der »kritischen Kritiker«. Dieter Scheibler kritisiert sowohl Reumschüssel-Wienert als auch Nouvertné und Hansen dahingehend, dass sie systemkonform die »Durchmarktung der Psychiatrie« mit vorantreiben.[235] Diese Argumentationsfigur wird später auch an-

229 Keupp 1994, S. 8.
230 Schwendter 1994.
231 Reumschüssel-Wienert 1994a.
232 Armbruster und Obert 1994, S. 17.
233 Nouvertné und Hansen 1994.
234 Reumschüssel-Wienert 1994c.
235 Reumschüssel-Wienert und Scheibler 1994.

dere Diskussionen durchziehen. Nicht ganz so unbarmherzig ist Sebastian Stierl, als er Reumschüssel-Wienert, der hinsichtlich des regionalen Budgets zum Schlachten einer heiligen Kuh auffordert[236], entgegnet, eine kraftspendende Utopie gern behalten zu wollen. »Die Vorstellung einer gesunden Schwarzbunten auf saftiger Weide mit Dotterblumen – das gibt mir was«.[237]

Insgesamt war anscheinend die Zeit für Grundsatzdiskussionen, Utopien, Perspektiven oder auch Ziele vorbei. Weder der Weltkongress 1994 in Hamburg noch die gemeinsame Tagung mit Dachverband und Angehörigenverband brachten Impulse für eine grundsätzliche Zielediskussion. Aber es kamen von der einen Seite die Impulse in Richtung Trialog und Psychoseseminar und von der anderen Seite als »Wittenberger Thesen« zum Thema Ersterkrankung. Darüber hinaus entfaltete der »personenzentrierte Ansatz« der APK seine Wirkung. Auch die 1995 in Hannover stattfindende Jahrestagung der DGSP – immerhin zum 25. Geburtstag der DGSP, brachte eher ernüchternde Beiträge, die sich ebenso kritisch mit der DGSP auseinandersetzten[238] wie mit den gegenwärtigen gesellschaftlichen Bedingungen[239] oder auch, was bisher nicht erreicht wurde. Der Beitrag von Klaus Dörner zu den »Perspektiven der Sozialpsychiatrie« klang nicht wirklich nach Utopie oder Perspektive, sondern eher nach Schwerarbeit.[240] So versandete die Ziele-Diskussion innerhalb der DGSP und auch zwischen DGSP, Dachverband und Angehörigenverband. Eine gemeinsame Broschüre kam nicht zustande und auch neue Perspektiven oder Ziele konnten in der DGSP nicht explizit erarbeitet werden.

Aber es gab den Weltkongress! Nach einigen Diskussionen und hatte sich 1991/1992 der DGSP-Vorstand nach unermüdlich hartnäckiger Intervention von Thomas Bock entschlossen, den Weltkongress für Sozialpsychiatrie 1994 in Hamburg auszurichten[241]. Mitveranstalter sollten neben der WASP[242] auch der Bundesverband der Psychiatrieerfahrenen, der der Angehörigen und die DGPPN sein.

Obwohl der Weltkongress nicht auf ungeteilte Gegenliebe in der DGSP stieß, insbesondere die Landesverbände Rheinland und Hamburg (!) hatte sich explizit gegen die Durchführung ausgesprochen, haben sich viele DGSPler*innen bei der Vorbereitung und der Durchführung des Kongresses beteiligt. Sie wurden gestützt durch die DGSP-Geschäftsstelle (die nun nicht mehr Rumänien umorganisieren musste) und das Kongressbüro. 1992 wurde in Hamburg zur Unterstützung ein Betrieb »Art & Text« gegründet, der für die viele Papierarbeit, wie Manuskripte vervielfältigen und verteilen, Kopien und andere Bürodienstleistungen seinen ersten Großauftrag bekam. Natürlich waren, trotz gegenteiligen Beschlusses der HGSP, viele Hamburger*innen an der Vorbereitung dabei. Ende 1993 beschrieben Peter Kruckenberg und Volkmar Aderhold noch

236 Reumschüssel-Wienert 1994b.

237 Stierl 1995.

238 Vgl. den schon mehrfach zitierten Bauer 1995.

239 Dangschat 1995 Der auch nicht optimistisch in die Zukunft blickende Vortrag von Oskar Negt liegt leider nicht schriftlich vor.

240 Dörner 1995.

241 DGSP-Vorstand 1991b; Bock 1992.

242 WASP = World Association of Social Psychiatry

einmal den Sinn und Zweck des Kongresses und motivierten zur Teilnahme.[243] Thomas Bock suchte zugleich auch freiwillige Helfer*innen.[244] Viele der vorbereitenden Menschen – nicht nur aus der DGSP – zählten dies Vorbereitungszeit zu einer Zeit, in der sie »manisch« waren und nur so die ungeheure Arbeitsbelastung ertragen konnten. Aber es hat sich anscheinend gelohnt. Der Kongress war nicht nur für die DGSP, sondern für die gesamte deutsche Sozialpsychiatrie ein großer Erfolg.[245]

Erfolgreich waren für die DGSP auch andere Unternehmungen: Im September 1995 starteten die Kurzfortbildungen, die die SPZA[246] des Ausschusses für Fort- und Weiterbildungen ergänzen sollten. Dies war ein nachhaltig erfolgreiches Unternehmen der DGSP. Unter der professionellen Führung von Michaela Hoffmann entwickelten sich die Kurzfortbildungen der DGSP zu einer Marke, die sozialpsychiatrische Themen und Methoden durch die entsprechenden Kursleiter*innen an die Kundschaft bringen konnte und sich zu einer beachtlichen Dienstleisterin in diesem Feld entwickelte – und für die DGSP wichtige Erlöse generierte. Zu verdanken ist dies auch den vielen qualifizierten Fortbildner*innen, die sich mit ihren Honorarforderungen in Grenzen hielten und mit viel Engagement authentische sozialpsychiatrische Inhalte vermittelten.

In einem anderen Bereich wagte die DGSP einen zweiten Anlauf: Im gleichen Jahr berichtete Christian Zechert, dass die DGSP auf ihrer Vorstandssitzung am 27.04.1995 sich entschlossen hat, wieder einen Fachausschuss Forschung zu konstituieren. Dies ging – wieder einmal – auf eine Initiative von Thomas Bock sowie auf Stefan Priebe zurück.[247] Mit der Ankündigung wurde zugleich ein erstes Projekt in Angriff genommen. Es wurde eine Umfrage zum Thema »Enthospitalisierung in Heime?« an alle relevanten Ministerien und Leistungsträger in den Ländern geschickt, die Aufschluss über die Lage in diesem Bereich geben sollte.[248] Es wurde zu diesem Thema eine Expertenanhörung in Frankfurt a.M. durchgeführt.[249] Die Ergebnisse wurden der DGSP-Öffentlichkeit breit zugänglich gemacht[250]. Allerdings zerstritt sich der Fachausschuss nach einiger Zeit. Es ging um die Frage, ob sich die DGSP als »wissenschaftliche Fachgesellschaft« akkreditieren lassen sollte.[251] Dieses Ansinnen wurde jedoch vom Vorstand abgelehnt, da hiermit einige auch finanzielle relevanten Konsequenzen verbunden waren. In der Hauptsache jedoch wollte man sich nicht in den »herrschenden« naturwissenschaftlich »biologistisch« orientierten Forschungsbetrieb inkorporieren lassen. Dies führte dazu, dass Stefan Priebe den Fachausschuss nach einiger Zeit verlies. Der Fachausschuss Forschung war damit jedoch nicht am Ende. 1997 veranstaltete der Fachausschuss zusammen mit der Abteilung Sozialpsychiatrie der FU-Berlin eine Tagung zum Thema »Für wen forscht die Psychiatrie?«, auf der das Problem »Forschung« von un-

243 Kruckenberg und Aderhold 1993.

244 Bock 1993.

245 Vgl. die überwiegend positiven Rückmeldungen in Soziale Psychiatrie (18). Heft 3/1994.

246 SPZA = Sozialpsychiatrische Zusatzausbildung.

247 Zechert 1995a; Gruyters et al. 1996.

248 Zechert 1995b.

249 Hoffmann 1996; Zechert und Suhre 1997.

250 Zechert 1996, 1998.

251 Priebe 1996.

terschiedlichen Seiten beleuchtet wurde.[252] Um auch praktisch zu demonstrieren, dass die DGSP es mit sozialpsychiatrischer Forschung ernst meint, hat der Vorstand 1997 entschieden ein Forschungspreis auszuloben. (Möglichst) Junge Forscher*innen sollten dafür ausgezeichnet werden, wenn sie für die Sozial- und Gemeindepsychiatrie relevante Forschungsergebnisse publizieren.

Den ersten Forschungspreis erhielt 1997 in einer feierlichen Veranstaltung während der Jahrestagung in Mönchengladbach Hans-Joachim Salize mit seiner Arbeit: »Kosten- und Kostenwirksamkeit der gemeindepsychiatrischen Versorgung von schizophren Erkrankten«.[253] Diese Entscheidung des Beirates für den Forschungspreis war für viele DGSP-Mitglieder eine echte Herausforderung, war doch Hans-Joachim Salize einerseits Mitarbeiter des Zentralinstituts für seelische Gesundheit, dessen Chef, Heinz Häfner, in echter Feindschaft seit langen Jahren der DGSP verbunden war. Andererseits ging es um ein Thema, das der Vorsitzende des geschäftsführenden Vorstandes, Sebastian Stierl, in seiner programmatischen Rede heftig kritisierte. In der Konsequenz wurden die Verfahren der Vergabe des Preises zugunsten des Einflusses des GV der DGSP verändert.

Nach einigen Veränderungen besteht der Fachausschuss Forschung in seiner multiprofessionellen Ausrichtung[254] und der Forschungspreis noch heute. Natürlich gab und gibt es immer wieder Auseinandersetzungen, aber der Fachausschuss hat sich etabliert. Auch die erste, von Christian Zechert und Lisa Schulze Steinmann durchgeführte Studie zu den »Heimen« wurde auf derselben Jahrestagung vorgestellt. Schon 1996 wurde auf der Jahrestagung in Chemnitz ein Fachausschuss »Menschen in Heimen« gegründet, der sich mit der »Heimproblematik« auseinandersetzen sollte.[255]

Verbunden mit der Beschäftigung um die Heimproblematik ist auch der Skandal um die Einrichtung »Dossepark« in Brandenburg. Diese große Einrichtung der Arbeiterwohlfahrt sollte »dezentralisiert« (aufgelöst) werden. Verantwortlich hierfür sollte Ingmar Steinhart sein, ein (damals) junger sozialpsychiatrisch ausgerichteter Psychologe, der seine Ausbildung an der Abteilung für Sozialpsychiatrie an der FU-Berlin bei Gregor Bosch erhalten hat.[256] Es zeichneten sich jedoch große Problem ab, die mit dem Träger, der AWO verbunden waren. Der AWO wurde unterstellt, dass sie aufgrund ihrer Finanzschwäche für die Dezentralisierung notwendigen Mittel anderweitig verwenden würde. Das wurde in der DGSP heftig diskutiert.[257] Im Juni 1998 schrieb die DGSP der AWO einen geharnischten Brief, in dem sie deren Finanzgebaren heftig kritisierte, mit dem »Halbierungserlass« in Verbindung brachte und von »Geiselnahme« sprach. Hiergegen verwahrte sich die AWO schärfstens.[258] In der Folge besuchte eine DGSP-

252 Debus 1997; Vgl. hierzu die Beiträge in: Sozialpsychiatrische Informationen 27 (3), 1997 (SPI 1997).

253 Salize und Rössler 1998.

254 Debus 1999.

255 Schulze-Steinmann 1998. Der Fachausschuss bestand allerdings fast ausschließlich aus Personen, die eine stationäre Einrichtung (Heim) leiteten, sodass es dort eher um die innere Veränderung und Konsolidierung von Heimen ging als um deren Auflösung. Den Fachausschuss gibt es nicht mehr.

256 Steinhart 1997.

257 Redaktion SP 1997.

258 Zum Briefwechsel vgl.: Redaktion SP 1998.

Delegation die Einrichtung und konnte sich über die Zustände dort überzeugen. Sie musst daraufhin ihre Vorwürfe zurücknehmen und kam leicht lädiert aus der ganzen Angelegenheit heraus. Die Diskussion über »Heime« ebbte innerhalb der DGSP ab.

Nach dem Weltkongress in Hamburg rückte das Thema der »Subjektorientierung« stärker in den inhaltlichen Diskurs der DGSP – nicht zuletzt auch als Folge der Ziele-Diskussion. Auf mehreren Jahrestagungen, wie z.B. auf der zweiten trialogisch durchgeführten Tagung in Kaufbeuren,[259] und Themenheften der Sozialen Psychiatrie wurde das Thema von unterschiedlichen Seiten beleuchtet. Einerseits standen hier das subjektive Erleben,[260] sowie der damit verbundenen Fragen des »Verstehens« oder ethische Fragen im Vordergrund,[261] aber auch Psychoseseminare mit ihren Perspektiven,[262] Fragen der Nutzerkontrolle[263] oder auch gesellschaftliche Perspektiven – Heiner Keupp ermutigte die Subjekte zum »aufrechten Gang«.[264] Es wird sich in der Zukunft zeigen, dass die Subjektorientierung sich nicht nur in der eher technisch-organisatorischen Variante des »personenzentrierten Ansatz« entfaltet, sondern auch in der Fortentwicklung einer auch ethisch fundierten phänomenologisch orientierten Psychiatrie, die sich im nächsten Jahrtausend als »anthropologische Psychiatrie« zumindest theoretisch entfalten sollte.

Es kann an dieser Stelle nicht auf alle Themenbereiche eingegangen werden, die insbesondere in der zweiten Hälfte der 1990er-Jahre diskutiert und behandelt wurden. Auf eines muss jedoch eingegangen werden, nämlich auf die Beschäftigung mit dem Thema »Gewalt und Zwang«. Nicht nur die APK veranstaltete diesem Thema ihre Jahrestagung,[265] sondern auch kurz danach die DGSP,[266] die sich später auch verstärkt dem Thema Maßregelvollzug zuwendet. Ausgangspunkt der Diskussion um Gewalt war sicher auch, dass Matthias Krisor Furore machte mit seinem Konzept der Herner Abteilung für Psychiatrie, das unter dem Etikett »Gewaltfreie Psychiatrie« in der sozialpsychiatrischen Fachwelt breit diskutiert wurde.[267] Krisor war eine Zeit lang im erweiterten Vorstand der DGSP, hat dort jedoch keine Spuren hinterlassen können. So waren die Aktivitäten der DGSP in der zweiten Hälfte der 1990er-Jahre in erster Linie auf fachlich-inhaltliche Themenbereich gerichtet, wie Kinder und Jugendpsychiatrie, Gewalt, Qualität und die schon genannten Themen.

In der praktischen Politik hat sich seit Mitte der 1990er-Jahre, wie oben schon angedeutet, eine neue politische Ausrichtung der DGSP entwickelt – die des Widerstandes. Ausgangspunkt dieser Politik ist die Sichtweise, dass mit der zunehmende »Ökonomisierung des Sozialen«[268] die Reformen in Sozial- Gesundheits- und Psychiatriepolitik an ihr Ende gekommen und einer breiten Spar- und Kürzungspolitik geopfert sind. Auch

259 Vgl. hierzu das Themenheft »ich und die Psychiatrie« der Sozialen Psychiatrie 22 (3) 1998.

260 Bock 1996.

261 Plog 1998; Charlin 1998.

262 Bock 1999; Heißler 2000.

263 Vogel 1996.

264 Keupp 1998.

265 Vgl. Kebbel et al. 1998.

266 Vgl. hierzu das Themenheft der SP 22 (1) 1998.

267 Krisor 1993.

268 Schernus 1997 Vgl. auch: Blume 1997.

die Entwicklungen in der Sozial- und Gemeindepsychiatrie geraten unter die »Imperative« des sich entfesselnden globalisierten Kapitalismus. Anlässe hierzu fanden sich genug, da das »Neue Steuerungsmodell« sich nun auch auf die außerklinischen gemeindepsychiatrischen Trägerorganisationen insbesondere im Hinblick auf Qualitätsmanagement auswirkte. Auch hier gab es unterschiedliche Positionen in der DGSP, jedoch schien es so, als wenn sich in diesem Themenfeld zunächst die »kritischen Kritiker« durchsetzen konnten.[269] In diesem Zusammenhang geht die DGSP auch zunehmend bei diesem Thema auf Distanz zur APK. Die von der APK entwickelte Psych-PV wird durchaus kritisch gesehen, da sie zur Entwicklung einer Zwei-Klassen-Psychiatrie beitrage könne.[270]

Zum personenzentrierten Ansatz entwickelt die DGSP ein sehr ambivalentes Verhältnis, das den noch unterschwelligen Konflikt zwischen »Pragmatikern« und »kritischen Kritikern« anzudeuten scheint. Bereits zur Vorstellung des Ansatzes äußern sich Jörg Demand 1995 und kurz danach Ursula Plog kritisch.[271] Allerdings steht der DGSP-Vorstand zu diesem Zeitpunkt hinter dem Ansatz. Schon in der »Hamburger Erklärung« des Weltkongresses wird auf den Ansatz verwiesen. Ruth Vogel schreibt in ihrer Stellungnahme anlässlich des 20. Geburtstag der Psychiatrie-Enquête an die DGVT: »Das vorrangigste Ziel für die Fortentwicklung der Psychiatriereform wird der Schritt von der Institutions- zur personenbezogenen Behandlung und Rehabilitation sein«.[272] 1998 stellt sich der DGSP-Vorstand hinter die »Kölner Erklärung« der Kontaktgespräche anlässlich der anstehenden BSHG Novelle.[273] Darüber hinaus schreibt der DGSP-Vorstand 1999 in seine »Forderungen an eine rot-grüne Gesundheitspolitik«: »Perspektivenwechsel von einer institutionszentrierten Sichtweise zu einer personenbezogenen Sichtweise. Diesem Perspektivenwechsel entspricht ein Wechsel von einer Institutions- bzw. einrichtungsbezogenen zu einer personen- und leistungsbezogenen Finanzierung der Hilfen«.[274] Allerdings äußert sich Sebastian Stierl, 1. Vorsitzender der DGSP da schon sehr viel skeptischer. Er hält 1997 bei der Mitgliederversammlung des DGSP in Mönchengladbach die Vorschläge der Kommission zur Personalbemessung für »die Quadratur des Kreises« und »Rechtfertigungsbürokratie«, die einer »Pseudorealität den Weg bahnen, die sich unter gedeckelten Budgets hervorragend dazu eignet, teure Fachkräfte durch billige Hausfrauen zu ersetzen«.[275] Zwei Jahre später, auf der Mitgliederversammlung der DGSP in Saarbrücken, fragt er: »Welche Falle steckt im IBRP, wo wird die DGSP für Sparpolitik auf Kosten der Armen missbraucht?«[276] In beiden Vorträgen formuliert er darüber hinaus ein neues Selbstverständnis der DGSP:

---

269 Vgl. z.B. kritisch zum Thema Qualität: Bremer 1996; Wulff 1998.

270 So zumindest Karl Beine und Norbert Vulturius (Beine 1992.

271 Demand 1995; Plog 1996 Die Kritik ist von beiden zum Ende des Jahrtausends eher auf einer ethischen Grundlage noch einmal reformuliert worden Demand 2000; Plog 2000.

272 Vogel 1995, S. 19.

273 Kontaktgespräch Psychiatrie 1998.

274 DGSP-Vorstand 1999. Dieses Papier wurde dem grünen Staatssekretär Erwin Jordan im März 1999 anlässlich eines Gespräches übergeben. Der hatte vor mindestens 25 Jahren in der Geschäftsstelle der DGSP in Hannover seinen Zivildienst absolviert.

275 Stierl 1998.

276 Stierl 2000b.

»Die DGSP muss, wo sie kann, in der Psychiatrie ihren Beitrag zur Verteidigung des Sozialstaates gegen Entsolidarisierung, Individualisierung und Utilitarismus leisten«. Hierbei könne die »DGSP-Politik bisweilen nur aus Fragen bestehen können« und:« Politisches Bewusstsein ist unter diesen Bedingungen das Bewusstsein des sozialtechnischen Voyeurs…«.[277] Und im Jahre 2000: »Wenn es heute nicht darauf ankommt, sozialen Fortschritt zu erkämpfen, sondern darum geht, den Abbau zu verhindern, den Widerstand zu stärken und gegen Tricks und Täuschungsmanöver wachsam zu sein – dann bekommt die DGSP ein anderes Selbstverständnis, werden sich ihre Arbeitsinhalte und Methoden verändern müssen, überspitzt: vom die Regierungen beratenden Fachverband zum Glied einer Kette gegen den Sozialabbau, konkret gegen die Verschlechterung der Lebensbedingungen psychisch Kranker – und ihrer Helfer«.[278]

Natürlich will ich an dieser Stelle kein Urteil über die Richtigkeit der Positionen treffen, aber hier wird ein anderes Selbstverständnis und Strategie für die DGSP formuliert als noch vor 10 Jahren. Nun steht nicht mehr an, eine Reform inhaltlich zu formulieren und politisch »nach vorn« zu bringen, sondern die DGSP in Abwehrkämpfe gegen eine Politik einzubringen, die als permanente Sparpolitik wahrgenommen wird.

Am Ende des Jahrtausends bittet die Soziale Psychiatrie eine Reihe von Prominenten um eine »Vision« für die Psychiatrie 2019. Diese Visionen erhält sie auch, jedoch sind dies zum Teil Visionen, die eher den »Horror« beschreiben. So wird die drohende Ökonomisierung der Psychiatrie in dunklen Farben an die Wand gemalt: Krankenhäuser werden aus ökonomischen Gründen aufgelöst, da es ja nun ein Recht auf Risiko gäbe (Michael Eink) und man eh‹ keine Behinderten mehr braucht (Wolfgang Behrend). Es werden eine Unmenge »neoliberale« Störungsbilder beschrieben (Renate Schernus), die jedoch leicht durch die Wissenschaft behebbar erscheinen, da diese als Ziel den »Normopathen« hat. Es wird eine »Dritte psychiatrische Revolution« beschworen, die völlig durchrationalisiert und privatisiert für Ruhe sorgt (Sebastian Stierl) – möglichst im »Komplexleistungsservicehaus« (Günther Stork).

Optimistischer sind da schon andere, die hoffen. »Die Psychiatrie ist zu einem Ort geworden, wo man in Ruhe und ohne Schaden verrückt sein kann« (Charlotte Koning) oder dass die DGSP zu einem Fachausschuss des Bundesverbandes der Psychiatrieerfahrenen geworden ist (Thomas Bock) und René Talbot ist Gesundheitsminister geworden (Dorothea Buck) und Peter Lehmann hofft, dass seine Bücher über die schrecklichen Medikamentenfolgen nicht mehr verlegt werden müssen, aber sein Verlag ansonsten »brummt«. Einige sind sehr ambivalent und sehen sich »von der Zukunft umzingelt« (Elke Hilgenböcker) oder wünschen Integration und befürchten Ausgliederung (Heinrich Kunze).

Angesichts der nicht wirklich rosigen Aussichten kommt Ralf Quindel zur Conclusio: »D.h., erst mal die Sektflaschen einpacken, die nächste Party der Psychiatrieerfahrenen oder der Irrenoffensive suchen und fragen, ob die Profis mitfeiern dürfen: »Wir haben auch den Sekt mitgebracht«.[279]

277 Stierl 1998, S. 39.

278 Stierl 2000b, S. 43.

279 Quindel 1999.

5.5 Resümee zur Jahrtausendwende

Zur Jahrtausendwende ist Deutschland ein anderes geworden, als es zu Beginn des Jahrzehnts war. Es ist größer geworden und als souveräner Staat mit völkerrechtlich anerkannten Grenzen fest in die westliche Wertegemeinschaft mit einer erneuerten Europäischen Union eingebunden. Allerdings hatte dies auch seinen Preis. Von dem vereinigungsbedingten »Keynesianismus wider Willen« abgesehen, hat sich in der gesamten Republik in weiten Bereichen der Neoliberalismus eingenistet. Dies gilt auch für die nun gesamtdeutsche Sozialpolitik. Hervorragende Beispiele sind für den uns interessierenden Bereich die Ausweitung des Sozialstaates auf die neuen Bundesländer, die Pflegeversicherung (SGB XI) und die BSHG-Reform (SGB XII), die zeigten, dass die Ausweitung sozialstaatlicher Regelungen und »Inklusion« neuer Anspruchsgruppen durchaus mit einer veränderten Ausrichtung des Sozialstaates in Richtung Gewährleistungsstaat, Mindestsicherung, Vermarktlichung und institutioneller Pfadabhängigkeit kompatibel sein kann. Dies gilt gleichermaßen für die Ausweitung der Rechte (Inklusion) von behinderten Menschen durch die Reform des Betreuungsrechts sowie das Diskriminierungsverbot im GG. Aus diesem Grund trifft die kritische Kritik neoliberaler »Sparpolitik« nicht den Kern der Sache – hierzu wird jedoch im nächsten Kapitel mehr die Rede sein.

In weiten Teilen psychiatrischen Landschaft beginnt in dem Zusammenhang auch die Privatisierung und Ökonomisierung der Leistungserbringung. Dies gilt für die psychiatrischen Fachkrankenhäuser ebenso wie die psychiatrischen Abteilungen und ebenso für die vielen Leistungserbringer, die im außerklinischen Bereich tätig sind, seien sie gemeinnützig oder staatlich/kommunal organisiert. Flankiert werden diese Entwicklungen durch eine Entwicklung der rechtlichen Rahmenbedingungen in der Gemeindepsychiatrie, die einen Reformschub hätte ermöglichen könnten, der den des »Großen Modellprogramms« in nichts nachstehen bräuchte: Die Psych-PV brachte für den klinischen Bereich eine große personelle Qualitätsverbesserung, die mit der »Institutionalisierung« gemeindepsychiatrischer Prinzipien verbunden war. Die Ermöglichung von »Ambulanter psychiatrischer Krankenpflege« sowie die »Soziotherapie« waren ein weiterer Schritt nach vorn, der jedoch in der Umsetzung an dem starrsinnigen Widerstand der Krankenversicherungen scheiterte und – das muss auch gesagt werden – an dem mangelnden und unprofessionellen Umsetzungswillen potenzieller außerklinischer Leistungserbringer[280] sowie Kenntnis- und Interesselosigkeit niedergelassener (Fach-)Ärzt*innen. Auch hat sich in der Landschaft praktisch einiges bewegt. Merzig ist aufgelöst, in Berlin macht sich eine umfassende Reform auf den Weg und in Leipzig werden die Psychiatrieerfahrenen zu einem wesentlichen Faktor – auch in der Versorgung.

Der Weltkongress für Sozialpsychiatrie hat das internationale Renommee der deutschen Sozialpsychiatrie nachhaltig verbessert. Trialog, Psychoseseminare und subjektorientierte Psychiatrie und »empowerte« Psychiatrieerfahrene werden von nun an das

280 Bei vielen außerklinischen Leistungserbringern machte sich ihre »Wahlverwandtschaft« (Rieger 1992) dahingehend bemerkbar, dass sie meinten, aufgrund ihrer institutionellen Nähe zur Eingliederungshilfe hätten sie mit dem »SGB V« Bereich nichts zu tun.

Geschehen in der Gemeindepsychiatrie vor Ort beeinflussen. Und der »personenzentrierte Ansatz« schickt sich an, als Leitbild der weiteren Entwicklung der Gemeindepsychiatrie den Weg auszuleuchten.

Die DGSP hat mit konfliktreicher, aber solidarischer Unterstützung ihrer Mitglieder ihre bis dahin schwerste Krise überwunden und hat mit Hilfe des besonnen und energischen Frauenvorstandes und der nachfolgenden Vorstände eine neue Perspektive entwickelt. Die Ziele-Diskussion verlor sich in dem Sinne, dass die angekündigte Neuauflage einer Broschüre nicht erschienen ist. Es schien, als hätte die DGSP eine Neujustierung von Zielen aus mehreren Gründen nicht mehr »im Kreuz«:

- Die APK hatte in Fragen einer inhaltlich-organisatorisch orientierten Gesamtkonzeption die Führerschaft übernommen. Die Entwicklung einer eigenen Gesamtperspektive hätte aufgrund vieler personeller Überschneidungen von DGSP und APK einen Riss bedeutet. Die DGSP wahrte in einigen Fragen stattdessen eine »kritische Distanz« zur APK.
- Die DGSP hat zum Ende des Jahrzehnts einen Strategiewechsel vollzogen, der von der Führerschaft einer von Experten dominierten »Bewegung« wechselt zur Einreihung in einen zivilgesellschaftlichen Widerstand, der sich auf die »Sparpolitik« eines zunehmend neoliberalen Sozialstaates bezieht.

Wenn man diese Bewegungen theoretisch spekulierend reflektiert, dann könne es auch so sein, dass sich hier genau das zeigt, was Lyotard das »Ende der großen Geschichten«[281] oder Habermas als »Erschöpfung utopischer Energien«[282] bezeichnet, die nach dem Zusammenbruch des sozialistischen Blocks die gesamte deutsch Linke befiel. Das äußerte sich auch darin: Viele Landesverbände und Mitglieder hatten die Nase voll von den ewigen Diskussionen um Utopien und Visionen. Andere Entwicklungen innerhalb der DGSP sprechen jedoch dafür, dass die Ziele-Diskussion zum Teil erhebliche Auswirkungen auf die Entwicklung der DGSP hatten:

- Die Kurzfortbildungen wurden sehr erfolgreich etabliert und die SPZA wurde modernisiert.
- Der Diskurs um eine Ethik sozial- und gemeindepsychiatrischen Handeln ist nicht zuletzt mit dem Diskurs um eine subjektorientierte Psychiatrie wesentlich befeuert worden.
- Ebenfalls mit der Subjektorientierung erwiesen sich die DGSP, ihre Landesverbände und Mitglieder als Promotoren, um an vielen Orten der Republik Psychoseseminare und »Trialoge« zu organisieren.
- Die Kooperation mit anderen Akteuren wurde in den »Kontaktgesprächen Psychiatrie« und vor allem zum Dachverband intensiviert bis hin zu gemeinsamen Tagungen.

---

281 Lyotard 2019 (1979).

282 Habermas 1996.

Hat Klaus Dörner also (mal wieder) richtig gelegen mit seiner 1989 auf der Gütersloher Fortbildungswoche herausgegebenen Losung »Die Psychiatriereform beginnt«? Ich meine: Ja – aber anders als er dachte.

1998 ermutigte Heiner Keupp die DGSP auf der Jahrestagung zum aufrechten Gang. Er betont für seine Perspektiven die Bedeutung der Zivilgesellschaft, die Potenziale des bürgerschaftlichen Engagements aus seiner »Empowerment-Perspektive«. Diese sollte durch sozialstaatliche Leistungen (Transferzahlungen, Sach- oder Dienstleistungen) abgesichert werden, und zwar so: »…, dass sie »Eigentätigkeit« und »Lebenssouveränität« voraussetzen und fördern. Für den Fall, dass die Handlungskompetenz der Betroffenen infolge ihrer spezifischen Lebenslage eingeschränkt ist, konkretisiert sich die Pflicht zu ziviler Solidarität in unterstützenden Strukturen oder advokatorischen Strukturen der Sozialpolitik, die sich daran orientieren, die Betroffenen soweit wie möglich wieder zur Selbsthilfe zu befähigen«.[283] Vielleicht bekommt Heiner Keupp recht mit seiner Perspektive? Vielleicht ja, aber vielleicht auch anders als er dachte?

Apropos: Lou Bega tanzt zum Ausklang des Jahrtausends den »**Mambo No 5**« und die Country-Lady Shania Twain singt über Männer und alles andere: »**That Don't Impress Me Much**«.

283 Keupp 1998, S. 8. Keupp bezieht sich hier auf den Staatsrechtler Günter Frankenberg: (Frankenberg 1996.

6. Herausforderungen des neuen Jahrtausends

6.1 Digitalisierung und ihre Krise – Agenda 2010

Das 21. Jahrhundert begann für die Menschen in Deutschland nicht nur mit schönen Partys und Feuerwerken, sondern auch mit starken Veränderungen und Dynamiken, die die gesamten Lebens- und Arbeitsbedingungen zum Teil drastisch veränderten. Der Übergang war gezeichnet von einer in Deutschland herrschenden großen Arbeitslosigkeit, die durch die sog. »Dotcom-Blase«, den Zusammenbruch vieler überbewerteter internetbasierter Start-ups, befördert wurde. Sie zeigte jedoch auch eindrücklich, wie weit die Globalisierung bereits fortgeschritten war und sich in einen globalisierten Finanzkapitalismus entwickelt hat.[1] Darüber hinaus entwickelten sich die Mikroelektronik und das Internet rasant. Ab der Jahrtausendwende setzen sich »Handys«, Digitalkameras und MP3-Player durch und verändern im Zusammenhang mit der endgültigen Durchsetzung des Internets die Kommunikation, mithin auch »das Soziale« in allen gesellschaftlichen Bereichen. Die Entwicklung von »Smartphones« in der Mitte der Dekade sorgt für einen weiteren Entwicklungsschub durch schnellere Datenübertragungsprotokolle (UMTS). Hinzu kommt die Umsetzung der dritten Stufe des Maastrichter Vertrags, insbesondere die des Stabilitätspaktes, der die Schuldenneuaufnahme auf 3 % des BIP begrenzt.[2] In diesem Zusammenhang: Der EURO (€) wird 2002 nun auch als offizielle Zahlungsmittel mit Münzen und Papier eingeführt. Im Jahre 2004 wird die Europäische Union um osteuropäische Länder erweitert, zu denen 2007 noch einmal 2 Länder hinzukommen, sodass die EU nun aus 27 Staaten besteht. Eine weitere wichtige Rahmenbedingung liegt in der demografischen Entwicklung durch die Verlängerung der Lebenszeit, geringere Geburtenraten und vermehrte Einpersonenhaushalte.

Für die Bundesrepublik Deutschland ergaben sich auch andere Herausforderungen. Im Balkankonflikt, der sich aus dem auseinanderbrechenden Jugoslawien entwickelte, musste Deutschland im Rahmen von UN-Missionen eingreifen und so an seiner ersten kriegerischen Auseinandersetzung seit dem Zweiten Weltkrieg teilnehmen. Als nach dem Terroranschlag am 9. September 2001 auf das World-Trade-Center in New York

1 Abelshauser 2011, S. 510.

2 Ebd. S. 276; Rödder 2015, S. 321.

die USA in Afghanistan in den Krieg gegen die Taliban zog und später 2004 den Krieg gegen den Irak und Saddam Hussein führte, hat sich Deutschland einer »Koalition der Willigen« verweigert und nicht an den Kriegen teilgenommen.

Wie im letzten Kapitel schon angedeutet, reagierte die Rot-Grüne-Regierung unter Bundeskanzler Schröder auf die Herausforderungen durch globale Krise, gravierende Arbeitslosigkeit und demografische Veränderungen mithilfe einschneidender Maßnahmen, die die Republik nachhaltig verändern sollten – die Sozialdemokratie im Besonderen. Auf der Grundlage des sog. »Schröder-Blair-Papiers«[3] hat sie einen neoliberalen Kurs eingeschlagen, der im Bundestag eine breite Unterstützung nahezu aller Parteien fand. Im Zentrum der Maßnahmen stand die sog. »Agenda 2010«, deren Kernstück wiederum die sog. »Hartz-Reformen« waren.[4] Aber auch schon vorher begann die Regierungskoalition einen entsprechenden Weg einzuschlagen. Eine erste Maßnahme war im Jahr 2000 die Umsetzung der vorher durch die Kohlregierung projektierte Steuerreform. Die Einkommenssteuersätze wurden im Schnitt um circa 10 % gekürzt, wobei der Eingangssteuersatz von 25,9 auf 15 % und der Spitzensteuersatz von 53 auf 42 % heruntergesetzt wurden. Die Körperschaftssteuer wurde von 40 auf 25 % gesenkt. Ziel dieser Steuerentlastungen war es, für Wachstum und Beschäftigung zu sorgen und die globale Wettbewerbsfähigkeit Deutschlands zu steigern. Aber die Regierung sprach auch davon, Steuergerechtigkeit herzustellen.

Ein weiterer Schritt war die »Riester-Reform«[5] 2001 in der Rentenversicherung.[6] Sie legte die Rentenbeiträge langfristig auf 20 – 22 % fest, senkte das Rentenniveau spürbar ab und koppelte die Entwicklung (wieder) an die Bruttolohnentwicklung. Neben anderem wurden, da nun eine Lebensstandardsicherung nicht mehr in jedem Fall gewährleistet werden konnte, eine kapitalgedeckte und staatlich geförderte Zusatzrente, die sog. »Riester Rente«, eingeführt, dazu die Grundsicherung im Alter und bei Erwerbsminderung. Dies war eine deutliche Absenkung des Niveaus der sozialen Sicherung und bedeutete gleichzeitig eine gezielte Hinwendung zu der schon erwähnten Grundsicherung und Teilprivatisierung (vormals) staatlich garantierter Leistungen. Der Kern der Reformen waren jedoch die Hartz-Reformen. Anlass dieser Reformen war der Vermittlungsskandal der Bundesanstalt für Arbeit und Länderarbeitsämter. Mindestens seit 1988 hatten anscheinend die Anstalt und Ämter ihre Vermittlungszahlen manipuliert, einzelne Berichte sprachen von bis zu 70 % falschen Stellenvermittlungen qua »fiktiven Stellenangeboten«. Darüber hinaus hatte das Verwaltungspersonal einen mehr als fünf Mal so großen Umfang (circa 85 Tsd.) wie das Vermittlungspersonal (circa 15 Tsd.).[7]So wurde 2002 eine »Kommission für moderne Dienstleistungen am Arbeitsmarkt« unter der Leitung des Arbeitsdirektors von VW, Peter Hartz, eingerichtet die eine Reihe von

3 Schröder und Blair 1999.

4 Ich folge im Wesentlichen Nullmeier 2014.

5 Walter Riester war Minister für Arbeit und Sozialordnung und hat die Splittung der Renten in eine gesetzliche Alterssicherung und eine zusätzlich private, aber staatlich bezuschusste Zusatzrente, die sog. »Riester Rente« vorgeschlagen.

6 Deutscher Bundestag 2001a, 2007a.

7 Eine Chronologie der Ereignisse findet sich in: https://www.anstageslicht.de/themen/arglist-und-betrug/gefaelschte-statistik-arbeitsamt-erwin-bixler/chronologie-die-manipulationen-in-den-aemtern/

Vorschlägen zur Verbesserung der Organisation der Arbeitsverwaltung, Servicequalität, Zumutbarkeitsregeln, Förderung bestimmter Gruppen und die Zusammenlegung von Arbeitslosengeld II und Sozialhilfe unterbreitete. Die Vorschläge wurden – zum Teil verändert – zwischen 2002 und 2003 in vier Gesetzespaketen umgesetzt:

- Durch das Gesetz für moderne Dienstleistungen am Arbeitsmarkt, Hartz-I,[8] wurde das Arbeitnehmerüberlassungsgesetz liberalisiert, die Weiterbildung gefördert (Bildungsgutscheine), Unterhaltsgeld eingeführt sowie die Vermittlung von Zeitarbeit durch private Agenturen ermöglicht.
- Durch Hartz-II[9] wurden die Mini- oder Midijobs neu geregelt, die sog. »Ich-AG«, also die Förderung von Selbstständigkeit, eingeführt und in den Kommunen wurden Jobcenter eingerichtet,[10] und
- Durch Hartz-III[11] wurde die (ehemalige) Bundesanstalt für Arbeit umgewandelt in die Bundesagentur für Arbeit. Das oben schon erwähnte »Neue Steuerungsmodell« kam voll zur Anwendung.

Die Hartz-IV-Gesetze[12] waren die, die in der politischen Öffentlichkeit für die größten Diskussionen und Auseinandersetzungen sorgten. Zentral in diesem Gesetzespaket war die Zusammenlegung von Arbeitslosen- und Sozialhilfe. Die Bezugsdauer des Arbeitslosengeld I (67 bzw. 60 % des Arbeitslohns) wurde auf regelhaft 12 Monate begrenzt und das Arbeitslosengeld II wurde als steuerfinanzierte Leistung inklusive Bedürftigkeitsprüfung mit der Sozialhilfe zusammengelegt. Einige (wiederkehrende) einmalige Leistungen der Sozialhilfe wurden in das ALG II pauschalisiert eingerechnet, sodass das ALG II zum Teil unterhalb des Niveaus der Sozialhilfe abrutschte. »Der soziale Abstieg in Richtung Bedürftigkeit wurde damit auch für Mittelschichtsangehörige zu einer realen Möglichkeit – und genau daraus erklärt sich die politische Brisanz der Reform«.[13] Verbunden mit diesen gravierenden Kürzungen des Arbeitslosengeldes waren vielfältigen Instrumente, die den von Bundeskanzler Schröder propagierten Slogan »Fördern und Fordern« untermauerten; das reichte von der Lockerung der Zumutbarkeitsregelungen, der Einführung von Weiterbildungsgutscheinen, der Förderung von Ich-AGn, des Abschlusses von »Eingliederungsvereinbarungen« bis zu gravierenden Sanktionen bei Nicht-Einhaltung von Vereinbarungen, Terminen etc.

In diesen Gesetzen zeigte sich eine Politik, die Haushaltskonsolidierung und Erhöhung der Wettbewerbsfähigkeit durch Begrenzung von Lohnnebenkosten und Grundsicherungselementen betreibt, sowie auch eine »aktivierende« Politik, die die Individuen zur Teilhabe (am Arbeitsmarkt) nicht nur versucht zu »befähigen«, sondern dar-

---

8 Deutscher Bundestag 2002a.

9 Deutscher Bundestag 2002c.

10 Auf die hiermit verbundenen verfassungsrechtlichen Probleme und Streitigkeiten gehe ich nicht ein.

11 Deutscher Bundestag 2003a.

12 Deutscher Bundestag 2003b.

13 Nullmeier 2014, S. 113 Zu den Auseinandersetzungen in den Folgejahren: Nachtwey 2016, S. 180–200.

über hinaus – sanktionsbewehrt – die Teilhabe bzw. Anstrengungen zur Erlangung von »Teilhabefähigkeiten« (Kompetenzen) gewissermaßen zu erzwingen.

Die Agenda 2010 und Einführung der Hartz-IV-Gesetze sind in Ihrer Wirkung bis heute umstritten, insbesondere was den Arbeitsmarkt sowie die Wettbewerbsfähigkeit Deutschlands betrifft.[14] Allerdings hat sich die Gesetzgebung sowie die Art ihres Zustandekommens, unter Umgehung der bisherigen korporatistischen Arrangements zwischen Arbeitgebern und Gewerkschaften und des linken Flügels der SPD durch ein hierarchisches Vorgehen der Regierung auf die SPD sowie des gesamten Parteienspektrums selbst ausgewirkt. »Der Absturz der SPD von 38,5 % 2002 auf 23,0 % im Jahre 2009 mit nur leichter Erholung auf 25,7 % im Jahre 2013 sind ohne die Hartz-Gesetzgebung und Agenda 2010 nicht zu erklären«.[15] Dies bekam die rot-grüne Regierung schon sehr bald zu spüren. 2005 wurde sie abgelöst durch eine Große Koalition, an der Gerhard Schröder nicht mehr teilnahm. Allerdings betonte die Kanzlerin Angela Merkel in ihrer ersten Regierungserklärung, dass sie die Agenda-Politik der vorherigen Regierung weiterhin verfolgen wird. Im Jahre 2007 wurde die Regelaltersgrenze in der gesetzlichen Rentenversicherung stufenweise auf 67 Jahre heraufgesetzt und markierte damit einen weiteren Höhepunkt der liberalen Agenda-Politik.

Bereits seit Mitte der 2000er-Jahre stabilisierte sich die Lage am Arbeitsmarkt zusehends – um den Preis eines Zuwachses sog. prekärer Beschäftigungslagen. Darüber hinaus veränderte sich die politische Lage mit der Finanzkrise ab 2008 zusehends. Nach dem Platzen der »Immobilienblase« und dem Zusammenbruch der Investmentbank Lehmann Brothers brach eine internationale Finanzmarktkrise aus, die bis heute ihre Wirkungen zeitigt.[16] Deutschland war allerdings in der Lage, durch eine Reihe von Maßnahmen, zu denen nicht nur die Stabilisierung von Banken gehörte, sondern auch z.B. die Verlängerung des Kurzarbeitergeldes sowie die auf Bundes- und Länderebene installierten »Bündnisse für Arbeit«, die Krise vergleichsweise erfolgreich zu meistern, ohne dass es zu wesentlichen Einbrüchen in der Beschäftigung kam. Das Zurückgehen auf keynesianisch orientierte Krisenpolitik und korporatistische Arrangements erwies sich als relativ erfolgreich, zumal sich in dieser Krise nicht ein »überbordender« Sozialstaat als Krisenverursacher erwies, sondern ein nicht regulierter Kapitalmarkt. Folgt man Wolfgang Streeck, war jedoch ein Preis dafür, dass sich der Staat – trotz seiner besonders auf Haushaltssanierung ausgerichteten Austeritätspolitik auch in den späten 2000er-Jahren massiv verschuldete,[17] um einen Zusammenbruch der Deutschen Banken zu verhindern und die Konjunktur zu stützen.[18] Die EU-Regeln zur Schuldenbegrenzung sowie die Einführung einer »Schuldenbremse« im Grundgesetz konnte hieran nichts ändern.

Folgt man der Sozialberichterstattung, so setzt sich in Deutschland die soziale Ungleichheit und Spaltung in den 2000er-Jahren verschärft fort. In vielen Feldern kommen

14 Vgl. Walwei 2017; Butterwegge und Hank 2019.

15 Nullmeier 2014, S. 116.

16 Tooze 2019.

17 Abelshauser 2011, S. 511; Rödder 2015, S. 232.

18 Streeck und Mertens 2010; Streeck 2013.

Wissenschaftler*innen mit neuen Fragestellungen entlang der Begriffe Inklusion/Exklusion[19] oder auch »Prekariat«,[20] zu differenzierten Ergebnissen.[21] Leitend hierbei ist ein von Robert Castel entwickeltes Zonen-Modell.[22]

- Im Zentrum steht große Zone der Integration, die geprägt ist von sicheren Positionen und Relationen der dort Lebenden – also Menschen mit geregelter Arbeit, Einkommen, Berufspositionen und Beziehungen. Hierum erstrecken sich:
- Eine zunehmend größer werdende Zone der Unsicherheit oder Prekarität, in der Positionen und Relationen immer unsicherer werden (Prekarisierung).
- Eine »Zwischenzone«, die dadurch geprägt ist, dass hier Menschen verortet werden, die schon nicht mehr »dazu gehören« aber noch nicht »ganz draußen« sind. Das sind z.B. Menschen, die Transfereinkommen beziehen und/oder einen gewissen »Sonderstatus« innehaben (Kranke, Behinderte etc.), und
- Eine Zone der Exklusion, in der die Menschen zu verorten sind, die von vielen »normalen« Positionen und Relationen der Gesellschaft abgekoppelt sind. Es handelt sich um Menschen, die keine Arbeit, kein Einkommen, keine Berufsposition und keine Beziehungen haben, bzw. nur noch in armutsgeprägten subkulturellen Kontexten leben.
- Ergänzend hierzu wird von anderen eine Zone der Exklusivität konzediert, für diejenigen, die z.B. als Superreiche, VIP oder Celebrity ein exklusives Leben in den »Gated Communities« dieser Welt führen.[23]

Für Kronauer ist Exklusion ein Begriff, mit dem sich soziale Ungleichheit bzw. Exklusion genau und – mithilfe des Modells von Castel – prozesshaft beschreiben lassen kann, und zwar in folgenden Dimensionen:

- In der Dimension Erwerbsarbeit und – verbunden damit – der Armut. Exklusion macht sich dadurch bemerkbar, dass zunehmend Normalarbeitsverhältnisse prekarisiert, dass Menschen vom Arbeitsmarkt (dauerhaft) ausgegrenzt werden und verarmen.
- In der Dimension soziale Nahbeziehungen abgekoppelt werden, durch Segregationsprozesse, Isolierung und Vereinsamung.
- In der Dimension Bürgerliche- politische und soziale Rechte (Institutionelle Exklusion) ihrer Rechte zunehmend beraubt werden, auch, indem z.B. die »Gewährung« von Rechten zunehmend an Bedingungen gekoppelt werden (Fördern und Fordern, Teilhabe und Teilgabe).

---

19 Vgl. Bude und Willisch 2017 (2008); Castel und Dörre 2009; Stichweh und Windolf 2009; Kronauer 2010.

20 Vogel 2008, 2009.

21 Lenger und Süß 2014, S. 18.

22 Castel 2008, 2009.

23 Waquant 2006, 2009.

- In der Dimension Bildung und Kultur, indem Menschen von (höherer) Bildung und Mainstreamkultur zunehmend entkoppelt sind.[24]

Diese sozialwissenschaftliche Richtung ist z.T. verbunden mit dem differenzierteren Lebenslagen- bzw. Capability-Ansatz (s.u.). Sie dient oft als Rahmen für eine in den 2000er-Jahre einsetzenden dezidierte Sozialberichterstattung, die hierdurch feiner wird und vor allem auf die sich zunehmend ausdifferenzierende Gesellschaft bzw. spezifische Gruppen eingehen kann, wie z.B. Haushaltsgrößen, Lebensformen, Migranten, Frauen etc. und Prozesse von Ausgrenzung und ihre Folgen beschreiben kann, als es etwa frühere Schichtungsmodelle konnten – obwohl diese nicht obsolet werden. Darüber hinaus werden auch subjektive Aspekte wie Wohlbefinden (Well-Being), Zufriedenheit oder Gesundheit in eine (wieder) – auch Armut und Gesundheit reflektierende – »Glücksforschung«[25] oder soziale Epidemiologie[26] einbezogen. Von Bedeutung hierbei sind insbesondere die Studien, die Exklusionsprozesse beschreiben.[27] Sowohl die Studien von Heinz Bude und Ernst-Dieter Lantermann[28] als auch die von Andreas Hirseland,[29] Markus Promberger[30] oder Klaus Dörre[31] zeigen eindrücklich, wie Armut, Arbeitslosigkeit, soziale Isolation und Entrechtung sich zu »Abstiegsspiralen« entwickeln können, die den Alltag der betroffenen Menschen wesentlich beeinflussen.[32] Sie können dazu beitragen, dass Menschen in ihren Arbeits- und Alltagsfähigkeiten zum Teil schwer beeinträchtigt werden, ein »Exklusionsempfinden« (Bude und Lantermann) entwickeln, d.h. sich selbst als ausgeschlossen und perspektivenlos empfinden.

Die Sozialberichterstattung kommt zu dem Ergebnis, dass die Teilhabesituation für unterschiedliche Bevölkerungsgruppen auseinanderdriftet.[33] Dies gilt nicht nur für die sich zunehmend spreizende Entwicklung von Einkommens- und Vermögensarmut und -Reichtum, sondern auch z.B. für Bildung oder auch die zunehmende Prekarisierung von Arbeit.[34] Besonders gefährdet sind hierbei alte Menschen, (alleinerziehende) Frauen, Migrant*innen – und eben auch behinderte Menschen.[35] Es zeigt sich, dass die

24 Kronauer 2010.

25 Wilkinson und Pickett 2006, 2008, 2009, 2016.

26 Wilkinson und Marmot 2004; RKI 2017; WHO 2011.

27 Vgl. im Überblick: Reumschüssel-Wienert 2015.

28 Bude und Lantermann 2006, 2008; Bude 2008; Bude und Lantermann 2010.

29 Hirseland und Ramos Lobato 2010; Grimm et al. 2013.

30 Pfeiffer et al. 2008; Promberger et al. 2008; Promberger 2008, 2010.

31 Dörre 2006, 2008a, 2008b; Dörre et al. 2013.

32 Großegger 2009; Bosch 2010.

33 Vgl. Soziologisches Forschungsinstitut (SOFI) 2005; Forschungsverbund Sozioökonomische Berichterstattung 2012; DESTATIS 2006.

34 Fromm und Bartelheimer 2012; Allmendinger et al. 2012; Allmendinger und den Driesch 2014; Markus Promberger et al. 2018.

35 BAMS 2013; DESTATIS 2014. Trotz der nun einsetzenden Teilhabeberichte zur Lebenslage von Menschen mit Behinderungen zeigt sich auch in der Berichterstattung eine Exklusion, die darin besteht, dass insbesondere Menschen mit Behinderungen, die in Einrichtungen leben und/oder Leistungen der Eingliederungshilfe beziehen, nicht in den Berichten vermerkt sind und/oder von den zugrunde liegenden Panels wie z.B. SOEP oder Mikrozensus ausgeschlossen sind.

Deutsche Gesellschaft sich anscheinend in einer Umbruchsituation befindet, die gekennzeichnet ist von großem Reichtum einerseits, aber auch großer Armut, unsicher werdender Erwerbsbeteiligung, Vielfalt von Geschlechterverhältnissen und Haushaltsgrößen und -zusammensetzungen sowie ethnischer Diversität. Auch die Mittelschicht ist hiervon betroffen. Wenngleich die Frage einer »Schrumpfung« der Mittelschicht kontrovers diskutiert wird, so scheint sie zu beginnen, sich selbst in unterschiedliche Groß-Milieus zu spalten. Zum einen in eine eher kosmopolitisch orientierte, akademisch gebildete, technikaffine und singularisierte »Neue Mittelschicht« sowie eine »Alte Mittelschicht«, für die Tradition, »Normalität« und ein ausgeprägtes Arbeits- und Familienethos weiterhin leitend sind und die sich zunehmend als »prekär« empfindet.[36] Als leitende, gewissermaßen hegemoniale Subjektivierungsform insbesondere der »Neuen Mittelschicht« bezeichnet Ulrich Bröckling im Anschluss an die Individualisierungsthese von Ulrich Beck sowie unter Bezug auf die »Gouvernementalitätsstudien« von Foucault das »unternehmerische Selbst«.[37] Für Bröckling ist dies nicht einfach ein Risiko und Ertrag abwägender »Homo ökonomikus«, sondern mehr: Nämlich ein Subjekt, dass sich gewissermaßen immer und jederzeit auf einem »Winner-Takes-It-All« Markt behaupten muss, ständig in einem Wettbewerb sowohl im beruflichen wie privaten Leben, die ohnehin mehr und mehr verschmelzen, steht, Risiken eingehen und sich ständig optimieren muss, um mithalten und gewinnen zu können. Hierbei schließt das Subjekt gewissermaßen »Zielvereinbarungen« mit sich selbst. »Das Ausloten der eigenen Wünsche und Fähigkeiten, die Bindung an selbst gesteckte Ziele, die regelmäßige Prüfung, ob sie erreicht werden, schließlich die Sicherung der Vertragseinhaltung durch selbst auferlegte Sanktionen konstituieren einen Modus des Regierens der eigenen Person, in dem Selbstdisziplinierung und Selbstmobilisierung miteinander verschmelzen und der Einzelne sich gleichermaßen als Vertragspartei (genauer: als Gesamtheit der beteiligten Vertragsparteien) wie als Vertragsgegenstand zu begreifen hat.« Und: »Die Freiheit, Verträge schließen zu können, verwandelt sich in den Zwang, sie schließen zu müssen«.[38] Dies bedeutet jedoch auch, dass das Subjekt ständig reflexiv seinen eigenen Entscheidungen gegenüber zu stehen hat. »Subjektivierung wird damit zu einem eminent politischen Projekt, die individuelle Lebensführung zu einer Abfolge strategischer Entscheidungen und taktischer Kalküle macht – »Lebenspolitik«. Das Selbst erscheint als reflexives Projekt, dass sich allein oder mithilfe professioneller Berater, Therapeuten, Coaches oder anderer Autoritäten einem permanenten Selbstmonitoring unterzieht, um die »Flugbahn« seines Lebens immer neu zu adjustieren, wobei mit den Chancen der Selbstverwirklichung stets die Risiken des Absturzes einhergehen.«[39] Das ist die »Normalität des Recoveryprozesses«.

Reflektiert Bröckling seinen Subjekt-Entwurf eher in Bezug auf die zunehmende Ökonomisierung aller Bereiche der Gesellschaft, so hat Andreas Reckwitz eher einen Ansatz, der den Selbstverwirklichungsgedanken in den Vordergrund stellt. Individualisierung verwandelt sich – folgt man Reckwitz – zunehmend in »Singularisierung«.

36 Müller 2012; Burzan 2014; Reckwitz 2017, S. 273, 2019a, S. 63.

37 Bröckling 2007.

38 Bröckling 2007, S. 146.

39 Ebd. S. 26.

Jedes Subjekt trachtet danach, sich selbst als einzigartig zu präsentieren. Lebensläufe und Identität werden damit geradezu zu einer Kunstform und entsprechend »kuratiert« und »valorisiert«, wobei das leitende Muster das der authentischen und »performativen Selbstverwirklichung« ist.[40] Das setzt ein selbstbewusstes Subjekt voraus: »Das Subjekt setzt sich hier als *befähigt* und *berechtigt* zur Selbstverwirklichung voraus; es sieht sich als Ort von Potenzialen und nimmt für sich gewissermaßen ein moralisches Recht in Anspruch, sich so zu entfalten, wie es ihm in seiner Besonderheit entspricht«.[41] Und es trifft auf eine Welt, die dies gewährleistet: »Diese weltzugewandte Selbstverwirklichung muss voraussetzen, dass die Welt für eine solche Haltung eingerichtet ist. Tatsächlich kommt die Spätmoderne mit ihren reichhaltigen Offerten der globalen (und digitalen) Ökonomie der Singularitäten zwischen Yoga-Retreat, Ethnic Food, Kreativarbeit, Facebook und Gesangsstunden, aber auch mit ihren liberalen Erziehungsstilen und emanzipierten Geschlechterbeziehungen einem solchen Selbstverwirklichungsstreben entgegen und stärkt es. Der Habitus passt ins Feld«.[42]

Behinderten- und Gesundheitspolitik – Diskurs

Ein großer Teil der Sozialpolitik ist wegen seiner grundsätzlichen gesellschaftlichen Relevanz schon im vorhergehenden Abschnitt behandelt worden.[43] In der Gesundheitspolitik verfolgte die Bundesregierung durch diverse Gesetzgebungen auf der einen Seite erhebliche Kostenverschiebungen, Effektivitätssteigerungen, aber auch in der zweiten Hälfte des Jahrzehnts einige strukturelle Veränderungen, wobei der Staat mehr Kompetenzen an sich zog. Es gab jedoch auch einige neue Leistungsarten bzw. Versorgungsformen, die für die psychiatrische Versorgung relevant erscheinen.[44]

Doch zunächst war eine der wesentlichen Veränderungen im Behinderten- und Rehabilitationsrecht zu verzeichnen. Nach vielen Jahren und mehreren Anläufen wurde 2001 das SGB IX, Rehabilitation und Teilhabe, verabschiedet. Es fasst die Rehabilitationsgesetzgebung in den unterschiedlichen Sozialgesetzen in einem neuen Sozialgesetzbuch zusammen, in der Hauptsache das (vormalige) Rehabilitationsangleichungsgesetz und das Schwerbehindertenrecht.[45] Im Wesentlichen wurden die Inhalte der nach wie vor vorrangig geltenden Einzelgesetze nicht geregelt. Was allerdings neu war, waren:

- Die Zielrichtung auf »Selbstbestimmung« und »Teilhabe«, unter denen die zusammengefassten Bestimmungen gefasst sind. Der Begriff der »Rehabilitation« wurde weitgehend auf die medizinische Rehabilitation reduziert. Ansonsten gab es »Leistungen zur Teilhabe am Arbeitsleben«, die sich nicht nur auf bisherige Rehabilitationsleistungen beziehen, sondern auch auf z.B. Leistungen in Werkstätten für

40 Reckwitz 2019a, S. 217.
41 Reckwitz 2017, S. 290.
42 Ebd. S. 291.
43 Einen Überblick über die Sozialpolitik in dieser Dekade vermitteln etwa: Bäcker et al. 2008a, 2008b; Bispinck et al. 2012; Masuch et al. 2015.
44 Rosenbrock und Gerlinger 2014.
45 Deutscher Bundestag 2001b.

behinderte Menschen. Oder auch »Leistungen zur Teilhabe am Leben in der Gemeinschaft«, die Eingliederungshilfe. Allerdings verblieb der Behinderungsbegriff entsprechend der noch gültigen ICIDH[46] noch auf der Ebene der Eigenschaft einer Person und defizitorientiert, was sich auch am Begriff der »Teilhabefähigkeit« äußerte.

- Eine wichtige Neuerung war, dass die Leistungen zur Teilhabe auch in Form eines »persönlichen Budgets« (§ 17 SGB IX) erbracht werden können.
- Ein Beitrag zur Gleichstellung wurde durch die Einbeziehung von Menschen mit Behinderungen in die gesetzliche Krankenversicherung geleistet.
- Die Regelungen zur Kooperation der Leistungsträger wurden ausformuliert. Allerdings wurden die Potenziale, die in diesen Regelungen lagen, durch die Sozialversicherungen nicht im Entferntesten genutzt. Im Gegenteil, sie wurden durch die Akteure schlicht nicht beachtet.
- Es wurden die sog. »Gemeinsamen Servicestellen« eingerichtet, die auch behinderten Menschen bei der Information über und der Suche nach geeigneten Rehabilitations- und Hilfemöglichkeiten beraten und informieren sollten. Das haben sie sicher auch getan. Allerdings gingen diese Serviceleistungen an den Bedürfnissen (nicht nur) vieler psychisch erkrankter und seelisch behinderter Menschen völlig vorbei – um das mal vorsichtig auszudrücken.

Im darauffolgenden Jahr verabschiedete der Bundestag das Behindertengleichstellungsgesetz, welche die Benachteiligung von Menschen mit Behinderungen und ihre gleichberechtigte Teilhabe gewährleisten sollte.[47] Es wurden Regelungen zur Barrierefreiheit in Bau und Verkehr getroffen sowie ein Recht auf Verwendung von Gebärdensprachen, anderen Kommunikationshilfen und »leichter Sprache«. Allerdings galt dieses Gesetz im Wesentlichen für öffentliche Institutionen und – wie viele kritisierten – nicht für die Privatwirtschaft.

Ein paar Jahre später, 2006, hat der Deutsche Bundestag das »Allgemeine Gleichbehandlungsgesetz (AGG)« beschlossen, das sog. »Antidiskriminierungsgesetz«. Passend zur genannten Teilhabe war es nun gesetzlich verboten, Menschen mit Behinderungen, sowie auch andere Menschen wegen Rasse oder ethnischer Herkunft, Geschlecht, Religion oder Weltanschauung, Alter oder sexueller Identität zu diskriminieren bzw. wegen der genannten Merkmale zu benachteiligen. Dies gilt vornehmlich im Bereich der Arbeitswelt und (berufliche) Aus-, Weiter- und Fortbildung sowie auch für die Versorgung oder den Zugang zu Gütern und Dienstleistungen oder auch Wohnraum.[48]

Im Jahre 2003 wurde – nachdem zuvor die Optionsfrist für die Einführung von DRGs verlängert wurde – das GKV-Modernisierungsgesetz (GMG) verabschiedet.[49] Ne-

46 International Classification of Impairments, Disabilities and Handicaps, der Vorgängerin der heute gültigen ICF (s.u.).

47 Deutscher Bundestag 2002b. Nach einigen Veränderungen heißt dieses Gesetz heute: »Gesetz zur Gleichstellung von Menschen mit Behinderungen«.

48 Deutscher Bundestag 2006. Dabei blieb die »positive Diskriminierung«, also z.B. der spezifische Kündigungsschutz oder andere arbeits- oder steuerrechtliche Regelungen für Menschen mit Schwerbehinderungen erhalten.

49 Deutscher Bundestag 2003c.

ben einer Reihe von Leistungseinschränkungen, Zuzahlungsregelungen, Aufgabe der paritätischen Finanzierung etc. sind für unseren Zusammenhang besonders zu erwähnen:

- Die Kassen können Verträge zur integrierten Versorgung (IV) auch ohne Zustimmung der Kassenärztlichen Vereinigungen schließen. Es stehen Förderungsmöglichkeiten für die Etablierung der IV zur Verfügung.
- Es werden »Medizinischen Versorgungszentren« (MVZ) zur vertragsärztlichen Versorgung zugelassen.
- Es werden »Desease Management« Programme eingeführt.
- An den oben genannten Leistungen können sich ab 2004 auch Krankenhäuser beteiligen.
- Der »Gemeinsame Bundesausschuss« (G-BA) wird professionalisiert. Er legt Kriterien für den Nutzen medizinischer und pharmakologischer Innovationen fest. Eine Unterstützung erfolgt über das »Institut für Qualität und Wirtschaftlichkeit im Gesundheitswesen« (IQWiG). Patient*innenvertreter*innen erhalten ein Mitsprache- jedoch kein Mitentscheidungsrecht.[50] Der G-BA wird in den nächsten Jahren wiederholt (um-)strukturiert, sodass er mehr Einfluss erhält und als korporatistisches Verhandlungsgremium der Selbstverwaltung zwischen den mächtigen gesundheitspolitischen Akteuren fungieren wird – allerdings »im Schatten der Hierarchie«, da das zuständige Ministerium neben der Fach- nun auch die Rechtsaufsicht erhält.[51]

Weiterhin wurde im Jahre 2007 das GKV-Wettbewerbsstärkungsgesetz (GKV-WSG) verabschiedet[52], welches die Prinzipien des NSM auf das Verhältnis des Bundes zu den Krankenkassen übertrug. Neben anderem:

- Es wird ein vom Bundesverwaltungsamt verwalteter und vom Bund bezuschusster Gesundheitsfond eingeführt.
- Die Kassen bekommen einen nach Morbiditätsrisiko ihrer Versicherten gestaffelten Betrag (M-RSA) zur Verfügung.
- Das BMG legt den allgemeinen Beitragssatz fest. Kassen können je nach Lage einen Zusatzbetrag erheben und Wahltarife anbieten.
- Krankenkassen werden insolvenzfähig und es wird ein Spitzenverband der Krankenkassen eingeführt. Die alten Spitzenverbände verlieren ihren Status als Körperschaft des öffentlichen Rechts.
- Es findet ein Ausbau von Selektivverträgen statt und Krankenhäuser erhalten erweiterte Rechte der (hoch spezialisierten) ambulanten Versorgung.

Allerdings werden auch einige neue Leistungen eingeführt, wie z.B. die Förderung von Selbsthilfe, sowie Eltern-Kind-Kuren oder auch mobile geriatrische Rehabi-

50 Knieps und Reiners 2015, S. 341.

51 Vgl. Noweski 2004; Schröder 2006; Knieps und Reiners 2015, S. 341-366.

52 Deutscher Bundestag 2007b.

litation.[53] Weiterhin wurde im Jahre 2008 die Pflege fortentwickelt. Durch das Pflege-Weiterentwicklungsgesetz wurden neben anderem die sog. »Pflegestützpunkte« eingerichtet, neue Wohnformen (Dementen-WG) mit gemeinsamer Inanspruchnahme von Leistungen ermöglicht und Leistungen für Menschen mit eingeschränkter Alltagskompetenz ermöglicht[54] sowie insgesamt Leistungen erhöht.

Für die psychiatrische Krankenhausversorgung einschneidende Wirkung hatte das 2009 verabschiedete Krankenhausfinanzierungsreformgesetz (KHRG), welches die Einführung von Fallpauschalen in der Psychiatrie vorsah.[55] Das Institut für das Entgeltsystem im Krankenhaus (InEK) bekam den Auftrag, ein Fallpauschalsystem auf der Grundlage tagesgleicher Vergütungen zu entwickeln. Es wurde ein kompliziertes Verfahren zur Implementierung geregelt. Daneben wurden leistungsorientierte Investitionspauschalen für Krankenhäuser der psychiatrischen Versorgung und die Erbringung sog. sektorübergreifender Versorgung (§§ 64b SGB V) innerhalb von Modellprogrammen ermöglicht. Gemeint hiermit ist nicht nur die Behandlung stationär und ambulant umgreifend, sondern auch eine Behandlung, bzw. Rehabilitation, die Leistungsträger übergreifend organisiert ist. Die zum Teil heftigen Auseinandersetzungen mit den Regelungen dieses Gesetzes, vor allem die um PEPP, sollte die Sozialpsychiatrie noch lange Jahre beschäftigen.

Zwei Ereignisse, die für die gesamte Behinderten- und Rehabilitationspolitik, mithin auch für die weitere sozialstaatliche Entwicklung haben werden, müssen an dieser Stelle noch genannt werden – die Revision der ICIDH durch die Internationalen Klassifikation der Funktionsfähigkeit, Behinderung und Gesundheit (ICF) und die Verabschiedung bzw. Ratifizierung der Behindertenrechtskonvention (UN-BRK) durch die Bundesrepublik Deutschland. Im Jahre 2001 wurde die 1980 entwickelte ICIDH[56] von der Weltgesundheitsorganisation (WHO) ersetzt durch die ICF[57], die in Ihrer deutschen Übersetzung seit 2005 verbindlich ist. Mit der ICF wurde ein Paradigmenwechsel in der Sichtweise von und über Behinderungen vollzogen, die in ihren Auswirkungen bis heute reichen.[58] Ausgangspunkt ist wie vorher ein »bio-psycho-sozialer« Ansatz, der jedoch nicht (nur) defizitorientiert ist, sondern – subjektorientiert – die Teilhabe am gesellschaftlichen Leben an Menschenrechte, »Wohlbefinden« und die Vorstellungen an ein »gutes Leben« bindet.[59] Der Behindertenbegriff wird substanziell neu gefasst. Behinderung ist nunmehr keine alleinige Eigenschaft eines Individuums, sondern »bezeichnet die negativen Aspekte der Interaktion zwischen einer Person (mit einem Gesundheitsproblem) und ihren Kontextfaktoren (Umwelt- und personenbezogene Faktoren)«.[60]

---

53 Knieps und Reiners 2015, S. 343.

54 Diese sind 2018 durch Einführung des PSG II wieder abgeschafft worden, da sie in den Pflegegraden enthalten sind.

55 Deutscher Bundestag 2009Vgl. Auch: Kunze 2015, S. 98.

56 International Classification of Impairments, Disabilities and Handicaps

57 International Classification of Functioning, Disability and Health: Internationale Klassifikation der Funktionsfähigkeit, Behinderung und Gesundheit

58 Vgl. Zum Folgenden: DIMDI 2005.

59 Sicherlich stand der von Amartya Sen und Martha Nussbaum entwickelte »Capability Approach« (Sen 1999, 2000; Nussbaum 2010; Nussbaum 2016 [1999]) Pate bei der Entwicklung der ICF.

60 DIMDI 2005, S. 146.

Mit diesem, auch auf gesellschaftliche Kontextfaktoren, z.B. Barrieren, abstellenden Behinderungsbegriff werden sowohl ein »Empowerment Ansatz«, der die individuellen Vorstellungen vom »guten Leben« und die eigenen Aktivitäten zu deren Verfolgung als auch »Teilhabe«, die definiert wird als »Eingebundensein in eine Lebenssituation« oder »individuelle Daseinsentfaltung«, in ein Verhältnis gesetzt. Damit kommen eben nicht nur Defizite in den Fokus, sondern auch Ressourcen, die als individuelle Fähigkeiten, Aktivitäten oder auch materielle und immaterielle Kontextfaktoren, die als Förderbedingungen oder auch Barrieren wirken können, in Anschlag gebracht werden können.

Die ICF stand Patin, als die Vereinten Nationen 2006 die Behindertenrechtskonvention (UN-BRK) verabschiedete, die die Bundesrepublik Deutschland durch Bundestags- und Bundesratsbeschluss 2009 ratifizierte.[61] Die UN-BRK betont die menschenrechtsbasierte Sichtweise auf Behinderung und stellt die (Menschen-)Rechte von Menschen mit Behinderungen in das Zentrum. Es wird klargestellt, dass Menschen mit Behinderungen dieselben Rechte wie alle anderen auch haben – z.B. als Rechtssubjekte anerkannt zu werden, zu leben und wohnen, wo sie wollen und in allen Bereichen des gesellschaftlichen Lebens vollständig, gleichberechtigt und wirksam teilhaben zu können. Individuelle Autonomie und Teilhabe bzw. Partizipation wird durch die UN-BRK zu einem unbedingten Recht für Menschen mit Behinderungen erklärt.[62] Die UN-BRK radikalisiert die ICF, an deren Behindertenbegriff sie sich eng orientiert, noch einmal durch eine rechtsbasierte Sichtweise, die Empowerment als Autonomie und Selbstbestimmung sowie auch »Diversity« und »Identität« unterschiedlicher Menschen in ihren Vorstellungen vom »guten Leben« in den Vordergrund stellt. Dem unterzeichnenden Staat kommen nun Aufgaben zu, die Bedingungen für Teilhabe und Partizipation so zu gestalten, dass »Inklusion« der Menschen mit Behinderungen erreicht werden kann. Hierzu gehört nicht nur die Bereitstellung einer barrierefreien Umwelt, unterstützenden Infrastruktur (inklusive persönlicher Assistenz), sondern auch aktiv die Durchsetzung der Rechte zu unterstützen und Diskriminierung zu bekämpfen. Die Diskussion um die UN-BRK wird erst im nächsten Jahrzehnt richtig entbrennen, aber zu betonen ist, dass im Anschluss an die UN-BRK »Grundrechte als Teilhaberechte« interpretiert werden und »Inklusion sich als normative Leitlinie der gesamten Sozialpolitik versteht – als einer Politik, die statt gesonderter Maßnahmen für einzelne Problem- und Risikogruppen einen Gesellschaftsumbau verlangt, der allen jederzeit ohne Verweis auf Sonderprogramme zu Zugang ermöglicht«.[63]

6.2 Resümee und sozialpolitischer Diskurs

Die Kommentator*innen der sozialstaatlichen Entwicklung stimmen dahingehend überein, dass die Zeiten des »sorgenden Staates«,[64] eines Sozialstaates mit einem universellen Anspruch für gesellschaftliche Integration, Statussicherheit, Dämpfung

61 BMAS 2009.

62 Bielefeld 2009; Aichele 2010, 2013b, 2013a; Degener und Diehl 2015.

63 Nullmeier 2019, S. 72.

64 DeSwaan 1993.

sozialer Ungleichheiten und umfassenden Schutz für soziale und gesundheitliche Risiken mit entsprechenden Interventionen, nun endgültig vorbei sind.

Aber was kommt dann? Zieht sich der deutsche Sozialstaat mit den Rentenreformen auf seine »neue« Funktion der Mindestsicherung zurück, so kommt insbesondere mit der Verabschiedung der Hartz-Reformen eine neue Variante des Sozialstaates in den Vordergrund. Vor allem mit dem Slogan »Fördern und Fordern« entwickelt sich der sog. »aktivierende Sozialstaat«, der im Hinblick auf die Teilhabe am Arbeitsmarkt eine »Workfare-Politik«[65] betreibt, jedoch auch in der Rehabilitation und Teilhabe zunehmend auf »Eigenverantwortung« rekurriert und ein aktives Subjekt voraussetzt bzw. zum Ziel hat.

Die zunehmende Ökonomisierung der deutschen Sozialpolitik betonen Adalbert Evers und Rolf G. Heinze. Sie heben die Entgrenzung der Ökonomie in andere Bereiche der Sozial- und Gesundheitspolitik unter dem Stichwort der »investiven Sozialpolitik« hervor aber auch die Entgrenzung der Sozialpolitik hin zur Ökonomie sowie zur Demokratie. Sie kommen so zu einem gemischten Ergebnis. Die Entgrenzung kann auch zu einer neuen Komplementarität zwischen Politik und Ökonomie beitragen.[66] Christoph Butterwegge sieht den Sozialstaat mit seinen ständigen Kürzungen eher auf einer abschüssigen neoliberalen Bahn, die zunehmende gesellschaftliche Ungleichheit und Exklusion befördert und dadurch zunehmende Gerechtigkeitsprobleme produziert, die auch ein Problem für die Demokratie werden.[67] Peter Bartelheimer sieht vor allem in den Sanktionsmöglichkeiten, die mit den Hartz IV Regelungen verbunden sind, gerade nicht eine auf Teilhabe abzielende Politik, sondern eine Rückkehr zu einem autoritären »Fürsorgestaat«.[68] Einen umfassenden Ansatz verfolgt Stephan Lessenich. In seiner Analyse kommt er zu dem Ergebnis, dass im Zuge des Funktionswandels zum investiven und aktivierenden Sozialstaat eine Verschiebung des Verhältnisses von Individuum und Gesellschaft stattfindet.[69] Die neuen Formen der Individualisierung: Mobilität, Flexibilität, Produktivität und Selbstverwirklichung, kurz, die Anforderungen des »unternehmerischen Selbst« werden zu politischen Steuerungsformen des Selbstzwanges. Teilhabe-, Mitwirkungs- und Selbstentscheidungsrechte werden in diesem Zusammenhang zu Verpflichtungen. Wie auch in der kommunitaristischen Variante des Neoliberalismus,[70] wird auch hier die eigenverantwortliche Selbsthilfe, die Mobilisierung eigener Ressourcen zur »Pflicht an der Gemeinschaft« moralisch in Stellung gebracht.[71] »Untersozialisierte, d.h. nicht nur (und nicht einmal vorrangig) arbeitsunwillige, sondern in einem weiten Sinne präventionsverweigernde, aktivierungsresistente Subjekte werden in diesem Kontext zu einer Bedrohung des Sozialen – ökonomisch, als Produktivitätsbremsen, wie moralisch als Fremdbewegungsprofiteure.«[72] Deshalb bezeichnet er den

65 Brütt 2011 Unter Workfare bezeichnet man eine Politik, die – im Gegensatz zu Welfare – soziale Leistungen an die Bereitschaft zur Arbeitsaufnahme bindet.

66 Evers und Heinze 2008.

67 Butterwegge 2008. Zur Gerechtigkeit im neoliberalen Sozialstaat vgl. auch Ebert 2012.

68 Bartelheimer 2007, S. 26ff. Spindler sieht sogar Entrechtlichungstendenzen: Spindler 2006, 2010.

69 Lessenich 2013 (2008), 2009, 2014.

70 Biebricher 2012, S. 147.ff., 174ff.

71 Ostner et al. 2001.

72 Lessenich 2013 (2008), S. 122.

Sozialstaat als »Erziehungsagentur«. »Mit einer, mal mehr (Riester-Rente), mal weniger (Hartz-Gesetze) sanften Pädagogik der Marktvergesellschaftung trägt der Sozialstaat in seiner gegenwärtigen Gestalt zur marktgerechten Selbsterziehung der Leute und damit zur sozialen Praxis des alltäglich subjektiven *doing capitalism* bei.«[73] »Aktivierung« stellt damit auch eine bestimmte Form der sozialen Kontrolle dar,[74] die unter anderen durch – ihrerseits unter ökonomischen Zwängen stehende – soziale Arbeit verrichtet wird.[75]

Folgt man Waldschmidt, so stellt sich Aktivierungspolitik in der Behindertenpolitik auch als eine »Pflicht zur Teilhabe« dar,[76] die ergänzt wird durch eine Sichtweise des behinderten Menschen als Kunden. Besonders deutlich wird dies an der Einführung des persönlichen Budgets, das explizit an den selbstverantwortlichen Konsumenten appelliert. Ironischerweise ist jedoch das persönliche Budget, von Ausnahmen in Rheinland-Pfalz und Baden-Württemberg abgesehen, bundesweit nicht umgesetzt worden. Das lag jedoch nicht an den behinderten Menschen selbst, die das nur zu gern in Anspruch genommen hätten, sondern an anderen: Die (Dienst-)Leistungserbringer hatten zur Einführung erhebliche Befürchtungen vor einer Konkurrenz vor allen Dingen in »grauen« Märkten aber die Umsetzung scheiterte vor allem an der Nicht- oder nur äußerst restriktiven Umsetzung durch die Leistungsträger, also Eingliederungshilfe und Sozialversicherungen, die entweder die Leistungen rechtswidrig verweigerten oder auf solche Leistungen beschränkten, die auch als »Sachleistungen« zur Verfügung standen. Der »aktivierende« Sozialstaat und seine institutionellen Agenturen scheiterten gewissermaßen an sich selbst.

Die hier genannten Schilderungen einer, die neoliberale gesellschaftliche und kulturelle Entwicklung flankierend unterstützende Sozialpolitik darf jedoch nicht darüber hinwegtäuschen, dass es auch andere Seiten dieser Entwicklung gibt. Mit Blick auf besonders vulnerable und benachteiligte Gruppen weist Bernhard Vogel auf die Notwendigkeit einer Sozialpolitik im Sinne eines »Befähigungsstaates« hin, der Elemente eines »Gewährleistungsstaates« mit denen von Fürsorge verbindet.[77] Heiner Keupp weist darauf hin, dass die gesellschaftlichen Entwicklungen auch zu einem verstärkten »Empowerment« bisher benachteiligten Bevölkerungsschichten führen. Er betont die »Paradoxien«, die mit der Entwicklung von Singularitäten verbunden sind, nämlich die Widerständigkeit der Subjekte sowie die Möglichkeiten einer auch widerständigen Solidarität und verstärkten Selbstorganisation bisher vernachlässigte Menschen.[78] Darüber hinaus verweist die UN-BRK mit ihren Postulaten auf Menschenrechte, Inklusion, Teilhabe und Partizipation auf die emanzipatorischen Seiten der Entwicklung, die tatsächlich auch dazu beiträgt, dass Menschen mit (seelischen) Behinderungen sich politisch und politikfähig engagieren und sich aktiv in Hilfesysteme und -prozesse einmischen. Zum Dritten ist auf eine Entwicklung vor allem staatlich-kommunaler Politik sowie der sozialen Arbeit hinzuweisen, die Inklusion und Teilhabe behinderter Menschen zum

---

73 Lessenich 2012b, S. 61 Auch Dingeldey 2006.

74 Behrend 2008; Streeck 2015b.

75 Dahme et al. 2003; Buestrich und Wohlfahrt 2008.

76 Waldschmidt 2003.

77 Vogel 2017 (2008).

78 Keupp 2000; Keupp et al. 2004; Keupp 2010 Vgl. auch: van Dyk 2009.

Ziel hat. Mit der zum großen Teil auf dem Capability-Approach rekurrierenden sozialräumlichen Perspektive versucht auf der einen Seite vor allem die kommunale Sozialplanung soziale Räume in den Gebietskörperschaften inklusiv zu gestalten und das die infrastrukturellen Ressourcen so gestaltet sind, dass sie Eigeninitiative und Selbstorganisation fördern und unterstützen.[79] Für die soziale Arbeit auch im Bereich der Behindertenhilfe und Gemeindepsychiatrie wird das aus der Jugendhilfe stammende Konzept der Sozialraumorientierung fruchtbar gemacht, das eine personenzentrierte Unterstützung unter Nutzung vorhandener Ressourcen in der Umwelt, dem Sozialraum (Angehörige, Verwandte, Bezugspersonen, Selbsthilfegruppen, Institutionen sowie Einrichtungen und Dienste etc.) bis hin zur Ebene der Verwaltungsorganisation und Leistungsfinanzierung konzeptionell und methodologisch entwirft.[80]

6.3 Psychiatriepolitik und sozialpsychiatrische Diskussionen

Zu Beginn des Jahrzehnts, im Jahr 2000, war es 25 Jahre her, dass die Psychiatrie-Enquête die Psychiatriereform in Westdeutschland einläutete. Es war Zeit, innezuhalten, Rückschau zu betreiben, das Erreichte zu reflektieren und Perspektiven zu entwickeln. Dies wurde auch getan. Vom 22. Bis 23. November 2000 veranstaltete die APK zusammen mit anderen Verbänden einen großen – auch international angesetzten – Kongress.[81] Natürlich wurden hier zunächst die Kernpunkte der Psychiatriereform herausgestellt und die frühen Reformer gewürdigt. Die Entwicklungslinien der Reform bewegten sich hierbei auf der von der APK propagierten Linie der personenbezogenen Hilfen. Betont wurden die subjekt-, empowerment- und gemeindebezogene Sichtweise, der gemeindepsychiatrische Verbund sowie den Chancen, die insbesondere für den Bereich der Arbeit im neuen Sozialrecht liegen können. Auch die Psychiatriereform in den neuen Bundesländern wurde gewürdigt. Darüber hinaus wurden die Hauptkontroversen in einigen Bereichen der psychiatrischen Versorgung, wie den »ewigen« Streit zwischen Fachkrankenhäusern bzw. Spezialkrankenhäusern und Abteilungspsychiatrie, den niedergelassenen Ärzt*innen, oder auch der Kinder- und Jugendpsychiatrie oder der Problematik zwischen Psychiatrie und Psychosomatik zum Thema gemacht. Die europäische Perspektive wurde in einem integrierten, von der Weltgesundheitsorganisation durchgeführten, Symposium beleuchtet.

Die APK blieb mit dieser Tagung, die aufgrund der vielen Veranstalter*innen eine große Bedeutung hatte, streng auf dem Boden ihrer Ausrichtung, nämlich einer praxis- und konsensorientierten Betonung dessen, was praktisch an Veränderungen in der Sozialpsychiatrie erreicht wurde und ggf. in der Zukunft zu erreichen wäre. Ein Rekurs auf das, was Sozialpsychiatrie ausmachen könnte, fand dabei implizit oder nur am Ran-

79 Hammer et al. 2010; Deutscher_Verein 2011.

80 Vgl.: Budde und Früchtel 2005a, 2005b; Deinet 2009; Fehren 2011; Hinte 2011b, 2011a; Becker et al. 2013.

81 Dokumentiert wurde der Kongress in den Bänden: AKTION PSYCHISCH KRANKE 2001a, 2001b.

de statt: Hinderk Emrich wies auf einen »integrativen« Krankheitsbegriff hin,[82] der von Klaus Obert um eine lebensweltliche Perspektive[83] erweitert wurde.

Einen anderen Zugang, der unterschiedliche Aspekte von Versorgungspraxis mit Theorieentwicklung zu verbinden suchte, hat zu selben Zeit Martin Wollschläger unternommen.[84] Der 900 Seiten Reader »Sozialpsychiatrie« versucht, unterschiedliche Aspekte der Sozialpsychiatrie zu diskutieren, beginnend mit zeitgeschichtlicher Einordnung. Zentral sind die Beschreibungen unterschiedlicher »Orte«, in denen sich psychiatrisches Handeln abspielt, wie Krankenhäuser, Abteilungen, Maßregelvollzug, aber auch Soteria, Weglaufhaus oder »komplementäre« Dienste. Jedoch werden hier auch Fragen ausgiebig behandelt, wie das Verhältnis von Psychiatrie und Psychotherapie, Trialog sowie Forschung und Qualitätssicherung. In vielen Beiträgen wird reflektiert, was Sozialpsychiatrie in Theorie und Praxis nun ausmachen könnte. Hierbei ist für Wollschläger die Richtung klar: »Eine (so verstandene) Sozialpsychiatrie wäre gut unter dem Dach einer anthropologischen Psychiatrie vorstellbar, unter dem Mediziner und Pädagogen, Pflegewissenschaftler und Psychologen, Soziologen, Sozialarbeiter und Sozialpädagogen – und nicht zu vergessen: Angehörige und Psychiatrieerfahrene – eine breite und gemeinsame Theoriebildung und die Entwicklung eines ebenso differenzierten Hilfs- und Therapieangebotes entwerfen können.«[85] Eine ähnliche Position vertritt Helmut F. Späte, für den jedoch der Widerspruch zwischen Sozialpsychiatrie und Pharmakotherapie eher künstlich ist: »Ich bin überzeugt, dass auch künftig Sozialpsychiatrie unabdingbar notwendig ist für die Entwicklung einer anthropologisch orientierten Psychiatrie, die den Menschen in all seinen Bezügen zum Objekt und gleichzeitig zum Subjekt hat.«[86]

Eine andere Position vertreten Niels Pörksen und Ralf Seidel. Sie können sich mit dem Begriff »Sozialpsychiatrie« schwer identifizieren, beschreiben Sozialpsychiatrie dann aber doch als eine »Haltung« die im weiteren Reformprozess unverzichtbar bleiben wird: »In diesem Prozess wird Sozialpsychiatrie unverzichtbar bleiben, weil es weniger um die Gesundheit des Individuums als um die Bedingungen des Gesundwerdens und -bleibens in der Gesellschaft geht. Dies wiederum fordert eine Haltung, die im weitesten stets politisch ist und dadurch auch methodisch wirksam werden muss. Bezieht der Blick des Forschers die Lebenswelt des Patienten mit ein, verliert dieser seinen abgegrenzten, abständig behandelbaren Objektstatus. Das bleibt nicht folgenlos für psychiatrische Institutionen, in Psychopathologie und Diagnostik, in Therapie, Rehabilitation und Prävention, wie für die Forschung. Uns wird der psychisch kranke Mensch in seinem Lebensfeld als Wohnungs- und Arbeitsloser, als Süchtiger, Ausgegrenzter, Langzeitkranker, gelegentlich auch Gewaltbereiter, vor Augen, ja buchstäblich »an den Leib« gerückt. So kommen wir nicht umhin. Fragen nach der »Lebensqualität« dieser Menschen zu stellen. Und Lebensqualität ist dann mehr als Gezähltes und Vermesse-

82 Emrich 2001.

83 Obert 2001.

84 Wollschläger 2001b.

85 Wollschläger 2001c, S. 14.

86 Späte et al. 1990, S. 111.

nes. Dieser Hintergrund muss die sozialpsychiatrische Forschung bestimmen. Kaum jemand hat das gerade so auf den Punkt gebracht wie Asmus Finzen.«[87]

Jener beschäftigt sich in der Tat mit dem Verhältnis von Psychiatrie und Sozialwissenschaften. Seine Bestandsaufnahme kommt zum Ergebnis, dass Psychiatrie als medizinische Wissenschaft und Soziologie auseinandergedriftet sind. »Alles dies zusammen bedeutet nichts anderes, als dass das Wesen der Medizin, der Transfer und die Anwendung des Wissens als Grundlagenforschung auf die kranken Menschen und die damit verbundenen institutionellen und psychosozialen Rahmenbedingungen nicht Gegenstand medizinischer Forschung sind«[88]. Aufgabengebiet von Sozialwissenschaften sieht er vor allem in einer möglichen reflexiven Funktion hinsichtlich der Medizin bzw. der Psychiatrie, denn »Die wirklichen Probleme sind Verständigungsprobleme zwischen Arzt, Patient und Gesellschaft, sind Auswüchse aus der Babylonisierung der Medizin, die wiederum wesentlich darin begründet ist, dass wir uns beharrlich weigern, die Prozesse medizinischer Wissensvermittlung und unser alltägliches medizinisches Handeln selber zum Gegenstand unseres Forschens zu machen«.[89] Ohne sich auf Finzen zu beziehen beschäftigt sich Thomas Bock in seinem kurzen Beitrag auf die Perspektiven und betont die Notwendigkeit einer auf Dialog orientierten Psychiatrie, deren Grundlagen in einem auf Verstehen ausgerichteten anthropologischen Krankheitsverständnis ist.[90]

Für Erich Wulff sehen die Perspektiven der Sozialpsychiatrie in der durch und durch neoliberalisierten Welt eher düster aus: »Das Kapital ist dabei, seine Herrschaft über den ganzen Erdball auszudehnen. Durch die Mondialisierung, durch die modernen Informationstechniken kann es den letzten Winkel unseres Planeten mit Lichtgeschwindigkeit erreichen, die von ihm bestimmte Profitlogik nistet sich im Handeln, im Denken, ja in den Empfindungen der Menschen überall ein und lässt nur das einigermaßen ungeschoren am Wege liegen, was sich für sie ohnehin nicht mehr lohnt«.[91] In diesem Zusammenhang bleiben für die Sozialpsychiatrie lediglich kleine Nischen bzw. Schutzwälle, innerhalb der man sich der »Quantifizierung menschlicher Zuwendungen« oder »hie und da der digitalisierenden Zurichtung ebenso wie der wertschöpfenden Vermarktung« verweigern bzw. »durch Verschwendung von Zuwendung etwas Sand in das Vermarktungsgetriebe streuen« kann.[92]

Da ist Luc Ciompi etwas pragmatischer. Für ihn hat die Sozialpsychiatrie eine Zukunft, zumal er die von Erich Wulff genannten Entwicklungen nicht thematisiert. Ausgehend von einigen Errungenschaften aber auch Schwächen der Sozialpsychiatrie liegt für ihn die Zukunft, neben der Entwicklung von Methoden und Kompetenzen, verstärkter Öffentlichkeitsarbeit und Aufklärung sowie von Evaluation und Weiterentwicklung der genannten Methoden in einer »dreidimensionalen« Beziehung. Diese sieht er zum

87 Pörksen und Seidel 2001, S. 20.

88 Finzen 2001, S. 633.

89 Ebd. S. 636.

90 Bock 2000.

91 Wulff 2001, S. 751.

92 Wulff 2001, S. 752f. Auch: Wulff 2000, 2001.

einen in einer systemisch-konstruktivistischen Weiterentwicklung eines bio-psycho-sozialen Krankheitsverständnis zu einem integrierten Verständnis psychischer Krankheit, welches vor allem auch Wechselwirkungen der unterschiedlichen Dimensionen unter Einschluss von Emotionen und Affekten betrachtet. Weiterhin ist die Fortentwicklung des »Trialog« auch als Partizipation an politischen Gremien eine mögliche Quelle der Fortentwicklung von Versorgungssystemen und last not least der – wissenschaftliche – Trialog zwischen Sozialpsychiatern und biologischen und psychodynamischen Fachvertretern eine Perspektive der Zukunft.[93]

Auch in Fachzeitschriften, wie den »Sozialpsychiatrischen Informationen« oder auch »Verhaltenstherapie & psychosoziale Praxis« wurden insbesondere zu Beginn des Jahres 2000 Psychiatriereform oder »Sozialpsychiatrie« breit diskutiert.[94] Natürlich wurde hierbei auch »Historisierung« betrieben, d.h.: Man/frau beschäftigte sich stark mit der Vergangenheit, besonders dem Beginn der Psychiatriereform in den 1960er und 1970er-Jahre. Dies bot sich auch aus dem Grunde an, da relevante Protagonist*innen noch am Leben waren und aus ihrer eigenen Praxis berichten konnten. Dies berücksichtigt teilweise auch Franz-Werner Kersting, der in Ergänzung zu den eben genannten Tagungen/Veröffentlichungen auch den politisch-kulturellen Kontext der Psychiatriereform als auch ihre Verpflichtung aus den Verbrechen der Psychiatrie während des 3. Reiches thematisiert.[95]

Wie schon angedeutet, findet ein Diskurs in den Sozialpsychiatrischen Informationen statt. Auch hier bricht Finzen mit einem fast dringenden Appell eine Lanze für die Einbeziehung der Sozialwissenschaften in die Psychiatrie: »Die medizinischen Fakultäten, vor allem aber die psychiatrischen Universitätskliniken werden sich entscheiden müssen, ob sie geistes- und sozialwissenschaftliche Arbeit als Bestand der medizinischen Forschung tolerieren und integrieren wollen; (...)«.[96] Klaus Weise setzt sich kritisch mit der Sozialpsychiatrie auseinander und kommt zu einem eher kritischen Ergebnis. »Zusammenfassend könnte man sagen, dass das alte medizinische Paradigma der Psychiatrie mit all seinen Implikationen gegen ein subjekt- und lebensfeldorientiertes sozialpsychiatrisches Paradigma durchgesetzt hat. Das hängt nicht nur mit den Machtverhältnissen im Fachgebiet, dem Streben nach Bestandssicherung zusammen, sondern auch mit verminderter Toleranz und Akzeptanz von Anderssein, von Fremdartigen in der Gesellschaft und wachsenden Anforderungen an die Kontroll- und Ausgrenzungsfunktion der Psychiatrie im Rahmen neoliberaler gesellschaftlicher Entwicklungsprozesse. Die Konsequenz wäre, dass Sozialpsychiatrie vor allem dann eine Chance hat, wenn sie sich mit der Bewegung der Psychiatrieerfahrenen und Angehörigen verbindet«.[97] Ein paar Jahre später sieht er die Krise vor allem in der Spezialisierung, institutioneller Segmentierung und sprachlosen Nebeneinander von medizinischer Psychiatrie, Sozialpsychiatrie und Psychotherapie. In einem Reprint eines äl-

93 Ciompi 2001, S. 764 Auch: Ciompi 2000, 2001.

94 Die Aufsätze in der VPS 1/2000 sind nahezu sämtlich auch bei Wollschläger 2001 abgedruckt.

95 Kersting 2003 Ich gehe hier nicht auf einzelne Beiträge ein, da sie an vielen Orten dieser Chronik schon zitiert wurden.

96 Finzen 2002, S. 28.

97 Weise 2002, S. 31.

teren Textes schreibt er: »Ich meine, dass der Begriff Sozialpsychiatrie ein Symbol dieser einseitig disziplinären und damit desintegrativen Tendenzen ist, Ausdruck einer problematischen Beziehung naturwissenschaftlicher und sozial orientierter Psychiatrie. Der gegenwärtige Stand der Entwicklungen beider Richtungen erfordert aber eine neue Phase, die Überwindung disziplinärer Denkhorizonte, des Trends zur Spezialisierung durch Integration. Andernfalls besteht die Gefahr, dass Sozialpsychiatrie in ihrer Auswirkung auf die breite Masse der psychisch Kranken und der in der Psychiatrie Beschäftigten randständig oder wirkungslos bleibt«.[98] In seinem Nachwort schreibt er weiter, dass der Begriff der Sozialpsychiatrie noch seine Berechtigung hat, um das Fach zu profilieren. »Als Fernziel würde ich aber doch festhalten an der Utopie einer Psychiatrie, für die die soziale, die anthropologische Dimension integraler Bestandteil ist, der nicht extra benannt werden muss. Dann würde auch die Eigenständigkeit des Begriffes Sozialpsychiatrie zum »Unsinn« geworden sein«.[99]

Mit den eben von Weise angesprochenen Denkbegrenzungen, speziell jedoch auf Sprache bezogen, beschäftigen sich Stephan Debus und andere Autoren 2003. Mit seinem semiotischen Ansatz versucht er – auch praktisch – die gegenseitige Sprach- und Verständnislosigkeit zu überwinden. Ihm kommt es stark darauf an, ein Verständnis dafür zu entwickeln, dass der andere versteht, was der eine meint.[100] Von einer eher philosophischen Seite nähert Dörner dem Thema. Für ihn ist Verstehen eine Tugend, die sich als »Paternalistische Verstehens-Tugend«, »Partnerschaftlich Verstehens-Tugend« oder »Verstehens-Tugend vom Anderen« her. Mit Bezug auf Bernhard Waldenfels und Emmanuel Levinas, favorisiert Dörner Letztere.[101]

Was allerdings bei all den genannten umfassenden Veröffentlichungen auffällt, ist, dass zwei Aspekte kaum thematisiert werden. Das ist zum einen – sieht man von der Fundamentalkritik Erich Wulffs ab – die sozio-ökonomische, kulturelle und politische, vor allem: sozialstaatliche Entwicklung Deutschlands und zum anderen das Verhältnis der Sozialpsychiatrie zu den Sozialwissenschaften speziell der Soziologie – mit Ausnahme von Finzen natürlich. Aber an anderer Stelle wurde über beide Themenbereiche diskutiert, deshalb sollen an dieser Stelle nur ein paar Stichworte erfolgen.

Mit einem gemeindepsychologischen Blickwinkel, einem Ansatz des Netzwerkkapitalismus (Castells) und seinen Folgen für Subjektivierungs- bzw. Individualisierungsprozesse sieht Heiner Keupp die Prioritäten der Sozialpsychiatrie im globalisierten Kapitalismus in der solidarischen Unterstützung insbesondere der Menschen, »die den neuen Anforderungen an Hyperflexibilität, Mobilität und allseitiger Fitness nicht genügen können [...] und von Exklusionsprozessen besonders betroffen (sind).«[102] Angesichts der zunehmenden Armut und gesellschaftlichen Ungleichheit und den damit auch verbundenen ungleichverteilten Risiken (psychisch) zu erkranken hält er – ohne konkret zu werden – geeignete gesellschaftliche Strukturreformen für erforderlich. Im Bereich der gesellschaftlichen (Erwerbs-)Arbeit, der er keinen Normalitätswert mehr

98 Weise 2006, S. 42.

99 Ebd. S. 45.

100 Debus 2003.

101 Dörner 2007b.

102 Keupp 2003, S. 24.

zubilligt, fordert er zum einen eine »Umverteilung« von Arbeit aber auch die Hinwendung zu gesellschaftlich notwendigen Tätigkeiten, die jenseits der Erwerbsarbeit liegen. Angesichts einer zunehmend individualisierten Gesellschaft muss die Gemeindepsychiatrie Förderung von sozialen Netzwerken sowie den Kompetenzen zur Netzwerkbildung (Sozialraumorientierung) zu ihrem Thema machen und so zur Gemeinschaftsbildung beitragen, die für das Subjekt Bindungen, Zugehörigkeiten oder auch Anerkennung bedeuten können. Darüber hinaus bilden Netzwerke die Ressourcen für eine produktive Bewältigung von Belastungen und Krisen. Hinsichtlich der Subjekt- und Identitätsbildung fordert Heiner Keupp eine salutogenetische Perspektive, die Resilienzressourcen in dem Sinne fördert, dass die Menschen ein »Kohärenzgefühl« entwickeln können und – in Anlehnung an Oskar Negt – eine Identitätskompetenz im Sinne »einer aufgeklärten Umgangsweise mit bedrohter und gebrochener Identität.« Hierzu gehört auch Empowerment sowie die Partizipation Psychiatrieerfahrener.[103] Angesichts der Entwicklungen bestärkt Keupp diese Perspektive noch einmal 2005 und fügt ihnen eine »Horrorvision« einer möglichen Funktion der Gemeindepsychiatrie hinsichtlich einer zunehmend gespaltenen Gesellschaft zu:[104] nämlich die eines »Gatekeeper« zu übernehmen, um die »Misfits«, die »sozial Unfähigen« aus den arbeitsbezogenen Kernbereichen der Gesellschaft herauszuhalten und in einen hedonistischen zweiten Bereich, gewissermaßen ein Freizeit-Getto zu überweisen.[105]

Wie aus diesen kurzen Stichworten zur Theorie von Sozialpsychiatrie oder Gemeindepsychiatrie ersichtlich wird, gehen die Vorstellungen hierüber sehr weit auseinander -bis hin zu differierenden paradigmatischen Vorstellungen auf theoretischer, organisatorischer oder auch handlungsrelevanter praktischer Ebene. Es zeigt sich, dass die »Sozialpsychiatrie« in eine Anzahl kaum verbundener Ansätze auseinandergedriftet ist, ohne dass bisher ein Versuch gemacht wurde, diese in irgendeiner Form zusammenzubringen oder auch in einen Dialog eintreten zu lassen. Hermann Elgeti macht dennoch einen Versuch, die Diskussion zusammenfassen. In Anlehnung an Hans Pfefferer-Wolf schreibt er: »Für mich ist Sozialpsychiatrie gekennzeichnet durch eine drei Aspekte vereinigende Grundhaltung, die sich in drei verschiedenen Richtungen auf vielfältige Weise konkretisiert. In der Grundhaltung sehe ich folgende Aspekte vereinigt:

- Sozialpsychiatrie betont in ihrer theoretischen und praktischen Arbeit die *soziale Dimension psychischer Störungen*, ohne die biologischen und psychologischen Aspekte gering zu schätzen.
- Sozialpsychiatrie tritt ein für die Verwirklichung einer *gemeindepsychiatrischen Organisation der Hilfen* für psychisch kranke Menschen, eingeschlossen Prävention und Rehabilitation, Behandlung und Pflege, unabhängig von den Störungsbildern. Sie bewahrt sich dabei stets die Fähigkeit zur kritischen und selbstkritischen Überprüfung der von ihr angeregten Veränderungsprozesse.

103 Ebd., S. 36-41.

104 Er bezieht sich hierbei auf Jürgen Ruesch, einem Kollegen von Gregory Bateson bei der Entwicklung einer systemischen Perspektive der Sozialpsychiatrie.

105 Keupp 2005, S. 234.

- Sozialpsychiatrie sucht den *offenen Dialog* und die gleichberechtigte Zusammenarbeit aller Beteiligten, mit Respekt gegenüber den unterschiedlichen Positionen und ohne die eigene Meinung zu verstecken. Das gilt für Lehre und Forschung genauso wie für die Krankenversorgung, und dort für die Einzelfallhilfe ebenso wie für die multidisziplinäre Teamarbeit und die Kooperation im regionalen Netzwerk.«[106]

Im nächsten Jahrzehnt wird diesen Aspekten noch ein weiterer wichtiger Aspekt zugeführt, der Aspekt der »Evidenzorientierung«.

Exkurs – Sozialpsychiatrie und Soziologie

Im Zusammenhang mit der Diskussion um Sozialpsychiatrie ist auch deren Verhältnis zur Soziologie (wieder) diskutiert worden. Asmus Finzen fragt, ob die Sozialpsychiatrie »am Ende sei?«[107] Ohne Soziologie, die Finzen an anderer Stelle als »Mutterdisziplin« bezeichnet,[108] würde es die Sozialpsychiatrie nicht geben. Viele Psychiater hatten enge Beziehungen auch zu führenden Soziologen ihrer Zeit; zu denken wäre etwa an Karl Jaspers, der in Max Weber einen ihn fördernden Freund gefunden hatte[109] oder auch an Caspar Kulenkampff, der mit dem Kölner Renè König ein Wissenschaftliches Institut gründete. Darüber hinaus waren eine Reihe von sozialpsychiatrischen Protagonisten der ersten Stunde, wie Klaus Dörner Asmus Finzen nicht nur Psychiater, sondern auch Soziologen. Felicitas Söhner et al. haben den Einfluss der Soziologie und Soziolog*innen am Zustandekommen der Psychiatrie-Enquête aufgezeigt.[110] Für die entstehende Sozialpsychiatrie standen besonders das Aufzeigen gesellschaftlich-kulturelle Faktoren, wie sie Dörner in »Bürger und Irre« für den gesellschaftlichen Umgang mit »Irren« an Ausgangspunkt, die Kritik von Großinstitutionen, den totalen Institutionen durch Goffman oder auch den Einfluss des »Labeling Approach« am Zustandekommen von Diagnosen, Stigmata und Etikettierungen[111] sowie auch in der Sozialepidemiologie, die den Einfluss sozialer Faktoren in der Genese psychischer Erkrankungen, die in Deutschland nicht nur rezipiert, sondern auch die hiesige Forschung in den 1960er und 1970er-Jahren angeregt hatten. Darüber hinaus entstanden an diversen Universitäten explizit sozialpsychiatrische Lehrstühle (Heidelberg, Hannover, Hamburg, Berlin etc.) oder auch das Zentralinstitut für seelische Gesundheit in Heidelberg. Allerdings führte die Sozialpsychiatrie an den Universitäten ohnehin ein Schattendasein, und die deutsche Universitätspsychiatrie hatte – von sozialpsychiatrisch ausgerichteten Ausnahmen abgesehen – keinen Anteil an der Psychiatriereform. Aber auch diese Ausnahmen währten nicht lange: »At the end of the twentieth century, the Central Institute of Mental Health had more or less given up social psychiatric research, one of the two departments for social psychiatry had disappeared and academic chairs for social psychiatry had been

106 Elgeti 2010, S. 33.

107 Finzen 2001, S. 628.

108 Finzen 1998, S. 80.

109 Im Übrigen litt Max Weber dauerhaft und schwer an Depressionen.

110 Söhner et al. 2018b.

111 Keupp 1972a, 1982.

renamed.«[112] Mit dem Vordringen der »biologischen« Psychiatrie, insbesondere mit der »neurobiologischen Revolution« in der Psychiatrie geriet nicht nur die Sozialpsychiatrie sondern gleichsam auch die Soziologie in den Hintergrund.[113] Finzen führt allerding auch immanente Gründe an. Mit dem Wandlungsprozess der Sozialpsychiatrie zur »Bewegung« erlosch das Interesse an sozialwissenschaftlich inspirierter Forschung, »Gesinnung vor Erkenntnis« war vorherrschend zusammen mit einer »Angst vor ›falschen‹ Ergebnissen«, die nicht den gewünschten Resultaten entsprach.[114] Aber auch: Schwierigkeiten in der Zusammenarbeit entstehen unter anderem dadurch, dass die Psychiatrie eine handlungsorientierte Wissenschaft und die Soziologie eher erkenntnisorientiert sei. Finzen leitet hieraus ein Theoriedefizit der deutschen Sozialpsychiatrie ab. Auf einer empirischen Grundlage kommen auch Matthias Angermeyer et al. zu einem ernüchternden Resümee. »Sozialpsychiatrische Forschung findet zurzeit in Deutschland weitgehend unter Ausschluss ihrer Mutterdisziplin, der Soziologie, statt. Dies gilt gleichermaßen für ihre theoretische Verankerung wie für die Einbeziehung von Vertretern dieser Disziplin in die Forschungspraxis.«[115] Sie sehen die Gründe neben den von Finzen angegebenen auch darin, dass sich aufgrund der Komplexität der beiden mittlerweile sehr ausdifferenzierten akademischen Fächern eine Zusammenarbeit sehr aufwendig gestalten würde und eine langfristige Perspektive benötige.[116] Einen anderen Aspekt betonen Hartmut Bargfrede und Bernd Dimmek, zwei Soziologen, die vor allem in der Forensik gearbeitet viel geforscht haben. Die »Funkstille« zwischen Soziologie und Psychiatrie »hat sicher auch etwas damit zu tun, dass psychiatrische Krankenhäuser heute in einer Konkurrenzsituation stehen, die für Leitungen und Personal nicht selten existenzielle Auswirkungen zeigt. Der Zwang zur Einsparung von Kosten durch Rationalisierung von Abläufen zur Zusammenlegung von Klinikbereichen und zum Abbau von Personal lässt innerhalb der Kliniken nur wenig Spielraum für eine erkenntnisorientierte Soziologie«.[117] Dennoch sehen Soziologen eine Reihe von Anhaltspunkten, die eine Zusammenarbeit erforderliche machen können. Reinhold Kilian sieht z.B. Ansatzpunkte im Bereich der Epidemiologie, Ätiologie und Prävention psychischer Erkrankungen, um Wechselwirkungen zwischen biologischen und sozialen Umweltfaktoren konzipieren zu können.[118] Andere Autoren sehen auch diverse Felder, in denen eine interdisziplinäre Zusammenarbeit wichtig und erforderlich wäre. Das wären neben den eben genannten Feldern vor allem in den Bereichen der Versorgungsforschung bis hin zur Organisations- und Verbundforschung, wo die Soziologie auch gestalterischen Funktionen übernehmen könnte. Subjektbezogene Fragen der Lebensqualität, des Alltages und der Erforschung von Exklusionsprozessen sowie in der Frage des Qualitätsmanagements und der Evaluation und Wirkungsforschung. Infrage kämen jedoch auch Themenbereiche der Milieuforschung oder Therapieforschung.[119] Bis

112 Schmiedebach und Priebe 2004, S. 467.

113 Groenemeyer 2008; Kilian 2008.

114 Finzen 1998, S. 91.

115 Angermeyer et al. 2004, S. 421.

116 Angermeyer et al. 2004, S. 422.

117 Bargfrede und Dimmek 2002, S. 166.

118 Kilian 2008, 144.

119 Vgl. hierzu die vorgenannten mit weiteren Verweisen.

hin zur auch therapeutisch orientierten Klinischen Soziologie gehen die Anregungen.[120] Die Diskussion wird im nächsten Jahrzehnt wieder aufgenommen.

Hingewiesen werden muss im Zusammenhang mit der Diskussion um Sozialpsychiatrie und Soziologie noch kurz auf einen anderen Bereich, der – soz. nach einer langen Pause – wieder diskutiert wird, das ist die Philosophie. Nachdem vor allem Klaus Dörner, aber auch andere, die hier keine Erwähnung finden können, sich in den letzten Jahren der Ethik verstärkt zugewandt haben,[121] veröffentlichen er, Thomas Bock und Dieter Naber – nun nicht mehr ökologisch orientiert – das Buch »Anstöße zu einer anthropologischen Psychiatrie«.[122] Sie knüpfen damit an die Vor- und Nachkriegsautoren an, die mit phänomenologischen, daseins- und existenzphilosophischen und philosophisch-anthropologischen Denkansätze eine philosophisch, ethisch orientierte Bestimmung der Psychiatrie vornehmen wollen. Auch hier haben Felicitas Söhner, Thomas Becker und Heiner Fangerau darauf hingewiesen, dass diese Vordenker wesentliche Einflüsse gerade im Vorfeld der Psychiatriereform hatten[123]. Auch Dörner selbst, obwohl wie einige andere damals einer anthropologischen Sichtweise nicht besonders zugetan, bezeugt den frühen »anthropologisch« orientierten Psychiatern heute Respekt.[124] Die Beiträge zur anthropologischen Psychiatrie werden im nächsten Jahrzehnt den Diskurs um »Sozialpsychiatrie« wesentlich beeinflussen. Ende des Exkurses.

Mit dem neuen Jahrtausend beschäftigten sich auch eine Reihe von Autor*innen mit dem Stand der Psychiatriereform in Deutschland, mit dem, was erreicht wurde, wie der Stand ist und wo es Entwicklungsnotwendigkeiten gibt. So konstatierte Petra Bühring im Ärzteblatt 2001, dass die Psychiatriereform »auf halbem Wege stecken geblieben« sei.[125] Nach 25 Jahren sind nur Teillösungen erreicht worden, es sind kaum Fachkrankenhäuser geschlossen worden, die Versorgung ist lückenhaft, die Kooperation muss deutlich verbessert werden, Langzeitpatienten wurden zwar entlassen, jedoch in Heime oder leben am Rand der Armutsgrenzen und die sozialrechtliche Gleichstellung und ein besseres Verständnis der Gesellschaft zu psychisch kranken Menschen wurde nicht erreicht. Immerhin jedoch: »Vor der Psychiatrie-Reform wurde das Andersartige einfach weggeschlossen. Das ist zumindest heute nicht mehr selbstverständlich.«[126] Auf diesen Artikel folgte viel Zustimmung. In einem Leserbrief wies Andreas Spengler darauf hin, dass sich eine Drei-Klassen-Psychiatrie verschärfe, die einer zunehmend unter Druck stehende Akutpsychiatrie, eines wachsenden Heimbereiches und eines ebenso wachsenden Bereiches der Forensik. In einem weiteren Brief weist Klaus Dörner ebenfalls auf den Heimbereich hin, den als »den größten sozialpolitischen Skandal der BRD« ansieht und eine »Heim-Enquête« fordert. Auch Anke Bramesfeld kommt aufgrund einer Analyse vorhandener Krankenhausressourcen zu einem ernüchternden und teilweise überraschenden Ergebnis.[127] Die klinische Versorgungsstruktur ist in den neuen

120 Hildenbrand 1991, 2000.

121 Vgl. statt anderer: Dörner 2001a.

122 Bock et al. 2004.

123 Söhner et al. 2017.

124 Dörner 2017 (1978), S. 707.

125 Bühring 2001.

126 Bühring 2001, S. 307.

127 Bramesfeld 2003.

Bundesländern und dem Saarland durch kleinere Versorgungseinheiten deutlich gemeindenäher als in den westlichen Bundesländern. Diese sind »noch deutlich stärker in den herkömmlichen durch Landeskrankenhäuser geprägten Strukturen verhaftet«. Die Versorgung durch Fachärzt*innen ist in den westlichen Ländern besser. Das beschützte Wohnangebot in den – meist zu großen – Regionen besteht vielfach in Heimen, ist mit den klinischen Kapazitäten zwar nicht koordiniert aber: »Die Länder mit besserer Gemeindenähe bieten die wenigsten beschützten Wohnmöglichkeiten«. Sie kommt zu dem Fazit: »Trotz des großen Zeitraums, den die Psychiatriereform mittlerweile durchschritten hat und der Veränderungen, die sie bewirkt hat, kann nicht behauptet werden, dass sich in der medizinisch-psychiatrischen Versorgung gemeindenahe Strukturen überall flächendeckend umgesetzt hätten.«[128] Nachholbedarf gibt es mit regional unterschiedlichen Schwerpunkten insbesondere im Bereich individueller Wohnmöglichkeiten. Stefan Priebe et al. kommen in einer europäisch angelegten Studie auch zu ernüchternden Ergebnissen. Zwar hätte – vor allem in Deutschland – die Zahl der psychiatrischen Betten in Krankenhäusern zwischen 1992 und 2002 um 10 % abgenommen, jedoch hätten nicht nur die Zwangseinweisungen im selben Zeitraum um 67 % zugenommen, sondern auch die Anzahl forensischer Betten (70 %) und die Plätze im unterstützten Wohnen (101 %).[129] Die Autoren sprechen vor dem Hintergrund ihrer These von »Reinstitutionalisierung« der psychiatrischen Versorgung[130] von einer »Trans-Institutionalisierung«.

Bernd Eikelmann, Thomas Reker und Dirk Richter kommen 2005 in ihrer Bestandsaufnahme der Psychiatriereform zu einem kritischen Ergebnis: »Die klassische sozialpsychiatrische Hypothese, dass soziale Integration automatisch durch Enthospitalisierung geschehe, hat sich ebenso wie die Auffassung überlebt, dass ein Leben in der Gemeinde unterstützt von ambulanten und komplementären Diensten zur Integration führe. Ohne dass dies explizit benannt wurde, ist aus der Gemeindepsychiatrie eine Psychiatriegemeinde geworden.«[131] Allerdings sehen sie eine Perspektive. Mit dem in den Sozialwissenschaften entwickelten Exklusionsparadigma der Sozialforschung[132] sehen sie eine Möglichkeit, wie auch außerhalb von Versorgungssystemen die Inklusion und Teilhabe in unterschiedliche Teilsysteme auch subjektbezogen forschend begleitet werden kann. Dies könnte z.B. darin bestehen, dass auf Inklusion abzielende Programme zur Förderung sozialer Fähigkeiten systematisch in ambulante, gemeindeintegrierte Unterstützungsprogramme eingebunden werden oder dass der »Train-and-Place-Ansatz« in der beruflichen Teilhabe verfolgt wird. Ziel wäre es, eine »Inklusionstherapie« zu entwickeln, bei der auch bildgebende Verfahren ihren Platz hätten.[133]

Aber auch andere Autor*innen nehmen Bezug auf die oben genannten gesellschaftlichen Entwicklungen. So kommen Gudrun Mörchen et al. in ihrer Vergleichsstudie

128 Bramesfeld 2003, S. 264.

129 Priebe et al. 2005 Leider differenzieren Priebe et al. beim »supported housing« nicht nach stationären und ambulant betreuten Wohnformen.

130 Priebe und Turner 2003.

131 Eikelmann et al. 2005, S. 664.

132 S. o.

133 Eikelmann et al. 2005, S. 671.

stationär behandelter Menschen in Berlin-Neukölln und Heidenheim zu dem Ergebnis, dass es – bei bestehenden Unterschieden zwischen den großstädtischen und ländlichen Regionen – doch zu verzeichnen ist, dass die Patient*innen einem hohen Armutsrisiko ausgesetzt sind und – vor allem – im Bereich der Arbeit und Beschäftigung verstärkter Unterstützung bedürfen.[134] Ähnliche Konsequenzen zieht Anke Bramesfeld in ihrer Studie über soziale Ungleichheit, psychische Gesundheit und Versorgung. Sie kommt – auch in Anlehnung an Wilkinson und Picketts Untersuchungen – zu dem Ergebnis, dass in von sozialer Ungleichheit geprägten Gesellschaften nicht nur das Erkrankungsrisiko höher ist, sondern auch die Chancen, eine adäquate Behandlung zu erhalten. Als Konsequenz empfiehlt sie, die Zugangsschwellen zum Hilfesystem zu senken und die Qualität auch durch »Vernetzung« in dem Sinne zu stärken, als dass gerade für die schwer erreichbaren Gruppen »Sozialkapital« geschaffen werden kann.[135]

In einer »Pro & Kontra Debatte« zur Bestandsaufnahme in der »Psychiatrischen Praxis« stritten 2007 Sebastian Stierl und Manfred Bauer darum, ob die Psychiatriereform eine Reform oder eine Modernisierung gewesen war. Dort formuliert Sebastian Stierl eine Position, die in der Nähe derer von Erich Wulff angesiedelt ist und kommt zu einer »ernüchternden Erkenntnis«: Die Konzepte und Prinzipien der Enquête und Expertenkommission, zerrinnen in Unverbindlichkeit oder auch marktwirtschaftlichen Konkurrenzen, Bettenabbau auf der einen Seite verschleiert die Aufblähung des Heimbereiches und Maßregelvollzuges und Rationalisierung sorgt für Personalabbau und Arbeitsverdichtung im stationären und ambulanten Bereich. Neue Erkenntnisse sind nicht wirklich in neue Therapiekonzepte umgesetzt. Sein Fazit: »Psychiatrie wäre künftig als Teil des medizinischen Dienstleistungsbetriebes zu begreifen, wo sie sich als Ware konkurrierend auf dem expandierenden Gesundheitsmarkt behaupten muss«. Er sieht keine Reform, »sondern eine konsequente Modernisierung der Psychiatrie.«[136] Eine wirkliche Gegenposition entwirft Manfred Bauer nicht. Er konzediert, dass Sebastian Stierl in Fragen der »Auflösung« recht hat, da bisher nur das KH in Merzig aufgelöst wurde und alle anderen nur verkleinert und modernisiert wurden. Dennoch besteht Manfred Bauer darauf, dass sich schon die Strukturen der psychiatrischen Versorgung in den letzten 25 Jahren wesentlich verändert haben. Und: »Was viel wichtiger ist, im Laufe der letzten 25 oder 30 Jahren ist es auch – langsam aber stetig – zu einem tief greifenden Mentalitätswandel des gesamten therapeutischen Personals gekommen. Man könnte dem die Überschrift geben: vom patriarchalischen Überwachungs- und Disziplinierungssystem zu einer therapeutischen Partnerschaft.«[137] Soweit Sebastian Stierl und Manfred Bauer in dieser etwas geisterhaft anmutenden Debatte.

Günther Wienberg, entwickelt neben einer viel beachteten Bestandsaufnahme einige Perspektiven für die Sozialpsychiatrie.[138] Er geht hierbei davon aus, dass durch die Psychiatriereform Entscheidendes erreicht worden ist. Hierzu zählen die Veränderungen in der gesamten klinischen und (Fach-)ärztlichen Versorgung, wo es heute ein

134 Mörchen et al. 2002.

135 Bramesfeld 2011.

136 Stierl und Bauer 2007, S. 216 Vgl. hierzu auch: Stierl 2005.

137 Stierl und Bauer 2007, S. 217.

138 Wienberg 2008.

differenziertes Behandlungsangebot gibt, welches komplettiert wird durch ein mindestens ebenso differenziertes Angebot im außerklinischen Bereich der (arbeits-)Rehabilitativen und teilhabeorientierten Dienste und Einrichtungen inklusive deren Verbundsysteme. Dennoch sieht auch er ein wesentliches Defizit vor allem in der »Uminstitutionalisierung« vieler psychisch kranker und seelisch behinderter Menschen in Heime, betreutes Wohnen, Werkstätten und Maßregelvollzug etc. Ein weiteres Problem sieht er in der mangelhaften Kooperation, Koordination und Steuerung der Dienste und Einrichtungen, was zu finanziellen Fehlsteuerungseffekten führt. Darüber hinaus werden zunehmend Menschen aus gesellschaftlichen Teilsystemen ausgegrenzt; dieselben ausgrenzenden gesellschaftlichen Prozesse erschweren jedoch soziale Teilhabe und Inklusion der Menschen mit psychischen Beeinträchtigungen. Hieraus leitet Günther Wienberg zwei Strategien der Gemeindepsychiatrie ab: Die konsequente Umsteuerung in Richtung auf ambulante, integrierte und durchlässige Behandlungs- und Unterstützungsleistungen ist die eine. Er orientiert sich dabei organisatorisch an den Konzepten des gemeindepsychiatrischen Verbundes, neueren Formen der akutpsychiatrischen Behandlung- und personenzentrierten Teilhabeleistungen. Inhaltlich-fachlich ist er an den eben bei Keupp skizzierten Konzepten orientiert. Die andere Strategie – und auch hier ist eine Nähe zu Keupp zu bemerken – ist die aktive Einbeziehung des bürgerschaftlichen Engagements und der Stärkung des »Sozialraumes« verbunden mit einer an Empowerment und Partizipation orientierten Stärkung der Eigenverantwortung und Selbsthilfe der Menschen mit psychischen Beeinträchtigungen. Gudrun Dobslaw fasst die beiden Prinzipien als »Subjektorientierung und Unterstützung sozialer Netzwerke« an anderer Stelle zusammen.[139]

Eine ganz andere Art der Bestandsaufnahme legten in den 2000er-Jahren die AG-Psychiatrie der Arbeitsgemeinschaft der obersten Landesgesundheitsbehörden (AOLG), also die Psychiatriereferenten der Länder im Jahre 2003 zum ersten Mal vor.[140] Bedeutsam ist hierbei, dass nicht nur die legislativen Veränderungen seit 1975 aufgezeigt wurden, sondern auch die unterschiedlichen Bereiche der klinischen und außerklinischen Versorgung, der Beratungs- und Rehabilitationsdienste und Einrichtungen zusammengeführt wurden. Darüber hinaus zeigt der Bericht – sowie auch die folgenden alle fünf Jahre[141] – leider auch die zum Teil gravierenden Informationslücken, die insbesondere im außerklinisch-komplementären (inkl. Pflege-)Bereich bestehen.

Eine entsprechend notwendige dezidierte Datenerhebung hatte insbesondere im Raum Hannover eine hohe Priorität. Hermann Elgeti konnte nachweisen, dass eine gute datengestützte Psychiatrieplanung durchaus dazu geeignet ist, Versorgungsstrukturen und -situation zu verbessern.[142] Überhaupt spielte Berichterstattung, Planung und Steuerung sowie die Zunahme an der Implementierung von Planungs- und Koordinierungsstrukturen in den Bundesländern Anfang der 2000er-Jahre eine große Rolle[143]

139 Dobslaw 2011.

140 AG Psychiatrie der AOLG 2003.

141 Vgl. AG Psychiatrie der AOLG 2007, 2012, 2017a.

142 Elgeti 1995, 2002, 2006, 2019a.

143 Bramesfeld und Wismar 2003.

nicht nur in der Umsetzung des »personenzentrierten Ansatzes« sondern auch daneben.[144] Aber es gab nicht nur »Ideelles« und Räsonieren, Diskutieren und Konzipieren, sondern auch praktische Entwicklungen. Die Versorgungssituation zu Beginn des Jahrtausends gestaltete sich in groben Zügen folgendermaßen:[145]

Im Jahre 2000 waren in der ambulanten Behandlung 3.003 niedergelassene Fachärzt*innen für Nervenheilkunde, 1.500 Fachärzt*innen für Psychiatrie und Psychotherapie sowie 2.748 Fachärzt*innen für Psychosomatik und Psychotherapie tätig. Darüber hinaus praktizieren circa 9.813 psychologische Psychotherapeuten in eigener Praxis oder Einrichtungen.

Insgesamt gab es 586 Sozialpsychiatrische Dienste (mit Außenstellen), die zum Teil in freier Trägerschaft standen (Bayern, Baden-Württemberg). Nicht alle hatten auch hoheitliche Aufgaben. Ergänzt wurde der ambulant kommunale Bereich durch circa 1.013 Kontakt- und Beratungsstellen oder andere Einrichtungen mit Kontaktstellenfunktion.

Die Versorgung durch Krankenhäuser gestaltete sich wie folgt:[146]

Insgesamt gab es 394 Fachabteilungen für Psychiatrie mit 54.802 Betten mit einer Fallzahl von 638.538 Patient*innen und einer Verweildauer von 28,2 Tagen. An den allgemeinen Krankenhäusern gab es 217 Fachabteilungen mit 22.612 Betten, einer Fallzahl von 299.163 Patient*innen und einer durchschnittlichen Verweildauer von 25,3 Tagen. 194 Sonstige Krankenhäuser, also Fachkrankenhäuser mit ausschließlich psychiatrischen Patient*innen, verfügten über 36.537 Betten. Mittlerweile gab es nur noch 8 Krankenhäuser mit mehr als 500 und keines mehr mit mehr als 1000 Betten. Sie versorgten 390.319 Patient*innen im Jahr 2000 bei einer durchschnittlichen Verweildauer von 30,3 Tagen, wobei die Krankenhäuser zwischen 200 und 499 Betten die geringste Verweildauer von 29 Tagen hatten.

Insgesamt arbeiteten an 455 Fachabteilungen 3.253 Fachärzt*innen für Psychiatrie und Psychotherapie und an 72 Häusern 242 Fachärzt*innen für psychotherapeutische Medizin. An 255 Allgemeinen Krankenhäusern waren 1.528 Fachärzt*innen für Psychiatrie und Psychotherapie tätig und an 55 Allgemeinen Krankenhäusern 172 Fachärzt*innen für Psychotherapeutische Medizin.

In der Gesamtheit der Krankenhäuser arbeiteten in 457 Häusern 37.368 Krankenschwestern/-Pfleger in der Psychiatrie und an 325 Häusern 4.566 Pflegehelfer*innen. Darüber hinaus waren in 791 Krankenhäusern 4.174 Psycholog*innen, in 1.345 Häusern 5.617 Sozialarbeiter*innen und in 805 Häusern 5.917 Beschäftigungs-, Arbeits- oder Ergotherapeut*innen.

In den Allgemeinen Krankenhäusern arbeiteten in 236 Häusern 15.353 Krankenschwestern/-Pfleger in der Psychiatrie und an 176 Häusern 1.395 Pflegehelfer*innen. Darüber hinaus waren in 584 Krankenhäusern 2.724 Psycholog*innen, in 1.156 Häusern 3.900 Sozialarbeiter*innen und in 586 Häusern 3.550 Beschäftigungs-, Arbeits- oder Ergotherapeut*innen.

---

144 Vgl. Kruckenberg et al. 2006; Armbruster et al. 2006.

145 Vgl. zum Folgenden: https://www.gbe-bund.de/ (06.11.2020) und AG Psychiatrie der AOLG 2017b, S. 19-26. Die Zahlen sind teilweise unterschiedlich. Dies Problem kann ich jedoch an dieser Stelle nicht klären.

146 Vgl. zum Folgenden: DESTATIS 2001.

In den Sonstigen Krankenhäusern arbeiteten 4.707 Ärzt*innen (Vollzeit+Teilzeit) und 42.108 Personen im nicht-ärztlichen Personal, davon 24.011 im Pflegedienst, 5.217 im medizinisch-technischen Dienst und 2.278 Personen im Funktionsdienst.

An 318 Krankenhäusern gab es Tageskliniken mit 7.211 Plätzen oder Nachtkliniken mit 109 Plätzen. 178 Allgemeine Krankenhäuser verfügten über Tageskliniken mit 3.690 Plätzen und 25 Nachklinikplätzen. Darüber hinaus gab es 33 reine Tages- oder Nachtkliniken mit 747 tagesklinischen Plätzen und 22 Nachtklinikplätzen.

Insgesamt gab es in der Bundesrepublik 256 Psychiatrische Institutsambulanzen (PIA), wobei aufgrund des weiter vorn genannten »Deals« hinsichtlich der Sozialpsychiatrischen in Baden-Württemberg (bis 2002) keine PIA zur Verfügung standen.[147]

Im Bereich der Vorsorge- und Rehabilitationseinrichtungen verzeichnet die Statistik 182 Facheinrichtungen/-Abteilungen mit 10.993 Betten, davon 90 % im Suchtbereich. Sie hatten eine Fallzahl von 43.000 und eine durchschnittliche Verweildauer von 86,1 Tagen. Weiterhin gab es 171 Psychosomatische Einrichtungen/Abteilungen mit 14.847 Betten, einer Fallzahl von 117.667 Patient*innen und einer Verweildauer von 38,4 Tagen. Sie befinden sich meist in privater Trägerschaft und sind in ihrer Mehrzahl im Süden Deutschland zu finden.

Die AG-Psychiatrie der AOLG ergänzt diese Daten. Im Jahre 2005 gab es 37 RPK-Einrichtungen, 40 Berufliche Trainingszentren (BTZ) und 64 Berufsbildungswerke und 43 Berufsförderungswerke, die psychisch kranke Menschen zu ihren Rehabilitanden zählen. Weiterhin gab es 236 Werkstätten für behinderte Menschen mit 21.836 Plätzen für seelisch behinderte Menschen.[148] Im Bereich der Eingliederungshilfe gab es im Jahr 2000 12.449 Einrichtungen für behinderte Menschen mit insgesamt 344.819 Plätzen und 157.711 Mitarbeiter*innen.[149] Hiervon gab es 36.718 Plätze in stationären Einrichtungen für Menschen mit seelischen Behinderungen. Im ambulant betreuten Wohnen gab es 26.709 Plätze und es gab 536 Tagesstätten mit einem strukturierten Programm.[150] In 14 Bundesländern existierten im Jahr 2000 Landesverbände der Psychiatrieerfahrenen, die zum Teil durch die Länder Förderung erhielten.

Vor diesem Hintergrund ging die APK mit großer Energie und Aufwand daran, mit breiter Unterstützung von Bundes- und Landesministerien, Trägern der Eingliederungshilfe sowie vieler Kommunen und Leistungserbringer (Einrichtungsträger) den personenzentrierten Ansatz in die Praxis umzusetzen. In sog. »Implementationsprojekten« wurde zwischen 2000 und 2002 allgemeine und von 2004 bis 2007 im Bereich Arbeit spezielle innovative personenzentrierte Möglichkeiten erprobt. Die APK hat sich den größten Teil des Jahrzehnts mit diesem Thema intensiv befasst und eine Reihe von Jahrestagungen dazu verwandt, die Fragestellungen, Themen und Ergebnisse des Ansatzes und der Projekte zu verbreiten. Es kann bei der Flut der verschiedenen Projekte, die von der APK direkt »implementiert« und begleitet wurden, wie z.B. in Hessen[151],

147 AG Psychiatrie der AOLG 2017b, S. 15.

148 Ebd. S. 40-41.

149 BAGFW 2018, S. 12.

150 AG Psychiatrie der AOLG 2017b, S. 28-30.

151 Kunze et al. 2008.

Kaufbeuren und München-Süd[152] oder das Rheinland[153], oder den anderen Projekten, wie in Erfurt, Mecklenburg-Vorpommern und Rostock oder auch Berlin-Reinickendorf, die im Zusammenhang mit Länder- und kommunalen Projekten oder regional selbstinitiiert wurden[154] hier nicht darum gehen, die vielfältigen Aspekte anzuführen, das wäre eine eigene zusammenfassende wissenschaftliche Arbeit wert.

Aber zumindest müssen Stichworte gegeben werden, dass hier mit großer Energie die unterschiedlichen Aspekte des personenzentrierten Ansatzes, nämlich die Verbindung zwischen einer an Teilhabe und Empowerment orientierten zielgerichteten Teilhabeplanung mit dem IBRP über die funktionale Organisation von Diensten und Einrichtungen der Versorgung erprobt wurden. Es ging um die kooperative Organisation eines gemeindepsychiatrischen Verbundes bis hin zur Entwicklung von personenzentrierten Finanzierungsformen oder auch Steuerungsformen und -Mechanismen. Einbezogen wurden hierbei die Möglichkeiten, die sich durch die oben genannten rechtlichen Änderungen in SGB XII und SGB V ergaben. Darüber hinaus wurden auch innovative, personenzentrierten Formen der Rehabilitation und Teilhabe am Arbeitsleben erprobt[155] oder ein Zusammenhang mit dem wichtigen Thema Prävention hergestellt.[156] Diese Phase der »Implementation« des personenzentrierten Ansatzes kann durchaus mit der Zeit des großen Modellprogramms verglichen werden. Gemeinsamkeiten bestanden vor allem in dem Fokus von Verbundsystemen und darin, dass ein »Paradigmenwechsel« eingeleitet werden sollte.

Ein Unterschied bestand darin, dass im Gegensatz zum Modellprogramm es nun nicht um einen »Neubau« von Systemen, sondern um einen »Umbau« derselben ging, nämlich um eine personenzentrierte, auf Teilhabe ausgerichtete Perspektive in Verbindung mit einer funktional orientierten Perspektive des Hilfesystems. Hiermit wurde, wie oben schon angedeutet, ein Anschluss an die Entwicklungen einer auf Individualisierung ausgerichteten und »postfordistischen« sozio-kulturellen und -ökonomischen Entwicklung der Gesellschaft gesucht. Die Psychiatrie modernisierte sich aufs Neue und da waren kapitalistische Begleiterscheinungen wie, Budgetsteuerung, Qualitätsmanagement und Managementorientierung unvermeidbar, wenn nicht gar »notwendig«. Die 2. Moderne hält Einzug in die Psychiatrie.

Ein weiterer Unterschied bestand darin, dass bei der Umsetzung des personenzentrierten Ansatzes die Angehörigen und Psychiatrieerfahrenen eine gewichtige Rolle spielten. Sie waren nicht nur auf den vielen Tagungen der DGSP und APK »institutionell« einbezogen, sondern auch und gerade in vielen Projekte vor Ort. Der Trialog wurde auch auf dieser Ebene praktiziert, wenngleich nicht immer mit großem Erfolg.

Eine Begleiterscheinung der Implementationsprojekte war, dass es einen neuen Verband gab. Viele Akteure, die an den Implementationsprojekten teilgenommen hatten, waren, wie Mechthild Böker-Scharnhölz schreibt »nach Abschluss der Modellpha-

152 AKTION PSYCHISCH KRANKE 2006.

153 Kunze et al. 2009.

154 Vgl. hierzu statt anderer: Schmidt-Zadel et al. 2002a, 2004a; AKTION PSYCHISCH KRANKE et al. 2006; AKTION PSYCHISCH KRANKE et al. 2008; Schmidt-Zadel et al. 2009.

155 Schmidt-Zadel et al. 2002b; AKTION PSYCHISCH KRANKE et al. 2008; Krüger et al. 2010.

156 Schmidt-Zadel et al. 2004b.

sen interessiert an weiterem Austausch und an verbindlicherer Definition des Gemeindepsychiatrischen Verbundes. Insbesondere die Qualitätsentwicklung und Qualitätssicherung standen für die Verbünde dabei im Fokus. Nach längerer Diskussion wurden Qualitätsstandards formuliert und ein bundesweiter Dachverband geplant. 13 Vertretungen regionaler Verbünde bildeten im März 2006 die Bundesarbeitsgemeinschaft Gemeindepsychiatrischer Verbünde (BAG-GPV) als Verein. Ende Oktober 2008 gab es 17 Mitgliedsverbünde, weitere Regionen stehen auf dem Sprung, um ihre Mitgliedschaft zu beantragen.«[157] Die APK gebiert ihre Kinder.

Hatten die Implementationsprojekte der APK ihren Schwerpunkt im sog. komplementären Bereich, also den Bereichen der Rehabilitation und Teilhabe vornehmlich im Bereich der Eingliederungshilfe für seelisch Behinderte, sowie des Gemeindepsychiatrischen Verbundes so gab es auch im Bereich der (medizinischen) Behandlung sowohl ambulant als auch stationär einige wesentlich Entwicklungen.

Wie oben schon beschrieben wurde, ist ab 2000 im Bereich ambulanter medizinischer Versorgung die »Soziotherapie« als eine Leistung verfügbar.[158] Allerdings war der Widerstand der Krankenversicherungen gegen die Implementation dieser Leistung erheblich, sodass sie – wenn man von Berlin absieht – kaum in den Ländern implementiert werden konnte.[159] Sie war als »Kann-Leistung« der Krankenkassen konzipiert, die zugleich auch sehr hochschwellige Anforderungen an die Leistungserbringer[160] formulierten und in den Vergütungen sehr restriktiv agierten. Darüber hinaus waren der Informationsstand und die Bereitschaft zur Verordnung bei den niedergelassenen (Fach-) – gelinde gesagt – verbesserungsbedürftig. Aber auch die Bereitschaft, gemeindepsychiatrischer Leistungserbringer im Bereich des SGB V Leistungen zu erbringen hielt sich zunächst in engen Grenzen. Das galt auch für die ambulante psychiatrische häusliche Krankenpflege, für die es ab 2005 im Richtlinienkatalog einige Leistungen gab.[161] Auch hier formulierten G-BA und GKV derartig hohe Anforderungen vor allem an spezialisierte Dienste, dass es nicht gelang, diese notwendigen Leistungen flächendeckend zu implementieren.[162] Allerdings erhielten die beiden Leistungsarten eine Bedeutung in einer neuen Versorgungsform im ambulanten Bereich, die bis heute in der Gemeindepsychiatrie Furore macht: der »Integrierten Versorgung« (IV). Seit 2000 dürfen die Krankenkassen mit Leistungserbringern Verträge zur IV abschließen. Sehr allgemein gesagt, besteht die IV darin, dass ärztliche Leistungen mit nicht-ärztlichen Leistungen »integriert« für die Mitglieder der entsprechenden Kassen angeboten werden können. Die Kassen schließen hierzu (Selektiv-)Verträge mit den Leistungserbringern, die sich

157 Böker-Scharnhölz 2009, S. 384.

158 Literatur s.o. Dazu auch: Frieboes 2004, 2005.

159 Die einzigen Länder, in denen dies im größeren Umfang passierte, waren Berlin, wo mehr als 40 Leistungserbringer Verträge erhielten und Baden-Württemberg, wo die Sozialpsychiatrischen Dienste als Leistungserbringer anerkannt wurden.

160 Das bezog sich vor allem auf »Qualifikation des Personals«, das heißt z.B. die Notwendigkeit einer dreijährigen klinischen Praxis.

161 Immerhin hat es über fünf Jahre gedauert, nachdem die APK ein entsprechendes Gutachten verfasst hat. Vgl. Böker-Scharnhölz et al. 1999 Zur psychiatrischen Pflege und deren Umsetzung vgl. Faulbaum-Decke 2006 Fachlich: Gaßmann et al. 2006; Schädle-Deininger 2014.

162 Eine Ausnahme war Niedersachsen.

auf bestimmte Indikationen/Patientengruppen, Leistungen und Finanzierungsformen beziehen.[163]

Die neuen Leistungen der IV kamen erst in der Mitte des ersten Jahrzehnts in der Psychiatrie an. Einer der ersten, die IV im Rahmen eines »arztzentrierten« Modells im Rahmen freier Niederlassung anboten, war der Berliner »Verein für Psychiatrie und seelische Gesundheit« (VPsG), der mit großer Initiative von Norbert Mönter dieses Modell in Berlin für DAK Mitglieder etablieren konnte.[164] Auch ein anderes Modell hatte in Berlin seinen Ursprung. Die Berliner PINEL-Gesellschaft verhandelte zunächst mit der Techniker-Krankenkasse für deren Mitglieder ein Modell, was später unter dem Namen »Netzwerk psychische Gesundheit« in unterschiedlichen Regionen übernommen wurde und für das der Dachverband Gemeindepsychiatrie eine koordinierend-steuernde Funktion für die meist außerklinischen Leistungserbringer übernommen hat. Ein drittes, bekanntes Modell ist das sog. »Hamburger Modell«. Dies von Thomas Bock initiierte Projekt ist eher klinikzentriert und bezieht sich fast ausnahmelos auf jüngere KlientInnen mit einer Psychose. Last not least hat auch ein niedersächsisches Modell nicht nur positives Interesse geweckt. Das sog. niedersächsische Modell, welches die AOK mit einer Managementgesellschaft abschloss, die zum großen Teil einem Pharmakonzern gehörte,[165] stieß auf erheblichen Widerstand.

Eine ganze Reihe sozialpsychiatrisch engagierter Protagonisten sahen in der IV einen ganz wesentlichen Fortschritt. So schreibt Thomas Bock: »Dass die Gemeindepsychiatrie durch einen neuen Zugang zum SGB V aufgewertet wird, ist ein Riesenerfolg« fordert aber gleichzeitig auch »ein neues Bewusstsein« für die IV.[166] In den folgenden Jahren wird die IV in der sozialpsychiatrischen Fachwelt heftig diskutiert; dabei gibt es auch skeptische Stimmen. So recherchierte Petra Bühring 2008, dass von den bis dahin geschlossenen 5000 Verträgen zur IV sich lediglich 78 auf psychisch erkrankte Menschen beziehen.[167] Lieschke kommt für die IV insgesamt zu einem Ergebnis, dass die IV neue Impulse benötigt.[168] Dabei ist es so, dass die IV Modelle in der somatischen Medizin zum Teil sehr viel professioneller aufgestellt sind, vor allem, dass die Frage der Kooperation und Koordination der beteiligten Akteure sowie die Frage von – auch nicht medizinischen – Erfolgsfaktoren mehr Berücksichtigung fanden.[169] Lediglich für das niedersächsische Modell der AOK legten Stefan Weinmann und Thomas Becker Qualitätsindikatoren vor, die sich auf Kooperation beziehen.[170]

Insgesamt zeigt sich, dass bei den unterschiedlichen Modellen der IV zum Teil ganz unterschiedliche Leistungsbestandteile zum Tragen kam. Das mag damit zusammenhängen, dass die Verträge auf der Grundlage der §§ 140ff. SGB V den Zweck hatten, den Wettbewerb der Kassen anzuregen und nicht eine neue Regelleistung des SGB V zu ermöglichen. Auch im ambulanten Bereich der Behandlungsleistungen des SGB V

163 Im Überblick vgl. Faulbaum-Decke und Zechert 2010; Steinhart und Wienberg 2017.

164 Mönter 2017.

165 Hierzu mehr im nächsten Kapitel.

166 Bock 2010, S. 58, 2011a.

167 Bühring 2008.

168 Lieschke 2009.

169 Vgl. Ernst 2008; Bartel 2010.

170 Weinmann und Becker 2009.

wären eine Reihe von Leistungen möglich; neben den ärztlichen Leistungen wären das in der Hauptsache psychotherapeutische Leistungen, Leistungen der psychiatrischen Krankenpflege, der Soziotherapie, der Ergotherapie oder auch ambulante Rehabilitationsleistungen. Es gibt jedoch keinen einzigen IV-Vertrag, der das gesamte Spektrum der rechtlich möglichen Leistungen bedarfsorientiert fruchtbar machen konnte; alle Verträge limitierten den Leistungsumfang zum Teil beträchtlich. Dennoch legten die Kassen einen großen Wert auf »evidenzbasierte« Leistungen und Verfahren. Dem kamen die Leistungserbringer nach, jedoch konnten sie hierbei nicht auf deutsche Erfahrungen zurückgreifen. In diesem Zusammenhang wurde deshalb zunehmend auf Behandlungsformen des angloamerikanischen und skandinavischen Raumes zurückgegriffen. So kamen Formen, des »Need-adapted-Treatment«, der »bedürfnisangepassten Behandlung«, das »Crisis Resolution and Home Treatment« (RHT) oder einfach nur »Home Treatment« des »(Flexible) Assertive Community Treatment« ([F]ACT) in den Fokus der wissenschaftlichen Forschung.[171] Sie fanden in diesem Zusammenhang auch Eingang in die S 3 – Leitlinien der DGPPN zu psychosozialen Therapien.[172] Taktisch war das ein verständlicher Schachzug, auf die ausländischen evidenzbasierten Verfahren einzugehen, aber dieses Verfahren zeigte auch die fast vollständige Ahnungslosigkeit der deutschen wissenschaftlichen Sozialpsychiatrie über den außerklinisch-komplementären Bereich der Gemeindepsychiatrie, in dem viele Leistungserbringer seit mittlerweile 30 Jahren das betrieben, was nun mit den neuen Begriffen belegt wurde. Dies scheint – sieht man von Statusproblemen ab – auch eine Spätfolge der weit vorn genannten institutionellen Trennung von Akut- und Langzeitbehandlung sein, die mit dem Halbierungserlass ihren Anfang nahm. So hat sich zumindest zum Ende des Jahrzehnts die IV in der Gemeindepsychiatrie, wie auch in andren Bereichen, nicht durchsetzen können. Daniel Kopp erklärt dies politisch damit, dass zwar das zuständige Gesundheitsministerium zu den Förderern der IV gehört, jedoch die Hindernisse bei den Krankenkassen liegen, die die Kosten für die IV gewissermaßen als eine 3. Säule der Gesundheitsversorgung tragen müssen, aufseiten der niedergelassenen Ärzte wegen eines erhöhten bürokratischen Aufwandes und bei den Krankenhäusern, die eine Konkurrenz fürchten, sofern sie nicht selbst teilnehmen.[173]

Dennoch hatte der Rekurs insbesondere auf skandinavische Versorgungsformen Einflüsse, die über die ambulanten medizinischen Behandlungsformen hinauswiesen. Das galt zum einen für die teambasierte Behandlung und hier vor allem für die »bedürfnisangepasste Versorgung«, die sich auf Behandlungsformen in Finnland bezogen. Dort wurden auch Formen des »Open Dialog« praktiziert, die eine mehr als trialogische und moderierte Form des Austausches von »Fallbeteiligten« sind.[174]

Eine andere Form der »integrierten Versorgung« ging von Krankenhäusern aus und war nicht selektiv, sondern konsequent regional bezogen. Im schleswig-holsteinischen Kreis Steinburg, in Itzehoe, verhandelte Arno Deister, der spätere Präsident der DGPPN, ein Regionalbudget mit den Kassen. Im Rahmen dieser Budgetlösung

---

171 Gühne et al. 2011; Johnson 2013; Steinhart et al. 2014; Schöttle et al. 2015.

172 DGPPN 2011, 2019.

173 Kopp 2011.

174 Vgl. Cullberg und Merschmann 2008 Hierin vor allem: Aderhold und Greve 2008.

verpflichtet sich das psychiatrische Versorgungskrankenhaus für die gesamte Region die (KH) Versorgung zu übernehmen und erhält dafür ein Budget von den Versicherungen. Die näheren Modalitäten kann das Krankenhaus selbst regeln,[175] vor allem, ob die Leistungen stationär in der Abteilung, teilstationär in der Tagesklinik oder ambulant im Rahmen des »Home Treatments« erbracht werden.[176] Das Budgetmodell aus Itzehoe war (ist) sehr erfolgreich. Anscheinend lag das nicht unbedingt daran, dass diese Finanzierungsform »billiger« war als die herkömmliche Art, jedoch war die Qualität der Versorgung gerade in langfristigen Verläufen besser, da flexibler auf die personenbezogenen Bedürfnisse eingegangen werden konnte. In ökonomischer Hinsicht konnten die Kostenanstiege in Grenzen gehalten werden.[177] Ein regionales Budget wurde auch in anderen Landkreisen Schleswig-Holsteins eingerichtet oder in andere Bundesländer wie Nordhausen in Sachsen-Anhalt exportiert.

Das Regionalbudget erschien für die sozial- bzw. gemeindepsychiatrisch orientierten Kliniken bzw. deren Chefs sehr attraktiv, nicht nur in ökonomischer Hinsicht, sondern auch, weil die mittlerweile mehr als 20 Jahre alte Forderung der »Plattformverbände« nach Regionalbudgets – zwar in abgespeckter Form – in greifbare Nähe einer Regelversorgung rückte. Deshalb wurde sie aktiv in die entbrannte Diskussion um Fallpauschalen (DRGs) und das PEPP-System in der Krankenhausfinanzierung eingebracht, die mit dem oben genannten KHRG[178] 2008 entbrannte. Die Evaluation der Psych-PV durch die APK hatte ergeben, dass die von der Verordnung gesetzten Standards kaum noch vorgehalten wurden.[179] Die Krankenhausträger hielten Fallpauschalen als Finanzierungsform für fachlich und ökonomisch für nicht adäquat und formulierten schon 2007 eine Art »Eckpunktepapier« für ein Finanzierungssystem.[180] Eine Reihe von sozialpsychiatrisch orientierten Chefärzt*innen formulierten daraufhin ein Papier, welches ein Regionalbudget als angemessene Finanzierungsform vorschlug.[181] »Durch ein Krankenhausbudget für die regionale Pflichtversorgung soll ein flexibler, personenbezogener und effizienter Ressourceneinsatz des Behandlungszentrums erreicht werden. Um einer möglichen Fehlsteuerung durch ein RPB im Sinne einer gewinnorientierten qualitätsmindernden Kostensenkung durch das Krankenhaus entgegenzuwirken und um die Entwicklung eines »lernenden Hilfesystems« zu fördern, sind begleitend der Aufbau eines »interessenbalancierten« Systems der regionalen Qualitätssicherung im gemeindepsychiatrischen Verbund und eine neutrale Modellevaluation zu finanzieren und zu erproben. Mit der Erprobung sollte in einer Anzahl von Regionen begonnen werden, bevor ein neues Entgeltsystem abschließend entwickelt ist, damit diese Erfahrungen – neben denen mit anderen Steuerungsmodellen in den Entwicklungsprozess nach dem § 17d KHG eingehen können. Die Modellevaluationen sollten regionenübergreifend geplant und abgestimmt und die Ergebnisse vergleichend ausgewertet und

175 Natürlich im Rahmen von verhandelten Qualitätsmaßstäben.

176 Roick et al. 2005 Deister und Forster 2009; Deister 2011; Deister und Wilms 2014.

177 Roick et al. 2008; König et al. 2010.

178 Krankenhausfinanzierungsreformgesetz

179 AKTION PSYCHISCH KRANKE 2007.

180 AKTION PSYCHISCH KRANKE 2007, S. 83.

181 Kruckenberg et al. 2009.

beurteilt werden, entsprechend den Anforderungen des § 17d Absatz 8 KHG.«[182] Praktisch wurde der Versuch gestartet, die regional orientierte Krankenhausfinanzierung in der Psychiatrie mit einem gemeindepsychiatrischen Verbund zu verkoppeln und so auch die Friktionen zwischen den Bereichen der klinischen Behandlung mit dem außerklinischen Bereich der Teilhabe/Eingliederungshilfe zu vermeiden. In die zum Teil heftigen Auseinandersetzungen um ein neues Entgeltsystem wurden die Forderungen nach einem regionalen Psychiatriebudget aktiv eingebracht, die es zu erproben galt.[183] Die Auseinandersetzung um ein neues Entgeltsystem bzw. um PEPP wird noch weitere Jahre andauern.

Auch in einem anderen Bereich der psychiatrischen Hilfen wurde ein Budget eingesetzt. Über die Psychiatriereform in Berlin wurde weiter vorn schon berichtet. Sie ging auch in den 2000er-Jahren weiter. Allerdings hatten das Land und damit auch der Sozialhilfeträger mit erheblichen Finanzproblemen zu kämpfen. So forderte der Berliner Senat im Bereich der Eingliederungshilfe eine Einsparung von 20 % ein. Angesichts dieser Situation boten die psychiatrischen Leistungserbringer mithilfe ihrer Verbände einen »Deal« an, der die ökonomischen Herausforderungen mit fachlichen Fortschritten verbinden sollte.[184] Der zuwendungsfinanzierte Bereich (KBSn, Zuverdienste etc.) sollte für drei Jahre eingefroren werden. Der entgeltfinanzierte Bereich der Eingliederungshilfe (Betreutes Wohnen) sollte gleichermaßen eingefroren werden und als ein Budget der »Trägergemeinschaft« fungieren, das waren sämtliche 60 Leistungserbringer. Über- und Unterschreitungen können zwischen den einzelnen Leistungserbringern gegeneinander verrechnet werden, ebenso wie die Angebote eines Trägers in unterschiedlichen Bezirken. Gleichzeitig verpflichten sich die Träger, im Budgetzeitraum fünf Prozent mehr Personen zu versorgen. Hierzu wurden unterschiedliche »Leistungstypen« vereinbart, ein flexibles, zeitbasiertes Entgeltsystem mit 12 Hilfebedarfsgruppen (HBG) und ein einheitliches Preissystem eingeführt. Die Steuerung erfolgte über in allen Bezirken eingeführte »bezirkliche Steuerungsgremien« sowie auf der individuellen Ebene über den »Berliner Behandlungs- und Rehabilitationsplan« (BBRP).[185] Zur Kontrolle und Sicherung der Transparenz wurde ein »Budgetkontrollprogramm eingeführt. Diese an die APK-Konzepte angelehnten Vereinbarungen brachten für die gemeindepsychiatrischen Hilfen einige Entwicklungsschübe mit sich:

- Man verabschiedete sich vom Denken in Plätzen und konnte in Kapazitäten planen. Dies ermöglichte eine personenbezogene Flexibilisierung der Leistungserbringung, die sich insbesondere im ambulanten betreuten Wohnen und – vor allem – in den Beschäftigungstagesstätten bemerkbar machte.
- Durch die Einführung des auf mehreren Ebenen wirksamen »Governance Modells«,[186] in der Kombination mit »harten« Steuerungsformen (Budget) und

182 Kruckenberg et al. 2009, S. 247.

183 Vgl. AKTION PSYCHISCH KRANKE et al. 2011.

184 Vgl. im Folgenden: Reumschüssel-Wienert 2012; Rosemann 2006, 2009.

185 Eine Variante des IBRP der APK.

186 Vgl. Nullmeier 2011.

> »weichen« Steuerungen[187] der Verhandlungen auf der bezirklichen und individuellen Ebene,[188] konnte ein auch »systemisch« wirksames System entwickelt werden, welches – mit Abweichungen im zweiten Budgetzeitraum – bis 2011 funktionierte. Die vereinbarten Budgets sowie die Steigerung der Fallzahlen konnten eingehalten werden, ohne dass die Qualität der Hilfen darunter leiden musste.[189]

Leider hat der Berliner Senat nach 2011 das Budgetsystem nicht verlängert. Dies sowie die strikten Sparvorgaben zur Senkung der individuellen Fallkosten haben jedoch innerhalb kürzester Zeit zu einer gravierenden Mengenausweitung geführt, die die dem Land einen mittleren zweistelligen Millionenbetrag kosteten.

Der zunehmende Einfluss von Menschen mit Behinderungen und der Psychiatrieerfahrenen in einer sich zunehmend diversifizierenden und auf aktive Teilhabe angelegten Gesellschaft zeigte sich auch in der Sozialpsychiatrie. Zusammen mit Ansätzen der positiven Psychologie, des Empowerments, der Teilhabe und Inklusion wurden entsprechende Ansätze aus dem angloamerikanischen Bereich nach Deutschland importiert und auch für die Psychiatrie fruchtbar gemacht. Dies gilt zunächst für Empowerment-Ansätze, die bei Keupp eine auch auf Gemeinschaftsbildung angelegte kollektiv-emanzipatorische Dimension beinhalten; bei anderen erhält Empowerment lediglich eine individuell therapeutische Dimension auf der Basis von Salutogenese, Selbstverwirklichung und Selbstwirksamkeit.[190] Große Bedeutung hat in diesem Zusammenhang der Recovery-Ansatz bekommen, der von Michaela Amering und Margit Schmolke nach Deutschland gebracht wurde.[191] Ziel des Recovery-Ansatzes ist es, auch mit einer (psychischen) Beeinträchtigung, sich nicht nur Vorstellungen von einem »guten Leben« zu machen, sondern diese Vorstellungen auch gegen (eigene) Widrigkeiten zu verfolgen und ein selbstbestimmtes und sinnvolles Leben zu führen, Selbstwirksamkeit und Anerkennung zu erfahren und dort zu leben wo und mit wem man/frau will. Ganz entscheidend hierbei ist, dass bei diesem auf Selbstbestimmung, Inklusion und Teilhabe angelegten Ansatz »Heilung« (Recovery) von einer Krankheit/Behinderung nicht auf die Herstellung eines »Status quo ante« von Gesundheit ausgerichtet ist, sondern auf individuelle Selbstverwirklichung und Teilhabe gegebenenfalls auch mit Beeinträchtigungen. Ohne im Einzelnen den medizinischen Krankheitsbegriff zu kritisieren geht es dem Recovery-Ansatz doch um mehr, nämlich um die Verfolgung von Lebensperspektiven.[192] Natürlich erfolgt hieran auch Kritik. So kritisiert Peter Lehmann Empowerment und Recovery Ansätze dann als »domestizierend«, wenn sie beispielsweise die Menschenrechtsfrage oder auch die problematische Verordnungspraxis von Psychopharma-

187 Vgl. Göhler et al. 2009.

188 In den Steuerungsgremien (Hilfeplankonferenzen) musste z.B. nicht mehr über Geld gesprochen werden, sondern über fachliche Anforderungen.

189 UAG 2/6 der Vertragskommission Soziales 2011.

190 Vgl. Knuf 2006, 2016 (2008); Lenz 2011.

191 Amering und Schmolke 2007; Slade et al. 2014 Vgl. zum Folgenden auch: Burr et al. 2013; Zuaboni et al. 2019.

192 Natürlich können hier nicht alle Differenzierungen zwischen affirmativen und emanzipatorischen Varianten des Recovery-Ansatzes betrachtet werden.

ka ausblenden.[193] Andere kritisieren, dass ein klinisch orientierter Recovery-Ansatz zu kurz greift und um eine sozialräumlich am »Capability Approach« orientierte Perspektive erweitert werden sollte.[194] Der Recovery-Ansatz erfreut sich in der gesamten Sozial- und Gemeindepsychiatrie zunehmender Beliebtheit. Er ist Teil der S 3-Leitlinien psychosozialer Therapien geworden und ersetzt oder reichert – manualisiert – zunehmend auch Programme der Psychoedukation an.

Im Rahmen eines EU-Projektes (2005 – 2007) zum »Experienced Involvement« (EX-IN) wurden unterschiedliche Formen der Unterstützung durch Selbsthilfegruppen bzw. von Menschen mit eigener Psychiatrieerfahrung diskutiert und ausgewertet. In anderen Bereichen der sozialen Arbeit, wie der Drogen- oder Bewährungshilfe oder Obdachlosenarbeit, sind Formen der Einbeziehung von Betroffenen und des »Peer-Support« seit Jahren gängige Praxis. Die Umsetzung in Deutschland konnte gut an den Erfahrungen durch den Trialog anknüpften, in dem auch Psychiatrieerfahrungen als »Experten« ihrer selbst angesehen wurden. Insbesondere durch Jörg Utschakowski hat die »EX-IN« Bewegung in Deutschland einen großen Auftrieb erhalten.[195] Entwickelt wurde ein Ausbildungsprogramm, welches die Absolvent*innen dazu befähigen soll, als Berater*in oder »Genesungsbegleiter*in« im gemeindepsychiatrischen Hilfesystem in unterschiedlichen Settings zu (mit-)zuarbeiten. Verbunden wurde damit die Erwartung, dass in den Praxisfeldern durch die Einbeziehung von »Peers« – wie die »Erfahrungsexperten« nun professionalisierend geadelt wurden – ein authentischerer, gleichberechtigter und auf »Wir-Wissen« beruhender Zugang zu den hilfesuchenden Patient*innen/Klient*innen erreicht werden. Darüber hinaus sollen die »Peers« dafür sorgen, dass in den professionellen Teams eine weitere Perspektive eingebracht und angemessen »mit« und nicht »über« die Patient*innen gesprochen wird. Die Einbeziehung von EX-IN-Expert*innen in die Teams, der von einigen geradezu als eine »Recovery-Strategie« der Gemeindepsychiatrie gefeiert wurde,[196] hat auch Eingang in die S 3 – Leitlinie gefunden und gehören in vielen Teams zur Standardbesetzung. Die Diskussion um »EX-IN« wird im nächsten Jahrzehnt intensiv weitergeführt.

6.4 Die DGSP zu Beginn des Jahrtausends

Zu Beginn des Jahrzehntes waren die DGSP und ihr neuer Vorstand gleich schwer gefordert. Das oben genannte Problem in Wittstock-Dosse wurde – nicht wirklich erfolgreich für die DGSP – beendet, hatte jedoch zunächst die Konsequenz, dass sich ein paar Menschen zusammenfanden, die eine »Taskforce« bilden wollten. Eine Gruppe, die bei Beschwerden oder bei gravierenden Unregelmäßigkeiten in Einrichtungen etc. Aufklärung und Beratung anbieten kann. Allerdings ist diese Gruppe nie tätig gewesen. Dennoch sind weiterhin die Problemfelder »Heime« oder auch »Beschwerden«

193 Lehmann 2001, 2013b.

194 Hopper 2007.

195 Jahnke 2012; Utschakowski et al. 2012; Utschakowski 2015; Utschakowski et al. 2016.

196 Achberger und Utschakowski 2015.

wichtige Themenfelder der DGSP in diesem Jahrzehnt geblieben oder geworden. Wichtig erscheint in diesem Zusammenhang, dass die Diskussionen insbesondere auf den Jahrestagungen eine »neue Qualität« erreichten, da sie nun meist »trialogisch« verliefen. Zunächst ging es bei der DGSP jedoch um ein weiteres Thema, welches seit Beginn der Psychiatriereform virulent war – nämlich den Streit um psychiatrische Fachkrankenhäuser oder psychiatrische Abteilungen an Allgemeinkrankenhäuser, der nun auch überlagert wurde um den Streit um »Spezialisierung« versus »Regionalisierung«. Vor 5 Jahren bezichtigte Manfred Bauer die DGSP, dass sie in diesem Streit, bzw. überhaupt zur klinischen Versorgung keine wirkliche Stellung bezogen hat.[197] Dies wird sich nun ändern.

Ein Ausgangspunkt der Auseinandersetzung innerhalb der DGSP bzw. im Vorstand, war die Umstrukturierung der Gütersloher Klinik nach der Pensionierung von Klaus Dörner. Die neue Klinikleitung ging nun daran, die Klinik zu »modernisieren«, neu zu bauen und Spezialabteilungen einzurichten. Dies sorgte für große Irritationen (nicht nur) bei der DGSP, die die bisherigen Behandlungsprinzipien der »Regionalität«, der »Lebensnähe« und der »Alltagsorientierung« akut gefährdet sahen, und befürchtet eine verschärfte »Marktorientierung«. Die DGSP schrieb einen offenen Brief an den Landschaftsverband Westfalen-Lippe (LWL), in dem sie auf die Dinge hinwies.[198] Natürlich wurden die Vorwürfe von LWL und Klinikleitung schärfstens zurück- und darauf hingewiesen, dass die Sozialpsychiatrie nicht gefährdet sei. Ein anderer Ausgangspunkt der Auseinandersetzung war ein fast zeitgleich erschienenes Papier des Arbeitskreises der Chefärzte und Chefärztinnen von Kliniken für Psychiatrie und Psychotherapie an Allgemeinkrankenhäusern (ACKPA)[199], der für eine breite Diskussion sorgte.[200] Der Zusammenhang beider Stränge der Diskussion wurde in der DGSP gesehen,[201] jedoch konnte sich der Vorstand zu keiner eindeutigen Positionierung durchringen. Stattdessen rief Vorstandsmitglied Sebastian Stierl in seinem Kommentar zu einer Debatte auf, wobei er betonte: »Dabei macht die DGSP aus ihrer Sympathie für die psychiatrische Abteilung keinen Hehl – die Gleichstellung von körperlich und psychisch Kranken ist da am ehesten realisiert, wo sie eine gemeinsame Eingangstür benutzen – das Diktum vom ›Sonderkrankenhaus‹ trifft die LKHs an ihrer empfindlichsten Stelle.«[202] Eine Debatte wurde in der DGSP nicht intensiv weitergeführt, da sie von anderen Themen abgelöst wurde, im Krankenhausbereich vor allem jedoch um die Diskussionen um Regionalbudgets und außerstationäre Versorgungsformen. Aber es wurde eine faktische Entscheidung getroffen. In dem Positionspapier, welches die DGSP im »Arbeitskreis 2002 ...« vorlegte (siehe unten), beschritt sie den »Königsweg«, nämlich die Berücksichtigung beider Krankenhaustypen: »Es ist sicherzustellen, dass die Vorgaben der Psych-

197 Bauer 1995.

198 DGSP-Vorstand 2000.

199 ACKPA 2000.

200 Z.B. auf der Jahrestagung der AKTION PSYCHISCH KRANKE. Vgl. Cranach 2001.

201 Zechert 2000.

202 Stierl 2000a.

PV an sämtlichen Krankenhäusern und psychiatrischen Abteilungen vollständig umgesetzt werden.«[203]

Bevor ich hiermit genauer beschäftige, muss allerdings berichtet werden, dass die Geschäftsstelle der DGSP am 5. Oktober 2001 ihre neuen Räume in der Zeltinger Straße in Köln-Zollstock einweihen konnte, und damit die »Zeiten der Katakombe in Köln-Ehrenfeld nach langen Jahren des Aushaltens und Erduldens vorbei sind« – so der Vorsitzende der DGSP, Günter Stork, bei seiner Eröffnungsrede[204]. Heidemarie Helfrich, Michaela Hoffmann und Richard Suhre waren hocherfreut.

Zurück zur Politik: Am 28. Mai 2002 legte die DGSP zum ersten Treffen des »Arbeitskreises zur Weiterentwicklung der psychiatrischen Versorgung« im Bundesgesundheitsministerium ein Positionspapier vor.[205] Unter den Grundsätzen der »Normalisierung« und »Lebensweltorientierung«, einer »personenbezogenen Sichtweise« sowie einer »kooperativen Finanzierung«, entsprechenden Steuerungsmodalitäten und »volle Einbeziehung psychisch Kranker und Behinderter in alle sozialen Sicherungssysteme« wurden für die unterschiedlichen Sozialrechtsbereiche gefordert.

- Umsetzung und Fortentwicklung von ambulanter Behandlungspflege und Soziotherapie.
- Vollständige Umsetzung der Psych-PV und Flexibilisierung der Krankenhausversorgung (sic!).
- Nutzung aller Formen zur integrierten Versorgung, und
- Re-Integration von Psychotherapie und Psychiatrie in der ambulanten Versorgung.
- Die Fortentwicklung und »Ambulantisierung« des RPK-Konzeptes etc.
- Eine »Heim-Enquête«.
- Eine Zusammenfassung der Eingliederungshilfen in einer Hand (§ 100 BSHG) sowie die personenzentrierte Flexibilisierung der Finanzierung im BSHG.
- Die Vernetzung von Versorgungsbereichen im »Gemeindepsychiatrischen Verbund« mit entsprechenden Finanzierungsformen.
- Die Entwicklung von verbundorientierten Steuerungsinstrumenten und integrierter Psychiatrie-Berichterstattung.
- Die Novellierung des Betreuungsrechtes und die Reformierung der Forensik.

Bedeutsam hierbei ist einiges. Die DGSP schwenkt hier in ihrem Positionspapier voll auf die Linie, die durch den »personenzentrierten Ansatz« der APK vorgegeben war und unterstützte diesen. Darüber hinaus wird hier nicht eine Forderung nach einem regionalen Budget erhoben, obwohl vieles in dem Papier in diese Richtung hindeutet. Und, wie oben schon angedeutet, positioniert sich die DGSP praktisch zu allen Formen der Krankenhausversorgungen positiv. Es scheint so, als ob die DGSP damit ganz auf einen pragmatischen Kurs einschwenkt, der jedoch weiterhin ihre Stärken hervorhebt, nämlich die Psychiatrie auch innerhalb einer umfassenden Perspektive zu betrachten – hier vor allem auch im Rahmen der Rehabilitation, Teilhabe, Betreuungsrecht und

203 DGSP-Vorstand 2002, S. 42.

204 Hoffmann 2002.

205 Vgl. zum Folgenden: DGSP-Vorstand 2002.

Forensik. Ein Jahr später wird die DGSP z.B. eine dezidierte Stellungnahme zur Reform des Betreuungsrechts vorlegen.[206] Zur gleichen Zeit beteiligt sie sich – kritisch – an dem Konsensverfahren zu den Leitlinien »psychosoziale Therapien« der DGPPN. Unter ihren Mitgliedern macht sie sich mit dieser pragmatischen Orientierung nicht nur Freund*innen. Es war für die DGSP naheliegend, dass sie – wie vor circa 10 Jahren versucht – mit dieser Orientierung keine eigenständige Programmatik entwirft, denn diese war in dem 1999 erschienenen Bericht der »Kommission zur Personalbemessung« umfangreich entworfen worden[207] und wurde gegenwärtig »implementiert«. So entschied sich die DGSP dafür, für bestimmte Bereiche, die ihr wichtig waren bzw. in denen die DGSP eine eigenständige Position offensiv vertreten wollte, sog. Denkanstöße zu verfassen. Die ersten »denk-an-stöße« erschienen 2003. Sie wurden fortentwickelt, ergänzt und 2008 überarbeitet und umfassten kritische Anmerkungen und Forderungen zu 13 Themenbereichen. Mittlerweile liegen die überarbeiteten und stark erweiterten Denkanstöße seit 2017 in der 5. Auflage vor und umfassen die Bereiche:

1. Denkanstöße der DGSP – der Rahmen.
2. UN-Behindertenrechtskonvention: Rechte psychisch erkrankter Menschen durchsetzen.
3. Dialog, Trialog und Offener Dialog.
4. Gesundheit – als Spielball für wen?
5. Früher sterben und schlechter leben mit Neuroleptika? Medikamente auf dem Prüfstand!
6. »Gute Arbeit« für alle!
7. Wer komplexe Probleme hat, hat kaum Alternativen zum Heim, zur fremd organisierten Lebensweise, oder doch?
8. Forensik – »Spiel nicht mit den Schmuddelkindern!«
9. Suchtkrankenhilfe muss sich vom starren Abstinenzdogma lösen.
10. Keine Psychiatrie ohne Psychotherapie!
11. Psychiatrische Pflege im psychosozialen Kontext.
12. Krieg – Flucht – Trauma – psychiatrische Hilfen.
13. Die europäische Psychiatriepolitik beeinflussen und von den Nachbarn lernen!
14. Menschen mit einer psychiatrischen Erkrankung brauchen qualifizierte Mitarbeiterinnen und Mitarbeiter!
15. Psychiatrische Forschung – wofür, wie und mit wem?
16. Raus aus dem Getto – eine Stadt für alle! Inklusion leben!
17. Durchsetzung einheitlicher Standards und Regeln für das Betreute Wohnen in Familien (BWF).
18. Gerontopsychiatrie – Wir werden alle älter!
19. Ethik.[208]

---

206 DGSP-Vorstand 2003b.

207 Kruckenberg et al. 1999; Kunze und Kruckenberg 1999.

208 DGSP-Vorstand 2017b.

Das Ziel ist- so die Einleitung – »eine Art Manifest sozialpsychiatrischer Grundhaltungen zu erstellen, die auch für einzelne Tätigkeitsfelder in der heutigen Sozialpsychiatrie Werte, Positionen und Orientierungen geben. Letztlich geben sie einen Blick auf die Grundhaltungen und fachlichen Standards der DGSP frei, aber auch auf die pluralistische und offene Diskussion innerhalb des Verbandes, die es ermöglicht, berufsgruppen-, Methoden- und institutionsübergreifend und unabhängig zu diskutieren und sich einzumischen«.[209]

Ein relevanter Themenbereich, der eine lange Tradition in der DGSP hatte, wurde zu Beginn der 2000er-Jahre wieder aufgegriffen, das Thema Heime. 1998 wurde der Fachausschuss »Menschen in Heimen« gegründet.[210] Er setzte sich zum großen Teil aus (leitenden) Mitarbeiter*innen zusammen, die meist in psychiatrischen Wohnheimen arbeiteten, und umfasste in seinen »besten« Zeiten mehr als 35 Mitglieder, eine für DGSP-Fachausschüsse astronomische Zahl. Im Jahre 2001 veröffentlichte er »Eckpunkte« bzw. sein »Manifest« als Grundlage und Zielrichtung seiner Arbeit.[211] Zentrale Aussage des Fachausschusses war: »Der FA fordert die Abschaffung der Institution Heim. Heime sind keine angemessenen Lebensorte für Menschen mit psychischen Erkrankungen.«[212]

Darüber hinaus stehen Forderungen nach Vernetzung und Kooperation der Heime innerhalb ihrer Region, Qualitätsanforderungen an Heime sowie die Beteiligung von Nutzer*innen auch an Planungen und Konzepten sowie ein Beschwerdewesen. Eine weitere wichtige Forderung ist die nach einer Heim-Enquête, die schon Klaus Dörner auf der Tagung der APK zum 25-jährigen Bestehen der Psychiatrie-Enquête angemahnt hatte.[213] Die »Soziale Psychiatrie« widmete – erneut – dem Thema Heime ein Schwerpunktheft, in dem neben den »Eckpunkten« die Positionen dargelegt wurden. Christian Zechert sieht das Problem eher auf der Ebene der Träger der Eingliederungshilfe und fordert einen politisch geförderten Reformwillen der Heime.[214] Joachim Heimler, Gründungsmitglied des Fachausschusses, referiert die zentralen Positionen des Fachausschusses, die jedoch etwas relativiert werden. Für ihn ist die »Deinstitutionalisierung« der Heime ein Weg, der mit »Normalisierung« der Hilfen beginnt und weiter geht in Richtung »Servicecenter mit ambulanten Hilfsangeboten«. Auf diesem Weg kann es »gute« Heime geben, z.B. die, die die Qualitätsanforderungen des Fachausschusses beachten.[215] Dörner besteht weiterhin auf einer Strategie der Deinstitutionalisierung und dem »Recht auf kommunale Integration«. Dies benötigt einen politischen Willen, der parlamentarisch abgesichert sein muss; die Dauer eines Deinstitutionalisierungsprozesses wäre dann sekundär und »kann sich über 30 oder 50 Jahre erstrecken, was freilich nicht auf die Heimteile der ehemaligen Großkrankenhäuser bezieht, die schon jetzt bei hinreichender Chronisch-Kranken-Professionalität keine Existenzberechtigung mehr

209 Ebd. S. 2.
210 Schulze-Steinmann 1998.
211 DGSP-FA Menschen in Heimen 2001.
212 Ebd. S. 38.
213 Dörner 2001c, S. 51.
214 Zechert 2001.
215 Heimler 2001.

haben«.[216] Renate Schernus bringt eine nachdenkliche Note in die Diskussion. Sie unterstützt zwar im Prinzip eine Strategie, die ambulant und barrierefrei (niedrigschwellig) verläuft, sieht aber auch Gefahren des »Normalisierungsprinzip«, und: »Ich weiß es nicht. Was mich zögern lässt, ist die Tatsache, dass in kleinen Wohngruppen die Indirektheit der Betreuung, die Ansprache so ganz nebenbei zurzeit leichter möglich scheint als bei den ambulanten Betreuungsverhältnissen.«[217] Susanne Heim beschreibt anhand dies Schicksals ihres Sohnes, der zweimal in eine stationäre Unterbringung »gezwungen« wurde, die positive Entwicklung und kommt zum Ergebnis: »Nicht ob, sondern wie Heime sein müssen – das ist die Frage.«[218] Das Gegenteilige beschreibt Klaus Laupichler anhand seines eigenen Lebensweges. »Im Wohnheim waren Kontrolle und Zwang angesagt.« Und den Prozess der Institutionalisierung des Heimträgers beschreibt er so: »Dieser Reha-Verein wurde mit lauteren Motiven gegründet. Aber er ist genau das Gegenteil von dem geworden, weswegen er gegründet wurde. Eine Verwahranstalt, zwischenzeitlich integriert im gemeindepsychiatrischen Verbund.«[219] Günter Stork, Mitglied des geschäftsführenden Vorstands der DGSP und Hans Cordshagen, beide Mitglieder des Fachausschusses Heime, lehnen Heime nicht grundsätzliche ab. Günther Stork hält eine Differenzierung unterschiedlicher Heimtypen für obsolet und Heime für bestimmte Menschen für notwendig. »Es gibt eben Betroffene, die Geduld und Langmut für sich einfordern und somit die Geschütztheit des Heimes für einen Lebensabschnitt brauchen. Brauchen deshalb, weil eine klinische Begleitung nicht mehr notwendig, aber eine ambulante Versorgung noch zu überfordernd ist.«[220] Hans Cordshagen bringt »Wohnverbünde« ins Spiel, die eine Flexibilität für Betroffene und Einrichtungsträger gewährleisten. Für stationäre Betreuung seien aber gewisse Standards unabdingbar.«[221]

2002 stand die Jahrestagung der DGSP in Stuttgart unter dem Motto »Meine Wohnung, (d)ein Heim«. Renate Schernus begann ihren – wie meist – nachdenklichen Vortrag mit den Worten: »Beim Wohnen, sofern von Psychiatrie in irgendeiner Weise tangiert, handelt es sich um ein Gelände mit üppigem Sowohl-als-auch.«[222] Am Ende ihres Vortrages, in dessen Verlauf sie unterschiedliche Bedürfnisse, Barrieren, Institutionalisierungen, Standards und Beziehungen kritisch reflektiert, kommt sie zu einem Ergebnis: »Es ist normal, verschieden zu sein. Daraus folgt, dass es auch normal ist, verschiedene Wohnbedürfnisse zu haben, die sich zum Teil aus einem unterschiedlichen Einsamkeits- oder Gemeinschaftsbedarf von Menschen ergeben, aber auch immer aus wichtigen Kontextvariablen.«[223] Elisabeth Hopfmüller von der »Forschungsgemeinschaft »Menschen in Heimen« der Universität Bielefeld fordert und begründet eindringlich eine »Heim-Enquête«, die neben einer empirischen Erhebung vor allem die Aufgabe hätte, eine Öffentlichkeit herzustellen und »das System als Ganzes einmal

216 Dörner 2001b, S. 21.

217 Schernus 2001, S. 17.

218 Heim 2001, S. 22.

219 Laupichler 2001, S. 25.

220 Storck 2001, S. 28.

221 Cordshagen 2001.

222 Schernus 2003, S. 8.

223 Schernus 2003, S. 12.

infrage stellen und dadurch den fälligen Paradigmenwechsel von der Formel »ambulant vor stationär«, die ja implizit beinhaltet, dass nach Ausschöpfung der ambulanten Angebote stationäre bereitgehalten werden müssen, hin zu einer »Community Care« (dann für alle) einläuten.«[224] Dieser Forderung, am Ende der Tagung in eine Resolution umgesetzt, schlossen sich die Tagungsteilnehmer*innen an, und verlangten: »Enquête der Heime« einsetzen – jetzt!«[225]

Anfang 2003 legte der Fachausschuss Menschen in Heimen, der seine Positionen auch in einer Veröffentlichung zur Diskussion gestellt hatte,[226] eine Broschüre »Kriterienkatalog für Heimaufsichten zur Überwachung von Wohnheimen für psychisch erkrankte Menschen«[227] vor, die innerhalb der DGSP heftig kritisiert wurde. Der FA wollte damit Heimaufsichten in die Lage versetzen sozialpsychiatrische Standards zur Überwachung von Heimen anzuwenden und sah sich in der »paradoxen Situation, einerseits die Kontrolle der Heime zu fordern und andererseits deren Auflösung voranzutreiben.«[228] 2004 fand eine gemeinsame Tagung der DGSP und der von Bodelschwinghschen Anstalten Bethel, Stiftungsbereich Gemeindepsychiatrie, statt. Eine »Heim-Enquête« war auf dieser Tagung kein Thema mehr, auch nicht mehr die Abschaffung von Heimen, sondern es ging eher um die Frage der Qualität von Heimen und deren Funktion in Verbundsystemen sowie um die Frage individueller Bedürfnisse und personenbezogene Hilfeplanung und Unterstützung. Wolfgang Bayer versuchte zu umschreiben, wann unter welchen Aspekten Heime dann einen Sinn haben könnten, wenn sie aufgrund eines individuellen Bedürfnisses oder (personenzentrierten) Wunsches angezeigt sind, in einem Hilfesystem (GPV) mit anderen Einrichtungen und Dienste eng verzahnt sind und über eine Reihe von Qualitätsmerkmalen verfügen. Entscheidend ist die Qualität der individuellen Hilfeplanung.[229] In eine ähnliche Richtung argumentierte Petra Gromann. Ihr ging es in erster Linie darum wie man zu einer »Inclusion« gelangen könnte.[230] Klaus Laupichler hat zwar mit Heimen schlechte Erfahrungen gemacht, wendet sich aber trotzdem gegen die Auflösung aller Heime[231] und Klaus Dörner formulierte einen »Qualitätskatalog für den zukunftsfähigen »guten Heimleiter«.[232] Im Vorfeld des Kongresses »Community Living« der DGSP und der Ev. Stiftung Alsterdorf im Oktober 2006 formulierte Harry Keuner noch einmal Anforderungen an das »ideale« Wohnheim.[233] Der Kongress Community Living fand, wie gesagt, als Kooperationsprojekt, statt. Initiativ hierbei war der Fachausschuss Menschen in Heimen, der eng mit Mitarbeiter*innen der hamburgischen Ev. Stiftung Alsterdorf zusammenarbeitete. Die Stiftung ging einen Weg der »Deinstitutionalisierung«, indem sie auf der einen Seite in hamburgischen Quartieren Wohnungen und

224 Hopfmüller 2003, S. 17.

225 DGSP-Jahrestagung 2003.

226 Schulze-Steinmann et al. 2003b.

227 Schulze-Steinmann et al. 2003a.

228 DGSP-Vorstand 2003a.

229 Bayer 2004.

230 Gromann 2004.

231 Laupichler 2004.

232 Dörner 2004b.

233 Keuner 2006.

Verbünde errichtete, in denen ihre – nun ehemaligen – Heimbewohner*innen nun betreut wohnen konnten. Auf der anderen Seite holte die Stiftung soz. die Gemeinde in das Anstaltsgelände hinein, um so die Anstalt in ein Wohnquartier zu transformieren. Hierbei bediene sie sich moderner Konzepte und Methoden insbesondere des amerikanischen »Community Living«, wie Anne Dore-Stein erläuterte.[234] Dies bedeutet, der Kongress ging nicht vornehmlich um Heime, Auflösung etc., sondern die Perspektive veränderte sich in Richtung Inklusion,[235] bürgerschaftliches Engagement und Gemeinwesenarbeit.[236] Klaus Laupichler blieb skeptisch.[237]

Auf einer Nachbesprechung zur Tagung im erweiterten Vorstand, wurde einerseits die Tagung als recht gelungen betrachtet, jedoch auch in einigen Punkten deutliche Kritik geübt. Insbesondere die Diskussionskultur, die Unterbindung von Diskussionen zu den zum Teil kontrovers aufgenommen Vorträgen wurde bemängelt. Darüber hinaus waren wenig Psychiatrie-Mitarbeiter*innen, Betroffenen und Angehörige anwesend, sodass kein Trialog stattfinden konnte. Mit den Vertreter*innen des Fachausschusses und der Ev. Stiftung Alsterdorf gab es kein Einvernehmen hinsichtlich der Einschätzung und so wurde das Angebot der Stiftung, – heftig unterstützt vom Fachausschuss – eine weitere Tagung im Jahre 2008 zu veranstalten, skeptisch aufgenommen.[238] Die Tagung kam nicht zustande, unter anderem auch weil der hamburgische Landesverband, die HGSP, eine der nächsten Jahrestagung ausrichten wollte. Gewissermaßen wurde dann mit der Jahrestagung 2009 unter dem Motto »Raus aus dem Getto ... Gemeinsam leben im Stadtteil« in Hamburg ein Kompromiss gefunden, denn hier trat die DIAKONIE-Hamburg als Mitveranstalterin auf.[239] Auf dieser Tagung wurde vor allem das Thema »Community Living« unter dem Aspekt des »Sozialraumes« breit diskutiert.[240]

Die Themen des »Community Living« sowie der »Sozialraumorientierung« fanden Eingang in die fachliche Ausrichtung des Fachausschusses – und darüber hinaus. Deutlich wurde das unter anderem in der Stellungnahme des Fachausschusses zum neuen Heimrecht, welches in der Folge der Föderalismusreform notwendig geworden war.[241] Nun wurde Wert darauf gelegt: »Nicht die Sonderwelt der professionellen Unterstützungsleistung (z.B. im Heim) mit ihren Sonderregeln, sondern das Leben in Nachbarschaften, der möglichst barrierefreie Zugang zu unterschiedlichen gesellschaftlichen Lebensbereichen, allgemein formuliert, Teilhabe am gesellschaftlichen Leben, sollen

234 Stein 2007.

235 Clausen 2007; Dörner 2007a.

236 Wunder 2007.

237 Laupichler 2007.

238 DGSP-Vorstand 2007.

239 Das war ein raffinierter Schachzug, denn die DIAKONIE in Hamburg arbeitete im Gegensatz zur Ev. Stiftung Alsterdorf eng mit den übrigen Einrichtungsträgern der Sozialpsychiatrie – auch der HGSP – eng zusammen.

240 Vgl. vor allem das Themenheft der Sozialen Psychiatrie 34 (2) 2010. Hier insbesondere Budde und Früchtel 2010 Aber auch schon vorher: Kessl 2009.

241 Die »Föderalismusreform I« regelte seit 2006 die Zuständigkeiten und Kompetenzen zwischen Bund und Ländern neu. Aus diesem Grund musste auch das bisher allein vom Bund geregelte »Heimrecht« geändert werden. Die Länder regelten daraufhin das »Heimrecht« in den sog. »Wohnteilhabegesetzen«.

das anzustrebende Ziel sein«. Dies bedeute, dass das Heimrecht nur auf eine eng begrenzte Art der Einrichtung angewendet werden sollte und nicht auf »selbst organisierte Wohnformen oder ambulant gewährte Unterstützungsleistungen«.[242] Ansonsten wurde gefordert, die Teilhabemöglichkeiten und Lebensweltorientierung zu stärken, Mitwirkungs- und Partizipationsrechte zu stärken und die Kontrollmöglichkeiten auch auf Aspekte der sozialpsychiatrischen Arbeitsweisen, Lebensqualität, Verwirklichung von Bürgerrechten und Empowerment zu richten. Auch die Qualifikation der Mitarbeiter*innen ist zu entwickeln, Eigenverantwortung der Träger unterstützen, Entbürokratisierungspotenziale auszuschöpfen und im Bund eine einheitliche Rechtsanwendung zu garantieren. Nicht nur der Fachausschuss bezog sich hierbei auf die Diskussion um Selbsthilfe, Partizipation und Empowerment, die mit dem zunehmenden Selbstbewusstsein der Psychiatrieerfahrenen zunehmend relevanter wurde. Insbesondere Heiner Keupp stellte sich an die Seite einer »empowerten« Selbsthilfe und forderte »Mut zum aufrechten Gang«.[243] Seine These ist, dass »angesichts einer spürbaren Lähmung in der professionellen Reformszene [sind] es gegenwärtig vor allem einige Gruppen von Psychiatriebetroffenen (…), von denen Veränderungsimpulse ausgehen.« Er konstatiert, dass die Selbsthilfebewegung sich in den letzten Jahren stark entwickelt habe und »in der Mitte der Gesellschaft« angekommen sei. Mit der »Community Care« kommt die Perspektive der Partizipation an gesellschaftliche Normalität und die Souveränität über das eigene Leben erlangt man/frau über Partizipation und Empowerment. Neben einer salutogenetischen ist für ihn die Empowerment-Perspektive entscheidend, da sie eine sowohl individuelle als auch gesellschaftliche Perspektive im Rahmen von Verwirklichungschancen verfolgt. Empowerment ist für Keupp nicht zuletzt ein politisches Projekt, das sich gegen gesellschaftliche Ungleichheit und Benachteiligung richtet.

Hierauf bezogen sich unter anderem die »Denkanstöße«, die 2010 um das Thema Heime erweitert wurden, jedoch noch nicht. Es wurde bemängelt, dass viele Menschen »wohnortfern« in Heimen untergebracht werden. Gefordert wurde, dass bestehende Heime sich zur Stadtteilkultur öffnen und Teil des sozialpsychiatrischen Netzwerks sein sollten. Insbesondere in ländlichen Gebieten soll der Schwerpunkt in der ambulanten Versorgung liegen, Hilfeberechtigte sollte eigenständige Mieter der Wohnungen sein und die Finanzierung von Wohnen und psychosozialen Hilfen sollte getrennt erfolgen. Auch eine Heim-Enquête wurde gefordert. Im Jahre 2012 stellt der Fachausschuss »Menschen in Heimen« die Broschüre »Eingliederungshilfe auf dem Weg zur Inklusion« vor. Hier heißt es im Vorwort mit Bezug auf notwendige Veränderungen in der Folge der UN-BRK: »In dieser Veränderungsphase stellt der Fachausschuss Menschen in Heimen in der DGSP zur Diskussion, was dies für die Betreuung von Menschen mit psychischen Behinderungen in der Wohnform Heim bedeuten kann und muss. Die sozialpsychiatrische Landschaft hat sich gewandelt, hin zu einem ambulanten, differenzierten und auf die Person zentrierten Hilfesystem. Darin sind sozialpsychiatrische Wohnheime immer noch ein wichtiger Teil; insbesondere für Menschen mit hohem und komplexem Hilfebedarf, stellen sie oftmals die einzige Möglichkeit zum Wohnen mit fachlicher Unterstützung dar. In der Fachöffentlichkeit werden sie dennoch seit Jahren

242 Vgl. auch zum Folgenden Arms et al. 2007.

243 Vgl. zum Folgenden: Keupp 2007.

eher ungern und wenig wahrgenommen, bisweilen mit der Begründung, das System Heim sei überholt und würde nur noch für eine überschaubare Zeit genutzt. Die Realität gestaltet sich anders.«[244] Die DGSP hatte ihren Frieden mit den Heimen gemacht.

Allerdings geht die Diskussion weiter: Dass das Heim überholt ist, aber zugleich »Glanz und Elend der Psychiatriereform« markiert, darauf wiest Michael Eink in seinem zusammenfassenden Aufsatz hin, in dem er weitere Reformen in Richtung »Ambulantisierung« anregt.[245] Neuerdings geht zumindest ein Teil der Diskussion in eine ganz andere Richtung: Unter Bezugnahme auf den Dörner'schen Begriff von »den Schwierigsten« sowie auf die zunehmende Ökonomisierung und Singularisierung der Gesellschaft mit der Begleiterscheinung der »Egalisierung des Andersseins« kritisieren Fritz Bremer und Wolfgang Bayer eine Situation, »wo die »Verflüssigung« der Gegensätze dazu benutzt wird, die »Sonderwelten« für Menschen mit Behinderungen polemisch zu diffamieren und durch Gesetzgebung infrage zu stellen. Ziel ist, dadurch zu einer Reduzierung des Mitteleinsatzes zu kommen, um die Standortvorteile im globalisierten Wettbewerb zu verteidigen, zu sichern und am Ende folglich nur noch die Menschen zu unterstützen, bei denen es sich lohnt.«[246] Heime mutieren hier zum Bollwerk gegen den globalisierten Kapitalismus.

Ein ganz wesentlicher Streit innerhalb der DGSP war der um den personenzentrierten Ansatz der AKTION PSYCHISCH KRANKE. Zwar hatte der Vorstand der DGSP sich hinter den Ansatz gestellt, die »Kölner Erklärung« des Kontaktgesprächs Psychiatrie unterzeichnet und sich 2002 in ihrem »Positionspapier« eindeutig dazu bekannt. Darüber hinaus bot sie Fortbildungen zum personenzentrierten Ansatz und insbesondere zum Umgang mit dem IBRP an.[247] Jedoch wurden die Aktivitäten der APK auch kritisch verfolgt. Jörg Demand veröffentlichte 1995 eine erste Kritik, die die Gefahr einer »Entmenschlichung und Re-Medizinisierung« aufzeigte.[248] Auch Ursula Plog zeigte sich 1996 erbost über den IBRP in Berlin Reinickendorf.[249] Jedoch entzündete sich die Diskussion um den personenzentrierten Ansatz, meist anhand des IBRP; erst ab dem Jahr 2000 und kam – nicht zufällig – in der Mitte des Jahrzehnts zu seinem Höhepunkt. Jörg Demand erneuerte 2000 seine Kritik, wo er die aus seiner Sicht große Begrenztheit des Instrumentes im Hinblick auf die Gestaltung einer therapeutischen Beziehung herausstellte: »Indem den sog. personenbezogenen Hilfen an einem klaren, zielorientierten Weg liegt, vergeben sie mit Sicherheit die therapeutische Chance, die darin liegt, mit dem Klienten gemeinsam, hinhörend und begleitend nach seinem Weg zu suchen. Indem die sog. personenbezogenen Hilfen die »Ursache« – den Hintergrund – abspalten, vergeben sie möglicherweise die therapeutische Chance, die darin liegt, das vordergründige Symptom als Ausdruck einer Krise, einer Identitätsverletzung zu begreifen und nach Lösung suchend damit umzugehen.«[250] Ursula Plog sprach in

244 DGSP-FA Menschen in Heimen 2012, S. 2.

245 Eink 2017.

246 Bremer und Bayer 2019, S. 38.

247 In den nächsten Abschnitten verwende ich das Kürzel »IBRP« auch dann, wenn es den »personenzentrierten Ansatz« betrifft.

248 Demand 1995.

249 Plog 1996.

250 Demand 2000, S. 33.

derselben Ausgabe der SPI, dass die Sozialpsychiatrie sich im »zwanghaften Erstellen von Strichlisten« verliere. Sie kommt zum Ergebnis: »Vielleicht ist das, was als Reduktion erscheint oder als zwanghaft bewertet wird, eine Datensammlungsphase, die uns zu neuen Erkenntnissen von gemeindlichen und sozialpsychiatrischen Entscheidungs- und Hilfsprozessen verhilft. Wir hätten dann alle geholfen, dass neues Wissen entsteht. Die Gefahr ist, dass Kontrollen verschärft werden, Zwänge größer, Wahlmöglichkeiten noch mehr eingeschränkt und dass die Bindungsfähigkeiten von Patientinnen und Patienten jenseits der Kontakte zu den Helfenden verkümmern. Das IBRP immanente Konzept der Personenzentriertheit schützt nicht vor Missbrauch, weder vor persönlichem noch vor politischem. Wer kontrolliert die planenden Helfer«?[251]

Zur selben Zeit erscheint ein Artikel von Ulrich Seibert in der Sozialen Psychiatrie, in dem er den »neuen Kurs« der DGSP dahingehend kritisiert, dass er »überschattet durch eine neuerliche Favorisierung von medizinischen Modellen der Sozialpsychiatrie« wird, die die gemeindepsychiatrischen Grundideen zugunsten einer medizinischen Hilfsfunktion aufhebe. Seine Kritik wendet sich vor allem an die Art der Finanzierung, die zunehmende Bürokratisierung und den gemeindepsychiatrischen Verbund: »Die GPV-Idee ist auf dem Weg, aus der Gemeindepsychiatrie eine totale Institution im Sinne von Goffman zu machen und damit Strukturen der traditionellen Anstaltspsychiatrie zu übernehmen.«[252] Hierzu erfolgt zunächst eine je kurze Replik von Jörg Demand und Joachim Speicher. Wie zu erwarten stimmt Jörg Demand den Ausführungen zu und erweitert sie um methodische Probleme des Ansatzes, die er ausmacht in der Abspaltung des lebensgeschichtlichen Kontextes, die »Kundenperspektive« und befürchtet, dass »Gemeindepsychiatrie zu einem straff organisierten, leicht kontrollierbaren Geschäft wird«.[253] Joachim Speicher verteidigt den IBRP, indem er als erstes den IBRP in seinem Sinngehalt noch einmal erläutert und auf das Problem der Niedrigschwelligkeit und Kooperation eingeht und dann die Intention der APK erläutert: »Die Aktion psychisch Kranke macht mit ihren Vorschlägen zum personenzentrierten Denken und Handeln eben mehr als den Versuch, ein Instrumentarium zur Erhebung und Erfassung von Hilfebedarfen zu entwickeln. Es ist der gelungene Entwurf, endlich die Dinge so zusammenzufassen, dass die Gemeindepsychiatrie, von der Ulrich Seibert spricht, verwirklicht werden kann.«[254]

Richtig heiß befeuert wird die Diskussion durch einen Vortrag von Klaus Dörner auf einer Tagung des Landschaftsverband Rheinland am 19. April 2004, wo er unter der Überschrift: »Das Handeln der psychosozialen Profis – zwischen individueller Hilfeplanung und Begleitung im Lebensfeld« die Psychiatrieentwicklung der letzten 30 Jahre kritisiert.[255] Die Psychiatrieentwicklung ist, so Dörner, zunehmend unter die »die Räder des neuen Marktdenkens« gekommen, worunter nicht nur »die Letzten« (»Selbstbestimmungsunfähigen«), sondern auch die »bürgerschaftliche Solidarität« »abgewählt« wurde. Er kritisiert den IBRP, nicht nur hinsichtlich Bürokratisierung, sondern auch,

251 Plog 2000, S. 16.

252 Seibert 2000, S. 45.

253 Demand und Speicher 2000, S. 34.

254 Ebd. S. 35.

255 Vgl. zum Folgenden Dörner 2004a.

dass Menschen ihrer Einmaligkeit beraubt sind, als Summe ihrer Defizite beschrieben werden, die Hilfeziele als Leistungsziele definiert werden und nicht als Anreicherung von Bedeutung – und anderes mehr. Für Dörner gilt. »Das Markt-Paradigma unterstellt also den selbstbestimmten Experten seiner selbst als Auftraggeber für die Reparatur von Leistungsdefiziten, also ihm eher Unbekanntes, und als Individuum, das es lebensweltlich-konkret gar nicht gibt, einem Menschenbild folgend, dem sich jeder Profi und sonstige Bürger empört widersetzen würde.«[256] Klaus Dörner formuliert sein Fazit entsprechend dieser Fundamentalkritik entsprechend: »Das Dilemma des neuen Paradigmas, das im Kern ein Marktparadigma ist, nicht mal wesentlich Kosten senken wird und dafür von einem technokratischen Menschenbild, nicht mehr vom Letzten her fachliche Standards und Professionalität aushöhlt und dadurch für viele Behinderte eine mögliche kommunale Integration eher verhindert, dieses Dilemma kann nur durch ein grundsätzliches Umsteuern aufgelöst werden.« Sein Vorschlag: »Und daher können wir glaubwürdig nicht für unsere Einzelinteressen, sondern nur für die Bedrohung der solidarischen Gesamtgesellschaft auf die Straße gehen, aber das können wir.«[257]

Es war völlig klar und wohl auch bezweckt, dass solche Positionen – nicht unähnlich den moralisch begründeten und mit missionarischem Gestus vorgetragenen Positionen zur Grundhaltung und Auflösungsbeschluss vor 30 Jahren – das in der DGSP organisierte oder ihr nahestehenden Fachpublikums aufwühlen würde. So folgte dann auch eine rege bis erbitterte Diskussion in der Sozialen Psychiatrie pro und contra.[258] Nachdem sich seine erste »Konsternierung« gelegt hat, schreibt Peter Kruckenberg, dass er im Hinblick auf das Vordringen des Neoliberalismus sowie der Notwendigkeit, Gemeinwesen orientiert zu arbeiten, mit Dörner durchaus konform geht, aber da hört es auch schon auf. Er hält die vorgenommene »Entwertung von Selbstbestimmung« fatal sowie die Kritik am IBRP als »frontales Herumfummeln an Individuen« als »generalisierend abkanzelnd«. Die Polemik gegen Kontrolle, Dokumentation, zeitorientierte Finanzierung hält Peter Kruckenberg für überzogen, nicht zuletzt, da Hilfebedarfsgruppen ein »Bollwerk gegen Vermarktlichung« seien. Kruckenberg kommt zum Resümee: »Dein Artikel macht mir Unbehagen – diejenigen, die zurzeit nicht über das Anklagen hinauskommen und für die Kontrolle, Hilfeplanung, Dokumentation, Refinanzierung etc. sämtlich Werkzeuge des Teufels sind, können sich jetzt auf Dörner berufen. Das in einer Zeit, in der fachlich fundierte, persönlich engagierte und sehr differenzierte Auseinandersetzungen auf allen Ebenen, d.h. in den Einrichtungen, mit den Leistungsträgern, mit der Politik u.a. gefordert sind.«

Jörg Demand, der in vielen Punkten mit Dörner übereinstimmt, hat aber doch einiges zu kritisieren, insbesondere den Rigorismus und die Undifferenziertheit, die aus Dörners Kritik heraus scheint. Demand setzt sich damit auseinander, »was ich zunächst einmal im Blick auf die Frage der Deinstitutionalisierung Dörners einseitigen und undifferenzierten Rigorismus nennen möchte«. Dies mag bei Frage des »Auflösungsbeschlusses« 1980 eine angemessene Haltung gewesen sein. Aber »Während vor 25 Jahren

256 Dörner 2004a, S. 40 Er weist damit implizit die vorgenannten Analysen von Bröckling und anderen zurück.

257 Ebd. S. 41.

258 Vgl. zum Folgenden Kruckenberg et al. 2004.

im Auflösungsbeschluss eine ziemlich pauschale und einseitige Diffamierung im Vordergrund stand, zeigt sich mir heute ein höchst differenziertes, manchmal auch undifferenziertes Bild, das nicht nach einfachen Entweder-oder-Kriterien bewertet werden darf.« Er bemängelt auch eine undifferenzierte Pauschalbewertung von Heimen und »bekommt bei der Lektüre einzelner Passagen des Artikels, wie z.B. verfassungsfeindlichen Organisationen, Geiselnahme, Lebenszeitdieben, »ein Frösteln auf der Haut«; dies gilt auch für den Aufruf, »wie vor 25 Jahren auf die Straße zu gehen.« Zum Ende seines Artikels beschwört Jörg Demand einen auf »reflexiver Distanz« beruhenden Umgang miteinander und – Supervision.

Matthias Rosemann entgegnet Dörner – und dabei auch die Soltauer Impulse – anhand der Erfahrungen in Berlin-Reinickendorf mit dem IBRP etc. Dort haben die Protagonisten, sich nicht im »zwanghaften Erstellen von Strichlisten verloren« sondern eher positive Erfahrungen gemacht. Das Instrument berücksichtige auch die Stärken und die Perspektive der Klient*innen sei nicht reglementiert worden. Allerdings teilt Rosemann die Sorgen um die Entwicklung des Sozialsystems, obwohl dies bei ihm konkreter ausfällt – nämlich mit Bezug auf die aktuelle Hartz-IV-Reform.

Eine sehr grundsätzliche Zustimmung mit Bezug auf die deutsche Vereinigung sowie religiöse Anklänge erhält Klaus Dörner von Wolfgang Kupfernagel, der sich zunächst bezieht auf ein »Niederringen« des kommunistischen Systems und der Einführung und Ausbreitung der Marktwirtschaft. In seinem Resümee bezieht er sich besonders auf diese Metapher: »Wir brauchen die Kommunikation über die Sachziele und über die Mittel, sie zu verwirklichen. Aber es gibt keinen vernünftigen Grund, uns aus dieser Kommunikation zu drängen oder drängen zu lassen. Und es gibt viel Grund, unser Menschsein und das Menschsein derer, für die wir uns haben verantwortlich machen lassen, nicht zur Disposition zu stellen. Rationalität, planende Vorausschau, Gestaltungswille, Macht- und Kontrollbedürfnisse gehören dazu, aber auch Vertrauen, Liebe, Treue, Geborgenheitsbedürfnisse und Verbundenheit mit anderen. Lassen wir uns nicht von den Reduzierern reduzieren. Ehe diese ihre Reduziertheit selbst erkennen, ist es für viele von uns zu spät. Deshalb: Auseinandersetzung jetzt! Kein Ringen mit dem Ziel des Niederringens. Aber Ringen schon.

Christian Reumschüssel-Wienert antwortet Klaus Dörner in seiner üblichen polemischen Art und versucht, ihm innere Widersprüche nachzuweisen. So schreibt er, dass die Kritik, Menschen durch Zuordnung in eine Gruppe bzw. »Güteklasse« ihrer Einmaligkeit zu berauben merkwürdig sei, da in den von Klaus Dörner angeregten Finanzierungsformen (z.B. Sozialraumbudgets) Menschen gar nicht mehr vorkommen und fragt, ob dies denn würdiger sei. Darüber hinaus geht er darauf ein, dass es sich bei dem IBRP eben nicht um einen »umfassenden rationalen Plan« handele, sondern um eine »zeitlich begrenzte Perspektive«, die sich zudem daran orientiere, was in einer individualisierten Gesellschaft ohnehin üblich sei: Man plant sein Leben. Er stellt die These auf, dass bei Klaus Dörner in seiner Ablehnung von »Hilfeplankonferenzen« und seinem Vorschlag, eine »Handvoll Profis« stattdessen entscheiden zu lassen, eine »Sehnsucht nach dem guten König« durchscheine. Sein Resümee ist: »Vielleicht sollten wir uns der Zukunft nicht verschließen, sie eher als Herausforderung sehen und nicht als Bedrohung. Vielleicht gibt es für uns Profis eine Perspektive, die zwischen arrogantbesserwisserischen Dienern und coolen Dienstleistern liegt. Wie wär's mit »cooler Diener«?

Eine – vorläufig letzte – Kritik formuliert Maria Rave-Schwank etwas später.[259] Sie kritisiert zunächst erst einmal den Stil des Vortrages, den Klaus Dörner sich selbst exkulpierend als »rücksichtslos«, »einseitig« und »destruktiv« ankündigt und einlöst. Sie bezieht danach ihre Kritik auf drei Punkte: Kontrolle, Rückzug und Begegnung sowie Zukunftsplanung. Sie schreibt, dass man in der Arbeit nicht nur absoluten Freiraum benötigt, sondern auch Vorgaben, Regeln und Kontrolle. Hilfeplankonferenzen z.B. sind ein Instrument, um flexibler und weniger fixierend-kontrolliert zu arbeiten. Bei der Arbeit mit dem IBRP kommt es darüber hinaus darauf an, »*wie* miteinander gesprochen wird und wie dieses Instrument genutzt wird«. Rave-Schwank findet die disqualifizierende Kritik Dörners »ungerecht und kränkend«. Sie schreibt – unter Bezugnahme auf Douglas Bennet – zur Arbeit mit dem IBRP: »Für mich liegt in solchen begrenzten, konkreten und ganz individuellen Zeilen, die natürlich überprüft und verändert werden, das Herzstück einer Begleitung von Langzeitkranken versteckt. Wie viel Fantasie, wie viele Gesprächsthemen eröffnen sich dabei!«[260] Soweit zu den Kritiken. So unterschiedlich die Kritiken auch waren, in einem waren sich alle Autor*innen einig: Die sozialstaatlichen Entwicklungen in Deutschland sowie die »Vermarktlichung des Sozialen« wurden einhellig abgelehnt.

Dörner antwortet auf seine Kritiker*innen noch einmal auf seine sehr heftige und grundlegende Art und Weise[261], wobei er sich auf den schon vorm zitierten Aufsatz von Ursula Plog aus dem Jahr 2000 bezieht und setzt sich mit den beiden unterschiedlichen Konnotationen des Begriffes der »Personenzentrierung« auseinander. Zum einen kann die fachliche Hilfe auf die Lebensgeschichte eines Menschen bezogen sein, in die Welt des anderen einzutreten, ohne sich darin zu verlieren« und in der anderen Perspektive »wird der Mensch zum Objekt von Verhandlungen, zum Hilfsobjekt, mit der Stärkung der Experten- und Profisicht.« Gerade in Zeiten des Neoliberalismus wird die »partnerschaftlich-dialogische Augenhöhe-Beziehung ein normativer Wunschtraum« (...) »und Selbstbestimmung bleibt Gefasel, wenn zum einen nicht mal Berücksichtigung findet, dass sie in Fremdbestimmung gründet, und wenn sie zum anderen nicht mit dem gleichgewichtigen Grundbedürfnis nach »Bedeutung für andere« balanciert ist.« Von diesem Ausgangspunkt aus ist nicht nur eine Sozialraumzentrierung und -budget das Mittel der Wahl, Klaus Dörner kritisiert von dieser Position auch seine Kritiker.

Jörg Demand antwortet er – leicht kryptisch – wie er denn den »Letzten«, dem aus betriebswirtschaftlichen Gründen die Freiheit vorenthalten wird, von seiner Bettkante bekomme. Matthias Rosemann weist er zurecht, dass, »je kränker ein psychisch Kranker ist, desto mehr habe ich als Profi doch gerade meine Zeit mit den menschlichen und materiellen Ressourcen drumherum zu verbringen, mit dem Sozialraum, statt am isolierten Individuum »herumzufummeln«.« Bei Wolfgang Kupfernagel bedankt er sich für dessen Aufnahme des Lenin-Sprachbildes von Kontrolle und Vertrauen, der Warnung vor jeglichem Reduktionismus und den Hinweis auf »Liebe, Treue und Gebor-

259 Vgl. im Folgenden: Rave-Schwank 2005.

260 Rave-Schwank 2005, S. 33.

261 Vgl. zum Folgenden: Dörner 2005.

genheitsbedürfnisse«. Reumschüssel-Wienert bekommt besonders sein Fett weg, »weil bei ihm die Zungenschläge der instrumentellen Vernunft besonders munter zum Zuge kommen, womit er unfreiwillig meinen Kassandra-Thesen Futter gibt«.[262] Durch die angeführten Argumente lässt die »Schöne Neue Welt« grüßen, die auch bei dem Hamburger marktförmigen Gegenkurs zur Gemeindepsychiatrie zu beobachten sei. Zum Schluss schlägt Klaus Dörner versöhnlichere Töne an: Als Interpretation der Figur des »Coolen-Diener« beschreibt er die Figur des »bezahlten Sozialprofi«, der – im Rahmen des Grundgesetzes, zunächst »die Würde des anderen erst zu achten und dann erst zu schützen – nicht umgekehrt – vorschreibt«.« Bei Joachim Speicher bedankt sich Klaus Dörner, dass dieser ihn auf einer Mainzer Veranstaltung überhaupt erst auf die Idee eines Vortrages mit dem Thema gebracht hat.

Die Diskussion um den personenzentrierten Ansatz und dem IBRP steht in einem sehr engen Zusammenhang mit der Diskussion um die sog. »Soltauer Impulse«, die zum selben Zeitpunkt, von denselben Leuten – auch in denselben Heften der Sozialen Psychiatrie geführt worden sind. In einer Nachschau stellt Fritz Bremer das zeitgleiche Erscheinen der Soltauer Impulse mit dem oben genannten, heftig diskutierten Artikel Klaus Dörners als eine nicht zufällige Erscheinung dar. Er schreibt: »Klaus Dörner, dessen Text »Das Handeln psychosozialer Profis«, zur selben Zeit erschien, formulierte seine Auffassung so: »Das war ein notwendiger Doppelschlag«.«[263]

Aber alles nacheinander: Das Entstehen de Soltauer Initiative hat seinen Grund in den neoliberalen Entwicklungen, die in Gesellschaft und – vor allem – Sozialstaat zu beobachten waren. Ein – wenn man so will – Anlass ergab sich im Nachklang zur DGSP-Jahrestagung 2003 in Dresden zum Thema »Schlimmer gehts immer – Profis in der Psychiatrie zwischen Sparzwang und Visionen!« Bei dieser, mit circa 400 Teilnehmer*innen recht gut besuchten Tagung standen insbesondere die Arbeitsbedingungen und Arbeitssituation der in der Psychiatrie beschäftigten Mitarbeiter*innen im Vordergrund.[264] Auf dieser Tagung prallten die unterschiedlichen Positionen aufeinander. Den Eingangsvortrag hielt Christian Reumschüssel-Wienert, der anhand der Beck'schen Individualisierungsthese für die ambulante gemeindepsychiatrische Arbeit von »Unsicherheit und Individualisierung« sprach. Er empfahl angesichts dieser Situation, das »Empowerment« reflexiv auf sich selbst, die Profis, anzuwenden und so zu einer »offensiven Professionalität« zu gelangen.[265] Matthias Rosemanns Beitrag ging in eine ähnliche Richtung. Die von ihm beschriebenen Strukturveränderungen würden vielfach Verunsicherung erzeugen, denen es zu begegnen gilt. Vor allem sei es eine vernünftige Strategie, sich mit Herausforderungen bekannt zu machen und ihnen zu begegnen und – vor allem – die notwendigen Veränderungen selbst mit zu gestalten. Hierzu gehört

262 Eine kleine persönliche Bemerkung muss hierzu erlaubt sein: Seitdem klebt der Makel des Neoliberalen an mir (CRW) wie die Nudel im Gesicht von Loriot.

263 Bremer 2020, S. 54.

264 Eine gute Zusammenfassung der Tagungsvorträge und Erläuterungen zu den Thesen der Soltauer Impulse gibt Osinski 2006c.

265 Reumschüssel-Wienert 2004.

auch Qualitätsmanagement und Kontrolle, die, neben Qualifizierung und Fortbildung für die Mitarbeiter und Führung durch die Leitungskräfte notwendiger denn je seien.[266]

Wolfgang Kupfernagel, Fritz Bremer und andere[267] formulierten eine Position, in der sie – jeweils mit anderen Akzenten – eine grundsätzliche Kritik an den herrschenden ökonomischen Verhältnissen im Allgemeinen verbanden mit einer Kritik an verdinglichendem Qualitätsmanagement und anderen Formen neueren Managements. Deren Folge sei »Objektivierung des anderen«, »Depersonalisierung« oder auch eine entfremdete Sichtweise als »Kunden«.[268] Lange Rede, kurzer Sinn: Die vielfältigen, kontroversen Vorträge und Impulsbeiträge auf der Tagung regten zu ebenso vielfältigen, teilweise heftigen Diskussionen und Kontroversen an. Sie führten letztlich zur Gründung der Soltauer Initiative, die schon auf der Rückfahrt von Dresden von den Protagonist*innen verabredet wurde. Renate Schernus schildert dies so: »Genau genommen ist die Idee zu der sog. Soltauer Initiative am 15.11.2003 nachmittags auf einer Bahnfahrt zwischen Dresden und Hannover entstanden«.[269] Sie und Fritz Bremer saßen im Zug und überlegten anhand der Vorträge und Eindrücke der Dresdner Tagung, »dass das pragmatische Vorgehen mit den sog. nackten Tatsachen nicht daran hindern dürfe, die Lage zu analysieren und Wahrnehmungen, auch und gerade von Basismitarbeitern, ernst zu nehmen – ja, das was wir selbst hinter den Fassaden zu spüren meinen, ernst zu nehmen.«[270] Sie verabredeten sich mit ein paar Freund*innen in einem von Jörg Demand unterstützten Selbsthilfecafé in Soltau,[271] einer kleinen Stadt in der Nordheide und konzipierten die »Soltauer Impulse – zu Sozialpolitik und Ethik am Beispiel psychiatrischer Arbeitsfelder«, die auch in der Sozialen Psychiatrie veröffentlicht wurden,[272] und zwar in derselben Nummer 3/2004, in der auch der oben diskutierte Aufsatz von Klaus Dörner zum »Handeln psychosozialer Profis« erschien. Da war er, der Doppelschlag!

Aus einer von der katholischen Sozialethik (F. Hengsbach) inspirierten Position beschrieben die Protagonist*innen ihre durchaus auch von einer antikapitalistischen Perspektive durchdrungenen Wahrnehmungen in 12 Thesen. Sie beziehen sich darauf, dass das Netz der gesellschaftlichen Solidarität reißt, und eine verminderte Toleranz und Akzeptanz von Anderssein in der Gesellschaft. Die Gesellschaft würde in eine »Horde marktbesessener Athleten« verbogen und es entsteht eine »Zwei-Klassen-Psychiatrie«. Die Mitarbeiter erleben sich als fremdbestimmt, enteignet, unter Zeitdruck und ohne Einflussmöglichkeiten sowie von »Sekundärtätigkeiten« wie Qualitätsmanagement, Personenzentrierung und individueller Hilfeplanung von ihren »eigentlichen« Aufgaben abgehalten. Das Hilfesystem wird in ein unter Spardruck stehendes Marktsystem

266 Rosemann 2004. Ich zitiere an dieser Stelle nur die beiden Autoren, da sich die Protagonist*innen der Soltauer Initiative in der Hauptsache an diesen beiden abarbeiteten.

267 Das waren z.B. Michael Eink, oder Stephan Debus, die hier leider, ebenso wie Rudolph Helzel, nicht weiter erwähnt werden.

268 Kupfernagel 2004; Bremer 2004.

269 Schernus 2008, S. 159.

270 Ebd., S. 164.

271 Bremer 2020, S. 54 Jörg Demand war zu der Zeit Leiter des Soltauer Sozialpsychiatrischen Dienstes.

272 Soltauer Initiative 2004.

verwandelt, in dem die Klienten zu Kunden mutieren. Und: »Durch den zunehmenden Druck durch Institutionalisierung, Bürokratisierung und administrative Auflagen geht vielen sozialpsychiatrischen Initiativen die Luft aus.« Die Soltauer Impulse, die schon bei Beginn ihrer Veröffentlichung von über 70 Persönlichkeiten des öffentlichen Lebens und einflussreichen DGSPler*innen, davon 10 Mitglieder des 15-köpfigen direkt gewählten Vorstandes der DGSP,[273] unterzeichnet wurden, wurden gleichermaßen wie der oben genannte Aufsatz von Klaus Dörner heftig diskutiert, zumal sich die Konfliktlinien überschnitten und die »Lager« sich jeweils personell entsprachen. So erläuterte Horst Börner 2005 die Soltauer Impulse noch einmal,[274] woran sich dann eine kontroverse Diskussion anschloss.

Hier hat sich neben Matthias Rosemann mit seiner oben genannten Kritik Georg Schulte-Kemna eingemischt. Er betont, dass die kritisierte »Bürokratisierung« auch eine Errungenschaft sei, die soziale Rechte sichere, dass »Steuerung« nicht nur ein Ungeheuer sei, sondern für eine weitere Psychiatriereform unerlässlich sei und dass »die Soltauer Initiative den personenzentrierten Ansatz nur völlig bruchstückhaft und karikierend aufnehme.«[275]

Natürlich hat sich auch Christian Reumschüssel-Wienert in die Debatte – wieder einmal – mit einer scharfen Polemik eingemischt. Er wirft den Verfasser*innen eine kaum verhüllte interessenpolitisch motivierte Forderung nach mehr Ressourcen vor, für die »Modernisierungsverlierer«, wie Psychiatrieerfahrene argumentativ in Geiselhaft genommen werden.[276] Eine Antwort erfolgt von Jörg Demand, der dem »sehr geehrten Herrn Reumschüssel-Wienert« die einfühlend-verstehende Arbeit mit insbesondere chronisch psychisch kranken Menschen erklärt und zum Ergebnis kommt: »Als Professionelle müssen wir uns bewusst sein, dass wir in der psychiatrischen Arbeit mit chronisch Kranken keine technischen Produkte herstellen – passgenau und zielorientiert. […] Von daher verbietet sich meines Erachtens die Übertragung von Begriffen, die sich mit der Herstellung und Vermarktung technischer Produkte bewährt haben mögen, auf unser Fachgebiet und auf unseren Umgang mit Menschen.«[277] Renate Schernus antwortet dem »lieben Matthias Rosemann« schon etwas anders. Sie hebt noch einmal hervor, dass sie mit dem »personenzentrierten Ansatz«, die Furcht hegt, dass sich eine effizienzorientierte, ökonomisierende »New-Speech« in der Psychiatrie durchsetz; Reinickendorf ist nicht überall, da in vielen Regionen der Mensch nicht im Mittelpunkt stehe, sondern eher stört. Darüber hinaus erläutert sie noch einmal das Anliegen der Soltauer Impulse, »darauf aufmerksam zu machen, dass sich das Ganze nicht in einem sozialpolitischen neutralen Raum abspielt« und sucht in diesem Zusammenhang die Nähe zur APK, indem sie mit Bezug auf Dyrk Zedlick[278] beteuert, dass die therapeutische Beziehung von keiner Marktlogik beeinflusst werden darf.

---

273 Der direkt gewählte DGSP-Vorstand besteht aus 5 Mitgliedern des Geschäftsführenden und 10 Mitgliedern des erweiterten Vorstandes. Der erweiterte Vorstand besteht darüber hinaus auch aus Vertretern der Länder und Fachausschüsse.

274 Börner 2005.

275 Schulte Kemna 2005, S. 53.

276 Reumschüssel-Wienert 2005.

277 Demand 2005.

278 Dyrk Zedlick war zu diesem Zeitpunkt im Vorstand der APK.

Einen wichtigen Beitrag, auf den leider keine Antwort erfolgt, bietet Cornelia Frieß mit einer feministischen Perspektive. Sie beschreibt, dass die Debatte um einige Dichotomien kreist, von denen sie zwei thematisiert. Zum einen die um Arbeits-/Ökonomie-orientierung versus Beziehungsorientierung und zum anderen die um Autonomie versus Abhängigkeit (Bedürftigkeit). Zu der ersten »dichotomen Zuspitzung in der Debatte fällt auf, dass diese ziemlich genau den gängigen Zuschreibungen auf die Beschaffenheit der Arbeitswelt (Antagonisten) einerseits und dem Privatbereich (Familie/Freundschaften) (Protagonisten) andererseits entsprechen«.[279] Hier kommt sie zum Schluss, dass die »Antagonisten«[280] durch Betrachtung der »Arbeitswelt« wie auch die »Protagonisten«[281] die geschlechtsspezifisch strukturierte Zuschreibungen von »Arbeitswelt« und »Privatbereich« nicht thematisieren und deshalb ausblenden. Ähnliches gilt für die Dichotomie von »Autonomie« (Antagonisten) versus »Abhängigkeit/Bedürftigkeit« (Protagonisten). Hier sagt sie mit Bezug auf feministische Theoretikerinnen: »Für unsere Debatte bedeutet dies aus meiner Sicht, dass durch die Gegenüberstellung und wechselseitige Abwertung von »Beziehungsarbeit« versus »zielgerichteter« Arbeit aus dem Blick gerät, welche Berechtigung beide Aspekte haben – und wie diese im Sinne einer *sozialen* Psychiatrie miteinander zu verbinden wären.«[282] Aus ihrer Sicht sind beide Sichtweisen »weit davon entfernt, die sehr realen – aber veränderungsbedürftigen – gesellschaftlichen Behinderungen in den Blick zu nehmen.« Und plädiert zum Schluss, »unser eigenes androzentrisches kulturelles Erbe und Wirkungen für soziale Arbeit zu reflektieren, die Ambivalenzen und Spannungsfelder, von denen unser Arbeitsfeld geprägt ist, sorgfältig in den Blick zunehmen, statt sie einseitig aufzulösen und uns vorrangig für *Strukturen* in der sozialen Arbeit zu engagieren, die es *allen*, die sich in diesem Feld bewegen, erlauben und ermöglichen, ihre Bedürfnisinterpretationen zu entwickeln und wirksam einzubringen.«[283]

Die Diskussion um die Soltauer Impulse gestaltete sich in der nächsten Zeit noch vielfältig und kann an dieser Stelle nicht vollständig wiedergegeben werden. Nicht nur vom DGSP Vorstand wurde »inhaltlich eine deutlicher Kontroverse zwischen der Position Soltau Impulse und der Gegenposition gewünscht« um bei der geplanten Tagung der Soltauer Impulse 2005 als »Mitveranstalter« aufzutreten. Die Soltauer Impulse wurden als Organisation »außerhalb« der DGSP begriffen, die in Zukunft als »Kooperationspartner« der DGSP selbstständig und »autonom« agierte. So fand am 15. Bis 17. September 2005 in Berlin die erste Tagung unter dem Titel »Ökonomie ohne Menschen? Zur Verteidigung der Kultur des Sozialen« statt. Ziel war es, die »Soltauer Impulse« zu diskutieren und vertieft und kritisch zu reflektieren.[284] Die kritische Diskussion kam allerdings etwas zu kurz, da lediglich Georg Schulte-Kemna als Kritiker zum Vortrag

279 Frieß 2005, S. 46.

280 Das sind die »Modernisierer«.

281 Das ist die »Soltauer Initiative«.

282 Frieß 2005, S. 47.

283 Ebd. S. 48.

284 Die Tagungsbeiträge sind veröffentlicht in den Sozialpsychiatrischen Informationen 35 (4) 2005 (SPI 2005).

eingeladen war. Die DGSP trat wie angedeutet als Mitveranstalterin auf, deren Vorsitzender Günther Stork, einer der Erstunterzeichner der Impulse, ein Grußwort vortrug.

Martin Osinski hat die Tagung beobachtet und berichtete. »Dabei zu sein war anregend, lehrreich, stellenweise spannend, am Ende ermutigend. Die TeilnehmerInnen bekamen gute Argumente, Gewichtungshilfen, Denkanstöße und schließlich praktische Hilfe, wie das zu erhalten sei, was die »Kultur des Sozialen« ausmacht. Jedoch, so schreibt Osinski weiter, hat die Tagung nichts zur Auflösung seiner eigenen »gegenwärtigen politischen Verwirrung beigetragen, was jedoch nicht der Tagung anzulasten ist«. Aber er kommt in seinem Resümee noch zu einem anderen Ergebnis: »Paradox und kontraproduktiv, bedauerlich und schädlich erscheint mir die Verbissenheit, mit der zurzeit manche Diskussion und sozialpolitisch aktiven Professionellen geführt wird. (...) Ich nehme eine Verschärfung des sozialpsychiatrie-politischen Diskurses wahr, eine zunehmende Dünnhäutigkeit der DiskutantInnen, gleichzeitig eine Tendenz, die jeweils eigene Überzeugung absolut zu setzen. Das Phänomen war im Willy-Brand-Saal weniger sichtbar, als im schriftlichen Diskurs und in den Diskussionen bei der Vor- und Nachbereitung zur Tagung. Vielleicht hätte zur Entschärfung schon beigetragen, wenn gerade diesem Aspekt während der Veranstaltung mehr Platz gegeben worden wäre, so wie es in der Diskussion mit Georg Schulte-Kemna ansatzweise geschah.«[285]

Auf der DGSP-Jahrestagung 2005 in Mannheim fasste Renate Schernus aus Sicht der Soltauer Initiative die Diskussion noch einmal zusammen und versuchte einen versöhnlicheren Weg zu skizzieren. Ziel der Rede war jedoch, sich bewusst zu werden, »dass die benannten einseitigen Idealisierungen und wertenden Einteilungen – in Gutmenschen und zu spät gekommene Achtundsechziger auf der einen und kalte APK-nahe Technokraten auf der anderen Seite – so nicht stimmen können.«[286] Darüber hinaus skizziert Sie mit Fritz Bremer ein Programm, das sich bezieht auf: Fragen der Markt- oder Solidarsteuerung im Sozial- und Gesundheitswesen, Beschreibung von neuen Formen der Ausgrenzung und Abbau von sozialen Rechten, Verhinderung der Ausspielung von Selbsthilfe/Ehrenamt versus professioneller Arbeit, Widerstand gegen den Rückzug des Staates aus seiner Verantwortung, finden einer angemessenen Sprache, Aufhören, sich um Details zu streiten und eben Polarisierungen zu vermeiden.[287] Schernus wies in ihrem Vortrag auf eine Zukunftswerkstatt Soltauer Initiative in Hofgeismar hin, die dann 2006 dort stattfand. Es gab 2008 noch eine weitere Tagung in Potsdam unter dem Titel »Das Soziale als politisches Anliegen«. Weiterhin veröffentlichte die Initiative 2009 eine Stellungnahme zur UN-BRK mit dem Titel »Moralisch aufwärts in den Abschwung«. Ab 2011 veröffentlicht die Soltauer Initiative im 2-3 Jahresrhythmus »Denkzettel« zu einigen sozialpolitischen Themen.[288]

Ich will jetzt nicht weiter auf inhaltliche Aspekte der »Soltauer« und ihrer Kontrahenten eingehen, sondern eher einer Frage nachgehen, die den innerverbandlichen politischen Diskurs und Prozess betreffen. Denn, wie kommt es, dass ein DGSP-Vorstand bzw. 2/3 dessen Mitglieder mit anderen, die eine große Nähe zur DGSP aufweisen

285 Osinski 2006a, S. 49.

286 Schernus 2006b, S. 22.

287 Ebd. S. 23

288 Vgl. https://www.dgsp-ev.de/kooperationspartner/soltauer-initiative.html .

und/oder auch Vorstandsfunktionen bekleideten, einerseits eine Diskussion einforderten und begrüßten und gleichzeitig eine Organisation bzw. ein Netzwerk gründeten, das eigenständig und autonom »neben« der DGSP angesiedelt war und genau das, nämlich eine Grundsatzdiskussion »innerhalb« der DGSP, schon auf mittlere Sicht verhinderten? Stattdessen kooperierten sie, die Vorstandsmitglieder und Soltauer, praktisch mit sich selbst, jedoch nicht innerhalb der DGSP. Darüber hinaus: Die Diskussion über den personenzentrierten Ansatz und die Soltauer Impulse in der Sozialen Psychiatrie oder auch – schon entfernter – in den Sozialpsychiatrischen Informationen war die letzte politisch motivierte Grundsatzdiskussion, die in der DGSP geführt wurde. Seitdem wurde innerhalb der DGSP nicht mehr um Grundsätze gestritten – überhaupt weniger gestritten. Vielleicht[289] lag der Abspaltung der Soltauer Initiative eine strategische Überlegung zugrunde, die eine Spaltung der DGSP befürchtete, wenn die Debatte mit ähnlicher Härte und Verbissenheit weitergeführt wäre. Das kann an dieser Stelle nur vermutet werden. Aber: Die Abspaltung der Soltauer Initiative markierte einen (vorläufigen?) Abschied der DGSP aus einer grundsätzlich angelegten nicht nur psychiatriepolitischen Debatte. Sie »harmonisierte« (humanisierte?) diese Debatte durch Verlagerung einer Position in eine relativ homogene, milieugebundene Gruppe von »Linken«, die ihre Positionierung nun, nach dem Scheitern des Realsozialismus und – damit verbunden – dem Scheitern einer linken, gesellschaftskritischen Theorie nicht mehr an eine gesellschaftstheoretisch fundierte Positionierung koppelte, sondern an eine wertkonservative, religiös inspirierte, »gesinnungsethische«[290] Positionierung. Diese Positionierung war in der DGSP schon lange angelegt, und zwar durch die »sozialpsychiatrische Grundhaltung« und in einer Positionierung während der Debatte um die »Neue Einfachheit«. Insofern erscheint diese Verlagerung auch angesichts einer eingetretenen »Pluralisierung« von Menschenbildern und Wertorientierungen in der Mitgliedschaft, verbunden mit unterschiedlichen »Typen« von Mitgliedern in der DGSP, wie Edith Borchers später feststellte,[291] die ihrerseits den oben genannten gesellschaftlich-kulturellen Wandel reflektierten und einer – damit verbundenen – zunehmenden »pragmatischen« (jungen) Mitgliedschaft opportun. Die Abspaltung und die Hinwendung zur Ethik bewirkten jedoch zweierlei. Die Soltauer Initiative »immunisierte« sich gegenüber einer kritischen Diskussion durch Auslagerung aus der DGSP sowie einer kritischen Diskussion mit der Umwelt, zu der DGSP nun geworden war. Die gesinnungsethische Position – »Identität« – blieb unangefochten, man/frau blieb unter sich und hatte immer recht. Konsequenterweise hat Sebastian Stierl, nun Mitglied des erweiterten Vorstands der DGSP, 2005 »das Ende der Psychiatrie-Reform« verkündet und empfiehlt für die Strategie des ihm propagierten Widerstandes die Kooperation mit den Soltauer Impulsen[292] – quasi mit sich selbst.[293] Niels Pörksen, der sich in seiner Stellungnahme zur »aktuellen

289 Mir ist bewusst, dass die Interpretation durch einen Aktivisten der Diskussion eine schwierige Sache ist.

290 Vgl. hierzu: Weber 1919.

291 Borchers 2009. Edith Borchers ist später (wieder) Edith Köhler.

292 Stierl 2005.

293 Im Übrigen war diese Rede auch die bislang letzte Rede, in der sich ein DGSP-Vorstandsmitglied derartig eindeutig – eigentlich überhaupt – politisch positionierte.

psychiatriepolitischen Diskussion« freut, hat noch Hoffnungen: »Endlich wieder lebhafte, kontroverse Debatten unter uns und in unserem Umfeld.« Und: »Sind wir dabei, uns wieder auf unsere Wurzeln zu besinnen?« Zwar warnt er: »Nur keine Nabelschau«, aber er wittert »Anzeichen einer neuen Aufbruchstimmung«.[294] Die Hoffnungen haben sich nicht erfüllt.

Die DGSP vermied in der Zukunft »grundsätzliche« Themen und wandte sich nun verschärft in ihren Aktionsradius auf einzelne Themen im psychiatriepolitischen Diskurs und Praxis zu. Insofern markiert diese Diskussion in der Folge einen erneuten Strategiewechsel der DGSP.

Zunächst hatte die DGSP jedoch auch mit sich selbst zu tun. Seit 2002 gab es in der DGSP eine Diskussion um eine Beitragsstruktur, die den Einkommensunterschieden in dem multiprofessionellen Verband einigermaßen gerecht werden konnte. Darüber hinaus war ein kontinuierlicher Mitgliederrückgang zu verzeichnen. Die DGSP hatte 2007 circa 1850 Mitglieder, davon mehr als 200 juristische Personen. Auch die Tagungen, wobei der »Mannheimer Kreis« nun schon seit Jahren »Frühjahrstagungen hießen, erwiesen sich nicht mehr durchgehend als finanziell erfolgreiche Publikumsmagneten. Allerdings zeigten sich die DGSP-Kurzfortbildungen zunehmend nicht nur inhaltlich als erfolgreich, sondern auch als »Cash-Cow« für den Verband. 2006 wurde eine neue Beitragsstruktur verabschiedet. Darüber hinaus versuchte die DGSP, durch eine Reihe von Maßnahmen ihre Attraktivität zu steigern. Friedel Walburg, der langjährige Vorsitzende der DGSP, zählte hierzu die Durchführungen von Verbandstagen, die TUWAS-Aktionen, die Ergänzung des Forschungspreises um den »Posterpreis« für junge Forscher*innen und Forscher, die Gründung der »Stiftung Soziale Psychiatrie« und die Ausrichtung der »Sozialen Psychiatrie«, die dem Anspruch der DGSP, »Diskussionsplattform für den trialogischen und sozialpolitischen Diskurs zu sein«.[295] Walburg betonte hierbei, dass die DGSP zwar für Psychiatrieerfahrene und Angehörige offen sei, aber: »Wir sind ein Fachverband vorrangig für in der Psychiatrie Tätige.«[296] Im Folgenden wird auf einige Themen eingegangen.

Neben den seit 10 Jahren erfolgreichen Kurzfortbildungen, die insbesondere von Michaela Hoffmann mit Unterstützung der Geschäftsstelle ständig ausgebaut werden war die seit SPZA ein Standbein der Fortbildungen in der DGSP. Sie wurde im Jahre 2004 einem »Relaunch« unterzogen und in ein »Baukastensystem« überführt.[297] Der erste Kurs nach diesem Modell begann 2005 und schloss 2008 erfolgreich ab. Schon 2007 wurde ein zweiter Kurs nach diesem Modell eingerichtet.[298] Aber auch andere längerfristige Kurse erwiesen ich als erfolgreich, wie z.B. der Kurs zur »Nachsorge für psychisch kranke Straftäter«, Qualifizierung zur »Fachkraft für Arbeit und Berufsförderung« und zur »Leitung und Koordination sozialpsychiatrischer Wohnformen«.[299]

294 Pörksen 2005.

295 Walburg 2008, S. 43.

296 Walburg 2008, S. 43.

297 Kruckenberg und Schädle-Deininger 2004.

298 Schädle-Deininger 2008, 2009.

299 Vgl. hierzu das Themenheft der Sozialen Psychiatrie 28 (3) 2004.

Die Gründung einer Stiftung ging auf eine Diskussion auf der Jenaer Jahrestagung 2005 zurück. Dort wurde überlegt, wie die finanziell klamme DGSP dauerhaft auf eine solide und stabile Basis gestellt werden kann. Im Ergebnis ist dabei die »Stiftung Soziale Psychiatrie« herausgekommen, die einerseits das bürgerschaftliche Engagement von Personen, die sich nicht über Beiträge und/oder Aktivitäten engagieren möchten, fruchtbar zu machen und andererseits zur Finanzierung von Aktivitäten der DGSP beitragen zu können.[300] Am 5. Mai 2007, zum Datum des Europäischen Protesttag zur Gleichstellung von Menschen mit Behinderung, wurde die DGSP-Stiftung für Soziale Psychiatrie gegründet und potenziellen Spender*innen wurde dargelegt, wie das gehen könnte.[301] Auf der ersten Sitzung des Stiftungsbeirates, dem erlauchte Honoratior*innen der DGSP angehörten, wurde beschlossen, dass die Stiftung insbesondere an trialogische, sozialraumorientierte und an Schnittstellen aktive Projekte einen Förderpreis auslobt.[302] Dieser wurde 2008 an die »Offene Herberge Leonberg« vergeben, einer Initiative für wohnungslose Menschen.[303] Seitdem vergibt die Stiftung Soziale Psychiatrie – unter der bewährten Geschäftsführung von Christian Nieraese, der Gudrun Uebele bald ablöste – den Förderpreis in (fast) regelmäßiger Folge an unterschiedliche Initiativen und richtet Veranstaltungen im Umfeld der DGSP-Jahrestagungen aus.[304] Ebenfalls seit 2007 beteiligt sich die DGSP zusammen mit anderen Verbänden an der Mahn- und Gedenkveranstaltung für die Opfer der Erbgesundheitsgesetze des Nationalsozialismus in Berlin, der durch den Bundesverband der Psychiatrieerfahrenen zusammen mit anderen Verbänden organisiert wird.

Seit 2007 führt der erweiterte Vorstand der DGSP seine September-Sitzung als »Verbandstag« durch. Explizit soll sich der Verband hier mit sich selbst beschäftigen, deshalb sind auch junge Noch-Nicht-Mitglieder willkommen, um wertvolle Kritik und Anregungen »von außen« zu geben. Ziele der Verbandstage sind unter anderem: das Profil der DGSP in der Öffentlichkeit zu schärfen, die Strukturen der zu verbessern bzw. zu Optimieren und die Zielsetzungen der DGSP einer kritischen Prüfung zu unterziehen.[305]

Wieder zurück im psychiatriepolitischen Diskurs war die DGSP besonders in der zweiten Hälfte der ersten Dekade im 21 Jahrhundert nicht untätig. Zwar waren dies keine »großen« Entwürfe der gemeindepsychiatrischen Versorgung mehr, jedoch waren es Argumente, die den sozialpsychiatrischen Diskurs mitgestalteten.

Zwischen dem 1. Mai 2005 und dem 30. April 2008 führte die DGSP das durch die AKTION MENSCH geförderte Projekt »Förderstelle für unabhängige Beschwerdestellen in der Psychiatrie« durch. Die Projektleitung hatte Gudrun Uebele inne. Schon seit langer Zeit hat sich die DGSP mit der Durchsetzung bzw. der Unterstützung von Psychiatrieerfahrenen bei der Verfolgung ihrer Rechte und Interessen unterstützt. Die oben genannte »Task Force« war eines der letzten Beispiele. Sie konnte jedoch aufgrund

300 Osinski 2006b.

301 Uebele 2007a.

302 Uebele 2008b.

303 Uebele 2008c.

304 https://www.dgsp-ev.de/stiftung.html .

305 Suhre und Hoffmann 2008; Hoffmann 2009a.

der Fülle der Beschwerden ihren hochgesteckten Aufgaben und schlechten Erfahrungen nicht nachkommen. Schon seit längerer Zeit fanden hierzu Gespräche zwischen DGSP, BPE und BApK statt und nach der Jahrestagung »Missstände abschaffen – weg mit der Angst. Patientenfürsprecher und Beschwerdestellen in der Diskussion« 2002 in Hannover wurden die Gespräche konkreter. So wurde 2004 ein Projektantrag bei der AKTION MENSCH gestellt. Aufgaben und Ziele des Projektes waren:

- Eine Bestandsaufnahme über verfügbare Beschwerdemöglichkeiten zu erstellen und für diese Vernetzungsmöglichkeiten eruieren,
- Einen Überblick über die Rechte von psychisch behinderten Menschen zu erstellen,
- Möglichkeiten der Informationshilfen zu bewerten und gegebenenfalls weiter zu entwickeln, und
- Eine Informationsbroschüre mit ausführlichem Adressenteil zu erstellen.

Das Projekt wurde trialogisch – wenn man so will: quadrologisch, da »Bürgerhelfer« auch beteiligt waren – durchgeführt, berufene Mitglieder der drei antragstellenden Organisationen haben mitgearbeitet.[306] Während des Projektes wurden mehrere Workshops[307] durchgeführt, in dem die praktischen Erfahrungen von Beschwerdestellen aus unterschiedlichen Perspektiven ausgeleuchtet und diskutiert wurden.[308] Und natürlich erstellte Gudrun Uebele eine viel gelesene Broschüre[309] und einen Abschlussbericht.[310] Für Nachhaltigkeit sorgte das »Bundesnetzwerk unabhängige Beschwerdestellen Psychiatrie«. Dies ist ein Zusammenschluss der regionalen unabhängigen Beschwerdestellen. Es dient dem Erfahrungsaustausch, der Fortbildung und der Interessenvertretung gegenüber den politischen Instanzen.[311]

Im »Herbstmix« der Oktoberausgabe der Sozialen Psychiatrie 2007 verbarg sich ein Sprengsatz. Der mutige Volkmar Aderhold veröffentlichte seinen Artikel »Mortalität durch Neuroleptika«,[312] stach damit in ein Wespennest und löste in der gesamten Fachwelt eine bis heute andauernde Diskussion aus. Anhand vieler Studien und Metastudien konnte er empirisch gut abgesichert belegen, dass die sog. »atypischen« Neuroleptika keine besseren Behandlungsergebnisse hervorbringen, als die herkömmlich-typischen. Er konnte auch anhand vorliegender Studien nachweisen, dass die dauerhafte Anwendung von Neuroleptika eine erhöhte Mortalität der »Anwender*innen« nach sich zieht, aufgrund unterschiedlichster Ursachen. Darüber hinaus haben sie unterschiedlichste schädliche Nebenwirkungen. Die Konsequenzen wären nach ihm dahingehend zu ziehen, dass Neuroleptika »– wenn überhaupt – behutsam und *individuell mit möglichst niedriger Dosierung* eingesetzt werden«.[313] Notwendig sei weiterhin eine Minimierung von

306 Uebele 2006.

307 Haehn 2006; Uebele 2008e, 2008d; DGSP 2008.

308 Vgl. hierzu die einführenden Vorträge von Renate Schernus und Ruth Fricke (Schernus 2006a; Fricke 2006.)

309 Uebele 2007b.

310 Uebele 2008a.

311 https://www.beschwerde-psychiatrie.de/index.html .

312 Aderhold 2007.

313 Aderhold 2007, S. 9.

Kombinationsbehandlungen und Hochdosierungen, minimale Neuroleptikadosierungen, Vermeidung neuroleptischer Behandlung, wenn möglich, therapeutisch begleitete Absetzversuche, niedrigschwellige Kontroll- und Beschwerdestellen und kontinuierliche Kontrolle somatischer Nebenwirkungen.[314] Das, was Peter Lehmann und andere Psychiatrieerfahrene schon seit Jahren, wenn nicht Jahrzehnten, wussten, propagierten und veröffentlichten,[315] schien nun durch wissenschaftliche Forschungen eindrucksvoll bestätigt.

Die Fachwelt war beunruhigt, insbesondere als Volkmar Aderhold weitere Unterstützung durch Stefan Weinmann und Bruno Müller-Oerlinghausen bekam und die Artikel später auch in der etablierten Fachpresse veröffentlicht wurden.[316] Die Thesen von Aderhold werden von der DGSP weitgehend positiv aufgenommen. Lediglich Johannes Kebbel setzt sich öffentlich kritisch mit den Ergebnissen Volkmar Aderholds auseinander. Er rät, »Atypika nicht zu skandalisieren«, kommt aber letztlich zu einem ähnlichen Ergebnis und empfiehlt einen äußerst vorsichtigen Umgang mit Neuroleptika.[317] Die Antwort von Aderhold folgt auf dem Fuße. Er wiederum schreibt, dass er nicht Atypika skandalisieren will, sondern »schlechte Pharmakotherapie, zu hohe Dosierungen, ungerechtfertigte Kombinationen, keine effektive Kontrolle schädigender Nebenwirkungen und den Mangel an Behandlungsmodellen.« Und merkt an: »Dass wir zu diesen Aspekten über ausreichend gesichertes Wissen verfügen, kann man wohl nicht vermuten.«[318] Natürlich wird die Frage der Psychopharmaka/Neuroleptika in einen Zusammenhang mit der Pharmaindustrie gestellt[319] und eine unabhängige Kontrolle und Information gefordert.[320] Nicht ganz so freundlich war die Arbeitsgruppe »Biologische Psychiatrie« der Bundesdirektorenkonferenz, die Aderhold eine »pauschale Betrachtungsweise« vorwirft und vor allem: »Die Empfehlung einer maximalen Zurückhaltung bei der Anwendung von Neuroleptika ist unwissenschaftlich. Es mutet merkwürdig an, dass einerseits eine akribisch evidenzbasierte Datenanalyse erfolgt, andererseits ein psychosoziales Behandlungsmodell propagiert wird, für das keinerlei evidenzbasierte, evaluierte Datenlage existiert.«[321] Natürlich antwortet Aderhold auch hierauf mit der ihm eigenen Akribie und bedauert, dass die Arbeitsgruppe keinerlei Lösungsvorschläge unterbreitet.[322] Er wird unterstützt durch Dieter Lehmkuhl und Klaus Weise. Lehmkuhl ist erfreut, dass die »Mainstream-Psychiatrie« die Thesen Aderholds ernst nimmt, aber leider dennoch nicht wirklich darauf eingeht. Er hätte es auch begrüßt, wenn die beteiligten Kritiker mögliche Interessenkonflikte offengelegt hätten. Klaus Weise begrüßt die Thesen Aderholds, weist darauf hin, dass Neuroleptika auch psychisch schädigende »Nebenwirkungen« haben und findet es einen Skandal, dass die Neuroleptika-Kritik so lange ignoriert wurde. Deshalb fordert er, dass Psychiatrieerfahrene in die Debatte

314 Aderhold 2007, S. 9.
315 Lehmann 1986, 1990b, 1990a; Lehmann und Bellion 1998.
316 Weinmann et al. 2009; Weinmann und Aderhold 2010; Weinmann 2009b.
317 Kebbel 2008.
318 Aderhold 2008b, S. 35.
319 Moncrieff et al. 2008.
320 BUKO-Pharmakampagne 2008.
321 AG »Biologische Psychiatrie« 2008, S. 28.
322 Aderhold 2008a.

einbezogen werden müssen. »Für den Fortgang der Debatte wäre meines Erachtens die Förderung eines trialogischen Vorgehens nützlich. Von den Psychiatrieerfahrenen ist am ehesten Unterstützung zu erwarten.«[323] An diesen Rat hielt sich die DGSP auch in ihren Landesverbänden. An zahllosen Orten wurde über dieses Thema diskutiert und es fanden in nahezu allen Landesverbänden hierzu Veranstaltungen statt. Astrid Delcamp berichtete aus Berlin, dass zur Veranstaltung im »Pinellodrom« der Veranstaltungsort mit seinen circa 120 Plätzen überfüllt war, sodass mehr als 100 Leute vor der Tür standen. Alle wollten die Auseinandersetzungen insbesondere zwischen Volkmar Aderhold, Jürgen Gallinat und Peter Lehmann miterleben.[324] Einen ersten Fachtag zu »Fluch und Segen von Psychopharmaka« veranstaltete die DGSP am 26. Februar 2009 in Frankfurt, in dem – trialogisch – das Thema diskutiert wurde und erste Forderungen etwa nach Milieutherapie aufgestellt wurden.[325] Kurz danach fand am 20. März ein nichtöffentliches – trialogisches – Expertenhearing der DGSP in Köln statt, in dem die Expert*innen nicht nur die einseitige Psychopharmakotherapie kritisierten, sondern auch erste Forderungen aufstellten. Zentrale Forderungen waren die Ermöglichung einer langfristigen Behandlung ohne Psychopharmaka, die Einbeziehung der Nutzer*innen in die Bewertung von Behandlungserfolgen (Recovery) sowie in Forschung und Praxis, und Veränderungen von psychiatrischer Versorgungsstruktur und entsprechend den Entgelten.[326] Eine zweite Tagung fand im Herbst 2009 in Berlin statt. Doch davor verabschiedete die DGSP ein Memorandum zur Anwendung von Neuroleptika. In dieser viel beachteten Broschüre, die mittlerweile (2020) in der dritten Auflage erschienen ist, wird zum einen auf die unsachlich zunehmende Verschreibungspraxis und den Einfluss der Pharmaindustrie hingewiesen. Gefordert wird eine strengste Indikationsstellung für den Einsatz möglichst minimaler Dosen, sowie eine strenge begleitende Kontrolle bei der Anwendung von Neuroleptika. Weiterhin wird – wie zum Teil in England und Skandinavien praktiziert – eine systematische Einbeziehung auch psychotherapeutischer Methoden in die Schizophreniebehandlung (Need-adapted-Treatment/Hometreatment). Die Beachtung der UN-BRK, eine kooperative Leistungserbringung im GPV und die Berücksichtigung des Trialoges auf allen Ebenen gefordert.[327]

Die Tagung »Richtig eingestellt? Gratwanderung Neuroleptika« am 24 September in Berlin Schöneberg thematisierte die unterschiedlichen Sichtweisen, die auch im Memorandum dargelegt wurden. DGSP Vorstandsmitglied Bettina Scholz resümierte kurz und bündig: »Wenn überhaupt, dann niedrig dosieren, niedrig, niedrig…! Sonst grenzt die übliche Praxis an Körperverletzung.«[328] Darüber hinaus ist bemerkenswert, dass der Zusammenhang zwischen Reduktion von Psychopharmaka und den »neuen«, ambulanten Behandlungsformen hergestellt wird. Diese werden neben der Frage der Medikamentenreduktion die sozialpsychiatrische Debatte im nächsten Jahrzehnt beleben,

323 Lehmkuhl und Weise 2009, S. 44.

324 Delcamp 2008.

325 Hoffmann 2009b.

326 Suhre 2009; Weinmann 2009a.

327 DGSP 2018 (2010).

328 Scholtz 2010.

zumal hier auch dieselben Personen beteiligt sind. Dies gilt auch für die Themen EX-IN und UN-BRK, die zwar schon am Ende des ersten Jahrzehnts im neuen Jahrtausend aufkommen, jedoch erst im zweiten Jahrzehnt voll zur Geltung kommen. Zuvor gab es jedoch ein »Versöhnungstreffen« ...

Am 29. September 2009 trafen sich der Vorstand DGSP mit dem Vorstand der DGPPN zu einem Gedankenaustausch. Der Präsident der DGPPN, Prof. Dr. Frank Schneider sprach von einem »historischen Moment in der deutschen Psychiatriegeschichte«,[329] der lange hat auf sich warten lassen. Es gebe viele Gemeinsames zwischen der DGPPN und DGSP, nicht zuletzt in der Sicherstellung einer guten medizinischen Versorgung psychisch erkrankter Menschen. Themen des Gespräches waren vor allem das Verhältnis zur Pharmaindustrie, wo die Positionen unterschiedlich waren, Kooperationen bei Tagungen sowie ein regelmäßiger Austausch zwischen Vorständen und Geschäftsführungen. Auf seine prägnante Art kommt Richard Suhre zum Ergebnis: »Dieses erste Treffen der beiden Verbände ist als positiv zu bewerten«.

Ein paar Jahre später, im Jahre 2015 wird das neue Bündnis auch auf eine inhaltliche Basis gestellt. Für die Erstellung der »S 3 – Leitlinie Psychosoziale Therapien bei schweren psychischen Erkrankungen« erhalten Steffi Riedel-Heller, Uta Gühne, Thomas Becker und Stefan Weinmann den Forschungspreis der DGSP überreicht.[330] Natürlich gab es innerhalb der DGSP auch hierüber Diskussion, denn einige sahen in der Preisverleihung einen symbolischen Akt, mit dem die DGSP die fachliche Dominanz in der Sozialpsychiatrie an die DGPPN abgegeben hat. Aber selbst dann, wenn man dieser Argumentation nicht folgen kann, ist das ein Schritt in Richtung »Mainstream«. In der Konsequenz arbeitete danach die DGSP neben anderen in der »Konsensgruppe zur Revision der »S3-Leitlinien Psychosoziale Therapien« aktiv mit.

6.5 Resümee

Inmitten einer sich nicht nur friedlich, dynamisch verändernden Welt, geprägt von Globalisierung, zunehmender Digitalisierung, Neoliberalisierung sowie Terrorismus, Krisen und weltweiter Ungleichheit entwickelt sich Deutschland und sein Sozialstaat ähnlich dynamisch. Die Zeiten eines »sorgenden Staates«,[331] der Lebensrisiken – auch mit der Perspektive der Statussicherung – absichert, ist anscheinend endgültig vorbei. Der Sozialstaat entwickelt sich zunehmend einerseits zu einem »investiven« oder auch »Gewährleistungsstaat«, der seine Investitionen als Standortfaktor sowie seine »Gewährleistungen« als Beitrag zu einer florierenden Ökonomie begreift. Hierzu gehört auch, dass garantierte Leistungen zunehmend als Leistungen der »Mindest- oder Grundsicherung« erbracht werden, die über privat zu finanzierenden Zusatzleistungen – wie in der Rentenversicherung – aufgestockt werden. Mit den Hartz-IV-Gesetzen kommt eine Strategie zum Tragen, die als »Fördern und Fordern« Furore macht und

329 Vgl. auch zum Folgenden: Suhre 2010.

330 Hoffmann 2015.

331 DeSwaan 1993.

Mitwirkung an den Dienstleistungen zur Bedingung der Leistungsgewährung.[332] Der »aktivierende Sozialstaat«, der im Rahmen einer »Befähigungsstrategie« seine Klientel zur Teilhabe insbesondere am Arbeitsmarkt sowie – allgemein – am Leben in der Gesellschaft aktivieren will entfaltet seine Wirkungen.[333] Orientiert sind diese Strategien an einer Sozialfigur, die Ulrich Bröckling als »unternehmerisches Selbst«[334] beschreibt. »Arbeitskraftunternehmer«[335] oder auch »Ich-AG«, wie in den Hartz-IV-Gesetzen vorgesehen, sind die Perspektiven, die der aktivierende Sozialstaat als »Erziehungsagentur«[336] mit durchaus auch moralisch motiviertem Anspruch[337] durchzusetzen versucht. Die Ausrichtung des Sozialstaates sowie seine Klientel, die Leistungsberechtigten, werden zunehmend unter ökonomische Kategorien subsumiert. Dies gilt einerseits für die genannten »Unternehmer« aber es zeigt sich auch daran, dass Leistungsberechtigte in ihrer Funktion als »Kunden« oder »Konsumenten« angesprochen werden.[338] Dies gilt nicht nur für die »Kunden« von arbeitsmarktbezogen Leistungen des SGB II oder III, sondern explizit auch für Leistungen des neu geschaffenen SGB IX, der Rehabilitation und Teilhabe.

Mit dem SGB IX bekommt die nun einsetzende »Teilhabe- oder Befähigungsstrategie« des deutschen Sozialstaates eine entscheidende Bedeutung. Sie ist in diesem Zusammenhang das Pendant zu den direkt arbeitsmarktbezogenen Leistungen, da sie die Individuen zur »unternehmerischen« Lebensführung befähigen bzw. hierfür die Voraussetzungen schaffen soll. Aber auch hier bedient sich der Sozialstaat marktwirtschaftlich-ökonomischer Instrumente, die die Leistungsberechtigten als Konsumenten ansprechen. Paradigmatisch kann hierfür das (trägerübergreifende) »Persönliche Budget« stehen, dass durch das SGB IX als Rechtsanspruch eingeführt wurde. Wenn man so will, wird hier eine Sozialfigur unterstellt, die dem oben genannten »Unternehmer« marktwirtschaftlich entspricht. Es ist die des »Konsumenten«, der/die souverän den »Markt« überblickt, seine Bedürfnisse und Präferenzen kennt und entsprechend die besten Angebote zur Entwicklung seiner Teilhabe (Recovery) auswählt. So erscheint es in gewisser Hinsicht nur folgerichtig, dass 2006 durch das Antidiskriminierungsgesetz rechtliche Voraussetzungen geschaffen wurden, die dafür sorgen sollten, dass die Entwicklung als »souveräne Konsumenten« nicht durch Diskriminierung behindert wird. Darüber hinaus erscheint anderen auch die UN-BRK im Zusammenhang der weltweiten Neoliberalisierung eine wichtige Funktion innezuhaben.[339]

Natürlich darf die kritische Einschätzung nicht darüber hinwegtäuschen, dass Diskriminierungsverbote und vor allem die UN-BRK die sozialen Rechte und Teilhabemöglichkeiten von Menschen mit Behinderungen enorm befördert haben. Dies gilt insbe-

332 Nicht nur Helga Spindler sieht hierin eine Entrechtung der Betroffenen Spindler 2006, 2008, 2010; Bartelheimer 2007.

333 Ob das tatsächlich so umgesetzt wurde, bezweifelt Irene Dingeldey 2006.

334 Bröckling 2007.

335 Pongratz und Voß 2004.

336 Lessenich 2012b, 2012a.

337 Ostner et al. 2001.

338 Vgl. hierzu allgemein Streeck 2016.

339 Schädler 2015.

sondere auch für Menschen mit psychischen Krankheiten bzw. seelischen Behinderungen, die besonders nach dem Weltkongress für Sozialpsychiatrie nicht nur im Rahmen des Trialoges in die weitere Entwicklung der Sozialpsychiatrie eingebunden waren. Internationale Entwicklungen aus der Zivilgesellschaft oder Selbsthilfe, wie Empowerment oder auch Recovery mitsamt ihren Voraussetzungen der Salutogenese, Resilienz oder auch EX-IN verbreiten sich zu Beginn der 2000er-Jahre zunehmend in Deutschland und werden auch in professionellen Fachkreisen breit diskutiert. Die Professionellen und die Psychiatrieerfahrenen gehen Bündnisse ein, die besonders virulent werden in der weiten Verbreitung des »Recovery-Konzeptes« und der Einbeziehung von EX-IN Genesungsbegleiter*innen in die gemeindepsychiatrisch tätigen Teams oder etwa auch in den präventiv und Antistigma orientierten Schulprojekten. Dies erscheint erklärungsbedürftig.

Für die professionelle Sozialpsychiatrie ist schon seit Jahren eine subjektorientierte Perspektive theorie- und handlungsleitend geworden, d.h. die aktive Einbeziehung und Partizipation von Psychiatrieerfahrenen in die sozialpsychiatrische Theoriebildung und – nicht zuletzt über den »personenzentrierten Ansatz« in die Praxis. Allerdings hat sich auch bei vielen Psychiatrieerfahrenen, ihren Organisationen und Selbsthilfegruppen ein gravierender Wandel vollzogen. Waren zu Beginn der Psychiatriereform – vor allem die aktiven – Psychiatrieerfahrenen sehr anti-psychiatrisch eingestellt und haben die Psychiatrie als einen Unterdrückungsapparat angesehen und – entsprechend – sich selbst als Objekt von Unterdrückung, Stigmatisierung und Etikettierung so hat sich dieses Selbstbild gravierend verändert.[340] Auch an den Psychiatrieerfahrenen ist die gesellschaftliche Entwicklung mit ihren Konsequenzen der Individualisierung nicht vorbei gegangen, dies lässt sich z.B. an dem aus der Selbsthilfebewegung von Psychiatrieerfahrenen entwickelten Recovery Ansatz gut belegen. Der Recovery-Ansatz hat nicht mehr als Grundlage, dass eine »psychische Störung« lediglich das Ergebnis von Etikettierung und Stigmatisierung ist, sondern konzediert, dass eine psychische Beeinträchtigung vorhanden ist. Aber dennoch – und zwar ohne das eine »Heilung« im medizinischen Sinne erfolgen müsste – nimmt der Recovery-Ansatz und seine (meist) weiblichen Protagonistinnen für sich in Anspruch, selbstverantwortlich die Perspektive eines »guten Lebens« zu entwickeln und zu verfolgen. Je nach Ausformung ist das Ziel, »ein Wiedererlangen von Fähigkeiten, die scheinbar durch die psychische Krankheit verloren gegangen gingen oder verlernt wurden« oder »die persönliche Überwindung von Widrigkeiten, die im Zusammenhang mit einschneidenden Lebenserfahrungen, wie z.B. einer psychischen Krankheit einhergehen, zentral. Das Ziel ist es dabei, ein selbstbestimmtes, sinnerfülltes Leben, an einem selbst gewählten Ort führen zu können. Recovery wird nicht als ein Ergebnis, sondern als ein lebenslanger Prozess verstanden.«[341] Mit der israelischen Soziologin Eva Illouz lässt sich hierzu behaupten, dass mit dem Recovery-Ansatz eine »therapeutische Inszenierung des Selbst« vorgenommen wird. »Diese Inszenierungen« (*performances*) begannen im Sprechzimmer des Psychoanalytikers, wurden aber später auf eine ganze Reihe neu hinzugekommener Schauplätze ausgedehnt, unter denen besonders die Selbsthilfegruppe (sic!) und die Fernseh-

340 Das gilt selbstverständlich nicht für alle Psychiatrie-Erfahrenen

341 Burr et al. 2013, S. 10.

talkshow herausragen«.[342] Die Inszenierung besteht Eva Illouz zufolge in erster Linie in einer »therapeutischen Erzählung«, in deren Verlauf ein individueller Leidens- und – später – Recovery-Prozess eine große Bedeutung erhält. Entscheidend hierbei ist, dass die Selbstveränderung – der Recovery-Prozess – eigenverantwortlich verläuft, »weil sich moderne Subjekte in der Erfahrung der Selbstveränderung und in der Konstruktion dieser Erfahrung moralisch und sozial am kompetentesten fühlen. Die Selbstveränderung ist vielleicht die wichtigste Quelle moralischen Werts in der Gegenwart«.[343] Darüber hinaus: »Es (das Individuum) ist im höchsten Maße für seine Selbsttransformation verantwortlich, wird jedoch für seine Defizite moralisch nicht verantwortlich gemacht«.[344] Sie kommt hinsichtlich des therapeutischen Diskurses zur These, »dass die therapeutische Kultur einen großen Fortschritt für das Ethos der Selbstständigkeit und des Selbstvertrauens darstellt; obwohl sie sich hinsichtlich der Vergangenheit auf den Standpunkt des Objektes und der moralischen Reinwaschung zurückzieht, macht sie eine voluntaristische Verantwortung für die Zukunft zur Pflicht«.[345] Hier zeigt sich eine deutliche Nähe zu dem von Ulrich Bröckling beschriebenen »unternehmerischen Selbst«, wobei sich die Übereinstimmungen nicht nur darin zeigen: Beide betonen die »Erzählungen« eigener Lebenswege, die sich z.B. auch in den vielfältigen Biografien Psychiatrieerfahrener Personen zeigt, an der entsprechenden Ratgeberliteratur, die die Psycho-Märkte überschwemmen sowie an der nicht zufälligen Übereinstimmung manualisierter Recovery-Kurse mit entsprechenden Verfahren kognitiver Psychologie.

In der Quintessenz bedeutet dies – so meine These – dass die Fruchtbarmachung von zivilgesellschaftlichen und selbsthilfeorientierten Ansätzen, wie Empowerment, Recovery oder auch EX-IN nur auf der Grundlage eines Konsenses, nämlich dass »die Psychiatrieerfahrenen« sich in ihrem Selbstbild am gesellschaftlichen Mainstream orientierten, geschehen konnte. Nicht mehr das »Opfer eines etikettierenden, stigmatisierenden Unterdrückungsapparates«, sondern eine »Kotherapeutin«, die einerseits ihre Beeinträchtigungen akzeptiert, jedoch der Sozialfigur eines sich ständig – gegebenenfalls auch mit Unterstützung – weiterentwickelnden unternehmerischen Selbst verbunden ist, genießt nun zunehmende Aufmerksamkeit in der Fachwelt. In der Sprache der Behindertenpolitik heiß dies entsprechend der UN-BRK: »Volle, wirksame und gleichberechtigte Teilhabe am Leben in der Gesellschaft«. Etwas flapsig könnte man dies auch so formulieren: Das »Mehr« an Freiheit und Partizipation wird erkauft mit einem »Mehr« an Kapitalismus – das ist Teilhabe.

Die theoretisch orientierte Sozialpsychiatrie ist der Soziologie verlustig gegangen und eher verunsichert und in viele Facetten aufgesplittet. Herrmann Elgeti versucht sie als eine »Haltung« am Leben zu erhalten und die sich neu etablierende »anthropologische Psychiatrie« begründet ihre Haltung bzw. ihr Menschenbild moralisch orientiert anhand phänomenologischer oder daseinsanalytischer »Klassiker«, die nach und nach »modernisiert« werden. Die praktische Sozialpsychiatrie jedoch ist im ersten Jahrzehnt des neuen Jahrtausends sehr aktiv, und zwar in allen Versorgungsbereichen. Vor allem

342 Illouz 2011, S. 300.

343 Ebd. S. 309.

344 Ebd. S. 311.

345 Ebd. S. 312.

im außerklinischen »komplementären« Bereich wird der »personenzentrierte« Ansatz der APK im gesamten Bundesgebiet »implementiert«. Mit großem Einsatz wird dafür gesorgt, dass ein »Paradigmenwechsel« in der gesamten Versorgungslandschaft umgesetzt wird. Mit dem personenzentrierten Ansatz wird die deutsche Gemeindepsychiatrie zum zweiten Mal modernisiert. Sie vollzieht damit einerseits einen Anschluss an die zunehmende Individualisierung der Gesellschaft und die damit verbundene »Singularisierung« individueller Lebensentwürfe und Teilhabemöglichkeiten. Andererseits wird gleichzeitig ein Prozess der Flexibilisierung und Vernetzung der Leistungserbringung vollzogen, der einen Abschied vom »fordistischen« und eine Ankunft im »postfordistischen« Zeitalter markiert. Mit dem personenzentrierten Ansatz hat die APK die nahezu vollständige »Lufthoheit« in der Entwicklung der Gemeindepsychiatrie übernommen.

Für den klinischen Bereich sieht die Situation jedoch ein wenig anders aus. Zum einen wird durch unterschiedliche Anstrengungen versucht, die psychiatrische Krankenhausfinanzierung, nach dem mangelhaften Erfüllungsgrad der Psych-PV weiterhin auf sichere Füße zu stellen und auf der anderen Seite wird versucht, neue Formen einer flexiblen Leistungserbringung bis in den ambulanten Bereich hinein zu erproben. Besondere Aufmerksamkeit erhalten in diesem Bereich die Beispiele von regionalen Psychiatriebudgets, die vor allem im Landkreis Steinburg oder auch Nordhausen erprobt werden. Darüber hinaus werden neue Möglichkeiten der ambulanten Behandlung ermöglicht, wie z.B. die »Integrierte Versorgung«, die ambulante psychiatrische Pflege sowie die Soziotherapie. Bedeutsam in diesem Zusammenhang ist hierbei, dass insbesondere bei den genannten neuen ambulanten Behandlungsleistungen bisher in »komplementären« Bereich tätige Leistungserbringer initiativ werden und so durch eine »Koordination von Unten« (Scharpf) für die Durchlässigkeit der beiden institutionell getrennten Bereichen könnte. Allerdings können sich diese neuen Leistungen (noch?) nicht flächendeckend in Deutschland durchsetzen, was zum größten Teil an dem hinhaltenden Widerstand der Krankenversicherungen liegt, aber auch an dem spärlich ausgeprägten Umsetzungswillen von möglichen Leistungserbringern und Verordnern. Auch im Krankenhausbereich bleibt eine Budgetlösung die Ausnahme; für diesen Bereich wird eine dauerhaft sichere, auch teilstationäre- und ambulante Leistungen ermöglichende Finanzierung gesucht, die sich bis in das nächste Jahrzehnt hinziehen soll. Vor diesem Hintergrund ist die Debatte zwischen der Abteilungspsychiatrie und den Fachkrankenhäusern bzw. der zwischen Regionalisierung und Spezialisierung weit in den Hintergrund getreten, wenn nicht gar verschwunden.

Für die DGSP stellten die ersten 10 Jahre des neuen Jahrtausends große Herausforderungen dar, die große Probleme bedeuteten. Zwar hat die DGSP bzw. deren Vorstand schon früh seine Bereitschaft zur Unterstützung des personenzentrierten Ansatzes der APK bekundet, doch wurde schon recht früh Skepsis bzw. deutliche Kritik hieran geäußert. Die Umsetzung des Ansatzes in den Bundesländern bzw. Regionen bedeutete zudem, dass nicht nur die APK die oben genannte »Lufthoheit« in ihrer Gesamtheit übernommen hatte, sondern auch, dass im Rahmen der Umsetzung – obwohl wie schon bei vorhergehenden Reformen sehr viele DGSP-Mitglieder maßgeblich beteiligt waren – Wohlfahrtsverbände und andere Fachverbände vor Ort einen relevanten Einfluss bei der Umsetzung erzielen konnten. Dazu kam auch, dass insbesondere 2004 die Diskussion um den personenzentrierten Ansatz und IBRP sowie um die »Soltauer Initiative« erbitterte Ausmaße annahm. Diese Auseinandersetzungen sowie auch die Abspaltung der Soltauer Initiative und deren Etablierung als »Kooperationspartner« haben die DGSP erheblich politisch geschwächt, da nun keine politischen Diskussionen in den obersten Gremien mehr stattfanden. Wie oben beschrieben war die Rede von Sebastian Stierl im 2005 die letzte politische Rede, die ein DGSP-Vorstandsmitglied auf einer Jahrestagung hielt und die in der Sozialen Psychiatrie veröffentlicht wurde.

In der Folge vollzog die DGSP einen (weiteren) Strategiewechsel. Zum einen machte sie ihren Frieden mit bislang kontrovers diskutierten Themen, nämlich mit den Krankenhäusern und den Heimen – und zum Ende des Jahrzehnts auch der DGPPN. Hinsichtlich der Krankenhäuser folgte sie dem oben genannten Mainstream und forderte – wie die anderen politischen Akteure auch – eine hinreichende Finanzierung jeglicher Krankenhausversorgung. Hinsichtlich der Heime wandelte sich die Position der DGSP von einer Position, die die Auflösung der Heime forderte hin zu einer Position, die eine inklusive, teilhabe- und sozialraumorientierte Orientierung von Heimen empfahl. Verbunden mit dieser »Mainstreamorientierung« hat die DGSP dann angefangen, sich auf Themenbereiche zu konzentrieren, die vornehmlich von Initiativen aus (internationalen) psychiatrieerfahrenen Bewegungen oder Kreisen stammten und/oder die die Rechte bzw. deren Durchsetzung von Psychiatrieerfahrenen zum Gegenstand hatten. Hier hatte die DGSP eine lange Tradition, die sich unter anderem darin äußerste, dass seit den 1990er-Jahren der Trialog aktiv unterstützt wurde, die Tagungen der DGSP immer auch mit Redner*innen mit Psychiatrieerfahrung bestückt wurden und Psychiatrieerfahrene Vorstandsposten innehatten. So führte die DGSP das genannte Projekt zu den Beschwerdestellen durch. Aber auch Themenbereiche wie Recovery oder auch EX-IN wurden durch die DGSP aktiv unterstützt. Am Ende der ersten 10 Jahre kommt dann noch die intensive Diskussion der UN-BRK hinzu.

Kurzgefasst: Die DGSP hat in den beginnenden 2000er-Jahren einen Veränderungsprozess fortgeführt, der schon in den 1990er-Jahren begonnen wurde und nun mit einigen Entscheidungen und Brüchen verbunden war. Sie hat ihren Frieden mit den Krankenhäusern und Heimen gemacht – und letztlich auch mit dem personenbezogenen Ansatz sowie der DGPPN, deren wissenschaftlich-fachliche Dominanz sie ein paar Jahre später sie auch anerkannte. Sie hat eine »Fundamentalopposition« ausgegliedert und damit aus der eigenen Diskussion verbannt. Und sie hat sich in der Folge mit Themen befasst, die in erster Linie Rechte und Teilhabemöglichkeiten psychiatrieerfahrener Menschen fokussieren. Ob das für die Zukunftsfähigkeit für die DGSP hinreichend ist, wird sich im nächsten Kapitel zeigen.

Mutmachend veröffentlichte die britische Band Muse Ende 2009 ihren Hit »**Uprising**«.

7. Flüchtlinge und Klimawandel: 2010 - 2020

7.1 Weltpolitische Rahmenbedingungen

Zumindest in Deutschland konnte die Finanzmarkt- und Bankenkrise relativ gut abgewettert werden. Durch einen Krisenkeynesianismus, zu dem auch erneute korporatistische Elemente des Zusammenwirkens von Staat, Gewerkschaften und Arbeitgebern gehörte, konnte erreicht werden, dass die Wirtschaft relativ stabil blieb und die Arbeitslosigkeit sich in Grenzen hielt. Darüber hinaus: »Nicht der Sozialstaat erwies sich in der Finanzkrise als Verursacher, sondern ein nicht regulierter Finanzmarkt.«[1] Allerdings, so Otte, wurden hieraus keine wirklichen Konsequenzen gezogen, die sich auf eine Regulierung bzw. »Bändigung« des globalisierten Finanzmarktkapitalismus bezogen. Und die Finanzkrisen nahmen kein Ende. Zu Beginn des Jahrzehnts kamen insbesondere die südlichen Staaten der Eurozone, Griechenland, Spanien, Portugal und Italien sowie auch Irland in eine gravierende Staatsschuldenkrise, die sich zur »Eurokrise« auswuchs.[2] Zwar haben auch hier die reicheren Staaten innerhalb der EU interveniert und es wurde ein »Rettungsschirm« installiert, jedoch wurde besonders in Griechenland mit der sog. »Troika«, der Kooperation von Europäischer Zentralbank, Internationalem Währungsfonds und Europäischer Kommission streng auf »Austeritätspolitik« gesetzt, die den betroffenen Ländern harte Ausgabenkürzungen im Sozial- und Bildungsbereichen sowie kommunaler Dienstleistungen auferlegten. Diese wurden in den betroffenen Ländern zum Teil als äußerst ehrenrühriger und Eingriff in die Souveränität wahrgenommen und führten zu nachhaltigen Zerwürfnissen innerhalb der EU. Die Bundeskanzlerin Angela Merkel und Finanzminister Wolfgang Schäuble waren in diesem Zusammenhang die »Hassfiguren« der betroffenen Länder. Bedeutsam sind diese Krisen aus dem Grund, da sie – folgt man Adam Tooze – das Vertrauen in eine Weltwirtschaftsordnung, internationale Politik und Institutionen mithin auch der Demokratie nachhaltig erschütterten, und damit überall in Europa (nicht nur dort) dem nationalistischen Populismus Vorschub leisteten.[3] Innerhalb dieser finanz- und

1 Nullmeier 2014, S. 54.

2 Vgl. Streeck 2013; Tooze 2019, S. 375; Piketty 2015.

3 Tooze 2019, S. 519. Siehe auch weiter unten.

außenpolitischen Probleme fiel fast nicht weiter auf, dass 2011 der Bundestag einen Beschluss zum Ausstieg aus der Atomenergie gefasst hat.

In der Mitte des Jahrzehnts kamen viele Flüchtlinge nach Europa. Neben den Immigranten aus Ost-Europa sind es vor allem Flüchtlinge aus Afghanistan und Syrien, wo blutige Bürgerkriege stattfinden, aber auch aus anderen Ländern Nordafrikas und Vorderasiens, wo der »Arabische Frühling« zu inneren, blutigen Auseinandersetzungen geführt hat. Sie suchten in Europa Asyl bzw. eine neue Heimat. 2015 vereinbart Deutschland mit Ungarn, dass die Grenzen geöffnet werden können und in einer Sternstunde der Zivilgesellschaft empfangen Tausende von deutschen freiwilligen Helfer*innen Zehntausende von Flüchtlingen, die über das Mittelmeer oder Balkanroute nach Deutschland gelangten – angefeuert von Angela Merkel: »Wir schaffen das!« So richtig dieser Satz auch war, so viel Probleme wurden damit auch induziert. Politisch wurden dieser Satz und die dahinterstehende Politik von vielen als »Einladung« verstanden, gegen die sich vielfältiger, nationalistisch orientierter Widerstand regte. Neben der einer Euro-Feindlichkeit wurde die nun sog. »Flüchtlingskrise« einer der Ausgangspunkte, die zum Erstarken populistischer und nationalkonservativer Kräfte bis hin zu extremistischen »Flügeln« führten und sich in der neuen Partei »Alternative für Deutschland« (AfD) sammelten. Nach dem Ausscheiden des eurokritischen national-liberalen Flügels driftete die AfD weiter ins extremistische Lager, bekam zweistellige Wahlergebnisse und ist nun in allen Parlamenten vertreten und stellt im Bundestag mit 94 Sitzen die größte Oppositionspartei dar. Aber nicht nur in Deutschland macht Euro-Skepsis Furore. In Großbritannien wird 2016 durch ein Referendum der Austritt aus der EU beschlossen, der am 31.12.2020 vollzogen wird.

Und es gab den Klimawandel; das Jahrzehnt galt als das heißeste der Weltgeschichte, seitdem es Wetteraufzeichnungen gibt. Der Schulstreik, den Greta Thunberg 2018 jeden Freitag in Stockholm durchführte, verbreitete sich in Windeseile auf der ganzen Welt und führte zur »Fridays-for-Future-Bewegung« in der vor allem Schüler*innen für internationalen Klimaschutz, und die Einhaltung der Klimaziele des Übereinkommens von Paris demonstrieren. Vor allem mit Unterstützung durch wissenschaftliche Expertisen, die den Ernst der Lage eindrücklich bestätigten, konnte erreicht werden, dass mit dem im Dezember 2019 verabschiedeten Klimaschutzgesetz (KSG) verbindliche Treibhausgasminderungsziele für die Jahre 2020 bis 2030 vereinbart wurden. Allerdings für »Fridays for Future« und viele andere nicht hinreichend genug.

In dieser, wie auch in anderen internationalen sozialen Bewegungen setzten sich die sich in dem Jahrzehnt die »Neuen Medien« endgültig durch. Smartphones, soziale Netzwerke mit den Diensten Facebook, Twitter, Instagram, WhatsApp etc. beschleunigten und veränderten nicht nur die Kommunikation, sondern sorgten auch für eine Veränderung des Sozialen insgesamt. Hinzu kam neben dem »Internet der Dinge« eine nach wie vor, nur durch Krisenkeynesianismus gebremste Fortentwicklung des globalisierten liberalen Finanzkapitalismus, der jedoch zunehmend in die Kritik geriet.

Mit großer Intensität werden die zunehmende gesellschaftliche Spaltung und Ungleichheit kritisiert, die sich nicht nur auf die zunehmend auseinanderklaffende Differenz von arm und reich bezieht, sondern auch auf Bildung, Teilhabe an Kultur etc.[4] Hierbei gelten bestimmte Gruppen, wie (alleinerziehende) Frauen, Kinder, alte Menschen als besonders gefährdet. Darüber hinaus scheint sich Armut in Familien über mehrere Generationen zu verstetigen und zu vermischen mit dem Problem der »Working Poor«, also denjenigen, die trotz einer Arbeit unterhalb der Armutsgrenze verbleiben. Konstatiert wird, dass es eine neue, internationale Dienstleistungsklasse gibt, oft bestehend aus Menschen bestimmter Länder oder Regionen, die in prekären Arbeitsverhältnissen als digitale »Crowdworker« Zuarbeiten für Internet-Dienstleister verrichten (Klick-Work) oder im Transportgewerbe, in der Gastronomie arbeiten oder auch haushaltsnahe Dienstleistungen erbringen. Ein gesellschaftlicher Aufstieg, bzw. das, was Ulrich Beck vor Jahren noch »Fahrstuhleffekt« nannte, erscheint heutzutage nicht mehr gegeben.[5] Auf der anderen Seite ist Reichtum entstanden, der – folgt man Piketty – Ausmaße wie in den Zeiten des Hochkapitalismus im Fin de Siécle (1900) angenommen hat. Piketty weist dabei auch darauf hin, dass Vermögensreichtum heute nur noch in Ausnahmefällen durch »eigene Leistung« entsteht, sondern in erster Linie durch Heirat und/oder Erbschaften akkumuliert wird.[6] In eine ähnliche Richtung argumentiert Sighard Neckel; er konstatiert, dass ich die deutschen Eliten seit Langem wieder aus sich selbst heraus rekrutieren und dass die soziale Mobilität stark zurückgegangen ist. Früher heiratete der Arzt die Krankenschwester, heute die Kollegin. Einkommen und Bildung ist nicht mehr eine Sache der eigenen Leistung, sondern eine Frage der Herkunft. In diesem Zusammenhang nimmt er einen Begriff von Jürgen Habermas auf und spricht von »Refeudalisierung« der Gesellschaft.[7]

Eine Reihe von Autoren sehen mit diesen Entwicklungen Fragen der sozialen Gerechtigkeit und der demokratischen Entwicklungen kapitalistischer Staaten tangiert.[8] Der englische Politikwissenschaftler und Soziologe Colin Crouch entwirft die These der »Postdemokratie«, die auch in Deutschland popularisiert und breit diskutiert wird.[9] Hierin beschreibt er demokratische Verfahren und Institutionen als Scheinveranstaltungen, die zur Legitimation und Unterhaltung der Bevölkerung inszeniert werden, während die »reale« Politik in den Hinterzimmern der Macht zwischen Regierungen und Eliten verhandelt wird und Entscheidungen als alternativlos und Sachzwängend folgend verkauft werden. Auch die Informationspolitik gerät zu einer Scheinveranstaltung, die, wenn sie mit ökonomischer Macht und Interessenverfolgung verbunden ist, eher der Manipulation und sozialer Kontrolle diene.[10] In eine ähnliche Richtung argumentiert Wolfgang Streeck. Er sieht in der zunehmenden Ökonomisierung insbesondere der Politik nicht nur eine Zunahme »personenzentrierter« (sic!) sozialer Kontrolle,[11] sondern er zeichnet geradezu ein Untergangsszenario. Die Krisenpolitik der

4 Lenger und Süß 2014; Mau und Schöneck 2015; Bude und Staab 2016.

5 Groh-Samberg und Hertel 2015; Groh-Samberg 2019; Nachtwey 2016.

6 Piketty 2014.

7 Neckel 2010a, 2013, 2016.

8 Zu Fragen der Gerechtigkeit, die hier nicht weiter aber später kurz thematisiert wird vgl. auch Liebig et al. 2004; Höffe 2005; Liebig und May 2009; Nullmeier 2009, 2017; Nussbaum 2016 (1999); Traub und Kittel 2020.

9 Crouch 2017.

10 Crouch und Jakubzik 2015 Vgl. auch: Mau 2017.

11 Streeck 2015b, 2015a.

letzten Jahre ist für ihn eine »gekaufte Zeit«,[12] eine Frist, die sich der internationale Finanzkapitalismus geschaffen hat, der jedoch an seinen inneren Widersprüchen droht zugrunde zu gehen. Er schreibt: »Alles in allem befindet sich der Kapitalismus – als Gesellschaftsordnung, die von einem Versprechen unbeschränkten kollektiven Fortschritts zusammengehalten wird – in einem kritischen Zustand. Wachstum weicht säkularer Stagnation; soweit es noch wirtschaftlichen Fortschritt gibt, kommt er einer immer geringer werdenden Anzahl von Personen und Familien zugute; und das Vertrauen in die kapitalistische Weltwirtschaft balanciert auf einem Kartenhaus von Versprechungen, deren Einlösung immer unwahrscheinlicher wird«.[13] Auch andere kommen hinsichtlich demokratischer Entwicklungen zu kritischen Urteilen, die vor allem mit der Entfaltung eines ungezügelten Finanzkapitalismus, der auch weltweit zunehmenden gesellschaftliche Ungleichheit sowie den damit verbundenen nationalistisch-populistischen Gegenreaktionen.[14]

Die Zunahme von rechtsnationalen Bewegungen und Parteien weltweit und speziell in Deutschland werden von einer Reihe von Autor*innen in Beziehung zu den genannten Entwicklungen sowie den damit verbundenen Umwälzungen gesellschaftlicher Strukturen gesetzt. So kommen Cornelia Koppetsch und auch Andreas Reckwitz zu dem Ergebnis, dass die Entstehung des Rechtsradikalismus in Deutschland nicht in erster Linie eine Angelegenheit prekarisierter Armutsbevölkerung ist, sondern dass es sich um eine Art »horizontalen Klassenkampf« handele, der zwischen einer alten, konservativ orientierten Mittelschicht, zu der sie auch qualifizierte Facharbeiter*innen zählen, und einer neuen, kosmopolitisch, technikaffinen und hedonistisch orientierten Mittelschicht ausgefochten wird. Dreh- und Angelpunkt der Auseinandersetzungen sind auf der einen Seite unterschiedliche Orientierungen zwischen konservativen pflicht- und familienorientierten sowie andererseits auf Diversität, »Singularisierung«[15] und Selbstverwirklichung angesiedelten Werten. Hierbei geht es in erstere Linie um gesellschaftliche »Deutungshoheit« bzw. Einfluss, den damit verbundenen Möglichkeiten der Interessendurchsetzung in der Politik sowie den Befürchtungen der »Prekarisierung« von Deutungs- und Einflussmöglichkeiten.[16] Hiermit im Zusammenhang konstatiert Cornelia Koppetsch auch Prozesse, die nicht nur in konservativen Gruppen zu verzeichnen sind, sondern innerhalb der gesamten Gesellschaft. So verzeichnet sie in vielen gesellschaftlichen Gruppen und Milieus eine Zunahme der sozialen Kontrolle und Konformitätsdruck. Während auf gesellschaftlicher Ebene – zum Teil durch Rechtsänderungen und Rechtsprechung induziert – mehr Diversität oder auch »Normalität von Verschiedenheit« ermöglicht wird, finden auf der Ebene einzelner Gruppen und Milieus Prozesse einer identitären Entwicklung und sozialen Schließung statt.[17] In diesem

---

12 Streeck 2013.

13 Streeck 2015c, S. 120.

14 Vgl hierzu radikal: Nachtwey 2016; Dörre et al. 2017; Ketterer et al. 2019; Reckwitz 2019a Gemäßigter: Merkel 2013; Kocka und Merkel 2014.

15 Reckwitz 2017.

16 Koppetsch 2019; Reckwitz 2019a.

17 Koppetsch 2013, 2014.

Zusammenhang kommt der Bielefelder Soziologe Wilhelm Heitmeyer nach langer Forschungstätigkeit zu Ergebnissen, dass eine »gruppenbezogene Menschenfeindlichkeit« insbesondere in der bürgerlichen Mitte zugenommen und einer »rohen Bürgerlichkeit« Platz gemacht hat.[18]

Auch andere zeichnen eher düstere Szenarien: Das geht von den epidemiologisch messbaren Konsequenzen von Ungleichheit und Exklusion bis hin zu individuellen und betrieblich induzierten Optimierungsstrategien. Von großer Popularität sind die Studien der »Glücksforscher*in« Richard G. Wilkinson und Kate E. Pikett, die im internationalen Vergleich herausgefunden haben, dass diejenigen Gesellschaften, in denen gesellschaftliche Ungleichheit sehr hoch ist, auch die Krankheitsraten inklusive psychischer Krankheiten und Suizide im Vergleich zu »gerechteren« Gesellschaften hoch sind – und zwar bei den reichen Schichten ebenso wie bei den armen Bevölkerungsschichten.[19] Ergänzt werden die Studien durch andere, die sich – auch unter Berücksichtigung der Epidemiologie psychischer Krankheiten, auf einen Zusammenhang von Krankheiten und gesellschaftlicher Ungleichheit beziehen.[20]

Nicht zuletzt die sich zunehmend beschleunigende kapitalistische Entwicklung in Verbindung mit »Singularisierung« fordern die Individuen zu immer größeren Anstrengungen, sich selbst und ihre Leistungen ständig zu optimieren. Angetrieben von immer ausgefeilteren »Technologien des Selbst«, Methoden des auf Wettbewerb und »Ranking« angelegten »Tracking« von Leistungen[21] sowie auf »Big Data« rekurrierende Methoden der Überwachung insbesondere auch in Technologie-orientierten Arbeitsplätzen werden die Individuen in ein sich schneller drehendes Hamsterrad der ständigen Selbstoptimierung getrieben, die letztendlich kontraproduktive Wirkungen zeitigt. Hat Ehrenberg dies auf eher gesellschaftlicher Ebene beschrieben,[22] so kommen nun auch Untersuchungen auf der Ebene von Arbeitsplätzen und Arbeitsbedingungen zu Ergebnissen, die Erschöpfung, »Burn-out« und damit verbunden Symptome von Angst und Depressionen als Folgen von ständig auf Optimierung angelegter Arbeitsbedingungen und Prozesse auftreten.[23] Rosa fasst die Entwicklung so zusammen: »Ständige Optimierung führt letztlich zum Selbstverlust.«[24]

Hinsichtlich der Konstituierung des Subjektes kommen eine Reihe von sozialpsychologischen Ansätzen zu ähnlichen Einschätzungen wie Ehrenberg. So kommen z.B. Axel Honneth,[25] Andreas Reckwitz[26] oder auch andere[27] zur Einschätzung, dass die An-

---

18 Vgl. die Zusammenfassung der Untersuchungen zu den »Deutschen Zuständen« in: Heitmeyer 2018.

19 Wilkinson und Pickett 2006, 2008, 2009, 2016; Wilkinson und Marmot 2004.

20 Vgl. statt anderer: WHO 2011; Pinto-Meza et al. 2013; Wittchen et al. 2011; Jacobi et al. 2014; Jacobi et al. 2017; Lampert et al. 2013; Lampert 2018; Lampert und Schmidtke 2020.

21 Schollas 2014; Duttweiler 2016; Heyen 2018.

22 Ehrenberg 2008, 2011.

23 Vgl. hierzu: Graefe 2011, 2015, 2019 Spezieller: Neckel und Wagner 2013; Alsdorf et al. 2017; BAUA 2018.

24 Rosa 2016, S. 716.

25 Honneth 2010.

26 Reckwitz 2017, 2019a.

27 Vgl. z.B.: Fuchs et al. 2018 Hier mit psychiatrischem Bezug: Heinze und Thoma 2018.

sprüche der Gesellschaft an die Menschen zur individuellen Selbstverwirklichung unter einem ständigen Steigerungsdruck stehen, letztlich unerfüllbar sind und pathogene Auswirkungen zeitigen. Eva Illouz kommt jüngst zu einer ähnlichen Einschätzung, nämlich dass Individuen zunehmend von einer »ontologischen Ungewissheit« bedroht sind.[28] Angesichts einer durch Liberalisierung erweiterten Freiheit nimmt Normenlosigkeit zu. »Diese Abwesenheit einer dichten Normativität verdankt sich der Freiheit selbst und geht mit positiven Geboten wie Eigenständigkeit, Autonomie und Hedonismus einher, allesamt tonangebende Vokabulare des modernen Selbst.«[29] Das »Soziale«, selbst Intimbeziehungen werden zunehmend nicht mehr durch Normen, Institutionen, Symbole und Rituale geordnet und geregelt, sondern werden zunehmend von Ungewissheit beherrscht. Kommunikation und Interaktionen werden durch keinen Rahmen[30] mehr strukturiert und »diese Erfahrung der Ungewissheit des Rahmens (wird) durch etwas, was ich ontologische Ungewissheit nennen möchte, noch verschärft«.[31]

7.2 Sozial- und Gesundheitspolitik

Mit dem Krankenhausfinanzierungsreformgesetz (KHRG) von 2009 wurden für die Krankenhausversorgung Fallpauschalen entsprechend zu entwickelnder DRGs eingeführt. Folgt man Knieps und Reiners (2015), dann hat die Einführung von DRGs zu einer – durchaus erwünschten – Spezialisierung und Zentralisierung des Krankenhauswesens geführt, wobei die großen Kliniken im Vorteil waren. Sie kommen zu dem Ergebnis, dass die Einführung von DRGs »im Prinzip erfolgreich« war, sich jedoch insbesondere für die kleinen Häuser in der Fläche nachteilig auswirkten. »Wie auch in der ambulanten Versorgung zeigt sich, dass die Vorstellung vieler Ökonomen, man könnte allein über ein leistungsgerechtes Entgeltsystem für eine angemessene Verteilung der Ressourcen sorgen, eine Illusion ist.«[32] Gegen die Vorstellungen und den Widerstand vieler Fachverbände[33] wurde dennoch 2012 das »Psychiatrie-Entgeltgesetz« verabschiedet, das die Einführung eines pauschalisierten Vergütungssystems, das sog. »PEPP« bis zum Jahr 2017 vorsah. Zu diesem Zeitpunkt sollte auch die Psych-PV außer Kraft treten. Darüber hinaus wurden auch im Krankenhausbereich integrierte Behandlungsformen gem. § 64b SGB V ermöglicht sowie eine Zusammenarbeit mit niedergelassen Ärzten auf der Grundlage regionaler Budgets. Die Regelungen zu den integrierten Behandlungsformen und Zusammenarbeit stießen auf allgemeines Wohlwollen in der Fachwelt, da sie den gemeindepsychiatrischen Konzepten entgegenkamen und die integrierten Behandlungsformen aus dem ambulanten Spektrum gem. §§ 14 ff SGB V gewissermaßen von der Klinik her ergänzten. Eine ganze Reihe neuer »Modelle« entstanden in einigen Regionen.[34]

28 Vgl. auch: Giddens 1991, 1995.

29 Illouz 2019, S. 149.

30 Illouz bezieht sich hier auf das Konzept der Goffman'schen Rahmenanalyse Goffman 2016 (1974).

31 Illouz 2019, S. 151.

32 Knieps und Reiners 2015, S. 244.

33 ACKPA et al. 2012.

34 Schmid et al. 2013; Steinhart et al. 2014.

Gegen die Einführung von Fallpauschalen formierte sich jedoch ein breiter Widerstand, der nicht nur in den entsprechenden Krankenhäusern und Verbänden organisiert wurde,[35] sondern die gesamte – auch außerklinische – Fachwelt, die Psychiatrieerfahrenen und die Angehörigen umfasste, der sich auch in Demonstrationen äußerte.[36] Da steckt schon einige Ironie drin: 1980 wurde für die Auflösung von »Anstalten« und nun wird für eine angemessene Finanzierung von Krankenhäusern demonstriert – die Zeiten ändern sich. Auch die Bundesländer, die zuständigen Minister*innen sowie die Psychiatriereferenten (AOLG) setzten sich für eine angemessene Finanzierung ein.[37] Nicht zuletzt dieser Protest führte dazu, dass die Einführung von PEPP verschoben wurde und vom Bundesminister für Gesundheit Herman Gröhe ein sog. »strukturierter Dialog« eingerichtet wurde, um »die bisherigen Vorbereitungen zum Entgeltsystem mit Beteiligung der Verbände insgesamt zu bewerten und Alternativen zu prüfen unter Berücksichtigung verbesserter Formen der Krankenhausversorgung«.[38] Nach heftigen Auseinandersetzungen wurde 2016 dann das »Gesetz zur Weiterentwicklung der Versorgung und der Vergütung für psychiatrische und psychosomatische Leistungen (PsychVVG)« beschlossen.[39] Hierin wurden nun keine DRGs mehr gefordert, sondern der G-BA wurde beauftragt, bis 2020 anhand des tatsächlichen Personalaufwandes für eine leitliniengerechte Versorgung Mindestpersonalvorgaben für die Krankenhausversorgung zu entwickeln. Darüber hinaus wurde für die Akutbehandlung im häuslichen Umfeld, das »Home Treatment«, sog. »stationsäquivalente Behandlung (StäB)« ermöglicht. Bei Krankenhausbehandlungsbedürftigkeit kann damit nun auch eine Behandlung zu Hause erfolgen. Insgesamt wird die Finanzierung auf ein Budgetsystem umgestellt. Mit der Einführung des PsychVVG wurden einige Hoffnungen und Möglichkeiten, aber auch Befürchtungen verbunden.[40] Insbesondere die StäB-Leistungen wurden von der sozialpsychiatrischen Fachwelt fast einhellig begrüßt und führten zu einem breit getragenen Eckpunktepapier, welches grundlegende Qualitätsanforderungen beinhaltet.[41] Bei anderen Verbänden stießen die Regelungen zu StäB nicht auf Zustimmung. Es wurde gefordert, dass niedergelassene Ärzte und Psychotherapeuten eingebunden werden und die bisherigen Selektivverträge (IV, gem. §§ 140 ff SGB V) weiter auszuweiten, damit sie zur Regelleistung werden können.[42] Das geschah dann auch: Unter der Federführung des Dachverbandes Gemeindepsychiatrie, der sich seit Jahren stark in der Umsetzung der »IV« engagiert,[43] finanziert der sog. »Innovationsfond« ein Projekt der integrierten Versorgung in 12 Regionen Deutschlands. Die gemeindepsychiatrische Basisversorgung (GBV) soll die Hilfen für schwer psychisch erkrankte Menschen deutlich verbessern, indem sie – leitliniengerecht – unterschiedliche aku-

35 Weiß et al. 2014.

36 Vgl. vor allem und zum Folgenden: Kunze 2015, S. 96.

37 AG Psychiatrie der AOLG 2012, 2017a.

38 Kunze 2015, S. 100.

39 Deutscher Bundestag 2016b.

40 Kunze et al. 2017; Grupp 2017.

41 22 Psychiatrieverbände o.J.

42 Bühring 2016.

43 Heuchemer 2016.

te und rehabilitativ-teilhabeorientierte Versorgungsbereiche auf der Ebene der Region bedarfsgerecht kooperativ und koordiniert zusammenführt.[44]

In die psychotherapeutische Versorgung kam Bewegung. Aufgrund intensiver Interventionen und Lobbying des Dachverbandes Deutschsprachiger PsychosenPsychotherapie (DDPP)[45] mit Dorothea von Haebler konnte erreicht werden, dass in die Psychotherapie-Richtlinien als Indikation Psychosen sowie auch bipolare Erkrankungen aufgenommen wurden. Das war ein wichtiger Schritt in Richtung Inklusion von schwer psychisch erkrankten Menschen und trat 2015 in Kraft. Später wurde dann auch die systemische Therapie in den Katalog der »Richtlinien-Psychotherapie« aufgenommen.[46]

Auch auf Länderebene tat sich einiges hinsichtlich der Psychiatrie. Infolge der UN-BRK sowie der daraufhin veränderten Rechtsprechung der höchsten deutschen Gerichte mussten in den Bundesländern die Psychisch-Krankengesetze und teilweise auch die Gesetze über den Maßregelvollzug verändert werden. Hierbei ging es in erster Linie um die Modalitäten einer zwangsweisen Unterbringung oder einer Zwangsbehandlung.[47]

Eine Reihe von weiteren Gesetzen, die im vergangenen Jahrzehnt verabschiedet wurden, stehen in einem Zusammenhang mit der Umsetzung der UN-BRK im Rahmen des Nationalen Aktionsplanes der Bundesregierung (NAP)[48] sowie der Erweiterung von Partizipationsrechten und -möglichkeiten von Menschen mit Behinderungen, Patient*innen und damit auch von Psychiatrieerfahrenen.[49] So wurde das Behindertengleichstellungsgesetz, insbesondere was bauliche Barrierefreiheit betrifft mehrmals verändert. Allerdings finden die Regelungen nach wie vor keine Anwendung in der Privatwirtschaft, was vielfach kritisiert wurde. 2013 verabschiedete der Bundestag das sog. Patientenrechtegesetz,[50] welches im Wesentlichen die unterschiedlichen Rechtsnormen harmonisierte und mehr Transparenz und Rechtssicherheit bei Behandlungsfehlern für Patient*innen ermöglichte. 2016 trat das Präventionsgesetz in Kraft,[51] welches insbesondere die Sozialversicherungsträger, insbesondere die Krankenversicherungen zu einer gemeinsamen Strategie verpflichtet sowie zur Finanzierung von Präventionsmaßnahmen und – vor allem – zu Selbsthilfeaktivitäten, von denen auch Psychiatrieerfahrene profitieren konnten. »Das Präventionsgesetz eröffnet Möglichkeiten zur Verbesserung der Präventionspraxis und stellt insofern auch einen Fortschritt gegenüber dem vorherigen Rechtszustand dar. Allerdings weist es auch eine Reihe von Mängeln auf. Vor allem werden Prävention und Gesundheitsförderung nicht als gesamtgesellschaftliche Aufgabe gefasst.«[52]

Darüber hinaus ging die Bundesregierung dazu über, nun sog. »Teilhabeberichte« in regelmäßigen Abständen zu veröffentlichen, in denen die Lebenslagen und -

44 Greve et al. 2019; Greve 2019.

45 https://ddpp.eu/

46 GBA 2020.

47 Gerlinger et al. 2018.

48 BAMS 2011.

49 Schmachtenberg 2015, 2016.

50 Deutscher Bundestag 2013.

51 Deutscher Bundestag 2015a.

52 Gerlinger 2018, S. 27.

situationen von Menschen mit Behinderungen thematisiert wird.[53] Allerdings zeigt sich in diesem Zusammenhang auch, dass die Datenlage zur Berichterstattung hinsichtlich der Menschen, die keinen Schwerbehindertenausweis besitzen, jedoch als »behindert« im Sinne der Eingliederungsverordnung gelten und ggf. in einem Heim (Besondere Wohnform) wohnen, äußerst dürftig ist.[54]

Ein auch für die Psychiatrie bedeutsames Gesetzespaket wurde mit den drei Pflegestärkungsgesetzen (PSG) verabschiedet, wobei das 2. PSG eine entscheidende Funktion hatte.[55] In ihm wurde ein neuer, auch teilhabeorientierter Pflegebegriff eingeführt. Er bezieht nicht nur körperliche, sondern auch geistige und psychische Einschränkungen ein und inkludiert damit explizit auch Menschen mit Demenz und anderen psychischen Beeinträchtigungen. Darüber hinaus werden nun »Pflegegrade« definiert und die Begutachtungsverfahren neugestaltet.[56]

Ein bedeutendes Reformwerk der Schwarz-Roten-Koalition war das »Bundesteilhabegesetz« welches Ende 2016 verabschiedet wurde[57] und das gesamte Teilhaberecht, insbesondere die Eingliederungshilfe für Behinderte auf eine neue, UN-BRK konforme Grundlage stellte. Die Diskussion über ein solches Gesetz wurde schon seit Jahren geführt und die Koalition hatte Ernst gemacht mit ihrer Aussage »Wir überführen das alte Fürsorgerecht in ein modernes Teilhaberecht«.[58] Die Auseinandersetzungen spitzten sich im Jahre 2016 zu, wobei es insbesondere um ein »Leistungsgesetz«,[59] das »Bundesteilhabegeld«[60] sowie um die Definition des »leistungsberechtigten Personenkreis« ging.[61] Im Dezember 2016 wurde das Artikel-Gesetz verabschiedet und stellt eine der großen Sozialreformen der letzten 10 Jahre dar, die im politischen Getöse der »Flüchtlingskrise« etwas untergegangen ist. Die zentralen Punkte des Gesetzes sind:

- Die Herauslösung der Eingliederungshilfe für Menschen mit Behinderung aus dem SGB XII und Einfügung als Teil 2 in das SGB IX. Verbunden hiermit ist die Etablierung eines Trägers der Eingliederungshilfe als neuen Rehabilitationsträger. Hiermit kam der Bund einer vielfältigen Forderung nach Schaffung eines »Leistungsgesetzes« ebenso nach wie der Schaffung von »echten« Rehabilitationsträgern. Der Forderung nach völliger Abschaffung der Anrechnung von Einkommen und Vermögen

53 BAMS 2013; BMAS 2016.

54 Schmachtenberg 2018b; Aichele und Fräßdorf 2019; Reumschüssel-Wienert 2020.

55 Deutscher Bundestag 2015b.

56 Hoffer 2017; Pick und Fleer 2017.

57 Deutscher Bundestag 2016a.

58 Zum Prozess vgl.: Rosemann und Reumschüssel-Wienert 2014; Reumschüssel-Wienert und Rosemann 2014; Rosemann 2017 Schmachtenberg 2018a.

59 Die Diskussion ging hierbei um die sog. Heranziehung, die bisher im SGB XII vorgesehen war und die die Behindertenverbände als Diskriminierung ablehnten.

60 Hier war ein Barbetrag von ca. 640,00 € im Gespräch, der an alle Menschen mit einer anerkannten Behinderung ausgezahlt werden sollte.

61 Die Regelung der Bundesregierung, dass Menschen dann leistungsberechtigt sind, wenn sie in 5 der durch die ICF definierten 9 Lebensbereichen auf fremde Hilfe angewiesen sind, wurde von den Verbänden der Behinderten und der Leistungserbringer abgelehnt, da sie befürchteten, dass ca. die Hälfte der Menschen mit Behinderungen dann keine Hilfe mehr erhalten würden.

wurde nicht entsprochen, jedoch sind die Grenzen der Anrechnung in einem zweistufigen Prozess ab 2017 weit nach oben verschoben worden.

- Der Gesetzeszweck wurde entsprechend der UN-BRK erweitert. Nun geht es in § 1 des SGB IX um »volle, wirksame und gleichberechtigte Teilhabe« an der Gesellschaft.
- Ganz entscheidend wurde der Behindertenbegriff verändert. Entsprechend der dem BTHG und UN-BRK zugrunde liegenden ICF bezieht er sich nun nicht mehr allein auf individuelle Beeinträchtigungen, sondern stellt ab auf Wechselwirkungen mit umwelt- oder einstellungsbedingten Barrieren.
- Entsprechend sind die Leistungen zur »sozialen Teilhabe« im § 76 SGB IX darauf ausgerichtet, eine gleichberechtigte Teilhabe am Leben in der Gemeinschaft zu ermöglichen oder zu erleichtern und zu einer möglichst selbstbestimmten und eigenverantwortlichen Lebensführung im eigenen Wohnraum sowie in ihrem Sozialraum zu befähigen oder sie hierbei zu unterstützen.
- Die Abgrenzungen zu anderen Leistungen zur Rehabilitation und Teilhabe werden konkretisiert und die Regelungen zur Kooperation und Koordinierung der Leistungen werden verbindlicher gestaltet. Die Abgrenzung und Koordination hinsichtlich der Leistungen zur Pflege werden neugestaltet.
- Es werden neue Leistungen zur Teilhabe am Arbeitsleben eingeführt.
- In der Eingliederungshilfe wird die institutionelle Trennung zwischen stationär (Heim), teilstationär und ambulante Leistungen zugunsten der einer Trennung von »existenzsichernden« Leistungen (die – ggf. weiterhin über Transferzahlungen zu tätigen sind) und »Fachleistungen« ersetzt. Die früheren Heime werden nun »besondere Wohnformen«.
- Die Beratungspflicht der Leistungsträger wird ergänzt durch die Einrichtung von ergänzenden unabhängigen Beratungsstellen, die nach dem »Peer-Prinzip« arbeiten sollen. Die bisherigen »Service-Stellen« der Rehabilitationsträger werden abgeschafft.
- Es werden neue Verfahren zur Teilhabe- und Gesamtplanung eingeführt inklusive neuer Planungsinstrumente, die ergänzt werden durch Teilhabe- oder Gesamtplankonferenzen. Die Leistungserbringer sind jedoch in diesen Verfahren und Konferenzen in der Regel nicht vertreten.
- Die Rechtsstellung der behinderten Menschen, der »Leistungsberechtigten«, wie sie nun heißen wird insgesamt verbessert durch:
- Geänderte Regelungen zur Heranziehung und vereinfachtes Verfahren
- Verbindliche Fristen zur Antragsbearbeitung mit Sanktionsdrohung für die Leistungsträger
- Beteiligungsrechte bei Teilhabe- und Gesamtplanungsprozessen
- Weiterhin bestehendes (begrenztes) Wunsch- und Wahlrecht.
- Allerdings wird die Eingliederungshilfe nun eine reine Antragsleistung.
- Die Stellung der nun sog. Leistungserbringer verändert sich jedoch in eine andere Richtung. Das Vertragsrecht wird zuungunsten der Leistungserbringer verändert, wie z.B.:
    - Die Herauslösung von Qualitätsanforderungen und Prüfungen aus dem Vertragswerk und Verlagerung in die Kompetenz der Leistungsträger.

  - o Die Einführung von Qualitäts- und Wirksamkeitsprüfungen mit einer Haftungsdrohung für die Leistungserbringer.
  - o Die Leistungserbringer sind regelhaft nicht beteiligt an Planungsprozessen oder Konferenzen. In der Folge werden in vielen Regionen bis bestehenden Hilfeplankonferenzen abgeschafft.
- Die Dienstleistungen der Eingliederungshilfe werden nun als »Assistenzleistungen« bezeichnet und sind den Planungen entsprechend eng mit dem Leistungsempfänger abzustimmen.

Die Leistungserbringer drohen unter die Kuratel der Ämter für Eingliederung zu kommen bzw. werden zu »Heloten des Sozialstaates«. Hierbei macht sich die Politik eine Situation zunutze, die auch im mittlerweile recht schlechten Image der Wohlfahrtspflege begründet ist. Nicht zuletzt durch eine Reihe von Skandalen gerieten die gemeinnützigen Organisationen und Verbände unter Legitimationsdruck, da sich die durch die letzte SGB XII Reform angestoßene unreflektierte Ökonomisierung in einem wildgewachsenen »Managerialismus« äußerte.[62]

Dieses Gesetzeswerk ist eine epochale Reform, die die gesellschaftlichen Entwicklungen auf »Singularisierung« und Diversität, die Anforderungen der UN-BRK aufnimmt und die schon existierende Teilhabeorientierung des Rehabilitationsrechtes fortentwickelt. Die sozialpolitische Strategie verbleibt hierbei in der Pfadabhängigkeit des gegliederten Systems sozialer Sicherheit, indem nun ein neuer Rehabilitationsträger, der Träger der Eingliederungshilfe, geschaffen wird, der »im Schatten der Hierarchie« des Bundes oder der Länder als eigenständiger Akteur fungiert. In der Fachwelt wird dieses Gesetzeswerk im Grundsatz durchweg positiv aufgenommen, obwohl Umsetzungsfragen die unterschiedlichen Akteure noch Jahre beschäftigen werden. Entsprechend unübersichtlich ist die Literatur zu unterschiedlichen Themen des BTHG.[63]

Ebenso positiv und grundsätzlicher wird die UN-BRK aufgenommen – auch in der psychiatrischen Fachwelt.[64] Hier stehen jedoch eher Fragen der Inklusion und Teilhabe zur Debatte. Eine kritische Diskussion findet – von Ausnahmen abgesehen[65] – nur am Rande statt oder abgekoppelt vom behinderungsspezifischen Diskurs. Diskutieren die Sozialwissenschaften, wie oben angeführt, das Problem der Exklusion bzw. Teilhabe eher als ein Problem gesellschaftlicher Ungleichheit, Armut und Ausgrenzung, so wird Inklusion im sozialpolitischen Diskurs eine normative Leitlinie, die eher horizontal auf »Diversität« und auf ein Drinnen und Draußen verweist. Sie wird – wie Frank Nullmeier betont – zu einer Politik, die »statt gesonderter Maßnahmen für einzelne Problem- und Risikogruppen einen Gesellschaftsumbau verlangt, der allen jederzeit ohne Ver-

62 Heinze und Schneiders 2013, 2014.

63 Vgl. statt anderer: Rosemann und Konrad 2017, 2020; Rosemann 2018; Steinhart 2017; Conty 2018; Conty et al. 2017/2018; Reumschüssel-Wienert 2017; Konrad 2019.

64 AKTION PSYCHISCH KRANKE et al. 2013.

65 Vgl.: Spandler 2007; Soltauer Initiative 2009; Becker 2015. Die Diskussion im Rahmen der sog. »Disability Studies« kann an dieser Stelle leider nicht wiedergegeben werden.

weis auf Sonderprogramme den Zugang ermöglicht.[66] Der nun auch populär werdende Begriff der Teilhabegerechtigkeit verweist nicht auf eine »gerechte« Verteilung von Lebenslagen, sondern von Teilhabechancen. Darüber hinaus: »Gleiche Zugangsrechte (...) sind vor allem eine Frage der Glaubwürdigkeit konkreter Politiken der Einbeziehung. Die Gratwanderung zwischen Aufmerksamkeit für die Vielfalt von Beeinträchtigungen, Behinderungen und ihrer Binnendifferenzierung einerseits sowie einer Risikoverwässerung andererseits, wenn angesichts solcher Vielfalt der Vielfalt gesellschaftliche Ungleichheit als soziales Problem zu zerfleddern droht, ist unvermeidlich und steht offenkundig zur Bearbeitung an«.[67]

Wichtig erscheint in diesem Zusammenhang, dass neben der oben erwähnten kritischen Diskussion eine stattfindet, die sich mit dem Inklusionsbegriff selbst kritisch auseinandersetzt. So setzt sich Jörg Michael Kastl damit auseinander, dass der Begriff der Inklusion oft unreflektiert und »populistisch« verklärt verwendet wird und keinesfalls den Begriff der Integration ersetzen kann. Dasselbe gilt für den Begriff der Teilhabe, der aktives individuelles Handeln betont.[68] Heinz Bude führt den von Nullmeier angelegten Gedankengang fort und sieht die Gefahr neuer Grenzziehungen der Exklusion, denn eine inklusive Gesellschaft setzt das zur Inklusion befähigte Subjekt voraus. Er sieht hierin »Paradoxien des Inklusionsbegriffes«, die darin bestehen, dass es Menschen gibt, die über die individuellen Befähigungen, die kommunikativen und anderen Kompetenzen nicht verfügen können oder auch wollen. Kompetenz ist für Bude Inklusionsbedingung und zugleich Sortierungsmerkmal hinsichtlich der Zuteilung von Lebenschancen.[69] Diese Gefahr ist im BTHG angelegt, denn als eine Antragsleistung erfordert sie eine aktive Entscheidung des Individuums zur Einforderung von Hilfe und darüber hinaus erfordert die Mitwirkung an der umfänglichen Teilhabeplanung und den erforderlichen Leistungen nicht nur selbstbestimmte Lebenspläne und -perspektiven, sondern auch eine Motivation, diese auch umzusetzen. Insofern sind in der Folge der Umsetzung des BTHG in der neuen Eingliederungshilfe Parallelen zur Aktivierungspolitik zu sehen, wie sie oben beschrieben wurden. Dies bezieht Ronald Lutz auf einen möglichen Funktionswandel der sozialen Arbeit, die ggf. eine Spaltung erfährt: »Aktivierung und Training der Fähigen und Erfolgversprechenden auf der einen Seite; Versorgung, Verwaltung und Kontrolle derjenigen, die zur Aktivierung nicht mehr geeignet erscheinen, auf der anderen. Ihre erste Funktion ist für die Träger und Einrichtungen (weiterhin) attraktiv und wird durch die derzeitigen Reformen noch attraktiver. Demgegenüber stehen zur Erfüllung der zweiten Funktion nur niedrige Budgets, Spenden und Almosen zur Verfügung. Ihre Erfüllung wird wesentlich durch die Zahlung von Niedriglöhnen, die es auch in der Sozialen Arbeit immer mehr gibt, und das Ehrenamt sichergestellt.«[70]

Wie oben schon angedeutet, werden insbesondere die Forderungen nach Teilhabe und Partizipation in der Psychiatrie breit aufgenommen. Andreas Heinz, Vorstand

66 Nullmeier 2019, S. 72.

67 Wacker 2014, S. 240.

68 Kastl 2014, 2017 Vgl. auch: Wansing 2013.

69 Bude 2015, S. 394.

70 Lutz 2008, S. 9.

der APK und President-elect der DGPPN fordert eine enge Verknüpfung von Teilhabe und Partizipation in der Praxis.[71] Darüber hinaus entwirft er einen Begriff von psychischer Krankheit, der neben anderem an Teilhabe gekoppelt ist: »Entscheidend ist vielmehr, ob auf der Ebene der objektivierbaren Krankheitszeichen eine Einschränkung der überlebenswichtigen Funktionen vorliegt (als Anzeichen der *desease* bzw. der medizinisch feststellbaren Krankheit), ob das Ausmaß des subjektiv erlebten Leidens im Sinne des Krankseins (*illness*) besonders ausgeprägt ist und ob es zu einer Einschränkung der sozialen Teilhabe im Sinne der *sickness* führt.«[72] Eine Verbindung zu einer gesellschaftlichen Perspektive ergibt sich über den Inklusionsbegriff: »Die Frage nach dem Zusammenhang von psychischer Krankheit und gesellschaftlicher Inklusion muss also immer vor dem Hintergrund der sozialpolitischen Gegebenheiten reflektiert werden; keinesfalls handelt es sich um eine isoliert im Individuum zur verortende Fähigkeit zur sozialen Teilhabe.«[73] Auch sein Begriff von psychischer Gesundheit verweist auf die Möglichkeiten gesellschaftlicher Teilhabe: »Flexibles, vielfältiges Verhalten, Selbstvertrauen und nachvollziehendes Verstehen, können also, so unsere These, nur gemeinsam als Grundlage mitmenschlicher Handlungsfähigkeit und damit als Kriterium seelischer Gesundheit benannt werden.«[74]

Für Thomas Bock und andere ist Teilhabe und Partizipation ein entscheidendes Kriterium für eine trialogische Psychiatrie. Der Slogan: »Es ist normal, verschieden zu sein« ist für ihn seit langer Zeit ein Leitsatz, der sich aus der von ihm vertretenen »anthropologischen Psychiatrie« und der damit verbundenen Grundhaltung ergibt.[75] Ein solcher Ansatz findet nicht überall Zustimmung. Philipp Singer jedoch kritisiert eine solche Position als letztlich totalitäre »Pädagogische Leitideologie« und plädiert für einen Ansatz, der sich auf einen nicht ausschließenden, phänomenologisch orientierten Umgang mit »dem Fremden« bezieht.[76]

In der Psychiatrieforschung bekommt Teilhabe eine forschungsstrategische Funktion. Eine Forscher*innengruppe um Ingmar Steinhart, Anja Höpter, Dieter Röh, Andreas Speck und anderen untersucht in der BAESCAP-Studie die Teilhabebedingungen und Ergebnisse in außerklinischen Versorgungssettings in Mecklenburg-Vorpommern, Hamburg und anderen Regionen in Deutschland.[77] Wissenschaftliche Grundlage ist bei ihnen der von Amartya Sen und Martha Nussbaum entwickelte »Capability Approach«. Dieser Ansatz betrachtet vor allem die Wechselbeziehungen von Individuen und sozialem Umfeld, wobei sowohl die Individuen als auch ihr Umfeld als Träger von Ressourcen betrachtet werden oder als Möglichkeitsräume, die Verwirklichungschancen (Capabilities) bieten, die genutzt werden können. Insofern ist dieser Ansatz – nicht zufällig –

---

71 Heinz 2013.

72 Heinz 2015, S. 151. In Original schräggedruckt.

73 Ebd. S. 168

74 Heinz 2016, S. 118 Vgl. auch: Keupp 2019.

75 Bock 2013b; Bock und Heinz 2016.

76 Singer 2017. Philipp Singer bezieht sich hierbei insbesondere auf Bernhard Waldenfels (Waldenfels 2007, 2016, 2018)

77 Daum et al. 2017; Speck et al. 2017; Steinhart et al. 2017; Röh et al. 2017; Speck 2018; Steinhart und Speck 2016.

anschlussfähig an die Grundannahmen der ICF, UN-BRK und dem neuen Behinderungsbegriff des BTHG. Auch in verschiedenen anderen Hinsichten wird der sozialpsychiatrische Diskurs im vergangenen Jahrzehnt in Praxis und Theorie durch vielfältige Aktivitäten angeregt. Es gab einige Anlässe, wie z.B. einige Jubiläen der DGSP, der APK und – vor allem – 40 Jahre Psychiatrie-Enquête 2015, die hierzu Anlass boten. Zunächst zum praktischen bzw. praktisch orientierten Diskurs:

Anknüpfend an die obigen kurzen Ausführungen hat sich in der praktischen Wissenschaft und Forschung einiges getan. Die sog. »S 3-Leitlinien Psychosoziale Therapien bei schweren psychischen Erkrankungen« wurden nach langen Konsensprozessen 2019 verabschiedet.[78] Zwar machen sich auch hier nach wie vor die großen Lücken in der mangelhaften Beforschung des außerklinischen Bereiches bemerkbar,[79] jedoch entfalten diese Leitlinien nun eine Strahlkraft, die besonders für die sich langsam entwickelnden innovativen Möglichen durch ambulante Behandlung durch Krankenhäuser oder integrierter Versorgung eröffnet worden sind. Allerdings werden die Grenzen, die in einer eng geführten »Evidenz basierten« Psychiatrie und den Begrenzungen der entsprechenden vor allem quantitativ orientierten Studien auch bewusst. Nachdem 2016 schon einmal ein breit aufgestellter Kongress zur psychiatrischen Forschung in Berlin stattfand,[80] lud die APK und ihre AG-Versorgungsforschung im Januar 2019 zu einer Tagung nach Greifswald ein, die auf großes Interesse in der trialogischen Fachwelt stieß. Am Ende dieser Tagung stand dann die »Greifswalder Erklärung«.[81] Diese forderte neben anderem die Einbeziehung »sozialer Determinanten« insbesondere auch in der Versorgungsforschung, eine partizipativ organisierte Forschung sowie eine Methodenvielfalt, die qualitativ orientierte Ansätze einschließt.

Über die Entwicklungen im Bereich der ambulanten Krankenhausversorgung der Regionalbudgets sowie der Initiativen, die im Rahmen der integrierten Versorgung entstanden muss an dieser Stelle nicht noch einmal berichtet werden. Wichtig in diesem Zusammenhang ist jedoch, dass im Rahmen dieser Entwicklungen neue Szenarien bzw. Modelle einer zukünftigen psychiatrischen Versorgung entwickelt wurden. Das fordistische Modell der Psychiatrie-Enquête war veraltet, das Modell der Plattformverbände hatte zwar seine Strahlkraft entfaltet, war aber auch nicht mehr zeitgemäß und der funktionale Ansatz der Expertenkommission bzw. der APK erschien revisionsbedürftig. Aus einer klinischen Perspektive legte die DGPPN 2018 ein an das Hamburger »RECOVER-Modell«[82] orientierte Modell einer gestuften und koordinierten Versorgung vor,[83] das sog. »Stepped-Care-Modell«.[84] Das Modell sieht 4 Stufen der Intensität einer psychiatrischen Behandlung vor, die entsprechend der Bedarfsstufe eine unterschiedliche Anzahl und Intensitäten der einzubindenden professionellen und nicht-professionellen Akteure vor. Gesteuert und koordiniert werden die Prozesse innerhalb der

78 DGPPN 2019.

79 Diese Lücke versucht der oben genannte »Capability Approach« zu schließen.

80 Thoma 2016.

81 AG Versorgungsforschung der APK 2019.

82 Lambert et al. 2019.

83 DGPPN 2018.

84 Bower und Gilbody 2005.

Region durch spezifische Koordinierungsstellen in oder an der Klinik. Dieses Modell wurde unter dem Titel »Zeit für einen neuen Aufbruch« in einer Expertengruppe diskutiert und als Positionspapier der Friedrich Ebert Stiftung veröffentlicht.[85] Einen anderen Zugang wählten Ingmar Steinhart und Günther Wienberg. Ihr »funktionales Basismodell« stellt eine Fortentwicklung des funktionalen Ansatzes der APK sowie des von Steinhart vor Jahren für Mecklenburg-Vorpommern entwickelte »Basisstrukturmodell« dar, welches um einige Funktionen erweitert wurde. Im Mittelpunkt stehen ambulante mobile und multiprofessionelle Teams, um die herum andere Funktionen gruppiert sind.[86] Dieses Modell fungiert als konzeptionelle Grundlage für das Modellprogramm zur IV des Dachverbandes Gemeindepsychiatrie. Deutlich wird bei beiden Modellen die Herkunft. Hat das Stepped-Care-Modell eher einen klinischen (Krankenhaus-)Bezug und versucht, die regionale Versorgungsstruktur aus dem Krankenhaus heraus zu organisieren, so hat das »funktionale Basismodell« seinen Ausgangspunkt im ambulanten Team, um das herum die weitere regionale Versorgung organisiert wird. Das Krankenhaus spielt hier keine dominante Rolle (mehr).

Vielleicht hat es etwas mit dem 40-jährigen Jubiläum der Psychiatrie-Enquête zu tun, vielleicht auch mit den teilweise mehr als schleppend und ungewiss verlaufenden praktischen Entwicklungsschritten in der IV, StäB, Vergütungen und auch BTHG in der Psychiatrie oder auch mit den oft kritisierten gesellschaftlichen Entwicklungen hinsichtlich Ökonomisierung auch im Gesundheitswesen – auf jeden Fall setzen sich viele Autoren mit der bisherigen Entwicklung der Sozialpsychiatrie kritisch und bilanzierend auseinander.

Sebastian Stierl setzt sich 2010 kritisch mit den Entwicklungen seit der Enquête auseinander. Fasst man die Betten in Stationen, Heimen und Maßregelvollzug zusammen, so ist es nicht zu einem Bettenabbau gekommen, sondern eher das Gegenteil ist eingetreten. Die Reform ist ein Mythos und von dem »Irrsinn deregulierter Finanzmärkte« mit den begleitenden Nützlichkeitskalkülen längst überholt. Die sich der somatischen Medizin angenäherte Sozialpsychiatrie ist von der Lösung zu einem Teil des Problems geworden.[87] In eine ähnliche Richtung argumentiert Michael Grube. Vor dem Hintergrund der aktuellen Debatte um PEPP befürchtet er einen Rückschritt durch Ökonomisierung. Durch Unterfinanzierung würde es zu einer Rückkehr zur Verwahrpsychiatrie kommen, zu mehr Bürokratie und zur Demotivierung der Mitarbeiter*innen.[88] Priebe und Turner haben einen solchen Trend zur »Reinstitutionalisierung« der psychiatrischen Versorgung schon vor einiger Zeit als einen international beobachtbaren Trend ausgemacht.[89] Viel Beachtung fand der Aufsatz von Günther Wienberg: »40 Jahre Psychiatriereform in Deutschland – Auf dem Weg in eine Drei-Klassen-Psychiatrie?!« Er konstatiert, dass die Psychiatriereform viel erreicht habe und dass die Deinstitutionalisierung weitgehend abgeschlossen sei und Teilhabechancen für seelisch behinderte Menschen sich verbessert haben.

---

85 FES 2019.

86 Steinhart und Wienberg 2014a, 2015, 2017.

87 Stierl 2010.

88 Grube 2013.

89 Priebe und Turner 2003.

Aber auch er beklagt wie Sebastian Stierl die expandierenden stationären Kapazitäten in der Regelversorgung, dem Maßregelvollzug und in speziellen psychosomatischen Versorgungsbereichen. Eine wesentliche Ursache für die Fehlentwicklungen sieht er in einer strukturellen Verkoppelung von Unterstützungsdichte und Versorgungssetting. Hoffnungen knüpft er vor allem an den Entwicklungen in einer konsequenten Ambulantisierung im Rahmen der integrierten Versorgung sowie innovativer Finanzierungsformen.[90] Letztere werden kurze Zeit später von ihm und Ingmar Steinhart noch einmal thematisiert.[91] Im Jubiläumsjahr der Psychiatrie-Enquête 1975 erscheinen einige Aufsätze, die sich kritisch mit dem bisher Erreichten auseinandersetzen. So schreibt Karl Beine, dass wesentlich Forderungen der Enquête noch nicht erfüllt sind, wie die rechtliche Gleichstellung psychisch erkrankter Menschen, die Umsetzung der gemeindenahen Psychiatrie und der Umbau der Psychiatrie zu einem therapeutisch rehabilitativen Versorgungssystem. Vor allem die marktradikale Umorganisation der Psychiatrie sorgte dafür, dass die Reste der Psychiatriereform nach der Psych-PV »eingestampft« wurden. Es besteht nach wir vor ein Auftrag zur Abarbeitung der oben genannten Defizite.[92]

Eine Reihe von Artikeln sind vor allem in dem von Armbruster et al. herausgegebenen Reader[93] veröffentlicht werden: Dort sieht Heiner Keupp in seiner Bilanz vor allem drei Aspekte: In den letzten 25 Jahren haben sich mit der Transformation des Wohlfahrtsstaates die Reformkräfte erschöpft, allerdings ist die Gemeindepsychiatrie mit derselben Transformation eine Selbstverständlichkeit geworden, aber die Zukunft ist angesichts des globalisierten Kapitalismus auch für die Sozialpsychiatrie ungewiss. »Der sich globalisierende Kapitalismus ist dabei, die Grundmuster unserer alltäglichen Selbstverständlichkeiten zu demontieren, und längst ist noch nicht erkennbar, wann sich wieder ein stabiles Muster etablieren wird. Aber die Auseinandersetzung mit den psychosozialen Folgen des globalisierten Kapitalismus steht auf der Tagesordnung.«[94] An anderer Stelle führt er seine Thesen näher aus. Die genannten Entwicklungen führen zu einer Herausforderung an den »flexiblen Menschen« (Sennett), der sich auf immer neue Bedingungen einstellen und gleichzeitig seine eigene Identität herstellen und bewahren muss. Diesen nie endenden Herausforderungen fühlen sich zunehmend Menschen nicht mehr gewachsen. Mit der »Beschleunigung« (Rosa) wächst auch die Erschöpfung.[95] in diesem Zusammenhang fordert er eine Repolitisierung der Psychotherapie. Sie ist gegenwärtig einer »sozialen Amnesie« verfallen und erschöpft sich in Rezepten der »Selbstsorge« oder »Achtsamkeit«. Sie muss jedoch politischer werden und Gesellschaftsdiagnostik betreiben, d.h. reflexiv auf die Entwicklungen eingehen und Aufklärungsarbeit leisten.[96]

90 Wienberg 2014.

91 Steinhart und Wienberg 2014b.

92 Beine 2015.

93 Armbruster et al. 2015.

94 Keupp 2015, S. 63.

95 Keupp 2020.

96 Keupp 2013, 2018

Auch Ernst von Kardorff nimmt eine (selbst-)kritische Positionierung vor. Vor dem Hintergrund der gesellschaftlichen Entwicklungen ist die »Psychiatrie-Reform« lediglich eine »Modernisierung«. Die ursprünglich progressive Sozialpsychiatrie hat darüber hinaus ihr politisches Potenzial verloren. »Mit Blick auf das *Verhältnis von Psychiatrie und Gesellschaft* lässt sich durchaus von einer Entpolitisierung sprechen.«[97] Selbstkritische Reflexionen wie z.B. zur Therapeutisierung oder neuen Subjektformen finden sich nur noch am Rande – die Sozialpsychiatrie ist selbstgenügsam geworden. Perspektiven sieht Ernst von Kardorff in einer gesellschaftspolitischen Repolitisierung der Psychiatrie, eine aktive Politik gesellschaftlicher Teilhabe zu betreiben und die Psychiatrisierung des Alltages und das Deutungsmonopol der Psychiatrie zu kritisieren. Ansätze hierzu sieht er vor allem in dem Anknüpfen an Ansätzen der italienischen Psychiatriereform Basaglias.[98] Von psychiatrieerfahrenen Autor*innen richtet sich die Kritik an die nach wie vor bestehenden Gewaltverhältnisse. Iris Hölling moniert, dass die Psychiatriereform zu kurz greift und psychisch erkrankte Menschen immer noch einem dreifachen Druck ausgesetzt sind: »Einem physischen durch Internierung, Ausgangsverbot, Isolierung Fixierung und unter Umständen körperlicher Gewalt durch das Anstaltspersonal; einem chemischen durch Neuroleptika und einem sog. psychotherapeutischen durch Einzel- und Gruppengespräche.«[99] Die Psychiatrie müsse sich in der Zukunft konsequent an den Menschenrechten bzw. an den Forderungen der UN-BRK. »Nur wenn Hilfe und Unterstützung in psychischen Krisen und Ausnahmezuständen ohne Zwang und Gewalt bzw. ohne die staatlich legitimierte Möglichkeit, diese anzuwenden gedacht und praktiziert werden, sind Selbstbestimmung und uneingeschränkte Garantie der Menschenrechte möglich.«[100] Ähnlich argumentiert Peter Lehmann; für ihn sind die Menschenrechte in der Psychiatrie längst nicht verwirklicht und die gesundheitlichen Schäden und Folgen durch Psychopharmaka und Elektroschocks nach wie vor erheblich. Seine Forderungen bezieht sich auf die Entwicklung einer »humanistischen Antipsychiatrie« die Unterstützungsformen entwickelt, die die Betroffenen nicht zusätzlich gesundheitlich belasten.[101] Jasna Russo zielt mit ihrem Beitrag auf die wissenschaftliche Seite der Sozialpsychiatrie, für die sie einen partizipativen Paradigmenwechsel einfordert. Sie konstatiert eine »epistemologische Ungerechtigkeit«, indem aus der derzeitigen psychiatrischen – insbesondere jedoch der biomedizinischen – Wissenschaft das Wissen der Psychiatriebetroffenen systematisch ausgegrenzt wurde. »Die dominante Epistemologie hat unterbunden, dass Psychiatriebetroffene Erzeuger und Besitzer ihres eigenen Wissens sein können«, zitiert sie Beresford und Boxall (2013).[102] Sie fordert einen Paradigmenwechsel in der Wissenschaft, zu einem emanzipatorischen Forschungsparadigma, das dialogische Formen voraussetzt, die auf Respekt, Vertrauen und Reziprozität basieren. Ihre Forderung stimmt mit dem betroffenen-kontrol-

97 Kardorff 2015, S. 152.
98 Ebd. S. 161.
99 Hölling 2015, S. 69.
100 Ebd. S. 66.
101 Lehmann 2015.
102 Russo 2015, 297.

lierten Forschungsansatz überein.[103] Martin Heinze befasst sich mit den wissenssoziologischen bzw. wissenschaftstheoretischen Voraussetzungen der Sozialpsychiatrie. Die erste Reformphase, in der kritische Sozialwissenschaft zu einem »wissenschaftlich fundierten Verständnishintergrund der Psychiatrie« gehörte, hat sich in der Zeit abgeschwächt, technisiert und entfremdet, in der die Ökonomisierung des Sozialen voranschritt. Ökonomisierung und Technisierung trugen zum wissenschaftlichen Reduktionismus und zum Verlust des kritischen Potenzials bei. Die Zukunft liegt für ihn in einer emanzipativ ausgerichteten anthropologischen Psychiatrie, in die Bestimmung des Menschen als »Homo sociale« zugrunde gelegt wird und die Bestimmung als »Homo ökonomikus« eher eine »Sonderbestimmung« darstellt.[104]

Aber auch anderswo wird die Psychiatrie resümierend diskutiert. Thomas Bock kritisiert zunächst, dass die Versorgungsstrukturen nach wie vor zersplittert und dysfunktional sind, und die Psychiatriereform droht stecken zu bleiben, weil es keine bezahlbaren Wohnungen mehr gibt.[105] Eine Zukunft liegt für ihn – hier bezieht er sich auf seine Positionen von 2011 – in der Überwindung stationärer und ambulanter Grenzziehungen durch die integrierte Versorgung, eine sozialräumliche und grundsätzlich trialogische Orientierung, die durch ein anthropologisches Verständnis von psychischer Krankheit ihre Entsprechung findet. Und: Die Psychiatrie muss politischer werden!

In mehreren Aufsätzen meldet sich auch Hans Joachim Salize zu Wort und redet der Sozialpsychiatrie heftig ins Gewissen: »Will man es pointiert ausdrücken, erscheint die heutige sozialpsychiatrische Versorgung hierzulande als ebenso autarkes und erstarrtes System wie die Anstaltspsychiatrie, als deren Gegenmodell sie einst entworfen worden ist und die Goffman als totale Institution charakterisierte.«[106] Angesichte dramatischer Versorgungsmängel in einigen Bereichen attestiert er dem Fach Sozialpsychiatrie einen »dramatischen Stillstand«. Auf diese Versorgungsmängel, besonders in den Bereichen Geflüchteter und Asylsuchender, Obdachloser und im Bereich Rehabilitation und Teilhabe an Arbeit sowie struktureller Mängel kommt er ein paar Jahre später noch einmal zurück.[107] Allerdings ergänzt er seine Kritik an der »Evidenzfreiheit« in der Konzipierung der gemeindepsychiatrischen Versorgungslandschaft nicht nur, sondern entwirf ein Programm sozialpsychiatrischer Forschung, welches beginnt mit einer programmatischen Fundierung des Sozialen« im Sinne einer gesellschaftspolitischen Positionierung der Sozialpsychiatrie. Weiterhin muss insbesondere sozialpsychiatrische Versorgungsforschung die bestehenden Versorgungslandschaft und Strategien überprüfen, jedoch nicht nur hinsichtlich der Sinnhaftigkeit, Effizienz, sondern sie muss ebenso eine sektorübergreifende volkswirtschaftlich orientierte Perspektive einnehmen und sich verstärkt »Fragestellungen von der Betroffenen-, epidemiologischen oder der Bedarfsperspektive her bestimmen.«[108] Last not least muss sie stärker sozial benachteiligte Gruppen im Blickfeld haben.

103 Russo 2015, 298.
104 Heinze 2015.
105 Bock 2013a.
106 Salize 2012, S. 199.
107 Salize 2017a.
108 Salize 2017b, S. 7.

Stefan Priebe betrachtet am Anfang des Jahrzehnts die Entwicklungen in der Psychiatrie ebenso eher skeptisch und betrachtet die Hoffnungen, die in Medikamente ebenso wie in kognitive Therapien und bildgebenden Verfahren gelegt worden sind, als gescheitert.[109] Die Hoffnungen könnten jedoch in einer sozialen Psychiatrie liegen.[110] Er fordert eine Politisierung der Psychiatrie,[111] die angeregt werden soll von der Vielfalt innerhalb des Faches, mehr Debatte und Kommunikation nach innen und außen und mehr Werte und Motivationen, die angesprochen werden sollten.[112] Auch international wird eine Politisierung der Psychiatrie angesichts der weltweit verbreiteten sozialen Ungleichheit eingefordert.[113]

Im Jahre 2017 beschäftigen sich die Sozialpsychiatrischen Informationen mit dem Thema Sozialpsychiatrie und Forschung. Neben dem oben schon zitierten Artikel von Hans Joachim Salize beschäftigen sich vor allem Asmus Finzen und Reinhold Kilian mit dem Verhältnis von Sozialpsychiatrie und Soziologie und kommen zu dem Ergebnis, dass die Soziologie für die Sozialpsychiatrie fast bedeutungslos geworden ist.[114] Allerdings sprechen die weiteren Artikel eine andere Sprache, denn dort sind neben den Artikeln von Dyrk Zedlick und Samuel Thoma sämtlich Artikel angeführt, die sozialwissenschaftliche Ansätze und Methoden direkt verwenden und vorstellen oder auch darauf verweisen. Auch darüber hinaus scheint sich innerhalb der Sozialpsychiatrie einiges auch hinsichtlich theoretisch orientierter Entwicklung zu bewegen. Dies wird z.B. deutlich an der Renaissance, die die »anthropologische Psychiatrie« erfährt. Insbesondere Thomas Bock und Andreas Heinz schließen an die Vor- und Nachkriegstradition des vor allem in Heidelberg entwickelten Ansatzes an.[115] Im Mittelpunkt stehen bei Ihnen die Thesen, dass »psychisch Krankheit« eine prinzipiell immer mögliche Daseinsform des Menschen ist. Darüber hinaus kommt es in der Behandlung darauf an, eine Begegnung mit dem anderen neben Respekt auf Verstehen und Einfühlung zu gründen. Hierbei beziehen sie sich vor allem auf Ansätze phänomenologischer Philosophie.[116] In gewisser Hinsicht handelt es sich hierbei um eine Weiterentwicklung der vor vielen Jahren von Dörner und Plog entwickelten »sozialpsychiatrischen Grundhaltung«, die nun ein philosophisch-phänomenologisch ausformuliertes Fundament erhält. Konsequenterweise durchzieht der anthropologische Ansatz auch die völlig neu konzipierte 24. Auflage von »Irren ist menschlich«, die 2017 als ein »Reader« von Einzelautor*innen erscheint.[117]

Ebenfalls der Phänomenologie verpflichtet, aber weniger philosophisch, sondern eher soziologisch orientiert ist der »Entwurf einer phänomenologischen Sozialpsychiatrie«, die Samuel Thoma vorlegt.[118] Sein Ansatz orientiert sich an dem Lebensweltbegriff

109 Priebe 2012.

110 Priebe et al. 2013.

111 Priebe 2015.

112 Priebe 2018.

113 Heinz et al. 2015.

114 Finzen 2017; Kilian 2017 Zur Kritik hieran: Reumschüssel-Wienert 2018a.

115 Dörner 2017 (1978); Söhner et al. 2017.

116 Vgl. vor allem: Bock und Heinz 2016.

117 Dörner et al. 2017 (1978).

118 Thoma 2017.

Husserls, der einen sozialen Raum darstellt, in dem sich (innerer) Gemeinsinn, sozialer Sinn und Common Sense konstituiert und als Erfahrungsformen von Sozialität des Individuums gelten. Hiervon ausgehend leitet Thoma die Notwendigkeit ab, dass Sozialpsychiatrie in diesen sozialen Räumen agieren muss, einerseits als Eröffnung von Erfahrungs- und Resonanzräumen für die betroffenen Subjekte und andererseits als Öffnung von sozialen Räumen, um solche Erfahrungen zu ermöglichen. Soziale Orte stellen auch für Patrick Jung in ihrer »verführerischen Banalität« eine zentrale Kategorie dar,[119] da sie strukturbildend wirken können. Methodologisch und methodisch folgt Patrick Jung dem klinischen Soziologen Bruno Hildenbrand, der – auch phänomenologisch inspiriert – der Soziologie des Alltages,[120] einem interpretativen Paradigma sowie der objektiven Hermeneutik (Oevermann) verpflichtet ist und über diese sozialwissenschaftlich inspirierte Biografiearbeit in der Begegnung zu einem subjekt- und kontextverstehenden Verständnis gelangt.[121] Auch für Klaus Obert ist ein Alltags- und Lebensfeld orientierter Ansatz grundlegend. Im engeren Sinne bezieht er sich auf Hans Tiersch,[122] dessen sozialarbeiterisch orientierten Ansatz er für die Gemeindepsychiatrie fruchtbar macht.[123] Vor allem in der ambulanten psychosozialen Arbeit erscheint es ihn wichtig, sich der Lebenswelt und dem Alltag der Menschen verstehend zu nähern und mit ihnen ihren Raum, ihre Zeit und ihre sozialen Kontakte und Beziehungen sinnstiftend zu strukturieren.[124] Sein Ansatz ist derjenige, der als Grundlagentext in dem von Wulf Rössler und Wolfram Kawohl 2013 herausgegeben Reader: Soziale Psychiatrie – Das Handbuch für die psychosoziale Praxis[125] fungiert.

Darüber hinaus setzen sich sozialpsychiatrische Autoren kritisch-reflexiv mit dem Fach Psychiatrie auseinander. So auch Stefan Weinmann, der sich kritisch mit Biologismus, medikamentöser Behandlung und evidenzbasierter Psychiatrie sowie »institutioneller Orientierung« in klinischer- und außerklinischer Psychiatrie auseinandersetzt. Perspektiven liegen für ihn vor allem in der Einbeziehung von Erfahrungsexperten sowie in der »alten« Forderung: Psychiatrie vom Sozialen aus neu denken![126]

Zum Schluss des Jahrzehnts legen vor allem Martin Zinkler und andere eine weitere Perspektive vor. Ausgehend von den Forderungen der UN-BRK sehen sie eine Perspektive, die Menschenrechte auch in der Psychiatrie verwirklichen zu können.[127] Selbstbestimmung und Solidarität sowie – damit verbunden – unterstützte Entscheidungsfindung[128] sind für sie geeignete Perspektiven, auf deren Grundlage sie ein Hilfesystem

119 Jung 2019.

120 Vgl. hierzu: Berger und Luckmann 1974; Schütz und Luckmann 1979, 1984.

121 Ein ähnliches Vorgehen beschreiben auch: Schulze 2017 oder Konrad 2017.

122 Tiersch 2005.

123 Obert 2001.

124 Obert 2013.

125 Rössler und Kawohl 2013 In dem auch »Soziale Psychiatrie« betitelten und im selben Verlag erschienen Buch von Ilse Eichenbrenner und Jens Clausen wird »Sozialpsychiatrie« nicht theoretisierend begründet, sondern es werden 7 Handlungsprinzipien benannt Clausen und Eichenbrenner 2016.

126 Weinmann 2019.

127 Zinkler und Koussemou 2014.

128 Zinkler 2019; Zinkler et al. 2019.

konzipieren, das vollständig auf Freiwilligkeit beruht.[129] Werden nun die Höllenhunde am Eingang der Psychiatrie, wie Thomas Bock »Krankheitseinsicht« und »Compliance« benennt, zu den Gralshütern einer gewaltfreien Psychiatrie? Diese Entwicklung sowie andere hier angedeutete Entwicklungen werden die Sozialpsychiatrie noch eine ganze Weile beschäftigen. Interessantes und vielfältiges Material gibt es genug. Doch auch in der Sozialpsychiatrie gilt (meistens) die Vordringlichkeit des Befristeten. Zur Weiterentwicklung der psychiatrischen, psychotherapeutischen und psychosomatischen Versorgung hat der Bundesminister für Gesundheit zum Psychiatrie-Dialog geladen.[130] Der wird auch noch eine Zeit dauern und es müssen Stellungnahmen und Positionspapiere verfasst werden.

Derweil gestaltet sich am Ende des Jahrzehnts das psychiatrische Versorgungssystem im Allgemeinen als gut entwickelt, obwohl es eine Reihe von gravierenden Disparitäten, vor allem zwischen Stadt und Land gibt und nicht sämtliche Leistungen auch für schwer und langfristige erkrankte oder behinderte Menschen zur Verfügung stehen.

So waren im Jahr 2019 5.855 niedergelassene Nervenärzt*innen, Neurolog*innen und Psychiater*innen tätig. Weiterhin praktizierten 6.219 Ärztliche Psychotherapeut*innen (inkl. Psychosomatik) und 22.848 Nicht-ärztliche Psychotherapeut*innen.[131] Die Gesundheitsberichterstattung des Bundes kommt auf 34.610 psychotherapeutische Praxen.[132] In Medizinischen Versorgungszentren und kommunalen Einrichtungen arbeiten 881 Fachärzt*innen, 214 Ärztliche- und 768 Nicht-ärztliche Psychotherapeut*innen.[133] Es bleibt allerdings festzuhalten, dass die psychotherapeutischen Leistungen für überwältigende Mehrheit der schwer erkrankten Menschen nach wie vor nicht zur Verfügung stehen.

Die Psychiatriereferent*innen der Länder listen in Ihrem Bericht für 2015 insgesamt 530 Sozialpsychiatrische Dienste, 244 Krisendienste und 177 ambulante Krankenpflegedienste für psychisch erkrankte Menschen auf.[134] Weiterhin gab es 2015 in Deutschland 690 Kontakt- und Beratungsstellen sowie 569 Tagesstätten mit 11.454 Plätzen und 4 »virtuelle« Tagesstätten.[135] 2015 gab es circa 90.442 Plätze für Menschen mit seelischen Behinderungen im ambulant betreuten Wohnen und einer Reihe von Bundesländern stehen Möglichkeiten des betreuten Wohnens in Familien zur Verfügung.[136]

Für das Jahr 2018 kommt die Firma con_sens zu einigen detaillierteren Ergebnissen:[137] Im Jahre 2018 bezogen 407.539 Menschen Unterstützungsleistungen beim »Woh-

129 Zinkler und Peter 2019; Waibel und Zinkler 2020; Kammeier 2019b, 2020.

130 AKTION PSYCHISCH KRANKE et al. 2019 Vgl. auch: https://www.psychiatriedialog.de .

131 KBV 2019, S. 24.

132 https://www.gbe.de (Zugriff am 15.11.2020).

133 KBV 2019, S. 26.

134 AG Psychiatrie der AOLG 2017b, S. 25-27.

135 Ebd. S. 30-31.

136 Ebd. S. 29, 31.

137 Vgl. zum Folgenden: Con_sens 2020 Die Zahlen sind, wie auch die der AG-Psychiatrie, nicht besonders reliabel, da nicht immer Daten aus allen Bundesländern vorliegen und Definitionen in den Ländern unterschiedlich sind. Ergänzt werden die Zahlen durch eigene Berechnungen. Über die Anzahl der seelisch behinderten Menschen, die – auch mit einem zivilrechtlichen Unterbringungsbeschluss (§ 1906 BGB) – in Pflegeheimen untergebracht sind, liegen mir keine Informationen vor.

nen«. 199.745 Menschen wohnten in stationären Einrichtungen und 207.794 wurden ambulant betreut. Circa 66 Tsd. Menschen mit seelischen Behinderungen lebten in stationären Einrichtungen und circa 146 Tsd. Menschen bezogen ambulante Hilfen der Eingliederungshilfe. Der Ambulantisierungsgrad im Allgemeinen liegt damit bei circa 51 %, jedoch in der ambulanten Sozialpsychiatrie mittlerweile bei 70,2 %. Er variiert jedoch zwischen Bundesländern erheblich. Am höchsten ist er mit mehr als 80 % in Berlin, Hamburg und im Rheinland und am niedrigsten mit circa 50 % in Oberpfalz oder Sachsen-Anhalt. Über die Situation in Pflegeheimen können mangels Zahlen keine Aussagen gemacht werden. Das ist misslich, da sich das alte Problem der »Heime« nun auf die »Pflegeheime« zu verlagern droht, in denen viele seelisch behinderte Menschen fehlplatziert sind – oft genug auch gegen ihren Willen.

Im Bereich der Krankenhausversorgung stellte sich 2018 die Situation folgendermaßen dar:[138] 2018 befanden sich in den deutschen Krankenhäusern 393 Abteilungen der allgemeinen Psychiatrie mit 56.617 Betten. Ergänzt wurden diese durch 268 Abteilungen der Psychosomatik/Psychotherapie mit 12.025 Betten. Aufgenommen wurden 791.993 Patient*innen und die Verweildauer betrug 24,2 Tage. In der Psychosomatik wurden 88.307 Personen bei einer Verweildauer von 42,7 Tagen behandelt. In den Abteilungen arbeiteten circa 5.688 Fachärzt*innen für Psychiatrie/Psychotherapie und in den psychosomatischen Abteilungen 751 Fachärzt*innen, wobei in der allgemeinen Psychiatrie die Männer knapp und in der Psychosomatik die Frauen stark überwiegen. Im Pflegedienst arbeiten 40.636 Personen, davon 4.551 Mitarbeiter*innen mit Fachweiterbildung.

Nach wie vor gab es 279 Sonderkrankenhäuser bzw. Fachkrankenhäuser mit 46.610 Betten, von denen 123 eine geringe Bettenzahl von unter 100 Betten aufwiesen. 144 Häuser verfügten zwischen 10 und 499 Betten und 12 Häuser über mehr als 500, jedoch unter 1000 Betten. Die Fallzahl betrug 2018 fast 600 Tsd. Personen und die Verweildauer variierten zwischen 24.0 bis 29,5 Tage wobei die niedrigste Verweildauer in den Krankenhäusern mit über 500 Betten und die höchste Verweildauer in den Häusern mit weniger als 100 Betten auffällt. In den Fachkrankenhäusern arbeiteten 9.234 Ärzt*innen und 56.965 Nicht-Ärzte, davon 39.959 in der psychiatrischen Pflege, 16.304 im medizinisch-technischen Bereich und im Funktionsdienst 4.603 Personen.

Die teilstationäre und ambulante Behandlung wurde von 438 (teilstationären) Einheiten durchgeführt mit 164.670 Fällen, 411 tages- oder nachtklinischen Einrichtungen mit 14.693 Plätzen und einer vorstationären Behandlung bei 293 Krankenhäusern mit 45.927 Fällen und 162 Häusern mit nachstationärer Behandlung in 7.747 Fällen. 227 Krankenhäuser verfügten über eine Institutsambulanz (PIA), die 1,177.239 Fälle abgerechnet haben.

Im Bereich der Vor- oder Nachsorgeeinrichtungen muss auf Daten von 2016 zurückgegriffen werden.[139] Hier gab es 2017 insgesamt 213 Einrichtungen/Abteilungen der Psychiatrie (davon 149 Sucht) mit 14.300 Betten, einer Fallzahl von 65.203 und einer Verweildauer von 70,8 Tagen. Weiterhin gab es 179 Einrichtungen/Abteilungen für psychotherapeutische Medizin und Psychosomatik mit 17.718 Betten, einer Fallzahl von

138 Vgl. zum Folgenden: DESTATIS 2020.

139 DESTATIS 2017.

156.132 und einer Verweildauer von 35,1 Tagen. In 285 Einrichtungen arbeiten 559 Fachärzt*innen für Psychiatrie/Psychotherapie und in 168 Ärzt*innen für psychotherapeutische Medizin/Psychotherapie. In 208 Einrichtungen arbeiten 1.759 Personen im psychiatrischen Pflegedienst. Wie schon vorher angedeutet, stehen diese Einrichtungen jedoch für Menschen mit schweren psychischen Beeinträchtigungen in der Regel nicht zur Verfügung.

Im Bereich der Hilfen zur Teilhabe am Arbeitsleben hat eine Recherche bei »REHADAT« folgendes ergeben: Es gibt 68 Rehabilitationseinrichtungen für psychisch Kranke (RPK), 40 Berufliche Trainingszentren (BTZ), 64 Berufsbildungswerke (BBW) und 43 Berufsförderungswerke (BFW), die Plätze für psychisch erkrankte Menschen vorhalten.[140] Darüber hinaus gab es 2018 insgesamt 919 Inklusionsbetriebe. Natürlich gibt es noch weitere Formen der Unterstützung im Bereich Arbeit, wie Integrationsfachdienste etc., hierüber ist mir jedoch kein statistisches Material bekannt.

2018 existierten in Deutschland circa 1.500 Werkstätten für Menschen mit Behinderungen, die insgesamt 313.108 Personen beschäftigten. Der Anteil von seelisch behinderten Menschen bei den Beschäftigten liegt bei 20 %; das sind 62.621 Menschen.[141]

7.3 Die DGSP in jüngster Zeit

In den letzten 10 Jahren hat sich die DGSP in vielen Themenbereichen mehr oder auch weniger aktiv eingelassen, Diskussionen vorangetrieben und Positionen entwickelt. Dies waren zum Teil mehrjährigen Prozesse. Deshalb wird hier nicht chronologisch vorgegangen, sondern, um eine gewisse Übersicht zu gewährleisten, werden einzelnen Themenbereiche nacheinander abgehandelt, wobei innerhalb der Themen eine Chronologie beibehalten wird.

Im Jahre 2010 feierte die DGSP im Frankfurter Römer ihr 40-jähriges Jubiläum. Margit Weichold führte hierzu die von Jens Clausen begonnene Chronik ab 1991 fort.[142] Der Vorsitzende Friedel Walburg eröffnete die Veranstaltung mit einer kurzen Begrüßung und Hilde Schädle-Deininger führt danach weiter durch die Veranstaltung.[143] Neben Hans-Ulrich Deppe, dessen Rede leider nicht dokumentiert ist, ist Thomas Bock der Hauptredner, der sich in seinem Vortrag vor allem auf die aktuelle Zeit nach der Psychiatrie-Enquête bezieht,[144] denn es gibt weiterhin Strukturprobleme bei der psychiatrischen Versorgung und deren Finanzierung, die Psychiatriereform ist erst »auf halben Weg«. Allerdings gib es einige Lichtblicke: Neben den Initiativen zum Regionalbudget oder auch Diskussionen um eine »Öffnung« der Psychotherapie auch für schwer erkrankte Menschen sind für Thomas Bock insbesondere zukunftsweisende Projekte die »Integrierte Versorgung«, wobei vor allem das »Hamburger Modell« und das TK-Modell

140 https://www.rehadat.de/ (Zugriff am 16.11.2020).

141 Con_sens 2020, S. 33-34.

142 Weichold 2011.

143 Müller 2011.

144 Bock 2011b.

zukunftsweisend ist. Darüber hinaus wirbt er eindringlich für das Anliegen der »anthropologischen Psychiatrie«. Gegen Pathologisierung und Reduktionismus »erscheint es umso wichtiger, psychische Erkrankungen nicht nur medizinisch, sondern auch entwicklungspsychologisch, nicht nur pathologisch, sondern auch anthropologisch und im psychosozialen/politischen Zusammenhang zu betrachten.«[145] Angesichts des Eigensinns der Menschen und dem notwendigen Respekt vor der subjektiven Bedeutung von Psychosen sind für ihn Krankheitseinsicht und Compliance die »Höllenhunde am Eingang der Psychiatrie«. Neben anderem, liegen im Trialog sowie »EX-IN« große Zukunftshoffnungen. Er schließ seinen Vortrag mit 10 Abschlussthesen ab, in denen er die Psychiatrie auffordert, vor allem in der Wohnungsfrage politischer zu werden. Im Zentrum der Thesen stehen weiterhin die integrierte Versorgung, die anthropologische, auf Verstehen ausgerichtete Psychiatrie, der Trialog und EX-IN. »Die Entwicklung vom Erfahrenen zum Experten kann und wird die Psychiatrie sowie die Wahrnehmung psychischer Erkrankungen wesentlich verändern.«[146]

Auch andere Vorträge der Frankfurter Jahrestagung setzen sich mit der Zukunftsfähigkeit der Sozialpsychiatrie auseinander. Allerdings vor dem Hintergrund eines sich zunehmend neoliberalisierenden Sozialstaates, wie Christoph Butterwege beschreibt. Er stellt die These auf, dass aus dem Sozialversicherungsstaat ein »Fürsorge-, Almosen- und Suppenküchenstaat wird, der in der Folge eine ›moderne Spielart des Sozialdarwinismus‹ hervorbringt.«[147] Heiner Keupp bezieht sich mit kultur- und subjektorientierten Bezügen auf die Folgen, die der globalisierte Netzwerkkapitalismus auf die Lebens- und Arbeitsformen hat.[148] Hieraus ergeben sich für ihn 5 Prioritätensetzungen für das »Sozialpsychiatrische Projekt«, nämlich: Es bedarf einer kritischen Reflexion der neoliberal dominierten Menschenbildannahmen, die Humanisierung der Arbeit muss neu thematisiert werden, das Inklusionsprinzip fordert ein grundlegendes Umdenken hin zur voraussetzungslosen Würde der Person, notwendig ist eine Gerechtigkeits- und Grundsicherungsperspektive im Zugang zu materiellen und immateriellen Verwirklichungschancen (Capabilities) und Ermöglichung und Förderung einer selbstbestimmten Suche nach Lebenssinn und Identität.

Natürlich präsentierte auch der DGSP-Vorstand psychiatriepolitische Positionen in Form von 12 Eckpunkten auf der Tagung. Mit Bezug auf Artikel 1 der UN-BRK legte er Zukunftsentwürfe und Ideen vor, die er als »*notwendige Utopie* und als Forderung zur aktiven Gestaltung der Gesellschaft« begreift.[149] Sie beziehen sich auf ein Krankheits- und Gesundheitsverständnis, auf personen- und sozialraumorientierte Interventionen, auf konsequenten Lebensfeldbezug der Behandlung und Unterstützung, eine veränderte Pharmaka-Behandlung, haltgebende Strukturen für Nutzer und Helfer und ein gemeinsames Krankheitsverständnis unterschiedlicher Professioneller, Psychiatrieerfahrener und Genesungsbegleiter. Weiterhin wird gefordert, berechtigte Ansprüche vor Ort durchzusetzen, eine am Menschen orientierte Planung, den »doppelten Auftrag«

---

145 Ebd. S. 23.

146 Ebd. S. 26.

147 Butterwegge 2011.

148 Keupp 2011.

149 DGSP-Vorstand 2011.

von Hilfe und Kontrolle mit Verantwortung auszuführen, ein gleichberechtigtes Nebeneinander von Menschen mit Krisenerfahrung, verletzlichen Menschen, Menschen mit herausfordernden Verhalten in der Gesellschaft und dass krisenerfahrene Menschen ihr Wissen in viele gesellschaftliche Bereiche einbringen und »gesellschaftlich respektierte Aufgaben« übernehmen und – überhaupt – mehr Teilhabechancen für alle Menschen. Die Quintessenz der Vision hierbei formuliert der Vorstand anhand der UN-BRK: »Orientierung für individuelles und gesellschaftliches Handeln sind nunmehr humane Werte; die Politik hat sich offensiv mit der ethischen Grundhaltung und den Zielen der Konvention auseinandergesetzt und zu einem positiven Lebensgefühl aller beigetragen – von Menschen mit und ohne Behinderungen.«[150]

Fast begleitend zum Jubiläum schreibt Matthias Heißler der DGSP die Perspektive »Post Psychiatrie« ins Stammbuch.[151] Die Gesellschaft und die Subjekte unterliegen einem dramatischen Wandel, bei dem nicht nur neue Ungleichheiten entstehen, sondern auch die Wissenschaft, die Psychiatrie und das berufliche Handeln gravierenden Veränderungen unterliegen. »Es wird kein Stein auf dem anderen bleiben« formuliert Matthias Heißler dramatisch. Dies mache ein neues Denken erforderlich, in dem die Profis als »Coach für die Schwächsten« fungieren und alle therapeutischen Strategien der Normalität des Alltages angepasst sein und ihn ermöglichen. Die Post-Psychiatrie gehöre zu den Aufgaben der DGSP, »weil sie sich die Kultivierung des sozialen Raumes wie keine andere Organisation zur Aufgabe gemacht und zum Programm gemacht hat. Post-Psychiatrie steht auch am Anfang einer Entwicklung, nach der das Verhältnis zwischen Psychiatrie und Gesellschaft ein anderes sein wird, ... nämlich ein ›Wir‹ für das Soziale, das sich die DGSP zur Aufgabe gemacht hat.«[152]

Innerhalb der DGSP oszillieren die zu verfolgenden Ziele und Perspektiven zwischen vagen Utopien und konkreten Anliegen, mit denen jedoch sehr große Hoffnungen verbunden werden. Dazwischen ist jedoch der politische Alltag, in dem die DGSP und ihr Vorstand in einzelnen Themenbereichen recht aktiv agieren, der jedoch in den einzelnen Bereichen behandelt wird. Erst auf der Jahrestagung 2016 in Berlin, in der es um eine kritische Bilanz der nun auch 40 Jahre alten Psychiatriereform in Deutschland, erfolgen bilanzierende und Perspektiven zur »Psychiatrie 4.0« eröffnende Aussagen. Zwischendurch sammelt der Vorstand in einem sog. »Baustellenpapier« eine Reihe von Problembereichen, die er unter der Überschrift »Reformbedarf in der Psychiatrie – Problemanzeigen und Handlungsoptionen« veröffentlicht.[153] In diesem Papier sind, ähnlich wie in den Denkanstößen nur viel kürzer, 16 »Probleme von A – Z« benannt – von Arbeit bis Zwang.

Bevor Ernst von Kardorff die Psychiatriereform kritisch unter die Lupe nimmt, wartet die Jahrestagung mit einer Neuerung auf. Unter dem Titel »Don't panic 2030?! Per Anhalter durch die Sozialpsychiatrie« fand ein Vorkongress nur für junge, meist studierende Leute unter 30 statt. Mit einem »Wegebier« wurden sie dann in die Tagung

150 DGSP-Vorstand 2011, S. 25.

151 Vgl. zum Folgenden: Heißler 2011.

152 Heißler 2011, S. 9.

153 DGSP-Vorstand 2014b.

gelockt. Auf der Grundlage seines Aufsatzes aus 2015 zu 40 Jahre Psychiatrie-Enquête[154] zieht Ernst von Kardorff dort eine kritische Bilanz.[155] Als Perspektive empfiehlt er, Basaglias Ideen wieder aufgreifen und weiterdenken. »Die Ideen der »Demokratischen Psychiatrie« lassen sich mit den Forderungen der UN-BRK nach Inklusion und einer Kultur der Anerkennung von Heterogenität sehr gut für die Wiederbelebung der Psychiatriereform als gesellschaftspolitischem Projekt nutzbar machen.« Er fährt dann fort: »Basaglias Gedanke war, die gesellschaftliche »Delega«, also den weitgehenden gesellschaftlichen Auftrag an die Psychiatrie bis auf die Krisenintervention und Behandlung zurückzuweisen und die Sorge um die an sich und an der Gesellschaft leidenden Menschen wieder an die Gesellschaft, konkret an ihre Lebensorte in der Kommune und an die staatliche und kommunale Finanzverantwortung »zurückzugeben«, also sich der Segregation – und heute müsste man ergänzen – sich der fortschreitenden Psychiatrisierung des Alltages entgegenzustellen.«[156]

Reinhold Kilian kommt in seinem Vortrag zu dem Ergebnis, dass – auch sofern genetische Ursachen bei Gen-Umwelt-Interaktionen dominant sind – die Sozialpsychiatrie die Aufgabe hätte, krankheitsbedingte Exklusions- und Abstiegsprozesse zu vermeiden oder zu reduzieren. Darüber hinaus sollte – unter dem Gesichtspunkt belastender Umweltfaktoren – die Primärprävention ausgebaut werden sowie eine qualifizierte primärärztliche und psychotherapeutische Versorgung in der Region und psychotherapeutische Angebote am Arbeitsplatz.[157] Stefanie Graefe referiert über das »erschöpfte Selbst«[158] bzw. die »Krise des Subjekts«, die sich, so ihr vorläufiges Fazit, durch eine Verfeinerung von Therapeutisierung im Namen von Resilienz oder vergleichbaren Konzepten nicht heilen lässt. Es braucht einer Erneuerung von Gesellschaftskritik, die der komplexen Gegenwartssituation Rechnung trägt.«[159]

Das »erschöpfte Selbst« muss erst einmal ohne die DGSP auskommen, denn die DGSP will sich zunächst um die Bundestagswahl 2017 kümmern und verfasst zu diesem Zweck Wahlprüfsteine, die in einigen Bereichen der Sozialpsychiatrie Fragen an Politiker*innen stellen, inwieweit sie im Sinne der DGSP zur Lösung der angeführten Probleme beitragen wollen. Ausgangspunkt der DGSP ist hierbei: »Sozialpsychiatrische Handlungsweisen zeichnen sich in besonderer Wiese durch eine intensive Zusammenarbeit von psychisch erkrankten Menschen, deren Angehörigen und professionell Tätigen aus.«[160] Die Fragen an die Politiker*innen beziehen sich auf 10 Bereiche, die hier nur kursorisch aufgelistet werden können, nämlich: Inklusion von Menschen mit Behinderungen, qualifiziertes Personal, Verzahnung der Hilfen, Krankheitsverständnis, soziale Dimension psychischer Erkrankungen, Menschen mit Fluchterfahrung – Migration, Kinder psychisch erkrankter Eltern, Pflege und Betreuung, Zwang und Gewalt

154 Kardorff 2015.

155 Siehe hierzu den vorhergehenden Abschnitt.

156 Kardorff 2017, S. 8.

157 Kilian et al. 2017.

158 Sie bezieht sich hierbei auf: Ehrenberg 2008, 2011.

159 Graefe 2017. Vgl. auch: Graefe 2019. Der letzte Vortrag der Tagung von Stefan Lessenich zur Sozialstaatsentwicklung liegt leider nicht schriftlich vor. Er bezieht sich jedoch im Wesentlichen auf: Lessenich 2013 (2008), 2012a, 2012b.

160 DGSP-Vorstand 2017a, S. 2.

und – wie seit Jahren – eine regelmäßige Berichterstattung. Ihr sozialpsychiatrisches Grundverständnis formuliert die DGSP so: »Grundlage sozialpsychiatrischer Behandlung und Betreuung für Menschen in psychischen Krisen und Erkrankungen ist vor allem ein ganzheitliches Verständnis von Krise und Erkrankung sowie eine Grundhaltung und Arbeitsweise, die versucht, soziale Ausgrenzung und Stigmatisierung der betroffenen Menschen und ihrer Angehörigen zu vermeiden. Zum Krankheitsverständnis und zur Grundhaltung gehört auch, dass in sozialpsychiatrischer Arbeit psychische Krisen und Erkrankungen als subjektiv sinnhafte Erlebnisse gesehen werden, die verstehbar sind und deren subjektiver Sinn respektiert werden muss. Praktisch bedeutet das: Sozialpsychiatrische Arbeit ist subjektorientiert. Im Zentrum stehen die persönliche Situation und die Besonderheit des einzelnen Menschen und seine Ressourcen.«[161]

Ein Jahr später fasst der DGSP-Vorstand die Papiere der letzten Jahre zu einem Grundlagenpapier zusammen,[162] in dem unter dem Motto »Psychiatrie gemeinsam bewegen« die ausgemachten Reformbedarfe benannt werden. Zentral ist wiederum die Forderung nach einer regelmäßigen Berichterstattung, die sich nicht an einer »Enquête« ausrichten sollte, sondern als Vorbild gilt der regelmäßige Jugendbericht der Bundesregierung.[163] Ansonsten geht es um:

1. Ambulante Hilfen, die niedrigschwellig, abgestimmt und verzahnt sein sowie durch Hilfeplankonferenzen (Open Dialog) gesteuert werden sollen.
2. Die Krankenhauspsychiatrie ist vor allem mit hinreichendem und qualifiziertem Personal auszustatten.
3. Nicht nur für die Psychotherapie sind die Zugangsbedingungen insbesondere für schwer erkrankte Menschen zu verbessern.
4. Es wird die Aufhebung des Primates der Psychopharmakotherapie in der Behandlung auch schwerer psychischer Erkrankungen gefordert.
5. Es werden politische Antworten hinsichtlich der Wohnsituation psychisch erkrankter Menschen gefordert. Heime bieten ein Asyl, einen Wohnort, wo die Menschen so sein können, wie sie sind.
6. Das Recht auf Arbeit und Rehabilitation für psychisch erkrankte Menschen muss umgesetzt werden.
7. Es wird eine Behandlungssicherheit für chronisch Abhängigkeitskranke sowie eine umfassende Unterstützung von Kindern in suchtbelasteten Familien gefordert.
8. Es werden umfangreiche Reformen im Bereich der Forensik gefordert, insbesondere bei den »juristischen« Krankheitsmerkmalen in § 20 StGB.
9. Auch hinsichtlich Migration und psychischer Erkrankung werden umfangreiche Forderungen gestellt sowie bei:
10. Betreutem Wohnen bzw. Begleitung in Familien.
11. Es wird partizipative Forschung sowie eine sozialpsychiatrische Grundlagenforschung neben der Versorgungsforschung gefordert.

---

161 Ebd. S. 2.

162 Redaktion SP 2018.

163 DGSP-Vorstand 2018.

12. Es sollen Genesungsbegleiter*innen und Expert*innen aus Erfahrung regelhaft in die Versorgung einbezogen werden, da diese einen nutzerorientierten Perspektivenwechsel einleiten könnten.
13. Kinder psychisch kranker Eltern sollten unterstützt werden.
14. Die Versorgungsstrukturen sollen verändert werden. Rechtsansprüche sollen nicht als »Ware« diskreditiert werden. Strukturen sollen kooperativ und partizipativ organisiert werden.
15. Als Grundhaltung wird eine ständige Reflexion der Professionellen hinsichtlich der Partizipation von Betroffenen gefordert sowie eine Förderung methodischer Ansätze, die das Krankheitsverständnis und den Sinngehalt der Erkrankung bei den Patient*innen, Angehörigen und im Umfeld fördern und erschließen.
16. Es werden »Antistigma-Kampagnen von unten« gefordert, und
17. Es soll die Würde des Menschen geachtet werden, wobei die Diskussion sich nicht nur auf das Thema Zwangsmaßnahmen begrenzen darf, sondern umfassend geführt werden sollte. »Haltungen und Maßnahmen müssen entwickelt werden, die es vermeiden, dass psychisch kranke Menschen etwas gegen ihren Willen oder gegen ihre innerste Überzeugung aufgezwungen wird.«[164]

Zur Wahl des Europäischen Parlaments im Jahre 2019 gibt die DGSP noch einmal Wahlprüfsteine heraus, in denen die Umsetzung der UN-BRK, die Wahrung von Menschenrechten, die Inklusion und der Zugang zu Wohnraum sowie gesundheitlichen und sozialen Dienstleistungen im Vordergrund stehen, die anlassbezogen jedoch auf die spezifischen Gegebenheiten Europas rekurrieren.[165]

Angesichts der Vielfalt von Themenbereichen sowie der vielfältigen Herausforderungen der Zukunft, hatte sich der Vorstand der DGSP schon 2018 entschlossen, im Rahmen eines Projektes »DGSP-Future« Themen zu benennen, die für die weitere Arbeit der DGSP leitend sein sollen. »Ein zentrales Ziel des Projektes ist es, gesamtgesellschaftliche Phänomene auf Fragestellungen und Handlungsstrategien zu beziehen, die sich für die Sozialpsychiatrie und die DGSP aus diesen Phänomenen ergeben.«[166] Hier wurden auf dem Verbandstag 2018 fünf Themenbereiche benannt: Digitalisierung, soziale Isolation, UN-BRK, Selbstbestimmung und Empowerment sowie Ökonomisierung und Privatisierung des Gesundheitssystems. Darüber hinaus, so berichtet Marie Schmetz, wird die Aufgabe der »AG Profil« sein, »zentrale Merkmale des Begriffs der Sozialpsychiatrie herauszuarbeiten und bisherige Annahmen und Überzeugungen auf ihre aktuelle Gültigkeit hin zu überprüfen.«[167] Diese Aufgabe erscheint, auch vor dem Hintergrund der theoretisch und konzeptionelle darniederliegenden und geradezu zerfledderten Sozialpsychiatrie, die sich auch in den vielfältigen eben genannten Papieren niederschlägt, dringend geboten und es wird sich erweisen, inwieweit diese große Aufgabe unter den genannten fünf Themenbereichen möglich werden kann.

164 DGSP-Vorstand 2018, S. 10.

165 DGSP-Vorstand 2019a.

166 Schmetz 2019, S. 50.

167 Schmetz 2019, S. 51.

Bis diese Aufgabe erfüllt werden kann, beteiligt sich die DGSP an dem vom Gesundheitsministerium einberufenen Psychiatrie-Dialog. Hier hat sie sich bisher in den Themenbereich »Psychiatrische Behandlung« eingebrachte, wo sie einerseits einige strukturelle Veränderungen in der Gemeindepsychiatrie fordert[168] und in einem anderen Papier, in dem sie ergänzend einige neue Abrechnungsziffern für niedergelassenen Fachärzt*innen fordert.[169] Für den Bereich der Partizipation fordert sie vor allem eine Finanzierung von EX-IN durch alle Sozialleistungsträger.[170]

Aber auch in die andere Richtung, in die Vergangenheit, werden in der DGSP Aktivitäten entfaltet. Unter der Trägerschaft der Berliner Gesellschaft für Soziale Psychiatrie (BGSP) stellen Ilse Eichenbrenner, Holger Kühne und Christian Reumschüssel-Wienert, alle drei aktiv im Ruhestand, das »Berliner Archiv für Sozialpsychiatrie« (BAS) vor. Sie sammeln und bewahren Materialien und Medien mit besonderem Interesse für sog. »graue Literatur« für die Nachwelt und stellen den ständig wachsenden Bestand für Recherchen, wissenschaftliche Arbeiten etc. zur Verfügung.[171]

Innerhalb der DGSP wurde das Thema »Integrierte Versorgung« lang und ausgiebig diskutiert, wobei das Für-und-Wider ganz unterschiedlicher Modelle in diversen Ausgaben der »Sozialen Psychiatrie« zur Sprache kam. Schon früh war Thomas Bock, besonders mit dem »Hamburger Modell«[172] einer der Hauptprotagonisten, der die klinikzentrierte IV als Chance zur Verwirklichung alter DGSP-Forderungen nach Aufhebung fragmentarischer Strukturen und Entwicklung einer umfassenden gemeindepsychiatrischen Versorgung sah.[173] In eine ähnliche Richtung argumentierten Christian Zechert et al., die jedoch eher die ambulant-trägergesteuerte IV-Variante der Techniker Krankenkasse mit der Berliner PINEL-Gesellschaft propagierten.[174] Ilse Eichenbrenner berichtete kritisch aber recht wohlwollend über die Berliner Hausarzt-zentrierte Variante des »Vereins für Psychiatrie und Seelische Gesundheit.«[175] Als einer der ersten entwirft Matthias Rosemann eine kritische Position zur IV, da diese die sektoralen Grenzen innerhalb der Behandlung sowie zwischen unterschiedlichen Sozialleistungssystemen nicht überwinde, Entscheidungen über Krankenhausbehandlungsbedürftigkeit auch nach ökonomischen Erwägungen erfolgen kann und die IV nicht als Regelleistung im SGB V etabliert ist.[176] Der DGSP-Vorstand hält in seinen Diskussionen zur IV eher eine kritische Distanz. Die Diskussionen im Vorstand erfolgen sehr zurückhaltend und schleppend, da eine Reihe von Vorstandsmitgliedern direkt in Verhandlungen mit Kassen involviert waren, jedoch aufgrund der Geheimhaltungspflichten sich nicht »outen« konnten. Darüber hinaus überwog eine kritische Haltung insbesondere gegenüber den ambulant-zentrierten Varianten, die in einer langen Tradition der DGSP gegenüber niedergelassenen Ärzten und ökonomisch agierenden Trägern steht. Deutlich

---

168 DGSP-Vorstand 2019c.

169 DGSP-Vorstand 2019b.

170 DGSP-Vorstand 2019d.

171 Eichenbrenner 2019a.

172 Meigel-Schleiff et al. 2010.

173 Bock 2010, 2011a, 2011b, 2012, 2013a.

174 Zechert et al. 2010; Faulbaum-Decke und Zechert 2010.

175 Eichenbrenner 2010; Meyer et al. 2010.

176 Rosemann 2010.

wird diese Haltung insbesondere in einem Papier, das der DGSP-Vorstand auf einer Sitzung 2010 zur IV verfasst hat und eine »kritische Begleitung« der Modelle einforderte. Kritisiert wird insbesondere die Selektivität der Verträge, unterschiedliche, ökonomisch motivierte Zielsetzungen, die Begrenzung auf Behandlungsleistungen (SGB V) und die Begrenzung der »Rolle« des psychisch erkrankten Menschen auf die des »Leistungsberechtigten«. Darüber hinaus wird gefordert: Das »Wunsch- und Wahlrecht, sowie das »Recht auf Krankenhausbehandlung« umsetzen« (sic!). Gefordert wird eine wissenschaftliche Begleitung, die insbesondere eine partizipative Akteursforschung sein soll, die Versorgungspfade auch sektorübergreifend klärt.[177] Die kritische Haltung zur IV kommt zu einer Zuspitzung, als bekannt wird, dass eine Managementgesellschaft, an der ein Pharmakonzern wesentlich beteiligt ist, in Niedersachsen mit der AOK in Vertragsverhandlungen steht,[178] um dort großflächig IV durchzuführen – unterstützt von einigen DGSP-Mitgliedern im dortigen Vorstand und Landespsychiatriebeirat. Dies sorgte für erhebliche Empörung bei anderen DGSP'lern in Niedersachsen und anderswo, deren Kritik Herrmann Elgeti später auf den Punkt bringt: »Die Eroberung der Psychiatrie durch einen entzügelten Kapitalismus ist Folge mangelnder Verantwortung der Politik und der Kostenträger für eine flächendeckend bedarfsgerechte Versorgung.«[179] Die DGSP hatte sich schon auf der Jahrestagung 2010 gegen IV-Verträge mit Pharmakonzernen ausgesprochen und organisierte nun aktiven Widerstand gegen die Verträge zwischen der »AOK« und »I3G«. Eine Veranstaltung zur IV in Niedersachsen in der evangelischen Akademie in Loccum wurde durch die DGSP in Form eines »Go-in« aktiv gestört und eine von mehr als 5000 Psychiatrie-Mitarbeiter*innen unterzeichneten Resolution überreicht.[180] Die DGSP hat danach versucht, über den Weg einer Petition eine Rücknahme der §§ 130c und 140b im SGB V zu erreichen – leider vergeblich. Ein ähnliches Schicksal ereilte jedoch auch dem »Modell« der AOK mit der »I3G«. Trotz der Entwicklung von Qualitätskriterien durch ausgewiesene Sozialpsychiater,[181] scheiterte dieses Modell aus unterschiedlichen Gründen.

Für die DGSP hatte das Engagement hinsichtlich der »I3G« auch interne Konsequenzen bei einem Vorfall bei den Vorstandswahlen 2013 während der Jahrestagung in Erfurt. Dort hatte sich ein psychiatrieerfahrener Mitarbeiter der »I3G«, ohne diese Tätigkeit anzugeben, für den erweiterten Vorstand zur Wahl gestellt und ist gewählt worden. Schon war der Skandal da und es wurde leicht tumultartig in der Mitgliederversammlung. Nach langer, sehr emotionaler Diskussion ist der gewählte Kandidat jedoch von seinem Amt zurückgetreten. Als Konsequenz beschloss der Vorstand, dass in Zukunft jede sich zur Wahl stellende Kandidat*in über seine beruflichen Hintergründe Auskunft geben soll. 2011 haben der DVGP, die DGSP mit dem Paritätischen Gesamtverband eine Broschüre mit gemeinsamen Positionen zur integrierten Versorgung erstellt.[182] Im Rahmen von 15 Forderungen werden die zentralen Anliegen der Verbände

177 Achberger 2010.

178 Walle und Reichwaldt 2010; Walle et al. 2010.

179 Elgeti 2019c, S. 106 Vgl. auch: Aderhold 2011; Zechert 2011.

180 Eppendorfer 4/2011, S. 12

181 Weinmann und Becker 2009.

182 Achberger et al. 2011.

markiert. Sie liegen vor allem in den Forderungen, dass die IV als Regelleistung des SGB V angeboten werden soll, dass sie nicht als ein Instrument der »Ökonomisierung« verwendet werden soll, dass sie multiprofessionell erbracht und anschlussfähig zu insbesondere zu rehabilitativ- und teilhabeorientierten Leistungen im gemeindepsychiatrischen Verbund sein soll.

In den nächsten Jahren hat sich die DGSP in Fragen der IV nicht mehr so sehr geäußert, sie hat dieses Politikfeld eher dem Dachverband überlassen, der dieses Feld emsig bearbeitet. Erst als im Rahmen der Krankenhausgesetzgebung und der Auseinandersetzungen um die Regelungen der Leistungen nach § 64 b SGB V und dem PsychVVG sog. StäB-Leistungen ambulant erbracht werden konnten, haben sich zunächst DGSP und DVGP 2017 mit einer gemeinsamen Stellungnahme[183] und danach 2018 dieselben Akteure wie 2011 zusammengetan und eine Art Neuauflage der genannten Broschüre verfasst. Diese bezog die Positionen nun nicht mehr allein auf die IV, sondern auf »Home Treatment« im Allgemeinen: »Home Treatment ist eine Unterstützungsform für Menschen mit psychischer Erkrankung bzw. Menschen mit Behinderung, die überwiegend aufsuchend erfolgt und im Haushalt, ›Home‹, bzw. im Lebensumfeld des betroffenen Menschen stattfindet. Das schließt auch Unterstützungsleistungen im Bereich des Arbeitslebens ein.«[184] Versucht wurde hiermit, unterschiedliche sozialrechtliche Formen an übergreifende Qualitätsanforderungen zu binden, die nun für unterschiedliche Adressaten formuliert wurden. So wurden an die Leistungserbringer Forderungen nach lebensfeldlicher Orientierung, Teambasierung und regionaler Einbindung gestellt; an die Leistungsträger wurde appelliert, die Möglichkeit einer »Komplexleistung« zu eröffnen oder auch eine präventive Leistungserbringung zu ermöglichen sowie eine gesicherte Finanzierung zu garantieren und an den Gesetzgeber wurde die Forderung gerichtet, komplexes Home Treatment in den unterschiedlichen Sozialgesetzbüchern zu verankern.[185]

Hinsichtlich der Perspektiven psychiatrischer Krankenhausfinanzierung – und damit der Zukunft der klinischen Versorgung in der Gemeindepsychiatrie – eröffnete Peter Kruckenberg nach Verabschiedung des KHRG die Diskussion in der DGSP. Er mahnte die Verantwortung auch der DGSP an, für die komplizierten Fragen, die hiermit verbunden sind, Positionen zu beziehen. Entscheidende Punkte sind für ihn die regionale Pflichtversorgung und dabei die Funktion, die das Krankenhaus in einem regionalen Verbundsystem (GPV) hat, sowie eine qualitativ optimale Personalausstattung, die sich an die Psych-PV anlehnt.[186] Dabei verströmt er Mut: »Ich bin überzeugt, dass sich auf Dauer das Regionalbudget für die psychiatrisch-psychotherapeutische Krankenhausbehandlung durchsetzen wird, weil es dem Krankenhaus die optimale Flexibilisierung patientenbezogener Leistungen ermöglicht und Krankenhäusern wie Krankenkassen mehr Planungssicherheit gibt.« Und weiter: »Es gibt durchaus gute Perspektiven. Letztlich wäre ein Finanzierungssystem, das stärker ambulant und gemeindepsychiatrisch

183 DGSP – DVGP 2017.

184 Adler et al. 2018, S. 5.

185 Ebd. S. 31.

186 Kruckenberg 2010.

orientiert und sorgfältig regional qualitätsgesichert ist, im wohlverstandenen Interesse auch der Krankenkassen und der Politik. Für die aktuell prozesssteuernden Akteure ist diese Perspektive bisher noch ungewohnt. Das kann sich ändern«.[187] Den Aufruf hat der DGSP-Vorstand zustimmend zur Kenntnis genommen und hat sich im Vorfeld zur Diskussion um das PEPP der Stellungnahme von unterschiedlichen Fachverbänden angeschlossen.[188] Darüber hinaus hat er einen geharnischten Protestbrief an den Gesundheitsminister Bahr verfasst, der trotz anhaltenden Widerstandes vieler Fachverbände eine Ersatzvornahme des PEPP angekündigt hatte.[189] Hierin schließt sie sich der Forderung nach einem Moratorium um zwei Jahre an, um die Datenbasis und fordert ergänzend eine Sicherstellung der Personalausstattung gemäß Psych-PV und die Berufung einer Expertenkommission, die den Umsetzungsprozess der geplanten Maßnahmen begleitet, und zwar unter den Kriterien der Einführung angemessener Verfahren zur Ermittlung des Personalaufwandes unter Beachtung des Vorhalteaufwandes bei regionaler Pflichtversorgung, die Bedarfsgerechtigkeit der Personalbemessung auch unter den Bedingungen der UN-BRK und der Urteile des BVerfG, der Verhinderung von fehl- und missbräuchlicher Entwicklungen und einer Umstellung zu vernetzten sektorübergreifenden ambulanten Behandlungsformen (§ 64 b SGB V). Diese Stellungnahme wurde 2014 mit einer weiteren Stellungnahme an den nun zuständigen Gesundheitsminister Gröhe noch einmal bekräftigt. Hier wird angemahnt, dass ich die Situation für chronisch erkrankte Menschen durch die Einführung von PEPP »weiter deutlich verschlechtern« wird und neben dem sofortigen Stopp der Umsetzung von PEPP die Einsetzung einer Expertengruppe sowie die Einbeziehung alternativer, sektorübergreifenden Behandlung in die weiteren Überlegungen. Nachgelegt wird dann noch einmal 2016, als die Eckpunkte für das PsychVVG vorlagen, mit einer umfänglichen (20 Seiten) Stellungnahme, die mit zwei »essenziellen Forderungen« abgeschlossen wird: Der Gesetzentwurf solle den »Grundsatz von mehr Leistungsorientierung und Transparenz« erfüllen und es soll eine »unabhängige Expertenkommission« umgehend berufen werden.[190] Nachdem das PsychVVG verabschiedet war, hat sich der DGSP-Vorstand an der Initiative von 22 Fachverbänden beteiligt, die für die nun eröffneten Möglichkeiten der »stationsäquivalenten Behandlung« (StäB) in der eigenen Häuslichkeit (Home Treatment) auf der Basis des funktionalen Basismodells eine Reihe von Anforderungen und Standards entwickelt. Die neuen StäB-Umsetzungen wurden entsprechend auch innerhalb der DGSP diskutiert[191] – ebenso wie die eröffneten Formen eines Regionalen Psychiatriebudget.[192] In der Folge ihres Engagements für die Krankenhausversorgung für psychisch erkrankte Menschen veröffentlicht die DGSP einen weiteren Denkanstoß, »Soziale Psychiatrie und Klinik«, der die Anforderungen der DGSP zusammenfasst.[193] Das reicht von einem übergreifenden und gemeinsamen Krankheitsverständnis und

187 Ebd. S. 13.

188 ACKPA et al. 2012.

189 DGSP-Vorstand 2013a.

190 DGSP-Vorstand 2016b.

191 Marggraf 2020.

192 Wilms 2018.

193 DGSP 2018.

daraus resultierenden Grundhaltungen, der Möglichkeit des Home-Treatments, Zusammenarbeit im Verbund und der Verantwortung der Bundesländer für die Investitionskosten sowie Beibehaltung angemessener Personalressourcen. Deutlicher ausformuliert wurden die Positionen der DGSP in einem 2019 herausgegebenen »Dossier – Soziale Psychiatrie und Klinik«, in dem in verschiedenen Beiträgen unterschiedliche Perspektiven der stationären Versorgung aufgezeigt wurden.[194]

Die DGSP hat mit eigenen und der Mitwirkung bei diesen sehr engagierten Initiativen zur Krankenhausversorgung in der Psychiatrie einen ganz deutlichen Positionswechsel vollzogen. In der Vergangenheit stand die DGSP oft recht kritisch den Kliniken gegenüber, insbesondere den »Anstalten« bzw. den nun so genannten »Fachkrankenhäusern«. In ihren Anfängen hat sie diese »totalen Institutionen« vehement abgelehnt. Aber sie hat sich seit den 2000er-Jahren deutlich und eindeutig für psychiatrische Abteilungen ausgesprochen. Diese Präferenz wurde – wie auch der Streit innerhalb der Krankenhauspsychiatrie – in den letzten Jahren, in denen die Krankenhäuser um eine angemessene Finanzierung kämpften, zunehmend obsolet. Die DGSP hat eine Reihe von Anforderungen an die klinische Versorgung, wie Grundhaltung, Ausrichtung an Empowerment, Recovery und Partizipation, der Ausrichtung an UN-BRK, Hinwendung zu eher psychotherapeutischer Ausrichtung (Soteria) und Abkehr von medikamentöser Behandlung etc. aber sie erkennt im Grundsatz nun die stationär-klinische Versorgung als notwendigen Funktionsbereich gemeindepsychiatrischer Hilfesysteme an. Mit Augenzwinkern: Die DGSP hat mit ihren Initiativen und Positionen zur klinisch-stationären Versorgung den progressiven Rand des Mainstreams gemeindepsychiatrischer Versorgungskonzepte erreicht.

Die UN-Behindertenrechtskonvention ist kurz nach ihrer Ratifizierung durch die Bundesrepublik Deutschland durch Michael Wunder[195] und Claudia Zinke[196] dem DGSP-Publikum bekannt gemacht worden. Beide betonen den »Diversity-Aspekt« und den Paradigmenwechsel, der mit der UN-BRK verbunden ist, wobei Michael Wunder später eher die ethischen Aspekte in den Vordergrund stellt[197] und Claudia Zinke mit Jörg Adler zusammen den Aspekt von »Rechten und Pflichten«,[198] der später in »Teilhabe und Teilgabe«[199] übersetzt wird. Die kritische Stellungnahme der Soltauer Initiative[200] wird zwar von der DGSP finanziert, kann sich jedoch in ihrem Gehalt nicht durchsetzen. Die DGSP tritt der sich schnell bildenden BRK-Allianz bei,[201] in der die Vertretungen der Menschen mit psychischen Behinderungen deutlich in der Minderheit sind. Hier setzt sie sich besonders in Fragen der Zwangsbehandlung und Zwangsunterbringung ein. Margret Osterfeld ist nicht nur im 2011 gegründeten Fachausschuss Psychopharmaka aktiv, sondern aufgrund ihres Engagements gegen

194 DGSP 2019.

195 Wunder 2009.

196 Zinke 2009; Zinke und Adler 2011.

197 Wunder 2012, 2013, 2014, 2015, 2018.

198 Zinke und Adler 2011.

199 Utschakowski 2016.

200 Soltauer Initiative 2009.

201 https://www.brk-allianz.de .

Zwang in der Psychiatrie[202] kurze Zeit später auch in einem Ausschuss der UN, der sich mit Menschenrechtsfragen in der Psychiatrie befasst.[203] Zusammen mit anderen Verbänden wird vom sog. »Kontaktgespräch Psychiatrie« eine ausführliche Stellungnahme zur UN-BRK veröffentlicht,[204] in der die Kommentare zu Art. 14 »Freiheit und Sicherheit der Person« und Art. 17 »Schutz der Unversehrtheit der Person« eine zentrale Rolle spielen. Aber auch die Verantwortung des Staates zur Bekämpfung von Diskriminierung, Unterstützung bei der Durchsetzung der Rechte von Menschen mit Behinderungen sowie insbesondere zur Bereitstellung einer hinreichenden Infrastruktur wird gefordert. Darüber hinaus werden die Positionen der UN-BRK in einem neuen »Denkanstoß« der DGSP gewürdigt, in dem eine »menschenrechtsbasierte Psychiatrie« gefordert wird: »…die heutige und die zukünftige Psychiatrie muss daran gemessen werden, inwieweit die Rechte von Menschen mit psychischen Beeinträchtigungen eingehalten werden«.[205]

Die DGSP hat seit ihrer Gründung eine lange Tradition in der Unterstützung von Psychiatrieerfahrenen, psychisch kranken und seelisch behinderten Menschen in ihren Rechten; aus diesem Grund nehmen die DGSP und ihre Gremien die UN-BRK nicht nur ernst, sondern betrachten sie darüber hinaus in der weiteren Zukunft als eine zentrale Grundlage ihrer fachlich-inhaltlichen und politischen Arbeit allgemein. In fast allen Stellungnahmen, Verlautbarungen und Positionen wird mehr oder weniger deutlich Bezug genommen auf Teilhabe, Inklusion und Partizipation, auf die Problembereiche bei dem Thema Zwang und Gewalt sowie auch in der möglichen Fortentwicklung der Sozialpsychiatrie.

Dies macht sich unter anderem auch an den Positionen bemerkbar, die hinsichtlich des 2016 verabschiedeten Bundesteilhabegesetzes (BTHG) vertreten wurden. Schon im Vorfeld des Gesetzgebungsprozesses haben Christian Reumschüssel-Wienert und Matthias Rosemann auf die Bedeutung des kommenden Gesetzes mit seiner Intention, anstelle des »alten Fürsorgerechts ein modernes Teilhaberecht« zu schaffen hingewiesen.[206] Auch die DGSP hat mit den Verbänden des »Kontaktgesprächs Psychiatrie« schon 2015 zu einigen Themen des zukünftigen Gesetzes Position bezogen.[207] Hierbei ging es vor allem um Folgendes:

- Eine partizipative und sozialraumbezogene Bedarfsermittlung.
- Die Sicherung von Rechtsansprüchen der Teilhabe am Arbeitsleben unabhängig von bestimmte Einrichtungstypen.
- Die Einbeziehung von Leistungen der Krankenversicherungen in die Rehabilitation.
- Die Sicherstellung von Hilfen auch ohne vorhergehende Antragstellung.

---

202 Osterfeld 2012, 2017.

203 Mandatsträgerin der Vereinten Nationen und Mitglied im Unterausschuss für die Prävention von Folter und anderer grausamer, unmenschlicher oder erniedrigender Behandlung oder Strafe. Vgl. auch: https://www.apk-ev.de/projekte/psychiatrie-und-menschenrechte/folterpraevention

204 Kontaktgespräch Psychiatrie 2012.

205 DGSP 2017, S. 7; DiTolla 2017.

206 Reumschüssel-Wienert 2014; Reumschüssel-Wienert und Rosemann 2014; Rosemann und Reumschüssel-Wienert 2014.

207 Vgl. zum Folgenden: Kontaktgespräch Psychiatrie 2015.

- Die Gewährung von Leistungen ohne Anrechnungen von Einkommen und Vermögen.
- Die offensive Fruchtbarmachung des »persönlichen Budgets« anstelle eines »Bundesteilhabegeldes« (Hier hat der Bundesverband der Psychiatrieerfahrenen nicht zugestimmt), und
- Die Beibehaltung des Anspruches auf individuell bedarfsdeckende Leistungen«.

Vor allem jedoch wurde gefordert: »Die bisher in der Fachwelt diskutierte Verknüpfung von inhaltlicher Reform der Eingliederungshilfe und Beteiligung des Bundes an den Kosten der Eingliederungshilfe ist jedoch weggefallen. Die Verbände im Kontaktgespräch Psychiatrie bringen ihre Sorge zum Ausdruck, dass die Leistungsträger der Eingliederungshilfe nach wie vor völlig unzureichende finanzielle Mittel zur Verfügung haben, um den steigenden Fallzahlen und den Anforderungen der UN-Behindertenrechtskonvention entsprechen zu können.«[208] Diese Positionen wurden 2016 durch die DGSP noch einmal dezidiert bestärkt und durch eine Stellungnahme konkretisiert.[209] Hier ging es besonders um die Problembereiche, dass die Leistungen der Eingliederungshilfe nicht in ein »Leistungsgesetz« überführt wurden, dass die angekündigte Trennung von existenzsichernden- und Fachleistungen nicht so gestaltet wurden, um dem Grundsatz »ambulant vor stationär« umzusetzen und dass die Leistungen in Zukunft ausschließlich Antragsleistungen sein sollen. Zentral war die geplante Eingrenzung des leistungsberechtigten Personenkreises durch die »5 von 9 – Regelung«. Aber auch die Regelungen zur Ermittlung des Hilfebedarfs und der Hilfeplanung, die befürchtete Einschränkung des Leistungskataloges und notwendige Verbesserungen bei den Leistungen zur Teilhabe am Arbeitsleben. Die Einrichtung von ergänzender unabhängiger Teilhabeberatung wurde ausdrücklich begrüßt. Auf der Berliner Jahrestagung 2016 wurde eine ähnlich lautende Resolution durch die Teilnehmer*innen verabschiedet,[210] und natürlich reihten sich viel DGSP-Mitglieder in die Demonstrationen in Berlin ein, in denen es vor allem um ein »Leistungsgesetz« sowie um die äußerst problematische »5 von 9 – Regelung« ging. Als das BTHG im Dezember 2016 verabschiedet wurde und erste, grundlegende Regelungen ab 2018 in Kraft traten, diskutierte, wie viele andere auch, die DGSP das Gesetz trotz einiger Kritiker[211] weitgehend positiv und betonte die Möglichkeiten, die in diesem epochalen Gesetzeswerk stecken.[212] Die fachliche Diskussion ging jedoch – sehr verständlich – über die DGSP weit hinaus, da die Wohlfahrtsverbände und andere Fachverbände als direkt »Betroffene« des BTHG an den Umsetzungsproblemen weitaus »dichter dran« waren«.[213] In der DGSP wurden eher fachliche Fragen der Assistenz, Bedarfsermittlung

208 Kontaktgespräch Psychiatrie 2015, S. 1.

209 Vgl zum Folgenden: DGSP-Vorstand 2016a.

210 DGSP 2016.

211 Vgl. hierzu Kellmann 2017, 2019.

212 Reumschüssel-Wienert 2018b.

213 Vgl. hierzu im Überblick: Rosemann 2018; Rosemann und Konrad 2017, 2020; Konrad 2018, 2019; Conty et al. 2017/2018 Vgl. auch die vielfältigen, hier nicht im Einzelnen angeführten Aufsätze von Michael Konrad und Matthias Rosemann in der »Psychosozialen Umschau« sowie die Publikationen unterschiedlicher Autor*innen in der »Kerbe«.

und der ICF diskutiert, die eine wichtige Bedeutung im BTHG erhielten.[214] In der Frage einer kritischen Begleitung der Umsetzung des BTHG und der nun seit 2020 rechtsgültigen Regelungen des SB IX hat sich die DGSP nicht nur insgesamt zurückgehalten und die dezidierte Bearbeitung dieses Themas den Wohlfahrtsverbänden und anderen Fachverbänden überlassen. Im Gegenteil: Die zentralen Inhalte des BTHG der Teilhabe, Selbstbestimmung und Partizipation erscheinen mit den auch traditionellen Positionen der DGSP kompatibel und durchziehen im Zusammenhang mit den Inhalten der UN-BRK (fast) alle öffentlichen Verlautbarungen. Die DGSP hat sich entschieden, mit der Teilhabeorientierung des deutschen Sozialstaates ihren Frieden zu machen und die Kritik hieran ggf. »immanent« zu gestalten.

Die DGSP hat sich im Laufe ihrer Geschichte wiederholt nicht nur mit dem Thema Teilhabe und Menschenrechte im Allgemeinen, sondern speziell auch mit dem Thema Gewalt und Zwang in der Psychiatrie auseinandergesetzt. Dies hat nach in Kraft treten der UN-BRK nicht abgenommen, sondern nachdem das Bundesverfassungsgericht und andere höchste Gerichte einige bahnbrechende Urteile zu Zwangsbehandlung und -unterbringung verkündet haben eher zugenommen. Für die DGSP waren die Themen von Zwang und Gewalt auch im Rahmen der Teilnahme von Margret Osterfeld und Patrizia DiTolla an wichtigen UN-Gremien von vorrangiger Bedeutung. Auch innerhalb der DGSP kam das Thema voran, als Margret Osterfeld und Martin Zinkler geharnischte Artikel zu einer Stellungnahme der DGPPN zum Urteil des Bundesverfassungsgerichts zur Zwangsbehandlung schrieben. Osterfeld beurteilt die Stellungnahme als »skandalös« und Zinkler spricht von »Aufforderung zum Rechtsbruch«.[215] Der DGSP-Vorstand veröffentlicht eine Stellungnahme, in der er sich nicht total gegen Zwangsbehandlung ausspricht, jedoch auf die Rechtsförmigkeit beharrt, den Ansatz »Verhandeln statt Behandeln« in den Vordergrund stellt und fordert: »Zwangsbehandlung ist ein schwerer Eingriff in die körperliche Integrität und das Selbstbestimmungsrecht und darf auf keinen Fall durch mögliche Fremdgefährdung, Personalknappheit oder disziplinarische Gründe gerechtfertigt werden.«[216] Eine ähnlich lautende Erklärung wird auf einem Frankfurter Fachtag verabschiedet. Hier wird festgestellt, dass Rechtsänderungen Freiheitsbeschränkungen in der Psychiatrie nicht verhindern können und kommen zum Ergebnis, dass die Grundhaltung stets die Selbstbestimmung der Betroffenen im Blick haben muss. Mit der Position, dass die Zwangsunterbringung/Behandlung eine »Ultima Ratio« sein muss und im Übrigen eine auf Selbstbestimmung gerichtete Behandlung Vorrang hat, versucht die DGSP bzw. ihr Vorstand, die – wieder einmal – äußerst kontroversen Positionen »unter einen Hut« zu bringen. Allerdings gilt hierbei auch bei den Positionen, die Zwangsunterbringung nicht vollständig ablehnen, die Bedingungen der Rechtsförmigkeit, die das BVerfG einfordert als ein »Lernfeld«, welches in die Richtung einer »gewaltarmen und menschenfreundlichen Psychiatrie«[217] verweist. Die Diskussion verzweigt sich in der Zukunft hauptsächlich in zwei Wege: Zum einen in die Diskussion der Zwangsunterbringung in der psychiatrischen Klinik – meist im Rahmen einer

214 Reumschüssel-Wienert 2017, 2018c.

215 Osterfeld 2012; Zinkler 2012 Vgl. auch Osterfeld 2017.

216 DGSP-Vorstand 2013b.

217 Gonther 2018, S. 36.

öffentlich-rechtlichen Unterbringung (Psych-KG) und zum anderen der »geschlossenen« Unterbringung im Rahmen der bürgerlich-rechtlichen Unterbringung (BGB).

Mit Bezug auf den ersten Weg einer gewaltarmen oder auch – freien Psychiatrie entwerfen insbesondere Martin Zinkler und einige Kolleg*innen eine Vision. Kern der Argumentation ihrer letztlich auf eine Neuorganisation des psychiatrischen Hilfesystems hinauslaufenden Perspektive ist, dass ein psychiatrisches Hilfesystem ausschließlich nur dann in Aktion treten sollte, wenn ein*e Patient*in dies wünscht. Entsprechend sollen Methoden des »Supported-Decision-Making« verschärft zum Einsatz kommen.[218] Diese Diskussion, die vor allem Heinz Kammeier juristisch-kritisch begleitet,[219] wird die DGSP und auch andere Fachgesellschaften noch lange beschäftigen und erscheint als eine der wichtigen Fragen der Zukunft der Sozialpsychiatrie. Auf der Jahrestagung 2019 in Leverkusen wurde ein öffentlicher Anfang mit dieser Zukunftsfrage gemacht, den Martin Osinski in seinem Bericht mit der Überschrift versieht: »Das Ende des doppelten Auftrags.«[220]

Der andere Weg befasst sich – wie oben schon angedeutet – in der Nachfolge der »Heimdebatte« mit der Frage der geschlossenen Unterbringung in »Heimen« (Pflegeheimen). Auch hier ist die Diskussionslage der DGSP uneindeutig, jedoch wird diese Debatte eher in den Landesverbänden der DGSP geführt, wie z.B. in Berlin, wo, auch im Anschluss an eine länger zurückliegende Untersuchung über »Fehlplatzierung«[221] bereits 2012 eine Veranstaltung durchgeführt wurde.[222] In den nächsten Jahren wird das Problemfeld immer wieder thematisiert.[223] Auf der DGSP-Jahrestagung 2019 in Leverkusen berichtet Matthias Rosemann über ein vom BMG gefördertes Projekt, das auch Unterbringungen nach § 1906 BGB umfasst, dass neben dem Einsatz von »Peers« als Genesungsbegleiter*innen und Behandlungsvereinbarungen vor allem die Kommunikation der Beteiligten untereinander eine große Rolle bei der Vermeidung von Zwang spielen. Dies sind vor allem (strukturierte) Besprechungen in den Teams aber auch z.B. Besprechungen in »Runden Tischen« sowie regionale Konferenz-, Beratungs- und Konsultationsbesprechungen auch über das psychiatrische Hilfesystem hinaus sowie kooperativ ausgeübte Versorgungsverpflichtung und – last not least – Fort- und Weiterbildungen gerade für Führungskräfte.[224] Auch in diesem Bereich ist die Diskussion noch nicht abgeschlossen. Sie nimmt jedoch (noch?) nicht die grundsätzlichen Ausmaße an, die sie in der oben genannten Variante hat, sondern wird, wie Matthias Rosemann schon angesprochen hat, als eine kollektive Verantwortung eines Verbundsystems gesehen und nun – freundlicherweise dem Mainstream folgend – als »geschützte Wohnplätze« bezeichnet.[225]

---

218 Zinkler 2012, 2013; Zinkler und Koussemou 2014; Zinkler 2019; Zinkler und Peter 2019; Waibel und Zinkler 2020.

219 Kammeier 2013, 2019a, 2019b, 2020.

220 Osinski 2020a.

221 Vock et al. 2007.

222 Eichenbrenner et al. 2012.

223 Vgl. statt anderer: Schulte Kemna 2014; DiTolla 2017; Müller 2017; Giertz und Gervink 2017; Meyer und Zechert 2017.

224 Rosemann 2020.

225 Eipperle und Obert 2019.

Für die DGSP war das Thema Maßregelvollzug/Forensik schon immer ein Thema, dies galt in der jüngeren Geschichte der DGSP vor allem für den Problembereich, dass in den Zeiten, in denen die Klinikbetten immer weiter abgebaut wurden im Gegenzug sich die Plätze im Maßregelvollzug ständig ausweiteten und zum Bau forensischer Kliniken führten. Sebastian Stierl hat in seiner aktiven Vorstandszeit oft auf dieses Problem hingewiesen. Auch innerhalb der Sozialpsychiatrie bzw. in der DGSP wurde dieses Thema – mit unterschwelligen gegenseitigen Schuldzuweisungen – diskutiert. So wurde es als ein willkommenes Folgeproblem der Debatte um Selbstverantwortung und Teilhabe kolportiert, das zum Anlass genommen wird, sich »schwieriger« Patient*innen zu entledigen.

Im Zusammenhang mit den Reformüberlegungen des Bundesministeriums für Justiz zur Unterbringung nach § 63 StGB hat sich die DGSP 2013 zu Wort gemeldet. Sie veröffentlichte eine Stellungnahme zu den vorgelegten Eckpunkten und kurze Zeit später gab es (wieder) einen Fachausschuss Forensik, aus dessen Feder die Stellungnahme kam. Schon in dieser ersten Stellungnahme wurde angedeutet, dass die Forensik auch in der Verantwortung der Gemeindepsychiatrie liegen sollte.[226] Der Fachausschuss Forensik entfaltete in den nächsten Jahren eine erstaunliche Aktivität und veröffentliche im nächsten Jahr eine Stellungnahme zu den geplanten Neubauten in der Forensik, in der sie beispielsweise auf die Notwendigkeit hinwiesen, sich hierbei von therapeutischen und rehabilitationsorientierten Gesichtspunkten leiten zu lassen, auch halboffene und offene Bereiche im Vollzug, kleinere Wohngruppen und eine angemessene Personalausstattung zu gewährleisten.[227] Im Laufe der Diskussionen der Reform und auch innerhalb des Fachausschusses konkretisierten sich die Positionen laufend und liefen auf eine Stellungnahme hinaus, in der die Forderungen auf 4 Punkte konzentriert wurden:[228]

- Maßregelvollzug nicht ausschließlich in einem Krankenhaus.
- Maßregelvollzug als Sozialpsychiatrie.
- Krankenhaus nur soweit wie zwingend erforderlich.
- Ambulanzen im Vollzug – nicht in der Nachsorge.

Damit war für den Fachausschuss und die DGSP konzeptionell klar, dass der Maßregelvollzug nicht allein eine Sache von Spezialeinrichtungen ist, sondern in die Verantwortung der Gemeinde bzw. des gemeindepsychiatrischen Verbundes gehört. Entsprechend enttäuscht äußerte sich die DGSP zum Diskussionsentwurf der Bund-Länder-Arbeitsgruppe zur Reform des § 63 StGB,[229] den sie trotz einiger positiver Aspekte als »Ausdruck von Hilfs- und Ratlosigkeit« betrachtet, bei denen die Verfasser selbst einräumen, dass keine nachhaltigen Veränderungen zu erwarten sind. Gefordert wird, dass »symbolische Gesetzgebung« vermieden werden soll, Medikalisierung hinterfragt

226 DGSP-Vorstand 2013c.

227 DGSP-Vorstand 2014a; Walburg 2014.

228 DGSP-Vorstand 2014c; Kammeier und Fachausschuss Forensik der DGSP 2015.

229 Vgl. zum Folgenden: DGSP-Vorstand 2015b.

wird, Alternativen zum Wegschluss geschaffen werden, Forensik als Soziale bzw. Gemeindepsychiatrie zu gestalten, Alternativen vor einer stationären Unterbringung zu ermöglichen und keine Parallelen zur Sicherungsverwahrung zuzulassen. Im Zusammenhang mit der weiteren politischen Diskussion, der »Affäre Mollath« und der Würdigungen des 40-jährigen Jubiläums der Psychiatrie-Enquête wurde das Thema Forensik in der DGSP breit diskutiert.[230] Darüber hinaus war es gelungen, das Thema auch bei anderen Psychiatrie-Verbänden im Rahmen der »Kontaktgespräche Psychiatrie« breit zu diskutieren, die 2015 ein Symposium in Berlin dazu veranstalteten, in dem sie sich kritisch mit den Entwürfen auseinandersetzten.[231] Zu dem Gesetzentwurf gab es dann eine weitere Stellungnahme, die die Positionen der vorhergehenden übernahm. Michael Hechsel formulierte für die Neuauflage der »denk-an-stöße« 2017 unter der Überschrift »Spiel nicht mit den Schmuddelkindern« die Positionen zur Forensik, die oben schon angeführt sind und die noch einmal eindringlich fordern, dass der Maßregelvollzug eine Verantwortung der Sozial- und Gemeindepsychiatrie ist.[232] Ein Jahr später war es dann gelungen, dass die Verbände des Kontaktgesprächs Psychiatrie eine gemeinsame Broschüre herausbrachten, in der sie die Forderungen zur Weiterentwicklung der gesetzlichen Rahmenbedingungen des psychiatrischen Maßregelvollzuges und des Maßregelrechts darlegten:[233]

- Gewährleistung der medizinisch-therapeutischen Behandlung.
- Beteiligung an der regionalen Versorgungsverpflichtung.
- Maßnahmen gegen den Verlust der Unterkunft
- Änderungen der Strafprozessordnung und des Strafgesetzbuches
- Keine Unterbringung nach § 63 StGB ausschließlich in einem psychiatrischen Krankenhaus.
- Streichung oder Modifizierung des § 20 StGB (juristischer Krankheitsbegriff)

Erste Erfolge konnten in Entwürfen der Änderungen des Strafgesetzbuches verzeichnet werden.[234] Nach einer Bildungsreise nach Italien, um dort die Abschaffung der Forensik zu bewundern,[235] hat der Fachausschuss eine Veranstaltung in Berlin mit der BGSP und dem Paritätischen-Berlin durchgeführt. Anlass war die Berliner Diskussion um geschlossene Heime. Allerdings konnte auch auf dieser Veranstaltung keine einheitliche Position der Anwesenden herbeigeführt werden. Ilse Eichenbrenner schreibt. »Das Thema wird also weiterkochen, auch wenn sich alle Redner einig waren: Wir brauchen keine geschlossenen Heime, wenn wir Personal für gute Beziehungsarbeit haben.«[236]

Ist in der Frage von Gewalt und Zwang in der Gemeindepsychiatrie die DGSP in sich noch gespalten, so hat sie dennoch ein eindeutiges Schwergewicht auf die Heraus-

230 Vgl. hierzu das Themenheft der Sozialen Psychiatrie 40 (1) 2016, insbesondere Kammeier 2016; Massenbach 2016.

231 Eichenbrenner 2016

232 Michel Hechsel in: DGSP 2017, S. 19. ff

233 Kontaktgespräch Psychiatrie 2018.

234 DGSP-Vorstand 2019e.

235 Massenbach 2019.

236 Eichenbrenner 2019b, S. 34.

forderungen gelegt, die sich auf die Umsetzung der Anforderungen der UN-BRK sowie der auf Selbstbestimmung rekurrierenden Rechtsprechung beziehen. Insbesondere die Vorstellungen einer menschenrechts-basierten und gewaltfreien Psychiatrie markieren für die DGSP Zukunftsperspektiven, die es weiter zu verfolgen gilt. Dass die Forensik in die Entwicklung der Gemeindepsychiatrie zumindest konzeptionell einbezogen ist, d.h., dass die Prinzipien der Gemeindepsychiatrie mit der regionalen Versorgungsverpflichtung auf diesen bisher vernachlässigten Versorgungsbereich übertragen wurden – daran haben vor allem die DGSP und ihr Fachausschuss großen Anteil.

Die von Volkmar Aderhold angestoßene Diskussion um Neuroleptika fand in der DGSP große Resonanz. Der Berliner Landesverband führte eine erste Erhebung über das Ausmaß von Neuroleptika-Verordnungen im Berliner Hilfesystem, welches beunruhigende Ergebnisse aufzeigte. Im Durchschnitt bekamen die Klient*innen mehr als zwei Neuroleptika verordnet.[237] Auch andere Reaktionen gab es, die nicht negativ waren. So äußerste sich der Verein Baden-Württembergischer Krankenhauspsychiatrie e. V. durchaus wohlwollend, dass die DGSP die Diskussion angestoßen hat, sie vermisste jedoch den »Realitätsbezug« der Debatte.[238] Das hielt die DGSP und die diesbezüglich engagierten Mitglieder jedoch nicht davon ab, im Frühjahr 2011 einen »Fachausschuss Psychopharmaka« zu gründen, der – trialogisch besetzt – sich sofort an die Arbeit machte. Bevor er jedoch seinerseits mit einer Broschüre zu Wort meldete, haben Charlotte Köttgen und Stefan Richter die Gelegenheit ergriffen und – nach vielen Jahren eindrücklicher und engagierter Diskussion – 2013 eine Broschüre veröffentlicht, die die immensen Gefahren der Ritalin-Behandlung Kinder und Jugendlicher herausstellt.[239] Im Jahre 2014 hat dann der Fachausschuss Psychopharmaka seine Broschüre »Psychopharmaka reduzieren und absetzen« herausgebracht, die für viel Aufsehen in der gesamten Fachwelt sorgte.[240] Damit ging nicht nur innerhalb der DGSP die Diskussion erst richtig los, sondern auch im (näheren) Umfeld.[241] Recht bald wurde auch die Medikamenten-Reduzierung in einen Zusammenhang mit den gerade diskutierten modernen Formen der Psychosebehandlung (Home Treatment/Open Dialog)[242] und Selbsthilfe[243] gestellt, sowie ein kritischer Bezug zur Pharmaindustrie und von ihr finanzierter Forschung hergestellt, der aufgrund der Aufarbeitung der Forschungsarbeiten durch Volkmar Aderhold und anderen unumgänglich war.[244] Der Einfluss der kritischen Diskussion um Psychopharmaka war kaum zu überschätzen: Es bildeten sich nicht nur in Berlin trialogische Psychopharmaka-Gruppen,[245] es wurden sozialpsychiatrisch orientierte Lehrbücher entsprechend neu- oder umgeschrieben, (Finzen et al. 2017) bzw. neu aufgelegt[246] und der Einfluss reicht bis in die kritische wissenschaft-

237 Berg et al. 2010a, 2010b.

238 Längle et al. 2010.

239 Köttgen und Richter 2013.

240 Fachausschuss Psychopharmaka der DGSP 2014.

241 Vgl. z.B.: Aderhold 2014; Finzen et al. 2015.

242 Aderhold 2016; Schlimme 2016

243 Bellion 2016.

244 Aderhold et al. 2016.

245 Schlimme et al. 2019.

246 Lehmann 2013a; Lehmann et al. 2017; Finzen et al. 2017; Greve et al. 2017.

liche Auseinandersetzung mit der Geschichte der Psychopharmaka[247] sowie mit dem Fach »Psychiatrie« selbst – bis hin in die Revision der »S 3 – Leitlinien«. Folgt man Stefan Weinmann, so ist der Glaube an die heilende Wirkung von Psychopharmaka eine der »Selbsttäuschungen« der Psychiatrie.[248] Die Arbeit des Fachausschusses und seiner Protagonist*innen zeigt einmal mehr eindrücklich, wie kritisch inspirierte Mitglieder der DGSP mit außergewöhnlicher Sachkenntnis und Engagement ein wichtiges Thema politikfähig machen können und einiges in Bewegung bringen!

Wiederholt hatte sich die DGSP in ihrer Vergangenheit mit dem in dieser Chronik bisher vernachlässigten Thema Migration, Flucht und Asyl auseinandergesetzt. Schon seit Beginn des Jahrtausends wurde die Beschäftigung mit diesem Themenbereich intensiviert. Insbesondere Wieland Machleidt widmete sich in der Nachfolge von Erich Wulff diesem Thema mit großer Energie. Ausgehend von seiner Initiative verabschiedeten im November 2002 einige Fachvereinigungen die »Sonnenberger Leitlinien«, die Orientierung für psychiatrisch-psychotherapeutisches Arbeiten bieten sollten.[249] Die Leitlinien orientierten sich am Inklusionsprinzip, da sie nicht eine einseitige Anpassung der Migrationspopulation an das deutsche Gesundheitssystem forderten, sondern die Öffnung und Qualifizierung des Hilfesystems an die Bedürfnisse und Erfordernisse der Migrant*innen. In der Folge setzte eine Diskussion in der DGSP ein, im Anschluss an Machleidt und dem »Sonnenberger« Ansatz »interkulturelle Kompetenzen« zu entwickeln. Auch hier wurde ein einseitiger Begriff der Integration als zu einseitig abgelehnt und eher die »interkulturellen Wechselwirkungen« oder der »interkulturellen Öffnung« – wie Maria Canovai und Christian Zechert schrieben, in den Vordergrund gestellt.[250] Auch andere forderten »interkulturelle Kompetenz«[251] und sehen insbesondere in großstädtischen Milieus eine »Zukunft (…) in den multikulturellen Potenzialen.«[252]

Als 2014/2015 Tausende von Flüchtlingen und Asylsuchende nach Deutschland kamen und die sog. »Flüchtlingskrise« mit einer solidarischen Sternstunde der Zivilgesellschaft ihren Anfang nahm, reagierte die DGSP schnell. Im Mai 2015 gab der Vorstand unter der Überschrift »Psychiatrie in der Verantwortung – Menschenwürde achten!« ein Positionspapier heraus,[253] in dem – unter der Ausgangslage, dass der »Neoliberalismus mitschuldig an Kriegen, scheinbar religiösen oder ethnischen Konflikten und der tiefer werdenden Kluft zwischen Arm und Reich« sei – einerseits die besondere Vulnerabilität von Flüchtlingen dargestellt sowie die Verantwortung und die Kompetenzen der Sozialpsychiatrie eingefordert wird. Der Zugang zum Hilfesystem muss gewährleistet sein und es wird ein besonders offenes und kultursensibles Vorgehen der Professionellen angemahnt. Abschiebung psychisch erkrankter Flüchtlinge dürfe es nicht geben. In der

247 Balz 2014.

248 Weinmann 2019.

249 Machleidt 2003, 2008; Machleidt et al. 2006.

250 Canovai und Zechert 2005.

251 Claußen 2005.

252 Thomas 2005.

253 DGSP-Vorstand 2015a.

Folge wurde in der DGSP der menschenrechtsbasierte und humanistische Ansatz verfolgt im Zusammenhang mit einem kritischen Ansatz, der sowohl die Politik der Herkunftsländer oder Regionen wie auch die (Einwanderungs- und Migrations-)Politik der Europäischen Union und Deutschland.[254] Im Februar 2016 führte die DGSP einen Fachtag zum Thema Flucht und Asyl in Frankfurt a.M. durch,[255] wo – neben den politischen Themen der Verschärfung des Asylrechts – die Notwendigkeit von niedrigschwelligen und aufsuchenden Hilfen[256] sowie die »Vernetzung« der Hilfen[257] thematisiert wurden. Auf Initiative Michaela Hoffmanns, die so nach Ihrer Pensionierung ehrenamtlich der DGSP erhalten blieb, und Martin Osinski, der in Neuruppin nun für die Flüchtlingsunterkünfte zuständig war,[258] wurde 2017 der Fachausschuss »Migration« gegründet,[259] der im September 2019 zusammen mit der sächsischen Landesärztekammer und dem Flüchtlingsrat einen Fachtag in Dresden durchführte.[260] Ergänzt wurde diese Arbeit der DGSP durch die vielfältigen Aktivitäten der Landesverbände.

Auch die Partizipation von Psychiatrieerfahrenen wurde im Rahmen der »neuen« Teilhabeorientierung der DGSP unterstützt. Dies gilt im ganz besonderen Maße für die Einbeziehung von Psychiatrieerfahrenen »EX-IN« Genesungsbegleiter*innen. Deutlich wird dies besonders durch das besondere Engagement der DGSP-Vorsitzenden Christel Achberger, die seit vielen Jahren das Engagement vorantreibt. Sie fordert »Zuversicht als Grundhaltung« ein. Genesungsbegleiter im Team haben eine wichtige Funktion, »sie greifen andere Themen auf als Profis. Sie stellen andere Fragen, entdecken »blinde Flecken« und eröffnen neue Perspektiven.« Und: »Genesungsbegleiter können mit ihrer eigenen Recovery-Geschichte Modell sein und Hoffnungen machen«[261] – und zwar auch für die Profis. Darüber hinaus können Genesungsbegleiter einen großen Beitrag zur »Empowerment-Kultur« leisten und damit auch zur Weiterentwicklung einer Grundhaltung beitragen. »Die Begegnung zwischen psychiatrischen Fachkräften und Genesungsbegleitern und die Unterschiede in den Wahrnehmungen und Beziehungsgestaltung bieten die Chance, tradierte professionelle Grundhaltungen zu überprüfen und eventuell neu zu bestimmen«.[262] Wenngleich nicht alle diese enthusiastische Begeisterung teilen, setzt sich die Bereitschaft, psychiatrieerfahrene Genesungsbegleiter*innen oder Berater*innen in der gesamten Gemeindepsychiatrie einzusetzen nicht nur in DGSP Kreisen, sondern weit darüber hinaus durch. In den »S 3-Leitlinien« zu psychosozialen Therapien werden Genesungsbegleiter*innen, ebenso wie Empowerment und Recovery empfohlen. So werden in den nächsten Jahren die unterschiedlichen Möglichkeiten von »EX-IN« – in der Regel sehr wohlwollend – vorgestellt und disku-

254 Vgl. hierzu Leidinger 2015; Osinski 2015.

255 Hax-Schoppenhorst 2016.

256 Häberlin und Obert 2016.

257 Wolff 2016.

258 Osinski 2016.

259 Hoffmann 2020.

260 Osinski 2020b Vgl. auch das Themenheft der Sozialen Psychiatrie 44 (1) 2020

261 Achberger und Utschakowski 2015, S. 14.

262 Achberger und Utschakowski 2015, S. 15.

tiert.[263] Eine angestrebte enge Zusammenarbeit zwischen »EX-IN« Deutschland und der DGSP kommt nicht zustande. »EX-IN Deutschland« wird – wie andere trialogische oder selbstbestimmte Projekte auch[264] – zunehmend professionalisiert und organisiert seine Aktivitäten selbstständig.[265]

7.4 Die letzten 10 Jahre - Krisen ohne Ende

Bei einer insgesamt vergleichsweise recht befriedigenden wirtschaftlichen Entwicklung in Deutschland war das Jahrzehnt von vielen Krisen gekennzeichnet. An der Wende des Jahrzehnts stand die Finanzmarkt- und Bankenkrise, die die Bundesrepublik mit einigen Blessuren überstanden hat. Sie wurde abgelöst durch die Staatsschuldenkrise der südeuropäischen Staaten, die die erheblichen Unterschiede der Staaten hinsichtlich der Finanzkraft, Sozialsystem und politischer Agenda offenbarte. Diese Krise hinterließ die Europäische Union tief zerrissen, wobei sich insbesondere die in eine autoritär-nationalistische Richtung abdriftenden und südeuropäischen Länder gegen den reichen Norden abgrenzen. Darüber hinaus tat dann am Ende des Jahrzehnts der Brexit ein Übriges. Auch durch die sog. Flüchtlingskrise sorgt nach wie vor zu gravierenden Auseinandersetzungen zwischen den Mitgliedsstaaten der EU. Nicht zuletzt diese Krise sorgte auch dafür, dass in Deutschland und auch anderen Ländern eine spürbare Rechtsentwicklung offenbar wurde, die der AfD zweistellige Wahlergebnisse bescherte und sie in den Bundestag und alle Länderparlamente katapultierte. Interpretiert wird diese Entwicklung auch als eine gesellschaftliche Krise, als Klassenkampf zwischen »alter« und »neuer« Mittelschicht. Diese Transformationskrise krempelt nicht nur das »Soziale« um, sondern haben auch zu einer tiefen ökonomischen Spaltung der Gesellschaft in Arm und Reich geführt, wobei die Schere ständig weiter aufgeht. Sichtbarer Ausdruck dessen ist die Krise auf dem Wohnungsmarkt, wo insbesondere in einigen Ballungsgebieten die Mietpreise durch die Decke gehen, die »Gentrifizierung« innerstädtischer Quartiere zunimmt und gleichzeitig die Wohnungslosigkeit auch. Und dann wurde uns – dank der Initiative der Fridays-for-Future-Bewegung zu guter Letzt die Klimakrise bewusst, die die Welt vor erhebliche Probleme stellt. Leider ist das noch nicht alles: Die Kulturwissenschaften bzw. die Sozialpsychologen konstatieren eine tiefe Krise des Subjekts. Die zunehmende Ökonomisierung, Singularisierung und Psychologisierung der Gesellschaft treibt die Individuen in eine »Erschöpfungskrise«, anscheinend nicht nur ein theoretisches Konstrukt ist, sondern sich auch empirisch messbare Ergebnisse stützen kann. Eva Illouz spricht in diesem Zusammenhang von »otologischer Ungewissheit«.

---

263 Utschakowski 2016; Müller 2016; Schulz 2016; Ackers und Flögel 2017 Eine kritische Diskussion über die Rolle bestimmter Recovery- und Empowerment-Konzepte sowie »EX-IN« Genesungsbegleiter*innen hinsichtlich der Propagierung eines »unternehmerischen Selbst« spielen können, unterbleibt weitgehend. Zur Rolle von Geschichten bei der Propagierung des unternehmerischen Selbst, vgl. Bröckling 2002a. Oder auch weiter oben das »therapeutische Selbst« von Illouz 2011.

264 Zu denken wäre hier z.B. an: »Irre Menschlich« in Leipzig oder an jüngst an die »Recovery-Colleges«.

265 Vgl. http://EX-IN-akademie.de/

Aber es gibt nicht nur Krisen, sondern auch Lichtblicke, vor allem in der Deutschen Gesundheits- und Sozialpolitik. Durch die dauerhaften gemeinsamen Aktivitäten vieler psychiatrischer Fachverbände unter der Führung der APK konnte die Umsetzung von PEPP verhindert werden und das PsychVVG eröffnete neue Möglichkeiten – in der Festlegung von Maßstäben zur Personalbemessung durch den G-BA und in der ambulanten Krankenhausversorgung. Das Bundesteilhabegesetz, beziehungsweis das neu gestaltete SGB IX eröffnet für behinderte Menschen nun völlig neue Perspektiven. Auch für seelisch behinderte Menschen gilt nun »volle, wirksame und gleichberechtigte Teilhabe« am Leben in der Gesellschaft. Zwar ist noch überhaupt nicht abzusehen, ob diese volle, wirksame und gleichberechtigte Teilhabe auch »voll und wirksam« umgesetzt wird, aber hier scheint nach langen Jahren sich ein Konsens zwischen dem Staat und Politik auf der einen Seite und den »Leistungserbringern« sowie den Menschen mit Behinderungen auf den anderen Seiten anzudeuten, der die auf Inklusion abzielende Teilhabe- und Befähigungsstrategie des Sozialstaates voll unterstützt.

Allerdings scheint sich in der theoretisch-konzeptionell ausgerichteten und breit gefächerte Sozialpsychiatrie eine gewisse, sich zuspitzende Sprach- und Ratlosigkeit bemerkbar zu machen, wobei es gewisse Lichtblicke gibt. In der konzeptionellen Gestaltung von Versorgungssystemen hat anscheinend der personenzentriert und funktional organisierte gemeindepsychiatrische Verbund für viele seine visionäre Kraft verloren. Es fragt sich allerdings, ob die alternativen Konzepte des »Stepped-Care-Modell« oder »funktionale Basismodell« die Lücke füllen können, da sie entweder interessenbezogen formuliert sind oder so unkonkret allgemein sind, als dass sie eine Vision darstellen können.

Auf der anderen Seite wird seit einiger Zeit wieder die naturwissenschaftlich orientierte Psychiatrie kompetent kritisiert, auch über die Kritik der Neuroleptika im engeren Sinne hinaus. Ihre Heilsversprechen können nicht eingelöst werden oder erweisen sich als Irrtümer. Sowohl Volkmar Aderhold, Stefan Priebe als auch Stefan Weinmann und andere stellen eine zunehmende »Reinstitutionalisierung« fest aber kritisieren nicht nur, sondern fordern eine verstehende, psychotherapeutisch orientierte Psychiatrie. Stefan Priebe et al. bringen es auf den Punkt: »Die Zukunft der (akademischen) Psychiatrie könnte eine Soziale sein.«[266] Andere Autoren um Andreas Heinz fordern dazu auf, dass die Sozialpsychiatrie politisch aktiver sein muss.[267]

Darüber hinaus erfreuen sich in grundlegenden theoretisch orientierten Arbeiten phänomenologisch orientierte Ansätze seit einiger Zeit wieder steigender Beliebtheit. Das betrifft Ansätze, die die anthropologische Psychiatrie weiterentwickeln wie auch Ansätze, die sich eher auf soziologische Lebenswelt- und alltagsorientierte Ansätze beziehen. Verbunden sind hiermit auch hieran orientierte qualitativ orientierte Methoden z.B. der objektiven Hermeneutik sowie auch semiotisch orientierte Methoden. Auch sozialpsychologische und kultursoziologische Ansätze werden zunehmend rezipiert. Allerdings stehen diese Ansätze zum Teil noch unverbunden nebeneinander. Es fehlt eine Kommunikation zwischen den Vertretern dieser Ansätze, sowie eine Einbeziehung anderer (sozialwissenschaftlicher) Ansätze. Und – vor allem: Es fehlt eine übergreifende

266 Priebe et al. 2013 Übersetzung durch CRW

267 Heinz et al. 2015.

»Theorie« bzw. ein »konzeptionelles Dach«, unter dem die unterschiedlichen Ansätze zusammengefasst werden können. Die jüngst verabschiedete »Greifswalder Erklärung« der APK weist allerdings in eine hoffnungsvolle Richtung…

Die DGSP ist Keimzelle der Sozialpsychiatrie. Deshalb macht sich auch die Krise der Sozialpsychiatrie in der DGSP besonders bemerkbar, und zwar auch, weil die DGSP als übergreifender multiprofessioneller Verband keine eigenen »Provider-Interests« hat. Hierin mögen Gründe liegen, dass sie sich hinsichtlich der Aktivitäten bezüglich der Krankenhausfinanzierung oder auch zum BTHG und anderen Initiativen, wie z.B. der Leitlinienentwicklung oder auch EX-IN eher angeschlossen hat. Auch in der DGSP macht sich bemerkbar, dass ein konzeptionelles Dach der Sozialpsychiatrie fehlt, wie durch »Baustellenpapier« oder »denk-an-stöße« deutlich wird. Aber die DGSP hat auch einige Felder, in denen sie eine eigenständige Kompetenz behalten oder neu hinzubekommen hat. Dies gilt insbesondere in Fragen der Kritik an Psychopharmaka, in Fragen des Maßregelvollzuges und – damit verbunden – in Fragen der Menschenrechtsorientierung und/oder Gewaltfreiheit gemeindepsychiatrischer Versorgung. Dies wären Ansatzpunkte für eine Weiterentwicklung…

Zu guter Letzt passt es wieder: Die alten englischen Hard-Rocker »Deep Purple« brandmarken 2017 die Reinstitutionalisierung der Psychiatrie mit ihrem Song »**Bedlam**«.

8. Zusammenfassung

In den letzten 50 Jahren haben sich der deutsche Staat, die Gesellschaft und die Menschen gravierend verändert. Das gilt natürlich auch für den Sozialstaat sowie dessen »Agenturen«. Entwickelte sich nach dem Krieg der (west-)deutsche Staat und Gesellschaft in enger Westbindung mit deutschen Eigenheiten zunächst in einen politisch und staatlich eingehegten »rheinischen Kapitalismus«, so entfaltete er sich seit Ende der 1970er-Jahre mit zunehmender technischer und globaler Dynamik in eine wettbewerbsbestimmte »neoliberale« Gesellschaft, in der traditionelle Institutionen zunehmend durch wettbewerbsbestimmte neoliberale Mechanismen ersetzt wurden und die Ökonomisierung weiter gesellschaftlicher Bereiche um sich griff, insbesondere nach dem Zusammenbruch des sozialistischen »Ostblocks«. Verbunden hiermit war ein zunehmender Prozess der »Entbettung« (Giddens) der Individuen aus traditionellen Milieus und Institutionen und es setzte ein Veränderungsprozess von Wertorientierungen und Subjektivierungsformen durch, der als Prozess der »Individualisierung« (Beck) nicht nur »Entbettung« beklagte, sondern auch die damit verbundenen Freiheitsrechte der Individuen in den Vordergrund stellte. Allerdings formulierten diese zunehmenden Freiheits- und Entscheidungsrechte immer auch einen »Zwang zur eigenen Entscheidung«. Im Verlauf der kapitalistischen Entwicklung und der damit verbundenen wettbewerbsorientierten »Ökonomisierung des Sozialen« geht es hinsichtlich von Individualisierung zunehmend in Richtung »Singularisierung«, d.h. einer Subjektform, die sowohl ökonomisch als auch reflexiv-psychologisierend in einem nie endenden Prozess sich ständig in einem Wettbewerb mit anderen begreift und sich als einzigartiges Subjekt optimieren muss – und will. In den letzten Jahren kommt der ungezügelte Neoliberalismus hinsichtlich seiner dramatischen Folgen für die groteske Ungleichheit von Einkommen und Vermögen sowie seiner ökologischen Folgen auch im Weltmaßstab in die Kritik.[1] Verbunden hiermit ist die Kritik der Folgen für Kultur und Subjekt. Die »entbettete« auf Wettbewerb und Optimierung angelegte Singularisierung führt zu einer zunehmenden »Erschöpfung«[2] und »ontologischen Ungewissheit.«[3]

1 Bude und Staab 2016; Lessenich 2016.

2 Ehrenberg 2008.

3 Illouz 2019.

Der eigentümliche deutsche Sozialstaat folge dieser Entwicklung und trieb sie zum Teil auch voran. Hierbei erwies sich die komplexe institutionelle Struktur von unterschiedlichen Sozialversicherungen und der staatlichen Aufgabenteilung im föderalen System zwischen Bund, Ländern und Gemeinden als äußerst resilient gegenüber den vielen ökonomischen Krisen und gesellschaftlichen Veränderung. Im Gegenteil, bei vielen – gerade für psychisch kranke Menschen fatalen – Lücken und Löcher im sozialen Netz wurde er institutionell ausgebaut, wie nicht nur das SGB XI, sondern jüngst auch das SGB IX zeigt. Auch zeigte er sich – trotz Pfadabhängigkeit – so flexibel, dass die unterschiedlichsten politischen Strategien in diesem Rahmen institutionell abgesichert werden konnten. Dies begann mit der Strategie der Nothilfe in der Nachkriegszeit. Die Strategie der »Statussicherung« auch der arbeitenden Bevölkerung läutete die für viele »goldene Zeit« des Sozialstaates im Wirtschaftswunder ein, die ergänzt wurde durch die Dienstleistungsstrategie ab den 1975er-Jahren, in der über staatliche Programme die sich entwickelnde Dienstleistungsgesellschaft umgesetzt wurde. Nach der Wirtschaftskrise setzte in den 1980er eine neoliberal orientierte Phase der Grundsicherung ein, die in den 1990er und 200er-Jahren zu ihren Höhepunkten kam durch die Einführung des SGB XI als neue Sozialversicherung und SGB XII, die zugleich grundsicherungs- wie auch wettbewerbsorientiert waren. Ihren für viele traurigen Höhepunkt fand diese Strategie in den Hartz Gesetzen Anfang des Jahrtausends. Allerdings – und dies zeigt eindrücklich die »Ambivalenz der flüchtigen Moderne«[4] – hat sich die Dienstleistungsstrategie in der gleichen Zeit gewandelt zu einer auf gesellschaftliche Teilhabe und Selbstbestimmung abzielenden Befähigungsstrategie, die als »Fördern und Fordern« kontrovers diskutiert wird.

Die westdeutsche Psychiatrie und Sozialpsychiatrie folgte den oben genannten Entwicklungen und unterstützte den Modernisierungsprozess der Gesellschaft, der schon kurz vorher das Sozialwesen mit dem BSHG und 1969 das Gesundheitswesen mit dem KHG 1972 erreichte und die institutionellen Grundlagen für die Psychiatriereform schaffte. Die wenigen Menschen der ersten Reformära, die mit unglaublicher Energie Engagement die Reformen anschoben und von denen ein Teil dann die DGSP gründeten, waren weit davon entfernt, Revolutionäre zu sein, sondern sie waren eher humanistisch ausgerichtet, die sicher auch von den entsetzlichen Verbrechen der Psychiatrie im nationalsozialistischen Deutschland bewegt wurden. Letzteres spielte für die Psychiatriereform allerdings weniger eine Rolle. Mit der Psychiatrie-Enquête verabschiedete sich die westdeutsche Psychiatrie von dem Modell der Anstalt, das noch einem »hochkapitalistischen« Modell der Staats- und Wirtschaftsorganisation verhaftet war[5] und orientierte sich am schon zu Ende gehenden »fordistischen« Modell der Industrieproduktion mit seiner »standardisiert-verketteten Massenproduktion« und »korporatistischen« Steuerung. Das Modell der »therapeutischen Kette« im »Standardversorgungsgebiet« kann hierfür paradigmatisch stehen. Die zweite Modernisierung der psychiatrischen Versorgung reflektierte dann 20 Jahre später nicht nur die technologisch induzierte und globalisierte postfordistische Produktionsweise im funktional

4 Bauman 1992; Bauman 2007 Von mir abgewandelt.

5 Der Staat, so sagt Max Weber, ist anstaltsförmig organisiert. Weber 1999 (1922).

organisierten gemeindepsychiatrischen Verbund sowie auch die gesellschaftlichen Prozesse der Individualisierung durch »Subjektorientierung« und »Personenzentrierung«. Hierzu trugen die in die Sozial- und Gemeindepsychiatrie Eingang findenden (psycho-)therapeutischen Ansätze und Methoden bei, die auf die individuelle Entfaltung des Subjektes abzielen. Die zunehmende Wettbewerbsorientierung und Neoliberalisierung machte sich auch in der Sozial- und Gemeindepsychiatrie bemerkbar und sorgten dafür, dass sich die Konzepte des GPV oft nur auf dem Papier finden ließen und faktisch nicht flächendeckend umgesetzt wurden. Neue Reformkonzepte oder auch geplante Innovationen sind gegenwärtig kaum in Sicht und eher einer Politik des »Muddling Through« gewichen.[6]

Von den Entwicklungen blieben auch die Psychiatrieerfahrenen und Selbsthilfegruppen nicht unberührt. Auf den Grundlagen von »Empowerment« und »Recovery« konnten neue »Koalitionen« mit der professionellen Psychiatrie eingegangen werden, wobei auf die Selbstbestimmung und Teilhabe ermöglichenden Befähigungsstrategie Bezug genommen werden konnte – inklusive der »Mitwirkung« fordernden und fördernden Methoden.

So hat sich dem 50-jährigen Betrachtungszeitraum das psychiatrische Versorgungssystem gravierend verändert. Heute stellt sich das Versorgungssystem auch auf örtlicher Ebene – mit starken regionalen Unterschieden – als ein sehr differenziertes System von unterschiedlichen Einrichtungen und Diensten dar. Gemeindepsychiatrie wird allerorten praktiziert – wenngleich manchmal lediglich als Organisationsprinzip.

So sind Ende 2018 nahezu 6.000 Fachärzt*innen niedergelassen, was 6-mal so viele sind wie zu Beginn der 1970er-Jahre. Die Anzahl der niedergelassenen ärztlichen und nicht-ärztlichen Psychotherapeut*innen hat sich von knapp über 1.000 auf circa 30.000 verdreißigfacht. In den Kommunen sind heute weit mehr als 500 Sozialpsychiatrische Dienste, fast 700 Kontakt- und Beratungsstellen sowie Hunderte von Tagesstätten tätig. Ergänzt wird dieses System von Familienpflege in einigen Bundesländern sowie durch eine sich weiterentwickelnde Bürger- und Selbsthilfebewegung der Psychiatrieerfahrenen und Angehörigen, die zunehmenden politischen Einfluss gewinnen. Neue Hilfeformen, wie integrierte Versorgung versuchen mit Mühe, sich als Regelversorgung zu etablieren.

Auch im außerklinischen Bereich der Eingliederungshilfe, der Leistungen zur sozialen Teilhabe, hat sich einiges verändert. Wurde dieser Heim-Bereich für Menschen mit seelischen Behinderungen in den 1970 erst etabliert, so ist er nun eine wesentliche Säule der regionalen Versorgung. Allerdings gibt es wenig valide Informationen über diesen Bereich, jedoch haben anscheinend auch hier gravierende Veränderungen stattgefunden. Skandalöse Zustände sind die Ausnahme und mittlerweile erhalten 2/3 der circa 200.000 Menschen ambulante Assistenzleistungen zur sozialen Teilhabe und 1/3 der Menschen leben nach wie vor in »Heimen« bzw. besonderen Wohnformen. Inwieweit sich hier ein Problem in Richtung stationäre Pflegeheime verschoben hat, kann nur spekuliert werden, da keine Zahlen vorliegen.

Im Bereich der Krankenhausversorgung ergibt sich auf den ersten Blick ein erstaunliches Bild. Rechnet man die psychosomatischen Betten und die der Vor- und Nachsor-

6 Lindblohm 1975.

geeinrichtungen hinzu, so ist die Anzahl der Betten zwischen den 1970er-Jahren und der Gegenwart nahezu gleichgeblieben, nämlich bei circa 148.000 Betten. Allerdings verbergen diese Zahlen die gewaltigen Strukturveränderungen. Deutschland ist um 14 Mio. Menschen gewachsen und die Krankenhäuser haben sich gravierend gewandelt. Zwar hat sich die Anzahl der »Sonderkrankenhäuser« im Vergleich zu den 1970er-Jahren nur um circa 50 Häuser verringert, jedoch hat sich Bettenzahl halbiert. Darüber hinaus haben sich die Krankenhäuser verkleinert. Es gibt kein Haus mehr mit mehr als 1000 Betten und die Hälfte der Häuser haben weniger als 100 Betten, sind also kleiner als manche psychiatrischen Abteilungen. Gegenwärtig gibt es fast 400 psychiatrisch-psychotherapeutische Abteilungen an (allgemeinen) Krankenhäusern, sodass hier – von Ausnahmen abgesehen – eine flächendeckende Versorgung gewährleistet erscheint. In Abteilungen und Fachkrankenhäusern liegt die durchschnittliche Verweildauer bei circa 24 Tagen – im Gegensatz vielen Monaten und Jahren in den 1970er-Jahren. Heute gehören zur Regelversorgung darüber hinaus auch Tageskliniken und Institutsambulanzen und eine Reihe von Krankenhäusern bieten ambulante StäB-Leistungen an.

Abgerundet wird das Bild durch die Veränderungen im Bereich der Rehabilitation. Zwar ist die medizinische Rehabilitation immer noch keine Regelleistung der Sozialversicherungen, jedoch gibt es zumindest in den meisten Bundesländern die Rehabilitationseinrichtungen für psychisch Kranke (RPK), die durch andere Einrichtungen wie Berufliche Trainingszentren, Berufsbildungswerke, Integrationsbetriebe und andere Möglichkeiten ergänzt werden. Selbst die Werkstätten für behinderte Menschen haben sich zum Teil zu modernen Unternehmen entwickelt. Aber im Bereich der Rehabilitation und Teilhabe am Arbeitsmarkt ist noch viel Luft nach oben, was ganz besonders begleitende Hilfen am Arbeitsplatz betrifft.

In vielen Regionen Deutschlands haben sich die verschiedenen Leistungserbringer, Leistungsträger und Gebietskörperschaften, Psychiatrieerfahrene und Angehörige zu »Gemeindepsychiatrischen Verbünden« zusammengeschlossen, aber auch hier besteht noch erheblicher Entwicklungsbedarf.

Eine ganz entscheidende Veränderung hat sich jedoch hinsichtlich der Haltung gegenüber psychisch erkrankten Menschen ergeben, insbesondere im beruflichen Kontakt. In der Regel erfahren die Menschen heute eine höfliche und wertschätzende »Behandlung« durch die professionellen Berufsgruppen, die darüber hinaus durch eine reflexiv und auf Verstehen ausgerichtete therapeutische Beziehungsgestaltung ergänzt wird.

Allerdings ist die Psychiatriereform an einigen Gruppe in vielen Aspekten vorbei gegangen. Hierzu gehören die schwer und langfristig behinderten Menschen, die nach wie vor in (Pflege-)Heimen oder: »Besonderen Wohnformen« leben und die nicht in den Genuss therapeutischer, rehabilitativer oder teilhabe-orientierter Maßnahmen kommen; hinzukommen – vor allem: wohnungs- und obdachlose Menschen.

Die akademische Sozialpsychiatrie hat sich nach ihren hoffnungsvollen Anfängen vergleichsweise bescheiden entwickelt. Das mag daran liegen, dass viele der frühen Sozialpsychiater*innen nicht an die Hochschulen gegangen sind, sondern in die sozial- und gemeindepsychiatrische Praxis. Aber auch an den sozialpsychiatrischen Lehrstühlen ist die Sozialpsychiatrie theoretisch-konzeptionell kaum weiterentwickelt worden. Das wurde dadurch verstärkt, dass vor allem ab den 1990er-Jahren entsprechende Lehrstühle wieder konventionell oder konservativ besetzt wurden. Ausnahmen sind das Zentralinstitut für seelische Gesundheit in Mannheim, die Universitätsklinik in Leipzig, die Universitätsklinik Ulm/Günzburg sowie die Charité in Berlin und die Universitätsklinik in Hamburg. Insbesondere in den ersten drei Institutionen wird – neben Einstellungsforschung in Leipzig – vor allem konventionelle Versorgungsforschung betrieben. Mittlerweile wird Forschung, wie auch Theorie und Konzeptarbeit auch an den Hochschulen für angewandte Wissenschaft (Sozialarbeit) betrieben, aber Uni-Forschung und Hochschulforschung haben kaum etwas miteinander zu tun. Zwar sind immer wieder Vorstöße zur Weiterentwicklung oder andere Beiträge erschienen, an denen vor allem DGSP-Mitglieder beteiligt waren, jedoch ist das was ich oben als »konzeptionelles Dach« bezeichnet habe, zunehmend abhandengekommen. Dies gilt auch für die Verbindungen zu anderen Wissenschaften, wie die Soziologie oder die (Sozial-)Psychologie und andere Sozial- und Kulturwissenschaften. Allerdings scheint es, wie im letzten Abschnitt erwähnt, in den letzten Jahren Bemühungen zu geben, insbesondere anthropologische Traditionen oder auch soziologisch-phänomenologische Ansätze und darauf rekurrierende Methoden fortzuentwickeln. Hinzu kommen auch andere Ansätze wie der Capability Approach, der in der Versorgungsforschung Bedeutung erlangt hat. Auch hieran waren vielfältig DGSP Mitglieder beteiligt. Die Ansätze bestehen aber gegenwärtig relativ kommunikationslos nebeneinander. Aber: Hier bestehen relevante und notwendige Perspektiven.

Die DGSP und ihre Mitglieder haben insbesondere die Entwicklung der Sozial- und Gemeindepsychiatrie in den ersten 20 Jahren seit 1970 ganz wesentlich vorangetrieben und entwickelt. Deshalb ist sie auch gegründet worden. Trotz aller inhaltlichen Unterschiede und Konflikte war innerhalb der DGSP Konsens, trotz Etikettierungen und Stigmatisierung die Existenz einer psychischen Krankheit nicht infrage zu stellen und die Versorgungsbedingungen der betreffenden Menschen zu verbessern, auf eine gemeindepsychiatrische Grundlage zu stellen und sich für ihre Rechte einzusetzen.

DGSP Mitglieder und auch der Verband als kollektiver Akteur initiierten mit einem enorm engagierten persönlichen Aufwand die Psychiatriereform. Dies gelang zunächst vor allem durch einen internen Kompromiss der an der Enquêtekommission mitarbeitenden DGSPler und dem Verband, der eine »Doppelstrategie« beinhaltete und der die Frage der Anstalten konsensual löste. Dies Strategie beinhaltete, dass die DGSP-Mitglieder in den Enquête-Arbeitsgruppen mitarbeiten konnten und die DGSP als »Verband« diesen Prozess »moderat« kritisierte. Daneben sorgten der »Mannheimer Kreis« und später auch die Jahrestagungen und Fortbildungen dafür, dass sozialpsychiatrisches Gedankengut an Tausende (!) von Mitarbeiter*innen verbreitet wurde. Ergänzend dazu sorgten die Mitglieder der unterschiedlichen Arbeitsgruppen der Enquêtekommission für die Verbreitung. Mit dem Ender der 1970er-Jahre und in der ersten Hälfte der 1980er-Jahre erreichte die DGSP eine große Bedeutung, indem sie nach großen Konflikten eine »sozialpsychiatrische Grundhaltung« entwickelte, die im erfolgreichen Lehrbuch »Irren ist menschlich« eine riesige Verbreitung fand, eine »Sozialpsychiatrische Zusatzausbildung« für alle in der Psychiatrie arbeitenden Berufsgruppen anbot und mit dem Modell des »Regionalen Psychiatriebudget« eine Vision eines alternativen Sozialsystems vorlegte. Die DGSP als Bundesverband hatte allerdings eine ambivalente Position zur einsetzenden Psychiatriereform, da das »medizinische Modell« im

Mainstream nicht infrage gestellt wurde. Die »Geltinger Thesen« stellten einen ersten Strategiewechsel dar, da nun die DGSP über ihre Landesverbände und Regionalgruppen mehr »Politik vor Ort« machen wollte. Das war auch notwendig, da die Länder nun begannen, mit Modellprogrammen oder auch ohne vor allem die außerklinische Gemeindepsychiatrie aufzubauen und damit zugleich die »Dienstleistungsgesellschaft« durchzusetzen sowie auch über die zur Verfügung stehenden Arbeitsbeschaffungsmaßnahmen die Arbeitslosigkeit zu bekämpfen. Allerdings passierte oft genau das, was die DGSP vermeiden wollte. In den Ländern mussten – je nach politischen Verhältnissen – Kompromisse gefunden und man musste sich beim Aufbauen der Strukturen an die institutionellen Bedingungen halten, wenn man erfolgreich sein wollte. Darüber hinaus schlossen sich die »Träger« der neuen Einrichtungen und Dienste oft zu eigenen Verbänden zusammen oder Wohlfahrtsverbänden, die ihrerseits damit begannen, sozialpsychiatrische Kompetenzen aufzubauen, diese jedoch mit Provider-Interests zu verbinden. Hierdurch ergab sich eine gewisse Differenz zwischen der Bundesebene des Verbandes, d.h. Vorstand und Fachausschüsse, sowie den Landesverbänden, ganz besonders denen, die eigene Einrichtungen führten oder sehr stark darin verwickelt waren. Besonders deutlich wurde das am Verhältnis des Hamburger Landesverbandes zum Bundesverband. Den Hamburgern war die Bundesebene eher egal.

Am Ende der 1980er-Jahre fand sich die DGSP in einer in gewissen Aspekten paradoxen Situation. Sie und ihre Mitglieder waren sehr erfolgreich gewesen, in dem Modellprogrammen oder auch daneben eine neue gemeindepsychiatrische Infrastruktur aufzubauen, Know-how zu vermitteln und eine neue sozialpsychiatrische Grundhaltung zu verbreiten. Aber je erfolgreicher die DGSP darin war, desto mehr schwand ihr politischer Einfluss, da es nun auch andere politische Verbände gab, die praktische Politik in den Ländern machten. Darüber hinaus verlief die Psychiatriereform für die DGSP zum großen Teil enttäuschend. Das »medizinische Modell« blieb dominant und die traditionellen Strukturen der sozialen Sicherungssysteme auch. Zum Dritten machte sich die Neoliberalisierung und Ökonomisierung des Sozialstaates nun mit Macht bemerkbar. Und – viertens – beunruhigte an der Wende des Jahrzehnts auch noch die Rumänienkrise und die Vereinigung mit der Gesellschaft für kommunale Psychiatrie die DGSP – von den vielen Prozessen mit Herrn Atrott gar nicht zu reden.

Die DGSP versuchte unter anderem, durch eine »Zielediskussion« aus der Krise herauszukommen. Dies gelang jedoch nur teilweise. Nach zwei Anläufen versandete die Zielediskussion. Viel Energie wurde in die Vorbereitung des Weltkongresses gelegt und in der Gemeindepsychiatrie übernahm die AKTION PSYCHISCH KRANKE die »Lufthoheit« mit Psych-PV und personenzentrierten Ansatz. Beides unterstützte die DGSP offiziell, jedoch teilweise mit der Faust in der Tasche. Diese holte sie bei einem erneuten Strategiewechsel aus der Tasche heraus, indem nun der »Widerstand« gegen den Sozialabbau zu erklärten Ziel der DGSP erklärt wurde. So ging sie ins neue Jahrtausend.

Zu Beginn des neuen Jahrtausends wurde die DGSP durch einen erheblichen Konflikt geschüttelt, der sich in zwei Aspekten zeigte, in dem Konflikt um den personenzentrierten Ansatz/IBRP und den um die Soltauer Initiative. Es ist deshalb *ein* Konflikt, da bei beiden Themen zur selben Zeit dieselben Protagonist*innen jeweils auf derselben Seite standen. Auf der einen Seite standen »Pragmatiker« und auf der anderen »Ethiker«. Dieser Konflikt zerriss die DGSP fast und wurde dadurch gelöst, dass sich die

»Soltauer Initiative«, in der zahlreiche Mitglieder des DGSP-Vorstandes vertreten waren, als sozial- und milieuhomogen geschlossene Gruppe außerhalb der DGSP konstituierte, ihre eigenen Veranstaltungen durchführte und »Denkzettel« verteilte – finanziert durch die DGSP. Die Folge war, dass »politische« Diskussionen vor allem in den Gremien der DGSP nun nicht mehr stattfanden. Sieht man von der Widerstandaktion gegen die Einrichtung eines Netzes der integrierten Versorgung durch einen Pharmakonzern in Niedersachsen ab, hielten sich politische Aktivitäten der DGSP in Grenzen. Dies ist sicher den Zeiten geschuldet, in denen sich die sozioökonomischen und kulturellen Bedingungen insbesondere auch nach der deutschen Vereinigung gravierend veränderten. Edith Borchers setzt die sich veränderten Werte und Menschenbilder in Bezug mit unterschiedlichen Identitätskonstruktionen, die zwischen Anpassung und Widerstand oszillieren. Die von ihr interviewten Mitarbeiter*innen entwickelten Identitäten, die nun nicht mehr von Veränderungsenthusiasmus getragen sind, sondern etwa als »Grenzgänger« oder »Überlebenskünstlerin« immer noch sozialpolitische Ambitionen haben, die jedoch sehr flexibel und pragmatisch ausgerichtet sind.[7] Weitere Gründe können darin liegen, dass die Zeit der »utopischen Energien« immer noch vorbei ist und dass die jüngeren Generationen sich nicht mehr langfristig an Verein oder Verbände binden wollen. Das spürt auch die DGSP, die zwar weiterhin äußerst heterogen in ihrer Mitgliederstruktur ist – mit der Folge, dass Ärzt*innen schon lange nicht mehr dominant vertreten sind und das Durchschnittsalter der Mitglieder langsam aber sicher steigt.

Die DGSP fing nach dieser konflikthaften Episode an, in einzelnen Feldern auf sich aufmerksam zu machen. Sie unterstütze die Etablierung von Beschwerdestellen und vor allem – in Person von Volkmar Aderhold – initiierte sie die Diskussion um Psychopharmaka, die eine nachhaltige Wirkung in der gesamten Fachwelt entfalten sollte. Mit zunehmendem Pragmatismus hat die DGSP darüber hinaus ihren Frieden mit den »Heimen« und den Krankenhäusern gemacht. Die Strategie wurde in den letzten 10 Jahren von den verschiedenen Vorständen bei einigen Kontinuitäten weiterverfolgt. Besonders in Fragen der Neuroleptika und des Maßregelvollzuges haben die entsprechenden Fachausschüsse die Kompetenz der DGSP nachhaltig demonstriert. Dasselbe gilt für die Positionierung zur Frage von Flüchtlingen, Asyl und Migration. Das Thema EX-IN wurde besonders von Geschäftsführenden Vorstand vertreten. Wie auch die gesamte Sozialpsychiatrie verfügt die DGSP gegenwärtig über kein in sich geschlossenes Leitbild oder Konzept. Ihre Positionen werden in »Baustellenpapieren« und vor allem in den »denk-an-stößen« sowie in Stellungnahmen zum »Dialog zur Weiterentwicklung der Hilfen für psychisch erkrankte Menschen« und anderen Themen dargelegt. Das Thema Menschenrechte, Selbstbestimmung und Teilhabe spielt in den letzten Jahren eine immer größere Rolle, wobei bislang noch nicht einzuschätzen ist, welche Positionierung die DGSP einnimmt. Hinsichtlich der Teilhabe und Inklusion unterstützt sie die UN-BRK und die Intention des BTHG bzw. des SGB IX und damit die Teilhabe- und Befähigungsstrategie des deutschen Sozialstaates. Wenn die DGSP eine Zukunft haben will, dann wäre es angeraten, Perspektiven zu entwickeln.

Aber das ist eine andere Geschichte…

7 Borchers 2009.

9. Literatur

22 Psychiatrieverbände (o.J.): Gemeinsames Eckpunktepapier zur Stationsäquivalenten Behandlung (StäB). Online verfügbar unter https://www.psychiatrie.de/fileadmin/user_files/Gemeinsame_Dateien/PDF-Datein/staeb.pdf, zuletzt geprüft am 11.06.2020.

Abelshauser, Werner (2011): Deutsche Wirtschaftsgeschichte. Von 1945 bis zur Gegenwart. 2. Aufl. Bonn: Bundeszentrale für Politische Bildung (Schriftenreihe Bundeszentrale für Politische Bildung, 1204).

Abgeordnetenhaus von Berlin (1997): Psychiatrie Entwicklungsprogramm, Psychiatrie – Bericht – Teil III. Empfehlungen für eine strukturierte Entwicklung der regionalisierten psychiatrischen Versorgung. 13. Wahlperiode, DS 13/1521 vom 27. März 1997.

Achberger, Christel (2010): Kritische Begleitung wird eingefordert. Fragen der DGSP an die Integrierte Versorgung. In: *Soziale Psychiatrie (Rundbrief der Deutschen Gesellschaft für Soziale Psychiatrie)* 34 (3), S. 41-42.

Achberger, Christel; Faulbaum-Decke, Wolfgang; Görres, Birgit; Reumschüssel-Wienert, Christian; Schädle, Josef; Walburg, Friedrich; Zinke, Claudia (2011): Integrierte Versorgung – mehr als die Summe aller Teile. Handlungsempfehlung des Paritätischen für eine bessere Versorgung von Menschen mit psychischen Erkrankungen. Hg. v. Der Paritätische Gesamtverband. Berlin.

Achberger, Christel; Utschakowski, Jörg (2015): »Zuversicht als Grundhaltung lohnt sich«. Die Mitarbeit von Genesungsbegleiterinnen und -begleitern in der sozialpsychiatrischen Praxis fördert und fordert eine Weiterentwicklung der Grundhaltungen psychiatrischer Fachkräfte. In: *Soziale Psychiatrie (Rundbrief der Deutschen Gesellschaft für Soziale Psychiatrie)* 39 (2), S. 14-15.

Achinger, Hans (1958): Sozialpolitik als Gesellschaftspolitik. Von der Arbeiterfrage zum Wohlfahrtsstaat. Reinbek bei Hamburg: Rowohlt Verlag.

Achinger, Hans; Bogs, Walter; Meinhold, Helmut/Neundörfer, Ludwig; Schreiber, Wilfried (1966): Soziale Sicherung in der Bundesrepublik Deutschland. Bericht der Sozialenquete Kommission. Bundestagsdrucksache V/961. Stuttgart-Berlin-Köln-Mainz: Kohlhammer.

Ackers, Susanne; Flögel, Torsten (2017): Peers und Profis – eine Beziehung mit einigen Hürden und viel Potenzial. Bericht über den Workshop »Austausch über die Einbeziehung von Psychiatrie-Erfahrenen in das psychiatrische Hilfesystem. In: *Soziale Psychiatrie (Rundbrief der Deutschen Gesellschaft für Soziale Psychiatrie)* 41 (2), S. 22-23.

ACKPA (2000): Perspektiven der Krankenhauspsychiatrie – Positionspapier. Beiheft Psychiatrische Praxis, 2000 27. Jahrgang, Heft 2. Hg. v. Arbeitskreis der Chefärzte und Chefärztinnen von Kliniken für Psychiatrie und Psychotherapie an Allgemeinkrankenhäusern.

ACKPA; APK; et al. (2012): Gemeinsame Stellungnahme zum Kabinettsentwurf »Gesetz eines pauschalierenden Entgeltsystems für psychiatrische und psychosomatische Einrichtungen. vom 2. Februar 2012. In: *Soziale Psychiatrie (Rundbrief der Deutschen Gesellschaft für Soziale Psychiatrie)* 36 (2), S. 48-49.

Aderhold, Volkmar (2007): Mortalität durch Neuroleptika. In: *Soziale Psychiatrie (Rundbrief der Deutschen Gesellschaft für Soziale Psychiatrie)* (4), S. 5-10.

Aderhold, Volkmar (2008a): Antwort auf die Stellungnahme der Arbeitsgruppe »Biologische Psychiatrie« der Bundesdirektorenkonferenz (BDK). In: *Soziale Psychiatrie (Rundbrief der Deutschen Gesellschaft für Soziale Psychiatrie)* 32 (4), S. 28-32.

Aderhold, Volkmar (2008b): Neuroleptika und Mortalität. Antwort von Volkmar Aderhold auf den Beitrag von Johann Kebbel SP 2/2008. In: *Soziale Psychiatrie (Rundbrief der Deutschen Gesellschaft für Soziale Psychiatrie)* (121), S. 34-35.

Aderhold, Volkmar (2011): »Heimlich zum unheimlichen Partner«. Integrierte Versorgung – ein attraktives Geschäftsfeld für die Pharmaindustrie? In: *Soziale Psychiatrie (Rundbrief der Deutschen Gesellschaft für Soziale Psychiatrie)* 35 (3), S. 46-49.

Aderhold, Volkmar (2014): Neuroleptika minimal – warum und wie. Hg. v. Manuskript. Online verfügbar unter https://www.dgsp-ev.de/fileadmin/user_files/dgsp/pdfs/Wissenschaftliche_Artikel/Aderhold_Neuroleptika_minimal_12-2014.-Januar.pdf. Zuletzt geprüft am 24.11.2020.

Aderhold, Volkmar (2016): Bedürfnisangepasste Behandlung und offener Dialog. In: *Soziale Psychiatrie (Rundbrief der Deutschen Gesellschaft für Soziale Psychiatrie)* 40 (2), S. 25-30.

Aderhold, Volkmar; Greve, Nils (2008): Chancen für eine integrative Psychosentherapie in Deutschland. In: Johan Cullberg und Brigitta Merschmann (Hg.): Therapie der Psychosen. Ein interdisziplinärer Ansatz. Bonn: Psychiatrie-Verl., S. 288-293.

Aderhold, Volkmar; Schlimme, Jann E.; DGSP-Fachausschuss Psychopharmaka (2016): Neuroleptika reduzieren -worauf es ankommt. Stellungnahme des DGSP-Fachausschusses Psychopharmaka zur Teilnahme an Reduktionsstudien von Neuroleptika. In: *Soziale Psychiatrie (Rundbrief der Deutschen Gesellschaft für Soziale Psychiatrie)* 40 (03), S. 47-49.

Adler, Jörg; Brohl-Zubert, Uwe; Greve, Nils; Langer, Andreas; Reichstein, Jessica; Reumschüssel-Wienert, Christian; Scheytt, Claudia (2018): Home Treatment – GEMEINSAM HANDELN. Hg. v. Der Paritätische Gesamtverband. Berlin.

AG »Biologische Psychiatrie« (2008): Neuroleptika-Debatte. Stellungnahme der Arbeitsgruppe »Biologische Psychiatrie« der Bundesdirektorenkonferenz zur Arbeit »Mortalität durch Neuroleptika« von Volkmar Aderhold, Soziale Psychiatrie 4/2007. In:

Soziale Psychiatrie (Rundbrief der Deutschen Gesellschaft für Soziale Psychiatrie) 32 (4), S. 26-28.

AG Psychiatrie der AOLG (2003): Bestandsaufnahme zu den Entwicklungen der Psychiatrie in den letzten 25 Jahren. Im Auftrag der Konferenz der für das Gesundheitswesen zuständigen Ministerinnen und Minister und Senatorinnen und Senatoren der Länder (Gesundheitsministerkonferenz). Von der 76. Gesundheitsministerkonferenz in Chemnitz am 2./3. Juli 2003 verabschiedet. Chemnitz.

AG Psychiatrie der AOLG (2007): Psychiatrie in Deutschland. Strukturen, Leistungen, Perspektiven. erarbeitet von der Arbeitsgruppe Psychiatrie der Obersten Landesgesundheitsbehörden im Auftrag der Gesundheitsministerkonferenz (76. Sitzung, Beschluss vom 02./03.07.2003). Hg. v. Gesundheitsministerkonferenz der Länder. Stuttgart.

AG Psychiatrie der AOLG (2012): Psychiatrie in Deutschland. Weiterentwicklung der psychiatrischen Versorgungsstrukturen in Deutschland – Bestandsaufnahme und Perspektiven. Bericht der AG Psychiatrie der AOLG für die GMK 2012. Hg. v. Gesundheitsministerkonferenz der Länder.

AG Psychiatrie der AOLG (2017a): Weiterentwicklung der psychiatrischen Versorgungsstrukturen in Deutschland Bestandsaufnahme und Perspektiven. Bericht der AG Psychiatrie der AOLG mit den Schwerpunktthemen »Inklusion – Auftrag und Umsetzung, Trialog und Selbsthilfe« und »Zusammenhang Maßregelvollzug und Allgemeinpsychiatrie«. Hg. v. Gesundheitsministerkonferenz der Länder.

AG Psychiatrie der AOLG (2017b): Weiterentwicklung der psychiatrischen Versorgungsstrukturen in Deutschland Bestandsaufnahme und Perspektiven. Tabellenanhang. Bericht der AG Psychiatrie der AOLG für die GMK 2017. Hg. v. Gesundheitsministerkonferenz der Länder.

AG Versorgungsforschung der APK (2019): Greifswalder Erklärung zur gesellschaftlichen Bedeutung des Bereiches psychische Gesundheit in der Gesundheitsforschung – »Lost in Translation?«. Hg. v. AKTION PSYCHISCH KRANKE.

Aichele, Valentin (2010): Behinderung und Menschenrechte: Die UN – Konvention über die Rechte von Menschen mit Behinderungen. In: *Aus Politik und Zeitgeschichte* (23), S. 1-7.

Aichele, Valentin (Hg.) (2013a): Das Menschenrecht auf gleiche Anerkennung vor dem Recht. Artikel 12 der Behindertenrechtskonvention. Baden Baden: Nomos Verlagsgesellschaft.

Aichele, Valentin (2013b): Inklusion als menschenrechtliches Prinzip: der internationale Diskurs um die UN – Behindertenrechtskonvention. In: *ARCHIV für Wissenschaft und Praxis der sozialen Arbeit*, S. 28-37.

Aichele, Valentin; Fräßdorf, Mathis (2019): Arm an wichtigen Daten. Die offizielle Armutsberichterstattung muss Menschen mit Beeinträchtigung aufnehmen. In: *WZB Mitteilungen* (166), S. 40-41.

AKTION PSYCHISCH KRANKE (Hg.) (2001a): 25 Jahre Psychiatrieenquete. Band 1. Bonn: AKTION PSYCHISCH KRANKE.

AKTION PSYCHISCH KRANKE (Hg.) (2001b): 25 Jahre Psychiatrieenquete. Band 2. Bonn: AKTION PSYCHISCH KRANKE.

AKTION PSYCHISCH KRANKE (2006): Implementation des personenzentrierten Ansatzes in der psychiatrischen Versorgung. Abschlussbericht des Projekts. 01. Mai 2000 – 31. Dezember 2002. Bonn.

AKTION PSYCHISCH KRANKE (Hg.) (2007): Evaluation der Psychiatrie-Personalverordnung. Abschlussbericht der Psych-PV-Umfrage 2005 im Auftrag des Bundesministeriums für Gesundheit. Bonn: Psychiatrie-Verlag (Aktion psychisch Kranke).

AKTION PSYCHISCH KRANKE; Bundesministerium für Gesundheit (1991): Zur Lage der Psychiatrie in der ehemaligen DDR. Bestandsaufnahme und Empfehlungen. 30.05.1991. Hg. v. Bundesministerium für Gesundheit. Bonn.

AKTION PSYCHISCH KRANKE; Deutsche Krankenhausgesellschaft; Spitzenverbände der Krankenkassen (Hg.) (1998): Bundesweite Erhebung zur Evaluation der Psychiatrie-Personalverordnung. Unter Mitarbeit von Heiner Kunze, Julia Pohl und Ulrich Krüger. Baden Baden: Nomos Verlag (Schriftenreihe des Bundesministeriums für Gesundheit, 99).

AKTION PSYCHISCH KRANKE; Schmidt-Zadel, Regina; Kunze, Heinrich; Peukert, Reinhard (Hg.) (2006): Worauf Du Dich verlassen kannst! Gute Praxis und Ökonomie verbinden. Tagungsbericht, Kassel, 19./20. September 2005. Bonn: Psychiatrie-Verl. (Tagungsberichte, 32).

AKTION PSYCHISCH KRANKE; Schmidt-Zadel, Regina; Pörksen, Niels (2008): Personenzentrierte Hilfen zu Arbeit und Beschäftigung. Bonn: AKTION PSYCHISCH KRANKE (Tagungsberichte).

AKTION PSYCHISCH KRANKE; Weiß, Peter; Fegert, Jörg M. (Hg.) (2019): Planen – umsetzen – bewerten: Psychiatriepolitik gestalten. Bonn: Psychiatrie-Verlag (Tagungsdokumentation).

AKTION PSYCHISCH KRANKE; Weiß, Peter; Heinz, Andreas (Hg.) (2013): Gleichberechtigt mittendrin – Partizipation und Teilhabe. Tagungsdokumentation Berlin, 6./7. November 2012. Bonn: AKTION PSYCHISCH KRANKE (Tagungsdokumentation, 39).

AKTION PSYCHISCH KRANKE; Weiß, Peter; Kunze, Heinrich; Roeder, Norbert (Hg.) (2011): Einführung eines pauschalierenden Entgeltsystems für psychiatrische und psychosomatische Einrichtungen gemäß [Paragraf] 17d KHG. Dokumentation des Expertenworkshops am 04. Juli 2011 in Berlin. Bonn: Psychiatrie-Verl. (Aktion psychisch Kranke).

Alber, Jens (1989): Der Sozialstaat in der Bundesrepublik 1950 – 1983. Frankfurt a.M.: Campus Verlag.

Alemann, Ulrich von; Heinze, Rolf G. (Hg.) (1981): Verbände und Staat. Vom Pluralismus zum Korporatismus; Analysen, Positionen, Dokumente. 2. Aufl. Opladen: Westdt. Verl.

Allmendinger, Jutta; den Driesch, Ellen von (2014): Social Inequalities in Europe: Facing the challenge. Wissenschaftszentrum. Discussion Paper P 2014 – 005. Berlin. Online verfügbar unter http://hdl.handle.net/10419/103956, zuletzt geprüft am 09.04.2020.

Allmendinger, Jutta; Gieseke, Johannes; Hipp, Lena; Leuze, Kathrin; Stuth, Stefan (2012): Mehr Jobs oder nur mehr schlechte Jobs? Die Entwicklung atypischer Beschäftigung in Europa. WZ Brief Arbeit 13. Wissenschaftszentrum Berlin für Sozialforschung. Berlin.

Alsdorf, Nora; Engelbach, Ute V.; Flick, Sabine; Haubl, Rolf; Voswinkel, Stephan (Hg.) (2017): Psychische Erkrankungen in der Arbeitswelt. Analysen und Ansätze zur therapeutischen und betrieblichen Bewältigung. Bielefeld: transcript (Forschung aus der Hans-Böckler-Stiftung, Band 190).

Aly, Götz (o.J): Gegen den Muff von 40 Jahren. Erfahrungen einer Lesereise. Online verfügbar unter https://www.perlentaucher.de/essay/gegen-den-muff-von-40-jahren.html?r=print, zuletzt geprüft am 13.01.2019.

Aly, Götz (2008): Unser Kampf. 1968 – ein irritierter Blick zurück. 2. Aufl. Frankfurt a.M.: Fischer.

Amering, Michaela; Schmolke, Margit (2007): Recovery. Das Ende der Unheilbarkeit. Bonn: Psychiatrie-Verlag.

Anders, Erich; Kulenkampff, Caspar (Hg.) (1968): Der Verrückte in der Gesellschaft. Aufgaben und Chancen der Psychiatrie. Stuttgart: Radius Verlag (DER KREIS Heft D, 15).

Andresen, Burghard; Stark, F. Michael; Gross, Jan (Hg.) (1992): Mensch, Psychiatrie, Umwelt. Ökologische Perspektiven für die soziale Praxis. Bonn: Psychiatrie-Verlag.

Angermeyer, Matthias C.; Kluge, Hendrik; Riedel-Heller, Steffi G.; Roick, Christiane (2004): Sozialpsychiatrie ohne Soziologie? Ergebnisse einer Zeitschriftenanalyse. In: *Psychiatrische Praxis* 31 (8), S. 420-424. DOI: 10.1055/s-2004-828506.

Armbruster, Jürgen; Dieterich, Anja; Hahn, Daphne; Ratzke, Katharina (Hg.) (2015): 40 Jahre Psychiatrie-Enquete. Blick zurück nach vorn. Köln: Psychiatrie-Verlag.

Armbruster, Jürgen; Obert, Klaus (1990): Hilfe-Kontrolle und Gewalt in der sozialpsychiatrischen Versorgung. In: *Sozialpsychiatrische Informationen* 20 (4), S. 26-29.

Armbruster, Jürgen; Obert, Klaus (1994): Trotz alledem… Krise als Herausforderung? In: *Soziale Psychiatrie (Rundbrief der Deutschen Gesellschaft für Soziale Psychiatrie)* 18 (2), S. 16-19.

Armbruster, Jürgen; Schulte-Kemna, Georg; Widmaier-Berthold, Christa (Hg.) (2006): Kommunale Steuerung und Vernetzung im Gemeindepsychiatrischen Verbund. Bonn: Psychiatrie-Verlag.

Arms, Annelies; Bayer, Wolfgang; Flemming, Lothar (2007): Mehr Lebensnormalität, Teilhabe, Transparenz… Stellungnahme des DGSP-Fachausschuss »Menschen in Heimen« zur Neufassung des Heimrechts. In: *Soziale Psychiatrie (Rundbrief der Deutschen Gesellschaft für Soziale Psychiatrie)* 31 (4), S. 45-46.

Ärzte Philippshospital (1986): Gleichstellung der psychiatrischen NS-Opfer. Brief an die Bundestagsabgeordneten. In: *DGSP-Rundbrief* 19 (32), S. 17.

Auerbach, Walter; Bruch, Edmund; Ebert, Herrmann (Hg.) (1957): Sozialplan für Deutschland. Berlin, Hannover: Dietz Verlag.

Aust, Stefan (1998): Der Baader-Meinhof-Komplex. München: Goldmann (Goldmann Spiegel-Buch, 12953).

Autorengruppe Häcklingen; Altemeier, Maike (1981): Ausgrenzen ist leichter. Alltag in der Gemeindepsychiatrie; ein Lesebuch zur Enttäuschung der Geradlinigkeit; Aufsätze und Diskussionsprotokolle, Gespräche und Berichte. Rehburg-Loccum: Psychiatrie-Verlag.

Autorenkollektiv (1973): Psychiatrie und Politik. Die abstrakte Politisierung der Psychotherapie durch die Gegen-Psychiatrie. In: *Das Argument* 78 15 (1-3).

Bach, Otto (1995): Die Psychiatrieentwicklung in Ostdeutschland – sozialmedizinischer Anspruch und Wirklichkeit. In: *Verhaltenstherapie & psychosoziale Praxis* 27 (4), S. 503-509.

Bachrach, Peter; Baratz, Morton S.; Tauscher, Manfred; Offe, Claus (1977): Macht und Armut. Eine theoretisch-empirische Untersuchung. Frankfurt a.M.: Suhrkamp (Edition Suhrkamp, 813).

Bäcker, Gerhard; Naegele, Gerhard; Bispinck, Reinhard; Hofemann, Klaus; Neubauer, Jennifer (Hg.) (2008a): Sozialpolitik und soziale Lage in Deutschland. Grundlagen, Arbeit, Einkommen und Finanzierung. Wiesbaden: VS Verlag für Sozialwissenschaften (Sozialpolitik und Soziale Lage in Deutschland, 1).

Bäcker, Gerhard; Naegele, Gerhard; Bispinck, Reinhard; Hofemann, Klaus; Neubauer, Jennifer (Hg.) (2008b): Sozialpolitik und Soziale Lage in Deutschland. Gesundheit, Familie, Alter und Soziale Dienste. Wiesbaden: VS Verlag für Sozialwissenschaften (Sozialpolitik und Soziale Lage in Deutschland, Band 2).

Backhaus-Maul, Holger (2000): Wohlfahrtsverbände als korporative Akteure – Über eine traditionsreiche sozialpolitische Institution und ihre Zukunftschancen. In: *Aus Politik und Zeitgeschichte* (26-27), S. 34-41.

Badura, Bernhard; Gross, Peter (Hg.) (1976): Sozialpolitische Perspektiven. Eine Einführung in Grundlagen und Probleme sozialer Dienstleistungen. München: Piper (Piper-Sozialwissenschaft Soziologie, 36).

BAGFW (1990): Gesamtstatistik der Einrichtungen der freien Wohlfahrtspflege. Stand: 1.1.1990. Hg. v. Bundesarbeitsgemeinschaft der freien Wohlfahrtspflege. Bonn.

BAGFW (2018): Gesamtstatistik 2016. Einrichtungen und Dienste der freien Wohlfahrtspflege. Hg. v. Bundesarbeitsgemeinschaft der freien Wohlfahrtspflege.

Bähre, Margret; Borck, Albert; Deubelius, Wolfgang; Macke, Uli; Weber, Peter (1978): Mitternacht in Wunstorf. In: *Psychologie und Gesellschaftskritik* (6-7), S. 113-163.

Balz, Viola (2014): Zwischen Wirkung und Erfahrung – eine Geschichte der Psychopharmaka. Neuroleptika in der Bundesrepublik Deutschland, 1950-1980. Bielefeld: transcript (Wissenschafts- und Technikgeschichte). Online verfügbar unter https://www.content-select.com/index.php?id=bib_view&ean=9783839414521.

Balzer, Jens (2019): Das entfesselte Jahrzehnt. Sound und Geist der 70er. Berlin: Rowohlt.

BAMS (2011): »einfach machen« Unser Weg in eine inklusive Gesellschaft. Nationaler Aktionsplan zur Umsetzung des Übereinkommens der Vereinten Nationen über die Rechte von Menschen mit Behinderungen. Hg. v. BAMS, Bundesministerium für Arbeit und Soziales. Bonn.

BAMS (2013): Teilhabe – Beeinträchtigung – Behinderung. Teilhabebericht der Bunderegierung über die Lebenslagen von Menschen mit Beeinträchtigungen. Hg. v. BAMS, Bundesministerium für Arbeit und Soziales. Bonn.

BAR (2011): RPK-Empfehlungsvereinbarung und Handlungsempfehlungen für die praktische Umsetzung. Hg. v. Bundesarbeitsgemeinschaft für Rehabilitation. Frankfurt a.M.

Barabas, Friedrich; Blanke, Thomas; Sachße, Christoph; Stascheid, Ulrich (1977): Jahrbuch der Sozialarbeit 1978. Reinbek: Rowohlt Taschenbuch Verlag.

Bargfrede, Hartmut; Dimmek, Bernd (2002): Funkstille oder jetzt erst recht! Was hat(te) die Soziologie der (forensischen) Psychiatrie zu sagen – was hätte sie ihr noch zu sagen. In: *Sozialwissenschaften und Berufspraxis* 25 (1/2), S. 161-170. Online verfügbar unter https://nbn-resolving.org/urn:nbn:de:0168-ssoar-37752, zuletzt geprüft am 25.12.2019.

Bartel, S.et al. (2010): Erfolgsfaktoren integrierter Versorgungsprozesse in der Endoprothetik: Ergebnisse einer qualitativen Prozessanalyse. In: *Rehabilitation* 49, S. 138-146.

Bartelheimer, Peter (2007): Politik der Teilhabe – Ein soziologischer Beipackzettel. Hg. v. Friedrich-Ebert-Stiftung (Fachforum Analysen & Kommentare, 1).

Barth, Ariane (1990): Nacht der Zivilisation. Spiegel-Redakteurin Ariane Barth über die Kindervernichtung in Rumänien. In: *Der Spiegel*, 26.03.1990 (13), S. 194-212.

Basaglia, Franco (Hg.) (1974): Was ist Psychiatrie? Frankfurt a.M.: Suhrkamp Verlag (Edition Suhrkamp, 708).

Basaglia, Franco (1978): Die negierte Institution oder Die Gemeinschaft der Ausgeschlossenen. Ein Experiment der psychiatrischen Klinik in Görz. 2. Aufl. Frankfurt a.M.: Suhrkamp Verlag (Edition Suhrkamp, 655).

Basaglia, Franco; Basaglia Ongaro, Franca (1972): Die abweichende Mehrheit. Die Ideologie der totalen sozialen Kontrolle: Suhrkamp Verlag.

Bastiaan, Peter (1982): Psychotherapie auf dem Prüfstand. Thesen und Diskussionsbericht von Peter Bastiaan. In: *DGSP-Rundbrief* 6 (17), S. 24-26.

Bastiaan, Peter (1995): Die Sozialpsychiatrische Zusatzausbildung der DGSP. Konzepte und Erfahrungen. In: *Soziale Psychiatrie (Rundbrief der Deutschen Gesellschaft für Soziale Psychiatrie)* (2), S. 4-7.

Bastiaan, Peter; Schädle-Deininger, Hilde (1978): Fortbildung der Deutschen Gesellschaft für Soziale Psychiatrie. Erfahrungsberichte, Protokolle über einen Grundkurs. Wunsdorf: Psychiatrie-Verlag (Werkstattschriften zur Sozialpsychiatrie, 24).

Bastiaan, Peter; Schädle-Deininger, Hilde (1980): Fortbildung der Deutschen Gesellschaft für Soziale Psychiatrie II. Übersicht über die Entwicklung in der BRD, Lehrplan und Konzept, Erfahrungsbericht über einen Aufbaukurs. Rehburg-Loccum: Psychiatrie-Verlag (Werkstattschriften zur Sozialpsychiatrie, 28).

Bateson, Gregory (1983): Ökologie des Geistes. Anthropologische, psychologische, biologische und epistemologische Perspektiven. 5. Aufl. Frankfurt a.M.: Suhrkamp (Weißes Programm im 33. Jahr Suhrkamp).

Bateson, Gregory (1984): Geist und Natur. Eine notwendige Einheit. 4. Aufl. Frankfurt a.M.: Suhrkamp.

BAUA (Hg.) (2018): Psychische Erkrankungen in der Arbeitswelt und betriebliche Wiedereingliederung. Tagungsdokumentation anlässlich des Kolloquiums »Psychische Erkrankungen in der Arbeitswelt und betriebliche Wiedereingliederung«. Bundesanstalt für Arbeitsschutz und Arbeitsmedizin.

Bauer, Manfred (1977): Sektorisierte Psychiatrie im Rahmen einer Universitätsklinik. Anspruch, Wirklichkeit und praktische Erfahrungen. Zugl.: Hannover, Med. Hochsch., Habil.-Schr., 1976. Stuttgart: Enke (Forum der Psychiatrie, N.F., 1).

Bauer, Manfred (Hg.) (1984): Psychiatrische Abteilungen an Allgemeinkrankenhäusern. Tagungsbericht; [Informationstagung am 10. und 11. November 1983 in Offenbach/Main. Psychiatrische Abteilungen an Allgemeinkrankenhäusern. Köln: Rheinland-Verlag (Tagungsberichte, 10).

Bauer, Manfred (1995): Woher wir kommen, wo wir stehen, wohin wir gehen. Zur Entwicklung der Sozialpsychiatrie in der Bundesrepublik. In: *Soziale Psychiatrie (Rundbrief der Deutschen Gesellschaft für Soziale Psychiatrie)* 19 (4), S. 9-15.

Bauer, Manfred (2003): Reform als soziale Bewegung: Der »Mannheimer Kreis« und die Gründung der »Deutschen Gesellschaft für Soziale Psychiatrie«. In: Franz-Werner Kersting (Hg.): Psychiatriereform als Gesellschaftsreform. Die Hypothek des Nationalsozialismus und der Aufbruch der sechziger Jahre. Paderborn, München, Wien, Zürich: Verlag Ferdinand Schöningh GmbH, S. 155-164.

Bauer, Manfred; Engfer, Renate (1990): Entwicklung und Bewährung psychiatrischer Versorgung in der Bundesrepublik Deutschland. In: Achim Thom und Erich Wulff (Hg.): Psychiatrie im Wandel: Erfahrungen und Perspektiven in Ost und West. Bonn: Psychiatrie-Verlag, S. 413-429.

Bauer, Manfred; Rose, Hans-Klaus (Hg.) (1981): Ambulante Dienste für psychisch Kranke. AKTION PSYCHISCH KRANKE; Medizinische Hochschule Hannover; Informations- und Arbeitstagung »Ambulante Dienste in der Psychiatrie«. Aktion Psychisch Kranke. Köln: Rheinland-Verlag (Tagungsberichte, 6).

Bauer, Rudolf (1978): Wohlfahrtsverbände in der Bundesrepublik. Weinheim & Basel: Beltz.

Bauman, Zygmund (2007): Leben in der flüchtigen Moderne. Frankfurt a.M.: Suhrkamp Verlag.

Bauman, Zygmunt (1992): Moderne und Ambivalenz. Das Ende der Eindeutigkeit. Hamburg: Junius.

Bauman, Zygmunt (2016): Flüchtige Moderne. 7. Aufl. Frankfurt a.M.: Suhrkamp (Edition Suhrkamp, 2447).

Bayer, Wolfgang (2004): Haben Heime Sinn? Haupt- und Nebenwirkung von Heimen. In: *Soziale Psychiatrie (Rundbrief der Deutschen Gesellschaft für Soziale Psychiatrie)* 28 (4), S. 7-10.

BayGSP (1982): Finzen und die Geltinger Thesen: dös langt noch net! In: *DGSP-Rundbrief* 6 (17), S. 22-23.

Beck, Ulrich (1983): Jenseits von Stand und Klasse? Soziale Ungleichheiten, gesellschaftliche Individualisierungsprozesse und die Entstehung neuer sozialer Formationen und Identitäten. In: Reinhard Krekel (Hg.): Soziale Ungleichheiten. Soziale Welt Sonderband 2. Göttingen: Schwartz.

Beck, Ulrich (1986): Risikogesellschaft. Auf dem Weg in eine andere Moderne. Frankfurt a.M.: Suhrkamp Verlag.

Beck, Ulrich (1998): Was ist Globalisierung? Irrtümer des Globalismus – Antworten auf Globalisierung. 5. Aufl. Frankfurt a.M.: Suhrkamp (Edition Zweite Moderne).

Beck, Ulrich (2008): Weltrisikogesellschaft. Frankfurt a.M.: Suhrkamp Verlag.

Beck, Ulrich; Beck-Gernsheim, Elisabeth (Hg.) (2015 [1994]): Riskante Freiheiten. Individualisierung in modernen Gesellschaften. 9. Aufl. Frankfurt a.M.: Suhrkamp Verlag (Edition Suhrkamp, 1816 = N.F., 816).

Beck, Ulrich; Bonß, Wolfgang (Hg.) (2001): Die Modernisierung der Moderne. Frankfurt a.M.: Suhrkamp Verlag.

Beck, Ulrich; Giddens, Anthony; Lash, Scott (Hg.) (1996): Reflexive Modernisierung. Eine Kontroverse. Frankfurt a.M.: Suhrkamp Verlag (Edition Suhrkamp, 1705 = N.F., 705).

Beck, Ulrich; Lau, Christoph (Hg.) (2004): Entgrenzung und Entscheidung: Was ist neu an der Theorie reflexiver Modernisierung? Frankfurt a.M.: Suhrkamp Verlag.

Becker, Ulrich; Wacker, Elisabeth; Banafsche, Minou (Hg.) (2013): Inklusion und Sozialraum. Behindertenrecht und Behindertenpolitik in der Kommune. Baden Baden: Nomos Verlagsgesellschaft.

Becker, Uwe (2015): Die Inklusionslüge. Behinderung im flexiblen Kapitalismus. Bielefeld: transcript Verlag.

Behrend, Olaf (2008): Aktivieren als Form sozialer Kontrolle. In: *Aus Politik und Zeitgeschichte* (40-41), S. 16-21.

Beine, Karl (1992): Brief an die Landesverbände der DGSP zur Personalverordnung Psychiatrie.

Beine, Karl H. (2015): 40 Jahre Psychiatrie-Enquete: von heute aus gesehen – Die Forderungen sind noch nicht erfüllt. In: *Blätter der Wohlfahrtspflege, Heft* 2, S. 13-14.

Beljan, Magdalena (2015): Aids-Geschichte als Gefühlsgeschichte. In: *Aus Politik und Zeitgeschichte* 65 (46), S. 25-31.

Bellion, Regina (2016): Es geht auch ohne: Krisenintervention im medikamentenfreien Selbsthilfenetzwerk. In: *Soziale Psychiatrie (Rundbrief der Deutschen Gesellschaft für Soziale Psychiatrie)* 40 (2), S. 36-37.

Bennett, Douglas H.; Watts, Fraser N. (Hg.) (1983): Theory and practice of psychiatric rehabilitation. Chichester: Wiley.

Berg, Regina; Burian, Ronald; Delcamp, Astrid; Reumschüssel-Wienert, Christian; Russo, Jasna (2010a): Medikamentenverordnung in der ambulanten psychiatrischen Versorgung in Berlin. Eine Pilotstudie. In: *Soziale Psychiatrie (Rundbrief der Deutschen Gesellschaft für Soziale Psychiatrie)* 34 (4), S. 44-46.

Berg, Regina; Burian, Ronald; Delcamp, Astrid; Reumschüssel-Wienert, Christian; Russo, Jasna (2010b): Abschlussbericht über die Erhebung der verordneten Medikation von Psychopharmaka an Klientinnen und Klienten des außerklinischen psychiatrischen Hilfesystems der Eingliederungshilfe in Berlin 2009. Hg. v. Berliner Gesellschaft für Soziale Psychiatrie. Berlin.

Berger, Peter L.; Luckmann, Thomas (1974): Die gesellschaftliche Konstruktion der Wirklichkeit. Eine Theorie der Wissenssoziologie. Frankfurt a.M.: S. Fischer Verlag.

Bermbach, Udo; Blanke, Bernhard; Böhret, Carl (Hg.) (1990): Spaltungen der Gesellschaft und die Zukunft des Sozialstaats. Opladen: Leske + Budrich.

Beuscher, Heinrich (2009): Steuerung in öffentlicher Verantwortung. In: Regina Schmidt-Zadel, Peter Kruckenberg und AKTION PSYCHISCH KRANKE (Hg.): Kooperation und Verantwortung in der Gemeindepsychiatrie. Tagungsbericht; Kassel, 3./4. November 2008. Bonn: Psychiatrie-Verlag (Tagungsberichte, 35), S. 391-403.

Biebricher, Thomas (2012): Neoliberalismus zur Einführung. Hamburg: Junius Verlag GmbH.

Bielefeld, Heiner (2009): Zum Innovationspotential der UN-Behindertenrechtskonvention. Essay. In: *Deutsches Institut für Menschenrechte*.

Bischkopf, Jeannette; Deimel, Daniel; Walther, Christoph; Zimmermann, Ralf-Bruno (Hg.) (2017): Soziale Arbeit in der Psychiatrie. Köln: Psychiatrie-Verlag.

Bispinck, Reinhard; Bosch, Gerhard; Hofemann, Klaus; Naegele, Klaus (Hg.) (2012): Sozialpolitik und Sozialstaat. Festschrift für Gerhard Bäcker. Wiesbaden: VS Verlag für Sozialwissenschaften.

Blum, Sonja; Schubert, Klaus (Hg.) (2009): Politikfeldanalyse. Wiesbaden: VS Verlag für Sozialwissenschaften/GWV Fachverlage GmbH Wiesbaden (Elemente der Politik).

Blume, Jürgen (Hg.) (1997): Ökonomie ohne Menschen? Zur Verteidigung der Kultur des Sozialen. Neumünster: Paranus-Verlag.

BMAS (Hg.) (2009): Übereinkommen der Vereinten Nationen über Rechte von Menschen mit Behinderungen. Bundesministerium für Arbeit und Soziales (BMAS). Berlin.

BMAS (2016): Zweiter Teilhabebericht der Bundesregierung über die Lebenslagen von Menschen mit Beeinträchtigungen. Teilhabe – Beeinträchtigung – Behinderung. Unter Mitarbeit von Dietrich Engels, Heike Engel und Alina Schmitz. Hg. v. Bundesministerium für Arbeit und Soziales (BMAS). ISG Institut für Sozialforschung und Gesellschaftspolitik GmbH. Bonn. Online verfügbar unter https://www.bmas.de/SharedDocs/Downloads/DE/PDF-Publikationen/a125-16-teilhabebericht.pdf?__blob=publicationFile&v=9, zuletzt geprüft am 04.01.2020.

BMJFFG (Hg.) (1988): Empfehlungen der Expertenkommission der Bundesregierung zur Reform der der Versorgung im psychiatrischen und psychotherapeutischen/psychosomatischen Bereich. Bundesministerium für Jugend, Familie, Frauen und Gesundheit. Bonn: BMJFFG.

Bock, Thomas (1983): Versicherung für Pflegefälle? Aufforderung zur Diskussion: Ein Positionspapier des DGSP Vorstandes. In: *DGSP-Rundbrief* 16 (23), 4–5.

Bock, Thomas (1984): Stellungnahme zum Budget Global. Manuskript.

Bock, Thomas (1985a): Brief an den Sozialpolitischen Arbeitskreis der GRÜNEN vom 6.12.1984. In: *DGSP-Rundbrief* 18 (28), S. 7-8.

Bock, Thomas (1985b): Die DGSP, das Modellprogramm und die weiteren Perspektiven. In: *DGSP-Rundbrief* 18 (30), S. 7.

Bock, Thomas (1985c): Psychiatriepolitik zwischen grün und rot? Zusammenfassung des Vorstandsberichts auf der Jahrestagung in Hamburg. In: *DGSP-Rundbrief* 18 (31), S. 24-25.

Bock, Thomas (1985d): Wie soll es weitergehen? DGSP zur Verbesserung und Weiterentwicklung der psychiatrischen Versorgung. In: *DGSP-Rundbrief* 18 (30), S. 2-4.

Bock, Thomas (1986): Die Pyramide auf den Kopf stellen. In: *DGSP-Rundbrief* 19 (34), S. 37-38.

Bock, Thomas (1988): Psychiatrie in der BRD. Einschätzung aus der Sicht der DGSP. In: Christiane E. Heider und Claus Henning Bachmann (Hg.): Politik der Seele. Reader zum Gesundheitstag Kassel ›87. München: AG-SPAK-Publ (Materialien der AG SPAK, M 84), S. 65-68.

Bock, Thomas (1992): Babylon, die DGSP und der Weltkongreß. In: *Soziale Psychiatrie (Rundbrief der Deutschen Gesellschaft für Soziale Psychiatrie)* 16 (58), S. 44-45.

Bock, Thomas (1993): Weltkongreß für Soziale Psychiatrie 1994 – jetzt anmelden! In: *Soziale Psychiatrie (Rundbrief der Deutschen Gesellschaft für Soziale Psychiatrie)* 17 (4), S. 27.

Bock, Thomas (1996): »Der subjektiven Perspektive mehr Raum geben«. Erfahrungsaustausch der Psychoseseminare. In: *Soziale Psychiatrie (Rundbrief der Deutschen Gesellschaft für Soziale Psychiatrie)* 20 (2), S. 18-19.

Bock, Thomas (1999): »Über Psychoseseminare hinaus…«. Plädoyer für einen Dialog im psychiatrischen Alltag und in der Psychiatriepolitik. In: *Soziale Psychiatrie (Rundbrief der Deutschen Gesellschaft für Soziale Psychiatrie)* 23 (1), S. 22-25.

Bock, Thomas (2000): Sozialpsychiatrie – Bestandsaufnahme und Vision. In: *Verhaltenstherapie & psychosoziale Praxis* 32 (1), S. 29-32.

Bock, Thomas (2010): Integrierte Versorgung ist mehr: Neues Handeln – anderes Bewusstsein. In: Wolfgang Faulbaum-Decke und Christian Zechert (Hg.): Ambulant statt stationär. Psychiatrische Behandlung durch integrierte Versorgung. Bonn: Psychiatrie-Verlag, S. 58-69.

Bock, Thomas (2011a): Integrierte Versorgung ist mehr. Neues Handeln – anderes Bewusstsein. In: *Dr. med. Mabuse* (190), S. 44-46.

Bock, Thomas (2011b): Und sie bewegt sich doch. Die DGSP in der Zeit nach der Psychiatrie-Enquete. Rede zum 40.Geburtstag der DGSP am 10. November 2010 im Kaisersaal des Frankfurter Rathauses. In: *Soziale Psychiatrie (Rundbrief der Deutschen Gesellschaft für Soziale Psychiatrie)* 35 (2), S. 22-26.

Bock, Thomas (2012): Wovon wir träumten. Integrierte Versorgung – Anthropologie – Trialog – Sozialraum. 40 Jahre Psychiatrie-Enquete. In: Peter Weiß und AKTION PSYCHISCH KRANKE (Hg.): Psychiatriereform 2011 … der Mensch im Sozialraum. Dokumentation; Berlin, Festakt, 17. Oktober 2011; Fachtag, 18. Oktober 2011, Bd. 38. Bonn: Psychiatrie-Verlag (Tagungsberichte, 38), S. 112-125.

Bock, Thomas (2013a): Psychiatrie im Widerstreit der Interessen – Risken und Chancen für die Zukunft. In: *Forum Gemeindepsychologie: fg-1-2013_03*, 1 – 16. Online verfügbar unter (www.gemeindepsychologie/fg-1-2013_03, zuletzt geprüft am 23.11.2020.

Bock, Thomas (2013b): Trialog als Grundhaltung. In: AKTION PSYCHISCH KRANKE, Peter Weiß und Andreas Heinz (Hg.): Gleichberechtigt mittendrin – Partizipation und Teilhabe. Tagungsdokumentation Berlin, 6./7. November 2012. Bonn: AKTION PSYCHISCH KRANKE (Tagungsdokumentation, 39), S. 62-76.

Bock, Thomas; Buck, Dorothea; Esterer, Ingeborg (Hg.) (1997): »Es ist normal, verschieden zu sein«. Psychose-Seminare – Hilfen zum Dialog. Bonn: Psychiatrie-Verlag (Psychosoziale Arbeitshilfen, 10).

Bock, Thomas; Buck, Dorothea; Gross, Jan; Maß, Ernst; Sorel, Elliot; Wolpert, Eugen (Hg.) (1995): Abschied von Babylon. Verständigung über Grenzen in der Psychiatrie. World Congress of Social Psychiatry; Weltkongreß für Soziale Psychatrie. Bonn: Psychiatrie-Verlag.

Bock, Thomas; Dörner, Klaus; Naber, Dieter (Hg.) (2004): Anstöße zu einer anthropologischen Psychiatrie. Bonn: Psychiatrie-Verlag.

Bock, Thomas; Evers, Lothar (1988): Ausstieg aus der Psychiatrie. In: Christiane E. Heider und Claus Henning Bachmann (Hg.): Politik der Seele. Reader zum Gesundheitstag Kassel ›87. München: AG-SPAK-Publ (Materialien der AG SPAK, M 84), S. 69-78.

Bock, Thomas; Heinz, Andreas (2016): Psychosen. Ringen um Selbstverständlichkeit. Köln: Psychiatrie-Verlag (Anthropologische Psychiatrie, 2).

Bock, Thomas; Kluge, Ulrike (2017 [1978]): Der sich und anderen helfende Mensch. In: Klaus Dörner, Ursula Plog, Thomas Bock, Peter Brieger, Andreas Heinz und Frank Wendt (Hg.): Irren ist menschlich. Lehrbuch der Psychiatrie und Psychotherapie. Unter Mitarbeit von Eva-Maria Franck. 24. Aufl. Köln: Psychiatrie-Verlag, S. 33-90.

Bock, Thomas; Nathow, Rainer (1985): Brief an den Bremer Senator Brückner. In: *DGSP-Rundbrief* 18 (31), S. 38.

Boeckheler, Hans-Otto (2001): Entstehung und Geschichte der Pinel-Gesellschaft. In: Martin Wollschläger (Hg.): Sozialpsychiatrie. Entwicklungen – Kontroversen – Perspektiven. Tübingen: Dgvt-Verl., S. 447-466.

Böhle, Fritz; Bolte, Annegret; Dunkel, Wolfgang; Pfeiffer, Sabine; Porschen, Stephanie; Sevsay-Tegethoff, Nese (2004): Der gesellschaftliche Umgang mit Erfahrungswissen: Von der Ausgrenzung zu neuen Grenzziehungen. In: Ulrich Beck und Christoph Lau (Hg.): Entgrenzung und Entscheidung: Was ist neu an der Theorie reflexiver Modernisierung?, 95-122. Frankfurt a.M.: Suhrkamp Verlag.

Böick, Marcus (2018): Die Treuhand. Idee – Praxis – Erfahrung: 1990-1994. Göttingen: Wallstein Verlag.

Böker-Scharnhölz, Mechthild (2009): Gemeinsame Qualitätsstandards – Die BAG GPV. In: Regina Schmidt-Zadel, Peter Kruckenberg und AKTION PSYCHISCH KRANKE (Hg.): Kooperation und Verantwortung in der Gemeindepsychiatrie. Tagungsbericht; Kassel, 3./4. November 2008. Bonn: Psychiatrie-Verlag (Tagungsberichte, 35), S. 384-390.

Böker-Scharnhölz, Mechthild; Brill, Karl-Ernst; Pörksen, Niels; Reumschüssel-Wienert, Christian (1999): Außerstationäre psychiatrische Pflege. Ambulante psychiatrische Behandlungspflege. Baden-Baden: Nomos (Schriftenreihe des Bundesministeriums für Gesundheit, 121).

Boltanski, Luc; Chiapello, Ève (2003): Der neue Geist des Kapitalismus. Konstanz: UVK-Verl.-Ges (Édition discours, 30).

Bolze, Katharina; Zedlick, Dyrk (1990): Neue NervenärztInnen braucht das Land oder die Ohnmacht der Jungen ist die Macht der Alten. An alle Ausbildungsassistentinnen und -assistenten, an junge Fachärztinnen und Fachärzte für Neurologie/Psychiatrie der Einrichtung.

Bonß, Wolfgang; Kardorff, Ernst von; Riedmüller, Barbara (Hg.) (1985): Modernisierung statt Reform. Gemeindepsychiatrie in d. Krise d. Sozialstaats. Frankfurt a.M.: Campus-Verl.

Bonß, Wolfgang; Riedmüller, Barbara (1983): Ausgrenzung von Arbeitskraft und Psychiatrisierung -zum sozialpolitischen Funktionswandel der Psychiatriereform. In: Joachim Matthes (Hg.): Krise der Arbeitsgesellschaft ? Hg. im Auftr. d. Deutschen Gesellschaft für Soziologie von Joachim Matthes. Frankfurt a.M. usw.: Campus Verl. (Verhandlungen des Deutschen Soziologentages, 21), S. 622-644.

Bopp, Jörg (1979): Der linke Psychodrom. In: *Kursbuch* (55), S. 73-94.

Borchers, Edith (2009): Wohin steuert das sozialpsychiatrische Projekt. Menschenbilder und Werte im Wandel. Bonn: Psychiatrie-Verlag.

Börner, Horst (2005): Wer sich nicht wehrt... Warum die Soltauer Impulse zur Sozialpolitik und Ethik in der Psychiatrie? In: *Soziale Psychiatrie (Rundbrief der Deutschen Gesellschaft für Soziale Psychiatrie)* 29 (1), S. 23-26.

Bosch, Aida (2010): Konsum und Exklusion. Eine Kultursoziologie der Dinge. Bielefeld: transcript Verlag.

Bosch, Gregor; Kulenkampff, Caspar; AKTION PSYCHISCH KRANKE (Hg.) (1985): Komplementäre Dienste, Wohnen und Arbeiten (Tagungsband, 11).

Bosch, Gregor; Veltin, Alexander; AKTION PSYCHISCH KRANKE (1983): Die Tagesklinik als Teil der psychiatrischen Versorgung. Köln: Rheinland-Verlag; Bonn Habelt in Komm (Tagungsberichte, 9).

Bösl, Elisabeth (2010): Die Geschichte der Behindertenpolitik aus der Sicht der Disability History. In: *Aus Politik und Zeitgeschichte* (23), S. 6-12.

Bösl, Elsbeth (2009a): Disability History: Grundlagen und Forschungsstand. In: *H-Soz-Kult*, S. 1-20. Online verfügbar unter http://hsozkult.geschichte.hu-berlin.de, zuletzt geprüft am 15.01.2019.

Bösl, Elsbeth (2009b): Politiken der Normalisierung. Zur Geschichte der Behindertenpolitik in der Bundesrepublik Deutschland. s.l.: transcript Verlag (Disability Studies. Körper – Macht – Differenz, 4). Online verfügbar unter https://www.content-select.com/index.php?id=bib_view&ean=9783839412671.

Bosshard, Marianne; Ebert, Ursula; Lazarus, Horst (2001): Sozialarbeit und Sozialpädagogik in der Psychiatrie. Lehrbuch. Bonn: Psychiatrie-Verlag.

Bourcarde, Kay (2005): Die Reform der Gesetzlichen Krankenversicherung. Sozialreformen seit 1989 – Teil I. Hg. v. Institut für Wachstumsstudien. Online verfügbar unter https://www.wachstumsstudien.de, zuletzt geprüft am 28.02.2020.

Bourcarde, Kay (2006): Die Reform der Gesetzlichen Rentenversicherung. Sozialreformen seit 1989 – Teil II. Hg. v. Institut für Wachstumsstudien. Online verfügbar unter https://www.wachstumsstudien.de, zuletzt geprüft am 28.02.2020.

Bourcarde, Kay (2007): Die Reform der Gesetzlichen Arbeitslosenversicherung. Sozialreformen seit 1989 – Teil III. Hg. v. Institut für Wachstumsstudien. Online verfügbar unter https://www.wachstumsstudien.de, zuletzt geprüft am 28.02.2020.

Bourcarde, Kay (2008): Die Reform der Gesetzlichen Pflegeversicherung. Sozialreformen seit 1989 – Teil IV. Hg. v. Institut für Wachstumsstudien. Online verfügbar unter https://www.wachstumsstudien.de, zuletzt geprüft am 28.02.2020.

Bourdieu, Pierre (1998): Wortmeldungen im Dienste des Widerstands gegen die neoliberale Invasion. Konstanz: UVK Univ.-Verl. (UVK Soziologie, 23).

Bourdieu, Pierre (2016): Die feinen Unterschiede. Kritik der gesellschaftlichen Urteilskraft. 25. Aufl. Frankfurt a.M.: Suhrkamp Verlag (Suhrkamp-Taschenbuch Wissenschaft, 658).

Bower, Peter; Gilbody, Simon (2005): Stepped care in psychological therapies: access, effectiveness and efficiency. In: *British Journal of Psychiatrie* (86), S. 11-17.

Bramesfeld, Anke (2003): Wie gemeindenah ist die psychiatrische Versorgung in der Bundesrepublik Deutschland? In: *Psychiatrische Praxis* 30 (5), S. 256-265. DOI: 10.1055/s-2003-40777.

Bramesfeld, Anke (2011): Soziale Ungleichheit, psychische Gesundheit und Versorgung. In: *Psychiatrische Praxis* 38 (8), S. 363-365. DOI: 10.1055/s-0031-1276954.

Bramesfeld, Anke; Wismar, Matthias (2003): Das dritte Standbein der Psychiatriereform – Strukturen der Koordinierung und Planung der psychiatrischen Versorgung in Deutschland -. In: *Psychiatrische Praxis* 30 (6), S. 318-325. DOI: 10.1055/s-2003-42165.

Braun, Ute; Hergrüter, Evelyn (1980): Antipsychiatrie und Gemeindepsychiatrie. Erfahrungen mit therapeutischen Alternativen. Frankfurt a.M.: Campus Verl. (Campus kritische Sozialwissenschaft, Schwerpunkt).

Bräunling, Stefan (2001): Fünf Jahre Weglaufhaus Berlin. In: Martin Wollschläger (Hg.): Sozialpsychiatrie. Entwicklungen – Kontroversen – Perspektiven. Tübingen: DGVT-Verl., S. 481-489.

Breeger, Norbert (1991): Aushandlungs- und Verteilungsprozesse 1984-1988. In: Petra Gromann-Richter (Hg.): Was heißt hier Auflösung? Die Schließung der Klinik Blankenburg. Bonn: Psychiatrie-Verlag (Werkstattschriften zur Sozialpsychiatrie, 48), S. 107-116.

Bremer, Fritz (1996): Klammheimliche Verrückung der Werte. Anmerkungen zur Qualitätsdebatte im psychosozialen Bereich. In: *Soziale Psychiatrie (Rundbrief der Deutschen Gesellschaft für Soziale Psychiatrie)* 20 (4), S. 32-33.

Bremer, Fritz (2004): Auf Umwegen besser zum Ziel? Plädoyer gegen die Ökonomisierung psychiatrischen Handelns. In: *Soziale Psychiatrie (Rundbrief der Deutschen Gesellschaft für Soziale Psychiatrie)* 28 (4), S. 25-29.

Bremer, Fritz (2020): »Ökonomie ohne Menschen? Zur Verteidigung der Kultur des Sozialen«. Notizen zur Geschichte eines Buches. In: *Soziale Psychiatrie (Rundbrief der Deutschen Gesellschaft für Soziale Psychiatrie)* 44 (2), S. 53-54.

Bremer, Fritz; Bayer, Wolfgang (2019): Sozialpsychiatrie 2019. Herausforderungen im Spannungsfeld von Ökonomisierung, Inklusion und Singularisierung. In: *Sozialpsychiatrische Informationen* 49 (4), S. 37-42.

Bremer Stadtmusikanten (1984): Was macht das Pferd in der Psychiatrie? In: *DGSP-Rundbrief* 17 (27), S. 17-18.

Brill, Karl-Ernst; Crome, Andreas; Gromann-Richter, Petra; Hölzke, Rainer; Kunze, Heinrich; Kruckenberg, Peter; Stahlkopf, Dieter (1995): Die Bemühungen um eine Personalbemessung gemeindepsychiatrischer Versorgungsleistungen. In: *Sozialpsychiatrische Informationen* 25 (3), S. 19-26.

Brink, Cornelia (2003): Radikale Psychiatriekritik in der Bundesrepublik. Zum Sozialistischen Patientenkollektiv in Heidelberg. In: Franz-Werner Kersting (Hg.): Psychiatriereform als Gesellschaftsreform. Die Hypothek des Nationalsozialismus und der Aufbruch der sechziger Jahre. Paderborn, München, Wien, Zürich: Verlag Ferdinand Schöningh GmbH, S. 165-180.

Brink, Cornelia (2010): Grenzen der Anstalt. Psychiatrie und Gesellschaft in Deutschland; 1860 – 1980. Göttingen: Wallstein Verl. (Moderne Zeit, 20).

Bröckling, Ulrich (2002a): Das unternehmerische Selbst und seine Geschlechter. Gender-Konstruktionen in Erfolgsratgebern. In: *Leviathan*, S. 175-194.

Bröckling, Ulrich (2002b): Jeder könnte aber nicht alle können. Konturen des unternehmerischen Selbst. In: *Mittelweg 36, 11.Jg. 10*, S. 6-26.

Bröckling, Ulrich (2007): Das unternehmerische Selbst. Soziologie einer Subjektivierungsform. Frankfurt a.M.: Suhrkamp Verlag.

Bröckling, Ulrich; Krasmann, Susanne; Lemke, Thomas (Hg.) (2000): Gouvernementalität der Gegenwart. Frankfurt a.M.: Suhrkamp Verlag.

Bronfenbrenner, Urie (1981): Die Ökologie der menschlichen Entwicklung. Natürliche und geplante Experimente. Stuttgart: Klett-Cotta (Sozialwissenschaften).

Brütt, Christian (2011): Workfare als Mindestsicherung – Von der Sozialhilfe zu Hartz IV. Deutsche Sozialpolitik 1962 bis 2005. Bielefeld: transcript Verlag.

Brzezinski, Zbigniew (2015): Die einzige Weltmacht. Amerikas Strategie der Vorherrschaft. 2. Aufl. Rottenburg: Kopp Verlag.

Buck, Dorothea (1995): Initiativen der Selbsthilfebewegung von Psychiatrie-Erfahrenen. In: *Verhaltenstherapie & psychosoziale Praxis* 27 (4), S. 539-547.

Budäus, Dietrich (1994): Public Management. Konzepte und Verfahren zur Modernisierung öffentlicher Verwaltungen. Berlin: Edition Sigma.

Budde, Wolfgang; Früchtel, Frank (2005a): Sozialraumorientierte Soziale Arbeit – ein Modell zwischen Lebenswelt und Steuerung. Teil 1. In: *Nachrichtendienst des Deutschen Vereins für öffentliche und private Fürsorge* (7), S. 238-242.

Budde, Wolfgang; Früchtel, Frank (2005b): Sozialraumorientierte Soziale Arbeit – ein Modell zwischen Lebenswelt und Steuerung. Teil 2. In: *Nachrichtendienst des Deutschen Vereins für öffentliche und private Fürsorge* (8), S. 287-292.

Budde, Wolfgang; Früchtel, Frank (2010): Sozialraum -mehr als drei Dimensionen. Grundlage des Konzepts Sozialraumorientierung und Handlungsmöglichkeiten für die Sozialpsychiatrie. In: *Soziale Psychiatrie (Rundbrief der Deutschen Gesellschaft für Soziale Psychiatrie)* 34 (2), S. 7-12.

Bude, Heinz (2008): Die Ausgeschlossenen. Das Ende vom Traum einer gerechten Gesellschaft. München: Hanser Verlag.

Bude, Heinz (2015): Inklusion als sozialpolitischer Leitbegriff. Ein Essay. In: Theresia Degener und Elke Diehl (Hg.): Handbuch Behindertenrechtkonvention. Teilhabe als Menschenrecht – Inklusion als gesellschaftliche Aufgabe. Bonn: Bundeszentrale für Politische Bildung, S. 388-398.

Bude, Heinz; Lantermann, Ernst-Dieter (2006): Soziale Exklusion und Exklusionsempfinden. In: *Kölner Zeitschrift für Soziologie und Sozialpsychologie*, S. 233-252.

Bude, Heinz; Lantermann, Ernst-Dieter (2008): Prekariat, Exklusionsempfinden, Vertrauen, Kompetenzen und Selbstsorge. Online verfügbar unter https://www.uni-kassel.de/fb4/psychologie/personal/lantermann/person/unsicherheit.pdf.

Bude, Heinz; Lantermann, Ernst-Dieter (2010): Vertrauen, Kompetenzen und gesellschaftliche Exklusion in prekären Zeiten. Kassel: Kassel University Press (Positionen – Beiträge zur Beratung in der Arbeitswelt, 1_2010).

Bude, Heinz; Staab, Philipp (Hg.) (2016): Kapitalismus und Ungleichheit. Die neuen Verwerfungen. Frankfurt, New York: Campus Verlag.

Bude, Heinz; Willisch, Andreas (2017 [2008]): Die Debatte über die »Überflüssigen«. Einleitung. In: Heinz Bude und Andreas Willisch (Hg.): Exklusion. Die Debatte über die »Überflüssigen«. Frankfurt a.M.: Suhrkamp Verlag (Suhrkamp-Taschenbuch Wissenschaft, 1819), S. 9-30.

Buestrich, Michael; Wohlfahrt, Norbert (2008): Die Ökonomisierung der Sozialen Arbeit. In: *Aus Politik und Zeitgeschichte 12-13*, S. 17-24.

Bühring, Petra (2001): Auf halbem Wege stecken geblieben. In: *Deutsches Ärzteblatt, 98,* 6, S. 301-307.

Bühring, Petra (2008): Integrierte Versorgung – Nur wenige Verträge in der Psychiatrie. In: *Deutsches Ärzteblatt* (8), S. 341.

Bühring, Petra (2016): Die Vorteile überwiegen. In: *Deutsches Ärzteblatt* 113 (40), A1744.

BUKO-Pharmakampagne (2008): PatientInnen nicht im Regen stehen lassen – für eine industrieunabhängige Patienteninformation. In: *Soziale Psychiatrie (Rundbrief der Deutschen Gesellschaft für Soziale Psychiatrie)* 32 (3), S. 37-38.

Bundesministerium für Jugend, Familie und Gesundheit (1980): Konzeption des Modellprogramms der Bundesregierung zur Reform der Versorgung im psychiatrischen und psychotherapeutischen/psychosomatischen Bereich. Bonn: BArch, B 189/24060, Auszüge.

Bundesministerium für Jugend, Familie und Gesundheit (Hg.) (1982): Modellverbund »Ambulante psychiatrische und psychotherapeutisch/psychosomatische Versorgung«. Erster gemeinsamer Erfahrungsbericht der Beteiligten am Modellverbund. Stuttgart-Berlin-Köln-Mainz: Nomos Verlagsgesellschaft (Schriftenreihe des Bundesministeriums für Jugend, Familie und Gesundheit, 161).

Bundesregierung/Bundesrat (1973): Verordnung zur Regelung der Krankenhauspflegesätze. (Bundespflegesatzverordnung – BpflV). Vom 25. April 1973. In: *Bundesgesetzblatt* (32), S. 333-360.

Bürgerschaft der Freien und Hansestadt Hamburg DS 9/3913 (1981): Beteiligung Hamburgs am Modellprogramm der Bundesregierung zur Reform der Versorgung im psychiatrischen und psychotherapeutisch/psychosomatischen Bereich. Hamburg.

Burr, Christian; Schulz, Michael; Winter, Andréa; Zuaboni, Gianfranco (Hg.) (2013): Recovery in der Praxis. Voraussetzungen, Interventionen, Projekte. Köln: Psychiatrie-Verlag.

Burzan, Nicole (2014): Soziale Ungleichheit, Klasse und Schichten. In: Steffen Mau und Nadine M. Schöneck-Voß (Hg.): Handwörterbuch zur Gesellschaft Deutschlands. 3. Aufl. Bonn: bpb Bundeszentrale für politische Bildung (Schriftenreihe Bundeszentrale für Politische Bildung, 1441), 774-187.

Busch, Ulrich; Land, Rainer (2012): Teilhabekapitalismus – Fordistische Wirtschaftsentwicklung und Umbruch in Deutschland 1950 – 2009. In: Forschungsverbund Sozioökonomische Berichterstattung (Hg.): Teilhabe im Umbruch. Wiesbaden: VS Verlag für Sozialwissenschaften (Berichterstattung zur sozioökonomischen Entwicklung in Deutschland, 2), S. 111-152.

Butterwegge, Christoph (2008): Rechtfertigung, Maßnahmen und Folgen einer neoliberalen (Sozial-)Politik. In: Christoph Butterwegge, Bettina Lösch und Ralf Ptak (Hg.): Kritik des Neoliberalismus. Wiesbaden: VS Verlag für Sozialwissenschaften, S. 135-220.

Butterwegge, Christoph (2011): Neoliberalismus, Wohlfahrtsstaatsentwicklung und die Ökonomisierung des Sozialen. In: *Soziale Psychiatrie (Rundbrief der Deutschen Gesellschaft für Soziale Psychiatrie)* 35 (2), S. 10-12.

Butterwegge, Christoph; Hank, Rainer (2019): Deutschland nach Hartz IV: Zwei Perspektiven. In: *Aus Politik und Zeitgeschichte* (44-45), S. 4-11.

Butterwegge, Christoph; Lösch, Bettina; Ptak, Ralf (Hg.) (2008): Kritik des Neoliberalismus. Wiesbaden: VS Verlag für Sozialwissenschaften.

Canovai, Maria; Zechert, Christian (2005): Kompetenzen entdecken! Interkulturelle Arbeit mit Migrantinnen und Migranten in seelischen Krisen. In: *Soziale Psychiatrie (Rundbrief der Deutschen Gesellschaft für Soziale Psychiatrie)* 29 (4), S. 4-7.

Caplan, Gerald (1964): Principles of Preventive Psychiatry. New York: Basic Books.

Caplan, Gerald (2011 [1974]): An approach to community mental health. London, New York: Routledge (The international behavioural and social sciences library. Mind & medicine, v. 3).

Castel, Robert (1979): Die psychiatrische Ordnung. Das goldene Zeitalter des Irrewesens. Frankfurt a.M.: Suhrkamp Verlag.

Castel, Robert (2008): Die Metamorphosen der sozialen Frage. Eine Chronik der Lohnarbeit. 2. Aufl. Konstanz: UVK Univ.-Verl. Konstanz (Édition discours, 44). Online verfügbar unter https://www.socialnet.de/rezensionen/isbn.php?isbn=978-3-86764-067-1, zuletzt geprüft am 23.11.2020.

Castel, Robert (2009): Die Wiederkehr der sozialen Unsicherheit. In: Robert Castel und Klaus Dörre (Hg.): Prekarität, Abstieg, Ausgrenzung. Die soziale Frage am Beginn des 21. Jahrhunderts. Frankfurt a.M.: Campus-Verl. (Sozialwissenschaften 2009), S. 21-34.

Castel, Robert; Dörre, Klaus (Hg.) (2009): Prekarität, Abstieg, Ausgrenzung. Die soziale Frage am Beginn des 21. Jahrhunderts. Konferenz. Frankfurt a.M.: Campus-Verl. (Sozialwissenschaften 2009).

Charlin, Marie-Béatrice (1998): Subjektorientierung. Der Patient als Erzähler seiner Geschichte: eine neue Orientierung für die Therapie. In: *Soziale Psychiatrie (Rundbrief der Deutschen Gesellschaft für Soziale Psychiatrie)* 22 (3), S. 30-31.

Chow, Winnie S.; Priebe, Stefan (2013): Understanding psychiatric institutionalization: a conceptual review. In: *BMC psychiatry* 13, S. 169. DOI: 10.1186/1471-244X-13-169.

Ciompi, Luc (1995a): Die Philosophie der Sozialpsychatrie im Rahmen eines psycho-sozio-biologischen Verstehendmodell der Psyche. In: Thomas Bock, Dorothea Buck, Jan Gross, Ernst Maß, Elliot Sorel und Eugen Wolpert (Hg.): Abschied von Babylon. Verständigung über Grenzen in der Psychiatrie. Bonn: Psychiatrie-Verlag, S. 293-300.

Ciompi, Luc (1995b): Sozialpsychiatrie heute – was ist das? Versuch einer Klärung. In: Asmus Finzen und Ulrike Hoffmann-Richter (Hg.): Was ist Sozialpsychiatrie. Eine Chronik. Bonn: Psychiatrie-Verlag, S. 203-218.

Ciompi, Luc (2000): Welche Zukunft hat die Sozialpsychiatrie? Hoffnungen, Befürchtungen und Leitbilder. In: *Verhaltenstherapie & psychosoziale Praxis* 32 (1), S. 9-18.

Ciompi, Luc (2001): Welche Zukunft hat die Sozialpsychiatrie? Hoffnungen, Befürchtungen und Leitbilder. In: Martin Wollschläger (Hg.): Sozialpsychiatrie. Entwicklungen – Kontroversen – Perspektiven. Tübingen: Dgvt-Verl.

Clausen, Jens (1990): Eine Chronik? Ein Klettergerüst! Der fast hoffnungslose Versuch, eine Geschichte der DGSP zu schreiben. In: *Soziale Psychiatrie (Rundbrief der Deutschen Gesellschaft für Soziale Psychiatrie)* (49), S. 4-15.

Clausen, Jens (2007): Inklusion: Eine Idee? Eine Theorie? Ein sozialethisches Ziel? In: *Soziale Psychiatrie (Rundbrief der Deutschen Gesellschaft für Soziale Psychiatrie)* 31 (1), S. 13-14.

Clausen, Jens; Dresler, Klaus-Dieter; Eichenbrenner, Ilse (1997): Soziale Arbeit im Arbeitsfeld Psychiatrie. Eine Einführung. 2. Aufl. Freiburg i.Br.: Lambertus.

Clausen, Jens; Eichenbrenner, Ilse (2016): Soziale Psychiatrie. Grundlagen, Zielgruppen, Hilfeformen. 2. Aufl. Stuttgart: W. Kohlhammer Verlag.

Claußen, Angelika (2005): Alles anders? Wider den »kategorischen Irrtum«. Interkulturelle Kompetenz in der gemeindepsychiatrischen Versorgung. In: *Soziale Psychiatrie (Rundbrief der Deutschen Gesellschaft für Soziale Psychiatrie)* 29 (4), S. 8-11.

Con_sens (2020): Kennzahlenvergleich Eingliederungshilfe 2020. Berichtsjahr 2018. Hg. v. Bundesarbeitsgemeinschaft der überörtlichen Träger der Sozialhilfe (BAGüS). Münster. Online verfügbar unter http://kennzahlenvergleich-eingliederungshilfe.de/images/berichte/BAGS%20Kennzahlenvergleich%20Berichtsjahr%202018_barrierefrei_final.pdf, zuletzt geprüft am 24.10.2020.

Conty, Michael (2018): Teilhabestärkungsgesetz – wird das Bundesteilhabegesetz (BTHG) die Lebenslagen schwer psychisch kranker Menschen verbessern? In: Andreas Speck und Ingmar Steinhart (Hg.): Abgehängt und chancenlos? Teilhabechancen und -risiken von Menschen mit schweren psychischen Beeinträchtigungen. Köln: Psychiatrie-Verlag (Forschung für die Praxis – Hochschulschriften), S. 132-143.

Conty, Michael; Michel, Klaus; Pleuß, Svenja; Pöld-Krämer, Silvia (2017/2018): »Assistenzleistungen« im BTHG aus der Sicht der Leistungserbringer Teil1 + 2. In: *Nachrichtendienst des Deutschen Vereins für öffentliche und private Fürsorge*.

Cording, Clemens (2003): Plädoyer für ein neues Paradigma psychiatrischer Qualitätssicherung 30 (3), S. 225-229.

Cordshagen, Hans (2001): Was braucht dieser Mensch? Differenzierte Hilfen im Wohnen. In: *Soziale Psychiatrie (Rundbrief der Deutschen Gesellschaft für Soziale Psychiatrie)* 25 (2), S. 32-33.

Cramer, Manfred (1981): Psychologenarbeitslosigkeit und psychosoziale Reform. In: Ernst von Kardorff und Elmar Koenen (Hg.): Psyche in schlechter Gesellschaft. Zur Krise klinisch-psychologischer Tätigkeit. München: Urban & Schwarzenberg (U-&-S-Psychologie), S. 75-100.

Cramer, Manfred; Keupp, Heiner; Röhrle, Bernd; Stark, Wolfgang (1986): Psychiatrischer und psychosozialer Umbau. Diskussionsvorschlag. In: *DGSP-Rundbrief* (34), S. 42-45.

Cranach, Michael von (2001): Vom Streit um Spezialisierung und Regionalisierung. Wege aus der Blockierung. In: AKTION PSYCHISCH KRANKE (Hg.): 25 Jahre Psychiatrieenquete. Band 2. Bonn: AKTION PSYCHISCH KRANKE, S. 14-28.

Cranach, Michael von; Finzen, Asmus (Hg.) (1972): Sozialpsychiatrische Texte. Psychische Krankheit als sozialer Prozeß, psychiatrische Epidemiologie. Berlin: Springer Verlag.

Crouch, Colin (2017): Postdemokratie. 13. Aufl. Frankfurt a.M.: Suhrkamp (Edition Suhrkamp, 2540).

Crouch, Colin; Jakubzik, Frank (2015): Die bezifferte Welt. Wie die Logik der Finanzmärkte das Wissen bedroht. 2. Aufl. Berlin: Suhrkamp (Postdemokratie,/Colin Crouch; 3).

Cullberg, Johan; Merschmann, Brigitta (Hg.) (2008): Therapie der Psychosen. Ein interdisziplinärer Ansatz. Bonn: Psychiatrie-Verl. Online verfügbar unter http://deposit.d-nb.de/cgi-bin/dokserv?id=3023266&prov=M&dok_var=1&dok_ext=htm, zuletzt geprüft am 23.11.2020.

Czada, Roland (2002): Zwischen Stagnation und Umbruch. Die politisch-ökonomische Entwicklung nach 1989. In: Werner Süß (Hg.): Deutschland in den neunziger Jahren.

Politik und Gesellschaft zwischen Wiedervereinigung und Globalisierung. Wiesbaden: VS Verlag für Sozialwissenschaften, S. 203-226.

Czada, Roland M.; Windhoff-Héritier, Adrienne (Hg.) (1991): Political Choice. Institutions, Rules and the Limits of Rationality. Frankfurt a.M., Boulder Cl.: Campus Verlag/Westview Press.

Dahme, Heinz-Jürgen; Otto, Hans-Uwe; Trube, Achim; Wohlfahrt, Norbert (Hg.) (2003): Soziale Arbeit für den aktivierenden Staat. Wiesbaden: VS Verlag für Sozialwissenschaften.

Dahme, Heinz-Jürgen; Wohlfahrt, Norbert (Hg.) (2000): Netzwerkökonomie im Wohlfahrtsstaat. Wettbewerb und Kooperation im Sozial- und Gesundheitssektor. Berlin: Ed. Sigma.

Dahrendorf, Ralf (1965): Bildung ist Bürgerrecht. Plädoyer für eine aktive Bildungspolitik. Bramsche: Nannen-Verlag.

Daiminger, Christine (2007): Eine Erfolgsgeschichte mit Differenzen. Zur Geschichte der Professionalisierung der Verhaltenstherapie und der Deutschen Gesellschaft für Verhaltenstherapie (DGVT) in der Bundesrepublik Deutschland. Tübingen: Dgvt-Verl. Online verfügbar unter http://deposit.d-nb.de/cgi-bin/dokserv?id=2971007&prov=M&dok_var=1&dok_ext=htm.

Dangschat, Jens (1995): Gesellschaft in Bewegung. Über »neue Unübersichtlichkeit«, unübersehbare Wertepluralität und entleerte Sinne. In: *Soziale Psychiatrie (Rundbrief der Deutschen Gesellschaft für Soziale Psychiatrie)* 19 (4), S. 15-19.

Daub, Ute; Kardorff, Ernst von; Tholen, Christoph (1982): Nachwort oder: Lichtjahre entfernt. In: Forschungsausschuss der DGSP (Hg.): Wer löst wen wohin auf? Das Dilemma der Forschung im Wandel der Psychiatrie (Tagung des Forschungsausschusses der DGSP in Zusammenarbeit mit dem Wissenschaftlichen Zentrum für Psychoanalyse der Gesamthochschulde Kassel). Beiträge und Diskussionen des DGSP-Kongresses im Frühjahr 1981 am Wissenschaftlichen Zentrum für Psychoanalyse an der Gesamthochschulde Kassel. Unter Mitarbeit von Hugo Biel, Ute Daub, Bernard Henneck, Ernst von Kardorff, Dietrich Krämer, Enno Küttner et al. Rehburg-Loccum: Psychiatrie-Verlag, S. 118-124.

Daum, Marcel; Höptner, Anja; Speck, Andreas; Steinhart, Ingmar (2017): Teilhabe für chronisch psychisch kranke Menschen in Deutschland oder Die Sozialpsychiatrie und die Soziale Gerechtigkeit. In: *Psychiatrische Praxis* 44 (02), S. 108-110. DOI: 10.1055/s-0043-100274.

Debus, Stephan (1997): Für wen forscht die DGSP? Zur Tagung des FA Forschung. In: *Soziale Psychiatrie (Rundbrief der Deutschen Gesellschaft für Soziale Psychiatrie)* 21 (2), S. 38-39.

Debus, Stephan (1999): Forschungsforum in der DGSP. »Experimente« mit einem berufsübergreifenden Forschungsdiskurs. In: *Soziale Psychiatrie (Rundbrief der Deutschen Gesellschaft für Soziale Psychiatrie)* 23 (1), S. 38-39.

Debus, Stephan (2003): Semiotik und Sozialpsychiatrie – transdisziplinäre Begegnung als Reformulierungsarbeit. In: *Sozialpsychiatrische Informationen* 33 (3), S. 2-8.

Dederich, Markus (2007): Körper, Kultur und Behinderung. Eine Einführung in die Disability Studies. Bielefeld: transcript (Disability Studies, Band2). Online verfügbar unter https://content-select.com/index.php?id=bib&ean=9783839406410, zuletzt geprüft am 23.11.2020.

Degener, Theresia; Diehl, Elke (Hg.) (2015): Handbuch Behindertenrechtkonvention. Teilhabe als Menschenrecht – Inklusion als gesellschaftliche Aufgabe. Bonn: Bundeszentrale für Politische Bildung.

Deinet, Ulrich (Hg.) (2009): Methodenbuch Sozialraum. Wiesbaden: VS Verlag für Sozialwissenschaften.

Deister, Arno (2011): Vom Fall zum Menschen – Erfahrungen aus einem Regionalen Psychiatrie-Budget. In: *Gesundheitswesen (Bundesverband der Ärzte des Öffentlichen Gesundheitsdienstes [Germany])* 73 (2), S. 85-88. DOI: 10.1055/s-0030-1270493.

Deister, Arno; Forster, Hans-Jürgen (2009): Das Regionale Psychiatrie-Budget im Kreis Steinburg – Erfahrungen aus einem Modellprojekt. In: Regina Schmidt-Zadel, Peter Kruckenberg und AKTION PSYCHISCH KRANKE (Hg.): Kooperation und Verantwortung in der Gemeindepsychiatrie. Tagungsbericht; Kassel, 3./4. November 2008. Bonn: Psychiatrie-Verlag (Tagungsberichte, 35), S. 230-237.

Deister, Arno; Wilms, Bettina (Hg.) (2014): Regionale Verantwortung übernehmen. Modellprojekte in Psychiatrie und Psychotherapie nach § 64b SGB V. Köln: Psychiatrie-Verlag.

Delcamp, Astrid (2008): Chance oder Desaster? Neuroleptikagabe: Der Spielraum für Nicht – oder Niedrigmedikation wird zu wenig genutzt. In: *Soziale Psychiatrie (Rundbrief der Deutschen Gesellschaft für Soziale Psychiatrie)* 32 (2), S. 33-35.

Demand, Jörg (1980): Einige Gedanken zur Freiburger DGSP-Tagung. In: Niels Pörksen (Hg.): Therapie. Hilfe, Ersatz, Macht?; Materialien zur DGSP-Jahrestagung vom 1.–4. November 1979 in Freiburg. Rehburg-Loccum: Psychiatrie-Verlag (Werkstattschriften zur Sozialpsychiatrie, 30), S. 102-105.

Demand, Jörg (1982): Die Frage der politischen Macht. Zur Diskussion der Auflösung in Regensburg. In: *DGSP-Rundbrief* 6 (17), S. 29.

Demand, Jörg (1995): Die Hilfebedarfe, der Mensch und das Leben. Kritisch gesehen: Das Projekt »Personalbemessung in komplementären Bereich«. In: *Soziale Psychiatrie (Rundbrief der Deutschen Gesellschaft für Soziale Psychiatrie)* 19 (3), S. 44-47.

Demand, Jörg (2000): Über die Depotenzierung psychiatrischer Rehabilitation durch die sog. personenbezogenen Hilfen. In: *Sozialpsychiatrische Informationen* 40 (3), S. 30-34.

Demand, Jörg (2005): Wider die Verkürzung der Wahrnehmung. Antwort von Jörg Demand auf die Stellungnahme von Christian Reumschüssel-Wienert zu den »Soltauer Impulsen« in SP 1/2005. In: *Soziale Psychiatrie (Rundbrief der Deutschen Gesellschaft für Soziale Psychiatrie)* 29 (2), S. 42-43.

Demand, Jörg; Speicher, Joachim (2000): Diskussion zum IBRP. Repliken zur Stellungnahme von Ulrich Seibert in SP 1/2000. In: *Soziale Psychiatrie (Rundbrief der Deutschen Gesellschaft für Soziale Psychiatrie)* 24 (2), S. 34-35.

Der Lotse (1981): Ambulante psychiatrische und psychotherapeutisch psychosomatische Versorgung. Modellverbund des BMJFG, Berichtszeitraum 1977 – 1980. Endbericht der psychosozialen Kontaktstelle LOTSE in Hamburg Wilhelmsburg. Hamburg.

Der Spiegel (1971): Ohne Bewährung. In: *Der Spiegel* 48, 22.11.1971, S. 84-85.

Der Spiegel (1990): Hausmitteilung, 26.03.1990.

DESTATIS (1990): Statistisches Jahrbuch 1990. Hg. v. Statistisches Bundesamt (DESTATIS). Wiesbaden.

DESTATIS (1992a): Grunddaten der Krankenhäuser und Vorsorge- oder Rehabilitationseinrichtungen 1990. Gesundheitswesen, Fachserie 12, Reihe 6.1. Hg. v. Statistisches Bundesamt (DESTATIS). Stuttgart.

DESTATIS (1992b): Statistisches Jahrbuch 1992. Hg. v. Statistisches Bundesamt (DESTATIS).

DESTATIS (2001): Grunddaten der Krankenhäuser und Vorsorge- oder Rehabilitationseinrichtungen 2000. Fachserie 12, Reihe 6.1. Statistisches Bundesamt (DESTATIS).

DESTATIS (2017): Grunddaten der Vorsorge- oder Rehabilitationseinrichtungen 2016. Gesundheit, Fachserie 12, Reihe 6.1.2. Hg. v. Statistisches Bundesamt (DESTATIS). Online verfügbar unter https://www.destatis.de/DE/Themen/Gesellschaft-Umwelt/Gesundheit/Vorsorgeeinrichtungen-Rehabilitationseinrichtungen/Publikationen/Downloads-Vorsorge-oder-Reha/grunddaten-vorsorge-reha-2120612167004.pdf?__blob=publicationFile, zuletzt geprüft am 20.10.2020.

DESTATIS, Statistisches Bundesamt (2006): Datenreport 2006. Zahlen und Fakten über die Bundesrepublik Deutschland. In Zusammenarbeit mit dem Wissenschaftszentrum für Sozialforschung (WZB) und dem Zentrum für Umfragen, Methoden und Analysen, Mannheim (ZUMA). Bonn (Schriftenreihe Bundeszentrale für Politische Bildung, 544).

DESTATIS, Statistisches Bundesamt (2014): Empfängerinnen und Empfänger von Eingliederungshilfe für behinderte Menschen. Online verfügbar unter https://www.destatis.de.

DESTATIS, Statistisches Bundesamt (2020): Gesundheit. Grunddaten der Krankenhäuser. Fachserie 12 Reihe 6.1.1 – 2018.

DeSwaan, Abram (1993): Der sorgende Staat. Wohlfahrt, Gesundheit und Bildung in Europe und den USA der Neuzeit. Frankfurt a.M., New York: Campus Verlag.

Deutscher Bundestag (1969a): Bericht über die finanzielle Lage der Krankenanstalten. Beschluss des deutschen Bundestages vom 1.Juli 1966. Drucksache V/784.

Deutscher Bundestag (1969b): Zweiundzwanzigstes Gesetz zur Änderung des Grundgesetzes. Vom 12. Mai 1969. In: *Bundesgesetzblatt* (37), S. 363.

Deutscher Bundestag (1970): Öffentliche Anhörung von Sachverständigen zu dem Antrag der Abgeordneten Picard, Dr. Martin, Dr. Jungmann, Dr. Götz, Prinz zu Seyn-Wittgenstein-Hohenstein, von Thadden, Köster und die Fraktion der CDU/CSU betreffend die Situation der Psychiatrie in der Bundesrepublik. Stenographischer Bericht vom 8. Oktober 1970.

Deutscher Bundestag (1971): Situation der Psychiatrie in der Bundesrepublik. Schriftlicher Bericht des Ausschusses für Jugend, Familie und Gesundheit. Drucksache IV/2322 vom 9. Juni 1971, zuletzt geprüft am 11.01.2019.

Deutscher Bundestag (1972): Gesetz zur wirtschaftlichen Sicherung der Krankenhäuser und zur Regelung der Krankenhauspflegesätze – KHG -. Vom 29. Juni 1972. In: *Bundesgesetzblatt* Teil I, Nr. 60, S. 1009-1017.

Deutscher Bundestag (1973): Enquete über die Lage der Psychiatrie in der Bundesrepublik Deutschland. hier: Zwischenbericht der Sachverständigenkommission zur

Erarbeitung der Enquete über die Lage der Psychiatrie in der Bundesrepublik Deutschland. DS 7/1124 vom 19.10.73, 1973.

Deutscher Bundestag (1975a): Anhang zum Bericht über die Lage der Psychiatrie in der Bundesrepublik Deutschland. Unterrichtung durch die Bundesregierung. Drucksache 7/4201 vom 25. November 1975.

Deutscher Bundestag (1975b): Bericht über die Lage der Psychiatrie in der Bundesrepublik Deutschland – Zur psychiatrischen und psychotherapeutisch/psychosomatischen Versorgung der Bevölkerung -. Unterrichtung durch die Bundesregierung. Drucksache 7/4200 vom 25. November 1975.

Deutscher Bundestag (1979): Stellungnahme der Bundesregierung zum Bericht der Sachverständigen- Kommission über die Lage der Psychiatrie in der Bundesrepublik Deutschland — Zur psychiatrischen und psychotherapeutisch/psychosomatischen Versorgung der Bevölkerung — unter Berücksichtigung der inzwischen eingetretenen Veränderungen. Unterrichtung durch die Bundesregierung. DS 8/2565 vom 13.02.79.

Deutscher Bundestag (1981): Gesetz zur Änderung des Gesetzes zur wirtschaftlichen Sicherung der Krankenhäuser und zur Regelung der Krankenhauspflegesätze (Krankenhaus-Kostendämpfungsgesetz). Vom 22.12.1981. In: *Bundesgesetzblatt* 1981, Teil 1, S. 1568-1577.

Deutscher Bundestag (1982): Gesetz zur Wiederbelebung der Wirtschaft und Beschäftigung und zur Entlastung des Bundeshaushaltes (Haushaltsbegleitgesetz 1983). In: *Bundesgesetzblatt* 1982, Teil I, S. 1857.

Deutscher Bundestag (1983): Gesetz über Maßnahmen zur Entlastung der öffentlichen Haushalte und zur Stabilisierung der Finanzentwicklung in der Rentenversicherung sowie über die Verlängerung der Investitionshilfeabgabe (Haushaltsbegleitgesetz 1984). In: *Bundesgesetzblatt* 1983, Teil I, S. 1513.

Deutscher Bundestag (1986): Gesetz zur Verbesserung der ambulanten und teilstationären Versorgung psychisch Kranker. In: *Bundesgesetzblatt* 1986, Teil 1, S. 324.

Deutscher Bundestag (1988a): Entwurf eines Gesetzes zur Strukturreform im Gesundheitswesen (Gesundheits-Reformgesetz – GRG). Stellungnahme des Bundesrates. DS 11/2493 vom 15.06.88.

Deutscher Bundestag (1988b): Entwurf eines Gesetzes zur Strukturreform im Gesundheitswesen (Gesundheits-Reformgesetz — GRG). Drucksache 11/2237 vom 03.05.88.

Deutscher Bundestag (1988c): Gesetz zur Strukturreform im Gesundheitswesen (Gesundheitsreformgesetz, GRG). In: *Bundesgesetzblatt* 1988, Teil I, S. 2477.

Deutscher Bundestag (1990a): Gesetz zur Reform des Rechts der Vormundschaft und Pflegschaft für Volljährige. (Betreuungsgesetz – BtG). Vom 12. September 1990. In: *Bundesgesetzblatt* 1990 Teil I (48), S. 2002.

Deutscher Bundestag (1990b): Stellungnahme der Bundesregierung zu dem Bericht »Empfehlungen der Expertenkommission der Bundesregierung zur Reform der Versorgung im psychiatrischen und psychotherapeutisch/psychosomatischen Bereich« – auf der Grundlage des Modellprogramms »Psychiatrie« der Bundesregierung. Unterrichtung durch die Bundesregierung. DS 11/8494 vom 27.11.90, 1990.

Deutscher Bundestag (1992): Gesetz zur Sicherung und Strukturverbesserung der gesetzlichen Krankenversicherung. (Gesundheitsstrukturgesetz). vom 21. Dezember 1992. In: *Bundesgesetzblatt* I (59), S. 2266.

Deutscher Bundestag (1994a): Gesetz zur Änderung des Grundgesetzes. Vom 27. Oktober 1994. In: *Bundesgesetzblatt* 1994 Teil I (75), S. 3146.

Deutscher Bundestag (1994b): Gesetz zur sozialen Absicherung des Risikos der Pflegebedürftigkeit (Pflege-Versicherungsgesetz – Pflege VG). vom 26. Mai 1994. In: *Bundesgesetzblatt* (59), S. 1014.

Deutscher Bundestag (1996): Gesetz zur Reform des Sozialhilferechts. Vom 23. Juni 1996. In: *Bundesgesetzblatt* 1996 Teil I (38), S. 1088.

Deutscher Bundestag (1998): Gesetz über die Berufe des Psychologischen Psychotherapeuten und deskinder- und Jugendpsychotherapeuten, zur Änderung des Fünften Buches Sozialgesetzbuch und anderer Gesetze. vom 16. Juni 1998. In: *Bundesgesetzblatt* 1998 Teil I (36), S. 1311.

Deutscher Bundestag (1999): Gesetz zur Reform der gesetzlichen Krankenversicherung ab dem Jahr 2000. (GKV-Gesundheitsreformgesetz 2000). Vom 22. Dezember 1999. In: *Bundesgesetzblatt* 1999 Teil I (59), S. 2622.

Deutscher Bundestag (2001a): Gesetz zur Reform der gesetzlichen Rentenversicherung und zur Förderung eines kapitalgedeckten Altersvorsorgevermögens. Altersvermögensgesetz – AVmG. Vom 28. Juni 2001. In: *Bundesgesetzblatt* 2001, Teil I (31), S. 1-34.

Deutscher Bundestag (2001b): Sozialgesetzbuch – Neuntes Buch – (SGB IX). Rehabilitation und Teilhabe behinderter Menschen. Vom 19. Juni 2001. In: *Bundesgesetzblatt* 2001, Teil I (27), S. 1046-1140.

Deutscher Bundestag (2002a): Erstes Gesetz für moderne Dienstleistungen am Arbeitsmarkt. Vom 23. Dezember 2002. In: *Bundesgesetzblatt* 2002, Teil I (87), S. 4607-4620.

Deutscher Bundestag (2002b): Gesetz zur Gleichstellung behinderter Menschen und zur Änderung anderer Gesetze. Vom 27. April 2002. In: *Bundesgesetzblatt* 2002, Teil I (28), S. 1467-1482.

Deutscher Bundestag (2002c): Zweites Gesetz für moderne Dienstleistungen am Arbeitsmarkt. Vom 23. Dezember 2002. In: *Bundesgesetzblatt* 2002, Teil I (87), S. 4621-4636.

Deutscher Bundestag (2003a): Drittes Gesetz für moderne Dienstleistungen am Arbeitsmarkt. Vom 23. Dezember 2003. In: *Bundesgesetzblatt* 2003, Teil I (65), S. 2848-2918.

Deutscher Bundestag (2003b): Viertes Gesetz für moderne Dienstleistungen am Arbeitsmarkt. Vom 24. Dezember 2003. In: *Bundesgesetzblatt* 2003, Teil I (66), S. 2954-3000.

Deutscher Bundestag (2003c): Gesetz zur Modernisierung der gesetzlichen Krankenversicherung. GKV-Modernisierungsgesetz – GMG. In: *Bundesgesetzblatt* 2003, Teil I (55), S. 2190-2258.

Deutscher Bundestag (2006): Gesetz zur Umsetzung europäischer Richtlinien zur Verwirklichung des Grundsatzes der Gleichbehandlung. Allgemeines Gleichbehandlungsgesetz (AGG). Vom 14. August 2006. In: *Bundesgesetzblatt* 2006, Teil I (39), S. 1897-1910.

Deutscher Bundestag (2007a): Gesetz zur Anpassung der Regelaltersgrenze an die demografische Entwicklung und zur Stärkung der Finanzierungsgrundlagen der gesetzlichen Rentenversicherung. RV – Altersgrenzenanpassungsgesetz. Vom 20. April 2007. In: *Bundesgesetzblatt* 2007, Teil I (16), S. 554.

Deutscher Bundestag (2007b): Gesetz zur Stärkung des Wettbewerbes in der gesetzlichen Krankenversicherung. GKV-Wettbewerbsstärkungsgesetz – GKV-WSG. In: *Bundesgesetzblatt* 2007, Teil I (11), S. 378.

Deutscher Bundestag (2009): Gesetz zum ordnungspolitischen Rahmen der Krankenhausfinanzierung ab dem Jahr 2009. Krankenhausfinanzierungsreformgesetz – KHRG. Vom 17. März 2009. In: *Bundesgesetzblatt* 2009, Teil I (15), S. 534.

Deutscher Bundestag (2013): Gesetz zur Verbesserung der Rechte von Patientinnen und Patienten. In: *Bundesgesetzblatt* 2013 Teil I (9), S. 277-282.

Deutscher Bundestag (2015a): Gesetz zur Stärkung der Gesundheitsförderung und der Prävention. (Präventionsgesetz – PrävG). vom 17. Juli 2015. In: *Bundesgesetzblatt* 2015 Teil I (31), S. 1368-1379.

Deutscher Bundestag (2015b): Zweites Gesetz zur Stärkung der pflegerischen Versorgung und zur Änderung weiterer Vorschriften. (Zweites Pflegestärkungsgesetz – PSG II). vom 21 Dezember 2015. In: *Bundesgesetzblatt* 2015 Teil I (54), S. 2424-2463.

Deutscher Bundestag (2016a): Gesetz zur Stärkung der Teilhabe und Selbstbestimmung von Menschen mit Behinderungen. (Bundesteilhabegesetz – BTHG). Vom 29. Dezember 2016. In: *Bundesgesetzblatt* 2016, Teil I (66), S. 3234-3340.

Deutscher Bundestag (2016b): Gesetz zur Weiterentwicklung der Versorgung und der Vergütung für psychiatrische und psychosomatische Leistungen. (PsychVVG). Vom 19.12.2016. In: *Bundesgesetzblatt* 2016 Teil I (63), S. 2986-2997.

Deutscher Verein (2011): Eckpunkte des Deutschen Vereins für einen inklusiven Sozialraum. DV 35/11 AF IV. Deutscher Verein für öffentliche und private Fürsorge e.V. Berlin. Online verfügbar unter https://www.deutscher-verein.de, zuletzt geprüft am 17.01.2012.

DGPPN (2011): Leitlinie Psychosoziale Therapien bei Menschen mit schweren psychischen Erkrankungen. Hg. v. Deutsche Gesellschaft für Psychiatrie Psychotherapie und Nervenheilkunde.

DGPPN (2018): DGPPN-Standpunkte für eine zukunftsfähige Psychiatrie. Versorgung, Forschung, Nachwuchs, Qualität. Hg. v. Deutsche Gesellschaft für Psychiatrie und Psychotherapie, Psychosomatik und Nervenheilkunde. Berlin.

DGPPN (Hg.) (2019): S3-Leitlinie Psychosoziale Therapien bei schweren psychischen Erkrankungen. S3-Praxisleitlinien in Psychiatrie und Psychotherapie. Unter Mitarbeit von Thomas Becker, Uta Gühne, Stefan Weinmann und Steffi G. Riedel-Heller. 2. Aufl.

DGSP (1970): Erste Vorstandsliste. Hg. v. Deutsche Gesellschaft für Soziale Psychiatrie.

DGSP (1971): Mitteilungsblatt. Hg. v. Deutsche Gesellschaft für Soziale Psychiatrie in der BRD e.V. (Mitteilungsblatt, 1).

DGSP (1977): DGSP Stellungnahme zum Gesetz über die nichtärztliche Therapie. In: *DGSP-Rundbrief* 1 (1), S. 6.

DGSP (1978a): Stellungnahme zum Bericht über die Lage der der Psychiatrie in der Bundesrepublik Deutschland – zur psychiatrisch und psychotherapeutisch/psychosomatischen Versorgung der Bevölkerung. Unter Mitarbeit von Manfred Bauer und Asmus Finzen. Hg. v. Deutsche Gesellschaft für Soziale Psychiatrie. Wunsdorf.

DGSP (1978b): Presseerklärung der DGSP – Bund soll psychosoziales Aktionsprogramm vorlegen. Hg. v. Deutsche Gesellschaft für Soziale Psychiatrie. Bremen.

DGSP (1979a): Holocaust und die Psychiatrie – oder der Versuch, das Schweigen in der Bundesrepublik zu brechen. Denkschrift der Deutschen Gesellschaft für Soziale Psychiatrie vorgelegt zum 1. September 1979, dem 40. Jahrestag von Hitlers Ermächtigung zur Tötung psychisch Kranker, dem 40. Jahrestag des Beginns des Vernichtungskrieges nach außen und innen. Hg. v. Deutsche Gesellschaft für Soziale Psychiatrie.

DGSP (1979b): Brief des DGSP Vorstandes an die Abgeordneten des Deutschen Bundestages zur Psychiatrie-Enquete. Unter Mitarbeit von Klaus Dörner und Ursula Plog. Hg. v. Deutsche Gesellschaft für Soziale Psychiatrie. Wunsdorf.

DGSP (1981): Die Auflösung der Psychiatrischen Großkrankenhäuser. Dokumentation zur Sternfahrt nach Bonn am 19.10.1980. Sonderband der Zeitschrift Sozialpsychiatrische Informationen. Hg. v. Deutsche Gesellschaft für Soziale Psychiatrie. Rehburg-Loccum.

DGSP (2008): Wehrt euch – beschwert euch. Dokumentation des Abschlussworkshops des Projekts »Förderstelle für unabhängige Beschwerdestellen« der DGSP e.V. in Zusammenarbeit mit dem BPE und dem BApK am 22./23.2.2008 in Fulda. gefördert durch die Aktion Mensch. Hg. v. Deutsche Gesellschaft für Soziale Psychiatrie. Köln.

DGSP (2016): Resolution zur Parlamentarischen Diskussion des Bundesteilhabegesetzes (BTHG). Hg. v. Deutsche Gesellschaft für Soziale Psychiatrie. Berlin.

DGSP (2017): denk-an-stoesse. Grundsätze, Kontroversen, Ziele. 5. Aufl. Hg. v. Deutsche Gesellschaft für Soziale Psychiatrie. Köln. Online verfügbar unter https://www.dgsp-ev.de/fileadmin/user_files/dgsp/pdfs/Publikationen/Denkanstoesse_2017_web.pdf, zuletzt geprüft am 13.06.2020.

DGSP (2018): DGSP-Denkanstoß: Soziale Psychiatrie und Klinik. In: *Soziale Psychiatrie (Rundbrief der Deutschen Gesellschaft für Soziale Psychiatrie)* 42 (1), S. 20-23.

DGSP (2018 [2010]): Memorandum der Deutschen Gesellschaft für Soziale Psychiatrie zur Anwendung von Neuroleptika. 3. Aufl. Hg. v. Deutsche Gesellschaft für Soziale Psychiatrie. Online verfügbar unter https://www.dgsp-ev.de/psychopharmaka/neuroleptikadebatte.html.

DGSP (2019): Dossier – Soziale Psychiatrie und Klinik. Perspektiven der stationären Versorgung. Hg. v. Deutsche Gesellschaft für Soziale Psychiatrie. Köln (Denkanstöße).

DGSP; DGVT; GwG (1982): Psychosoziale Hilfen im regionalen Verbund. Analyse und Perspektiven zur Überwindung der Struktur und Finanzkrise. Hg. v. Deutsche Gesellschaft für Soziale Psychiatrie, Deutsche Gesellschaft für Verhaltenstherapie und Gesellschaft für wissenschaftliche Gesprächspsychotherapie. Tübingen.

DGSP; DGVT; GwG (1986): Psychosoziale Hilfen im Regionalen Verbund. Analyse und Perspektiven zur Überwindung der Struktur- und Finanzkrise. 2. überarbeitete und erweiterte Auflage 1986. 2. Aufl. Hg. v. Deutsche Gesellschaft für Soziale Psychiatrie, Deutsche Gesellschaft für Verhaltenstherapie und Deutsche Gesellschaft für wissenschaftliche Gesprächspsychotherapie. Tübingen.

DGSP – Arbeitsgruppe »Militärpsychiatrie« (Hg.) (1983): Panikpersonen sofort eliminieren! Über die Pläne der Militärpsychiatrie, die Ordnung des Staates zu sichern und die Ruhe an der Heimatfront aufrecht zu erhalten. Deutsche Gesellschaft für Soziale Psychiatrie. Wunsdorf.

DGSP – DVGP (2017): Home Treatment in Deutschland. Gemeinsame Stellungnahme. Köln.

DGSP – Fachausschuss Gesundheitspolitisches Aktionsprogramm (1979): Protokoll der Sitzung des Fachausschusses »Gesundheitspolitisches Aktionsprogramm der DGSP«. In: *DGSP-Rundbrief* 2 (6), S. 16-19.

DGSP Arbeitskreis Recht und Psychiatrie (1983): Beistand ohne Entmündigung. DGSP-Vorschläge zur Entwicklung des Entmündigungs-, Vormundschafts- und Pflegschaftsrechts. In: *DGSP-Rundbrief* 16 (23), S. 5-6.

DGSP Ausschuss Gesundheitspolitik (1979): Zum Gesundheitspolitischen Selbstverständnis der DGSP. In: *DGSP-Rundbrief* 2 (6), S. 2-15.

DGSP Ausschuss Gesundheitspolitik (1981): Bewegung in der Psychiatrie – der Auflösungsbeschluss und die Politik der DGSP. In: *Sozialpsychiatrische Informationen* 11 (62), S. 4-20.

DGSP-FA Menschen in Heimen (2001): Wer, wenn nicht wir. Eckpunkte des DGSP Fachausschusses »Menschen in Heimen. In: *Soziale Psychiatrie (Rundbrief der Deutschen Gesellschaft für Soziale Psychiatrie)* 24 (2), S. 38-41.

DGSP-FA Menschen in Heimen (2012): Eingliederungshilfe auf dem Weg zur Inklusion. Positionspapier des DGSP-Fachausschuss Menschen in Heimen. Hg. v. Deutsche Gesellschaft für Soziale Psychiatrie. Köln.

DGSP-Jahrestagung (2003): »Enquete der Heime« einsetzen – jetzt! Resolution der Jahrestagung 2002. In: *Soziale Psychiatrie (Rundbrief der Deutschen Gesellschaft für Soziale Psychiatrie)* 27 (1), S. 35.

DGSP-Vorstand (1980): Presseerklärung – Wir fordern Menschenrechte für psychisch kranke und behinderte Bürger in der Bundesrepublik. DGSP ruft alle, die sich betroffen fühlen, zur Mitwirkung am Sternmarsch nach Bonn auf.

DGSP-Vorstand (1982): DGSP-Leitlinien zur Gemeindepsychiatrie. In: *DGSP-Rundbrief* 6 (17), S. 11-13.

DGSP-Vorstand (1983): Gegen Ghettos für »Unheilbare«. MK und DGSP warnen vor neuer Aufteilung der LKHs. In: *DGSP-Rundbrief* 16 (23), S. 2-3.

DGSP-Vorstand (1984): Presseerklärung zum Modellprogramm. In: *DGSP-Rundbrief* 17 (27), S. 3-5.

DGSP-Vorstand (1985): Bericht von der 1. Sitzung des neuen DGSP-Bundesvorstandes. Arbeitsperspektiven. In: *DGSP-Rundbrief* 18 (28), S. 2-4.

DGSP-Vorstand (1986): Prüfsteine für ein Psychiatriegesetz. Hg. v. Deutsche Gesellschaft für Soziale Psychiatrie. Hannover.

DGSP-Vorstand (1988a): DGSP – Presseerklärung zur »Gesundheitsreform«. In: *DGSP-Rundbrief* 11 (43), S. 5.

DGSP-Vorstand (1988b): Stellungnahme der DGSP zum Bericht der Expertenkommission der Bundesregierung zum Modellprogramm Psychiatrie. In: *DGSP-Rundbrief* 11 (43), S. 15.

DGSP-Vorstand (1991a): Fachausschuss: Ambulante gemeindepsychiatrische Versorgung. In: *Soziale Psychiatrie (Rundbrief der Deutschen Gesellschaft für Soziale Psychiatrie)* 15 (55), S. 38.

DGSP-Vorstand (1991b): Protokoll der Sitzung des Erweiterten Vorstandes vom 27. bis 29. September 1991 in Bonn-Röttgen.

DGSP-Vorstand (1993): Protokoll der EV-Sitzung. Samstag, 30.01.1993, Nachmittag.

DGSP-Vorstand (1999): Psychiatriepolitische Eckpunkte der DGSP. Forderungen an eine rot-grüne Gesundheitspolitik. In: *Soziale Psychiatrie (Rundbrief der Deutschen Gesellschaft für Soziale Psychiatrie)* 22 (2), S. 44-45.

DGSP-Vorstand (2000): Offener Brief an den Landschaftsverband Westfalen-Lippe. In: *Soziale Psychiatrie (Rundbrief der Deutschen Gesellschaft für Soziale Psychiatrie)* 24 (1), S. 28-29.

DGSP-Vorstand (2002): Positionspapier der DGSP. zur Weiterentwicklung der psychiatrischen Versorgung. In: *Soziale Psychiatrie (Rundbrief der Deutschen Gesellschaft für Soziale Psychiatrie)* 26 (3), S. 42-43.

DGSP-Vorstand (2003a): Protokoll der Sitzung des erweiterten Vorstands, am 16./17. Mai 2003 in Bielefeld.

DGSP-Vorstand (2003b): Reform des Betreuungsrechts. DGSP-Stellungnahme zu den Ergebnissen der Bund-Länder-Arbeitsgruppe zur Reform des Betreuungsrechts. In: *Soziale Psychiatrie (Rundbrief der Deutschen Gesellschaft für Soziale Psychiatrie)* 27 (4), 20.21.

DGSP-Vorstand (2007): Protokoll der EV-Sitzung, Samstag, 6. Januar 2007. TOP: Nachbetrachtung »Community Living«.

DGSP-Vorstand (2011): Visionen für die Sozialpsychiatrie. Frankfurter psychiatriepolitische Eckpunkte der Deutschen Gesellschaft für Soziale Psychiatrie e.V. Zur DGSP-Jahrestagung 2010 legte der Vorstand folgende Eckpunkte vor. In: *Soziale Psychiatrie (Rundbrief der Deutschen Gesellschaft für Soziale Psychiatrie)* 35 (1), S. 24-25.

DGSP-Vorstand (2013a): Fehlerhaft und ungeeignet. Stellungnahme der DGSP zur Umsetzung des Entwurfs zum pauschalierten Entgeltsystem in der Psychiatrie und Psychosomatik (PEPP) des Instituts für das Entgeltsystem im Krankenhaus (InEK). In: *Soziale Psychiatrie (Rundbrief der Deutschen Gesellschaft für Soziale Psychiatrie)* 37 (1), S. 52.

DGSP-Vorstand (2013b): Zwangsbehandlung in der Psychiatrie – Urteile und wie weiter...? Stellungnahme der Deutschen Gesellschaft für Soziale Psychiatrie zu den Urteilen des Bundesverfassungsgerichts (2BvR882/09 und 2 BvR 633/11) und des Bundesgerichtshofs (XII ZB99/12) zur Zwangsbehandlung in der Psychiatrie. In: *Soziale Psychiatrie (Rundbrief der Deutschen Gesellschaft für Soziale Psychiatrie)* 37 (1), S. 53.

DGSP-Vorstand (2013c): Stellungnahme der Deutschen Gesellschaft für Soziale Psychiatrie e.V. zu den »Eckpunkten«: Reformüberlegungen zur Unterbringung nach § 63 StGB des Bundesministeriums der Justiz vom Juli 2013. Hg. v. Deutsche Gesellschaft für Soziale Psychiatrie. Köln.

DGSP-Vorstand (2014a): Stellungnahme zu aktuellen Entwicklungen im Maßregelvollzug. Hg. v. Deutsche Gesellschaft für Soziale Psychiatrie. Köln.

DGSP-Vorstand (2014b): Reformbedarf in der Psychiatrie – Problemanzeige und Handlungsoptionen. Hg. v. Deutsche Gesellschaft für Soziale Psychiatrie. Online verfügbar unter https://www.dgsp-ev.de/fileadmin/user_files/dgsp/pdfs/Stellungnahmen/Baustellenpapier_14_Psychiatriem%C3%A4ngel_von_A-Z_I-1.pdf, zuletzt geprüft am 05.06.2020.

DGSP-Vorstand (2014c): Forderungen an eine Reform von Recht und Durchführung der psychiatrischen Maßregel nach § 63 StGB unter Beachtung der Verhältnismäßigkeit von Dauer und Eingriffsintensität. Hg. v. Deutsche Gesellschaft für Soziale Psychiatrie. Köln.

DGSP-Vorstand (2015a): Psychiatrie in der Verantwortung – Menschenwürde achten! Zur psychiatrischen und psychosozialen Versorgung von Flüchtlingen und Asylsuchenden. Mai 2015. In: *Soziale Psychiatrie (Rundbrief der Deutschen Gesellschaft für Soziale Psychiatrie)* 39 (3), S. 40-41.

DGSP-Vorstand (2015b): Stellungnahme der DGSP e.V. zum Diskussionsentwurf der Bund-Länder-Arbeitsgruppe vom 05.12.2014/20.01.2015. Entwurf eines Gesetzes zur Novellierung des Rechts der Unterbringung in einem psychiatrischen Krankenhaus gemäß § 63 Strafgesetzbuch. Hg. v. Deutsche Gesellschaft für Soziale Psychiatrie. Köln.

DGSP-Vorstand (2016a): Stellungnahme der Deutschen Gesellschaft für Soziale Psychiatrie e.V. (DGSP) zum Referentenentwurf eines Gesetzes zur Stärkung der Teilhabe und Selbstbestimmung von Menschen mit Behinderungen. (Bundesteilhabegesetz – BTHG). Hg. v. Deutsche Gesellschaft für Soziale Psychiatrie. Köln.

DGSP-Vorstand (2016b): Stellungnahme der Deutschen Gesellschaft für Soziale Psychiatrie (DGSP) zum »Entwurf eines Gesetzes zur Weiterentwicklung der Versorgung und Vergütung für psychiatrische und psychosomatische Leistungen« (PsychVVG) vom 19. Mai 2016. Hg. v. Deutsche Gesellschaft für Soziale Psychiatrie.

DGSP-Vorstand (2017a): Wahlprüfsteine der DGSP. Fragen an die Politik zur sozialpsychiatrischen Versorgung in Deutschland anlässlich der Bundestagswahl 2017. Hg. v. Deutsche Gesellschaft für Soziale Psychiatrie. Köln.

DGSP-Vorstand (2017b): denk-an-stöße. Grundsätze – Kontroversen – Ziele. 5. Aufl. Hg. v. Deutsche Gesellschaft für Soziale Psychiatrie. Köln.

DGSP-Vorstand (2018): Grundlagenpapier: Psychiatrie gemeinsam bewegen. Reformbedarfe in der Psychiatrie. Hg. v. Deutsche Gesellschaft für Soziale Psychiatrie. Köln. Online verfügbar unter https://www.dgsp-ev.de/fileadmin/user_files/dgsp/dgsp/SP/SP_160/DGSP_Grundlagenpapier_2018.pdf, zuletzt geprüft am 05.06.2020.

DGSP-Vorstand (2019a): Wahlprüfsteine zur Wahl des Europäischen Parlaments am 26. Mai 2019. Hg. v. Deutsche Gesellschaft für Soziale Psychiatrie. Köln. Online verfügbar unter https://www.dgsp-ev.de/fileadmin/user_files/dgsp/pdfs/Publikationen/DGSP-Wahlpr%C3%BCfsteine_2019.pdf, zuletzt geprüft am 05.06.2020.

DGSP-Vorstand (2019b): Forderungen der DGSP für die Weiterentwicklung des ambulanten psychiatrischen Bereichs im Rahmen des SGB V-Dialogprozesses. Hg. v. Deutsche Gesellschaft für Soziale Psychiatrie.

DGSP-Vorstand (2019c): Stellungnahme der Deutschen Gesellschaft für Soziale Psychiatrie zum »Dialog zur Weiterentwicklung der Hilfen für psychisch erkrankte Menschen – Versorgungsbereiche ambulante/stationäre Behandlung und medizinische Rehabilitation. Hg. v. Deutsche Gesellschaft für Soziale Psychiatrie. Köln.

DGSP-Vorstand (2019d): Aussagen der Deutschen Gesellschaft für Soziale Psychiatrie e.V. (DGSP) zu Peer-Involvement, Peer-Support/Peer-Arbeit. Hg. v. Deutsche Gesellschaft für Soziale Psychiatrie. Köln. Online verfügbar unter https://www.dgsp-ev.de/fileadmin/user_files/dgsp/pdfs/Stellungnahmen/DGSP-StellungnahmeEX-IN_PEERS_08_2019.pdf, zuletzt geprüft am 05.06.2019.

DGSP-Vorstand (2019e): DGSP-Stellungnahme zur geplanten Änderung des Strafgesetzbuches. Köln.

DIMDI (2005): ICF, Internationale Klassifikation der Funktionsfähigkeit, Behinderung und Gesundheit. Stand Oktober 2005. Hg. v. Deutsches Institut für Medizinische Dokumentation und Information (DIMDI). Online verfügbar unter https://www.dimdi.de/dynamic/de/klassi/downloadcenter/icf/stand2005/, zuletzt aktualisiert am 2005, zuletzt geprüft am 20 10 2016.

Dingeldey, Irene (2006): Aktivierender Wohlfahrtsstaat und sozialpolitische Steuerung. In: *Aus Politik und Zeitgeschichte* 8-9, S. 3-9.

DiTolla, Patrizia (2017): Rechte psychisch erkrankter Menschen durchsetzen. Beitrag zum »Denkanstoß Rechte« der DGSP. In: *Soziale Psychiatrie (Rundbrief der Deutschen Gesellschaft für Soziale Psychiatrie)* 41 (3), S. 4-6.

Dobslaw, Gudrun (2011): Subjektorientierung und Unterstützung sozialer Netzwerke als zentrale Handlungsprinzipien in der Sozialpsychiatrie. In: Gudrun Dobslaw, Petra Gromann und Reinhard Peukert (Hg.): Subjektorientierung und außerinstitutionelle Hilfen in der Psychiatrie, 8-13. Bonn: Psychiatrie-Verlag (Fuldaer Schriften zur Gemeindepsychiatrie, 1).

Doering-Manteuffel, Anselm (2007): Nach dem Boom. Brüche und Kontinuitäten der Industriemoderne seit 1970. In: *Vierteljahreshefte für Zeitgeschichte* 55 (4), S. 559-581. Online verfügbar unter https://www.ifz-muenchen.de/heftarchiv/2007_4.pdf, zuletzt geprüft am 01.10.2019.

Doering-Manteuffel, Anselm; Raphael, Lutz (2012): Nach dem Boom. Perspektiven auf die Zeitgeschichte seit 1970. 3. Aufl. Göttingen: Vandenhoeck & Ruprecht.

Döhler, Marian (1990): Gesundheitspolitik nach der »Wende«. Policy-Netzwerke und ordnungspolitischer Strategiewechsel in Großbritannien, den USA und der Bundesrepublik Deutschland. Berlin: Edition Sigma.

Döhler, Marian; Manow, Philip (1995): Formierung und Wandel eines Politikfeldes – Gesundheitspolitik von Blank zu Seehofer. Max Plank Institut für Gesellschaftsforschung. Köln (MPIFG Diskussion Paper, 95/6). Online verfügbar unter https://www.mpi-fg-koeln.mpg.de.

Dörner, Klaus (1967): Nationalsozialismus und Lebensvernichtung. In: *Vierteljahreshefte für Zeitgeschichte* 15 (2), S. 121-152. Online verfügbar unter https://www.ifz-muenchen.de/heftarchiv/1967_2.pdf, zuletzt geprüft am 19.02.2019.

Dörner, Klaus (1971): Gesellschaftlicher Nutzen und Schaden des Krankheitsbegriffs. In: Hans Lauter und Joachim-Ernst Meyer (Hg.): Der psychisch Kranke und die Gesellschaft. Tagung der Evangelischen Akademie Loccum, Oktober 1970. Stuttgart: Georg Thieme Verlag, S. 9-19.

Dörner, Klaus (1972a): Bürger und Irre. Zur Sozialgeschichte und Wissenschaftssoziologie der Psychiatrie. Hamburg: Rowohlt Verlag.

Dörner, Klaus (1972b): Einleitung. In: Klaus Dörner und Ursula Plog (Hg.): Sozialpsychiatrie. Neuwied und Berlin: Herrmann Luchterhand Verlag, S. 7-20.

Dörner, Klaus (1973): Was ist der Mannheimer Kreis? Zur Gebrauchsanweisung.

Dörner, Klaus (1974 [1980]): Einleitung. Nachdruck aus SPI Jg.4, Heft 19, Februar 1974 S. 201-2011. Jubiläumsband 10 Jahre »Info«. In: *Sozialpsychiatrische Informationen* (Sonderband), S. 201-211.

Dörner, Klaus (Hg.) (1975): Diagnosen der Psychiatrie. Frankfurt a.M.: Campus Verlag.

Dörner, Klaus (1979): Wie sehen wir die Enquete und was machen wir damit? (1977). In: Asmus Finzen und Hilde Schädle-Deininger (Hg.): Die Psychiatrie-Enquête. »Unter elenden menschenunwürdigen Umständen«. Rehburg-Loccum: Werkstattschriften zur Sozialpsychiatrie, S. 223-234.

Dörner, Klaus (1980a): Der Vampirismus der Armee der Helfenden. In: Niels Pörksen (Hg.): Therapie. Hilfe, Ersatz, Macht?; Materialien zur DGSP-Jahrestagung vom 1. – 4. November 1979 in Freiburg. Rehburg-Loccum: Psychiatrie-Verlag (Werkstattschriften zur Sozialpsychiatrie, 30), S. 21-23.

Dörner, Klaus (1980b): Rede von Prof. Dr. Klaus Dörner anlässlich der Kundgebung der DGSP am 19.10.1980 auf dem Münsterplatz in Bonn. In: *DGSP-Rundbrief* 4 (13), S. i–iii.

Dörner, Klaus (1981): Brief an Heinz Häfner.

Dörner, Klaus (1985a): Gemeindepsychiatrie fängt mit Langzeitpatienten an – Freiere Lebensformen für100 Langzeitpatienten des PKH Gütersloh. In: Gregor Bosch, Caspar Kulenkampff und AKTION PSYCHISCH KRANKE (Hg.): Komplementäre Dienste, Wohnen und Arbeiten (Tagungsband, 11), S. 86-91.

Dörner, Klaus (1985b): Jedes DGSP-Mitglied hat jetzt etwas für die psychiatrischen NS-Opfer zu tun! In: *DGSP-Rundbrief* 18 (31), S. 3-4.

Dörner, Klaus (Hg.) (1987 [1982]): Freispruch der Familie. Angehörige, Patienten und die Psychiatrie. 2. Aufl. Bonn: Psychiatrie-Verlag (Treffbuch, 5).

Dörner, Klaus (1988a): Euthanasie gestern – Sterbehilfe heute? Reprint aus: Deutsches Ärzteblatt Jg. 84, Heft 48, 26. November 1987, S. B-2282 – B 2287. In: *DGSP-Rundbrief* 21 (39), S. 6-10.

Dörner, Klaus (1988b): Tödliches Mitleid. Zur Frage der Unerträglichkeit des Lebens oder: die soziale Frage: Entstehung, Medizinisierung, NS-Endlösung heute – morgen. 3. Aufl. Gütersloh: Verlag Jakob van Hoddis.

Dörner, Klaus (1990a): Der Beitrag ökologischen Denkens zum Verständnis psychischer Erkrankungen und psychosozialen Handelns. In: Achim Thom und Erich Wulff (Hg.): Psychiatrie im Wandel: Erfahrungen und Perspektiven in Ost und West. Bonn: Psychiatrie-Verlag, S. 34-43.

Dörner, Klaus (Hg.) (1990b): Jetzt wird's ernst – die Psychiatriereform beginnt! Wie setzen wir die »Empfehlungen der Expertenkommission der Bundesregierung zur Reform der psychiatrischen Versorgung« in die Praxis um? 41. Gütersloher Fortbildungswoche 1989. Gütersloh: Verlag Jakob van Hoddis.

Dörner, Klaus (1991): Die These von der »Endlösung der Sozialen Frage«. In: *Sozialpsychiatrische Informationen* 21 (1), S. 11-14.

Dörner, Klaus (1993): Aus leeren Kassen Kapital schlagen. »Kosten, Fachwissen und die Grundbedürfnisse der psychisch Kranken erzwingen gleichsinnig die Radikalisierung der Psychiatrie-Reform«. In: *Soziale Psychiatrie (Rundbrief der Deutschen Gesellschaft für Soziale Psychiatrie)* 17 (3).

Dörner, Klaus (1995): Die Welt als Tollhaus. Perspektiven der Sozialpsychiatrie. In: *Soziale Psychiatrie (Rundbrief der Deutschen Gesellschaft für Soziale Psychiatrie)* 19 (4), S. 20-21.

Dörner, Klaus (2001a): Der gute Arzt. Lehrbuch der ärztlichen Grundhaltung. Stuttgart: F. K. Schattauer Verlagsgesellschaft.

Dörner, Klaus (2001b): Heim in die Wohnung statt Wohnen im Heim. Gleiches Recht auf kommunale Integration für alle! In: *Soziale Psychiatrie (Rundbrief der Deutschen Gesellschaft für Soziale Psychiatrie)* 25 (2).

Dörner, Klaus (2001c): Wie viel Psychiatrie soll, muss, darf sein. In: AKTION PSYCHISCH KRANKE (Hg.): 25 Jahre Psychiatrieenquete. Band 2. Bonn: AKTION PSYCHISCH KRANKE, S. 44-51.

Dörner, Klaus (2004a): Das Handeln psychosozialer Profis – Zwischen individueller Hilfeplanung und Begleitung im Lebensfeld. In: *Soziale Psychiatrie (Rundbrief der Deutschen Gesellschaft für Soziale Psychiatrie)*.

Dörner, Klaus (2004b): Sind alle Heimleiter Geiselnehmer? »Qualitätskatalog für den zukünftigen »guten Heimleiter«. In: *Soziale Psychiatrie (Rundbrief der Deutschen Gesellschaft für Soziale Psychiatrie)* 28 (4), S. 21-25.

Dörner, Klaus (2005): Es ist verboten, Personen zu zentrieren! Antwort von Klaus Dörner an seine Kritiker. In: *Soziale Psychiatrie (Rundbrief der Deutschen Gesellschaft für Soziale Psychiatrie)* 29 (1), S. 33-37.

Dörner, Klaus (2007a): Inklusion jetzt. Thesen zum Umgang mit Menschen mit Assistenzbedarf in der Gemeinde. In: *Soziale Psychiatrie (Rundbrief der Deutschen Gesellschaft für Soziale Psychiatrie)* 31 (15-16).

Dörner, Klaus (2007b): Über die Tugend des Verstehens. In: *Sozialpsychiatrische Informationen* 37 (4), S. 2-4.

Dörner, Klaus (2017 [1978]): Wege der Psychiatrie (Psychiatriegeschichte). In: Klaus Dörner, Ursula Plog, Thomas Bock, Peter Brieger, Andreas Heinz und Frank Wendt (Hg.): Irren ist menschlich. Lehrbuch der Psychiatrie und Psychotherapie. Unter Mitarbeit von Eva-Maria Franck. 24. Aufl. Köln: Psychiatrie-Verlag, S. 655-714.

Dörner, Klaus; Haerlin, Christa; Rau, Veronika; Schernus, Renate; Schwendy, Arnd (Hg.) (1980 [1979]): Der Krieg gegen die psychisch Kranken. Nach »Holocaust«: Erkennen, Trauern, Begegnen; gewidmet den im »Dritten Reich« getöteten psychisch, geistig und körperlich behinderten Bürgern und ihren Familien. Rehburg-Loccum: Psychiatrie-Verlag (Sozialpsychiatrische Informationen Sonderband).

Dörner, Klaus; Köchert, Rainer; Lear, Gottfried von; u.a. (1979a): Gemeindepsychiatrie – Gemeindegesundheit zwischen Psychiatrie und Umweltschutz. Stuttgart u.a.: Kohlhammer Verlag.

Dörner, Klaus; Köttgen, Lotte; Bock, Thomas (1979b): Ergebnis einer Besprechung zur Vorbereitung der DGSP – Tagung in Freiburg. Therapie – Hilfe, Ersatz, Macht? In: *DGSP-Rundbrief* 2 (7), S. 21-23.

Dörner, Klaus; Plog, Ursula (Hg.) (1972): Sozialpsychiatrie. Neuwied und Berlin: Herrmann Luchterhand Verlag.

Dörner, Klaus; Plog, Ursula (1999): Anfänge der Sozialpsychiatrie. Bericht über eine Reise durch die sozialpsychiatrischen Pioniereinrichtungen der Bundesrepublik im

Jahre 1968; ein psychiatriegeschichtliches Dokument. Bonn: Ed. Das Narrenschiff im Psychiatrie-Verl. (Sozialpsychiatrische Texte, 2).

Dörner, Klaus; Plog, Ursula; Bock, Thomas; Brieger, Peter; Heinz, Andreas; Wendt, Frank (Hg.) (2017 [1978]): Irren ist menschlich. Lehrbuch der Psychiatrie und Psychotherapie. Unter Mitarbeit von Eva-Maria Franck. 24. Aufl. Köln: Psychiatrie-Verlag.

Dörr, Margret (2005): Soziale Arbeit in der Psychiatrie. München: Reinhardt (Soziale Arbeit im Gesundheitswesen, 8).

Dörr, Margret (Hg.) (2016): Sozialpsychiatrie im Fokus Sozialer Arbeit. s.l.: Schneider Verlag Hohengehren (Grundlagen der Sozialen Arbeit, v.35).

Dörre, Klaus (2006): Prekäre Arbeit und soziale Desintegration. In: *Aus Politik und Zeitgeschichte*, S. 7-14.

Dörre, Klaus (2008a): Armut, Abstieg, Unsicherheit: Die soziale Frage am Beginn des 21. Jahrhunderts. In: *Aus Politik und Zeitgeschichte* (33-34), S. 3-6.

Dörre, Klaus (Hg.) (2008b): Eigensinnige ›Kunden‹. Der Einfluss strenger Zumutbarkeit auf die Erwerbsorientierung Arbeitsloser und prekär Beschäftigter. SFB 580 Mitteilung Heft 26. Unter Mitarbeit von Michael Behr, Peter Bescherer, Silke Röbenack, Tina Seiwert, Kathrin Kuhirt und Karen Schierhorn.

Dörre, Klaus (2017): Die neue Landnahme. Dynamiken und Grenzen des Finanzmarktkapitalismus. In: Klaus Dörre, Stephan Lessenich und Hartmut Rosa (Hg.): Soziologie – Kapitalismus – Kritik. Eine Debatte. Unter Mitarbeit von Thomas Barth. 5. Aufl. Frankfurt a.M.: Suhrkamp Verlag (Suhrkamp Taschenbuch Wissenschaft, 1923), S. 21-86.

Dörre, Klaus; Lessenich, Stephan; Rosa, Hartmut (Hg.) (2017): Soziologie – Kapitalismus – Kritik. Eine Debatte. Unter Mitarbeit von Thomas Barth. 5. Aufl. Frankfurt a.M.: Suhrkamp Verlag (Suhrkamp Taschenbuch Wissenschaft, 1923).

Dörre, Klaus; Scherschel, Karin; Booth, Melanie; Haubner, Tine; Merquardson, Kai; Schierhorn, Karen (2013): Bewährungsproben für die Unterschicht. Soziale Folgen aktivierender Arbeitsmarktpolitik. Frankfurt a.M.: Campus Verlag GmbH.

Dörre, Stefen (2019): Die psychiatrische Fachgesellschaft in der Nachkriegszeit (1945-1975). In: *Psyche im Fokus* (1), S. 43-47.

Dr. med Mabuse (1986): Schonender Prozeß für schonungslose Täter. Euthanasieprozeß in Frankfurt. Reprint aus Dr. med Mabuse 41/1986. In: *DGSP-Rundbrief* 19 (32), S. 18-19.

Durchblick e.V. (Hg.) (2020): IRRE ZEITEN – 30 Jahre mit Durchblick. Leipzig.

Duttweiler, Stefanie (2016): Alltägliche (Selbst) Optimierung in neuliberalen Gesellschaften. In: *Aus Politik und Zeitgeschichte 37-38/2016*, S. 27-32.

Ebbinghaus, Angelika; Dörner, Klaus (Hg.) (2002): Vernichten und Heilen. Der Nürnberger Ärzteprozeß und seine Folgen. Berlin: Aufbau-Taschenbuch-Verl.

Ebert, Thomas (2012): Soziale Gerechtigkeit in der Krise. Bonn: Bundeszentrale für Politische Bildung (Schriftenreihe Bundeszentrale für Politische Bildung, 1291).

Ebner, Alexander (2014): Theorie der Vermarktlichung: Ein institutionalistischer Ansatz. In: Dieter Bögenhold (Hg.): Soziologie des Wirtschaftlichen. Alte und neue Fragen. Wiesbaden: Springer VS, S. 99-113.

Edelman, Murray J. (1975): Die symbolische Seite der Politik. In: Wolf Dieter Narr und Claus Offe (Hg.): Wohlfahrtsstaat und Massenloyalität. Köln: Kiepenheuer und Witsch, S. 307-322.

Edelman, Murray J. (2005 [1976]): Politik als Ritual. Die symbolische Funktion staatlicher Institutionen und politischen Handelns. 3. Aufl. Frankfurt a.M.: Campus-Verl. (Campus-Bibliothek).

Ehrenberg, Alain (2008): Das erschöpfte Selbst. Depression in Gesellschaft und Gegenwart. Frankfurt a.M.: Suhrkamp Verlag.

Ehrenberg, Alain (2011): Das Unbehagen in der Gesellschaft. Berlin: Suhrkamp Verlag.

Eichenbrenner, Ilse (2009): Zwischen Lebensfeldorientierung und Psychotherapie -. Sozialarbeiterinnen und Sozialpädagogen die Reformgewinner? In: *Kerbe* 27 (1), S. 15-17.

Eichenbrenner, Ilse (2016): Statt grundlegender Reform nur eine kleine »Lex Mollath«. Symposium »Psychiatrische Maßregel und Gemeindepsychiatrie«, Mai 2015 in Berlin. In: *Soziale Psychiatrie (Rundbrief der Deutschen Gesellschaft für Soziale Psychiatrie)* 40 (10-11).

Eichenbrenner, Ilse (2019a): Sammeln, Archivieren, Recherchieren. Das Berliner Archiv für Sozialpsychiatrie (BAS). In: *Soziale Psychiatrie (Rundbrief der Deutschen Gesellschaft für Soziale Psychiatrie)* 43 (1), S. 38-39.

Eichenbrenner, Ilse (2019b): »The hard choice between Safety and Rehabilitation«. Bericht über die deutsch-italienische Veranstaltung »Forensik ind Italien und Deutschland – am 4.April 2019 in Berlin. In: *Soziale Psychiatrie (Rundbrief der Deutschen Gesellschaft für Soziale Psychiatrie)* 43 (3), S. 33-34.

Eichenbrenner, Ilse; Delcamp, Astrid; Heine, Petra (2012): »Braucht Berlin geschlossene Heime in der Sozialpsychiatrie?«. Eine Veranstaltung des Berliner Landesverbandes der DGSP zur Unterbringungen gemäß § 1906 BGB. In: *Soziale Psychiatrie (Rundbrief der Deutschen Gesellschaft für Soziale Psychiatrie)* 36 (1), S. 46-47.

Eichenbrenner, Ilse; Löffler, Herrmann (1990): Aufbruch und Ratlosigkeit. Gesellschaft für Kommunale Psychiatrie in Ost-Berlin gegründet. In: *Soziale Psychiatrie (Rundbrief der Deutschen Gesellschaft für Soziale Psychiatrie)* 14 (50), S. 21-22.

Eikelmann, Bernd; Reker, Thomas; Richter, Dirk (2005): Zur sozialen Exklusion psychisch Kranker—Kritische Bilanz und Ausblick der Gemeindepsychiatrie zu Beginn des 21. Jahrhunderts. In: *Fortschritte der Neurologie-Psychiatrie* 73 (11), S. 664-673. DOI: 10.1055/s-2004-830244.

Eink, Michael (2017): Glanz und Elend der Psychiatriereform am Beispiel der »Heimdebatte«. In: *Soziale Psychiatrie (Rundbrief der Deutschen Gesellschaft für Soziale Psychiatrie)* 47 (3), S. 51-55.

Eipperle, Ulrike; Obert, Klaus (2019): Gemeinsam Verantwortung übernehmen. Geschützte (geschlossene) Wohnplätze, regionale Versorgungsverpflichtung und der Gemeindepsychiatrische Verbund (GPV in Stuttgart. In: *Soziale Psychiatrie (Rundbrief der Deutschen Gesellschaft für Soziale Psychiatrie)* 43 (1), S. 14-16.

Elgeti, Hermann (1995): Der regionale und bevölkerungsbezogene Ansatz in der gemeindepsychiatrischen Versorgungsplanung. In: *Sozialpsychiatrische Informationen* 25 (3), S. 6-13.

Elgeti, Hermann (2002): Prävention von Langzeithospitalisation bei chronisch psychisch Kranken. In: *Impulse für Gesundheitsförderung* (37), S. 18. Online verfügbar unter https://www.gesundheit-nds.de, zuletzt geprüft am 14.01.2020.

Elgeti, Hermann (2006): Datengestützte Planung und Evaluation von Hilfen für psychisch Kranke im Sozialpsychiatrischen Verbund der Region Hannover. Vortrag beim Sozialpsychiatrischen Fortbildungstag des Aachener Vereins zur Förderung psychisch Kranker und Behinderter e.V. am 06.09.2006. Online verfügbar unter https://aachenerverein.de/index_htm_files/Vortrag_Elgeti_komplett.pdf, zuletzt geprüft am 09.03.2020.

Elgeti, Hermann (2010): Wofür steht die Sozialpsychiatrie. In: *Sozialpsychiatrische Informationen* 40 (3), S. 31-35, zuletzt geprüft am 19.09.2018.

Elgeti, Hermann (2011): Wofür steht die Sozialpsychiatrie. In: Hermann Elgeti und Matthias Albers (Hg.): Hart am Wind – welchen Kurs nimmt die Sozialpsychiatrie? eine Standortbestimmung der Sozialpsychiatrischen Dienste in Deutschland; Sonderband für die Teilnehmer an der Fachtagung »Segel setzen!« zur Zukunft der Sozialpsychiatrischen Dienste in Deutschland vom 8. bis 10. Juli 2010 in der Medizinischen Hochschule Hannover. 2. Aufl. Bonn: Psychiatrie-Verlag, S. 12-21.

Elgeti, Hermann (2019a): Psychiatriereform braucht gute Planung – Bund, Länder und Kommunen tragen dafür Verantwortung. In: *Bundesgesundheitsblatt, Gesundheitsforschung, Gesundheitsschutz* 62 (2), S. 222-229. DOI: 10.1007/s00103-018-2872-2.

Elgeti, Hermann (2019b): Sozialpsychiatrische Informationen – Kleine Chronik der INFO – Radaktion. Homepage der »Sozialpsychiatrischen Informationen«. Online verfügbar unter https://www.psychiatrie-verlag.de/zeitschriften/sozialpsychiatrische-informationen/chronik-der-sozialpsychiatrischen-information.html, zuletzt geprüft am 04.01.2019.

Elgeti, Hermann (Hg.) (2019c): Wohin treibt die Sozialpsychiatrie? Erfahrungsberichte und Debattenbeiträge. Köln: Psychiatrie-Verlag (Hart am Wind).

Elgeti, Hermann; Albers, Matthias (Hg.) (2011): Hart am Wind – welchen Kurs nimmt die Sozialpsychiatrie? Eine Standortbestimmung der Sozialpsychiatrischen Dienste in Deutschland; Sonderband für die Teilnehmer an der Fachtagung »Segel setzen!« zur Zukunft der Sozialpsychiatrischen Dienste in Deutschland vom 8. bis 10. Juli 2010 in der Medizinischen Hochschule Hannover. 2. Aufl. Bonn: Psychiatrie-Verlag.

Emrich, Hinderk (2001): Zur Phänomenologie eines integrierten Krankheitsverständnisses. In: AKTION PSYCHISCH KRANKE (Hg.): 25 Jahre Psychiatrieenquete. Band 1. Bonn: AKTION PSYCHISCH KRANKE, S. 296-305.

Engartner, Tim (2008): Privatisierung und Liberalisierung – Strategien zur Selbstentmachtung des öffentlichen Sektors. In: Christoph Butterwegge, Bettina Lösch und Ralf Ptak (Hg.): Kritik des Neoliberalismus. Wiesbaden: VS Verlag für Sozialwissenschaften, S. 87-134.

Engelmann, Ingo (1991): Zwischenbilanz. Kann die DGSP aus Fehlern lernen? In: *Soziale Psychiatrie (Rundbrief der Deutschen Gesellschaft für Soziale Psychiatrie)* 15 (52), S. 17-19.

Engelmann, Ingo (1992): Waren 20 Jahre DGSP genug? Eine Einführung in die Zielediskussion. In: *Soziale Psychiatrie (Rundbrief der Deutschen Gesellschaft für Soziale Psychiatrie)* 16 (56), S. 4-6.

Ernst, Stephanie (2008): Kooperationen in der integrierten Gesundheitsversorgung. Erfolgsfaktoren und Strategien. Baden Baden: Nomos Verlagsgesellschaft.

Evers, Adalbert; Heinze, Rolf G. (Hg.) (2008): Sozialpolitik. Ökonomisierung und Entgrenzung. Wiesbaden: VS Verlag für Sozialwissenschaften.

Evers, Adalbert; Heinze, Rolf G.; Olk, Thomas (Hg.) (2011): Handbuch Soziale Dienste. Wiesbaden: VS Verlag für Sozialwissenschaften.

Evers, Adalbert; Olk, Thomas (1996): Wohlfahrtspluralismus – Analytische und normativ-politische Dimension eines Leitbegriffes. In: Adalbert Evers und Thomas Olk (Hg.): Wohlfahrtspluralismus. Vom Wohlfahrtsstaat zur Wohlfahrtsgesellschaft. Wiesbaden: VS Verlag für Sozialwissenschaften, S. 9-62.

Evers, Lothar (1986):.umso fremder schallt es heraus… Politik und Euthanasie. In: *DGSP-Rundbrief* 18 (35), S. 4-6.

Evers, Lothar (1990): In Rumänien – verloren? Antworten. In: *Soziale Psychiatrie (Rundbrief der Deutschen Gesellschaft für Soziale Psychiatrie)* (49), S. 34-35.

Fachausschuss Psychopharmaka der DGSP (2014): Neuroleptika reduzieren und absetzen. Eine Broschüre für Psychose-Erfahrene, Angehörige und Professionelle aller Berufsgruppen. Hg. v. Deutsche Gesellschaft für Soziale Psychiatrie. Köln. Online verfügbar unter https://www.dgsp-ev.de/psychopharmaka/neuroleptikadebatte.html.

Faulbaum-Decke, Wolfgang (2006): Häusliche psychiatrische Krankenhauspflege in Bremen. In: AKTION PSYCHISCH KRANKE, Regina Schmidt-Zadel, Heinrich Kunze und Reinhard Peukert (Hg.): Worauf Du Dich verlassen kannst! Gute Praxis und Ökonomie verbinden. Tagungsbericht, Kassel, 19./20. September 2005. Bonn: Psychiatrie-Verl. (Tagungsberichte, 32), S. 202-207.

Faulbaum-Decke, Wolfgang; Zechert, Christian (Hg.) (2010): Ambulant statt stationär. Psychiatrische Behandlung durch integrierte Versorgung. Bonn: Psychiatrie-Verlag.

Faulstich, Heinz (2003): Die Anstaltspsychiatrie unter den Bedingungen der »Zusammenbruchgesellschaft«. In: Franz-Werner Kersting (Hg.): Psychiatriereform als Gesellschaftsreform. Die Hypothek des Nationalsozialismus und der Aufbruch der sechziger Jahre. Paderborn, München, Wien, Zürich: Verlag Ferdinand Schöningh GmbH, S. 21-30.

Faulstich, Werner (Hg.) (2010a): Die Kultur der 90er Jahre. München: Wilhelm Fink (Kulturgeschichte des zwanzigsten Jahrhunderts). Online verfügbar unter https://www.h-net.org/reviews/showrev.php?id=31462.

Faulstich, Werner (2010b): Einleitung: Zu den politischen, wirtschaftlichen und sozialen Kulturen. In: Werner Faulstich (Hg.): Die Kultur der 90er Jahre. München: Wilhelm Fink (Kulturgeschichte des zwanzigsten Jahrhunderts), S. 7-20.

Fehlemann, Silke; Fangerau, Heiner; Dörre, Steffen; Schneider, Frank (2017): 175 Jahre psychiatrische Fachgesellschaften in Deutschland. Psychiatrie – Politik – Wissenschaft, die Geschichte der DGPPN und ihrer Vorgängerorganisationen. Berlin: Deutsche Gesellschaft für Psychiatrie, Psychotherapie und Nervenheilkunde e.V. (DGPPN), zuletzt geprüft am 01.01.2019.

Fehren, Oliver (2011): Sozialraumorientierung sozialer Dienste. In: Adalbert Evers, Rolf G. Heinze und Thomas Olk (Hg.): Handbuch Soziale Dienste. Wiesbaden: VS Verlag für Sozialwissenschaften, S. 442-460.

Fengler, Christa; Fengler, Thomas (1994 [1976]): Alltag in der Anstalt. Wenn Sozialpsychiatrie praktisch wird. [Neuausg.]. Bonn: Psychiatrie-Verlag (Edition das Narrenschiff).

FES (Hg.) (2019): Es ist Zeit für einen neuen Aufbruch! Handlungsbedarfe zur Reform der psychosozialen Versorgung 44 Jahre nach der Psychiatrie-Enquete. Positionspapier. Friedrich-Ebert-Stiftung Abteilung Wirtschafts- und Sozialpolitik. Bonn (WISO Diskurs, 07/2019).

FHH (1985): Maßnahmen zur Reform der Versorgung psychisch Kranker und Behinderter in Hamburg – Weiterführung der Maßnahmen des Modellprogramms Psychiatrie – weitere strukturelle Maßnahmen. Drucksache 11/4654 vom 09.07.1985. Hg. v. Bürgerschaft der Freien und Hansestadt Hamburg.

Finzen, Asmus (1976): Reformkosmetik statt Strukturreform. In: Hanns Hippius und Hans Lauter (Hg.): Standorte der Psychiatrie. Zum Selbstverständnis einer angefochtenen Wissenschaft. München, Wien, Baltimore: Urban & Schwarzenberg, S. 13-28.

Finzen, Asmus (1979 [1972]): Argumente für ein gemeindenahe Psychiatrie. Daten, Analysen, Untersuchungen zur stationären psychiatrischen Versorgung des Kreises Tübingen. 3. Aufl. Rehburg-Loccum: Psychiatrie-Verlag.

Finzen, Asmus (1981): Die neue Einfachheit oder die Entprofessionalisierung der Psychiatrie. In: *Sozialpsychiatrische Informationen* 11 (63/64), S. 5-20.

Finzen, Asmus (1982): Hüten wir uns vor einfachen Lösungen. In: *DGSP-Rundbrief* 6 (17), S. 14-17.

Finzen, Asmus (1984): Vorwort zu Christiane Tollgreve 1984.

Finzen, Asmus (1998): Das Pinelsche Pendel. Die Dimension des Sozialen im Zeitalter der biologischen Psychiatrie. Bonn: Ed. Das Narrenschiff (Sozialpsychiatrische Texte, 1).

Finzen, Asmus (2001): Sozialpsychiatrie zwischen Medizin und Sozialwissenschaften. Eine Bestandsaufnahme. In: Martin Wollschläger (Hg.): Sozialpsychiatrie. Entwicklungen – Kontroversen – Perspektiven. Tübingen: Dgvt-Verl., S. 625-636.

Finzen, Asmus (2002): Sozialpsychiatrie ohne Zukunft? In: *Sozialpsychiatrische Informationen* 32 (2), S. 26-28.

Finzen, Asmus (2011): Psychiatrie-Enquete und Psychiatrie-Reform. Erlebte Psychiatriegeschichte (EPG) 2/8-2011.

Finzen, Asmus (2013): Stigma psychische Krankheit. Zum Umgang mit Vorurteilen, Schuldzuweisungen und Diskriminierungen. Köln: Psychiatrie-Verlag.

Finzen, Asmus (2016): Erinnerungen an die Anfänge von DGSP und Mannheimer Kreis (1970 bis 1982).

Finzen, Asmus (2017): Soziologie und sozialpsychiatrische Forschung. In: *Sozialpsychiatrische Informationen* 47 (2).

Finzen, Asmus (2018): »Wenn der Verstand schläft…« Von den Werkstattschriften für Sozialpsychiatrie zur Edition Das Narrenschiff. Meine Geschichte mit dem Psychiatrie Verlag. Auslage des Psychiatrie Verlages anlässlich des 40. jährigen Jubiläums des Psychiatrie Verlages am 223.05.2018 (Neuauflage eines Manuskriptes von 1993). Köln.

Finzen, Asmus (o.J.): Im Vorfeld der Psychiatriereform. 1970: Ein Jahr der Tagungen. Online verfügbar unter https://www.finzen.de/pdf-dateien/02%20psychiatriereform.pdf, zuletzt geprüft am 10.01.2019.

Finzen, Asmus; Hoffmann-Richter, Ulrike (Hg.) (1995): Was ist Sozialpsychiatrie. Eine Chronik. Bonn: Psychiatrie-Verlag.

Finzen, Asmus; Lehmann, Peter; Osterfeld, Margret; Schädle-Deininger, Hilde; Emmanouelidou, Anna; Itten, Theodor (2015): Psychopharmaka absetzen -warum, wann und wie. Symposium bei der DGSP-Jahrestagung 2014 in Bremen. In: *Soziale Psychiatrie (Rundbrief der Deutschen Gesellschaft für Soziale Psychiatrie)* 39 (2), S. 16-19.

Finzen, Asmus; Schädle-Deininger, Hilde (Hg.) (1979): Die Psychiatrie-Enquête. »Unter elenden menschenunwürdigen Umständen«. Rehburg-Loccum: Werkstattschriften zur Sozialpsychiatrie.

Finzen, Asmus; Scherk, Harald; Weinmann, Stefan (2017): Medikamentenbehandlung bei psychischen Störungen. Leitlinien für den psychiatrischen Alltag. Köln: Psychiatrie-Verlag. Online verfügbar unter http://sub-hh.ciando.com/book/?bok_id=2245736, zuletzt geprüft am 23.11.2020.

Fischer, Frank (1969): Irrenhäuser – Kranke klagen an. München: Kurt Dresch.

Flick, Uwe (1993): Der Sozialpsychiatrische Dienst – Beratungsstelle oder Knoten im Netz. In: Jarg B. Bergold und Dieter Filsinger (Hg.): Vernetzung psychosozialer Dienste. Theoretische und empirische Studien über stadtteilbezogene Krisenintervention und ambulante Psychiatrie. Weinheim und München: Juventa Verlag, S. 159-182.

Flöhl, Rainer (1974): Sparen auf Kosten der Patienten. Psychisch Kranke aus Hessen in privatem Sanatorium »Sonnenwende«. In: *Frankfurter Allgemeine Zeitung*, 18.02.1974.

Forschungsausschuss der DGSP (Hg.) (1982): Wer löst wen wohin auf? Das Dilemma der Forschung im Wandel der Psychiatrie (Tagung des Forschungsausschusses der DGSP in Zusammenarbeit mit dem Wissenschaftlichen Zentrum für Psychoanalyse der Gesamthochschulde Kassel). Beiträge und Diskussionen des DGSP-Kongresses im Frühjahr 1981 am Wissenschaftlichen Zentrum für Psychoanalyse an der Gesamthochschulde Kassel. Unter Mitarbeit von Hugo Biel, Ute Daub, Bernard Henneck, Ernst von Kardorff, Dietrich Krämer, Enno Küttner et al. Rehburg-Loccum: Psychiatrie-Verlag.

Forschungsgruppe Psychiatrie in Umbruch (1979): Die wieder – hergestellte Persönlichkeit. Zur Strategie des »therapeutischen Staates« in der Bundesrepublik. In: Herbert Nagel (Hg.): Inflation der Therapieformen. Gruppen- u. Einzeltherapien i. d. sozialpäd. u. klinischen Praxis. Reinbek: Rowohlt Verlag (rororo, 7235: Sachbuch), S. 260-275.

Forschungsverbund Sozioökonomische Berichterstattung (Hg.) (2012): Teilhabe im Umbruch. Wiesbaden: VS Verlag für Sozialwissenschaften (Berichterstattung zur sozioökonomischen Entwicklung in Deutschland, 2).

Forster, Rudolf (1997): Psychiatriereformen zwischen Medikalisierung und Gemeindeorientierung. Eine kritische Bilanz. Wiesbaden: VS Verlag für Sozialwissenschaften.

Foucault, Michel (1998 [1976]): Überwachen und Strafen. Die Geburt des Gefängnisses. 12. Aufl. Frankfurt a.M.: Suhrkamp Verlag (Suhrkamp-Taschenbuch Wissenschaft, 184).

Foucault, Michel (2014a): Die Geburt der Biopolitik. Geschichte de Gouvernementalität II. 3. Aufl. 2 Bände. Frankfurt a.M.: Suhrkamp Verlag (2).

Foucault, Michel (2014b): Sicherheit, Territorium, Bevölkerung. Geschichte der Gouvernementalität I. 3. Aufl. 2 Bände. Frankfurt a.M.: Suhrkamp Verlag (1).

Foucault, Michel (2015 [1973]): Wahnsinn und Gesellschaft. Eine Geschichte des Wahns im Zeitalter der Vernunft. 21. Aufl. Frankfurt a.M.: Suhrkamp Verlag (Suhrkamp-Taschenbuch Wissenschaft, 39).

Foudraine, Jan (1974): Wer ist aus Holz? Neue Wege der Psychiatrie. 2. Aufl. München: Piper.

Frankenberg, Günter (1996): Die Verfassung der Republik. Autorität und Solidarität in der Zivilgesellschaft. Baden-Baden: Nomos-Verl.-Ges.

Frerich, Johannes; Frey, Martin (1993): Sozialpolitik in der Bundesrepublik Deutschland bis zur Herstellung der deutschen Einheit. München: Oldenbourg (Handbuch der Geschichte der Sozialpolitik in Deutschland,/von Johannes Frerich u. Martin Frey; 3).

Fricke, Ruth (2006): Wer hilft, wenn Freiheitsrechte beschnitten werden? Aus der Praxis einer unabhängigen Beschwerdestelle. In: *Soziale Psychiatrie (Rundbrief der Deutschen Gesellschaft für Soziale Psychiatrie)* 30 (3), S. 26-28.

Frieboes, Ralf-Michael (2004): Soziotherapie. In: Wulf Rössler (Hg.): Psychiatrische Rehabilitation. Berlin, Heidelberg: Springer Berlin Heidelberg, S. 347-352.

Frieboes, Ralf-Michael (2005): Grundlagen und Praxis der Soziotherapie. Richtlinien, Begutachtung, Behandlungskonzepte, Fallbeispiele, Antragsformulare. s.l.: Kohlhammer Verlag.

Friedman, Milton (2004): Kapitalismus und Freiheit. München: Piper (Serie Piper, 3962).

Frieß, Cornelia (2005): Jenseits der Dichotomien. Überlegungen zu den »Soltauer Impulsen« aus feministisch-sozialwissenschaftlicher Sicht. In: *Soziale Psychiatrie (Rundbrief der Deutschen Gesellschaft für Soziale Psychiatrie)* 29 (3), S. 46-48.

Fromm, Sabine; Bartelheimer, Peter (2012): Erwerbsteilhabe. In: Forschungsverbund Sozioökonomische Berichterstattung (Hg.): Teilhabe im Umbruch. Wiesbaden: VS Verlag für Sozialwissenschaften (Berichterstattung zur sozioökonomischen Entwicklung in Deutschland, 2), S. 329-358.

Fuchs, Thomas; Iwer, Lukas; Micali, Stefano (Hg.) (2018): Das überforderte Subjekt. Zeitdiagnosen einer beschleunigten Gesellschaft. Suhrkamp Verlag. Berlin: Suhrkamp (Suhrkamp Taschenbuch Wissenschaft, 2252).

Fukuyama, Francis (1992): Das Ende der Geschichte. Wo stehen wir? München: Kindler.

Gärtner, Friedrich (1979): Rehabilitationspolitik in der Bundesrepublik Deutschland – ein Überblick. In: Peter Runde und Rolf G. Heinze (Hg.): Chancengleichheit für Behinderte. Neuwied & Darmstadt: Luchterhand (Kritische Texte. Sozialarbeit, Sozialpädagogik, soziale Probleme), S. 65-82.

Gaßmann, Mirjam; Marschall, Werner; Utschakowski, Jörg (2006): Psychiatrische Gesundheits- und Krankenpflege – Mental Health Care. Berlin, Heidelberg: Springer Medizin Verlag Heidelberg. Online verfügbar unter http://site.ebrary.com/lib/alltitles/docDetail.action?docID=10144927, zuletzt geprüft am 23.11.2020.

GBA (2020): Richtlinie des Gemeinsamen Bundesausschusses über die Durchführung der Psychotherapie (Psychotherapie-Richtlinie). in der Fassung vom 19. Februar

2009 veröffentlicht im Bundesanzeiger Nr. 58 (S. 1 399) vom 17. April 2009 in Kraft getreten am 18. April 2009 zuletzt geändert am 22. November 2019 veröffentlicht im Bundesanzeiger (BAnz AT 23.01.2020 B4) in Kraft getreten am 24. Januar 2020. Hg. v. Gemeinsamer Bundesausschuss.

Geißler, Heiner (1974): Krankenversicherungs-Budget. Eine Vorausschätzung der finanziellen Entwicklung der gesetzlichen Krankenversicherung für die Jahre 1973 bis 1978 sowie eine Analyse der Entwicklung in den Jahren 1960 bis 1973. Mainz: Kracht.

Geißler, Ute; Zedlick, Dyrk (1990): Rundbrief »Neue Psychiatrie« – Jetzt oder Nie.

Gerlinger, G.; Deister, Arno; Heinz, Andreas; Koller, M.; Müller, S.; Steinert, Tilman; Pollmächer, T. (2018): Nach der Reform ist vor der Reform. Ergebnisse der Novellierungsprozesse der Psychisch-Kranken-Hilfe-Gesetze der Bundesländer. In: *Der Nervenarzt* 2018//90 (1), S. 45-57. DOI: 10.1007/s00115-018-0612-3.

Gerlinger, Thomas (2018): Baustelle Gesundheitssystem. Aktuelle Herausforderungen der Gesundheitspolitik. In: *Aus Politik und Zeitgeschichte* 68 (24), S. 25-31.

Gesellschaft für Kommunale Psychiatrie (1991): Das Ziel ist klar. Gesellschaft für Kommunale Psychiatrie zum Mannheimer Kreis, Mühlhausen 1991. In: *Soziale Psychiatrie (Rundbrief der Deutschen Gesellschaft für Soziale Psychiatrie)* 15 (53), S. 16.

Gessner, Hans; Klätte, Heinz; Kunze, Heiner; Rave-Schwank, Maria (1978): Empfehlungen der DGSP zur Humanisierung der Heime. Eine Stellungnahme gegen die Vernachlässigung psychisch Kranker und Behinderter in Heimen. Hg. v. Deutsche Gesellschaft für Soziale Psychiatrie.

Gesundheitspolitischer Ausschuss der DGSP (1981): Bewegung in der Psychiatrie. Der Auflösungsbeschluss und die Politik der DGSP. Vorabdruck in: Sozialpsychiatrische Informationen, 11. Jg. Nr. 62 1981. In: *Sozialpsychiatrische Informationen* 11 (62), S. 4-20.

Geyer, Martin H. (2008a): Gesamtbetrachtung: Die Logik sozialpolitischer Reformen. In: Martin H. Geyer (Hg.): 1974 – 1982 Bundesrepublik Deutschland. Neue Herausforderungen, wachsende Unsicherheiten. Baden-Baden: Nomos Verlag (Geschichte der Sozialpolitik in Deutschland seit 1945, 6), S. 887-916.

Geyer, Martin H. (2008b): Sozialpolitische Denk- und Handlungsfelder: Der Umgang mit Sicherheit und Unsicherheit. In: Martin H. Geyer (Hg.): 1974 – 1982 Bundesrepublik Deutschland. Neue Herausforderungen, wachsende Unsicherheiten. Baden-Baden: Nomos Verlag (Geschichte der Sozialpolitik in Deutschland seit 1945, 6), S. 114-232.

Giddens, Anthony (1991): Modernity and self-identity. Self and society in the late modern age. repr. Cambridge: Polity Press.

Giddens, Anthony (1992): Die Konstitution der Gesellschaft: Grundzüge einer Theorie der Strukturierung. Frankfurt a.M., Chicago: Campus Verlag.

Giddens, Anthony (1995): Konsequenzen der Moderne. Frankfurt a.M.: Suhrkamp Verlag.

Giddens, Anthony (1999): Der dritte Weg. Die Erneuerung der Sozialen Demokratie. Frankfurt a.M.: Suhrkamp Verlag.

Giertz, Karsten; Gervink, Thomas (2017): »Man wird sich seinen eigenen gesunden Menschenverstand nicht dadurch beweisen können, dass man seinen Nachbarn einsperrt.«. Kritik am Auf- und Ausbau geschlossener Heiminstitutionen. In: *Soziale Psychiatrie (Rundbrief der Deutschen Gesellschaft für Soziale Psychiatrie)* 41 (3), S. 20-23.

Giese, Eckard (1984): Psychiatrie ohne Irrenhaus. Das Beispiel Genua: Psychiatrie-Verlag.

Gleiss, Irma (1975): Der konservative Gehalt der Antipsychiatrie. In: *Das Argument* 17 (1/2), S. 31-51.

Gleiss, Irma; Seidel, Rainer; Abholz, Harald (1973): Soziale Psychiatrie. Zur Ungleichheit in der psychiatrischen Versorgung. Frankfurt a.M.: Fischer Verlag.

Goffman, Erving (1972): Asyle. Frankfurt a.M.: Suhrkamp Verlag.

Goffman, Erving (2016 [1974]): Rahmen-Analyse. Ein Versuch über die Organisation von Alltagserfahrungen. 9. Aufl. Frankfurt a.M.: Suhrkamp (Suhrkamp-Taschenbuch Wissenschaft, 329).

Göhler, Gerhard; Höppner, Ulrike; La Rosa, Sybille de (Hg.) (2009): Weiche Steuerung – Studien zur Steuerung durch diskursive Praktiken, Argumente und Symbole. Baden Baden.

Gonther, Uwe (2018): Zu den verfassungsrechtlichen Anforderungen an die Fixierung von Patienten in der öffentlich-rechtlichen Unterbringung. Was bedeutet das Urteil des Bundesverfassungsgerichtes für die psychiatrische Theorie und Praxis? In: *Soziale Psychiatrie (Rundbrief der Deutschen Gesellschaft für Soziale Psychiatrie)* 42 (4), S. 35-36.

Gottwald, Peter (1982): Forschungspolitik im psychosozialen Bereich. In: Forschungsausschuss der DGSP (Hg.): Wer löst wen wohin auf? Das Dilemma der Forschung im Wandel der Psychiatrie (Tagung des Forschungsausschusses der DGSP in Zusammenarbeit mit dem Wissenschaftlichen Zentrum für Psychoanalyse der Gesamthochschulde Kassel). Beiträge und Diskussionen des DGSP-Kongresses im Frühjahr 1981 am Wissenschaftlichen Zentrum für Psychoanalyse an der Gesamthochschulde Kassel. Unter Mitarbeit von Hugo Biel, Ute Daub, Bernard Henneck, Ernst von Kardorff, Dietrich Krämer, Enno Küttner et al. Rehburg-Loccum: Psychiatrie-Verlag, S. 38-47.

Graefe, Stefanie (2011): Formierte Gefühle – erschöpfte Subjekte. In: Cornelia Koppetsch (Hg.): Nachrichten aus den Innenwelten des Kapitalismus. Zur Transformation moderner Subjektivität. Wiesbaden: VS Verlag für Sozialwissenschaften, S. 139-154.

Graefe, Stefanie (2015): Subjektivierung, Erschöpfung, Autonomie: eine Analyseskizze. In: *ethikundgesellschaft* 2, S. 1-25.

Graefe, Stefanie (2017): Das Subjekt in der Krise: Erschöpfung, Resilienz, Widerstand. Zum Wandel von Subjektkonzepten unter aktuellen gesellschaftlichen Bedingungen. In: *Soziale Psychiatrie (Rundbrief der Deutschen Gesellschaft für Soziale Psychiatrie)* 41 (2), S. 13-17.

Graefe, Stefanie (2019): Resilienz im Krisenkapitalismus. Wider das Lob der Anpassungsfähigkeit. Bielefeld: transcript (X-Texte zu Kultur und Gesellschaft).

Greve, Nils (2019): Gemeindepsychiatrische Basisversorgung – ein dickes Brett. In: *Soziale Psychiatrie (Rundbrief der Deutschen Gesellschaft für Soziale Psychiatrie)* 43 (1), S. 4-6.

Greve, Nils; Görres, Birgit; Meister, Daniel; Prestin, Elke; Reichstein, Jessica (2019): Hilfen wie aus einer Hand. Das Modellprojekt Gemeindepsychiatrische Basisversorgung (GBV). Hg. v. Dachverband Gemeindepsychiatrie e.V. Köln. Online verfügbar unter https://www.gbv.online, zuletzt geprüft am 11.06.2020.

Greve, Nils; Osterfeld, Margret; Diekmann, Barbara (2017): Umgang mit Psychopharmaka. 5. Aufl. Köln: BALANCE buch + medien verlag.

Greven, Michael Th. (1980): Soziale Probleme und politische Antworten – Sozialpolitische Konzeptionen und Konflikte der siebziger Jahre. In: Michael Th. Greven, Rainer Prätorius und Theo Schiller (Hg.): Sozialstaat und Sozialpolitik. Krise und Perspektiven. Neuwied und Darmstadt: Hermann Luchterhand Verlag, S. 91-196.

Grimm, Natalie; Hirseland, Andreas; Vogel, Berthold (2013): Die Ausweitung der Zwischenzone. Erwerbsarbeit im Zeichen der neuen Arbeitsmarktpolitik. In: *Soziale Welt*, S. 249-268.

Groenemeyer, Axel (2008): Eine schwierige Beziehung: psychische Störungen als Thema soziologischer Analysen. In: *Soziale Probleme* 12 (2), S. 113-134, zuletzt geprüft am 16.09.2018.

Groh-Samberg, Olaf (2019): Ökonomische Ungleichheiten: Armut und Reichtum. In: Herbert Obinger und Manfred G. Schmidt (Hg.): Handbuch Sozialpolitik. Wiesbaden: Springer Fachmedien Wiesbaden, S. 833-862.

Groh-Samberg, Olaf; Hertel, Florian F. (2015): Ende der Aufstiegsgesellschaft. In: *Aus Politik und Zeitgeschichte* 10, S. 25-32.

Gromann, Petra (1988): Was wird eigentlich in Bremen gemacht? In: *DGSP-Rundbrief* 21 (39), S. 47-49.

Gromann, Petra (2004): Normalisierung im Heim?! Möglichkeiten und Grenzen ambulanter und stationärer Versorgung. In: *Soziale Psychiatrie (Rundbrief der Deutschen Gesellschaft für Soziale Psychiatrie)* 28 (4), S. 4-7.

Gromann-Richter, Petra (Hg.) (1991): Was heißt hier Auflösung? Die Schließung der Klinik Blankenburg. Bonn: Psychiatrie-Verlag (Werkstattschriften zur Sozialpsychiatrie, 48).

Großegger, Beate (2009): Soziale Exklusion aus lebensweltlicher Perspektive. Familienalltag in benachteiligten Lebenslagen: Marginalisierungserfahrungen, Exklusionsempfinden und Bewältigungsstrategien von Kindern, Jugendlichen und deren Eltern. Institut für Jugendkulturforschung (www.jugendkultur.at). Wien.

Grube, Michael (2013): Rückschritt durch Ökonomisierung. Zur aktuellen Entwicklung in der Psychiatrie. In: *Gesundheit braucht Politik* (3), S. 4-5.

Grunow, Dieter (2005): Soziale Infrastruktur und soziale Dienste. In: Manfred G. Schmidt (Hg.): 1982 – 1989, Bundesrepublik Deutschland. Finanzielle Konsolidierung und institutionelle Reform. Baden-Baden: Nomos Verlag (Geschichte der Sozialpolitik in Deutschland seit 1945, 7), S. 653-682.

Grunow, Dieter; Olk, Thomas (2007): Soziale Infrastruktur und soziale Dienste. In: Gerhard A. Ritter (Hg.): 1989 – 1994, Bundesrepublik Deutschland. Sozialpolitik im Zeichen der Vereinigung. Baden-Baden: Nomos Verlag (Geschichte der Sozialpolitik in Deutschland seit 1945, 11), S. 977-1032.

Grupp, Dieter (2017): PsychVVG: Chancen und Risiken. In: AKTION PSYCHISCH KRANKE, Peter Weiß und Jörg M. Fegert (Hg.): Perspektiven für seelische Gesundheit und psychiatrische Hilfen. Tagungsdokumentation 29. und 30. Mai 2017 in Berlin. Bonn: AKTION PSYCHISCH KRANKE (Tagungsberichte, 44), S. 14-24.

Gruyters, Thomas; Ropers, Gwendolin; Vogel, Ruth (1996): Sozialpsychiatrische Forschung in Deutschland. Der »Initiativkreis Forschung« in der DGSP stellt sich vor.

In: *Soziale Psychiatrie (Rundbrief der Deutschen Gesellschaft für Soziale Psychiatrie)* 20 (2), S. 44-45.

Gühne, Uta; Weinmann, Stefan; Arnold, Katrin; Atav, Esra-Sultan; Becker, Thomas; Riedel-Heller, Steffi (2011): Akutbehandlung im häuslichen Umfeld: Systematische Übersicht und Implementierungsstand in Deutschland. In: *Psychiatrische Praxis* 38 (3), S. 114-122. DOI: 10.1055/s-0030-1248598.

Haase, Udo-Frank; Reumschüssel-Wienert, Christian; Kiel, Wolfgang (1993): Die Einbeziehung der vorrangigen Kostenträger in die ambulante Rehabilitation psychisch kranker und behinderter Menschen – Ein Diskussionspapier. Der PARITÄTISCHE Landesverband Hamburg e.V. Hamburgische Gesellschaft für Soziale Psychiatrie e.V. Hamburg.

Häberlin, Norbert; Obert, Klaus (2016): Migration, psychische Erkrankung und sozialpsychiatrische Handeln. Auf der DGSP-Tagung »Flucht und Asyl« im Februar 2016 in Frankfurt a.M. stellten die Autoren die sozialpsychiatrische Arbeit … In: *Soziale Psychiatrie (Rundbrief der Deutschen Gesellschaft für Soziale Psychiatrie)* 40 (3), S. 27-29.

Habermas, Jürgen (1973): Legitimationsprobleme im Spätkapitalismus. Frankfurt a.M.: Suhrkamp Verlag.

Habermas, Jürgen (1981): Theorie des kommunikativen Handelns. Handlungsrationalität und gesellschaftliche Rationalisierung. 2 Bände. Frankfurt a.M.: Suhrkamp Verlag (1).

Habermas, Jürgen (1996): Die neue Unübersichtlichkeit. Zuerst erschienen in: Merkur 39 (1) 1985, S. 1-14. Frankfurt a.M.: Suhrkamp Verlag (Kleine politische Schriften, 5).

Haebler, Dorothea von; Beuscher, Heinrich; Fähndrich, Erdmann; Kunz, Dieter; Priebe, Stefan; Heinz, Andreas (2007): Wie offen kann die Psychiatrie sein? Zwangseinweisungen in zwei innerstätischen Bezirken. In: *Deutsches Ärzteblatt* 104 (18), S. 1232-1236.

Haehn, Karin (2006): Wehrt Euch – beschwert euch. Tagungsbericht vom ersten Workshop des Projektes »Förderung unabhängiger Beschwerdestellen«. In: *Soziale Psychiatrie (Rundbrief der Deutschen Gesellschaft für Soziale Psychiatrie)* 30 (3), S. 20-21.

Haerlin, Christiane (1983): Wie die Alten sungen… In: *DGSP-Rundbrief* 16 (23), S. 8-9.

Häfner, Heinz (2001): Die Psychiatrieenquete – historische Aspekte und perspektiven. In: AKTION PSYCHISCH KRANKE (Hg.): 25 Jahre Psychiatrieenquete. Band 1. Bonn: AKTION PSYCHISCH KRANKE, S. 72-102.

Häfner, Heinz (2003): Die Inquisition der psychisch Kranken geht ihrem Ende entgegen. Die Geschichte der Psychiatrie-Enquete und Psychiatriereform in Deutschland. In: Franz-Werner Kersting (Hg.): Psychiatriereform als Gesellschaftsreform. Die Hypothek des Nationalsozialismus und der Aufbruch der sechziger Jahre. Paderborn, München, Wien, Zürich: Verlag Ferdinand Schöningh GmbH, S. 113-140.

Häfner, Heinz (2016): Psychiatriereform in Deutschland. Vorgeschichte, Durchführung und Nachwirkungen der Psychiatrie-Enquête. Ein Erfahrungsbericht. In: *Heidelberger Jahrbücher Online* 1 (0), S. 119-145. DOI: 10.17885/heiup.hdjbo.23562.

Häfner, Heinz; Baeyer, Walter von; Kisker, Klaus-Peter (1965): Dringliche Reformen in der psychiatrischen Krankenversorgung in der Bundesrepublik. Sonderdruck. In: *Heilen und Helfen* 2 (4/5), S. 1-8.

Hahn, Rosemarie (1991): Unsichere Perspektiven. Erste Fachtagung der Gesellschaft für kommunale Psychiatrie. In: *Soziale Psychiatrie (Rundbrief der Deutschen Gesellschaft für Soziale Psychiatrie)* 15 (52), S. 4-5.

Hahn, Rosemarie; Obert, Klaus (1994): FA Ambulante gemeindepsychiatrische Versorgung. In: *Soziale Psychiatrie (Rundbrief der Deutschen Gesellschaft für Soziale Psychiatrie)* 18 (2), S. 43-44.

Halfar, Bernd; Schellberg, Klaus (2013): Das Verhältnis von Leistungserbringern und Leistungsträgern: Finanzierung bei leeren Kassen. In: *ARCHIV für Wissenschaft und Praxis der sozialen Arbeit* 2, S. 18-30.

Hammer, Veronika; Lutz, Ronald; Mardorf, Silke; Rund, Mario (Hg.) (2010): Integrierte Sozialplanung: Ein Konzept in der Diskussion. Frankfurt a.M.: Campus Verlag.

Hammerschmidt, Markus (1992): Behindertenverbände im sozialpolitischen Entscheidungsprozeß. Frankfurt a.M.: Campus-Verl. (Trierer Schriften zu Sozialpolitik und Sozialverwaltung, 7).

Hartung, Klaus (1980): Die neuen Kleider der Psychiatrie. Vom antiinstitutionellen Kampf zum Kleinkrieg gegen d. Misere. Berichte aus Triest. Berlin: Rotbuch Verl. (Rotbuch, 231).

Hartung, Klaus (1986): Zwei Entwürfe, Eine Misere. Reprint eines TAZ Artikels vom 18.1.1986. In: *DGSP-Rundbrief* 19 (32), S. 24.

Hartung, Klaus (2008): Selbstkritische Überlegungen und Überlegungen zur Selbstkritik nach 40 Jahren. In: *Ästhetik & Kommunikation* 39 (140), S. 95-112. Online verfügbar unter https://www.aesthetikundkommunikation.de/?artikel=359, zuletzt geprüft am 13.01.2019.

Haselmann, Sigrid (2008): Psychosoziale Arbeit in der Psychiatrie – systemisch oder subjektorientiert? Ein Lehrbuch. Göttingen: Vandenhoeck & Ruprecht. Online verfügbar unter https://www.socialnet.de/rezensionen/isbn.php?isbn=978-3-525-4913 8-6, zuletzt geprüft am 23.11.2020.

Haselmann, Sigrid (2010): Die neue Hilfeplanung in der Psychiatrie -. Soziale Arbeit zwischen alten Spannungsfeldern und aktuellen Kontroversen. In: Brigitta Michel-Schwartze (Hg.): »Modernisierungen« methodischen Handelns in der Sozialen Arbeit. Wiesbaden: VS Verlag für Sozialwissenschaften, S. 231-278.

Hax-Schoppenhorst, Thomas (2016): Flucht und Asyl. Psychiatrie in der Verantwortung – wie können wir Menschen nach der Flucht helfen. In: *Soziale Psychiatrie (Rundbrief der Deutschen Gesellschaft für Soziale Psychiatrie)* 40 (2), S. 50-51.

Hayek, Friedrich A. von (2014): Der Weg zur Knechtschaft. Reinbek, München: Lau (Olzog-Edition).

Heider, Christiane E.; Bachmann, Claus Henning (Hg.) (1988): Politik der Seele. Reader zum Gesundheitstag Kassel ›87. Gesundheitstag. München: AG-SPAK-Publ. (Materialien der AG SPAK, M 84).

Heim, Susanne (2001): Im Heim daheim sein (dürfen). In: *Soziale Psychiatrie (Rundbrief der Deutschen Gesellschaft für Soziale Psychiatrie)* 25 (2), S. 22-23.

Heimler, Joachim (2001): Gute Heime – schlechte Heime. gegen die Logik der Institution. In: *Soziale Psychiatrie (Rundbrief der Deutschen Gesellschaft für Soziale Psychiatrie)* 25 (2), S. 10-13.

Heinz, Andreas (2013): Verknüpfung von Teilhabe und Partizipation – gleichberechtigt mittedrin. In: AKTION PSYCHISCH KRANKE, Peter Weiß und Andreas Heinz (Hg.): Gleichberechtigt mittendrin – Partizipation und Teilhabe. Tagungsdokumentation Berlin, 6./7. November 2012. Bonn: AKTION PSYCHISCH KRANKE (Tagungsdokumentation, 39), S. 36-43.

Heinz, Andreas (2015): Der Begriff der psychischen Krankheit. 2. Aufl. Berlin: Suhrkamp Verlag (Suhrkamp-Taschenbuch Wissenschaft, 2108).

Heinz, Andreas (2016): Psychische Gesundheit. Begriff und Konzepte. Stuttgart: W. Kohlhammer GmbH.

Heinz, Andreas; Charlet, Katrin; Rapp, Michael A. (2015): Public mental health: a call to action. In: *World Psychiatry*, 14, 1, 49 – 50. DOI: 10.1002/wps.20182.

Heinze, Martin (2015): Zu den Bedingungen einer kritischen Praxis und Wissenschaft der sozialen Psychiatrie im Ausgang der Enquete. In: Jürgen Armbruster, Anja Dieterich, Daphne Hahn und Katharina Ratzke (Hg.): 40 Jahre Psychiatrie-Enquete. Blick zurück nach vorn. Köln: Psychiatrie-Verlag, S. 240-255.

Heinze, Martin; Thoma, Samuel (2018): Soziale Freiheit und Depressivität. In: Thomas Fuchs, Lukas Iwer und Stefano Micali (Hg.): Das überforderte Subjekt. Zeitdiagnosen einer beschleunigten Gesellschaft. Berlin: Suhrkamp (Suhrkamp Taschenbuch Wissenschaft, 2252), S. 344-367.

Heinze, Rolf G. (2000): Inszenierter Korporatismus im sozialen Sektor. Politische Steuerung durch Vernetzung. In: Heinz-Jürgen Dahme und Norbert Wohlfahrt (Hg.): Netzwerkökonomie im Wohlfahrtsstaat. Wettbewerb und Kooperation im Sozial- und Gesundheitssektor. Berlin: Ed. Sigma, S. 31-46.

Heinze, Rolf G. (Hg.) (1981): Verbändepolitik und »Neokorporatismus«. Zur politischen Soziologie organisierter Interessen. Opladen: Westdt. Verl. (Studien zur Sozialwissenschaft, 46).

Heinze, Rolf G.; Hombach, Bodo; Scherf, Henning (Hg.) (1988a): Sozialstaat 2000. Auf dem Weg zu neuen Grundlagen der sozialen Sicherung. Bonn: Verlag Neue Gesellschaft GmbH.

Heinze, Rolf G.; Olk, Thomas (1981): Die Wohlfahrtsverbände im System sozialer Dienstleistungsproduktion. Zur Entstehung und Struktur der bundesrepublikanischen Verbändewohlfahrt. In: *Kölner Zeitschrift für Soziologie und Sozialpsychologie* 33, S. 94-114.

Heinze, Rolf G.; Olk, Thomas; Hilbert, Josef (1988b): Der neue Sozialstaat. Analyse und Reformperspektiven. Freiburg i.Br.: Lambertus-Verlag.

Heinze, Rolf G.; Schneiders, Katrin (2013): Vom Wohlfahrtskorporatismus zur Sozialwirtschaft? Zur aktuellen Situation der freien Wohlfahrtspflege in Deutschland. In: *ARCHIV für Wissenschaft und Praxis der sozialen Arbeit* 2, S. 4-17.

Heinze, Rolf G.; Schneiders, Katrin (2014): Wohlfahrtskorporatismus unter Druck. Zur Ökonomisierung der Sozialpolitik und des sozialen Dienstleistungssektors. In: Gary S. Schaal, Matthias Lemke und Claudia Ritzi (Hg.): Die Ökonomisierung der Politik in Deutschland. Eine vergleichende Politikfeldanalyse. Wiesbaden: Springer VS (Kritische Studien zur Demokratie), S. 45-68.

Heinze, Rolf G.; Strünk, Christoph (1996): Kontraktmanagement im Windschatten des »Wohlfahrtsmix«? Neue kommunale Steuerungsmodelle für das System der Wohlfahrtsverbände. In: Adalbert Evers und Thomas Olk (Hg.): Wohlfahrtspluralismus. Vom Wohlfahrtsstaat zur Wohlfahrtsgesellschaft. Wiesbaden: VS Verlag für Sozialwissenschaften, S. 295-322.

Heißler, Matthias (2000): Ende der Veranstaltung. Auf dem Weg zu einer subjektorientierten Psychiatrie. In: *Soziale Psychiatrie (Rundbrief der Deutschen Gesellschaft für Soziale Psychiatrie)* 24 (1), S. 9-14.

Heißler, Matthias (2011): Es wird kein Stein auf dem anderen bleiben. In: *Soziale Psychiatrie (Rundbrief der Deutschen Gesellschaft für Soziale Psychiatrie)*, 2011, S. 4-9.

Heitmeyer, Wilhelm (2018): Autoritäre Versuchungen. Originalausgabe. Berlin: Suhrkamp (Edition Suhrkamp, 2717).

Heitmeyer, Wilhelm (Hg.) (1998): Was hält die Gesellschaft zusammen? Frankfurt a.M.: Suhrkamp Verlag (Edition Suhrkamp, 1).

Heitmeyer, Wilhelm (Hg.) (1999): Was treibt die Gesellschaft auseinander. Bundesrepublik Deutschland – Auf dem Weg von der Konsens- zur Konfliktgesellschaft. Frankfurt a.M.: Suhrkamp Verlag (Edition Suhrkamp, 2).

Herzog, Gunter (1980): Psychiatrie, Subjektivität und DGSP. Thesen zum Treffen des gesundheitspolitischen Ausschusses am 9.2.80. In: Niels Pörksen (Hg.): Therapie. Hilfe, Ersatz, Macht?; Materialien zur DGSP-Jahrestagung vom 1. – 4. November 1979 in Freiburg. Rehburg-Loccum: Psychiatrie-Verlag (Werkstattschriften zur Sozialpsychiatrie, 30), S. 13-17.

Hessemer-Kühn, Gundel (1984): Soziale Kontrolle zwischen Internierung und Verwahrung. le terre di nessuno – Niemandsland – Internationaler Kongreß des Europäischen Reseau der Alternative zur Psychiatrie in Rom vom 2. bis 6. Mai 1984. In: *DGSP-Rundbrief* 17 (26), S. 7-8.

Hessemer-Kühn, Gundel; Nathow, Rainer (1985): Gesellschaft ohne Irrenhaus – Kritik am medizinisch-psychologischen Modell. Internationaler Psychiatrie Kongress in Bremen. In: *DGSP-Rundbrief* 18 (30), S. 13.

Heuchemer, Peter (2016): Unterstützung und Teilhabe durch gemeindepsychiatrische Netzwerkarbeit. Hg. v. Dachverband Gemeindepsychiatrie e.V. Köln. Online verfügbar unter https://www.psychiatrie.de/dachverband, zuletzt geprüft am 19.05.2020.

Heyen, Nils B. (2018): Von der Krankheitsbekämpfung zur Gesundheitsoptimierung. Aktuelle Technikvisionen für Medizin und Gesundheit. In: *Aus Politik und Zeitgeschichte* 68 (24), S. 32-35.

HGSP, Hamburgische Gesellschaft für Soziale Psychiatrie (Hg.) (1975): Gemeindepsychiatrisches Zentrum Eimsbüttel Hallerstraße Hochallee. Hamburg: Eigenverlag.

Hildenbrand, Bruno (1991): Alltag als Therapie. Ablöseprozesse Schizophrener in der psychiatrischen Übergangseinrichtung. Bern: Huber.

Hildenbrand, Bruno (2000): Psychiatrische Soziologie als Klinische Soziologie: Ein Erfahrungsbericht. Arbeitspapier. Universität Jena, Fakultät für Sozial- und Verhaltenswissenschaften, Institut für Soziologie. Jena. Online verfügbar unter https://nbn-resolving.org/urn:nbn:de:0168-ssoar-219452, zuletzt geprüft am 03.05.2020.

Hinte, Wolfgang (2011a): Sozialräume gestalten statt Sondersysteme befördern. Zur Funktion Sozialer Arbeit bei der Gestaltung einer inklusiven Infrastruktur. In: *Teilhabe, Jg.50, 3*, S. 100-106.

Hinte, Wolfgang (2011b): Sozialraumorientierung – auch ein Konzept für die Behindertenhilfe? Vortragsmanuskript. Http://bbw.johannes-diakonie.de/pr/documents/ReferatHinte.pdf.

Hippius, Hanns; Lauter, Hans (Hg.) (1976): Standorte der Psychiatrie. Zum Selbstverständnis einer angefochtenen Wissenschaft. Deutsche Gesellschaft für Psychiatrie und Nervenheilkunde. München, Wien, Baltimore: Urban & Schwarzenberg.

Hirsch, Joachim (1980): Der Sicherheitsstaat. Das »Modell Deutschland«, seine Krise und die neuen sozialen Bewegungen. Frankfurt a.M.: Europäische Verlagsanstalt.

Hirsch, Joachim; Roth, Roland (1986): Das neue Gesicht des Kapitalismus. Vom Fordismus zum Post-Fordismus. Hamburg: VSA-Verlag.

Hirseland, Andreas; Ramos Lobato, Philipp (2010): Armutsdynamik und Arbeitsmarkt. Entstehung, Verfestigung und Überwindung von Hilfebedürftigkeit bei Erwerbsfähigen. Hg. v. Institut für Arbeitsmarkt- und Berufsforschung der Bundesagentur für Arbeit (IAB – Forschungsbericht, 3). Online verfügbar unter http://doku.iab.de/forschungsbericht/2010/fb0310.pdf.

Hochmann, Jacques (1973): Thesen zu einer Gemeindepsychiatrie. Frankfurt a.M.: Suhrkamp Verlag (Edition Suhrkamp, 618).

Hockerts, Hans Günter (2012a): Der Deutsche Sozialstaat. Entfaltung und Gefährdung seit 1945. Bonn: Bundeszentrale für Politische Bildung (Schriftenreihe Bundeszentrale für Politische Bildung, 1250).

Hockerts, Hans Günter (2012b): Der Deutsche Sozialstaat. Entfaltung und Gefährdung seit 1945. Bonn: Bundeszentrale für Politische Bildung.

Höffe, Otfried (2005): Soziale Gerechtigkeit: ein Zauberwort. In: *Aus Politik und Zeitgeschichte* (37), S. 3-6.

Hoffer, Heike (2017): Die Pflegestärkungsgesetze und die Konsequenzen – Zu den Auswirkungen des neuen Pflegebedürftigkeitsbegriffs auf Pflegebedürftige mit psychischen Beeinträchtigungen. In: AKTION PSYCHISCH KRANKE, Peter Weiß und Jörg M. Fegert (Hg.): Perspektiven für seelische Gesundheit und psychiatrische Hilfen. Tagungsdokumentation 29. und 30. Mai 2017 in Berlin. Bonn: AKTION PSYCHISCH KRANKE (Tagungsberichte, 44), S. 57-64.

Hoffmann, Karin-Maria (2015): Laudatio Prof. Dr. Thomas Becker, Prof. Dr. Steffi Riedel-Heller anlässlich der Verleihung des DGSP-Forschungspreises. Bei der DGSP-Jahrestagung 2014 in Bremen. In: *Soziale Psychiatrie (Rundbrief der Deutschen Gesellschaft für Soziale Psychiatrie)* 39 (2), S. 36-38.

Hoffmann, Michaela (1992): Protokoll der EV-Sitzung vom Samstag, 25.04.1992.

Hoffmann, Michaela (1996): Enthospitalisierung in Heime. Bericht von der Expertenanhörung in Frankfurt. In: *Soziale Psychiatrie (Rundbrief der Deutschen Gesellschaft für Soziale Psychiatrie)* 20 (2), S. 40.

Hoffmann, Michaela (2009a): DGSP-Verbandstag. In: *Soziale Psychiatrie (Rundbrief der Deutschen Gesellschaft für Soziale Psychiatrie)* 33 (3), S. 38-39.

Hoffmann, Michaela (2009b): Die richtige Balance finden… »Fluch und Segen von Psychopharmaka« – ein Tagungsbericht. In: *Soziale Psychiatrie (Rundbrief der Deutschen Gesellschaft für Soziale Psychiatrie)* 33 (2), S. 36-38.

Hoffmann, Michaela (2020): Psychiatrie in der Verantwortung – Sozialpsychiatrische Hilfen für Menschen mit Flucht- und Migrationserfahrung. Zur Arbeit des DGSP-

Fachausschusses Migration. In: *Soziale Psychiatrie (Rundbrief der Deutschen Gesellschaft für Soziale Psychiatrie)* 44 (1), S. 22-23.

Hoffmann-Richter, Ulrike (1995): Sozialpsychiatrie – Spezialdisziplin oder Sichtweise. In: Asmus Finzen und Ulrike Hoffmann-Richter (Hg.): Was ist Sozialpsychiatrie. Eine Chronik. Bonn: Psychiatrie-Verlag, S. 11-28.

Holland-Moritz-Krüger, Käthe (1978): Psychiatrie vor Ort – Gesundheitspolitische Perspektiven der Sozialpsychiatrie. Referat zur Eröffnung der Jahrestagung der DGSP am 10.11.1978 in Bremen. In: *DGSP-Rundbrief* (5), S. 10-17.

Hölling, Iris (2015): Zur Notwendigkeit einer radikalen Infragestellung des psychiatrischen Handelns im Licht der UN-BRK. In: Jürgen Armbruster, Anja Dieterich, Daphne Hahn und Katharina Ratzke (Hg.): 40 Jahre Psychiatrie-Enquete. Blick zurück nach vorn. Köln: Psychiatrie-Verlag, S. 65-75.

Hollingshead, August B.; Redlich, Fredrick C.; Bolch, Alfred E. (1975): Der Sozialcharakter psychischer Störungen. Eine sozialpsychiatrische Untersuchung; mit 72 Tabellen. Frankfurt a.M.: Fischer (Fischer-Format).

Hölzke, Rainer (1993): Gutes Ende einer unendlichen Geschichte? Zur Beendigung der Erprobungsphase der RPK-Empfehlungsvereinbarung. In: *Soziale Psychiatrie (Rundbrief der Deutschen Gesellschaft für Soziale Psychiatrie)* 22 (4), S. 30-32.

Hölzke, Rainer (1994): Gutes Ende einer unendlichen Geschichte? Zur Beendigung der Erprobungsphase der RPK-Empfehlungsvereinbarung (Teil 2). In: *Soziale Psychiatrie (Rundbrief der Deutschen Gesellschaft für Soziale Psychiatrie)* 23 (1), S. 58-61.

Honneth, Axel (2010): Organisierte Selbstverwirklichung. Paradoxien der Individualisierung. In: Christoph Menke, Juliane Rebentisch und Luc Boltanski (Hg.): Kreation und Depression. Freiheit im gegenwärtigen Kapitalismus. Berlin: Kulturverl. Kadmos (Kaleidogramme, 67), S. 3-80.

Hopfmüller, Elisabeth (2003): Das ganze System in Frage stellen... Warum brauchen wir eine Enquete der Heime? In: *Soziale Psychiatrie (Rundbrief der Deutschen Gesellschaft für Soziale Psychiatrie)* 27 (2), S. 14-18.

Höpner, Martin (2008): Das soziale Europa findet nicht statt. In: *Die Mitbestimmung* (5), S. 46-49.

Hopper, Kim (2007): Rethinking social recovery in schizophrenia: What a capabilities approach might offer. In: *Social Science & Medicine 65 (2007)*, S. 868-879.

Hörmann, Georg; Nestmann, Frank (1985): Die Professionalisierung der Klinischen Psychologie und die Entwicklung neuer Berufsfelder in Beratung, Sozialarbeit und Therapie. In: Mitchell G. Ash und Ulfried Geuter (Hg.): Geschichte der deutschen Psychologie im 20. Jahrhundert. Ein Überblick. Wiesbaden: VS Verlag für Sozialwissenschaften (WV studium), S. 252-285.

Hradil, Stefan (2002): Zur Sozialstrukturentwicklung der neunziger Jahre. In: Werner Süß (Hg.): Deutschland in den neunziger Jahren. Politik und Gesellschaft zwischen Wiedervereinigung und Globalisierung. Wiesbaden: VS Verlag für Sozialwissenschaften, S. 227-250.

Hradil, Stefan (2012): Soziale Ungleichheit. Eine Gesellschaft rückt auseinander. In: Stefan Hradil (Hg.): Deutsche Verhältnisse. Eine Sozialkunde. Bonn: Bundeszentrale für Politische Bildung (Schriftenreihe Bundeszentrale für Politische Bildung, 1260), S. 155-188.

Huntington, Samuel (2002): Kampf der Kulturen. Die Neugestaltung der Weltpolitik im 21. Jahrhundert. München: Goldmann Verlag.

Igl, Gerhard (2005): Sicherung im Pflegefall – Rechtsentwicklung und Diskussion. In: Manfred G. Schmidt (Hg.): 1982 – 1989, Bundesrepublik Deutschland. Finanzielle Konsolidierung und institutionelle Reform. Baden-Baden: Nomos Verlag (Geschichte der Sozialpolitik in Deutschland seit 1945, 7), S. 428-439.

Igl, Gerhard (2007): Die Entstehung der Sozialen Pflegeversicherung und ihre Konsequenzen. In: Gerhard A. Ritter (Hg.): 1989 – 1994, Bundesrepublik Deutschland. Sozialpolitik im Zeichen der Vereinigung. Baden-Baden: Nomos Verlag (Geschichte der Sozialpolitik in Deutschland seit 1945, 11), S. 694-717.

Illouz, Eva (2007a): Der Konsum der Romantik. Liebe und die kulturellen Widersprüche des Kapitalismus. Frankfurt a.M.: Suhrkamp Verlag.

Illouz, Eva (2007b): Gefühle in Zeiten des Kapitalismus. Frankfurter Adorno Vorlesungen 2004. Frankfurt a.M.: Suhrkamp Verlag.

Illouz, Eva (2011): Die Errettung der modernen Seele. Frankfurt a.M.: Suhrkamp Verlag.

Illouz, Eva (2019): Warum Liebe endet. Eine Soziologie negativer Beziehungen. Sonderausgabe für die Bundeszentrale für politische Bildung. Bonn: bpb Bundeszentrale für politische Bildung (Schriftenreihe Bundeszentrale für Politische Bildung, Band 10393).

Irgmaier, Florian; Ulbricht, Lena (2017): Big Data und Nudging. Kommt der digitale Überwachungsstaat? In: *WZB Mitteilungen* (158), S. 15-17.

Iriye, Akira (Hg.) (2014): Geschichte der Welt. 1945 bis heute; die globalisierte Welt. Lizenzausg. Bonn: bpb Bundeszentrale für politische Bildung (Schriftenreihe Bundeszentrale für Politische Bildung, 1413).

Itzwerth, Ralf (1979): Von der Selbsthilfegruppe zur Dienstleistungsorganisation. In: Peter Runde und Rolf G. Heinze (Hg.): Chancengleichheit für Behinderte. Neuwied & Darmstadt: Luchterhand (Kritische Texte. Sozialarbeit, Sozialpädagogik, soziale Probleme), S. 255-263.

Jacobi, F.; Höfler, M.; Strehle, J.; Mack, S.; Gerschler, A.; Scholl, L. et al. (2014): Psychische Störungen in der Allgemeinbevölkerung: Studie zur Gesundheit Erwachsener in Deutschland und ihr Zusatzmodul Psychische Gesundheit (DEGS1-MH). In: *Der Nervenarzt* 85 (1), S. 77-87. DOI: 10.1007/s00115-013-3961-y.

Jacobi, Frank; Becker, Manuel; Müllender, Susanne; Bretschneider, Julia; Thom, Julia; Fichter, Manfred M. (2017): Epidemiologie psychischer Störungen. In: Hans-Jürgen Möller, Gerd Laux und Hans-Peter Kapfhammer (Hg.): Psychiatrie, Psychosomatik, Psychotherapie, Bd. 66. 5. Aufl. Berlin, Heidelberg: Springer (Springer Reference Medizin Ser), S. 123-146.

Jahnke, Bettina (Hg.) (2012): Vom Ich-Wissen zum Wir-Wissen. Mit EX-IN zum Genesungsbegleiter. Neumünster: Paranus-Verlag.

Japp, K. (1999): Die Unterscheidung von Nichtwissen. Manuskript. In: *TATuP* 8 (3-4), S. 25-32. DOI: 10.14512/tatup.8.3-4.25.

Jervis, Giovanni (1978): Kritisches Handbuch der Psychiatrie. Frankfurt a.M.: Syndikat.

Jervis, Giovanni (1979): Die offene Institution. Über Psychiatrie und Politik. Frankfurt a.M.: Syndikat.

Johnson, Sonia (2013): Crisis resolution and home treatment teams: an evolving model. In: *Advances in Psychiatric Treatment* 19 (2), S. 115-123. DOI: 10.1192/apt.bp.107.004192.

Jones, Maxwell (1976): Prinzipien der therapeutischen Gemeinschaft. Soziales Lernen und Sozialpsychiatrie. Bern: Huber.

Jung, Patrick (2019): Die »verführerische Banalität« strukturbildender Orte. Soziologische Perspektiven auf die Gemeindepsychiatrie in Deutschland. Weinheim: Juventa Verlag ein Imprint der Julius Beltz GmbH & Co. KG.

Kammeier, Heinz (2013): Zukunftspsychiatrie – eine Psychiatrie fast ohne Zwang? Vortrag bei der DGSP-Jahrestagung 2012 in Mönchengladbach. In: *Soziale Psychiatrie (Rundbrief der Deutschen Gesellschaft für Soziale Psychiatrie)* (140), S. 34-37.

Kammeier, Heinz (2016): Die psychiatrische Maßregel. Gefahrenabwehr und Behandlung zwischen Selbstbestimmung und/oder Zwang. In: *Soziale Psychiatrie (Rundbrief der Deutschen Gesellschaft für Soziale Psychiatrie)* 40 (1), S. 4-9.

Kammeier, Heinz (2019a): Psychiatrie und Sicherungsauftrag -ist das noch gewollt? Eine gesellschafts-rechts – und gesundheitspolitische Fragestellung und die Schwierigkeit einer Lösung. In: *Soziale Psychiatrie (Rundbrief der Deutschen Gesellschaft für Soziale Psychiatrie)* 43 (3), S. 8-10.

Kammeier, Heinz (2019b): Psychiatrische Versorgung ohne Sicherungsauftrag und Zwang? – Eine Skizze dann notwendiger Strukturveränderungen. In: *Recht und Psychiatrie* 37 (4), S. 210-218.

Kammeier, Heinz (2020): Psychiatrie heute: Hilfeangebote ohne Sicherungsauftrag? Eine juristische Reflexion. In: *Soziale Psychiatrie (Rundbrief der Deutschen Gesellschaft für Soziale Psychiatrie)* 44 (2), S. 18-20.

Kammeier, Heinz; Fachausschuss Forensik der DGSP (2015): Stopp der »Forensifizierung«! Forderungen der DGSP an eine Reform von Recht und Durchführung der psychiatrischen Maßregel nach § 63 StGB unter der Beachtung der Verhältnismäßigkeit von Dauer und Eingriffsintensität. In: *Soziale Psychiatrie (Rundbrief der Deutschen Gesellschaft für Soziale Psychiatrie)* 39 (1), S. 45-48.

Kardorff, Ernst von (1984): Reform über Modellprogramme: Zur Psychiatriereform in der Bundesrepublik Deutschland. In: *Sozialpsychiatrische Informationen* 14 (2), 18-6.

Kardorff, Ernst von (1985b): Psychiatriereform über Modellprogramme. Anmerkungen zur Geschichte einer Reformillusion. In: Ernst von Kardorff (Hg.): Das Modellprogramm und die Folgen. Rehburg-Loccum: Psychiatrie-Verlag, S. 13-41.

Kardorff, Ernst von (1995): 20 Jahre Psychiatriereform – Versuch einer Zwischenbilanz. In: *Verhaltenstherapie & psychosoziale Praxis* 27 (4), S. 467-482.

Kardorff, Ernst von (2015): Was ist aus dem gesellschaftspolitischen Projekt der Psychiatrie geworden? In: Jürgen Armbruster, Anja Dieterich, Daphne Hahn und Katharina Ratzke (Hg.): 40 Jahre Psychiatrie-Enquete. Blick zurück nach vorn. Köln: Psychiatrie-Verlag, S. 148-164.

Kardorff, Ernst von (2017): 40 Jahre gesellschaftspolitisches Projekt »Psychiatriereform«. Was ist daraus geworden? Mit einer kritischen Bilanz der Psychiatriereform in Deutschland wurde die DGSP-Jahrestagung 2016 in Berlin eröffnet. In: *Soziale Psychiatrie (Rundbrief der Deutschen Gesellschaft für Soziale Psychiatrie)* 41 (2), S. 4-8.

Kardorff, Ernst von (Hg.) (1985a): Das Modellprogramm und die Folgen. Rehburg-Loccum: Psychiatrie-Verlag.

Kardorff, Ernst von; Tholen, Christoph (1980): Forschung und Forschungspolitik in der DGSP. In: *Sozialpsychiatrische Informationen* (September), S. 33-48.

Kastl, Jörg Michael (2014): »Inklusion« zwischen Strukturkategorie und neuer Gemeinschaftsideologie. In: *Kerbe*, S. 4-7.

Kastl, Jörg Michael (2017): Inklusion, Integration und Teilhabe. In: Matthias Rosemann und Michael Konrad (Hg.): Selbstbestimmtes Wohnen. Mobile Unterstützung bei der Lebensführung. 2. Aufl. Köln: Psychiatrie-Verlag (Fachwissen), S. 100-113.

Kauder, Volker; AKTION PSYCHISCH KRANKE (Hg.) (1998): Personenzentrierte Hilfen in der psychiatrischen Versorgung. Bonn: Psychiatrie-Verlag (Psychosoziale Arbeitshilfen, 11).

Kauder, Volker; Kunze, Heinrich; AKTION PSYCHISCH KRANKE (Hg.) (1999): Qualität und Steuerung in der regionalen psychiatrischen Versorgung. Tagungsbericht, Bonn, 11./12. November 1998. AKTION PSYCHISCH KRANKE; Jahrestagung der Aktion Psychisch Kranke (APK). Köln: Rheinland-Verlag (Tagungsberichte, 26).

Kaufmann, Franz-Xaver (1997): Herausforderungen des Sozialstaates. Frankfurt a.M.: Suhrkamp Verlag.

Kaufmann, Franz-Xaver (2009): Schutz – Sicherung – Befähigung. In: *Zeitschrift für Sozialreform* 55 (1). DOI: 10.1515/zsr-2009-0103.

Kaufmann, Franz-Xaver (Hg.) (1979): Bürgernahe Sozialpolitik. Planung, Organisation und Vermittlung sozialer Leistungen auf lokaler Ebene. Forschungsverbund Bürgernahe Gestaltung der sozialen Umwelt. Frankfurt a.M., New York.

Kaufmann, Franz-Xaver (Hg.) (2015): Sozialstaat als Kultur. Wiesbaden: Springer VS (Sozialpolitik und Sozialstaat,/Franz-Xaver Kaufmann; 2).

KBV (2019): Statistische Informationen aus dem Bundesarztregister. Stand 31.12.2019. Hg. v. Kassenärztlich Bundesvereinigung. Online verfügbar unter https://www.kbv.de/media/sp/2019-12-31_BAR_Statistik.pdf, zuletzt geprüft am 08.11.2020.

Kebbel, Johann (2008): Neuroleptika und Mortalität. Anlass zur Beunruhigung nur bedingt gegeben? Eine Replik auf den Beitrag »Mortalität durch Neuroleptika« von Volkmar Aderhold in der »Soziale Psychiatrie« 4/2007. In: *Soziale Psychiatrie (Rundbrief der Deutschen Gesellschaft für Soziale Psychiatrie)* 32 (2), S. 36-37.

Kebbel, Johann; Pörksen, Niels; AKTION PSYCHISCH KRANKE (Hg.) (1998): Gewalt und Zwang in der stationären Psychiatrie. Tagungsbericht, Bonn, 24./25. September 1997. Tagung. Köln: Rheinland-Verlag (Tagungsberichte, 25).

Kellmann, Markus (2017): Teilhabenichtse. Von der Wiederkehr der »armen Irren« und wie das Bundesteilhabegesetz (BTHG) die Zweiklassengesellschaft unter psychisch kranken Menschen festigt. In: *Sozialpsychiatrische Informationen* 47 (4).

Kellmann, Markus (2019): Arm dran. Wie Menschen mit seelischer Behinderung soziale Teilhabe verwehrt wird. In: *Soziale Psychiatrie (Rundbrief der Deutschen Gesellschaft für Soziale Psychiatrie)* 43 (3), S. 4-7.

Kern, Horst; Schumann, Michael (1984): Das Ende der Arbeitsteilung? Rationalisierung in der industriellen Produktion: Bestandsaufnahmen, Trendbestimmung. München: C. H. Beck Verlag.

Kersting, Franz-Werner (2001a): »1968« als psychiatriegeschichtliche Zäsur. In: Martin Wollschläger (Hg.): Sozialpsychiatrie. Entwicklungen – Kontroversen – Perspektiven. Tübingen: Dgvt-Verl., S. 43-58.

Kersting, Franz-Werner (2001b): Psychiatriereform und ›68. In: AKTION PSYCHISCH KRANKE (Hg.): 25 Jahre Psychiatrieenquete. Band 1. Bonn: AKTION PSYCHISCH KRANKE, S. 165-182.

Kersting, Franz-Werner (2004): Abschied von der »totalen Institution«? Die westdeutsche Anstaltspsychiatrie zwischen Nationalsozialismus und den Siebzigerjahren. In: *Archiv für Sozialgeschichte* (44), S. 267-292, zuletzt geprüft am 09.01.2019.

Kersting, Franz-Werner (Hg.) (2003): Psychiatriereform als Gesellschaftsreform. Die Hypothek des Nationalsozialismus und der Aufbruch der sechziger Jahre. Paderborn, München, Wien, Zürich: Verlag Ferdinand Schöningh GmbH.

Kessl, Fabian (2009): Sozialraumorientierung als Motor der Selbstbestimmung? Gemeindepsychiatrische Konzepte in der Gemeindepsychiatrie neu überdenken. Gekürzte und bearbeitete Fassung seines Vortrags auf der DGSP-Jahrestagung 2008 in Leipzig. In: *Soziale Psychiatrie (Rundbrief der Deutschen Gesellschaft für Soziale Psychiatrie)* 33 (2), S. 19-23.

Ketterer, Hanna; Becker, Karina; Dörre, Klaus; Fraser, Nancy; Lessenich, Stephan; Rosa, Hartmut (Hg.) (2019): Was stimmt nicht mit der Demokratie? Eine Debatte zwischen Klaus Dörre, Nancy Fraser, Stephan Lessenich und Hartmut Rosa. Suhrkamp Verlag. Berlin: Suhrkamp (Suhrkamp Taschenbuch Wissenschaft, 2262).

Keuner, Harry (2006): Wohnheim als Chance – Chancen für Wohnheime. In: *Soziale Psychiatrie (Rundbrief der Deutschen Gesellschaft für Soziale Psychiatrie)* 30 (3), S. 12-13.

Keupp, Heiner (1972a): Psychische Störungen als abweichendes Verhalten. Zur Soziogenese psychischer Störungen. Univ., Diss., 1971. München: Urban & Schwarzenberg.

Keupp, Heiner (1982): Soziale Kontrolle. In: Heiner Keupp und Dodó Rerrich (Hg.): Psychosoziale Praxis, gemeindepsychologische Perspektiven. Ein Handbuch in Schlüsselbegriffen. München, Wien usw.: Urban & Schwarzenberg (U & S Psychologie).

Keupp, Heiner (1990): Psychosoziale Probleme aus sozialwissenschaftlicher Perspektive. In: Achim Thom und Erich Wulff (Hg.): Psychiatrie im Wandel: Erfahrungen und Perspektiven in Ost und West. Bonn: Psychiatrie-Verlag, S. 76-95.

Keupp, Heiner (1994): »Ohne Angst verschieden sein können«. Chancen und Risiken der Moderne. In: *Soziale Psychiatrie (Rundbrief der Deutschen Gesellschaft für Soziale Psychiatrie)* 18 (2), S. 5-8.

Keupp, Heiner (1995a): Bundesrepublikanische Psychiatriereform zwischen Realpolitik, Resignation und Utopie: Diskutiert am Präventionsdiskurs. In: *Verhaltenstherapie & psychosoziale Praxis* 27 (4), S. 483-502.

Keupp, Heiner (1995b): Vom Ende moderner Eindeutigkeiten – Ohne Angst verschieden sein können. In: Thomas Bock, Dorothea Buck, Jan Gross, Ernst Maß, Elliot Sorel und Eugen Wolpert (Hg.): Abschied von Babylon. Verständigung über Grenzen in der Psychiatrie. Bonn: Psychiatrie-Verlag, S. 550-559.

Keupp, Heiner (1998): Ermutigung zum aufrechten Gang. Die Chancen einer Zivilgesellschaft für das Subjekt. In: *Soziale Psychiatrie (Rundbrief der Deutschen Gesellschaft für Soziale Psychiatrie)* 22 (3), S. 4-8.

Keupp, Heiner (2000): Eine Gesellschaft der Ichlinge? Zum bürgerschaftlichen Engagement von Heranwachsenden. Hg. v. Sozialpädagogisches Institut des SOS Kinderdorf e.V. München. Online verfügbar unter https://www.sos-kinderdorf.de/spi, zuletzt geprüft am 23.09.2019.

Keupp, Heiner (2001): Lernschritte in Psychiatriereform: Von der »Fürsorglichen Belagerung« zu einer Empowerment-Perspektive. In: Fritz Bremer, Hartwig Hansen und Jürgen Blume (Hg.): Wie heht's uns denn heute! Sozialpsychiatrie zwischen alten Idealen und neuen Herausforderungen, 64-82. Neumünster: Paranus-Verlag.

Keupp, Heiner (2003): Prioritäten der Sozialpsychiatrie im globalisierten Kapitalismus. In: *Psychologie und Gesellschaftskritik* 27 (1), S. 23-43. Online verfügbar unter https://nbn-resolving.org/urn:nbn:de:0168-ssoar-19290, zuletzt geprüft am 25.12.2019.

Keupp, Heiner (2005): Sozialpsychiatrie im gesellschaftlichen Gegenwind. Kann sie noch Chancen der Inklusion vermitteln. In: Christiane E. Winter-Heider (Hg.): Festschrift für Rolf Schwendter. Fragmente einer Begegnung, Elemente einer Entgegnung. Unter Mitarbeit von Rolf Schwendter. Kassel: Kassel Univ. Press (Kasseler Personalschriften, 2), S. 227-237.

Keupp, Heiner (2007): Mut zum aufrechten Gang. Was bieten Beteiligung und Empowerment für Psychiatrie und Selbsthilfe? In: *Soziale Psychiatrie (Rundbrief der Deutschen Gesellschaft für Soziale Psychiatrie)* 31 (3), S. 4-9.

Keupp, Heiner (2008): Einführung in die Sozialpsychologie. Grundlagen der Sozialpsychologie II: Reflexive Sozialpsychologie, Materialien zum Semester. LMU München.

Keupp, Heiner (2010): Individualisierung: Erosion oder Kitt des Sozialen. Keynote bei der Tagung »Riskante Tabuisierungen« an der Hochschule für Soziale Arbeit in Basel am 22.01.2010. Manuskript. München.

Keupp, Heiner (2011): Wie zukunftstauglich ist die Sozialpsychiatrie im globalen Netzwerkkapitalismus. In: *Soziale Psychiatrie (Rundbrief der Deutschen Gesellschaft für Soziale Psychiatrie)* 35 (2), S. 4-9.

Keupp, Heiner (2013): Wider die soziale Amnesie der Psychotherapie und zur (Wieder-)Gewinnung ihres politischen Mandats. In: *Verhaltenstherapie & psychosoziale Praxis* 45 (17-32).

Keupp, Heiner (2015): Vom utopischen Überschuss zum desillusionierten Realismus. In: Jürgen Armbruster, Anja Dieterich, Daphne Hahn und Katharina Ratzke (Hg.): 40 Jahre Psychiatrie-Enquete. Blick zurück nach vorn. Köln: Psychiatrie-Verlag, S. 52-64.

Keupp, Heiner (2018): Die soziale Amnesie der Psychotherapie und von der Notwendigkeit der Gesellschaftsdiagnostik. In: Stephan Rietmann und Maik Sawatzki (Hg.): Zukunft der Beratung. Von der Verhaltens- zur Verhältnisorientierung? Wiesbaden: Springer VS (Soziale Arbeit als Wohlfahrtsproduktion, Band 11), S. 21-44.

Keupp, Heiner (2019): Psychische Gesundheit: Ermutigung und Befähigung zur Selbstbestimmung. In: *Impulse für Gesundheitsförderung* (105), S. 2-3. Online verfügbar unter https://www.gesundheit-nds.de, zuletzt geprüft am 14.01.2020.

Keupp, Heiner (2020): Leben in der Gesellschaft 4.0. Beschleunigung ohne Ende – Erschöpfung ohne Ende? In: *Sozialpsychiatrische Informationen* 50 (1), S. 4-9.

Keupp, Heiner; Ahbe, Thomas; Gmür, Wolfgang; Höfer, Renate; Kraus, Wolfgang; Mitscherlich, Beate; Straus, Florian (2013a): Identitätskonstruktionen. Das Patchwork der Identitäten in der Spätmoderne. 5. Aufl. Reinbek bei Hamburg: Rowohlt-Taschenbuch-Verl. (Rowohlts Enzyklopädie, 55634).

Keupp, Heiner; Ahbe, Thomas; Gmür, Wolfgang; Höfer, Renate; Mitscherlich, Beate; Kraus, Wolfgang; Straus, Florian (Hg.) (2013b): Identitätskonstruktionen. Das

Patchwork der Identitäten in der Spätmoderne. 5. Aufl. Reinbek bei Hamburg: Rowohlt Taschenbuch Verlag.

Keupp, Heiner; Höfer, Renate; John, Renè; Knothe, Holger; Kraus, Wolfgang; Straus, Florian (2004): Selbstverortung im bürgerschaftlichen Engagement. Zur Ambivalenz subjektiver Konstruktion von Gemeinschaft. In: Ulrich Beck und Christoph Lau (Hg.): Entgrenzung und Entscheidung: Was ist neu an der Theorie reflexiver Modernisierung? Frankfurt a.M.: Suhrkamp Verlag, S. 234-257.

Keupp, Heiner; Kardorff, Ernst von (1980): Psychosoziale Basisqualifikationen. In: *DGVT-Mitteilungen* 12, S. 649-670.

Keupp, Heiner; Zaumseil, Manfred (Hg.) (1978): Die gesellschaftliche Organisierung psychischen Leidens. Zum Arbeitsfeld klinischer Psychologen. Frankfurt a.M.: Suhrkamp Verlag.

Keupp, Heinrich (1981): Zeitschriftenbesprechung- Spektrum der Psychiatrie und Nervenheilkunde Heft 6/80. In: *Sozialpsychiatrische Informationen* 11 (62), S. 35-48.

Keupp, Heinrich (Hg.) (1972b): Der Krankheitsmythos in der Psychopathologie. Darstellung einer Kontroverse. München: Urban & Schwarzenberg (Fortschritte der klinischen Psychologie, 2).

KGSt (1993): Das neue Steuerungsmodell. Begründungen, Konturen, Umsetzung. Hg. v. KGSt, Kommunale Gemeinschaftsstelle für Verwaltungsvereinfachung. Köln (KGST-Bericht, 5/1993).

Kickbusch, Ilona; Trojan, Alf (1981): Gemeinsam sind wir stärker. Selbsthilfegruppen u. Gesundheit. Selbstdarstellungen, Analysen, Forschungsergebnisse. Hg. von Ilona Kickbusch u. Alf Trojan. Frankfurt a.M.: Fischer Taschenbuch Verl. (Fischer-Bücherei, 4050 = Fischer alternativ).

Kilian, Reinhold (2008): Die Bedeutung der Soziologie psychischer Gesundheit und Krankheit im Zeitalter der biologischen Psychiatrie. In: *Soziale Probleme* 19 (2), 136 – 149. Online verfügbar unter http://nbn-resolving.de/urn:nbn:de:0168-ssoar-244682, zuletzt geprüft am 16.09.2018.

Kilian, Reinhold (2017): Zum Verhältnis von Soziologie und Psychiatrie – revisited. In: *Sozialpsychiatrische Informationen* 47 (2), S. 12-15.

Kilian, Reinhold; Rüsch, Nicolas; Becker, Thomas (2017): Gesellschaftliche Ungleichheit, Exklusion – und die Sozialpsychiatrie? Aktuelle Erkenntnisse und Konsequenzen für die psychiatrische Versorgung. In: *Soziale Psychiatrie (Rundbrief der Deutschen Gesellschaft für Soziale Psychiatrie)* 41 (2), S. 9-11.

Klätte, Heinz (1973): Brief vom 12.6.1973.

Klee, Ernst (1974): Menschen als Stückgut. Skandalöse Behandlung von psychiatrischen Pflegefällen. In: *Die Zeit*, 08.03.1974 (11). Online verfügbar unter https://www.zeit.de/1974/11/menschen-als-stueckgut?wt_zmc=sm.ext.zonaudev.mail.ref.zeitde.share.link.x, zuletzt geprüft am 25.06.2019.

Kleinert, Hubert (2008): Mythos 1968. In: *Aus Politik und Zeitgeschichte* (14-15), S. 8-15. Online verfügbar unter https://www.bpb.de/apuz, zuletzt geprüft am 13.01.2019.

Klockmann, Margret (1982): Der Lotse in Wilhelmsburg. Evaluation und Überprüfung von Krisenintervention in einer psychosozialen Kontaktstelle. Rehburg-Loccum: Psychiatrie-Verlag.

Knieps, Franz; Reiners, Hartmut (2015): Gesundheitsreformen in Deutschland. Geschichte – Intentionen – Kontroversen. Bern: Huber (Programmbereich Gesundheit). Online verfügbar unter http://elibrary.hogrefe.de/9783456954332/.

Knoll, Andreas (2000): Sozialarbeit in der Psychiatrie. Von der Fürsorge zur Sozialtherapie. Wiesbaden: VS Verlag für Sozialwissenschaften (Reihe, 8).

Knuf, Andreas (2006): Empowerment in der psychiatrischen Arbeit. Köln: Psychiatrie-Verlag.

Knuf, Andreas (2016 [2008]): Empowerment und Recovery. 5. Aufl. Köln: Psychiatrie-Verlag (Basiswissen, 9). Online verfügbar unter https://www.content-select.com/index.php?id=bib_view&ean=9783884148846.

Kocka, Jürgen; Merkel, Wolfgang (2014): Neue Balance gesucht. Gefährdet der Finanzkapitalismus die Demokratie? In: *WZB Mitteilungen* (144), S. 41-44.

Koenen, Elmar; Riedmüller, Barbara (1982): Sozialpolitik und psychosoziale Versorgung. In: Heiner Keupp und Dodó Rerrich (Hg.): Psychosoziale Praxis, gemeindepsychologische Perspektiven. Ein Handbuch in Schlüsselbegriffen. München, Wien usw.: Urban & Schwarzenberg (U & S Psychologie), S. 97-128.

Koenning, Konstanze (1987 [1982]): »Neue Praxis braucht neue Theorie«. Ökologische Überlegungen zur Arbeit mit Angehörigengruppen. In: Klaus Dörner (Hg.): Freispruch der Familie. Angehörige, Patienten und die Psychiatrie. 2. Aufl. Bonn: Psychiatrie-Verlag (Treffbuch, 5), S. 120-133.

Koenning, Konstanze (Hg.) (1986): Spät kommt ihr. Gütersloher Wege mit Langzeitpatienten. Gütersloh: van Hoddis im Förderkreis Wohnen-Arbeit-Freizeit e.V.

Koester, Helmut (1980): Aufnahmebeschränkung an der Landesnervenklinik in Düren. Wege zu einer neuen Psychiatrie, Protokolle einer Tagung. München (Hu-Schriften, 9). Online verfügbar unter https://www.humanistische-union.de/nc/themen/lebensweisen_pluralismus/psychiatrie/wege_psychiatrie_detail/back/wege-zu-einer-neuen-psychiatrie/article/aufnahmebeschraenkung-an-der-landesnervenklinik-in-dueren/, zuletzt geprüft am 25.06.2019.

Köhler, Ernst (1977): Arme und Irre. Hamburg: Klaus Wagenbach.

Köhler, Ernst (1985): Widerstand ist immer persönlich. Die Psychiatriereform und ihre kulturrevolutionäre Selbstgenügsamkeit. In: Ernst von Kardorff (Hg.): Das Modellprogramm und die Folgen. Rehburg-Loccum: Psychiatrie-Verlag, S. 171-186.

König, Hans-Helmut; Heinrich, Sven; Heider, Dirk; Deister, Arno; Zeichner, Dirk; Birker, Thomas et al. (2010): Das Regionale Psychiatriebudget (RPB): Ein Modell für das neue pauschalierende Entgeltsystem psychiatrischer Krankenhausleistungen? In: *Psychiatrische Praxis* 37 (1), S. 34-42. DOI: 10.1055/s-0029-1223418.

Konrad, Michael (2017): Objektive Hermeneutik als qualitative Methode der Evidenzbasierung sozialpsychiatrischer Praxis – am Beispiel der Familienpflege. In: *Sozialpsychiatrische Informationen* 47 (2), S. 26-30.

Konrad, Michael (2018): Das Bundesteilhabegesetz als Chance für eine vernetzte gemeindepsychiatrische Versorgung. In: *Psychiatrische Praxis* 45 (5), S. 229-232. DOI: 10.1055/a-0623-8871.

Konrad, Michael (2019): Die Assistenzleistung. Anforderungen an die Eingliederungshilfe durch das BTHG. Köln: Psychiatrie-Verlag (Fachwissen).

Kontaktgespräch Psychiatrie (1998): Erklärung zur Umsetzung des § 100 BSHG. vom 12. August 1998. In: *Soziale Psychiatrie (Rundbrief der Deutschen Gesellschaft für Soziale Psychiatrie)* 22 (3), S. 49.

Kontaktgespräch Psychiatrie (2012): Stellungnahme der Verbände des Kontaktgespräches Psychiatrie zum Übereinkommen der Vereinten Nationen über die Rechte von Menschen mit Behinderungen. Freiburg i.Br., Berlin, Stuttgart.

Kontaktgespräch Psychiatrie (2015): Positionen der Verbände des Kontaktgesprächs Psychiatrie zum geplanten Bundesteilhabegesetz.

Kontaktgespräch Psychiatrie (2018): Forderungen der Verbände des »Kontaktgesprächs Psychiatrie« zum psychiatrischen Maßregelvollzug. Köln.

Kopp, Daniel (2011): Zwischen Patientenwohl und Gewinnstreben. Die Interessen der Akteure des Gesundheitswesens und ihre Auswirkungen auf die Einführung integrierter Versorgungsprogramme. Expertise im Auftrag der Abteilung Wirtschafts- und Sozialpolitik der Friedrich-Ebert-Stiftung. Hg. v. Friedrich-Ebert-Stiftung Abteilung Wirtschafts- und Sozialpolitik. Bonn.

Köppelmann-Baillieu, Marianne (1979): Gemeindepsychiatrie. Erfahrungen mit einem Reformmodell in Frankreich. Frankfurt a.M.: Campus-Verl. (Campus Soziale Probleme).

Koppetsch, Cornelia (2013): Die Wiederkehr der Konformität. Streifzüge durch die gefährdete Mitte. Frankfurt a.M.: Campus Verlag GmbH.

Koppetsch, Cornelia (2014): Die Wiederkehr der Konformität? In: *Aus Politik und Zeitgeschichte* 49, S. 37-43.

Koppetsch, Cornelia (2019): Die Gesellschaft des Zorns. Rechtspopulismus im globalen Zeitalter (X-Texte zu Kultur und Gesellschaft).

Köttgen, Charlotte (1980): Nachträgliche Antwort auf die Indianer-Kommune, Nürnberg. In: *DGSP-Rundbrief* 10 (13), S. 2.

Köttgen, Charlotte; Fachausschuss Kinder und Jugendliche (1988): Psychiatrisierung verhindern! Kritik an den Empfehlungen der Expertenkommission für den Bereich Kinder- und Jugendpsychiatrie. In: *DGSP-Rundbrief* 21 (43), S. 18-20.

Köttgen, Charlotte; Mörtl, Gesine (1984): Resolution Jahrestagung Berlin, Fachausschuß der DGSP für Kinder und Jugendliche. In: *DGSP-Rundbrief* 17 (27), S. 14.

Köttgen, Charlotte; Richter, Stephan (2013): Eine Generation wird krankgeschrieben. Die Aufmerksamkeitsdefizit-/Hyperaktivitätsstörung (ADHS), Ritalin und Psychopharmaka. Hg. v. Deutsche Gesellschaft für Soziale Psychiatrie. Köln.

Kowerk, Hans (1991): Zum Verhältnis von Sozialpsychiatrie, »Ökologischer Psychiatrie«, systemischer Sichtweise und Psychoanalyse. In: *Sozialpsychiatrische Informationen* 21 (27-30).

Kramer, Nicole (2012): Neue Soziale Bewegungen, Sozialwissenschaften und die Erweiterung des Sozialstaats. Familien und Altenpolitik in den 1970er und 1980er Jahren. In: *Archiv für Sozialgeschichte* 52, S. 211-230.

Kramper, Peter (2012): Das Ende der Gemeinwirtschaft. Krisen und Skandale gewerkschaftseigener Unternehmen in den 1980er Jahren 111. In: *Archiv für Sozialgeschichte* (52), S. 111-138.

Krisor, Matthias (1993): Auf dem Weg zur gewaltfreien Psychiatrie. Das Herner Modell im Gespräch. 2. Aufl. Bonn: Psychiatrie-Verl. (Werkstattschriften zur Sozialpsychiatrie, 50).

Kronauer, Martin (1998): »Exklusion« in der Armutsforschung und der Systemtheorie. Anmerkungen zu einer problematischen Beziehung. In: *Sofi-Mitteilungen Nr. 26*, S. 117-125.

Kronauer, Martin (1999): Die Innen – Außen Spaltung der Gesellschaft. Eine Verteidigung des Exklusionsbegriffs gegen seinen mystifizierenden Gebrauch. In: *SOFI-Mitteilungen Nr. 27*, S. 1-14.

Kronauer, Martin (2010): Exklusion. Die Gefährdung des Sozialen im hoch entwickelten Kapitalismus. Frankfurt a.M.: Campus Verlag.

Kruckenberg, Hiltrud (1991a): Einig über Vereinigung. Ergebnisse der Mitgliederversammlungen von DGSP und GKP. In: *Soziale Psychiatrie (Rundbrief der Deutschen Gesellschaft für Soziale Psychiatrie)* 15 (53), S. 17.

Kruckenberg, Hiltrud (1995): Esel, Hund, Katze und Hahn auf dem gemeinsamen Weg... Zum Verhältnis interdisziplinärer Fortbildung und regionaler Psychiatrie-Entwicklung. In: *Soziale Psychiatrie (Rundbrief der Deutschen Gesellschaft für Soziale Psychiatrie)* (2), S. 8.

Kruckenberg, Hiltrud; Schädle-Deininger, Hilde (2004): Sozialpsychiatrische Zusatzausbildung auf neuen Wegen. Entwicklung eines Baukastensystems. In: *Soziale Psychiatrie (Rundbrief der Deutschen Gesellschaft für Soziale Psychiatrie)* 28 (3), S. 9-12.

Kruckenberg, Peter (1981): Das Prinzip der Einfachheit als Orientierungshilfe für professionelles Handeln in der Psychiatrie. In: *Sozialpsychiatrische Informationen* 11 (63/64), S. 45-50.

Kruckenberg, Peter (1986): Was heißt hier eigentlich Zentrum? Nochmal: Kloster Blankenburg und die Folgen. In: *DGSP-Rundbrief* 19 (33), S. 28-31.

Kruckenberg, Peter (1991b): Mit Geld die Verbundenheit fördern? In: Petra Gromann-Richter (Hg.): Was heißt hier Auflösung? Die Schließung der Klinik Blankenburg. Bonn: Psychiatrie-Verlag (Werkstattschriften zur Sozialpsychiatrie, 48), S. 89-99.

Kruckenberg, Peter (2010): Perspektiven der Krankenhausbehandlung. Was macht das zukünftige Entgeltsystem aus den Kliniken für Psychiatrie, Psychotherapie und Psychosomatik? In: *Soziale Psychiatrie (Rundbrief der Deutschen Gesellschaft für Soziale Psychiatrie)* 34 (1), S. 10-13.

Kruckenberg, Peter (2015): Steuerung der Organisation und Finanzierung des psychiatrischen Hilfesystems – eine gesundheitspolitische Aufgabe. In: Jürgen Armbruster, Anja Dieterich, Daphne Hahn und Katharina Ratzke (Hg.): 40 Jahre Psychiatrie-Enquete. Blick zurück nach vorn. Köln: Psychiatrie-Verlag, S. 180-198.

Kruckenberg, Peter; Aderhold, Volkmar (1993): Babylon und die DGSP. Weltkongress 1994: Stand der Vorbereitungen und Programm. In: *Soziale Psychiatrie (Rundbrief der Deutschen Gesellschaft für Soziale Psychiatrie)* 17 (4), S. 20-23.

Kruckenberg, Peter; Beine, K.; Aderhold, Volkmar; Bock, Thomas; Bührig, Martin; Deister, A. et al. (2009): Psychiatrisch-psychotherapeutisch-psychosomatische Behandlung durch das Krankenhaus: Rahmenbedingungen zur Entwicklung eines sektorübergreifenden Budgets für die regionale Pflichtversorgung. In: *Psychiatrische Praxis* 36 (5), S. 246-249. DOI: 10.1055/s-0029-1233425.

Kruckenberg, Peter; Demand, Jörg; Rosemann, Matthias; Kupfernagel, Wolfgang; Reumschüssel-Wienert, Christian (2004): »Mit der Kraft aus den Widersprüchen arbeiten«. Antworten an Klaus Dörner: »Das Handeln psychiatrischer Profis – Zwischen individueller Hilfeplanung und Begleitung im Lebensfeld« (Soziale Psychiatrie 3/2004). In: *Soziale Psychiatrie (Rundbrief der Deutschen Gesellschaft für Soziale Psychiatrie)* 28 (4), S. 37-47.

Kruckenberg, Peter; Jagoda, Bernhard; AKTION PSYCHISCH KRANKE (Hg.) (1994): Personalbemessung im komplementären Bereich -. von der institutions- zu personenbezogenen Behandlung und Rehabilitation. Bonn: Selbstverlag.

Kruckenberg, Peter; Kunze, Heiner; AKTION PSYCHISCH KRANKE (Hg.) (1997): Personenbezogene Hilfen in der psychiatrischen Versorgung. Tagungsbericht, Bonn, 23./24. April 1997. Köln i.e. Pulheim, Bonn: Rheinland-Verlag; Habelt (Tagungsberichte, 24).

Kruckenberg, Peter; Kunze, Heinrich; Brill, Karl-Ernst (1999): Von institutions- zu personenzentrierten Hilfen in der psychiatrischen Versorgung Bd. 1. Baden-Baden: Nomos (Schriftenreihe des Bundesministeriums für Gesundheit, 116).

Kruckenberg, Peter; Reumschüssel-Wienert, Christian; Brand, Andreas; Grampp, Peter (2006): Dokumentation im gemeindepsychiatrischen Verbund. Bericht zum Forschungsprojekt »Konzeption, Entwicklung und Erprobung eines integrierten und kompatiblen patientenorientierten Dokumentationssystems«. Hg. v. AKTION PSYCHISCH KRANKE. Bonn.

Krüger, Ulrich; Pörksen, Niels; Becker, Manfred; Kruckenberg, Peter; Rosemann, Matthias; Schwendy, Arnd; Steinhart, Ingmar (2010): Teilhabe an Arbeit und Beschäftigung für psychisch Kranke. Entwicklung regionaler, integrierter und personenzentrierter Hilfesysteme (01.01.2004 bis 31.12.2007). Im Auftrag des Bundesministeriums für Arbeit und Soziales. Bonn.

Kubny-Lücke, Beate (2001): Soziotherapie – was ist das eigentlich? In: *Ergotherapie und Rehabilitation* (10), S. 13-19.

Kukla, Rainer (2015): Zum Entstehungskontext der Psychiatrie-Enquete und zu dem Arbeitsprozess der Expertengruppe. In: Jürgen Armbruster, Anja Dieterich, Daphne Hahn und Katharina Ratzke (Hg.): 40 Jahre Psychiatrie-Enquete. Blick zurück nach vorn. Köln: Psychiatrie-Verlag, S. 40-52.

Kulenkampff, Caspar (1982): Modellprogramme des Bundes und der Länder in der Psychiatrie – Kritische Übersicht -. In: *Sozialpsychiatrische Informationen* 12 (68/69).

Kulenkampff, Caspar (1992): Aufbau und Funktion des Gemeindepsychiatrischen Verbundes. In: Caspar Kulenkampff, Ulrich Hoffmann und AKTION PSYCHISCH KRANKE (Hg.): Der gemeindepsychiatrische Verbund als ein Kernstück der Empfehlungen der Expertenkommission. Tagungsbericht. Köln: Rheinland-Verlag (Tagungsberichte, 16), S. 11-17.

Kulenkampff, Caspar (2001): Grußwort des Vorsitzenden der ehemaligen Enquéte-Kommission. In: AKTION PSYCHISCH KRANKE (Hg.): 25 Jahre Psychiatrieenquete. Band 1. Bonn: AKTION PSYCHISCH KRANKE, S. 38-43.

Kulenkampff, Caspar; Martini, Carsten; AKTION PSYCHISCH KRANKE (Hg.) (1986): Psychiatrie in der Gemeinde. Die administrative Umsetzung des gemeindepsychiatrischen Konzepts; Tagungsbericht; [am 5. und 6. 12. 1984 in Bonn. Psychiatrie in der Gemeinde – die administrative Umsetzung des gemeindepsychiatrischen Konzepts. Köln: Rheinland-Verlag (Tagungsberichte, 13).

Kunze, Heiner (2012): Die Entwicklung der Psychiatrie im Nachkriegsdeutschland (West), die Folgen des Nationalsozialismus und mein beruflicher Weg. In: Frank Schneider (Hg.): Irgendwie kommt es anders – Psychiater erzählen. Berlin: Springer Verlag, S. 139-148.

Kunze, Heiner; Kaltenbach, Ludwig (Hg.) (1996): Leitfaden zur Qualitätsbeurteilung in psychiatrischen Kliniken. Projekt 1994 – 1996 im Auftrag des Bundesministeriums für Gesundheit. Baden-Baden: Nomos-Verl.-Ges (Schriftenreihe des Bundesministeriums für Gesundheit, 74).

Kunze, Heiner; Kruckenberg, Peter; Brill, Karl-Ernst; Crome, Andreas; Gromann-Richter, Petra; Hölzke, Rainer; Stahlkopf, Dieter (1995): Abkehr vom Institutionalismus. Auf dem Weg zu einer personenzentrierten Organisation und Finanzierung psychiatrischer Hilfen in der Kommune. In: Thomas Bock, Dorothea Buck, Jan Gross, Ernst Maß, Elliot Sorel und Eugen Wolpert (Hg.): Abschied von Babylon. Verständigung über Grenzen in der Psychiatrie. Bonn: Psychiatrie-Verlag, S. 450-461.

Kunze, Heiner; Krüger, Ulrich; Lorenz, Katharina; Holke, Jörg; AKTION PSYCHISCH KRANKE (2009): Weiterentwicklung der regionalen Versorgungsstrukturen für psychisch kranke Menschen. Abschlussprojekt zum Forschungsprojekt. Hg. v. Landschaftsverband Rheinland (LVR). Online verfügbar unter https://www.apk-ev.de/fileadmin/downloads/LVR-APK-Proj_2009.pdf, zuletzt geprüft am 15.02.2019.

Kunze, Heinrich (1980): Zur Situation und Problematik der psychisch Kranken in Heimen. In: Heinz Häfner, Walter Picard und AKTION PSYCHISCH KRANKE (Hg.): Psychiatrie in der Bundesrepublik Deutschland fünf Jahre nach der Enquéte. Köln: Rheinland-Verlag (Tagungsberichte, 5), S. 43-53.

Kunze, Heinrich (1981): Psychiatrische Übergangseinrichtungen und Heime. Psychisch Kranke und Behinderte im Abseits der Psychiatrie-Reform. Stuttgart: Enke (Forum der Psychiatrie, N.F., 12).

Kunze, Heinrich (1997): Zeit für einen Paradigmenwechsel: Von institutionszentrierten Angeboten hin zu lebensfeldbezogenen Komplexleistungsprogrammen im gemeindepsychiatrischen Verbund. In: Peter Kruckenberg, Heiner Kunze und AKTION PSYCHISCH KRANKE (Hg.): Personenbezogene Hilfen in der psychiatrischen Versorgung. Tagungsbericht, Bonn, 23./24. April 1997. Köln i.e. Pulheim, Bonn: Rheinland-Verlag; Habelt (Tagungsberichte, 24), S. 17-26.

Kunze, Heinrich (2001): Der Entwicklungshorizont der Psychiatrieenquete: Ziele – Kompromisse – zukünftige Aufgaben. In: AKTION PSYCHISCH KRANKE (Hg.): 25 Jahre Psychiatrieenquete. Band 1. Bonn: AKTION PSYCHISCH KRANKE, S. 103-127.

Kunze, Heinrich (2015): Psychisch krank in Deutschland. Plädoyer für ein zeitgemäßes Versorgungssystem. Stuttgart: W. Kohlhammer GmbH.

Kunze, Heinrich; Kaltenbach, Ludwig; Kupfer, Klaus (2010 [1991]): Psychiatrie-Personalverordnung. Textausgabe mit Materialien und Erläuterungen für die Praxis. 6. Aufl. Stuttgart: Kohlhammer Verlag. Online verfügbar unter http://gbv.eblib.com/patron/FullRecord.aspx?p=1766047.

Kunze, Heinrich; Kronenberger, Gerhard; Krüger, Ulrich; Schönhut-Keil, Evelin (Hg.) (2008): Der Reiz des Unentdeckten. Neue Wege zu personenzentrierten Teilhabeleistungen in Hessen. Bonn: Psychiatrie-Verlag (Forschung für die Praxis – Hochschulschriften). Online verfügbar unter https://forschen-und-teilen.de/der-reiz-des-unentdeckten/, zuletzt geprüft am 16.01.2020.

Kunze, Heinrich; Kruckenberg, Peter (Hg.) (1999): Von institutions- zu personenzentrierten Hilfen in der psychiatrischen Versorgung. Bd. II. Ambulante Komplexleistungen. Sozialrechtliche Voraussetzungen zur Realisierung personenzentrierter Hilfen in der psychiatrischen Versorgung. Bundesministerium für Gesundheit. Baden-Baden: Nomos (Schriftenreihe des Bundesministeriums für Gesundheit, 2).

Kunze, Heinrich; Schepker, Renate; Grupp, Dieter; Heinz, Andreas; Peter, Sebastian von (2017): PsychVVG und die Perspektiven. In: AKTION PSYCHISCH KRANKE, Peter Weiß und Andreas Heinz (Hg.): Verantwortung übernehmen. Verlässliche Hilfen bei psychischen Erkrankungen. Bonn: AKTION PSYCHISCH KRANKE (Tagungsdokumentation, 43), S. 67-85.

Kupfernagel, Wolfgang (2004): Gefährdet Qualitätsentwicklung die Qualität psychiatrischer Versorgung? Statement zum Auftakt eines Streitgespräches auf der DGSP-Jahrestagung 2003 in Dresden. In: *Soziale Psychiatrie (Rundbrief der Deutschen Gesellschaft für Soziale Psychiatrie)* 28 (2), S. 8-9.

Lambert, Martin; Kraft, Vivien; Rohenkohl, Anja; Ruppelt, Friederike; Schröter, Romy; Lüdecke, Daniel et al. (2019): Innovative Versorgungsmodelle für Menschen mit schizophrenen Erkrankungen. In: *Bundesgesundheitsblatt, Gesundheitsforschung, Gesundheitsschutz* 62 (2), S. 163-172. DOI: 10.1007/s00103-018-2868-y.

Lampert, Thomas (2018): Soziale Ungleichheit der Gesundheitschancen und Krankheitsrisiken. In: *Aus Politik und Zeitgeschichte* 68 (24), S. 12-18.

Lampert, Thomas; Kroll, Lars E.; Lippe, E. von der; Müters, Stephan; Stolzenberg, H. (2013): Sozioökonomischer Status und Gesundheit. Ergebnisse der Studie zur Gesundheit Erwachsener in Deutschland (DEGS1). In: *Bundesgesundheitsblatt S6*, 814 – 821 (www.degs-studie.de).

Lampert, Thomas; Schmidtke, Claudia (2020): Armut, soziale Ungleichheit und psychische Gesundheit. In: *Sozialpsychiatrische Informationen* 50 (2), S. 13-18.

Längle, Gerhard; Roser, Martin; Schwarz, Markus (2010): Neuroleptika-Debatte. Diskussionsbeitrag zum »Memorandum der Deutschen Gesellschaft für Soziale Psychiatrie zur Anwendung von Antipsychotika«. Der Verein Baden-Württembergischer Krankenhauspsychiater e.V. nimmt wie folgt Stellung: In: *Soziale Psychiatrie (Rundbrief der Deutschen Gesellschaft für Soziale Psychiatrie)* 34 (2), S. 57-58.

Laupichler, Klaus (2001): Wir machen alles viel besser. Resümee eines Heim-Erfahrenen. In: *Soziale Psychiatrie (Rundbrief der Deutschen Gesellschaft für Soziale Psychiatrie)* 25 (2), S. 24-25.

Laupichler, Klaus (2004): Sex and Drugs and Rock'n'Roll. Die Bedarfe und Bedürfnisse von Psychiatrie-Erfahrenen und die Schwierigkeiten, sie im Heim zu leben. In: *Soziale Psychiatrie (Rundbrief der Deutschen Gesellschaft für Soziale Psychiatrie)* 28 (4), S. 11-14.

Laupichler, Klaus (2007): Ich bin skeptisch... Community Living – wie kann das funktionieren? In: *Soziale Psychiatrie (Rundbrief der Deutschen Gesellschaft für Soziale Psychiatrie)* 31 (1), S. 22-23.

Lauter, Hans; Meyer, Joachim-Ernst (Hg.) (1971): Der psychisch Kranke und die Gesellschaft. Tagung der Evangelischen Akademie Loccum, Oktober 1970. Stuttgart: Georg Thieme Verlag.

Lauterbach, Matthias (1982): Die Diskussion um die »neue Einfachheit« als Ausdruck der alten Blindheit? In: *Sozialpsychiatrische Informationen* 12 (68/69), S. 110-112.

Le Grand, Julian (1993): Ein Wandel in der Verwendung von Policy-Instrumenten: Quasi Märkte und Gesundheitspolitik. In: Adrienne Héritier (Hg.): Policy-Analyse. Kritik und Neuorientierung. Politische Vierteljahresschrift, Sonderheft 24. Opladen: Westdeutscher Verlag, S. 225-244.

Legewie, Heiner; Plog, Ursula; Rakete, Gerd (1985): Die psychosoziale Kontaktstelle. Projekt: Treffpunkt Waldstraße im Stadtteil Berlin Moabit. Abschlussbericht. 1. Nachdruck. Berlin: Eigenverlag.

Lehmann, Peter (1986): Der chemische Knebel. Warum Psychiater Neuroleptika verabreichen. Berlin: Lehmann Antipsychiatrieverlag.

Lehmann, Peter (1990a): Langzeitpatienten und Neuroleptikaschäden im Blickfeld ihrer Produzenten. In: Thomas Bock und Stefan Mitzlaff (Hg.): Von Langzeitpatienten für die Akutpsychiatrie lernen. »Die Entdeckung der Langsamkeit«. Schriftenreihe im Psychiatrie-Verlag (Schriftenreihe im Psychiatrie-Verlag), S. 109-118. Online verfügbar unter https://www.antipsychiatrieverlag.de/artikel/gesundheit/pdf/langzeit.pdf, zuletzt geprüft am 23.11.2020.

Lehmann, Peter (1990b): Neuroleptika als chemische Knebel – Über die antitherapeutischen Wirkungen antipsychotischer Medikamente. In: *Kerbe*, S. 25-26. Online verfügbar unter https://www.antipsychiatrieverlag.de/artikel/gesundheit/knebel-kerbe.htm.

Lehmann, Peter (2001): Wenn Psychiater zu viel über Empowerment reden. In: AKTION PSYCHISCH KRANKE (Hg.): 25 Jahre Psychiatrieenquete. Band 1. Bonn: AKTION PSYCHISCH KRANKE, S. 368-373.

Lehmann, Peter (2013a): Psychopharmaka absetzen. Erfolgreiches Absetzen von Neuroleptika, Antidepressiva, Phasenprophylaktika, Ritalin und Tranquilizern. Luzern: Peter Lehmann Antipsychiatrieverlag.

Lehmann, Peter (2013b): Recovery: Ein neuer Etikettenschwindel in der Psychiatrie? In: Christian Burr, Michael Schulz, Andréa Winter und Gianfranco Zuaboni (Hg.): Recovery in der Praxis. Voraussetzungen, Interventionen, Projekte. Köln: Psychiatrie-Verlag, S. 48-67.

Lehmann, Peter (2015): Psychiatrie-Enquete, psychiatrische Menschenrechtsverletzungen und humanistische Antipsychiatrie. In: Jürgen Armbruster, Anja Dieterich, Daphne Hahn und Katharina Ratzke (Hg.): 40 Jahre Psychiatrie-Enquete. Blick zurück nach vorn. Köln: Psychiatrie-Verlag, S. 279-293.

Lehmann, Peter; Bellion, Regina (Hg.) (1998): Psychopharmaka absetzen. Erfolgreiches Absetzen von Neuroleptika, Antidepressiva, Lithium, Carbamazepin und Tranquilizern. Berlin: Lehmann Antipsychiatrieverlag.

Lehmann, Peter; Rufer, Marc; Zehentbauer, Josef (Hg.) (2017): Neue Antidepressiva, atypische Neuroleptika. Risiken, Placebo-Effekte, Niedrigdosierung und Alternativen. Mit einem Exkurs zur Wiederkehr des Elektroschocks. Berlin: Peter Lehmann Publishing.

Lehmann, Peter; Stöckle, Toina; Heselhaus, Anette; Bruckmann, Ludger; Hasper, Fritz (1987): Grüne Psychiatrie und Antipsychiatrie – Ein grünes Armutszeugnis. In: *Die Irren-Offensive – Zeitschrift von Verrückten gegen Psychiatrie, 3*, S. 11-15.

Lehmkuhl, Dieter (2008): Reformpsychiatrie in Zeiten antiautoritärer und antipsychiatrischer Bewegungen – Ein Zeitzeugenbericht. In: Hanfried Helmchen (Hg.): Psychiater und Zeitgeist. Zur Geschichte der Psychiatrie in Berlin. Lengerich: Pabst Science Publ, zuletzt geprüft am 21.01.2019.

Lehmkuhl, Dieter; Weise, Klaus (2009): Plädoyers für eine differenzierte und konsensorientierte Pharmakotherapie. Dieter Lehmkuhl und Klaus Weise zur Stellungnahme der Arbeitsgruppe »Biologische Psychiatrie« der Bundesdirektorenkonferenz zur Arbeit »Mortalität durch Neuroleptika« von Volkmar Aderhold (»Soziale Psychiatrie« 4/2007). In: *Soziale Psychiatrie (Rundbrief der Deutschen Gesellschaft für Soziale Psychiatrie)* 33 (1), S. 42-44.

Leibfried, Stephan; Tennstedt, Florian (Hg.) (1985): Politik der Armut und Die Spaltung des Sozialstaats. Frankfurt a.M.: Suhrkamp (Edition Suhrkamp, 1233 = N.F., 233).

Leibfried, Stephan; Voges, Wolfgang (Hg.) (1992): Politik der Armut und die Spaltung des Sozialstaates; Armut im modernen Wohlfahrtsstaat. Kölner Zeitschrift für Soziologie und Sozialpsychologie, Sonderheft 12. Opladen: Westdt. Verl.

Leidinger, Friedrich (2015): Willkommen im Wunderland. Oder: Was treibt afrikanische Boat-People und serbische Roma in die Psychiatrie? In: *Soziale Psychiatrie (Rundbrief der Deutschen Gesellschaft für Soziale Psychiatrie)* 39 (3), S. 4-8.

Leisering, Lutz (2001): Wirklich die beste aller Welten? Die soziologische Kritik am Wohlfahrtsstaat. In: Karl Ulrich Mayer (Hg.): Die beste aller Welten? Marktliberalismus und Wohlfahrtsstaat als Konstruktionen sozialer Ordnung. Frankfurt a.M./New York: Campus Verlag.

Leisering, Lutz (2003): Der Deutsche Sozialstaat – Entfaltung und Krise eines Sozialmodells. In: *Der Bürger im Staat* 53 (4), S. 172-180.

Lemke, Christiane (1999): Neue soziale Bewegungen. In: Thomas Ellwein (Hg.): Politische Vierteljahresschrift. PVS; Zeitschrift der Deutschen Vereinigung für Politische Wissenschaft, Bd. 30. Wiesbaden: VS Verl. für Sozialwissenschaften (Politische Vierteljahresschrift Sonderheft), S. 440-453.

Lenger, Friedrich; Süß, Dietmar (2014): Soziale Ungleichheit in der Geschichte moderner Industriegesellschaften. In: *Archiv für Sozialgeschichte* 54, S. 3-24.

Lengwiler, Martin (2010): Konjunkturen und Krisen in der Verwissenschaftlichung der Sozialpolitik im 20. Jahrhundert. In: *Archiv für Sozialgeschichte* (50), S. 47-68.

Lengwiler, Martin; Madarász, Jeannette (Hg.) (2010): Das präventive Selbst. Eine Kulturgeschichte moderner Gesundheitspolitik. Internationale Tagung. Bielefeld: Transcript Verl. (VerKörperungen, 9). Online verfügbar unter https://www.socialnet.de/rezensionen/isbn.php?isbn=978-3-8376-1454-1, zuletzt geprüft am 23.11.2020.

Lenz, Albert (Hg.) (2011): Empowerment. Handbuch für die ressoucenorientierte Praxis. Tübingen: DGVT Verlag.

Lessenich, Stephan (2003): Dynamischer Immobilismus. Kontinuität und Wandel im deutschen Sozialmodell. Teilw. zugl.: Göttingen, Univ., Habil-Schr., 2001. Frankfurt a.M.: Campus-Verl.

Lessenich, Stephan (2009): Krise des Sozialen? In: *Aus Politik und Zeitgeschichte* 52, S. 28-34.

Lessenich, Stephan (2012a): »Aktivierender« Sozialstaat: eine politisch-soziologische Zwischenbilanz. In: Reinhard Bispinck, Gerhard Bosch, Klaus Hofemann und Klaus Naegele (Hg.): Sozialpolitik und Sozialstaat. Festschrift für Gerhard Bäcker. Wiesbaden: VS Verlag für Sozialwissenschaften, S. 41-53.

Lessenich, Stephan (2012b): Der Sozialstaat als Erziehungsagentur. In: *Aus Politik und Zeitgeschichte* (49-50), S. 55-61.

Lessenich, Stephan (2012c): Theorien des Sozialstaats zur Einführung. Hamburg: Junius (Zur Einführung, 399).

Lessenich, Stephan (2013 [2008]): Die Neuerfindung des Sozialen. Der Sozialstaat im flexiblen Kapitalismus. 3. Aufl. Bielefeld: transcript (X-Texte zu Kultur und Gesellschaft).

Lessenich, Stephan (2014): Sozialstaat und Soziale Sicherheit. In: Steffen Mau und Nadine M. Schöneck-Voß (Hg.): Handwörterbuch zur Gesellschaft Deutschlands. 3. Aufl. Bonn: bpb Bundeszentrale für politische Bildung (Schriftenreihe Bundeszentrale für Politische Bildung, 1441), S. 803-815.

Lessenich, Stephan (2016): Neben uns die Sintflut. Die Externalisierungsgesellschaft und ihr Preis. München: Hanser Berlin.

Lessenich, Stephan (2019): Sozialpolitik als Problemlöser und Problemverursacher. In: Herbert Obinger und Manfred G. Schmidt (Hg.): Handbuch Sozialpolitik. Wiesbaden: Springer Fachmedien Wiesbaden, S. 883-901.

Lessenich, Stephan; Nullmeier, Frank (Hg.) (2006): Deutschland – eine gespaltene Gesellschaft. Frankfurt a.M.: Campus Verlag GmbH (Sozialwissenschaften 2001-2008). Online verfügbar unter https://www.content-select.com/index.php?id=bib_view&ean=9783593402826.

Liebig, Stefan; Lengfeld, Holger; Mau, Steffen (2004): Verteilungsprobleme und Gerechtigkeit in modernen Gesellschaften. Frankfurt a.M.: Campus-Verl.

Liebig, Stefan; May, Meike (2009): Dimensionen sozialer Gerechtigkeit. In: *Aus Politik und Zeitgeschichte* (47), S. 3-8.

Lieschke, Lothar (2009): Ein Modell braucht neue Impulse. Seit 2004 können die Krankenkassen sektorübergreifende Verträge schließen. Jetzt liegt erstmals ein Bericht vor, der die Entwicklung der letzten fünf Jahre verzeichnet. In: *Deutsches Ärzteblatt* 106 (45), A2228-2230.

Lindblohm, Charles E. (1975): Inkrementalismus: Die Lehre vom »Sich-Durchwursteln«. In: Wolf Dieter Narr und Claus Offe (Hg.): Wohlfahrtsstaat und Massenloyalität. Köln: Kiepenheuer und Witsch, S. 161-177.

Link, Fabian (2018): Sozialwissenschaften im Kalten Krieg: Mathematisierung, Demokratisierung und Politikberatung. In: *H-Soz-Kult*. Online verfügbar unter https://www.hsozkult.de/literaturereview/id/forschungsberichte-3095, zuletzt geprüft am 22.01.2019.

Lohmer, Mathias; Keupp, Heiner; Schroeter, Rosi; Hild, Uwe; Portugal, Elke (1979): Was hat uns die Tagung gebracht: Einschätzung aus München. In: Peter Berger (Hg.): Neue Psychiatrie. Erfahrungen aus Italien und Deutschland. Materialien zu einer Arbeitstagung vom 12. – 14. Oktober 1979 in München. Rehburg-Loccum: Psychiatrie-Verlag (Sozialpsychiatrische Informationen Sonderband), S. 159-169.

Lorenzen, Horst; Hölzke, Rainer (1992): Treffpunkt Eilbek, Tagesstätte und Wohnhaus Jüthornstraße in der Region Hamburg-Eilbek. In: Caspar Kulenkampff, Ulrich Hoffmann und AKTION PSYCHISCH KRANKE (Hg.): Der gemeindepsychiatrische Verbund als ein Kernstück der Empfehlungen der Expertenkommission. Tagungsbericht. Köln: Rheinland-Verlag (Tagungsberichte, 16), S. 18-26.

Lowe, Keith (2015): Der wilde Kontinent. Europa in den Jahren der Anarchie 1943 – 1950. Sonderausg. Bonn: Bundeszentrale für Politische Bildung (Schriftenreihe Bundeszentrale für Politische Bildung, 1583).

Luger, Hans (1984): DGSP-Jahrestagung in Berlin – Eine Chance vertan. In: *DGSP-Rundbrief* 17 (27), S. 16.

Luhmann, Niklas (1981): Politische Theorie im Wohlfahrtsstaat. München: Olzog (Analysen und Perspektiven, 8/9).

Luhmann, Niklas (1984): Soziale Systeme. Grundriß einer allgemeinen Theorie. Frankfurt a.M.: Suhrkamp Verlag.

Luhmann, Niklas (1986): Ökologische Kommunikation. Kann die modernen Gesellschaft sich auf ökologische Gefährdungen einstellen? Opladen: Westdeutscher Verlag GmbH.

Luhmann, Niklas (1997): Die Gesellschaft der Gesellschaft. 2 Bände. Frankfurt a.M.: Suhrkamp Verlag.

Lütjen, Reinhard (2007): Psychosen verstehen. Modelle der Subjektorientierung und ihre Bedeutung für die Praxis. Bonn: Psychiatrie-Verlag.

Lutz, Burghart (1989): Der kurze Traum immerwährender Prosperität. Eine Neuinterpretation der industriell-kapitalistischen Entwicklung im Europa des 20. Jahrhundert. Frankfurt a.M./New York: Campus Verlag.

Lutz, Ronald (2008): Perspektiven der Sozialen Arbeit. In: *Aus Politik und Zeitgeschichte 12-13*, S. 3-10.

Lyotard, Jean-François (2019 [1979]): Das postmoderne Wissen. Ein Bericht. 9. Aufl. (Passagen forum).

Machleidt, Wieland (2010): Erich Wulff (1926-2010). In: *Psychiatrische Praxis* 37 (3), S. 152-154. DOI: 10.1055/s-0030-1253134.

Machleidt, Wieland (2003): Sonnenberger Leitlinien. Zur psychiatrisch-psychotherapeutischen Behandlung von MigrantInnen. verabschiedet von den TeilnehmerInnen der Fachtagung zur Migration von 8.-11.November 2002. In: *Soziale Psychiatrie (Rundbrief der Deutschen Gesellschaft für Soziale Psychiatrie)* 27 (2), S. 40-41.

Machleidt, Wieland (2008): Transkulturelle Psychiatrie. Zur Förderung seelischer Gesundheit von Menschen mit Migrationshintergrund. In: *Soziale Psychiatrie (Rundbrief der Deutschen Gesellschaft für Soziale Psychiatrie)* 32 (2), S. 17-20.

Machleidt, Wieland; Salman, Ramazan; Graef-Calliess, Iris Tatjana (Hg.) (2006): Sonnenberger Leitlinien. Integration von Migranten in Psychiatrie und Psychotherapie; Erfahrungen und Konzepte in Deutschland und Europa. Unter Mitarbeit von Ahmet

Kimil und Meryam Schouler-Ocak. Berlin: VWB Verl. für Wiss. und Bildung (Forum Migration, Gesundheit, Integration, 4). Online verfügbar unter https://www.vwb-verlag.com/Katalog/m293.html, zuletzt geprüft am 20.11.2020.

Maier, Sebastian (1980): Grundanforderungen an heutige psychiatrische Landeskrankenhäuser. Beilage zum DGSP-Rundbrief Nr. 11/Juni 1980. Hg. v. Arbeitskreis der Leiter der öffentlichen psychiatrischen Krankenhäuser in der Bundesrepublik Deutschland und Westberlin. Regensburg.

Majerus, Benoit (2008): Psychiatrie im Wandel. Das Fallbeispiel Karl-Bonhoeffer-Nervenklinik (1960-1980). In: *Medizinhistorisches Journal* 43 (3/4), S. 344-371.

Malsch, Thomas; Seltz, Rüdiger (1988): Die neuen Produktionskonzepte auf dem Prüfstand. Beiträge zur Entwicklung der Industriearbeit. Berlin: Edition Sigma.

Mann, Frido (1979): Psychiatrie ohne Mauern. Zu einer neuen psychosozialen Praxis. Frankfurt: Campus-Verl. (Campus Soziale Probleme).

Mannheimer Kreis (Hg.) (1970): Teilnehmerliste und Protokolle der Sozialpsychiatrischen Arbeitstagung am 29./30.5.1970 in Mannheim.

Mannheimer Kreis (Hg.) (1972): Einladung zur 5. sozialpsychiatrischen Arbeitstagung des »Mannheimer Kreises«.

Manow, Philip (1994): Strukturinduzierte Politkgleichgewichte: Das Gesundheitsstrukturgesetz (GSG) und seine Vorgänger. Max Planck Institut für Gesellschaftsforschung. Köln (MPIfG Discussion Paper, 94/5).

Marggraf, Ralph (2020): Herausforderung an Kooperationsfähigkeit und Chance für eine lebensweltorientierte Behandlung. Die stationsäquivalente Behandlung (StäB) – Stand der Entwicklung am Beispiel der LVR-Klinik Viersen. In: *Soziale Psychiatrie (Rundbrief der Deutschen Gesellschaft für Soziale Psychiatrie)* 44 (2), S. 21-24.

Markus Promberger; Kerstin Jahn; Brigitte Schels; Jutta Allmendinger; Stefan Stuth (2018): Existiert ein verfestigtes »Prekariat«? Prekäre Beschäftigung, ihre Gestalt und Bedeutung im Lebenslauf und die Konsequenzen für die Strukturierung sozialer Ungleichheit. Hg. v. Hans Böckler Stiftung. Düsseldorf (Working Paper Forschungsförderung, 085), zuletzt geprüft am 24.09.2018.

Massenbach, Helen von (2016): Enthospitalisierung der Maßregel. Wohnen in der Gemeinde fördert Rehabilitation und Integration. Der Berliner Träger »ZeitRaum« steht für die Integration psychisch erkrankter Menschen jedweder Auffälligkeit... In: *Soziale Psychiatrie (Rundbrief der Deutschen Gesellschaft für Soziale Psychiatrie)* 40 (1), S. 22-24.

Massenbach, Helen von (2019): Florenz, Familie und Forensik. Der Fachausschuss Forensik berichtet vom Besuchsprogramm mit seinen italienischen Gästen. In: *Soziale Psychiatrie (Rundbrief der Deutschen Gesellschaft für Soziale Psychiatrie)* 43 (3), S. 35.

Masuch, Peter; Spellbrink, Peter; Becker, Wolfgang; Leibfried, Stephan (Hg.) (2015): Grundlagen und Herausforderungen des Sozialstaats. Denkschrift 60 Jahre Bundessozialgericht. Band 2. 2 Bände. Berlin: Erich Schmidt Verlag (2).

Mau, Steffen (2017): Das metrische Wir. Über die Quantifizierung des Sozialen. Berlin, Frankfurt a.M.: Suhrkamp.

Mau, Steffen; Schöneck, Nadine S. (2015): (Un-)Gerechte (Un-)Gleichheiten. Berlin: Suhrkamp Verlag.

Mayntz, Renate (1993): Policy-Netzwerke und die Logik von Verhandlungssystemen. In: Adrienne Héritier (Hg.): Policy-Analyse. Kritik und Neuorientierung. Politische Vierteljahresschrift, Sonderheft 24. Opladen: Westdeutscher Verlag, S. 39-56.

Mayntz, Renate; Scharpf, Fritz W. (Hg.) (1995): Gesellschaftliche Selbstregulierung und politische Steuerung. Frankfurt a.M./New York: Campus Verlag.

Mazower, Mark (2009): Hitlers Imperium. Europa unter der Herrschaft des Nationalsozialismus. Dt. Ausg. München: Beck.

Mecklenburg, Herrmann (1986): »Schmerzensgeld« für Zwangssterilisierte. In: *DGSP-Rundbrief* 32 (32), S. 23.

Meigel-Schleiff, Christina; Ohm, Gunda; Lambert, Martin; Naber, Dieter; Bock, Thomas (2010): Integrierte Versorgung von Patienten mit psychotischen Erkrankungen. Das »Hamburger Modell«. In: *Soziale Psychiatrie (Rundbrief der Deutschen Gesellschaft für Soziale Psychiatrie)* 34 (1), S. 30-31.

Melchinger, Heiner; Giovelli, Mario (1999): Ambulante Soziotherapie. Evaluation und analytische Auswertung des Modellprojektes »Ambulante Rehabilitation psychisch Kranker« der Spitzenverbände der gesetzlichen Krankenkassen. Baden-Baden: Nomos-Verl.-Ges (Schriftenreihe des Bundesministeriums für Gesundheit, 115).

Melchinger, Heiner; Holler, Gerd (1997): Ambulante Soziotherapie – Zwischenbilanz der Erfahrungen im Modellprojekt »Ambulante Rehabilitation psychisch Kranker« der Spitzenverbände der gesetzlichen Krankenkassen. In: Peter Kruckenberg, Heiner Kunze und AKTION PSYCHISCH KRANKE (Hg.): Personenbezogene Hilfen in der psychiatrischen Versorgung. Tagungsbericht, Bonn, 23./24. April 1997. Köln i.e. Pulheim, Bonn: Rheinland-Verlag; Habelt (Tagungsberichte, 24), S. 129-147.

Menzel, Susanne; Brieger, Peter (2019): Vorbemerkung zu Alte Texte – neu gelesen »Die neue Einfachheit« von Asmus Finzen. In: *Sozialpsychiatrische Informationen* 49 (1), S. 45.

Merchel, Joachim; Schrapper, Christian (Hg.) (1996): »Neue Steuerung«. Tendenzen der Organisationsentwicklung in der Sozialverwaltung. Münster: Votum-Verl.

Merkel, Wolfgang (2013): Gibt es eine Krise der Demokratie? Mythen, Fakten und Herausforderungen. In: *WZB Mitteilungen* (139), S. 6-9.

Meyer, Günter; Mönter, Norbert; Scheytt, Dieter (2010): Kommunikation – Vertrauen -Integration. Der Berliner Verein für Psychiatrie und seelische Gesundheit e.V. und die Aufbaustufen einer sektorübergreifenden integrierten Versorgung. In: *Soziale Psychiatrie (Rundbrief der Deutschen Gesellschaft für Soziale Psychiatrie)* 34 (2), S. 46-49.

Meyer, Hans Joachim; Zechert, Christian (2017): Menschenwürde wahren, Zwangseinweisung vermeiden, aufsuchende Hilfen stärken. Bericht über die Fachtagung »Zwischen Recht auf Autonomie und unterlassener Hilfeleistung«. In: *Soziale Psychiatrie (Rundbrief der Deutschen Gesellschaft für Soziale Psychiatrie)* 41 (3), S. 34.

Mitscherlich, Alexander; Mielke, Fred (Hg.) (2012): Medizin ohne Menschlichkeit. Dokumente des Nürnberger Ärzteprozesses. 18. Aufl. Frankfurt a.M.: Fischer-Taschenbuch-Verl. (Die Zeit des Nationalsozialismus, 2003).

Mitzlaff, Stefan (1983): Zu einigen äußeren und inneren Hindernissen der Reform psychosozialer Arbeit. In: *Sozialpsychiatrische Informationen* 13 (3), S. 38-45.

Mitzlaff, Stefan (1987): Zur Machbarkeit psychosozialer Arbeit. Systemische Ansätze und Erfahrungen wider die Gradlinigkeit. Bonn: Psychiatrie-Verlag.

Moncrieff, Joanna.; Hopker, Steve.; Thomas, Philip (2008): Wer bestimmt die Musik? Psychiatrie und Pharmaindustrie – ein Beitrag des Critical Psychiatry Network. In: *Soziale Psychiatrie (Rundbrief der Deutschen Gesellschaft für Soziale Psychiatrie)* 32 (3), S. 36-37.

Mönter, Norbert (2017): Mobile professionelle Teams aus Sicht eines niedergelassenen Arztes. In: Ingmar Steinhart und Günther Wienberg (Hg.): Rundum ambulant. Funktionales Basismodell psychiatrischer Versorgung in der Gemeinde. Köln: Psychiatrie-Verlag, S. 100-115.

Mörchen, Gudrun; Pieters, Volker; Weickert, Annette; Niederle, Claudia; Fähndrich, Erdmann; Voigtländer, Wolfram (2002): Armut und soziale Unterversorgung bei stationär behandelten psychisch Kranken. In: *Psychiatrische Praxis* 29, S. 295-300.

Mosher, Loren R.; Burti, Lorenzo (1994): Psychiatrie in der Gemeinde. Grundlagen und Praxis. 2. Aufl. Bonn: Psychiatrie-Verl.

Müller, Christian (1989): Wandlungen der psychiatrischen Institutionen. In: Klaus-Peter Kisker, Hans Lauter, Joachim-Ernst Meyer und Christian Müller (Hg.): Brennpunkte der Psychiatrie. Diagnostik, Datenerhebung, Krankenversorgung, Bd. 9. Unter Mitarbeit von Herbert Backmund. 3. Aufl. Berlin, Heidelberg, New York: Springer (Psychiatrie der Gegenwart, 9), S. 339-368.

Müller, Hans-Peter (2012): Werte, Milieus und Lebensstile. Zum Kulturwandel unserer Gesellschaft. In: Stefan Hradil (Hg.): Deutsche Verhältnisse. Eine Sozialkunde. Bonn: Bundeszentrale für Politische Bildung (Schriftenreihe Bundeszentrale für Politische Bildung, 1260), S. 189-212.

Müller, Thomas R. (2011): Die DGSP ist erst den halben Weg gegangen. Die DGSP feiert. Vierzig Jahre nach ihrer Gründung im November 1970 in Hannover hat unser Verband in den Frankfurter Römer zur Jubiläumsveranstaltung geladen. In: *Soziale Psychiatrie (Rundbrief der Deutschen Gesellschaft für Soziale Psychiatrie)* 35 (131), S. 22-23.

Müller, Thomas R. (2016): Nicht Profis, aber gleichwertige Mitarbeiter. Zu den Arbeitserfahrungen von Genesungsbegleitern -ein Tagungsbericht aus Halle (Saale). In: *Soziale Psychiatrie (Rundbrief der Deutschen Gesellschaft für Soziale Psychiatrie)* 40 (4), S. 33-35.

Müller, Thomas R. (2017): Kann Zwang eine Wohltat sein? Bericht von der Anhörung des Deutschen Ethikrates zum Thema »Zwang in der Psychiatrie«. In: *Soziale Psychiatrie (Rundbrief der Deutschen Gesellschaft für Soziale Psychiatrie)* 41 (3), S. 7-10.

Müller, Thomas; Mitzscherlich, Beate (Hg.) (2006): Psychiatrie in der DDR. Erzählungen von Zeitzeugen. Unter Mitarbeit von Andreas Böttcher und Dyrk Zedlick. Leipzig: Sächsisches Psychiatriemuseum Leipzig der Psychiatriebetroffeneninititative Durchblick e.V. (Schriftenreihe des sächsischen Psychiatriemuseums, 2).

Münster, Wolfgang (1980a): Rede von Wolfgang Münster, Krankenpfleger, anlässlich der Kundgebung der DGSP am 19.10.1980 auf dem Münsterplatz in Bonn. In: *DGSP-Rundbrief* 4 (13), S. iv–v.

Münster, Wolfgang (1980b): Referat zum Vorstandsbericht – DGSP – Jahrestagung 1980/Mitgliederversammlung. In: *DGSP-Rundbrief* 10 (13), S. 2-3.

Munzel, Hermann (1985): Psychiatriereform am Ende? Ein Kommentar aus Bremen. In: *DGSP-Rundbrief* 18 (30), S. 19.

Mürner, Christian; Sierk, Udo (2013): Behinderung – Chronik eines Jahrhunderts. Bonn: Bundeszentrale für Politische Bildung.

Mutz, Gerhard (1983): Sozialpolitik als soziale Kontrolle. am Beispiel der psychosozialen Versorgung. München: Profil Verlag.

Nachtwey, Oliver (2016): Die Abstiegsgesellschaft. Über das Aufbegehren in der regressiven Moderne. Berlin: Suhrkamp Verlag.

Narr, Wolf Dieter; Offe, Claus (Hg.) (1975): Wohlfahrtsstaat und Massenloyalität. Köln: Kiepenheuer und Witsch.

Nassehi, Armin (1998): Inklusion, Exklusion-Integration, Desintegration. Die Theorie funktionaler Differenzierung und die Desintegrationsthese. In: Wilhelm Heitmeyer (Hg.): Was hält die Gesellschaft zusammen? Frankfurt a.M.: Suhrkamp Verlag (Edition Suhrkamp, 1), S. 113-149.

Neckel, Sighard (2001): »Leistung« und »Erfolg«. Die symbolische Ordnung der Marktgesellschaft. In: Eva Barlösius, Hans-Peter Müller und Steffen Sigmund (Hg.): Gesellschaftsbilder im Umbruch. Soziologische Perspektiven in Deutschland. Wiesbaden, s.l.: VS Verlag für Sozialwissenschaften, 245-268.

Neckel, Sighard (2010a): Refeudalisierung der Ökonomie – Zum Strukturwandel kapitalistischer Ökonomie. In: *MPIfG Working Paper 10/6*.

Neckel, Sighard (2013): »Refeudalisierung« – Systematik und Aktualisierung eines Begriffes der Habermas'schen Gesellschaftsanalyse. In: *Leviathan*, S. 39-56.

Neckel, Sighard (2016): Die Refeudalisierung des modernen Kapitalismus. In: Heinz Bude und Philipp Staab (Hg.): Kapitalismus und Ungleichheit. Die neuen Verwerfungen. Frankfurt, New York: Campus Verlag, S. 157-174.

Neckel, Sighard; Wagner, Greta (2013): Leistung und Erschöpfung. Burnout in der Wettbewerbsgesellschaft. Berlin: Suhrkamp Verlag.

Negt, Oskar (2008): Demokratie als Lebensform: Mein Achtundsechzig. In: *Aus Politik und Zeitgeschichte* (14-15), S. 3-8. Online verfügbar unter https://www.bpb.de/aputz, zuletzt geprüft am 13.01.2019.

Nieraese, Christian; Evers, Lothar (1990): Initiative Rumänienkinder. Erste Überlegungen zu einer Konzeption. Hg. v. Deutsche Gesellschaft für Soziale Psychiatrie. Köln.

Noeske, Elisabeth (2003): Vom Übergangswohnheim zur Rehabilitationseinrichtung. Bilanz und aktuelle Entwicklungen der ambulanten, teilstationären und stationären Rehabilitation. In: *Kerbe* (1), S. 4-7.

Nouvertné, Klaus (1982): Am Psychiatrie-Alltag vorbeidiskutiert. In: *DGSP-Rundbrief* 6 (17), S. 27-28.

Nouvertné, Klaus (1985): Beschütztes Wohnen für psychisch Kranke in der Gemeinde. In: Gregor Bosch, Caspar Kulenkampff und AKTION PSYCHISCH KRANKE (Hg.): Komplementäre Dienste, Wohnen und Arbeiten (Tagungsband, 11), S. 24.

Nouvertné, Klaus (1987): Sektorisierte Ambulante Psychiatrische Notfallhilfe Am Beispiel des Psychosozialen Trägervereins Solingen e.V. In: Heinz Katschnig, Caspar Kulenkampff und AKTION PSYCHISCH KRANKE (Hg.): Notfallpsychiatrie und Krisenintervention. Köln: Rheinland-Verlag (Tagungsberichte, 14), S. 193-213.

Nouvertné, Klaus (1991a): Bürgerhilfe in der Psychiatrie. So notwendig wie schwierig. In: Thomas Bock und Hildegard Weigand (Hg.): Hand-werks-buch Psychiatrie. Bonn: Psychiatrie-Verlag, S. 246-258.

Nouvertné, Klaus (1991b): Notfallhilfe. Kein Monopol der Klinik. In: Thomas Bock und Hildegard Weigand (Hg.): Hand-werks-buch Psychiatrie. Bonn: Psychiatrie-Verlag, S. 384-399.

Nouvertné, Klaus; Hansen, Hartwig (1994): Umdenken. Thesen zum notwendigen Wandel im psychiatrischen Hilfesystem. In: *Soziale Psychiatrie (Rundbrief der Deutschen Gesellschaft für Soziale Psychiatrie)* 18 (2), S. 20-21.

Nouvertné, Klaus; Hoffmann, Martina (1991): Solingen. Ein freier Träger und die Vollversorgung einer Stadt. In: Thomas Bock und Hildegard Weigand (Hg.): Hand-werks-buch Psychiatrie. Bonn: Psychiatrie-Verlag, S. 593-610.

Noweski, Michael (2004): Der unvollendete Korporatismus. Staatliche Steuerungsfähigkeit im ambulanten Sektor des deutschen Gesundheitswesens. Hg. v. Wissenschaftszentrum Berlin für Sozialforschung. Berlin (Veröffentlichungsreihe der Arbeitsgruppe Public Health Forschungsschwerpunkt Arbeit, Sozialstruktur und Sozialstaat).

Nullmeier, Frank (2002): Auf dem Weg zu Wohfahrtsmärkten? In: Werner Süß (Hg.): Deutschland in den neunziger Jahren. Politik und Gesellschaft zwischen Wiedervereinigung und Globalisierung. Wiesbaden: VS Verlag für Sozialwissenschaften, S. 269-284.

Nullmeier, Frank (2003): Spannungs- und Konfliktlinien im Sozialstaat. In: *Der Bürger im Staat* 53 (4), S. 181-184.

Nullmeier, Frank (2004): Vermarktlichung des Sozialstaates. In: *WSI Mitteilungen* 9, S. 495-500.

Nullmeier, Frank (2009): Soziale Gerechtigkeit – ein politischer »Kampfbegriff«. In: *Aus Politik und Zeitgeschichte* (47), S. 9-14.

Nullmeier, Frank (2011): Governance sozialer Dienste. In: Adalbert Evers, Rolf G. Heinze und Thomas Olk (Hg.): Handbuch Soziale Dienste. Wiesbaden: VS Verlag für Sozialwissenschaften, S. 284-298.

Nullmeier, Frank (2014): Die Sozialstaatsentwicklung im vereinten Deutschland. Sozialpolitik der Jahre 1990 bis 2014. In: Peter Masuch, Ulrich Becker, Stephan Leibfried und Peter Spellbrink (Hg.): Eigenheiten und Zukunft von Sozialpolitik und Sozialrecht. Grundlagen und Herausforderungen des Sozialstaats Band 1. Denkschrift 60 Jahre Bundessozialgericht. 2 Bände. Berlin: E. Schmidt (1).

Nullmeier, Frank (2017): Perspektiven auf eine Theorie der Bedarfsgerechtigkeit in zehn Thesen. Need-Based Justice and Distribution Procedures. Working Paper Nr. 2017-17. Hg. v. DFG Research Group 2104. Helmut Schmidt University Hamburg. Hamburg. Online verfügbar unter http://bedarfsgerechtigkeit.hsu-hh.de/dropbox/wp/2017-17.pdf, zuletzt geprüft am 20.11.2020.

Nullmeier, Frank (2019): Begründungen des Wohlfahrtsstaates. In: Herbert Obinger und Manfred G. Schmidt (Hg.): Handbuch Sozialpolitik. Wiesbaden: Springer Fachmedien Wiesbaden, S. 57-79.

Nullmeier, Frank; Rüb, Friedbert W. (1993): Die Transformation der Sozialpolitik. Vom Sozialstaat zum Sicherungsstaat. Frankfurt a.M./New York: Campus Verlag.

Nussbaum, Martha (2010): Die Grenzen der Gerechtigkeit. Behinderung, Nationalität, Spezieszugehörigkeit. Frankfurt a.M.: Suhrkamp Verlag.

Nussbaum, Martha Craven (2016 [1999]): Gerechtigkeit oder Das gute Leben. 9. Aufl. Frankfurt a.M.: Suhrkamp Verlag (Gender Studies, 1739 = Neue Folge, Band 739).

Obert, Klaus (2001): Alltags- und lebensweltorientierte Ansätze als Grundlage sozialpsychiatrischen Handelns: Ein Beispiel zur sozialpsychiatrischen Methodik am Beispiel eines sozialpsychiatrischen Dienstes. Bonn: Psychiatrie-Verlag.

Obert, Klaus (2006): Wie geht es eigentlich den Sozialpsychiatrischen Diensten... in Baden-Württemberg. In: *Sozialpsychiatrische Informationen* 34 (2), S. 53-56.

Obert, Klaus (2010): Bericht aus Süddeutschland: Baden-Württemberg, Bayern und Sondersituation Stuttgart. Vortragsmanuskript zur Tagung der Sozialpsychiatrischen Dienste im Juli 2010 in Hannover. Vortragsmanuskript. Hannover.

Obert, Klaus (2011): Die aktuelle Lage der SpDis in Baden -Württemberg. Vortrag auf einer Tagung der SpDis in Bayern am 15. und 16. September 2011 in Irrsee. Irrsee.

Obert, Klaus (2013): Grundlagen sozialpsychiatrischen Handelns und Behandelns. In: Wulf Rössler und Wolfram Kawohl (Hg.): Soziale Psychiatrie. Das Handbuch für die psychosoziale Praxis. Köln: Verlag W. Kohlhammer (1: Grundlagen), S. 161-180.

Obert, Klaus (2015): Gemeindepsychiatrische Zentren in Stuttgart. In: *Sozialpsychiatrische Informationen* 45 (4), S. 31-33.

Obert, Klaus (2017): Warum brauchen wir Gemeindepsychiatrische Verbünde für die Versorgung psychisch kranker Menschen – Beispiel Stuttgart. Vortrag auf dem XXVIII Deutsch Polnischen Symposium vom 28. – 30. September 2017 in Krakau.

Obert, Klaus (2020): Sozialraumorientierung und aufsuchende Behandlung. Manuskript.

Offe, Klaus (1972): Strukturprobleme des kapitalistischen Staates. Aufsätze zur politischen Soziologie. Frankfurt a.M.: Suhrkamp Verlag.

Olk, Thomas; Rauschenbach, Thomas; Sachße, Christoph (1995): Von der Wertegemeinschaft zum Dienstleistungsunternehmen. Oder: über die Schwierigkeit, Solidarität zu üben. Eine einführende Skizze. In: Thomas Rauschenbach, Christoph Sachße und Thomas Olk (Hg.): Von der Wertgemeinschaft zum Dienstleistungsunternehmen. Jugend- und Wohlfahrtsverbände im Umbruch. Frankfurt a.M.: Suhrkamp Verlag, S. 11-33.

Opielka, Michael; Die GRÜNEN, BAG-Soziales und Gesundheit (1985): Die Zukunft der psychosozialen Versorgung. In: *DGSP-Rundbrief*, S. 5-7.

Opielka, Michael; Schmollinger, Martin; Fohmann-Ritter, Angelika (Hg.) (1984): Die Zukunft des Sozialstaats – Band 1. Sozialstaatskrise und Umbaupläne. Stuttgart: Verlag Die Grünen Baden-Württemberg.

Osinski, Martin (2006a): Ermutigung: Soltau ist jetzt überall. Wahrnehmungen von der Tagung »Ökonomie ohne Menschen?« vom 15. bis 17. September 2005 in Berlin. In: *Soziale Psychiatrie (Rundbrief der Deutschen Gesellschaft für Soziale Psychiatrie)* 30 (1), S. 47-49.

Osinski, Martin (2006b): Komm, wir gehen stiften! Zur Gründung einer »Stiftung für Soziale Psychiatrie«. In: *Soziale Psychiatrie (Rundbrief der Deutschen Gesellschaft für Soziale Psychiatrie)* 30 (2), S. 46-47.

Osinski, Martin (2006c): Soltauer Impulse zur Sozialpolitik und Ethik. Diplomarbeit für die Prüfung zum Erwerb des Akademischen Grades Diplom-SupervisorIn für soziale Berufe (6.11.2006). Fachbereich Sozialwesen der Universität Kassel.

Osinski, Martin (2015): Verfolgung, Flucht und Migration. Zur rechtlichen und sozialen Lage von Migrantinnen und Migranten. In: *Soziale Psychiatrie (Rundbrief der Deutschen Gesellschaft für Soziale Psychiatrie)* 39 (3), S. 9-12.

Osinski, Martin (2016): Flüchtlingsarbeit – von der Sozialpsychiatrie lernen. In: *Soziale Psychiatrie (Rundbrief der Deutschen Gesellschaft für Soziale Psychiatrie)* 40 (03), S. 24-26.

Osinski, Martin (2020a): Das Ende des doppelten Auftrags. Bericht über die DGSP-Jahrestagung 2019 in Leverkusen. In: *Soziale Psychiatrie (Rundbrief der Deutschen Gesellschaft für Soziale Psychiatrie)* 44 (2), S. 4-8.

Osinski, Martin (2020b): Wider die Unkultur des Hinnehmens. Bericht vom DGSP-Fachtag »Hilfe ohne Wenn und Aber!«. Fachtag am 6. September 2019 in Dresden. In: *Soziale Psychiatrie (Rundbrief der Deutschen Gesellschaft für Soziale Psychiatrie)* 44 (1), S. 13-15.

Osterfeld, Margret (2012): DGPPN gegen richtungsweisendes Urteil des Bundesverfassungsgerichts. Aus aktuellem Anlass: Zwangsbehandlung in der Psychiatrie und die Stellungnahme der DGPPN. In: *Soziale Psychiatrie (Rundbrief der Deutschen Gesellschaft für Soziale Psychiatrie)* 36 (2), S. 34-35.

Osterfeld, Margret (2017): Stigmatisierung und Zwangsbehandlung von Menschen mit psychischen Erkrankungen. In: *Archiv für Wissenschaft und Praxis der sozialen Arbeit* 4, S. 30-39.

Ostner, Ilona; Leitner, Sigrid; Lessenich, Stephan (2001): Sozialpolitische Herausforderungen. Zukunft und Perspektiven des Wohlfahrtsstaats in der Bundesrepublik. Arbeitspapier 49. Hans Böckler Stiftung. Düsseldorf.

Peil, Elfriede; Timm, Wolfgang (1981): Psychosoziale Arbeitsgemeinschaften als lokale verhandlungs- und Koordinationssysteme. In: *Neue Praxis* (Sonderheft 6), S. 133-146.

Peters, Bernhard (1993): Die Integration moderner Gesellschaften. Frankfurt a.M.: Suhrkamp Verlag.

Pfefferer-Wolf, Hans (1999): Der sozialpsychiatrische Habitus. Umrisse einer Theorie der sozialen Psychiatrie. Zugl.: Hannover, Univ., Habil.-Schr., 1998. Frankfurt a.M.: Campus-Verl.

Pfeiffer, Sabine; Hacket, Anne; Ritter, Tobias; Schütt, Petra (2008): Arbeitsvermögen und Arbeitslosigkeit. Empirische und theoretische Ergebnisse der SGB II Evaluation. h ttps://www.isf-muenchen.de/pdf/Arbeitsvermoegen_und_Arbeitslosigkeit.pdf. Institut für Sozialwissenschaftliche Forschung e.V. München.

Picard, Walter; Fritz Reimer; AKTION PSYCHISCH KRANKE (Hg.) (1992): Grundlagen und Gestaltungsmöglichkeiten der Versorgung psychisch Kranker und Behinderter in der Bundesrepublik und auf dem Gebiet der ehemaligen DDR. Tagungsbericht: Berlin, 29. 11. – 1. 12. 1990. Grundlagen und Gestaltungsmöglichkeiten der Versorgung psychisch Kranker und Behinderter in der Bundesrepublik und auf dem Gebiet der ehemaligen DDR. Köln: Rheinland-Verlag (Tagungsberichte, 19).

Pick, Peter; Fleer, Peter (2017): Der neue Pflegebedürftigkeitsbegriff – Grundlage für einen Systemwechsel in der Pflege. In: AKTION PSYCHISCH KRANKE, Peter Weiß und Jörg M. Fegert (Hg.): Perspektiven für seelische Gesundheit und psychiatrische Hilfen. Tagungsdokumentation 29. und 30. Mai 2017 in Berlin. Bonn: AKTION PSYCHISCH KRANKE (Tagungsberichte, 44).

Piketty, Thomas (2014): Das Kapital im 21. Jahrhundert. München: Verlag C.H. Beck.

Piketty, Thomas (2015): Die Schlacht um den Euro. Interventionen. München: Verlag C.H. Beck.

Pinel-Gesellschaft (1971a): Karl Bonhoeffer Nervenklinik Endstation für Hoffnungslose oder therapeutische Gemeinschaft.

Pinel-Gesellschaft (1971b): Prof. Flegel entlassen! Westberlin – Notstandsgebiet der Psychiatrie.

Pingel, Falk (1993): Die NS-Psychiatrie im Spiegel des historischen Bewußtseins und sozialpolitischen Denkens in der Bundesrepublik. In: Franz-Werner Kersting, Karl Teppe und Bernd Walter (Hg.): Nach Hadamar. Zum Verhältnis von Psychiatrie und Gesellschaft im 20. Jahrhundert. [Tagung, die das Westfälische Institut für Regionalgeschichte am 5./6. Dezember 1991 in Münster]. Paderborn: Schöningh (Forschungen zur Regionalgeschichte, 7), S. 174-201.

Pinto-Meza, A.; Moneta, MV.; Alonso; J.; Angermeyer, MV.; Bruffaerts, R. et al. (2013): Social inequalities in mental health: results from the EU contribution to the World Mental Health Surveys Initative. In: *Social Psychiatry and Psychiatric Epidemiology* 2, 2013.

Piore, Michael-J.; Sabel, Charles-F. (1989): Das Ende der Massenproduktion. Frankfurt a.M.: Fischer Verlag.

Pirella, Agostino; Schlesak, Dieter; Birk, Linde (Hg.) (1975): Sozialisation der Ausgeschlossenen. Praxis einer neuen Psychiatrie. Reinbek bei Hamburg: Rowohlt Verlag (Das neue Buch, 54).

Piro, Sergio (2001): Entwicklung und Bewährung psychiatrischer Versorgungsformen in Italien. In: Martin Wollschläger (Hg.): Sozialpsychiatrie. Entwicklungen – Kontroversen – Perspektiven. Tübingen: Dgvt-Verl., S. 490-509.

Plog, Ursula (1980): Therapie – Hilfe, Ersatz, Macht? In: Niels Pörksen (Hg.): Therapie. Hilfe, Ersatz, Macht?; Materialien zur DGSP-Jahrestagung vom 1.–4. November 1979 in Freiburg. Rehburg-Loccum: Psychiatrie-Verlag (Werkstattschriften zur Sozialpsychiatrie, 30), S. 5-12.

Plog, Ursula (1985): Zehn Jahre nach Veröffentlichung der Psychiatrie-Enquete geschieht etwas. In: *Soziale Psychiatrie (Rundbrief der Deutschen Gesellschaft für Soziale Psychiatrie)* 18 (29), S. 6-7.

Plog, Ursula (1991): Widersprüche müssen ausgehalten werden. Berichte aus dem Vorstand. In: *Soziale Psychiatrie (Rundbrief der Deutschen Gesellschaft für Soziale Psychiatrie)* 15 (53), S. 19.

Plog, Ursula (1996): Mut zur Institution in der Sozialpsychiatrie. In: Ursula Brucks, Michael Schödlbauer und Elisabeth Strohwick (Hg.): Metamorphosen der Arbeit. Reflexionen der Arbeitspsychologie. Festschrift für Hugo Schmale. München: Wilhelm Fink Verlag, S. 45-54.

Plog, Ursula (1998): Subjektivität – der Königsweg zur gewaltfreien Psychiatrie? In: *Soziale Psychiatrie (Rundbrief der Deutschen Gesellschaft für Soziale Psychiatrie)* 22 (1), S. 8-12.

Plog, Ursula (2000): Die Sozialpsychiatrie verliert sich im zwanghaften Erstellen von Strichlisten... In: *Sozialpsychiatrische Informationen* 40 (3), S. 15-16.

Pongratz, Hans J.; Voß, Gerd Günter (2004): Arbeitskraftunternehmer. Erwerbsorientierungen in entgrenzten Arbeitsformen. Berlin: Ed. Sigma (Forschung aus der Hans-Böckler-Stiftung, 47).

Pörksen, Niels (1974): Kommunale Psychiatrie. Das Mannheimer Modell; auf dem Wege zur Überwindung des Institutionalismus sozialer und psychiatrischer Einrichtungen. Reinbek bei Hamburg: Rowohlt Verlag.

Pörksen, Niels (1981): Die Gemeinde als Raum der Begegnung mit psychisch Kranken. Thesen zum Referat: Offene Formen der Psychiatrie in der Bundesrepublik. In: *Sozialpsychiatrische Informationen* 11 (61), S. 6-8.

Pörksen, Niels (1982): Standort und Perspektive der DGSP. In: *DGSP-Rundbrief* 6 (17), S. 18-21.

Pörksen, Niels (1985): Was kommt nach der Auseinandersetzung von Blankenburg? Zur Blankenburger-Bremer Kontroverse aus der Sicht eines nichtbeteiligten, aber engagierten Mitdenkers. In: *DGSP-Rundbrief* 18 (31).

Pörksen, Niels (2001): Die Solidarität der Schwachen kann mehr bewirken als der gesammelte Fachverstand der Experten. Persönliche Bilanz nach 30 Jahren. In: Fritz Bremer, Hartwig Hansen und Jürgen Blume (Hg.): Wie geht's uns denn heute! Sozialpsychiatrie zwischen alten Idealen und neuen Herausforderungen. Neumünster: Paranus-Verlag, S. 51-63.

Pörksen, Niels (2005): Zieht euch warm an. Anmerkungen von Niels Pörksen zur aktuellen psychiatriepolitischen Diskussion (SP 1/2005). In: *Soziale Psychiatrie (Rundbrief der Deutschen Gesellschaft für Soziale Psychiatrie)* 29 (2), S. 44-46.

Pörksen, Niels (Hg.) (1980): Therapie. Hilfe, Ersatz, Macht?; Materialien zur DGSP-Jahrestagung vom 1. – 4. November 1979 in Freiburg. Deutsche Gesellschaft für Soziale Psychiatrie; DGSP-Jahrestagung. Rehburg-Loccum: Psychiatrie-Verlag (Werkstattschriften zur Sozialpsychiatrie, 30).

Pörksen, Niels; Seidel, Ralf (2001): Einleitung. In: Martin Wollschläger (Hg.): Sozialpsychiatrie. Entwicklungen – Kontroversen – Perspektiven. Tübingen: Dgvt-Verl., S. 19-20.

Precht, Richard David (2012): Wer bin ich – und wenn ja wie viele? Eine philosophische Reise. München: Goldmann (Goldmann, 15528).

Priebe, Stefan (1996): Zukunftsfragen. Ist die DGSP (auch) eine Wissenschaftliche Fachgesellschaft? In: *Soziale Psychiatrie (Rundbrief der Deutschen Gesellschaft für Soziale Psychiatrie)* 20 (3), S. 47.

Priebe, Stefan (2012): Wo ist der Fortschritt? In: *Psychiatrische Praxis* 39, S. 1-2.

Priebe, Stefan (2015): The political mission of psychiatry. In: *World Psychiatry, 14, 1*, 1 – 2 (http://onlinelibrary.wiley.com/journal).

Priebe, Stefan (2018): Wo kann es hingehen mit der Psychiatrie? In: *Der Nervenarzt* 89 (11), S. 1217-1226. DOI: 10.1007/s00115-018-0589-y.

Priebe, Stefan; Badesconyi, Alli; Fioritty, Angelo; Hansson, Lars; Kilian, Reinhold; Torres-Gonzales, Francisco et al. (2005): Reinstitutionalisation in mental health care: comparison of data on service provision from six European countries. In: *British Medical Journal*, S. 123-126.

Priebe, Stefan; Burns, Tom; Craig, Tom K.J. (2013): The future of academic Psychiatry may be social. In: *The British Journal of Psychiatry* 202, S. 319-320.

Priebe, Stefan; Schmiedebach, Heinz-Peter (1997): Soziale Psychiatrie und Sozialpsychiatrie – Zum historischen Gebrauch der Begriffe. In: *Psychiatrische Praxis* 24 (1), S. 3-9.

Priebe, Stefan; Turner, Trevor (2003): Reinstitutionalisation in mental health care. In: *British Medical Journal* 326 (7382), S. 175-176. DOI: 10.1136/bmj.326.7382.175.

Prognos AG; Nowak, Meinolf (Hg.) (1984): Finanzierung von Einrichtungen u. Diensten. Bericht Nr. 5 im Auftr. d. Bundesministers für Jugend, Familie u. Gesundheit, Bonn ausgearb. von d. PROGNOS AG, Abt. Gesundheitspolitik, Köln. Bearb. u. Red: Meinolf Nowak u.a. Stuttgart: Poller (Prognos-Berichte bei Poller).

Promberger, Markus (2008): Arbeit, Arbeitslosigkeit und soziale Integration. In: *Aus Politik und Zeitgeschichte*, S. 7-15.

Promberger, Markus (2010): Hartz IV im sechsten Jahr. In: *Aus Politik und Zeitgeschichte* (48), S. 10-17.

Promberger, Markus; Wenzel, Ulrich; Pfeiffer, Sabine; Hacket; Anne; Hirseland, Andreas (2008): Beschäftigungsfähigkeit, Arbeitsvermögen und Arbeitslosigkeit. In: *WSI Mitteilungen*, 2008, S. 70-76.

Pross, Christian (2016): Wir wollten ins Verderben rennen. Die Geschichte des Sozialistischen Patientenkollektivs Heidelberg. Köln: Psychiatrie-Verlag.

Raphael, Lutz (1996): Die Verwissenschaftlichung des Sozialen als methodische und konzeptionelle Herausforderung für eine Sozialgeschichte des 20. Jahrhunderts, in: Geschichte und Gesellschaft. In: *Geschichte und Gesellschaft* (22), S. 165-193.

Raphael, Lutz (2015): Typische Jahre »nach dem Boom«. In: *Aus Politik und Zeitgeschichte* 65 (46), S. 8-13.

Raphael, Lutz (2019): Jenseits von Kohle und Stahl. Eine Gesellschaftsgeschichte Westeuropas nach dem Boom//Eine Gesellschaftsgeschichte Westeuropas nach dem Boom: Frankfurter Adorno-Vorlesungen 2018. Sonderausgabe für die Bundeszentrale für politische Bildung. Bonn: Bundeszentrale für Politische Bildung (Schriftenreihe Bundeszentrale für Politische Bildung, Band 10474).

Raschke, Joachim (1985): Soziale Bewegungen. Ein historisch-systematischer Grundriß. Frankfurt a.M.: Campus-Verl.

Raschke, Peter; Schliehe, Ferdinand (1979): Das Instrument der Modelleinrichtung als Problem der vertikalen Politikverflechtung zwischen örtlicher und überörtlicher Ebene. In: Franz-Xaver Kaufmann (Hg.): Bürgernahe Sozialpolitik. Planung, Organisation und Vermittlung sozialer Leistungen auf lokaler Ebene. Forschungsverbund Bürgernahe Gestaltung der sozialen Umwelt. Frankfurt a.M., New York, S. 139-148.

Ratsak, Gerda; Treutlein, Herbert (1981): DGSP-Jahrestagung 1980. Protokoll der Arbeitsgruppe 5: Jugendliche Psychosen... In: *Sozialpsychiatrische Informationen* 11 (63/64), S. 137-138.

Rauschenbach, Thomas (2015 [1994]): Inszenierte Solidarität: Soziale Arbeit in der Risikogesellschaft. In: Ulrich Beck und Elisabeth Beck-Gernsheim (Hg.): Riskante Freiheiten. Individualisierung in modernen Gesellschaften. 9. Aufl. Frankfurt a.M.: Suhrkamp Verlag (Edition Suhrkamp, 1816 = N.F., 816), S. 89-114.

Rave-Schwank, Maria (1983): Aufgaben und Struktur psychiatrischer Krankenhäuser in einem integrierten psychosozialen Versorgungssystem. Referat für die gewerkschaftliche Arbeitstagung vom 7. bis zum 11.11.1982 in Berlin. In: *Sozialpsychiatrische Informationen* 13 (3), S. 46-53.

Rave-Schwank, Maria (2005): Idealtypische Forderungen. Offener Brief von Maria Rave-Schwank an Klaus Dörner. In: *Soziale Psychiatrie (Rundbrief der Deutschen Gesellschaft für Soziale Psychiatrie)* 29 (1), S. 32-33.

Rebell, Christa (1976): Sozialpsychiatrie in der Industriegesellschaft. Arbeitsbedingungen, psychische Erkrankungen und psychiatrische Versorgung. Frankfurt Main: Campus-Verl. (Campus Studium Kritische Sozialwissenschaft, 523).

Reckwitz, Andreas (2017): Die Gesellschaft der Singularitäten. Zum Strukturwandel der Moderne. Berlin: Suhrkamp Verlag.

Reckwitz, Andreas (2019a): Das Ende der Illusionen. Politik, Ökonomie und Kultur in der Spätmoderne (Edition Suhrkamp).

Reckwitz, Andreas (2019b): Die Explosion des Besonderen. Beobachtungen zu einem allgegenwärtigen Phänomen (11.05.). Online verfügbar unter https://soziopolis.de/beobachten/kultur/artikel/die-explosion-des-besonderen/, zuletzt geprüft am 12.05.2019.

Redaktion SP (1997): Sanierung eines Wohlfahrtsverbandes auf dem Rücken der Schwächsten? Skandalöses Finanzgebaren der Arbeiterwohlfahrt in Brandenburg. In: *Soziale Psychiatrie (Rundbrief der Deutschen Gesellschaft für Soziale Psychiatrie)* 21 (4), S. 40-41.

Redaktion SP (1998): Im Blickpunkt: Arbeiterwohlfahrt und Dosse-Park. In: *Soziale Psychiatrie (Rundbrief der Deutschen Gesellschaft für Soziale Psychiatrie)* 22 (1), S. 35-36.

Redaktion SP (2018): DGSP-Grundlagenpapier: Psychiatrie gemeinsam bewegen. In: *Soziale Psychiatrie (Rundbrief der Deutschen Gesellschaft für Soziale Psychiatrie)* 42 (2), S. 45-46.

Redaktion SPI (1971): Redaktionelle Vorbemerkung. In: *Sozialpsychiatrische Informationen* 1 (1), S. 1-2.

Redaktion SPI (1972 [1980]): Redaktionelle Vorbemerkung. Nachdruck des Artikels aus den SPI Jg.2 (10/11) 1972. Jubiläumsband 10 Jahre »Info«. In: *Sozialpsychiatrische Informationen* (Sonderband), S. 145-156.

Rehberg, Karl-Siegbert (Hg.) (2006): Soziale Ungleichheit, kulturelle Unterschiede. Verhandlungen des 32. Kongresses der Deutschen Gesellschaft für Soziologie in München 2004. Deutsche Gesellschaft für Soziologie. 2 Bände. Frankfurt a.M., New York: Campus.

Reichardt, Sven (2014): Authentizität und Gemeinschaft. Linksalternatives Leben in den siebziger und frühen achtziger Jahren. 2. Aufl. Berlin: Suhrkamp Verlag (Suhrkamp-Taschenbuch Wissenschaft, 2075).

Reifenberger, Ursula (1982): Was erwarten Sie eigentlich von einem Menschen, der in einer Gesellschaft wie der unsrigen lebt? In: *Sozialpsychiatrische Informationen* 12 (68/69), S. 101-109.

Reimer, Fritz (Hg.) (1981): Vergangenheit, Gegenwart und Zukunft der Krankenhauspsychiatrie. 10. Weinsberger Kolloquium. Weinsberg: Weissenhof Verlag Dr. Jens Kunow.

Reiners, Hartmut (1993): Das Gesundheitsstrukturgesetz – Ein »Hauch von Sozialgeschichte«? Werkstattbericht über eine gesundheitspolitische Weichenstellung. Wissenschaftszentrum Berlin für Sozialforschung P93-210. Berlin.

Reis, Claus; Schulze-Böing, Matthias (1998): Planung und Produktion sozialer Dienstleistungen. Die Herausforderung »neuer Steuerungsmodelle«. Berlin: Edition Sigma.

Reumschüssel, Christian (1988): Professionelles Helfen. Explorative Beobachtung und Evaluation einer Psychosozialen Kontaktstelle. Hamburg: unveröffentlichte Diplomarbeit.

Reumschüssel-Wienert, Christian (1994a): Gemeinde wagen. »Radikalisierung der Psychiatriereform und die Aufgaben der DGSP. In: *Soziale Psychiatrie (Rundbrief der Deutschen Gesellschaft für Soziale Psychiatrie)* 18 (2), S. 13-15.

Reumschüssel-Wienert, Christian (1994b): Regionales Psychiatriebudget. Aufforderung zum »Schlachten einer heiligen Kuh« der DGSP. In: *Soziale Psychiatrie (Rundbrief der Deutschen Gesellschaft für Soziale Psychiatrie)* 18 (4), S. 35-37.

Reumschüssel-Wienert, Christian (1994c): Standpunkte überdenken, Perspektiven entwickeln. DGSP plant Denkschrift zur Psychiatriereform. In: *Soziale Psychiatrie (Rundbrief der Deutschen Gesellschaft für Soziale Psychiatrie)* 18 (2), S. 41.

Reumschüssel-Wienert, Christian (1995): Ambulante wohnortnahe medizinische Rehabilitation psychisch kranker Menschen. Ein Problemaufriß und Lösungsmöglichkeiten für die GKV. In: *Sozialpsychiatrische Informationen* 25 (3), S. 14-19.

Reumschüssel-Wienert, Christian (2002): Soziotherapie. In: *Recht und Psychiatrie* 20 (3), S. 156-159.

Reumschüssel-Wienert, Christian (2004): Barfuß im Regen. Unsicherheit und Individualisierung gemeindepsychiatrischer Arbeit. Eröffnungsvortrag der DGSP Jahrestagung 2003 in Dresden. In: *Soziale Psychiatrie (Rundbrief der Deutschen Gesellschaft für Soziale Psychiatrie)*, S. 4-8.

Reumschüssel-Wienert, Christian (2005): Eine Chance vertan? Kritik der Soltauer Impulse – Eine Polemik. In: *Soziale Psychiatrie (Rundbrief der Deutschen Gesellschaft für Soziale Psychiatrie)*.

Reumschüssel-Wienert, Christian (2012): Zwischen Budget und Markt. Die Steuerung gemeindepsychiatrischer Hilfen am Beispiel Berlin. In: *Blätter der Wohlfahrtspflege* 159 (2), S. 62-67.

Reumschüssel-Wienert, Christian (2014): Menschen mit Psychiatrieerfahrungen und die Sozialpsychiatrie – Zwischen Inklusion und Exklusion. Gesundheit Berlin-Brandenburg (Hg.): Dokumentation Kongress Armut und Gesundheit 2014. Berlin.

Reumschüssel-Wienert, Christian (2015): Subjektive Aspekte von Exklusion – und die Sozialpsychiatrie. In: *Soziale Psychiatrie (Rundbrief der Deutschen Gesellschaft für Soziale Psychiatrie)*, S. 36-40.

Reumschüssel-Wienert, Christian (2017): Teilhabe und Assistenz. Anmerkungen zu Begriff und Inhalten. In: *Soziale Psychiatrie (Rundbrief der Deutschen Gesellschaft für Soziale Psychiatrie)* 41 (4), S. 24-26.

Reumschüssel-Wienert, Christian (2018a): Die Sozialpsychiatrie hat das Soziale aus den Augen verloren. Anmerkungen und Ergänzungen zu Reinhold Kilian und Asmus

Finzen in den Sozialpsychiatrischen Informationen 2/2017. In: *Sozialpsychiatrische Informationen* 48 (3), S. 50-53.

Reumschüssel-Wienert, Christian (2018b): Entscheidende Weichenstellung. Einige Aspekte zur Leistungsgestaltung nach Inkrafttreten des BTHG. In: *Soziale Psychiatrie (Rundbrief der Deutschen Gesellschaft für Soziale Psychiatrie)* 42 (4), S. 37-39.

Reumschüssel-Wienert, Christian (2018c): ICF – Impulse für Bedarfsermittlung und Leistungen zur sozialen Teilhabe. In: *Soziale Psychiatrie (Rundbrief der Deutschen Gesellschaft für Soziale Psychiatrie)* 42 (3), S. 12-14.

Reumschüssel-Wienert, Christian (2020): Inklusion und Diversity gilt auch für die Statistik. Wir brauchen eine differenzierte Sozialberichterstattung. Im Erscheinen.

Reumschüssel-Wienert, Christian; Rosemann, Matthias (2014): Die Reform der Eingliederungshilfe und des Teilhaberechts. Handlungsoptionen, Strategien und Positionen. In: *Soziale Psychiatrie (Rundbrief der Deutschen Gesellschaft für Soziale Psychiatrie)* 38 (3), S. 42-45.

Reumschüssel-Wienert, Christian; Scheibler, Dieter (1994): »Umdenken«. 20 Thesen und ihre Resonanz. In: *Soziale Psychiatrie (Rundbrief der Deutschen Gesellschaft für Soziale Psychiatrie)* 18 (3), S. 46-49.

Rexelius, Günter (1988): Die Ent-Illusionierung der Psychiatriereform. In: Christiane E. Heider und Claus Henning Bachmann (Hg.): Politik der Seele. Reader zum Gesundheitstag Kassel ›87. München: AG-SPAK-Publ (Materialien der AG SPAK, M 84), S. 49-64.

Richartz, Mark (1971): Entwurf zu konkreten Thesen zum Selbstverständnis. In: *Sozialpsychiatrische Informationen* 1 (1), S. 3-8.

Richter, Horst Eberhard (1972): Die Gruppe. Hoffnungen, aus einen Weg sich selbst und andere zu befreien. Reinbek bei Hamburg: Rowohlt Verlag.

Richter, Stephan (1986): Mitgliederversammlung – Offene Kontroversen. In: *DGSP-Rundbrief* 18 (35), S. 10-11.

Richter, Stephan (1990): Was haben wir in Rumänien zu suchen? Kritische Fragen. In: *Soziale Psychiatrie* (49), S. 32-34.

Riedel, Wolfgang; Steinhausen, Jörg (1986): Modellprogramm Psychiatrie – regionales Psychiatriebudget. Unter Mitarbeit von Andre Heinzelmann und Rainer Voß. Stuttgart: Kohlhammer (Schriftenreihe des Bundesministers für Jugend, Familie und Gesundheit, 181).

Riedmüller, Barbara (1978): Psychosoziale Versorgung und System sozialer Sicherheit. In: Heiner Keupp und Manfred Zaumseil (Hg.): Die gesellschaftliche Organisierung psychischen Leidens. Zum Arbeitsfeld klinischer Psychologen. Frankfurt a.M.: Suhrkamp Verlag, S. 59-89.

Riedmüller, Barbara; Olk, Thomas (Hg.) (1994): Grenzen des Sozialversicherungsstaates. Leviathan Sonderheft 14/1994. Opladen: Westdeutscher Verlag.

Rieger, Elmar (1992): Die Institutionalisierung des Wohlfahrtsstaates. Opladen: Westdeutscher Verlag.

Ritter, Gerhard A. (2007): Rahmenbedingungen der innerdeutschen Einigung. In: Gerhard A. Ritter (Hg.): 1989 – 1994, Bundesrepublik Deutschland. Sozialpolitik im Zeichen der Vereinigung. Baden-Baden: Nomos Verlag (Geschichte der Sozialpolitik in Deutschland seit 1945, 11), S. 1-106.

RKI (Hg.) (2017): Gesundheitliche Ungleichheit in verschiedenen Lebensphasen. Gesundheitsberichterstattung des Bundes. Gemeinsam getragen von RKI und Destatis. Robert Koch Institut. Berlin: RKI.

Rödder, Andreas (2015): 21.0 – Eine kurze Geschichte der Gegenwart. München: Verlag C.H. Beck.

Rödel, Ulrich; Guldimann, Tim (Hg.) (1978): Sozialpolitik als soziale Kontrolle. Max-Planck-Institut zur Erforschung der Lebensbedingungen der Wissenschaftlich-Technischen Welt. Frankfurt a.M.: Suhrkamp Verlag (Edition Suhrkamp, 963).

Röh, Dieter; Speck, Andreas; Steinhart, Ingmar (2017): Neue Praxis braucht neue Theorie – der Capabilities-Approach. In: Ingmar Steinhart und Günther Wienberg (Hg.): Rundum ambulant. Funktionales Basismodell psychiatrischer Versorgung in der Gemeinde. Köln: Psychiatrie-Verlag, S. 299-315.

Rohrmann, Alfred; Schädler, Johannes (2011): Von der Anstaltsfürsorge zur Assistenz. Soziale Dienste im Feld der Unterstützung von Menschen mit Behinderungen. In: Adalbert Evers, Rolf G. Heinze und Thomas Olk (Hg.): Handbuch Soziale Dienste. Wiesbaden: VS Verlag für Sozialwissenschaften, S. 425-441.

Roick, Christiane; Deister, Arno; Zeichner, Dirk; Birker, Thomas; König, Hans-Helmut; Angermeyer, Matthias C. (2005): Das Regionale Psychiatriebudget: Ein neuer Ansatz zur effizienten Verknüpfung stationärer und ambulanter Versorgungsleistungen. In: *Psychiatrische Praxis* 32 (4), S. 177-184. DOI: 10.1055/s-2004-834736.

Roick, Christiane; Heinrich, Sven; Deister, Arno; Zeichner, Dirk; Birker, Thomas; Heider, Dirk et al. (2008): Das Regionale Psychiatriebudget: Kosten und Effekte eines neuen sektorübergreifenden Finanzierungsmodells für die psychiatrische Versorgung. In: *Psychiatrische Praxis* 35 (6), S. 279-285. DOI: 10.1055/s-2008-1067432.

Rosa, Hartmut (2016 [2005]): Beschleunigung. Die Veränderung der Zeitstrukturen in der Moderne. 11. Aufl. Frankfurt a.M.: Suhrkamp (Suhrkamp-Taschenbuch Wissenschaft, 1760).

Rosa, Hartmut (2016): Resonanz – Eine Soziologie der Weltbeziehung. Berlin: Suhrkamp Verlag.

Rose, Wolfgang (2005): Anstaltspsychiatrie in der DDR. Die brandenburgischen Kliniken zwischen 1945 und 1990. Berlin: be.bra wissenschaft verlag (Schriftenreihe zur Medizin-Geschichte des Landes Brandenburg, 9).

Rosemann, Matthias (2004): Umbrüche in der Psychiatrielandschaft. Herausforderungen an psychosoziale Träger. In: *Soziale Psychiatrie (Rundbrief der Deutschen Gesellschaft für Soziale Psychiatrie)* 28 (4), S. 29-33.

Rosemann, Matthias (2006): Auf dem Weg zur personenbezogenen Finanzierung in der Eingliederungshilfe: Berliner Schritte. In: Jürgen Armbruster, Georg Schulte-Kemna und Christa Widmaier-Berthold (Hg.): Kommunale Steuerung und Vernetzung im Gemeindepsychiatrischen Verbund. Bonn: Psychiatrie-Verlag, S. 198-211.

Rosemann, Matthias (2009): Engagierte Leistungserbringer übernehmen Verantwortung: Qualitätssicherung im Gemeindepsychiatrischen Verbund. In: Regina Schmidt-Zadel, Peter Kruckenberg und AKTION PSYCHISCH KRANKE (Hg.): Kooperation und Verantwortung in der Gemeindepsychiatrie. Tagungsbericht; Kassel, 3./4. November 2008. Bonn: Psychiatrie-Verlag (Tagungsberichte, 35), S. 84-93.

Rosemann, Matthias (2010): Integrierte Versorgung – der neue Königsweg? Replik auf den Beitrag von Christian Zechert et al. »Integrierte Versorgung in der Gemeindepsychiatrie -jetzt!« (SP 1/2010). In: *Soziale Psychiatrie (Rundbrief der Deutschen Gesellschaft für Soziale Psychiatrie)* 34 (2), S. 56-57.

Rosemann, Matthias (2017): Von der Personalbemessung zum Bundesteilhabegesetz: Ein Blick zurück und nach vorn zur Bedarfsermittlung und Finanzierung von Hilfen. In: *Sozialpsychiatrische Informationen* 47 (3), S. 41-46.

Rosemann, Matthias (2018): BTHG: Die wichtigsten Neuerungen für die psychiatrische Arbeit. Köln: Psychiatrie-Verlag.

Rosemann, Matthias (2020): Psychiatrie = Hilfe und Zwang oder nicht? Einige Erkenntnisse aus dem Projekt »Zwangsvermeidung im psychiatrischen Hilfesystem«. Der Beitrag benennt die Ziele des vom Bundesgesundheitsministerium geförderten Projektes »Zwangsvermeidung im psychiatrischen Hilfesystem«, beschreibt die Struktur der Projektarbeit und stellt erste Ergebnisse vor. In: *Soziale Psychiatrie (Rundbrief der Deutschen Gesellschaft für Soziale Psychiatrie)* (2), S. 9-12.

Rosemann, Matthias; Konrad, Michael (Hg.) (2017): Selbstbestimmtes Wohnen. Mobile Unterstützung bei der Lebensführung. 2. Aufl. Köln: Psychiatrie-Verlag (Fachwissen).

Rosemann, Matthias; Konrad, Michael (Hg.) (2020): Selbstbestimmtes Wohnen kompakt. Köln: Psychiatrie-Verlag (Fachwissen).

Rosemann, Matthias; Reumschüssel-Wienert, Christian (2014): Das neue Teilhaberecht: Drängender Handlungsbedarf, aber auch noch viele offene Fragen. In: *Psychosoziale Umschau*.

Rosenbrock, Rolf; Gerlinger, Thomas (2014): Gesundheitspolitik. Eine systematische Einführung. 3. Aufl. s.l.: Verlag Hans Huber.

Rosewitz, Bernd; Webber, Douglas (1990): Reformversuche und Reformblockaden im deutschen Gesundheitswesen. Frankfurt a.M.: Campus-Verl.

Rössler, Wulf; Häfner, Heinz; Martini, Heinz; der Heiden, Wilhelm an; Jung, Ernst; Löffler, Willi (Hg.) (1987): Landesprogramm zur Weiterentwicklung der außerstationären psychiatrischen Versorgung Baden-Württemberg. Analysen, Konzepte, Erfahrungen; Schlußbericht d. Zentralinst. für Seel. Gesundheit. Zentralinstitut für Seelische Gesundheit; Baden-Württemberg. Weinheim: Dt. Studien-Verl.

Rössler, Wulf; Kawohl, Wolfram (Hg.) (2013): Soziale Psychiatrie. Das Handbuch für die psychosoziale Praxis. Köln: Verlag W. Kohlhammer (1: Grundlagen).

Rössler, Wulf; Melchinger, Heiner; Schreckling, Sibylle (2012): Die ambulante Soziotherapie nach § 37a SGB V ist gescheitert. In: *Psychiatrische Praxis* 39 (3), S. 106-108. DOI: 10.1055/s-0032-1304856.

Rössler, Wulf; Riecher-Rössler, Anita (1994): Psychiatrische Rehabilitation chronisch psychisch Kranker und Behinderter. In: *Die Rehabilitation* 33 (1), S. 1-7.

Rucht, Dieter (1994): Modernisierung und neue soziale Bewegungen. Deutschland, Frankreich und USA im Vergleich. Frankfurt a.M.: Campus-Verl. (Theorie und Gesellschaft, 32). Online verfügbar unter https://www.econstor.eu/bitstream/10419/122892/1/209778.pdf, zuletzt geprüft am 0602.2019.

Rudloff, Wilfried (2003): Sozialstaat, Randgruppen und bundesrepublikanische Gesellschaft. Umbrüche und Entwicklungen in den sechziger und frühen siebziger Jahren.

In: Franz-Werner Kersting (Hg.): Psychiatriereform als Gesellschaftsreform. Die Hypothek des Nationalsozialismus und der Aufbruch der sechziger Jahre. Paderborn, München, Wien, Zürich: Verlag Ferdinand Schöningh GmbH, S. 181-219.

Rudloff, Wilfried (2006): Rehabilitation und Hilfen für Behinderte. In: Hans Günter Hockerts (Hg.): 1966 – 1974, Bundesrepublik Deutschland. Eine Zeit vielfältigen Aufbruchs. Baden-Baden: Nomos Verlag (Geschichte der Sozialpolitik in Deutschland seit 1945, 5), S. 559-591.

Rudloff, Wilfried (2010): Expertenkommissionen, Masterpläne und Modellprogramme. Die bundesdeutsche Psychiatriereform als Paradefall »verwissenschaftlichter« Politik? In: *Archiv für Sozialgeschichte* (50), S. 169-216, zuletzt geprüft am 21.01.2019.

Rudloff, Wilfried (2012): Psychiatriereform in den sechziger und siebziger Jahren. Anatomie eines politischen Prozesses. In: Martin Löhnig (Hg.): Reform und Revolte. Eine Rechtsgeschichte der 1960er und 1970er Jahre. Tübingen: Mohr Siebeck, S. 99-119.

Rudloff, Wilfried; Schliehe, Ferdinand (2008): Rehabilitation und Hilfen für Behinderte. In: Martin H. Geyer (Hg.): 1974 – 1982 Bundesrepublik Deutschland. Neue Herausforderungen, wachsende Unsicherheiten. Baden-Baden: Nomos Verlag (Geschichte der Sozialpolitik in Deutschland seit 1945, 6), S. 585-604.

Runde, Peter (1971): Die soziale Situation der psychisch Behinderten. München: Goldmann Verlag.

Runde, Peter (1972): Sozialpsychiatrie – ein Organisationsproblem psychischer Behandlung. In: Walter Thimm (Hg.): Soziologie der Behinderten. Neubergweiler/Karlsruhe: G. Schindele Verlag, S. 144-156.

Runde, Peter; Heinze, Rolf G. (Hg.) (1979): Chancengleichheit für Behinderte. Neuwied & Darmstadt: Luchterhand (Kritische Texte. Sozialarbeit, Sozialpädagogik, soziale Probleme).

Russo, Jasna (2015): Die epistemische Dominanz unterbrechen – Anforderungen an die Forschung. In: Jürgen Armbruster, Anja Dieterich, Daphne Hahn und Katharina Ratzke (Hg.): 40 Jahre Psychiatrie-Enquete. Blick zurück nach vorn. Köln: Psychiatrie-Verlag, 294 303.

Rüther, Bernd (1971): Der Aktionsausschuß zur Verbesserung der Hilfe für psychisch Kranke. In: Hans Lauter und Joachim-Ernst Meyer (Hg.): Der psychisch Kranke und die Gesellschaft. Tagung der Evangelischen Akademie Loccum, Oktober 1970. Stuttgart: Georg Thieme Verlag, S. 117-121.

Sachße, Christoph (2011): Zur Geschichte Sozialer Dienste in Deutschland. In: Adalbert Evers, Rolf G. Heinze und Thomas Olk (Hg.): Handbuch Soziale Dienste. Wiesbaden: VS Verlag für Sozialwissenschaften, S. 94-116.

Salize, Hans Joachim (2012): Sozialpsychiatrie – wohin? In: *Psychiatrische Praxis 39*, S. 199-201.

Salize, Hans Joachim (2017a): Versorgungsrealität und Versorgungsgerechtigkeit und der Psychiatrie. In: *Archiv für Wissenschaft und Praxis der sozialen Arbeit* 4, S. 8-18.

Salize, Hans Joachim (2017b): Welche Aufgaben hat sozialpsychiatrische Forschung im galoppierenden sozialstrukturellen Wandel. In: *Sozialpsychiatrische Informationen*, S. 3-7.

Salize, Hans Joachim; Rössler, Wulf (1998): Kosten und Kostenwirksamkeit der gemeindepsychiatrischen Versorgung von Patienten mit Schizophrenie. Berlin: Springer (Monographien aus dem Gesamtgebiete der Psychiatrie, 86).

Schädle-Deininger, Hilde (2008): Stein auf Stein... Sozialpsychiatrische Zusatzausbildung im Baukastensystem -Erfahrungen und erste Ergebnisse zum »Grund – und Basiskurs«. In: *Soziale Psychiatrie (Rundbrief der Deutschen Gesellschaft für Soziale Psychiatrie)* 32 (1), S. 43-45.

Schädle-Deininger, Hilde (2009): »Frischen Wind in den beruflichen Alltag bringen!«. Ein neuer SPZA-Kurs im Bausteinsystem beginnt im März 2010 in Frankfurt a.M. In: *Soziale Psychiatrie (Rundbrief der Deutschen Gesellschaft für Soziale Psychiatrie)* 33 (4), S. 40-41.

Schädle-Deininger, Hilde (2014): Psychiatrische Pflege. 2. Aufl. Bonn: Psychiatrie-Verl. (Basiswissen, 14).

Schädle-Deininger, Hilde (o.J.): Persönliche Rückschau – Fragmente. Manuskript.

Schädle-Deininger, Hilde; Villinger, Ulrike (1997): Praktische psychiatrische Pflege. 2. Aufl. Bonn: Psychiatrie-Verlag.

Schädler, Johannes (2015): Zu den Chancen eines nicht halbierten Inklusionsbegriffs der UN-Behindertenrechtskonvention. In: *Sozialpsychiatrische Informationen*, 45 (2) S. 11-14.

Scharpf, Fritz W. (1999): Regieren in Europa. Effektiv und demokratisch? Frankfurt a.M.: Campus-Verl. (Schriften des Max-Planck-Instituts für Gesellschaftsforschung Köln Sonderband). Online verfügbar unter https://www.mpifg.de/pu/mpifg_book/mpifg_sbd_fs1999.pdf.

Scharpf, Fritz W. (2009): Weshalb die EU nicht zur sozialen Marktwirtschaft werden kann. In: *Zeitschrift für Staats- und Europawissenschaften 7*, 3-4, S. 419-434.

Scharpf, Fritz W.; Reissert, Bernd; Schnabel, Fritz (1976): Politikverflechtung: Theorie und Empirie des kooperativen Föderalismus in der Bundesrepublik Deutschland. Kronberg/Taunus: Scriptor Verlag.

Scheff, Thomas J. (1980 [1973]): Das Etikett »Geisteskrankheit«. Soziale Interaktion u. psych. Störung. Ungekürzte Ausg. Frankfurt a.M.: Fischer-Taschenbuch-Verl. (Fischer-Taschenbücher, 6719).

Schepker, Renate (2017): Finanzierung von Krankenhausbehandlung in den 50er-Jahren unter dem Fortwirkungen des »Halbierungserlasses«. In: Heiner Fangerau, Sascha Topp und Klaus Schepker (Hg.): Kinder- und Jugendpsychiatrie im Nationalsozialismus und in der Nachkriegszeit. Zur Geschichte ihrer Konsolidierung. Berlin, Heidelberg, s. l.: Springer Berlin Heidelberg, S. 485-510.

Schernus, Renate (1997): Abschied von der Kunst des Indirekten. Umwege werden nicht bezahlt – Implikationen und Folgen der Ökonomisierung des Sozialen. In: *Soziale Psychiatrie (Rundbrief der Deutschen Gesellschaft für Soziale Psychiatrie)* 21 (3), S. 4-10.

Schernus, Renate (2001): Barrierefrei wohnen? Zwischen Zwangsbeglückung und Vernachlässigung. In: *Soziale Psychiatrie (Rundbrief der Deutschen Gesellschaft für Soziale Psychiatrie)* 25 (2), S. 15-17.

Schernus, Renate (2003): Barrieren überwinden. Wohnwünsche zwischen Einsamkeitsbedarf und Gemeinschaftsenthusiasmus. In: *Soziale Psychiatrie (Rundbrief der Deutschen Gesellschaft für Soziale Psychiatrie)* 27 (2), S. 8-13.

Schernus, Renate (2006a): Beschwerden beachten – Menschen achten. Was macht die Qualität von psychiatrischen Beschwerdestellen aus? In: *Soziale Psychiatrie (Rundbrief der Deutschen Gesellschaft für Soziale Psychiatrie)* 30 (3), S. 22-25.

Schernus, Renate (2006b): Streiten als Weg. Auf der Suche nach lebensnahen, menschlichen Perspektiven in der Psychiatrie. In: *Soziale Psychiatrie (Rundbrief der Deutschen Gesellschaft für Soziale Psychiatrie)* 30 (2), S. 19-23.

Schernus, Renate (2008): Kiesel für Davids Schleuder. In: Renate Schernus und Fritz Bremer (Hg.): Tyrannei des Gelingens. Plädoyer gegen marktkonformes Einheitsdenken in sozialen Arbeitsfeldern. 2. Aufl. Neumünster: Paranus-Verlag, S. 159-168.

Schimank, Uwe (2006): Teilsystemische Autonomie und politische Gesellschaftssteuerung. Beiträge zur akteurszentrierten Differenzierungstheorie 2. Wiesbaden: VS Verlag für Sozialwissenschaften/GWV Fachverlage GmbH Wiesbaden. Online verfügbar unter http://site.ebrary.com/lib/alltitles/docDetail.action?docID=10192178, zuletzt geprüft am 22.11.2020.

Schimank, Uwe (2012): Sozialer Wandel. Wohin geht die Entwicklung? In: Stefan Hradil (Hg.): Deutsche Verhältnisse. Eine Sozialkunde. Bonn: Bundeszentrale für Politische Bildung (Schriftenreihe Bundeszentrale für Politische Bildung, 1260), S. 17-40.

Schliehe, Ferdinand (2005): Rehabilitation und Hilfen für Behinderte. In: Manfred G. Schmidt (Hg.): 1982 – 1989, Bundesrepublik Deutschland. Finanzielle Konsolidierung und institutionelle Reform. Baden-Baden: Nomos Verlag (Geschichte der Sozialpolitik in Deutschland seit 1945, 7), S. 459-478.

Schliehe, Ferdinand; Zollmann, Pia (2007): Rehabilitation und Hilfen für Behinderte. In: Gerhard A. Ritter (Hg.): 1989 – 1994, Bundesrepublik Deutschland. Sozialpolitik im Zeichen der Vereinigung. Baden-Baden: Nomos Verlag (Geschichte der Sozialpolitik in Deutschland seit 1945, 11), S. 741-764.

Schlimme, Jann E. (2016): Begleitetes Absetzen von Neuroleptika aus der Sicht des ambulant tätigen Facharztes. In: *Soziale Psychiatrie (Rundbrief der Deutschen Gesellschaft für Soziale Psychiatrie)* 40 (2), S. 31-34.

Schlimme, Jann E.; Haller, Sabine; Miller, Maria; Flögel, Torsten; Gogl, Dietlinde; Künnecke, Thomas (2019): Sich begegnen, zuhören und voneinander lernen. Seit Anfang des Jahres 2018 gibt es in Berlin einen Trialog zum Thema Psychopharmaka. In: *Soziale Psychiatrie (Rundbrief der Deutschen Gesellschaft für Soziale Psychiatrie)* 43 (1), S. 7-9.

Schmachtenberg, Rolf (2015): Personenzentrierte Hilfe zur Teilhabe. Die Politik der Bundesregierung für die Belange behinderter Menschen in der 18. Legislaturperiode. Eckpunkte und konkrete Umsetzungsschritte des Bundesteilhabegesetzes. In: AKTION PSYCHISCH KRANKE, Peter Weiß und Andreas Heinz (Hg.): Qualität therapeutischer Beziehung. Tagungsdokumentation Berlin, 24./25. September 2014. Köln: Psychiatrie-Verlag (Tagungsberichte, 41), S. 74-85.

Schmachtenberg, Rolf (2016): Bundesteilhabegesetz, nationaler Aktionsplan zur UN-BRK und andere behindertenpolitische Vorhaben. In: AKTION PSYCHISCH KRANKE, Peter Weiß und Andreas Heinz (Hg.): Selbsthilfe – Selbstbestimmung – Partizipation. Tagungsdokumentation; 03. und 04. November 2015 in Berlin. Bonn: AKTION PSYCHISCH KRANKE (Tagungsberichte, 42), S. 99-116.

Schmachtenberg, Rolf (2018a): Das Bundesteilhabegesetz: Vom Koalitionsvertrag zum Gesetz. In: *Neue Zeitschrift für Sozialrecht 27. Jg. Heft* 9, S. 337-384.

Schmachtenberg, Rolf (2018b): Politik braucht Informationen: Daten, Fakten und die Sicht Betroffener. In: Andreas Speck und Ingmar Steinhart (Hg.): Abgehängt und chancenlos? Teilhabechancen und -risiken von Menschen mit schweren psychischen Beeinträchtigungen. Köln: Psychiatrie-Verlag (Forschung für die Praxis – Hochschulschriften), S. 33-39.

Schmähl, Winfried (2005): Sicherung bei Alter, Invalidität und für Hinterbliebene. In: Manfred G. Schmidt (Hg.): 1982 – 1989, Bundesrepublik Deutschland. Finanzielle Konsolidierung und institutionelle Reform. Baden-Baden: Nomos Verlag (Geschichte der Sozialpolitik in Deutschland seit 1945, 7), S. 315-388.

Schmähl, Winfried (Hg.) (1992): Sozialpolitik im Prozess der deutschen Vereinigung. Frankfurt a.M.: Campus-Verl. (Schriften des Zentrums für Sozialpolitik, 1).

Schmetz, Marie (2019): Sozialpsychiatrie heute und morgen. Bericht über das Projekt »DGSP future«. In: *Soziale Psychiatrie (Rundbrief der Deutschen Gesellschaft für Soziale Psychiatrie)* 43 (1), S. 50-51.

Schmid, Günther; Oschmiansky, Frank (2005): Arbeitsmarkt und Arbeitslosenversicherung. In: Manfred G. Schmidt (Hg.): 1982 – 1989, Bundesrepublik Deutschland. Finanzielle Konsolidierung und institutionelle Reform. Baden-Baden: Nomos Verlag (Geschichte der Sozialpolitik in Deutschland seit 1945, 7), S. 237-288.

Schmid, Josef (1996): Wohlfahrtsverbände in modernen Wohlfahrtsstaaten: soziale Dienste in historisch-vergleichender Perspektive. Opladen: Leske + Budrich.

Schmid, Josef; Niketta, Reiner (Hg.) (1998): Wohlfahrtsstaat. Krise und Reform im Vergleich. Marburg: Metropolis-Verl.

Schmid, Petra; Steinert, Tilman; Borbé, Raoul (2013): Systematische Literaturübersicht zur Implementierung der sektorübergreifenden Versorgung (Regionalbudget, integrierte Versorgung) in Deutschland. In: *Psychiatrische Praxis* 40 (8), S. 414-424. DOI: 10.1055/s-0033-1343192.

Schmidt, Gerhard (2012): Selektion in der Heilanstalt 1939 – 1945. Neuausgabe mit ergänzenden Texten. Berlin, Heidelberg: Springer Verlag. Online verfügbar unter http://dx.doi.org/10.1007/978-3-642-25470-3.

Schmidt, Manfred G. (2005a): Gesamtbetrachtung. In: Manfred G. Schmidt (Hg.): 1982 – 1989, Bundesrepublik Deutschland. Finanzielle Konsolidierung und institutionelle Reform. Baden-Baden: Nomos Verlag (Geschichte der Sozialpolitik in Deutschland seit 1945, 7), S. 749-812.

Schmidt, Manfred G. (2005b): Rahmenbedingungen. In: Manfred G. Schmidt (Hg.): 1982 – 1989, Bundesrepublik Deutschland. Finanzielle Konsolidierung und institutionelle Reform. Baden-Baden: Nomos Verlag (Geschichte der Sozialpolitik in Deutschland seit 1945, 7), S. 1-60.

Schmidt-Zadel, Regina; Kruckenberg, Peter; AKTION PSYCHISCH KRANKE (Hg.) (2009): Kooperation und Verantwortung in der Gemeindepsychiatrie. Tagungsbericht; Kassel, 3./4. November 2008. Bonn: Psychiatrie-Verlag (Tagungsberichte, 35).

Schmidt-Zadel, Regina; Kunze, Heinrich; AKTION PSYCHISCH KRANKE (Hg.) (2002a): Mit und ohne Bett. Personenzentrierte Krankenhausbehandlung im Gemeindepsychiatrischen Verbund. Bonn: Psychiatrie-Verlag gGmbH (Tagungsberichte, 28).

Schmidt-Zadel, Regina; Kunze, Heinrich; AKTION PSYCHISCH KRANKE (Hg.) (2004a): Die Zukunft hat begonnen. Personenzentrierte Hilfen – Erfahrungen und Perspektiven;. Tagungsbericht; Kassel, 03./04. Juni 2003. Bonn: Psychiatrie-Verl. (Tagungsberichte, 30).

Schmidt-Zadel, Regina; Kunze, Heinrich; Peukert, Reinhard; AKTION PSYCHISCH KRANKE (Hg.) (2004b): Prävention bei psychischen Erkrankungen. Neue Wege in Praxis und Gesetzgebung; Tagungsbericht, Berlin, 12./13. Mai 2004. Bonn: Psychiatrie-Verl. (Tagungsberichte, 31).

Schmidt-Zadel, Regina; Nils Pörksen; AKTION PSYCHISCH KRANKE (Hg.) (2002b): Teilhabe am Arbeitsleben. Arbeit und Beschäftigung für Menschen mit psychischen Beeinträchtigungen: [Jahrestagung 2002 der Aktion Psychisch Kranke (APK) in Berlin. Bonn: Psychiatrie-Verl. (Tagungsberichte, 29).

Schmiedebach, Heinz-Peter; Priebe, Stefan (2004): Social Psychiatry in Germany in the Twentieth Century: Ideas and Models. In: *Medical History* 48, S. 449-472.

Schnelle, Ina; Weise, Klaus (1990): »Perspektiven der ambulanten psychosozialen Betreuung im internationalen Vergleich«. vom23. – 25. November 1990 in Leipzig. In: *Soziale Psychiatrie (Rundbrief der Deutschen Gesellschaft für Soziale Psychiatrie)* 14 (50), S. 23.

Schollas, Sabine (2014): »Make it count«: Selbstoptimierte Körper zwischen Gamification und Marketing. In: *onlinejournal kultur & geschlecht, 12*, 1 – 16 (www.ruhr-uni-bochum.de/genderstudies/kulturundgeschlecht, zuletzt geprüft am 28.03.2015.

Scholtz, Bettina (2010): Richtig eingestellt? DGSP-Neuroleptikatagung in Berlin – Eindrücke und Ergebnisse. In: *Soziale Psychiatrie (Rundbrief der Deutschen Gesellschaft für Soziale Psychiatrie)* 34 (1), S. 47-49.

Schott, Heinz; Tölle, Rainer (2006): Geschichte der Psychiatrie. Krankheitslehren, Irrwege, Behandlungsformen. s.l.: C.H.Beck. Online verfügbar unter https://www.socialnet.de/rezensionen/isbn.php?isbn=978-3-406-53555-0.

Schöttle, Daniel; Ruppelt, Friederike; Karow, Anne; Lembert, Martin (2015): Home Treatment – aufsuchende Behandlung im Hamburger Modell der Integrierten Versorgung. In: *Psychotherapie, Psychosomatik, Medizinische Psychologie;* (65), S. 140-145, zuletzt geprüft am 24.04.2020.

Schröder, Gerhard; Blair, Tony (1999): Der Weg nach vorne für Europas Sozialdemokraten. Ein Vorschlag von Gerhard Schröder und Tony Blair. London, 8. Juni 1999. London. Online verfügbar unter https://www.glasnost.de/pol/schroederblair.html, zuletzt geprüft am 15.04.2020.

Schröder, Wolfgang (2006): Selbstverwaltungskorporatismus und neuer Sozialstaat. In: *Zeitschrift für Sozialreform* 52 (2), S. 253-271.

Schuchardt, Ulrike (1981): DGSP-Jahrestagung 1980. Protokoll der Arbeitsgruppe: Sexualität. In: *Sozialpsychiatrische Informationen* 11 (63/64), S. 134-136.

Schüffel, Wolfram (1969): Aufruf zur Förderung der Sozialpsychiatrie. In: *Ärztliche Praxis* (Sonderdruck), S. 3-27.

Schulte Kemna, Georg (2005): Über die Nutzlosigkeit falscher Alternativen. Warum ich die Soltauer Impulse nicht unterschrieben habe. In: *Sozialpsychiatrische Informationen* 35 (4), S. 51-54.

Schulte Kemna, Georg (2014): Türen zu? In: *Soziale Psychiatrie (Rundbrief der Deutschen Gesellschaft für Soziale Psychiatrie)*, S. 11-13.

Schulz, Günther (Hg.) (2005): 1949 – 1957, Bundesrepublik Deutschland. Bewältigung der Kriegsfolgen, Rückkehr zur sozialpolitischen Normalität. Baden-Baden: Nomos Verlag (Geschichte der Sozialpolitik in Deutschland seit 1945, 3).

Schulz, Gwen (2016): »Nebeneinander oder miteinander, Konkurrenz oder Kooperation?«. Als Genesungsbegleiterin in der Psychiatrie -über Rollenkonflikte und Herausforderungen. In: *Soziale Psychiatrie (Rundbrief der Deutschen Gesellschaft für Soziale Psychiatrie)* 40 (4), S. 36-39.

Schulze, Gerhard (1993): Die Erlebnisgesellschaft. Kultursoziologie der Gegenwart. 4. Aufl. Frankfurt a.M.: Campus-Verl.

Schulze, Heidrun (2017): Kultur und Krankheit oder Biografie(n) und Gesellschaft(en)? Sozialwissenschaftliche Biografieforschung als Beitrag für die sozialpsychiatrische Praxis. In: *Sozialpsychiatrische Informationen* 47 (2), S. 49-55.

Schulze-Steinmann, Lisa (1998): »Was braucht dieser Mensch?«. DGSP-Fachausschuß »Menschen in Heimen« gegründet. In: *Soziale Psychiatrie (Rundbrief der Deutschen Gesellschaft für Soziale Psychiatrie)* 22 (2), S. 51.

Schulze-Steinmann, Lisa; Heimler, Joachim; Claaßen, Josef (2003a): Neu: Kriterienkatalog für Heimaufsichten. Was prüfen Heimaufsichten in sozialpsychiatrischen Heimen? In: *Soziale Psychiatrie (Rundbrief der Deutschen Gesellschaft für Soziale Psychiatrie)* 27 (1), S. 34-35.

Schulze-Steinmann, Lisa; Heimler, Joachim; Claaßen, Josef; Cordshagen, Hans (Hg.) (2003b): Die Zukunft sozialpsychiatrischer Heime. Bonn: Psychiatrie-Verl. Online verfügbar unter https://www.socialnet.de/rezensionen/isbn.php?isbn=978-3-88414-339-1, zuletzt geprüft am 22.11.2020.

Schütz, Alfred; Luckmann, Thomas (1979): Strukturen der Lebenswelt. Band 1. Frankfurt a.M.: Suhrkamp Verlag.

Schütz, Alfred; Luckmann, Thomas (1984): Strukturen der Lebenswelt. Band 2. Frankfurt a.M.: Suhrkamp Verlag.

Schwab, John J. (1995): Neubewertung der Sozialpsychiatrie. In: Thomas Bock, Dorothea Buck, Jan Gross, Ernst Maß, Elliot Sorel und Eugen Wolpert (Hg.): Abschied von Babylon. Verständigung über Grenzen in der Psychiatrie. Bonn: Psychiatrie-Verlag, S. 407-416.

Schwendter, Rolf (1994): Zwischen Überleben und Emanzipation. Zum Selbsthilfepotential von Subkulturen. In: *Soziale Psychiatrie (Rundbrief der Deutschen Gesellschaft für Soziale Psychiatrie)* 18 (2), S. 9-12.

Schwendy, Arnd (2001): Wen hat die Psychiatrie-Reform vergessen, verdrängt verschoben...? In: AKTION PSYCHISCH KRANKE (Hg.): 25 Jahre Psychiatrieenquete. Band 2. Bonn: AKTION PSYCHISCH KRANKE, S. 29-43.

Seefried, Elke (2010): Experten für die Planung? »Zukunftsforscher« als Berater der Bundesregierung 1966-1972/73. In: *Archiv für Sozialgeschichte* 50, S. 109-152.

Seibert, Ulrich (2000): Stellungnahme zur Stellungnahme der DGSP. In: *Soziale Psychiatrie (Rundbrief der Deutschen Gesellschaft für Soziale Psychiatrie)* 24 (1), S. 44-45.

Seidel, Ralf (1990): Phänomenologische, daseinsanalytische und anthropologische Psychiatrie. In: Achim Thom und Erich Wulff (Hg.): Psychiatrie im Wandel: Erfahrungen und Perspektiven in Ost und West. Bonn: Psychiatrie-Verlag, S. 22-33.

Seidel, Ralf (2000): Erinnern oder vergessen? Der schwierige Neubeginn. Die deutsche Psychiatrie nach 1945 im Schatten der nationalsozialistischen Patientenmorde. In: *Soziale Psychiatrie (Rundbrief der Deutschen Gesellschaft für Soziale Psychiatrie)* 24 (3), S. 39-43.

Sen, Amartya (1999): Commodities and Capabilities. New Delhi/Oxford: Oxford University Press.

Sen, Amartya (2000): Ökonomie für den Menschen. Wege zu Gerechtigkeit und Solidarität in der Markwirtschaft. München Wien: Carl Hanser Verlag.

Sennet, Richard (2000): Der flexible Mensch. Die Kultur des neuen Kapitalismus. München: Siedler/Goldmann Verlag.

Shorter, Edward (1999): Geschichte der Psychiatrie. Berlin: Fest.

Siemen, Hans-Ludwig (2003): Die chronisch psychisch Kranken »im Abseits der Psychiatriereform«. Das Beispiel Bayern. In: Franz-Werner Kersting (Hg.): Psychiatriereform als Gesellschaftsreform. Die Hypothek des Nationalsozialismus und der Aufbruch der sechziger Jahre. Paderborn, München, Wien, Zürich: Verlag Ferdinand Schöningh GmbH, S. 273-286.

Sierk, Udo (1988): Behinderte Menschen: Objekte der Sterbehilfe Debatte. In: *DGSP-Rundbrief* 21 (39).

Singer, Philipp (2017): Inklusion und Fremdheit. Dissertation. Bielefeld: transcript Verlag (Pädagogik).

Slade, Mike; Amering, Michaela; Farkas, Marianne; Hamilton, Bridget; O'Hagan, Mary; Panther, Graham et al. (2014): Uses and abuses of recovery: implementing recovery-oriented practices in mental health systems. In: *World psychiatry: official journal of the World Psychiatric Association (WPA)* 13 (1), S. 12-20. DOI: 10.1002/wps.20084.

Söhner, Felicitas (2020): Psychiatrie-Enquete: mit Zeitzeugen verstehen. Eine Oral History der Psychiatriereform in der BRD. Unter Mitarbeit von Thomas Becker und Fangerau, Heiner (Hg.). Köln: Psychiatrie-Verlag (Zur Sache: Psychiatrie).

Söhner, Felicitas; Becker, Thomas; Fangerau, Heiner (2017): Die Rolle der anthropologischen Psychiatrie in der Vorbereitungszeit der Psychiatrie-Enquete und Psychiatriereform in der Bundesrepublik Deutschland. In: *Psychiatrische Praxis* 44 (5), S. 252-257.

Söhner, Felicitas; Fangerau, Heiner; Becker, Thomas (2015): Blick über die Grenzen. Internationale Entwicklungen im Vorfeld der Psychiatrie-Enquete. In: Jürgen Armbruster, Anja Dieterich, Daphne Hahn und Katharina Ratzke (Hg.): 40 Jahre Psychiatrie-Enquete. Blick zurück nach vorn. Köln: Psychiatrie-Verlag, S. 122-137.

Söhner, Felicitas; Fangerau, Heiner; Becker, Thomas (2018a): Der Weg zur Psychiatrie-Enquête: Rekonstruktion der politischen Vorbereitung der ersten Enquetekommission des Deutschen Bundestags. In: *Der Nervenarzt* 89 (5), S. 570-578. DOI: 10.1007/s00115-017-0390-3.

Söhner, Felicitas; Fangerau, Heiner; Becker, Thomas (2018b): Soziologie als Impuls für die Psychiatrie-Enquête in der Bundesrepublik Deutschland? Ergebnisse aus Zeitzeugeninterviews und Dokumenten. In: *Psychiatrische Praxis*, S. 188-196.

Soltauer Initiative (2004): Soltauer Impulse. Zur Sozialpolitik und Ethik am Beispiel psychiatrischer Arbeitsfelder. In: *Soziale Psychiatrie (Rundbrief der Deutschen Gesellschaft für Soziale Psychiatrie)*, S. 34-36.

Soltauer Initiative (2009): Moralisch Aufwärts in den Abschwung? UN-Konvention über die Rechte von Menschen mit Behinderungen im Kontext von Sozial- und Wirtschaftspolitik. Eine Stellungnahme der. Hg. v. SOLTAUER INITIATIVE für Sozialpolitik und Ethik. Bielefeld.

Sozialpsychiatrische Informationen (Hg.) (1994): Abschied von Babylon Abstracts. XVI Weltkongress für soziale Psychiatrie. Sonderband der Sozialpsychiatrische Informationen. Psychiatrie-Verlag. Bonn.

Sozialpsychiatrischer Arbeitskreis (1971): Skandal in Wittenau. Bewahrungsanstalt oder Therapeutische Gemeinschaft?

Soziologisches Forschungsinstitut (SOFI) (2005): Berichterstattung zur sozioökonomischen Entwicklung in Deutschland. Arbeit und Lebensweisen. Wiesbaden, s.l.: VS Verlag für Sozialwissenschaften.

Spandler, Helen (2007): From Social Exclusion to Inclusion? A Critique of the Inclusion Imperative in Mental Health. In: *Sociology online Volume 1 Issue* 2, S. 3-16.

Späte, Helmut F.; Bach, Otto; Weise, Klaus; Thom, Achim (1990): Gründungsaufruf für die »Gesellschaft für kommunale Psychiatrie«.

Speck, Andreas (2018): Von der Teilhabe zur Befähigung. In: Andreas Speck und Ingmar Steinhart (Hg.): Abgehängt und chancenlos? Teilhabechancen und -risiken von Menschen mit schweren psychischen Beeinträchtigungen. Köln: Psychiatrie-Verlag (Forschung für die Praxis – Hochschulschriften), S. 10-32.

Speck, Andreas; Daum, Marcel; Höptner, Anja; Steinhart, Ingmar (2017): Von Heimen lernen? Empirische Ergebnisse zu den Teilhabechancen und -risiken in verschiedenen Betreuungssettings der Sozialpsychiatrie. In: *Soziale Psychiatrie (Rundbrief der Deutschen Gesellschaft für Soziale Psychiatrie)* (158), S. 21-23.

Spektrum der Psychiatrie und Nervenheilkunde (1976): Die Enquete über die Lage der Psychiatrie in der Bundesrepublik Deutschland – Stellungnahmen. In: *Spektrum der Psychiatrie und Nervenheilkunde* 5 (1).

Spengler, Andreas (1976): Gemeindepsychiatrisches Zentrum Eimsbüttel. In: *Sozialpsychiatrische Informationen* 6 (31), S. 26-42.

Spengler, Andreas (1980): Reforminitiativen aus freiwilligen Zusammenschlüssen engagierter Bürger: Ein Beispiel. In: Alf Trojan und Heiko Waller (Hg.): Sozialpsychiatrische Praxis. Eine Einführung für medizinische und psychosoziale Berufe. Unter Mitarbeit von Stephan Ahrens. Wiesbaden: Akademische Verlagsgesellschaft, S. 112-120.

Spengler, Andreas (2003): Psychiatrische Institutsambulanzen. Ein Überblick. In: *Der Nervenarzt* 74 (5), S. 476-478. DOI: 10.1007/s00115-003-1530-5.

Spengler, Andreas (2004): Institutsambulanzen – Funktionierende Integrierte Versorgung. In: *Deutsches Ärzteblatt* 101 (12), S. 767.

Spengler, Andreas (2012): Psychiatrische Institutsambulanzen Leistungsfähig, bedarfsgerecht und Innovativ. In: *Deutsches Ärzteblatt* 109 (40), S. 1981-1984.

SPI (1997): Für wen forscht die Psychiatrie. In: *Sozialpsychiatrische Informationen* 27 (3).

SPI (2005): Ökonomie ohne Menschen? Zur Verteidigung der Kultur des Sozialen. In: *Sozialpsychiatrische Informationen* 35 (4).

Spindler, Helga (2006): Rechtliche Rahmenbedingungen für eigenverantwortliche Lebensführung in Umbruchsituationen. In: Forschungsinstitut Arbeit, Bildung, Partizipation e.V. (Hg.): Von der Statussicherung zur Eigenverantwortung? Das deutsche Sozialmodell im gesellschaftlichen Umbruch. Recklinghausen (Jahrbuch Arbeit Bildung Kultur, 23/24), S. 169-184.

Spindler, Helga (2008): Der sozialpolitische Konsens wird aufgekündigt. Die Steuerungstechniken des aktivierenden Sozialstaats und die Durchsetzung sozialer Rechte. In: *Soziale Psychiatrie (Rundbrief der Deutschen Gesellschaft für Soziale Psychiatrie)* 32 (3), S. 8-12.

Spindler, Helga (2010): Entrechtung auf verschiedenen Ebenen zum Zwecke der Aktivierung durch die Hartz-Gesetzgebung. In: *Kritische Justiz* (2), S. 163-170.

Standfest, Erich (Hg.) (1977): Sozialpolitik und Selbstverwaltung. Zur Demokratisierung des Sozialstaates. Köln: Bund-Verlag (WSI Studien, 21).

Stein, Anne-Dore (2007): Was ist Community Living? Probleme und Handlungsperspektiven. In: *Soziale Psychiatrie (Rundbrief der Deutschen Gesellschaft für Soziale Psychiatrie)* 31 (1), S. 8-12.

Steinhart, Ingmar (1997): Die ganz normale Psychiatrie. Innovative Praxis bei der Auflösung von Großheimen. In: *Soziale Psychiatrie (Rundbrief der Deutschen Gesellschaft für Soziale Psychiatrie)* 21 (1), S. 10-13.

Steinhart, Ingmar (2017): Konsequenzen aus UN-Behindertenrechtskonvention und Bundesteilhabegesetz für Menschen mit schweren psychischen Erkrankungen. In: *ARCHIV für Wissenschaft und Praxis der sozialen Arbeit* 48 (4), S. 40-51.

Steinhart, Ingmar; Daum, Marcel; Höpter, Anja; Speck, Andreas (2017): Teilhabe-Chancen schwer psychisch kranker Menschen in Deutschland. In: AKTION PSYCHISCH KRANKE, Peter Weiß und Andreas Heinz (Hg.): Verantwortung übernehmen. Verlässliche Hilfen bei psychischen Erkrankungen. Bonn: AKTION PSYCHISCH KRANKE (Tagungsdokumentation, 43), S. 243-267.

Steinhart, Ingmar; Speck, Andreas (2016): Der Capabilities Approach und die Sozialpsychiatrie. Optionen für die Analyse von Teilhabechancen und -barrieren. In: *Sozialpsychiatrische Informationen* 46 (4), S. 4-8.

Steinhart, Ingmar; Wienberg, Günther (2014a): Plädoyer für ein funktionales Basismodell gemeindepsychiatrischer Versorgung. In: *Psychiatrische Praxis* 41, S. 179-181.

Steinhart, Ingmar; Wienberg, Günther (2014b): Reformstau in der psychiatrischen Regelversorgung. Die Standards der Wissenschaft und der UN-BRK müssen die Grundlage eines neuen Finanzierungssystems werden. In: *Psychosoziale Umschau* (3), S. 10-12.

Steinhart, Ingmar; Wienberg, Günther (2015): Mindeststandards für Behandlung und Teilhabe. Plädoyer für ein funktionales Basismodell gemeindepsychiatrischer Versorgung schwer psychisch kranker Menschen. In: *Sozialpsychiatrische Informationen* 45 (4), S. 9-14.

Steinhart, Ingmar; Wienberg, Günther (Hg.) (2017): Rundum ambulant. Funktionales Basismodell psychiatrischer Versorgung in der Gemeinde. Köln: Psychiatrie-Verlag.

Steinhart, Ingmar; Wienberg, Günther; Koch, Christian (2014): Krankenhausersetzende psychiatrische Behandlung in Deutschland. Praxismodelle, Standards und Finanzierung. In: *GGW; 14; 4*, S. 15-26.

Steinke, Bernd (1994): Rehabilitationseinrichtung für psychisch Kranke und Behinderte. Ein Konzept hat sich bewährt. In: *Die Ersatzkasse* (5), S. 186-190.

Stichweh, Rudolf (1988): Inklusion in Funktionssysteme der modernen Gesellschaft. In: Renate Mayntz, Bernd Rosewitz, Uwe Schimank und Rudolf Stichweh (Hg.): Differenzierung und Verselbständigung. Zur Entwicklung gesellschaftlicher Teilsysteme. Frankfurt a.M., New York: Campus Verlag, S. 261-294.

Stichweh, Rudolf (1997): Inklusion/Exklusion, funktionale Differenzierung und die Theorie der Weltgesellschaft. Erweiterte Fassung. In: *Soziale Systeme* 37, S. 123-136.

Stichweh, Rudolf; Windolf, Paul (Hg.) (2009): Inklusion und Exklusion. Analysen zur Sozialstruktur und sozialen Ungleichheit. Inklusion und Exklusion. Wiesbaden: VS Verl. für Sozialwissenschaften.

Stierl, Sebastian (1995): »Verstaatlichungsphantasien nicht mehr zeitgemäß?«. DGSP-Positionspapier »Psychosoziale Hilfen im regionalen Verbund« in der Diskussion. In: *Soziale Psychiatrie (Rundbrief der Deutschen Gesellschaft für Soziale Psychiatrie)* 19 (1), S. 35.

Stierl, Sebastian (1998): Nichts mehr zu reformieren? Zum politischen Selbstverständnis der DGSP. In: *Soziale Psychiatrie (Rundbrief der Deutschen Gesellschaft für Soziale Psychiatrie)* 21 (1), S. 38-39.

Stierl, Sebastian (2000a): Klinisch-stationäre Versorgung. Auf der Suche nach dem Königsweg. In: *Soziale Psychiatrie (Rundbrief der Deutschen Gesellschaft für Soziale Psychiatrie)* 24 (2), S. 31.

Stierl, Sebastian (2000b): Zum politischen Standort der DGSP. In: *Soziale Psychiatrie (Rundbrief der Deutschen Gesellschaft für Soziale Psychiatrie)* 24 (1), S. 42-43.

Stierl, Sebastian (2005): Das Ende der Psychiatriereform: Politische Gedanken zu den ökonomischen Rahmenbedingungen einer abgebrochenen Reform. In: *Soziale Psychiatrie (Rundbrief der Deutschen Gesellschaft für Soziale Psychiatrie)* 25 (1), S. 4-8.

Stierl, Sebastian (2010): Sozialpsychiatrie im Wandel – von der Lösung zu einem Teil des Problems. In: *Sozialpsychiatrische Informationen* 40 (2), S. 4-7.

Stierl, Sebastian; Bauer, Manfred (2007): Die Psychiatriereform war nur eine Modernisierung. In: *Psychiatrische Praxis* 34 (5), S. 215-217. DOI: 10.1055/s-2007-970817.

Stöckle, Tina; Lehmann, Peter (1985): Die Psychiatrie ist tot. Es lebe die Psychiatrie! Betroffene wehren sich gegen die Enquete. In: *Umbruch – Zeitschrift für Kultur* 4 (1), S. 33-40.

Stoll, Jan (2014): »Behinderung« als Kategorie sozialer Ungleichheit. Entstehung und Entwicklung der »Lebenshilfe für das geistig behinderte Kind« in der Bundesrepublik Deutschland in den 1950er und 1060er Jahren. In: *Archiv für Sozialgeschichte*, S. 169-191.

Storck, Günter (2001): Aufbruch oder Abbruch? Vom Nutzen der Heime für eine stationäre Lebensabschnittsbegleitung. In: *Soziale Psychiatrie (Rundbrief der Deutschen Gesellschaft für Soziale Psychiatrie)* 25 (2), S. 26-28.

Streeck, Wolfgang (2008): Von der gesteuerten Demokratie zum selbststeuernden Kapitalismus. Die Sozialwissenschaften in der Liberalisierung. Max-Plank-Institut für Gesellschaftsforschung. Köln (MPIfG Working Paper, 08/7). Online verfügbar unter https://nbn-resolving.org/urn:nbn:de:0168-ssoar-194880, zuletzt geprüft am 24.10.2019.

Streeck, Wolfgang (2013): Gekaufte Zeit. Die vertagte Krise des demokratischen Kapitalismus. Berlin: Suhrkamp Verlag.

Streeck, Wolfgang (2015a): Kunde oder Terrorist? In: Frank Schirrmacher (Hg.): Technologischer Totalitarismus. Eine Debatte. Berlin: Suhrkamp (Edition Suhrkamp Sonderdruck), S. 247-256.

Streeck, Wolfgang (2015b): Von der Gesellschaftssteuerung zur sozialen Kontrolle. Rückblick auf ein halbes Jahrhundert Soziologie in Theorie und Praxis. In: *Blätter für deutsche und internationale Politik* (1), S. 63-80.

Streeck, Wolfgang (2015c): Wie wird der Kapitalismus enden? Teil II. In: *Blätter für deutsche und internationale Politik* (4), 109-120.

Streeck, Wolfgang (2016): Bürger als Kunden: Überlegungen zur neuen Politik des Konsums. In: Heinz Bude und Philipp Staab (Hg.): Kapitalismus und Ungleichheit. Die neuen Verwerfungen. Frankfurt, New York: Campus Verlag, S. 261-284.

Streeck, Wolfgang (2018): European Social Policy: Progressive Regression. Hg. v. Max Planck Institut für Gesellschaftsforschung (MPIfG Discussion Paper, 18/11).

Streeck, Wolfgang; Mertens, Daniel (2010): Politik im Defizit. Austerität als fiskalpolitisches Regime. Max Plank Institut für Gesellschaftsforschung. MPIfG Discussion Paper 10/5. Köln.

Strotzka, Hans (1981 [1968]): Einführung in die Sozialpsychiatrie. Opladen: Westdt. Verl. (WV-Studium Psychoanalyse, 14).

Suhre, Richard (2009): Neuroleptika-Behandlung – Probleme und Perspektiven. Bericht vom Expertendialog in Köln. In: *Soziale Psychiatrie (Rundbrief der Deutschen Gesellschaft für Soziale Psychiatrie)* 33 (3), S. 27-28.

Suhre, Richard (2010): Standpunkte… Richard Suhre berichtet vom ersten gemeinsamen Gespräch auf Vorstandsebene zwischen DGSP und DGPPN. In: *Soziale Psychiatrie (Rundbrief der Deutschen Gesellschaft für Soziale Psychiatrie)* 34 (1), S. 60.

Suhre, Richard; Hoffmann, Michaela (2008): DGSP – wichtig wie eh und je. Zwischen Nabelschau und Profilschärfung – Bericht über den DGSP-Verbandstag 2007 in Bonn. In: *Soziale Psychiatrie (Rundbrief der Deutschen Gesellschaft für Soziale Psychiatrie)* 32 (1), S. 46-47.

Süß, Dietmar; Woyke, Meik (2012): Schimanskis Jahrzehnt? Die 1980er Jahre in historischer Perspektive. In: *Archiv für Sozialgeschichte* (52), S. 3-20.

Szasz, Thomas S. (1976): Die Fabrikation des Wahnsinns. Gegen Macht und Allmacht der Psychiatrie. Ungekürzte Ausg. Frankfurt a.M.: Fischer-Taschenbuch-Verl. (Fischer-Taschenbücher Bücher des Wissens, 6321).

Szasz, Thomas S.; Kierdorf, Theo; Simon, Fritz B. (2013 [1973]): Geisteskrankheit – ein moderner Mythos. Grundlagen einer Theorie des persönlichen Verhaltens. Heidelberg: Carl Auer (Systemische Horizonte).

Teltschik, Horst (2002): Der deutsche Vereinigungsprozess im internationalen Kräftefeld. In: Werner Süß (Hg.): Deutschland in den neunziger Jahren. Politik und Gesellschaft zwischen Wiedervereinigung und Globalisierung, 7-14. Wiesbaden: VS Verlag für Sozialwissenschaften.

Tennstedt, Florian (1976): Zur Ökonomisierung und Verrechtlichung in der Sozialpolitik. In: Axel Murswieck (Hg.): Staatliche Politik im Sozialsektor. München: Piper Verlag, S. 139-165.

Thaler, Richard H.; Sunstein, Cass R. (2009): Nudge. Wie man kluge Entscheidungen anstößt. 3. Aufl. Berlin: Econ.

Thamm, Dieter (1985): Das Psychiatriegesetz im Bundestag. In: *Sozialpsychiatrische Informationen* 15 (4), S. 90-93.

Thielke, Thilo (2011): Kinderheimskandal in Rumänien – Rückkehr nach Cighid. In: *Spiegel Online*, 16.12.2011. Online verfügbar unter https://www.spiegel.de/geschichte/kinderheimskandal-in-rumaenien-a-947428.html, zuletzt geprüft am 26.03.2020.

Thimm, Walter (Hg.) (1972): Soziologie der Behinderten. Neubergweiler/Karlsruhe: G. Schindele Verlag.

Thom, Achim; Wulff, Erich (1990b): Vergleichende Betrachtungen: Gemeinsamkeiten, Divergenzen und erkennbare Perspektiven struktureller Wandlungen der psychiatrischen Versorgungssysteme. In: Achim Thom und Erich Wulff (Hg.): Psychiatrie im Wandel: Erfahrungen und Perspektiven in Ost und West. Bonn: Psychiatrie-Verlag, S. 589-608.

Thom, Achim; Wulff, Erich (Hg.) (1990a): Psychiatrie im Wandel: Erfahrungen und Perspektiven in Ost und West. Bonn: Psychiatrie-Verlag.

Thoma, Samuel (2015): Phänomenologisch-psychiatrische Anthropologie des common sense – Ansätze zu einer theoretischen Fundierung der Sozialpsychiatrie. Manuskript Kapitel II aus der Promotion.

Thoma, Samuel (2016): Status Quo der psychiatrischen »Spitzenforschung« in Deutschland. Ein Statusbericht aus sozialpsychiatrischer Sicht. In: *Sozialpsychiatrische Informationen* 46 (3), S. 41-43.

Thoma, Samuel (2017): Common Sense und Verrücktheit im sozialen Raum. Dissertation. Köln: Psychiatrie-Verlag (Anthropologische Psychiatrie, Band 3).

Thomas, Alexander (2005): Die Zukunft liegt in multikulturellen Potentialen. Migration und Integration in Deutschland. In: *Soziale Psychiatrie (Rundbrief der Deutschen Gesellschaft für Soziale Psychiatrie)* 29 (4), S. 12-15.

Thoms, Eva-Maria (1990): Streit um Konto 444. In: *Die Zeit*, 21.09.1990. Online verfügbar unter https://www.zeit.de/1990/39/streit-um-konto-444/komplettansicht, zuletzt geprüft am 25.03.2020.

Tiersch, Hans (2005): Lebensweltorientierte soziale Arbeit. Aufgaben der Praxis im sozialen Wandel. Weinheim und München: Juventa Verlag.

Tjaden, Doris (1984): Die DGSP-Geschäftsstelle zieht um nach Hannover. In: *DGSP-Rundbrief* 17 (26), S. 10.

Tollgreve, Christiane (1984): Bewegung in der Psychiatrie? Die DGSP zwischen Gegeninitiative und etabliertem Verband. mit einem Vorwort von Asmus Finzen. Rehburg-Loccum: Psychiatrie-Verlag (DGSP – Schriftenreihe, 1).

Tooze, J. Adam (2007): Ökonomie der Zerstörung. Die Geschichte der Wirtschaft im Nationalsozialismus. München: Siedler.

Tooze, J. Adam (2019): Crashed. Wie zehn Jahre Finanzkrise die Welt verändert haben. Sonderausgabe für die Bundeszentrale für politische Bildung. Bonn: bpb, Bundeszentrale für politische Bildung (Schriftenreihe Bundeszentrale für Politische Bildung, Band 10317).

Traub, Stefan; Kittel, Bernhard (Hg.) (2020): Need Based Distributive Justice. An interdisciplinary perspective. Cham: Springer Nature.

Trojan, Alf (2006): Selbsthilfezusammenschlüsse als vierte Säule des Gesundheitswesens? In: Siegfried Heinrich und Markus Herrmann (Hg.): Prävention. Hamburg: Argument-Verl. (Kritische Medizin im Argument, 43), S. 86-104.

Trojan, Alf; Waller, Heiko (Hg.) (1980): Sozialpsychiatrische Praxis. Eine Einführung für medizinische und psychosoziale Berufe. Unter Mitarbeit von Stephan Ahrens. Wiesbaden: Akademische Verlagsgesellschaft.

Trotha, Thilo von (2001): Das Berliner Weglaufhaus – ein anderer Ort? Über einige Grundlagen antipsychiatrischer Projektarbeit. In: Martin Wollschläger (Hg.): Sozialpsychiatrie. Entwicklungen – Kontroversen – Perspektiven. Tübingen: Dgvt-Verl., S. 467-480.

Turkle, Sherry (1998): Leben im Netz. Identität in Zeiten des Internet. Reinbek bei Hamburg: Rowohlt.

UAG 2/6 der Vertragskommission Soziales (2011): Bericht über die ambulanten und komplementären außerklinischen gemeindepsychiatrischen Hilfen im Bereich der Eingliederungshilfe für Menschen mit seelischer Behinderung in den Jahren 2004 bis 2011. Hg. v. Senatsverwaltung für Gesundheit, Umwelt und Verbraucherschutz. Online verfügbar unter https://www.berlin.de/Ib/psychiatrie/veröffentlichungen, zuletzt geprüft am 14.07.2011.

Uebele, Gudrun (2006): »Wehrt euch – beschwert euch«. Das Projekt »Förderstelle unabhängiger Beschwerdemöglichkeiten« stellt sich vor. In: *Soziale Psychiatrie (Rundbrief der Deutschen Gesellschaft für Soziale Psychiatrie)* 30 (3), S. 30-31.

Uebele, Gudrun (2007a): »Stiftung Soziale Psychiatrie« gegründet. In: *Soziale Psychiatrie (Rundbrief der Deutschen Gesellschaft für Soziale Psychiatrie)* 31 (3), S. 44.

Uebele, Gudrun (2007b): Unabhängige Beschwerdestellen in der Psychiatrie. Ein Ratgeber. Hg. v. Deutsche Gesellschaft für Soziale Psychiatrie. Köln.

Uebele, Gudrun (2008a): Abschlussbericht des Projektes »Förderstelle für unabhängige Beschwerdestellen in der Psychiatrie« der Deutschen Gesellschaft für Soziale Psychiatrie. Projektzeitraum 1. Mai 2005 bis 30. April 2008. Hg. v. Deutsche Gesellschaft für Soziale Psychiatrie. Köln.

Uebele, Gudrun (2008b): »Komm, wir gehen stiften!«. Bericht vom ersten Treffen des erweiterten Stiftungsbeirats der »Stiftung für Soziale Psychiatrie« in Hamburg. In: *Soziale Psychiatrie (Rundbrief der Deutschen Gesellschaft für Soziale Psychiatrie)* 32 (1), S. 48.

Uebele, Gudrun (2008c): Seelische Gesundheit stiften – mit der Stiftung für Soziale Psychiatrie. In: *Soziale Psychiatrie (Rundbrief der Deutschen Gesellschaft für Soziale Psychiatrie)* 32 (4), S. 42.

Uebele, Gudrun (2008d): Wehrt euch – beschwert euch! Abschlussworkshop des Projekts zur Förderung unabhängiger Beschwerdestellen. In: *Soziale Psychiatrie (Rundbrief der Deutschen Gesellschaft für Soziale Psychiatrie)* 32 (3), S. 43-44.

Uebele, Gudrun (2008e): »Wehrt euch – beschwert euch«. Aktuelles zum Projekt »Förderstelle unabhängiger Beschwerdestellen«. In: *Soziale Psychiatrie (Rundbrief der Deutschen Gesellschaft für Soziale Psychiatrie)* 32 (1), S. 45.

Uekötter, Frank; Kirchhelle, Claas (2012): Wie Seveso nach Deutschland kam. Umweltskandale und ökologische Debatte von 1976 bis 1986. In: *Archiv für Sozialgeschichte* (52), S. 317-334.

Urbahn, Theis (2001): Soteriakonzeption in der stationären Pflichtversorgung der Abteilung Klin. Psychiatrie II der Westfälischen Klinik Gütersloh – Erfahrungen, Möglichkeiten und Grenzen. In: Martin Wollschläger (Hg.): Sozialpsychiatrie. Entwicklungen – Kontroversen – Perspektiven. Tübingen: Dgvt-Verl., S. 505-519.

Utschakowski, Jörg (2015): Mit Peers arbeiten. Leitfaden für die Beschäftigung von Experten aus Erfahrung; [inklusive Downloadmaterial. Köln: Psychiatrie-Verl.

Utschakowski, Jörg (2016): Das EX-IN-Modell der Teilhabe und Teilgabe. Eine europäische Idee. Vortrag bei der DGSP-Jahrestagung 2015 in Trier. In: *Soziale Psychiatrie (Rundbrief der Deutschen Gesellschaft für Soziale Psychiatrie)* 40 (2), S. 8-10.

Utschakowski, Jörg; Sielaff, Gyöngyvér; Bock, Thomas (2012): Vom Erfahrenen zum Experten. Wie Peers die Psychiatrie Verändern. 3. Aufl. Köln: Psychiatrie-Verlag.

Utschakowski, Jörg; Sielaff, Gyöngyvér; Bock, Thomas; Winter, Andréa (Hg.) (2016): Experten aus Erfahrung. Peerarbeit in der Psychiatrie. Psychiatrie Verlag GmbH. Köln: Psychiatrie-Verlag.

van Dyk, Silke (2009): Gegenstrategien als (neue) Systemressource des Kapitalismus? Zur Problematisierung einer populären Zeitdiagnose. In: *PROKLA. Zeitschrift für kritische Sozialwissenschaft* 39 (157), S. 1-19.

Vester, Michael; Oertzen, Peter von; Geiling, Heiko; Hermann, Thomas; Müller, Dagmar (2001): Soziale Milieus im gesellschaftlichen Strukturwandel. Zwischen Integration und Ausgrenzung. Frankfurt a.M.: Suhrkamp Verlag (Suhrkamp-Taschenbuch Wissenschaft, 1312).

Vincenti, Aurelio (2007): Krankenhauspolitik. In: Gerhard A. Ritter (Hg.): 1989 – 1994, Bundesrepublik Deutschland. Sozialpolitik im Zeichen der Vereinigung. Baden-Baden: Nomos Verlag (Geschichte der Sozialpolitik in Deutschland seit 1945, 11), S. 680-693.

Vincenti, Aurelio; Behringer, Angelika (2006): Gesundheitswesen und Sicherung bei Krankheit. In: Hans Günter Hockerts (Hg.): 1966 – 1974, Bundesrepublik Deutschland. Eine Zeit vielfältigen Aufbruchs. Baden-Baden: Nomos Verlag (Geschichte der Sozialpolitik in Deutschland seit 1945, 5), S. 485-523.

Vincenti, Aurelio; Igl, Gerhard (2008): Gesundheitswesen und Sicherung bei Krankheit und im Pflegefall. In: Martin H. Geyer (Hg.): 1974 – 1982 Bundesrepublik Deutschland. Neue Herausforderungen, wachsende Unsicherheiten. Baden-Baden: Nomos Verlag (Geschichte der Sozialpolitik in Deutschland seit 1945, 6), S. 517-564.

Vock, Rubina; Zaumseil, Manfred; Zimmermann, Ralf; Manderla, Sebastian (2007): Mit der Diagnose »chronisch psychisch krank« ins Pflegheim? Frankfurt a.M.: Mabuse Verlag.

Voelzke, Wolfgang (2001): Die Psychiatrie auf dem Weg vom Objekt zum Subjekt. In: Martin Wollschläger (Hg.): Sozialpsychiatrie. Entwicklungen – Kontroversen – Perspektiven. Tübingen: DGVT-Verl., S. 533-549.

Vogel, Berthold (2006): Sicher – Prekär. In: Stephan Lessenich und Frank Nullmeier (Hg.): Deutschland – eine gespaltene Gesellschaft. Frankfurt a.M.: Campus Verlag GmbH (Sozialwissenschaften 2001-2008), S. 73-92.

Vogel, Berthold (2008): Prekarität und Prekariat – Signalwörter neuer Ungleichheiten. In: *Aus Politik und Zeitgeschichte*, S. 12-18.

Vogel, Berthold (2009): Das Prekariat – eine neue soziale Lage? In: Robert Castel und Klaus Dörre (Hg.): Prekarität, Abstieg, Ausgrenzung. Die soziale Frage am Beginn des 21. Jahrhunderts. Frankfurt a.M.: Campus-Verl. (Sozialwissenschaften 2009), S. 197-208.

Vogel, Berthold (2017 [2008]): Der Nachmittag des Wohlfahrtsstaates. In: Heinz Bude und Andreas Willisch (Hg.): Exklusion. Die Debatte über die »Überflüssigen«. Frankfurt a.M.: Suhrkamp Verlag (Suhrkamp-Taschenbuch Wissenschaft, 1819), S. 285-308.

Vogel, Ruth (1995): Statement zum 20. Geburtstag der Psychiatrie-Enquete. In: Bernd Röhrle und Waltraut Deubert (Hg.): Ergebnisse und Zukunft der Psychiatriereform. Statements zum 20. Geburtstag der Psychiatrie-Enquete aus Politik und Expertenkreisen. Tübingen: DGVT Verlag, S. 17-19.

Vogel, Ruth (1996): Patientenbeteiligung stärken. Ohne Nutzerkontrolle keine Behandlungsqualität. In: *Soziale Psychiatrie (Rundbrief der Deutschen Gesellschaft für Soziale Psychiatrie)* 20 (2), S. 4-6.

Vulturius, Holger (1990): Einladung. Gründungstreffen der Gesellschaft für Kommunale Psychiatrie.

Vulturius, Holger (1991a): Kommunale Psychiatriebewegung im Osten. Workshop auf dem Viersener Badetag. In: *Soziale Psychiatrie (Rundbrief der Deutschen Gesellschaft für Soziale Psychiatrie)* 15 (52), S. 6-7.

Vulturius, Holger (1991b): Liebe GKP-Mitglieder. In: *Soziale Psychiatrie (Rundbrief der Deutschen Gesellschaft für Soziale Psychiatrie)* 15 (53), S. 18.

Wacker, Elisabeth (2014): Verwobene Behinderungsprobleme: Diversität und Inklusivität als Spagat und Zwickmühle. In: *Soziale Probleme* 25 (2), S. 231-267. Online verfügbar unter https://nbn-resolving.org/urn:nbn:de:0168-ssoar-447990, zuletzt geprüft am 09.09.2020.

Waibel, Michael; Zinkler, Martin (2020): Wie gewaltfreier Umgang in der Psychiatrie möglich werden kann. In: *Soziale Psychiatrie* 44 (2), S. 13-16.

Walburg, Friedel (2014): Brennende Probleme. Stellungnahme zur aktuellen Entwicklung im Maßregelvollzug. In: *Soziale Psychiatrie (Rundbrief der Deutschen Gesellschaft für Soziale Psychiatrie)* 38 (2), S. 43.

Walburg, Friedrich (2008): Es ist geschafft... DGSP endlich mit neuen Mitgliedsbeiträgen. In: *Soziale Psychiatrie (Rundbrief der Deutschen Gesellschaft für Soziale Psychiatrie)* 31 (4), S. 42-43.

Waldenfels, Bernhard (2007): Das Fremde denken. In: *Zeithistorische Forschung/Studies in Contemporary History* 4, S. 361-368.

Waldenfels, Bernhard (2016): Grenzen der Normalisierung. 3. Aufl. Frankfurt a.M.: Suhrkamp Verlag (Suhrkamp-Taschenbuch Wissenschaft, 1351).

Waldenfels, Bernhard (2018): Grundmotive einer Phänomenologie des Fremden. 6. Aufl. Frankfurt a.M.: Suhrkamp.

Waldschmidt, Anne (2003): Selbstbestimmung als Behindertenpolitisches Paradigma – Perspektiven der Disability Studies. In: *Aus Politik und Zeitgeschichte* (8), S. 13-20.

Walle, Matthias; Koch, Christian; Reichwaldt; Winfried; Roick, Christiane; Diefenbacher, Albert et al. (Hg.) (2010): Theorie und Praxis eines zukunftsorientierten ambulant gesteuerten psychiatrischen Behandlungssystems. Gerd Holler (1942 – 2008) gewidmet, einem Wegbereiter der Integrierten Psychiatrie. Berlin: Weingärtner (Netzwerksysteme für integrierte Behandlung und Versorgung, 1).

Walle, Matthias; Reichwaldt, Winfried (2010): »Durch verbesserte Vernetzung zu mehr Qualität und Wirtschaftlichkeit«. Integrierte Versorgung im gemeindepsychiatrischen Kontext – das niedersächsische Modell. In: *Soziale Psychiatrie (Rundbrief der Deutschen Gesellschaft für Soziale Psychiatrie)* 34 (1), S. 22-25.

Walter, Franz; Klecha, Stephan; Hensel, Alexander (Hg.) (2015): Die Grünen und die Pädosexualität. Eine bundesdeutsche Geschichte. Göttingen: Vandenhoeck & Ruprecht.

Walwei, Ulrich (2017): Agenda 2010 und Arbeitsmarkt: Eine Bilanz. In: *Aus Politik und Zeitgeschichte* (26), S. 25-33.

Wansing, Gudrun (2013): Der Inklusionsbegriff zwischen normativer Programmatik und kritischer Perspektive. In: *ARCHIV für Wissenschaft und Praxis der sozialen Arbeit*, S. 28-37.

Waquant, Loic (2006): Das Janusgesicht des Ghettos und andere Essays. Basel: Birkhäuser Verlag für Architektur.

Waquant, Loic (2009): Die Wiederkehr des Verdrängten – Unruhe »Rasse« und soziale Spaltung in drei fortgeschrittenen Gesellschaften. In: Robert Castel und Klaus Dörre (Hg.): Prekarität, Abstieg, Ausgrenzung. Die soziale Frage am Beginn des 21. Jahrhunderts. Frankfurt a.M.: Campus-Verl. (Sozialwissenschaften 2009), S. 85-112.

Wasem, Jürgen; Greß, Stefan; Hessel, Franz (2007): Gesundheitswesen und soziale Sicherung bei Krankheit. In: Gerhard A. Ritter (Hg.): 1989 – 1994, Bundesrepublik Deutschland. Sozialpolitik im Zeichen der Vereinigung. Baden-Baden: Nomos Verlag (Geschichte der Sozialpolitik in Deutschland seit 1945, 11), S. 649-679.

Wasem, Jürgen; Greß, Stefan; Vincenti, Aurelio; Behringer, Angelika; Igl, Gerhard (2005): Gesundheitswesen und Sicherung bei Krankheit und im Pflegefall. In: Manfred G. Schmidt (Hg.): 1982 – 1989, Bundesrepublik Deutschland. Finanzielle Konsolidierung und institutionelle Reform. Baden-Baden: Nomos Verlag (Geschichte der Sozialpolitik in Deutschland seit 1945, 7), S. 389-440.

Weber, Max (1919): Politik als Beruf. Zweiter Vortrag im Rahmen einer Vortragsreihe »Geistige Arbeit als Beruf«, den Max Weber am 28. Januar 1919 vor dem »Freistudentischen Bund. Landesverband Bayern« in der Münchner Buchhandlung Steinicke gehalten hat. Manuskript.

Weber, Max (1999 [1922]): Wirtschaft und Gesellschaft: Karsten Worm Info Software. Online verfügbar unter CD-ROM.

Wedel-Parlow, Ursula von (1981): Gemeindenahe Psychiatrie. Bearbeitung und Transformation eines sozialen Problems. Zugl.: Wuppertal, Univ., Sozialwiss. Diss., 1980. Frankfurt a.M.: Lang (Europäische Hochschulschriften Reihe 22, Soziologie, 57).

Wehler, Hans-Ulrich (2010a): Bundesrepublik und DDR. 1949 – 1990. Lizenzausg. 5 Bände. Bonn: Bundeszentrale für Politische Bildung (Schriftenreihe Bundeszentrale für Politische Bildung, 777).

Wehler, Hans-Ulrich (2010b): Vom Beginn des Ersten Weltkriegs bis zur Gründung der beiden deutschen Staaten. 1914 – 1949. Lizenzausg. Bonn: Bundeszentrale für Politische Bildung (Schriftenreihe Bundeszentrale für Politische Bildung, 776).

Weichold, Margit (2011): Die DGSP wird chronisch… …oder (noch) eine Geschichte der DGSP. In: *Soziale Psychiatrie (Rundbrief der Deutschen Gesellschaft für Soziale Psychiatrie)* 35 (131), S. 4-17.

Weig, Wolfgang (1999): Die Wiederauferstehung der Dinosaurier. In: Wolfgang Weig und Clemens Cording (Hg.): Zeitgeist und Psychiatrie. Regensburg: Roderer, S. 25-31.

Weinmann, Peter (2009a): Expertendialog: Neuroleptika-Behandlung. Thesen zu gegenwärtigen Paradigmen in der Psychiatrie. In: *Soziale Psychiatrie (Rundbrief der Deutschen Gesellschaft für Soziale Psychiatrie)* 33 (3), S. 29-30.

Weinmann, Stefan (2009b): Erfolgsmythos Psychopharmaka. Warum wir Medikamente in der Psychiatrie neu bewerten müssen. Köln: Psychiatrie-Verlag (Fachwissen).

Weinmann, Stefan (2019): Die Vermessung der Psychiatrie. Täuschung und Selbsttäuschung eines Fachgebiets. Köln: Psychiatrie-Verlag.

Weinmann, Stefan; Aderhold, Volkmar (2010): Antipsychotic medication, mortality and neurodegeneration: The need for more selective use and lower doses. In: *Psychosis* 2 (1), S. 50-69. DOI: 10.1080/17522430903501999.

Weinmann, Stefan; Aderhold, Volkmar; Müller-Oerlinghausen, Bruno (2009): Influence of antipsychotics on mortality in schizophrenia: evidence from observational studies. In: *Pharmacopsychiatry* 42 (05). DOI: 10.1055/s-0029-1240249.

Weinmann, Stefan; Becker, Thomas (2009): Qualitätsindikatoren für die Integrierte Versorgung von Menschen mit Schizophrenie. Bonn: Psychiatrie-Verlag.

Weischer, Christoph (2014): Soziale Ungleichheit 3.0. Soziale Differenzierungen in einer transformierten Industriegesellschaft. In: *Archiv für Sozialgeschichte* 54, S. 305-342.

Weise, Klaus (2002): Woran krankt die Sozialpsychiatrie. In: *Sozialpsychiatrische Informationen* 32 (32), S. 28-32.

Weise, Klaus (2006): Sinn und Unsinn des Begriffs Sozialpsychiatrie. Der Begriff »Sozialpsychiatrie« – heutzutage unverzichtbar? In: *Sozialpsychiatrische Informationen* 36 (4), S. 36-45.

Weise, Klaus (2014): Leipziger Psychiatriereform 1960 bis 1990. In: *Symptom* (6), S. 13-63.

Weise, Klaus; Uhle, Matthias (1990): Entwicklungsformen und derzeitige Wirkungsbedingungen der Psychiatrie in der Deutschen Demokratischen Republik. In: Achim Thom und Erich Wulff (Hg.): Psychiatrie im Wandel: Erfahrungen und Perspektiven in Ost und West. Bonn: Psychiatrie-Verlag, S. 440-461.

Weiß, Peter; Heinz, Andreas; Schepker, Renate; Grupp, Dieter (2014): Gewagtes Manöver. In: *f&w Führen und Wirtschaften im Krankenhaus* (3), S. 262-266.

Werner, Walter (2017): 50 Jahre Sozialplanung in der Bundesrepublik Deutschland. In: *ARCHIV für Wissenschaft und Praxis der sozialen Arbeit* 48 (1), S. 20-28.

Werner, Wolfgang (Hg.) (1998): Auflösung ist machbar. Vom Großkrankenhaus zur Dezentralisierung. Bonn: Psychiatrie-Verlag.

Weßels, Bernhard (2000): Die Entwicklung des deutschen Korporatismus. In: *Aus Politik und Zeitgeschichte* (26-27), S. 4-12.

WHO, World Health Organization (2011): Impact of economic crisis on metal health. Copenhagen.

Widmaier, Christa (1981): Partizipation und kommunale Psychiatrie. Bürgerbeteiligung an gemeindepsychiatrischen Programmen in den USA. Zugl.: Tübingen, Univ., Sozialwiss. Diss., 1979. Frankfurt a.M.: Campus Verl. (Campus Forschung, 235).

Widmaier-Berthold, C.; Gisselmann-Patris, M.-F; Rapp, J. (2006): Deutsch-französische Psychiatrie-Praktika: Vom deutschen »Gemeindepsychiatrischen Verbund« zum »Secteur« und zum guten Essen in Frankreich. In: *Psych Pflege* 12 (3), S. 133-138. DOI: 10.1055/s-2006-926678.

Wienberg, Günther (1989): Das Ende der Besinnlichkeit. Welche politische Perspektive hat die DGSP für die 90er Jahre? Hg. v. Westfälische Gesellschaft für Soziale Psychiatrie – Vorstand.

Wienberg, Günther (2002): Vom Objekt zum Subjekt. Themenbereich II: Entwicklungslinien. Hg. v. IBRP Online. Online verfügbar unter https://www.ibrp-online.de/download/wienberg.pdf, zuletzt geprüft am 28.01.2019.

Wienberg, Günther (2008): Gemeindepsychiatrie heute – Erreichtes, aktuelle Herausforderungen und Perspektiven. In: *Sozialpsychiatrische Informationen* (1), S. 2-13.

Wienberg, Günther (2014): 40 Jahre Psychiatriereform in Deutschland – Auf dem Weg in die Drei Klassen Psychiatrie?! In: *Sozialpsychiatrische Informationen* 44 (1), S. 4-9.

Wienberg, Günther; Institut für Kommunale Psychiatrie (Hg.) (1991): Die neue »Psychiatrie-Personalverordnung«. Chance für die Gemeindepsychiatrie. Institut für Kommunale Psychiatrie. Bonn: Psychiatrie-Verlag (Psychosoziale Arbeitshilfen, 5).

Wilkinson, Richard G.; Pickett, Kate E. (2006): Income Inequlity and Population Health: A Review und Explanation of the Evidence. In: *Social Science and Medicine, Vol. 62*, 2006, S. 1768-1784.

Wilkinson, Richard G.; Pickett, Kate E. (2008): Das Problemrelativer Deprivation: Warum einige Gesellschaften erfolgreicher sind als andere. In: Ullrich Bauer, Uwe H. Bittlingmayer und Matthias Richter (Hg.): Health Inequalities. Determinanten und Mechanismen gesundheitlicher Ungleichheit. Wiesbaden: VS Verlag für Sozialwissenschaften, S. 59-86.

Wilkinson, Richard G.; Pickett, Kate E. (2009): Social Inequality and Social Dysfunktion. In: *Annual Review of Sociology*, 2009, S. 493-511.

Wilkinson, Richard G.; Pickett, Kate E. (2016): Gleichheit. Warum gerechte Gesellschaften für alle besser sind. 5. Aufl. Berlin: Haffmanns und & Tolkemitt.

Wilkinson, Richard; Marmot, Michael (2004): Soziale Determinaten von Gesundheit: die Fakten. Weltgesundheitsorganisation, Regionalbüro für Europa. Kopenhagen.

Willke, Helmut (1983): Entzauberung des Staates. Überlegungen zu einer sozietalen Steuerungstheorie. Königstein: Athenäum Verl. (Sozialwissenschaftliches Forum, 8).

Willke, Helmut (1992): Ironie des Staates. Grundlinien einer Staatstheorie polyzentrischer Gesellschaft. Frankfurt a.M.: Suhrkamp.

Willke, Helmut (1993): Systemtheorie entwickelter Gesellschaften. Dynamik und Riskanz moderner gesellschaftlicher Selbstorganisation. 2. Aufl. Weinheim: Juventa-Verl. (Grundlagentexte Soziologie).

Willke, Helmut (1999): Interventionstheorie. Grundzüge einer Theorie der Intervention in komplexe Systeme. 3. Aufl. Stuttgart: Lucius und Lucius; Fischer (UTB für Wissenschaft Uni-Taschenbücher Soziologie, 1800).

Willke, Helmut (2006 [1988]): Grundlagen. Eine Einführung in die Grundprobleme der Theorie sozialer Systeme; mit einem Glossar. 7. Aufl. Stuttgart: Lucius & Lucius (UTB für Wissenschaft UTB Fachübergreifend Sozialwissenschaften, 1161).

Willke, Helmut (2014): Systemtheorie III: Steuerungstheorie. Grundzüge einer Theorie der Steuerung komplexer Sozialsysteme. 4. Aufl. Konstanz, Stuttgart: UVK-Verl.-Ges; UTB (UTB, 1840). Online verfügbar unter https://www.utb-studi-e-book.de/9783838541228.

Wilms, Bettina (2018): Das Regionale Psychiatrie-Budget – vom Prototyp zum Fließband. In: *Soziale Psychiatrie (Rundbrief der Deutschen Gesellschaft für Soziale Psychiatrie)* 42 (1).

Windhoff-Héritier, Adrienne (1985): Politikarena und Policy Netz – Zum analytischen Nutzen zweier Begriffe. In: *IIVG/discussion paper 85-212*.

Wing, John K. (1982): Sozialpsychiatrie. Berlin, Heidelberg: Springer Berlin Heidelberg.

Winkler, Heinrich August (2002): Späte Ankunft im Westen. In: Werner Süß (Hg.): Deutschland in den neunziger Jahren. Politik und Gesellschaft zwischen Wiedervereinigung und Globalisierung. Wiesbaden: VS Verlag für Sozialwissenschaften, S. 365-370.

Winkler, Heinrich August (2010): Deutsche Geschichte vom »Dritten Reich« bis zur Wiedervereinigung. München: Verlag C. H. Beck (Der lange Weg nach Westen, 2).

Winkler, Heinrich August (2014): Geschichte des Westens – Vom Kalten Krieg zum Mauerfall. München: Beck (Geschichte des Westens/Heinrich August Winkler, 3). Online verfügbar unter https://www.h-net.org/reviews/showrev.php?id=43780.

Winkler, Heinrich August (2015): Geschichte des Westens. Die Zeit der Gegenwart. 4 Bände. München: C.H. Beck (4).

Wirsching, Andreas (2006): Abschied vom Provisorium. 1982 – 1990. Stuttgart: Dt. Verlagsanst (Geschichte der Bundesrepublik Deutschland).

Wirsching, Andreas (2012a): Der Preis der Freiheit. Geschichte Europas in unserer Zeit. 2. Aufl. München: C.H. Beck.

Wirsching, Andreas (2012b): Eine »Ära« Kohl? Die widersprüchliche Signatur deutscher Regierungspolitik 1982-1998. In: *Archiv für Sozialgeschichte* (52), S. 667-684.

Wittchen, H. U.; Jacobi, F.; Rehm, J.; Gustavsson, A.; Svensson, M.; Jönsson, B. et al. (2011): The size and burden of mental disorders and other disorders of the brain in Europe 2010. In: *European neuropsychopharmacology: the journal of the European College of Neuropsychopharmacology* 21 (9), S. 655-679. DOI: 10.1016/j.euroneuro.2011.07.018.

Wolff, Barbara (2016): Ressourcen stärken. Vernetzte Hilfen für Schutz suchende Menschen. In: *Soziale Psychiatrie (Rundbrief der Deutschen Gesellschaft für Soziale Psychiatrie)* 40 (3), S. 30-31.

Wolff, Stephan (1978): Klinisch-psychologische Tätigkeit in sozialpsychiatrischen Institutionen – Administrative Bedingungen und Möglichkeiten ihrer »alternativen« Gestaltung. In: Heiner Keupp und Manfred Zaumseil (Hg.): Die gesellschaftliche Organisierung psychischen Leidens. Zum Arbeitsfeld klinischer Psychologen. Frankfurt a.M.: Suhrkamp Verlag, S. 119-179.

Wollschläger, Martin (1997): Was tun? Eine subjektive Rückschau auf 21 Jahre Psychiatriereform. In: *Psychologie und Gesellschaftskritik* 21 (2), S. 29-43. Online verfügbar unter https://nbn-resolving.org/urn:nbn:de:0168-ssoar-290685, zuletzt geprüft am 25.12.2019.

Wollschläger, Martin (2001a): Soteria im Überblick. In: Martin Wollschläger (Hg.): Sozialpsychiatrie. Entwicklungen – Kontroversen – Perspektiven. Tübingen: Dgvt-Verl., S. 491-496.

Wollschläger, Martin (2001c): Vorwort. In: Martin Wollschläger (Hg.): Sozialpsychiatrie. Entwicklungen – Kontroversen – Perspektiven. Tübingen: Dgvt-Verl., S. 13-15.

Wollschläger, Martin (Hg.) (2001b): Sozialpsychiatrie. Entwicklungen – Kontroversen – Perspektiven. Tübingen: Dgvt-Verl.

Womack, James P.; Jones, Daniel T.; Roos, Daniel (Hg.) (1991): Die zweite Revolution in der Autoindustrie. Konsequenzen aus der weltweiten Studie aus dem Massachusetts Institute of Technology. 3. Aufl. Frankfurt a.M.: Campus-Verl.

Wulff, Erich (1971a): Der Arzt und das Geld. In: Erich Wulff (Hg.): Psychiatrie und Klassengesellschaft. Frankfurt a.M.: Fischer Athenäum Verlag.

Wulff, Erich (1975): Richters Konzept der Randgruppentherapie. In: *Das Argument* 17 (1/2), S. 9-30.

Wulff, Erich (1980): Zehn Jahre »Sozialpsychiatrische Informationen«. In: *Sozialpsychiatrische Informationen* Jubiläumsband: 10 Jahre »Info« (Sonderband), 1-8.

Wulff, Erich (1986): Utopien in der Psychiatrie. Vortrag von Erich Wulff zum Mannheimer Kreis 1986. In: *DGSP-Rundbrief* 19 (32), S. 7-11.

Wulff, Erich (1991): Einleitung: 20 Jahre Info. In: *Sozialpsychiatrische Informationen* 20 (4), S. 1-3.

Wulff, Erich (1998): Mehr Qualität durch mehr Kontrolle? Versuch einer kritischen Bestandsaufnahme. In: *Soziale Psychiatrie (Rundbrief der Deutschen Gesellschaft für Soziale Psychiatrie)* 22 (2), S. 26-30.

Wulff, Erich (2000): Psychiatrie an der Wende zum dritten Jahrtausend. In: *Sozialpsychiatrische Informationen* 30 (1), S. 3-4.

Wulff, Erich (2001): Psychiatrie an der Wende zum dritten Jahrtausend. In: Martin Wollschläger (Hg.): Sozialpsychiatrie. Entwicklungen – Kontroversen – Perspektiven. Tübingen: DGVT-Verl., S. 751-753.

Wulff, Erich (Hg.) (1971b): Psychiatrie und Klassengesellschaft. Frankfurt a.M.: Fischer Athenäum Verlag.

Wunder, Michael (1991): Es gibt noch viel zu tun. Rumänienprojekt – Bilanz und Perspektiven. In: *Soziale Psychiatrie (Rundbrief der Deutschen Gesellschaft für Soziale Psychiatrie)* 15 (52), S. 19-21.

Wunder, Michael (2007): Wie ein linker und ein rechter Schuh. Bürgerschaftliches Engagement – Sparpotential oder sinnvolle Ergänzung von Profiarbeit? In: *Soziale Psychiatrie (Rundbrief der Deutschen Gesellschaft für Soziale Psychiatrie)* 31 (1), S. 20-21.

Wunder, Michael (2009): »Von höchster Bedeutung«. Die UN-Konvention – Prüfstein für den Umgang mit Menschen mit Behinderung oder psychischer Erkrankung. In: *Soziale Psychiatrie (Rundbrief der Deutschen Gesellschaft für Soziale Psychiatrie)* 33 (3), S. 33-37.

Wunder, Michael (2012): Fürsorglicher Zwang -eine ethische Herausforderung in der psychiatrischen Praxis. Freiheitsentziehung und Zwangsbehandlung vor dem Hintergrund der UN-BRK. In: *Soziale Psychiatrie (Rundbrief der Deutschen Gesellschaft für Soziale Psychiatrie)* 36 (3), S. 4-7.

Wunder, Michael (2013): Selbstbestimmung und Teilhabe unter der Bedingung psychischer Erkrankung. In: AKTION PSYCHISCH KRANKE, Peter Weiß und Andreas Heinz (Hg.): Gleichberechtigt mittendrin – Partizipation und Teilhabe. Tagungsdokumentation Berlin, 6./7. November 2012. Bonn: AKTION PSYCHISCH KRANKE (Tagungsdokumentation, 39), S. 24-35.

Wunder, Michael (2014): Care Ethik. Zur ethischen Fundierung von Inklusion und Assistenz. In: *Kerbe* (32), S. 11-14.

Wunder, Michael (2015): Inklusion – ein Stichwortgeber für die Sozialpsychiatrie? In: *Sozialpsychiatrische Informationen*, S. 4-8.

Wunder, Michael (2018): »Psychiatrie ist die Begegnung zwischen Menschen«. Ethik in einer sozialen Psychiatrie. In: *Soziale Psychiatrie (Rundbrief der Deutschen Gesellschaft für Soziale Psychiatrie)* 42 (4), S. 4-7.

Zaumseil, Manfred (1979): Bericht über eine Informationsreise zum Kennenlernen der psychosozialen Dienste in den Provinzen Arezzo und Perugia vom 30. April bis 6. Mai 1979. In: *DGSP-Rundbrief* (7), S. 2-11.

Zaumseil, Manfred (1983): Alte gingen – Neue kamen. In: *DGSP-Rundbrief* 16 (23), S. 9-10.

Zaumseil, Manfred (2017): Eine kulturwissenschaftliche Perspektive auf die psychosoziale Versorgung und ihre Beforschung in Deutschland. In: *Verhaltenstherapie & psychosoziale Praxis*, S. 845-856.

Zechert, Christian (1995a): DGSP-Initiativkreis »Sozialpsychiatrische Forschung« wird Fachausschuß. In: *Soziale Psychiatrie (Rundbrief der Deutschen Gesellschaft für Soziale Psychiatrie)* 19 (2), S. 50-52.

Zechert, Christian (1995b): Enthospitalisierung in Heime? Eine Anfrage der DGSP an die Bundesländer. In: *Soziale Psychiatrie (Rundbrief der Deutschen Gesellschaft für Soziale Psychiatrie)* 19 (2), S. 51-52.

Zechert, Christian (1996): Enthospitalisierung in Heime? Ergebnisse einer DGSP-Umfrage. In: *Soziale Psychiatrie (Rundbrief der Deutschen Gesellschaft für Soziale Psychiatrie)* 20 (3), S. 24-30.

Zechert, Christian (1998): Zwischen Hilfe und Hilflosigkeit. In: *Soziale Psychiatrie (Rundbrief der Deutschen Gesellschaft für Soziale Psychiatrie)* 22 (1), S. 19-21.

Zechert, Christian (2000): Gütersloh goes Münster. Oder Was das Positionspapier »Perspektiven der Abteilungspsychiatrie« des Arbeitskreises der Chefärzte und Chefärztinnen von Kliniken für Psychiatrie und Psychotherapie an Allgemeinkrankenhäusern mit dem Konflikt um die Klinik Gütersloh zu tun hat. In: *Soziale Psychiatrie (Rundbrief der Deutschen Gesellschaft für Soziale Psychiatrie)* 24 (2), S. 32-33.

Zechert, Christian (2001): System- statt Heimkritik. Grundsatzbemerkungen zur Heimdebatte in der Behindertenhilfe. In: *Soziale Psychiatrie (Rundbrief der Deutschen Gesellschaft für Soziale Psychiatrie)* 25 (2), S. 7-9.

Zechert, Christian (2011): The new big deal. AOK- und Pharma - ein neues »Geschäftsmodell« für die Integrierte Versorgung »Schizophrenie« in Niedersachsen. In: *Soziale Psychiatrie (Rundbrief der Deutschen Gesellschaft für Soziale Psychiatrie)* 35 (1), S. 27-29.

Zechert, Christian; Faulbaum-Decke, Wolfgang; Floeth, Thomas; Greuél, Kleinschmidt, Martin; Schädle, Josef (2010): Integrierte Versorgung in der Gemeindepsychiatrie – jetzt! In: *Soziale Psychiatrie (Rundbrief der Deutschen Gesellschaft für Soziale Psychiatrie)* 34 (1), S. 4-9.

Zechert, Christian; Suhre, Richard (1997): Heimliche Psychiatrie – Psychiatrie in Heimen. DGSP-Expertenanhörung: Ergebnisse und Forderungen. In: *Soziale Psychiatrie (Rundbrief der Deutschen Gesellschaft für Soziale Psychiatrie)* 21 (1), S. 4-9.

Zedlick, Dyrk (2015): Psychiatriereform in der DDR. In: Jürgen Armbruster, Anja Dieterich, Daphne Hahn und Katharina Ratzke (Hg.): 40 Jahre Psychiatrie-Enquete. Blick zurück nach vorn. Köln: Psychiatrie-Verlag, S. 103-121.

Zenker, Jochen (1985): Der »kleine Modellverbund« – Alibi für die ausgebliebene Psychiatriereform? In: Ernst von Kardorff (Hg.): Das Modellprogramm und die Folgen. Rehburg-Loccum: Psychiatrie-Verlag. Online verfügbar unter 87-98.

Zenker, Jochen (2014): Das Zentrum einer einmaligen Bewegung – zum 80. Geburtstag von Nils Pörksen. In: *Soziale Psychiatrie (Rundbrief der Deutschen Gesellschaft für Soziale Psychiatrie)* 38 (3).

Zimmermann, Ralf-Bruno (2015): Armut und Psychiatrie in Deutschland seit der Psychiatrie-Enquete. In: Jürgen Armbruster, Anja Dieterich, Daphne Hahn und Katharina Ratzke (Hg.): 40 Jahre Psychiatrie-Enquete. Blick zurück nach vorn. Köln: Psychiatrie-Verlag, S. 389-401.

Zinke, Claudia (2009): Paradigmenwechsel: Inklusion als Menschenrecht. Die Bedeutung der UN-Behindertenrechtskonvention für Menschen mit psychischer Erkrankung/Behinderung. In: *Soziale Psychiatrie (Rundbrief der Deutschen Gesellschaft für Soziale Psychiatrie)*, S. 4-9.

Zinke, Claudia; Adler, Jörg (2011): Teilhabe für alle. Inklusion bedeutet gleiche Chancen, Pflichten und Aufgaben für Menschen mit und ohne Behinderungen. In: *Treffpunkte* 2, 2011, S. 9-12.

Zinkler, Martin (2012): Aufforderung zum Rechtsbruch? Die Stellungnahme der DGPPN zum Urteil des Bundesverfassungsgerichts zur Zwangsbehandlung im Maßregelvollzug vom 23.März 2011 – ein Gegenentwurf. In: *Soziale Psychiatrie (Rundbrief der Deutschen Gesellschaft für Soziale Psychiatrie)* 36 (4), S. 14-15.

Zinkler, Martin (2013): Neuregelung von Zwang – ein Auftrag für die Fachgesellschaft? In: *Psychiatrische Praxis* 40 (3), S. 115-116. DOI: 10.1055/s-0032-1332916.

Zinkler, Martin (2019): Supported Decision Making in the Prevention of Compulsory Interventions in Mental Health Care. In: *frontiers in Psychiatry* 10 (137). DOI: 10.3389/fpsyt.2019.00137.

Zinkler, Martin; Koussemou, Jose-Marie (2014): Menschenrechte in der Psychiatrie – Wege und Hindernisse zu einem umfassenden Gewaltverzicht. In: *Recht und Psychiatrie*, S. 142-147.

Zinkler, Martin; Mahlke, Candelaria; Marschner, Rolf (Hg.) (2019): Selbstbestimmung und Solidarität. Unterstützte Entscheidungsfindung in der psychiatrischen Praxis. Köln: Psychiatrie Verlag (Fachwissen).

Zinkler, Martin; Peter, Sebastian von (2019): Ohne Zwang – ein Konzept für eine ausschließlich unterstützende Psychiatrie. In: *Recht und Psychiatrie* 37 (4), S. 203-209.

Zuaboni, Gianfranco; Burr, Christian; Winter, Andréa; Schulz, Michael (Hg.) (2019): Recovery und psychische Gesundheit. Grundlagen und Praxisprojekte. Neuauflage 2019. Köln: Psychiatrie-Verlag (Fachwissen).

Abbildungs- und Tabellenverzeichnis

Abbildungen

1. Das Standardversorgungsgebiet
2. Psychosoziale Hilfen im regionalen Verbund
3. Funktionsbereiche des gemeindepsychiatrischen Verbundes

Tabellen

1. Mitgliederentwicklung 1971 – 1981

Abkürzungsverzeichnis

ACT	Assertive Community Treatment
AG SPAK	Arbeitsgemeinschaft sozialpolitischer Arbeitskreise
APK	Aktion Psychisch Kranke
ACKPA	Arbeitskreis der Chefärztinnen und Chefärzte der Kliniken für Psychiatrie und Psychotherapie an Allgemeinkrankenhäusern in Deutschland.
AWO	Arbeiterwohlfahrt
BAG-GPV	Bundesarbeitsgemeinschaft Gemeindepsychiatrischer Verbünde
BAGH	Bundesarbeitsgemeinschaft Hilfe für Behinderte
BApK	Bundesverband der Angehörigen psychisch Kranker
BAR	Bundesarbeitsgemeinschaft für Rehabilitation
BDK	Bundesdirektorenkonferenz
BdP	Bundesverband der Psychiatrieerfahrenen
BMJFG	Bundesministerium für Jugend Familie und Gesundheit
BMJFFG	Bundesministerium für Jugend Familie Frauen und Gesundheit
BSHG	Bundessozialhilfegesetz – SGB XII
BTHG	Bundesteilhabegesetz
BTZ	Berufliches Trainingszentrum
BVerfG	Bundesverfassungsgericht
CRT	Crisis Resolution Team
DDPP	Dachverband Deutschsprachiger PsychosenPsychotherapie
DGSP	Deutsche Gesellschaft für Soziale Psychiatrie
DGPN	Deutsche Gesellschaft für Psychiatrie und Nervenheilkunde. Heute DGPPN
DGPPN	Deutsche Gesellschaft für Psychiatrie, Psychotherapie, Psychosomatik und Nervenheilkunde
DGVT	Deutsche Gesellschaft für Verhaltenstherapie
DPWV	Deutscher Paritätischer Wohlfahrtsverband
DRG	Diagnosis Related Group
DVGP	Dachverband Gemeindepsychiatrie
EinglHVO	Eingliederungshilfeverordnung
FACT	Flexible Assertive Community Treatment
G-BA	Gemeinsamer Bundesausschuss

GKP Gesellschaft für kommunale Psychiatrie
GwG Gesellschaft für wissenschaftliche Gesprächspsychotherapie
GRG Gesundheitsreformgesetz
GSG Gesundheitsstrukturgesetz
InEK Institut für das Entgeltsystem im Krankenhaus
IV Integrierte Versorgung
KBV Kassenärztliche Bundesvereinigung
KHG Krankenhausfinanzierungsgesetz
KHRG Krankenhausfinanzierungsreformgesetz
IBRP Integrierter Behandlungs- und Rehabilitationsplan
NSM Neues Steuerungsmodell
ÖGD Öffentlicher Gesundheitsdienst
PEPP Pauschaliertes Entgeltsystem Psychiatrie und Psychosomatik
PIA Psychiatrische Institutsambulanz
PSAG Psychosoziale Arbeitsgemeinschaft
PSU Psychosoziale Umschau
Psych-PV Personalverordnung Psychiatrie
PsychVVG Gesetz zur Weiterentwicklung Versorgung und der Vergütung für psychiatrische und psychosomatische Leistungen
Reichsbund Reichsbund der Kriegsopfer, Behinderten, Sozialrentner und Hinterbliebenen. Heute: SoVD – Sozialverband Deutschland
RHT Crisis Resolution and Home Treatment
RPK Rehabilitationseinrichtung psychisch Kranke
RVO Reichsversicherungsordnung
SGB (I – XII) Sozialgesetzbuch (I – XII)
SpDi Sozialpsychiatrischer Dienst
SPZA Sozialpsychiatrische Zusatzausbildung
SSK Sozialistische Selbsthilfe Köln
StäB Stationsäquivalente Behandlung
UdSSR Union der Sozialistischen Sowjet Republiken
UN-BRK UN-Behindertenrechtskonvention – Übereinkommen über die Rechte von Menschen mit Behinderungen
VdK Verband der Kriegsbeschädigten, Kriegshinterbliebenen und Sozialrentner Deutschlands. Heute: Sozialverband VdK
WASP World Association of Social Psychiatry

Geschichtswissenschaft

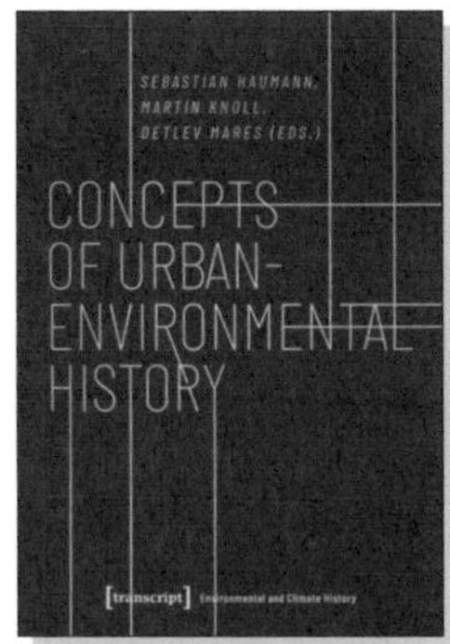

Sebastian Haumann, Martin Knoll, Detlev Mares (eds.)
Concepts of Urban-Environmental History

2020, 294 p., pb., ill.
29,99 € (DE), 978-3-8376-4375-6
E-Book:
PDF: 26,99 € (DE), ISBN 978-3-8394-4375-0

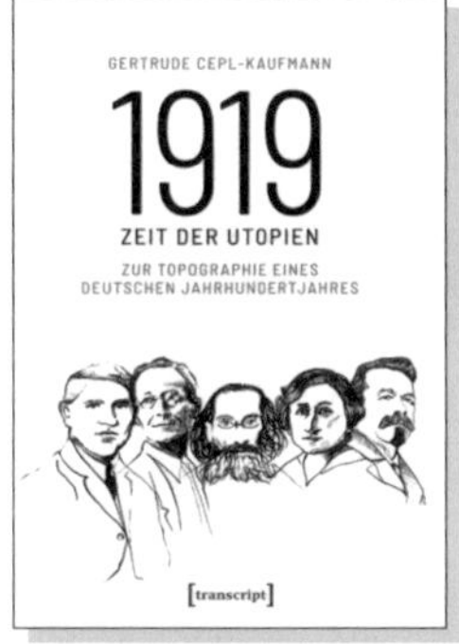

Gertrude Cepl-Kaufmann
1919 – Zeit der Utopien
Zur Topographie eines deutschen Jahrhundertjahres

2018, 382 S., Hardcover,
39 SW-Abbildungen, 35 Farbabbildungen
39,99 € (DE), 978-3-8376-4654-2
E-Book:
PDF: 39,99 € (DE), ISBN 978-3-8394-4654-6

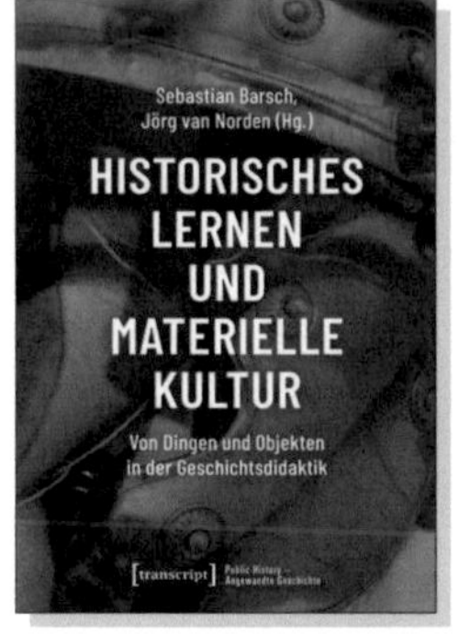

Sebastian Barsch, Jörg van Norden (Hg.)
Historisches Lernen und Materielle Kultur
Von Dingen und Objekten in der Geschichtsdidaktik

2020, 284 S., kart., 22 SW-Abbildungen, 13 Farbabbildungen
35,00 € (DE), 978-3-8376-5066-2
E-Book: kostenlos erhältlich als Open-Access-Publikation
PDF: ISBN 978-3-8394-5066-6

Leseproben, weitere Informationen und Bestellmöglichkeiten finden Sie unter www.transcript-verlag.de

Geschichtswissenschaft

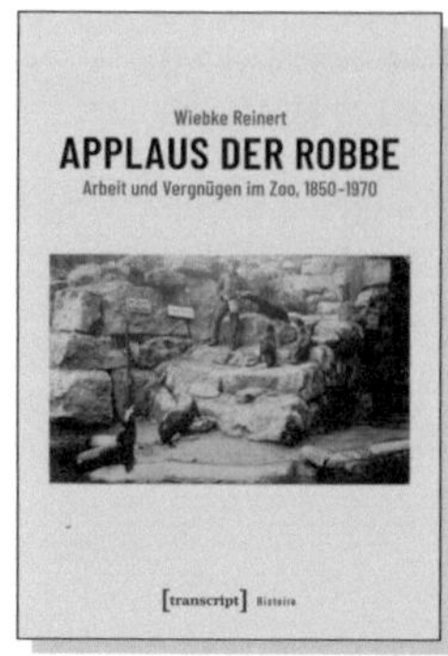

Wiebke Reinert
Applaus der Robbe
Arbeit und Vergnügen im Zoo, 1850-1970

2020, 414 S., kart., 10 Farbabbildungen, 55 SW-Abbildungen
45,00 € (DE), 978-3-8376-5106-5
E-Book:
PDF: 44,99 € (DE), ISBN 978-3-8394-5106-9

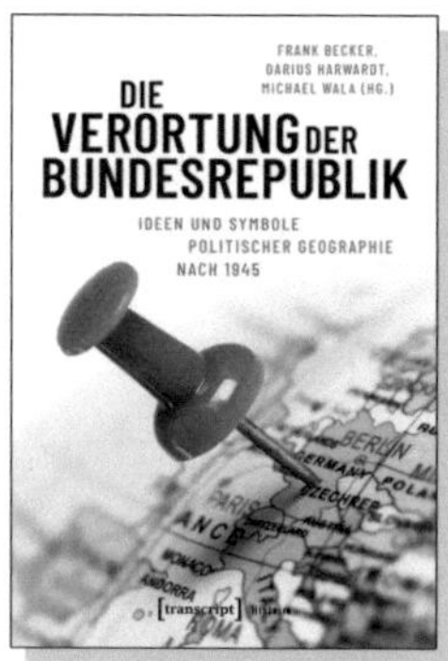

Frank Becker, Darius Harwardt, Michael Wala (Hg.)
Die Verortung der Bundesrepublik
Ideen und Symbole politischer Geographie nach 1945

2020, 278 S., kart., 17 Farbabbildungen, 18 SW-Abbildungen
35,00 € (DE), 978-3-8376-5003-7
E-Book:
PDF: 34,99 € (DE), ISBN 978-3-8394-5003-1

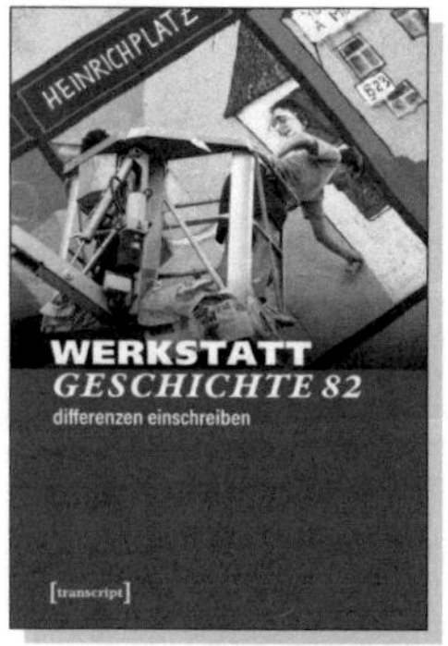

Verein für kritische Geschichtsschreibung e.V. (Hg.)
WerkstattGeschichte
Differenzen einschreiben

2020, 178 S., kart., 26 SW-Abbildungen
21,99 € (DE), 978-3-8376-5299-4

Leseproben, weitere Informationen und Bestellmöglichkeiten finden Sie unter www.transcript-verlag.de